Sanders' Paramedic Textbook（Fifth Edition）

美国应急医学救援教材 （上）

（美）米克·J. 桑德斯（Mick J. Sanders）
（美）金姆·J. 麦肯纳（Kim D. McKenna） 原著

彭碧波 主译

中国科学技术出版社
·北　京·

图书在版编目（CIP）数据

美国应急医学救援教材：全两册 /（美）米克·J.
桑德斯,（美）金姆·J. 麦肯纳原著；彭碧波主译. --
北京：中国科学技术出版社，2020.12
书名原文：Sanders' Paramedic Textbook（Fifth Edition）
ISBN 978-7-5046-8897-2

Ⅰ.①美⋯　Ⅱ.①米⋯ ②金⋯ ③彭⋯　Ⅲ.①灾害—
医学—救援—美国—教材　Ⅳ.① R459.7

中国版本图书馆 CIP 数据核字（2020）第 211959 号

著作权合同登记号：01-2021-4184

策划编辑	王晓义
责任编辑	王　颖
装帧设计	中文天地
责任校对	焦　宁　邓雪梅　吕传新　张晓莉
责任印制	徐　飞

出　　版	中国科学技术出版社
发　　行	中国科学技术出版社有限公司
地　　址	北京市海淀区中关村南大街 16 号
邮　　编	100081
发行电话	010-62173865
传　　真	010-62173081
网　　址	http://www.cspbooks.com.cn

开　　本	889mm×1194mm　1/16
字　　数	3119 千字
印　　张	105.5
版　　次	2020 年 12 月第 1 版
印　　次	2020 年 12 月第 1 次印刷
印　　刷	北京博海升彩色印刷有限公司
书　　号	ISBN 978-7-5046-8897-2 / R·1714
定　　价	790.00 元

（凡购买本社图书，如有缺页、倒页、脱页者，本社销售中心负责调换）

免责声明

The procedures and protocols in this book are based on the most current recommendations of responsible medical sources. The American Academy of Orthopaedic Surgeons and the publisher, however, make no guarantee as to, and assume no responsibility for, the correctness, sufficiency, or completeness of such information or recommendations. Other or additional safety measures may be required under particular circumstances.

本教科书介绍的程序和协议基于医疗实践。然而，美国骨科医师学会和出版商对这些信息或建议的正确性、充分性或完整性不做出保证，也不承担任何责任。在特殊情况下，可能需要采取其他或额外的安全措施。

This textbook is intended solely as a guide to the appropriate procedures to be employed when rendering emergency care to the sick and injured. It is not intended as a statement of the standards of care required in any particular situation, because circumstances and the patient's physical condition can vary widely from one emergency to another.

本教科书提供了向患者和伤者提供紧急救护时所采用的适当程序的指南，并不是任何特定情况都适用的护理标准，因为情况和患者的身体情况可能因紧急情况而有很大差异。

译者序

近几年来，自然灾害、工业事故、公共卫生事件频发，严重威胁人民群众的身体健康。面对突如其来的卫生事件，人们最关注的问题就是人员伤亡情况，"挽救生命、减轻伤残"是紧急医疗救护的重要任务。这不仅要求参与救护的医务人员掌握如心肺复苏、气管插管、创伤处理等基本急救技能，熟悉传染病、烧伤科、五官科、皮肤科等相关学科的知识，保证患者在最短的时间里得到有效、及时的救护；还要求他们具有丰富的临床经验，在灾害现场，能用短时间评估众多伤病员的病情或伤情，以做出恰当的处置。但有关调查显示，我国承担院前急救任务的人员水平参差不齐，这与急救人员准入门槛低，缺乏专业的规范化岗位培训机制，缺少院前急救统一的教材，缺少相关继续教育和培训，缺乏国家统一的上岗资格认证有关。迫切需要一本全面系统的专业图书指导、规范紧急医疗救护工作。这便是我们翻译本书的初衷。

志之有序，古已有之；序设卷首，为人瞩目。为便于读者了解这部鸿篇巨制，我们将重点介绍本书作者、本书内容和翻译过程。

原书是美国急救与灾害医学专业大专学生的课本，第一版成书于美国急救医学与灾害救援医学快速发展之时，即 20 世纪 90 年代。众所周知，1976 年是国际上公认的急救医学与灾害医学学科创立之年，而原书主编米克·J. 桑德斯（Mick J.

Sanders）1978 年在美国圣路易斯大学医院接受医疗救护员培训，学成后在多家急救机构任职，从事现场救护、医院急诊室内救护、急救讲师工作，并在美国密苏里州卫生部急救局担任急救培训专家 12 年，负责圣路易斯市和周边的市区急救培训与执照发放。针对美国各州没有统一的医疗救护员培训教材的实际情况，桑德斯结合自己从事的医疗救护员工作经验与教育实践，邀请美国国内具有相似教育经历与实践经历的高级医疗救护员，为美国医疗救护员编写了一套培训课程，包括一本教材与一本配套的练习，本书为教材，受到美国急救协会医疗救护员专业委员会认可，是美国众多医疗救护员培训机构指定教材。

本书正文共有 11 部分 57 章，第一部分为预备知识，第二部分为解剖学和生理学，第三部分为药理学，第四部分为呼吸道，第五部分为患者评估，第六部分为心血管疾病，第七部分为各科疾病，第八部分为休克与复苏，第九部分为创伤，第十部分为特殊患者群体，第十一部分为紧急医疗服务作业。为了方便学习，书后还附有用于危重患者护理的高级救护程序。本书基础系统，简单实用，对我国各地正在兴起的医疗救援培训，具有参考借鉴作用。

本书翻译过程曲折辛苦。翻译团队起初翻译了第 4 版，最终购买到美国 Jones & Bartlett Learning 公司授权的第 5 版。相比第 4 版，第 5 版改动很大，翻译团队不得不重译。重译鸿篇巨制历时 3 年，其中艰辛难以言表。首先，医学英语与普通英语的语义区别，如 shock 大众英语含义是震惊，而医学术语是休克；piles 大众英语含义是堆积，医学术语是痔疮；dress 大众英语是裙子，医学术语是敷料。其次，医学英语同义词众多，如 disorder, trouble, condition, problem，在英语中的微妙区别，而译成中文，需要译者逐一体会；最后，一些英语单词有多种译法，如 spermatoceles，词典上收录各种语义：*n.* 精子囊肿；精索囊肿；精囊囊肿；精液囊肿，翻译时需要译者具备背景知识。此外，书中收录的一些数据或事实，以美国数据为依据，但中国的情况不同。例如，"人群中开放型青光眼最常见"，这是美国的情况；但在中国人中，闭角型青光眼最常见。对于书中基于美国国内调查的数据或事实，我们并未刻意修改，以尊重原作者，在此一并说明，请读者注意。

本文翻译难度超出我们的预料，虽经我们和出版社共同努力，反复修改校对，但疏漏仍在所难免，欢迎读者不吝赐教，我们虚心接受。反馈意见，请与译者联系，邮箱地址：pengbibo0610@126.com。

彭碧波

2020 年 10 月 12 日

本书翻译委员会

主　　译　彭碧波

参　　译　程亚荣　宋　昕　安丽娜　焦艳波　李胜男　郭　静　陈　星　赵秋莉

孙秀明　宋宫儒　杨　帅　郭雪芬　张艳霞　梅繁勃　张金红　潘奕婷

范中晓　白香玲　喻慧敏　申凤兰　邓霜霜　赵红丹　潘振静　周小双

张伟丽　赵　亮　梁雅静　杨　宇　陈金宏　汪　茜　刘亚华　孙岩峰

徐　青　高红梅　于　瑾　王宏宇　王　莉　王晓枫　宋　琪　金哈斯

吴跃奇　梁　艳　肖利军　杨　钧　毛更生　李端明　牛中喜　韩承新

姜　川　杨贵荣　张永青　田二云　王　菡　宋慧娜　高相楠　高　辉

赵　欣　赵婉廷　任俊霞　李小杰　牛春梅　王晓菁　马　雪　刘　丹

刘万芳　李　岩　杨　勇　刘小杰　高永艳　张承英　陈　巧　李卫平

吴　斌　陈　威　于梦洋　王建平　曲昊浩　何露斯　李　晋　张　娣

审　　校　陈　虹　王志秋

主编及特约编辑介绍

米克·J. 桑德斯（Mick J. Sanders），理学学士、麻醉学硕士，高级紧急医疗救护员。1978 年在美国圣路易斯大学医院接受医疗救护员培训。后在美国密苏里州圣查尔斯县林登伍德大学获得理学学士学位和理学硕士学位。桑德斯曾在多家医疗卫生机构任职，从事现场救护、医院急诊室内救护、急救指导等工作。桑德斯在密苏里州卫生部急救局担任急救培训专家 12 年，负责圣路易斯市和周边地区的急救培训与执照发放。

金·D. 麦肯纳（Kim D. McKenna），博士，教育学硕士、注册护士、高级紧急医疗救护员。美国密苏里州圣路易斯市的圣查尔斯县救护区教育总监。她是该地区紧急医疗技术人员和救护员计划的项目总监，并领导培训人员为圣查尔斯县地区的救护员、消防员和急救人员提供紧急医疗教育。麦肯纳从事紧急医疗教育培训已有 30 多年，曾任急诊科和重症监护室护士，密苏里州弗洛里特山谷消防局首席医学官。麦肯纳是美国紧急医疗服务教育标准项目的应急医疗响应项目负责人，也是美国紧急医疗服务教育者协会的董事会成员。

大卫·K. 谭（David K. Tan），医学博士，美国急诊医学会会员，美国急诊协会会员。是密苏里州圣路易斯市的华盛顿大学医学院和巴恩斯犹太医院的急诊医学副教授兼急诊医学服务科科长。谭是圣路易斯大区几个警务部门、消防部门和紧急医疗服务机构和城市搜救队伍实体的运营急救医师和医疗总监，也是大都会圣路易斯运输监督委员会主席、密苏里州紧急医疗服务咨询委员会副主席、美国紧急医疗服务医师协会当选主席。

特别鸣谢：

主编和特约编辑感谢为本书前 4 个版本做出特殊贡献的下列人员：

劳伦斯·M. 刘易斯（Lawrence M. Lewis），医学博士，美国急诊医师学会会员。美国密苏里州圣路易斯市的华盛顿大学医学院和巴恩斯犹太医院的急诊医学教授。

加里·奎克（Gary Quick），医学博士，美国急诊医师学会会员。美国俄克拉荷马州劳顿西南医疗中心急诊医学医疗主任，俄克拉荷马州俄克拉荷马市俄克拉荷马大学健康科学中心副教授兼系主任。

致　　谢

美国整形外科学会、本书编辑和作者希望能感谢所有审稿人员！感谢你们花费大量时间进行了深入的审稿。感谢以下组织和个人参与此次教科书广泛的修订。

编委会

米克·J. 桑德斯（Mick J. Sanders），理学学士，麻醉学硕士，高级紧急医疗技术员——救护员

金·D. 麦肯纳（Kim D. McKenna）教育学硕士，注册护士、高级紧急医疗技术员——救护员

大卫·K. 谭（David K. Tan），医学博士，美国急诊医学会会员，美国急诊协会会员

安德鲁·N. 波拉克（Andrew N. Pollak），医学博士，美国整形外科学会会员

阿方索·梅佳（Alfonso Mejia），医学博士，公共卫生硕士，美国整形外科学会会员，美国整形外科协会会员

附录作者

金伯利·贝利（Kimberly Bailey），硕士，美国注册高级紧急医疗救护员

莎朗·F. 丘门托（Sharon F. Chiumento），护理学学士，高级紧急医疗技术员——救护员

斯蒂芬·J. 拉姆（Stephen J. Rahm），美国注册高级医疗救护员

布列塔尼·安·威廉姆斯（Brittany Ann Williams），卫生学博士，美国注册高级紧急医疗技术员——救护员

审稿人

乔纳森·亚当·阿尔福德（Jonathan Adam Alford）

安德鲁·巴库斯（Andrew Bartkus），法学博士，注册护士，注册急诊护士，注册重症监护护士，美国注册高级紧急医疗技术员——救护员，注册航空救护员

达娜·鲍姆加特纳（Dana Baumgartner），理学学士，美国注册高级紧急医疗救护员

杰森·鲍姆加特纳（Jason Baumgartner），美国注册高级紧急医疗救护员

大卫·S. 贝克尔（David S. Becker），文学硕士，执行消防官

布兰登·B. 布莱斯（Brandon B. Bleess），医学博士，美国急诊医学学会会员

罗伯特·伯恩（Robert Bowen）

萨比娜·A. 布雷斯韦特（Sabina A. Braithwaite），医学博士、公共卫生硕士、美国注册高级紧急医疗技术员——救护员，美国急诊医师学会会员

苏珊·史密斯.布雷斯韦特（Susan Smith Braithwaite），教育学博士，美国注册高级紧急医疗救护员

劳伦斯·布鲁尔（Lawrence Brewer），公共卫生硕士，美国注册高级紧急医疗救护员，注册航空救护员

杰森·L. 布鲁克（Jason L. Brooks），文学硕士，美国注册高级紧急医疗救护员

约翰·T. 巴特里克三世（John T. Buttrick Ⅲ），美国注册高级紧急医疗救护员，应用科学副学士学位

亚伦·R. 拜因顿（Aaron R. Byington），文学硕士，美国注册高级紧急医疗救护员

埃利奥特·卡哈特（Elliot Carhart），教育学博士，美国急诊协会会员

朱丽·蔡斯（Julie Chase），教育理学，荒野医学学会会员，注册高级医疗救护员

莎朗·F. 丘门托（Sharon F. Chiumento），护理学学士，高级紧急医疗技术员——救护员

凯西·科克雷尔（Cathy Cockrell），卫生科学硕士，美国注册高级紧急医疗救护员

海伦·T·康普顿（Helen T. Compton），美国注册高级紧急医疗救护员

斯科特·科克伦（Scott Corcoran），注册保险顾问，高级医疗救护员

肯特·考特尼（Kent Courtney），紧急医疗技术员，高级医疗救护员

马修·A. 克劳福德（Matthew A.Crawford），美国注册高级紧急医疗技术员——救护员

马克·A. 克罗默（Mark A. Cromer），理学硕士，工商管理硕士，美国注册高级紧急医疗救护员

米克·克罗宁（Mike Cronin），高级紧急医疗技术员——救护员/紧急医疗服务系统信息官

肖恩·戴维斯（Sean Davis），教育学硕士，美国注册最高级紧急医疗救护员，紧急医疗服务系统信息官

小马尔科姆·爱德华·迪恩（Malcolm Edward Dean，Jr），理学硕士，最高级紧急医疗技术员——救护员

玛雅·多塞特（Maia Dorsett），医学博士，哲学博士

罗米·L. 达克沃斯（Rommie L. Duckworth）美国康涅狄格州谢尔曼县新英格兰急救医学中心创始人兼董事

鲍勃·埃林（Bob Elling），公共管理学硕士，最高级紧急医疗技术员——救护员

特拉维斯·恩格尔（Wm. Travis Engel），骨科医学博士，美国注册高级紧急医疗救护员、注册航空救护员

查尔斯·O. 欧文（Charles O. Erwin），教育学博士，美国注册高级紧急医疗救护员

鲁本·法恩斯沃思（Reuben Farnsworth），美国注册高级紧急医疗救护员

大罗纳德·费勒（Ronald Feller，Sr），工商管理硕士，美国注册高级紧急医疗救护员

亚当·C. 弗里奇（Adam C. Fritsch），注册护士，最高级紧急医疗技术员——救护员，危重患者紧急医疗转运救护员

克里斯托弗·B. 盖奇（Christopher B.Gage），理学学士，美国注册高级紧急医疗救护员，认证航空救护员

菲德尔·O. 加西亚（Fidel O. Garcia），高级医疗救护员

詹姆斯·W. 加德纳（James W. Gardner）

约翰·格洛德（John Gloede），文学士，美国注册高级紧急医疗救护员，二级指导员协调员

比尔·格雷森（Bill Grayson），美国注册高级紧急医疗救护员

杰弗里·R. 格鲁诺（Jeffrey R. Grunow），护理学硕士，美国注册高级紧急医疗救护员，美国注册紧急医疗服务教师

凯文·M. 格尼（Kevin M. Gurney），理学硕士，危重患者紧急医疗救护员，指导员/协调员

安东尼·S. 哈伯（Anthony S. Harbour），教育学硕士，注册护士，美国注册高级紧急医疗救护员

菲尔·海德三世（Phil Head III），卫生科学学士，美国注册高级紧急医疗救护员

小唐纳德·H. 希特（Donald H. Hiett. Jr），理学学士

保罗·希区柯克（Paul Hitchcock），美国注册高级紧急医疗救护员

马克·A. 哈克比（Mark A. Huckaby），美国注册高级紧急医疗救护员

桑德拉·霍尔茨（Sandra Hultz），美国注册高级紧急医疗救护员

约瑟夫．赫尔伯特（Joseph Hurlburt），理学学士，美国注册高级紧急医疗技术员——救护员，指导员／协调员

达林·杰克逊（Darin Jackson），神学硕士，救护员

亚当·约翰逊（Adam Johnson），美国注册高级紧急医疗救护员

梅利莎·K. F. 约翰逊（Melissa K. F. Johnson），美国注册高级紧急医疗救护员

贾里德·金博尔（Jared Kimball），国家注册高级紧急医疗技术员——救护员

蒂莫西·M. 金布尔（Timothy M. Kimble），应用科学副学士学位，美国注册高级紧急医疗救护员

唐·金利卡（Don Kimlicka），美国注册高级紧急医疗救护员，危重患者紧急医疗转运救护员

马克·A. 金（Mark A. King），文学硕士，高级紧急医疗技术员——救护员

詹森·金洛（Jason Kinlaw），理学学士，美国注册高级紧急医疗救护员

瑞安·柯克（Ryan Kirk），中尉，美国注册高级紧急医疗救护员

布莱克·克林格尔（Blake Klingle），理学硕士，注册护士，危重患者紧急医疗转运救护员

凯伦"凯瑞"怀德纳·克劳斯（Karen "Keri" Wydner Krause），注册护士，注册急症监护护士，高级紧急医疗技术员——救护员

克里斯托弗·克罗斯（Christopher Krooth），理学硕士，美国注册高级紧急医疗救护员，危重患者紧急医疗转运救护员

吉姆·雷德（Jim Ladle），理学学士，注册航空救护员，注册危重症救护员

里基·莱尔斯（Ricky Lyles），美国注册高级紧急医疗救护员

约甘吉．马尔霍特拉（Yogangi Malhotra），医学博士

珍妮特·曼（Jeanette Mann），护理学学士注册护士，美国注册高级紧急医疗救护员

布伦特·马丁（Brent Martin），法学博士，律师

米克尔·A. 马特森（Michael A. Mattson）

凯文·麦卡锡（Kevin McCarthy），公共管理硕士，美国注册高级紧急医疗救护员

兰迪·麦卡特尼（Randy McCartney）

阿曼达·麦克唐纳（Amanda McDonald），文学硕士，美国注册高级紧急医疗救护员

米克·麦克沃伊（Mike McEvoy），哲学博士，美国注册高级紧急医疗救护员，注册护士，注册急症监护护士

史蒂夫·麦格劳（Steve McGraw）

克里斯汀·麦肯纳（Kristen McKenna），理学学士，美国注册高级紧急医疗救护员

E. 大卫·梅佳（E. David Mejia），救护员

尼古拉斯·蒙特罗罗（Nicholas Montelauro），理学学士，美国注册高级紧急医疗救护员，注册航空救护员，美国注册紧急医疗服务教师

格雷戈里·S. 奈曼（Gregory S. Neiman），理学硕士，美国注册最高级紧急医疗救护员，美国注册紧急医疗服务教师

乔纳森·R. 鲍威尔（Jonathan R. Powell），理学学士，美国注册高级紧急医疗救护员

莱昂内尔·鲍威尔（Lionel Powell），教育学硕士，高级紧急医疗技术员——救护员

史蒂文·T. 鲍威尔（Steven T. Powell），应用科学副学士学位，美国注册高级紧急医疗救护员

欧内斯特·K. 拉尔斯顿（Ernest K. Ralston），高级紧急医疗技术员——救护员

珍妮弗·里斯（Jennifer Reese），理学学士，危重患者紧急医疗转运救护员

柯蒂斯·A. 罗兹（Curtis A. Rhodes），应用科学副学士学位、美国注册高级紧急医疗救护员，危重患者紧急医疗转运救护员

克里斯·洛克（Chris Rock），注册护士

赫克托·罗曼（Hector Roman），注册护士，高级紧急医疗技术员——救护员

布莱恩·萨尔温治（Bryan Selvage），美国注册高级紧急医疗救护员，认证航空救护员，危重患者紧急医疗转运救护员

杰布·谢德勒（Jeb Sheidler），公共管理硕士，美国注册高级紧急医疗救护员，医师助理（认证），运动教练（认证）

理查德·S. 谢泼德（Richard S. Shepard），教育学学士

小沃伦·W. 肖特（Warren W. Short，Jr），理学学士，美国注册最高级紧急医疗救护员

杰弗里·E. 西格勒（Jeffrey E. Siegler），医学博士，高级紧急医疗技术员——救护员

道格拉斯·P. 斯金纳（Douglas P. Skinner），公共管理硕士，美国注册高级紧急医疗救护员，美国注册紧急医疗服务教师

C. N. 乔纳森·史密斯（C. N. Jonathan Smith），注册航空飞行员，儿科新生儿重症监护转运救护员，危重患者紧急医疗转运救护员

杰敏·斯纳尔（Jamin Snarr），工程学学士，美国注册高级紧急医疗技术员——救护员

桑德拉·索科尔（Sandra Sokol），美国注册高级紧急医疗技术员——救护员

马克·斯潘根伯格（Mark Spangenberg），危重症救护员

蒂内尔·N. 斯塔克豪斯（Tynell N. Stackhouse），神学硕士，美国注册高级紧急医疗救护员

布鲁斯·J. 斯塔克（Bruce J. Stark），美国注册高级紧急医疗救护员

安德鲁·W. 斯特恩（Andrew W. Stern），公共管理硕士、文学硕士、美国注册高级紧急医疗救护员、危重患者紧急医疗转运救护员

斯蒂芬妮·斯图尔特（Stephanie Stewart），理学硕士，注册麻醉护师，高级执业注册护师

理查德·斯顿普（Richard Stump），美国注册高级紧急医疗救护员

布里奇特·B. 斯万卡雷克（Bridgette B. Svancarek），医学博士，美国急诊协会会员

本杰明·D. 西蒙兹（Benjamin D. Symonds），公共管理硕士，美国注册高级紧急医疗救护员

艾米·E. 特鲁希略（Amy E. Trujillo），理学学士，美国注册高级紧急医疗技术员——救护员

斯科特·范德库伊（Scott Vanderkooi），理学学士，美国注册高级紧急医疗救护员

阿萨纳西奥斯·维格里斯（Athanasios Viglis），美国注册高级紧急医疗救护员

罗伯特·K.沃德尔二世（Robert K. Waddell Ⅱ），理学学士，高级紧急医疗技术员——救护员（退休）

大卫·M. 韦德（David M. Wade），应用科学硕士，救护员

乔恩·沃克（Jon Walker），美国注册高级紧急医疗救护员

汤姆·沃森（Tom Watson），应用科学副学士学位，救护员

克里斯托弗·韦弗（Christopher Weaver），美国注册高级紧急医疗救护员

大威廉·M. 威尔斯（William M. Wells，Sr），教育学硕士，美国注册高级紧急医疗救护员

小雷蒙德·C. 惠特利（Raymond C. Whatley，Jr.），工商管理硕士，美国注册高级紧急医疗救护员

凯利·R. 惠塔克（Kelly R. Whitacre），美国注册高级紧急医疗救护员，美国注册紧急医疗服务教师

米克尔·H. 威廉（Michael H. Wilhelm），注册麻醉护师，高级执业注册护士

米克尔·沃尔兹兹（Michael Wolczyz），高级紧急医疗技术员——救护员

托马斯．沃辛顿（Thomas Worthington），教育学硕士，高级紧急医疗技术员——救护员，紧急医疗服务系统信息指导员／协调员

安迪·伊尔（Andy Yeoh）

第一版审稿员：美国紧急医疗技术人员协会护理员会指导员 / 协调员会协会；美国紧急医疗服务培训协调委员会；美国紧急医疗医师协会；托马斯·F. 安德森（Thomas R. Anderson）博士，注册呼吸治疗师；小道格·奥斯汀（Doug Austin Jr）；瓦切·H. 艾瓦兹扬（Vatche H. Ayvazyan），医学博士；约翰·巴瑞特（John Barrett），医学博士；大卫·S. 贝克尔（David S. Becker）；约翰·E. 布鲁二世（John E. Blue Ⅱ），理学学士，高级紧急医疗技术员——救护员；希普·博姆（Chip Boehm），注册护士，高级紧急医疗技术员——救护员；凯文·布朗（Kevin Brown），医学博士，公共卫生硕士；杰弗里·A. 克里尔（Jeffrey A. Crill），注册护士，高级紧急医疗技术员——救护员；大卫·达贝尔（David Dabell），医学博士；艾丽丝"顿可"道尔顿（Alice "Twink" Dalton）；西奥多尔·R. 德尔布里奇（Theodore R. Delbridge），医学博士；琳达·D. 道奇（Linda D. Dodge）；罗伯特·艾林（Robert Elling），公共管理硕士（MPA），美国注册高级紧急医疗技术员——救护员；富兰克林·E. 福斯特（Franklin E. Foster），法学博士；比尔·加西亚（Bill Garcia），商业地产硕士；米克·格雷（Mike Gray）；珍妮特·A. 海德（Janet A. Head），理学硕士，注册护士；肯尼斯·海因斯（Kenneth Hines）；史蒂文·基德（Steven Kidd）；马克·A. 柯克（Mark A. Kirk），医学博士；凯文·克劳斯（Kevin Kraus），理学学士，高级紧急医疗技术员——救护员；理查德·A. 拉扎尔（Richard A.Lazar）；马克·洛克哈特（Mark Lockhart），美国注册高级紧急医疗技术员——救护员；朱丽·朗（Julie Long）；格伦·H. 吕德克（Glenn H. Luedtke），美国注册高级紧急医疗技术员——救护员；玛丽·贝思·米乔斯（Mary Beth Michos），注册护士；加里·P. 莫里斯（Gary P. Morris）；基思·尼利（Keith Neely），高级紧急医疗技术员——救护员，公共管理硕士；格雷戈里·诺尔（Gregory Noll）；米克尔·P. 佩普斯（Michael P. Peppers），药学博士；德怀特·波尔克（Dwight Polk），文学学士，美国注册高级紧急医疗技术员——救护员；威廉·雷诺维奇（William Raynovich）；卢·E. 罗米格（Lou E. Romig），医学博士，美国儿科学会会员；何塞·V. 瓦拉扎尔（José V. Aalazar），文学学士，美国注册紧急医疗技术员；兰迪·L. 桑德斯（Randy L. Sanders）；卡罗尔·J. 香纳伯格（Carol J. Shanaberger）；乔安·休（JoAnn Shew），护理学硕士，注册护士，临床主管；约翰·辛克莱尔（John Sinclair）；托德·M. 斯坦福（Todd M. Stanford），理学学士，医师助理（认证）；安德鲁·W. 斯特恩（Andrew W. Stern），公共管理硕士，美国注册高级紧急医疗技术员——救护员；米克·泰格曼（Mike Taigman）；薇姬·H. 泰勒（Vickie H.Taylor）；米克尔·W. 特纳（Michael W. Turner）；帕特里夏·L. 韦斯特布鲁克（Patricia L. Westbrook），理学硕士；杰森·T. 怀特（Jason T. White）；雪莉·C. 威尔逊（Sherrie C. Wilson），高级紧急医疗技术员——救护员，指导员 / 协调员；门罗·扬西（Monroe Yancie），美国注册高级紧急医疗技术员——救护员；罗德尼·C. 泽尔（Rodney C. Zerr）。

第二版审稿员：约瑟夫·J. 阿克（Joseph J. Acke），高级健康培训师，高级紧急医疗技术员——救护员；理查德·阿尔科塔（Richard Alcorta），医学博士，美国急诊医师学会会员；钱德拉·奥宾（Chandra Aubin），医学博士；阿兰·J. 阿扎拉（Alan J. Azzara），法学博士，高级紧急医疗技术员——救护员；凯瑟琳·A. 帕文斯基·巴威尔（Catherine A. Parvensky Barwell），教育学硕士，注册护士，高级紧急医疗技术员——救护员；詹姆斯·P. 博德克（James P. Boedeker），医学博士；威廉·布兰德斯（William Brandes）；大卫·H. 布里森（David H. Brisson），注册护士，急诊医疗助理；劳伦斯·R. 布朗（Lawrence R. Brown），医学博士，哲学博士；小罗伊·爱德华·考克斯（Roy Edward Cox, Jr），教育学硕士，高级紧急医疗技术员——救护员；凯文·坎宁安（Kevin Cunningham），理学学士，美国注册高级紧急医疗技术员——救护员；约翰·乔伊科夫斯克（John Czajkowsk）；希瑟·米可琳·戴维斯（Heather Micholene Davis），理学硕士，美国注册高级紧急医疗技术员——救护员；杰夫·G. 德格芬雷德（Jeff G. DeGraffenreid），教育学硕士，救护员；威廉·H. 德里本（William H. Dribben），医学博士；威廉·J. 邓恩（William J. Dunne），理学学士，美国注册高级紧急医疗技术员——救护员；丽莎·苏珊·埃茨威勒（Lisa Susan Etzwiler），医学博士，美国儿科学会会员；达丽尔·尤斯塔斯（Daryl Eustace）；爱德华·弗格森（Edward Ferguson），医学博士；珍妮特·菲茨（Janet Fitts），护理学学士，注册护士，注册急诊护士，高级紧急医疗技术员——救护员；肯·福克（Ken Fowke），理学学士；蒂莫西·格里德利（Timothy Gridley）；拉里·哈特菲尔德（Larry Hatfield）；雪莉·A.琼斯（Shirley A. Jones），教育科学硕士，健康管理硕士，高级紧急医疗技术员——救护员；安托瓦内特·凯恩（Antoinette Kanne），理学学士，注册护士；莉萨·希内利（Lisa Keenly），医学博士；安东尼·C.凯塞尔斯（Anthony C. Kessels）；J.史蒂文·基德（J. Steven Kidd）；杰弗里·莱文（Jeffrey Levine），医学博士，美国外科医师学会会员；詹姆斯·利纳多（James Linardos），理学硕士；米克尔·穆林斯（Michael Mullins），医学博士；斯科特·穆林斯（Scott Mullins）；罗伯特·E.奥康纳（Robert E.O'Connor），医学博士，公共卫生硕士；内森·皮曼（Nathan Piemann），医学博士；丹尼斯·S.波普（Denise S. Pope），护理学硕士，注册护士；约翰·埃里克·鲍威尔（John Eric Powell），医学硕士，美国注册高级紧急医疗技术员——救护员；克里斯·里克特（Chris Richter），理学硕士；贝基·里登霍尔（Becky Ridenhour），药学博士；克莱夫·罗伯逊（Cleeve Robertson），医学博士；S.卢瑟福·罗斯（S. Rutherford Rose），药学博士，美国临床毒理学学会会员；斯坦利·萨卡布（Stanley Sakabuu），医学博士，美国外科医师学会会员；罗伯特·J.沙佩特三世（Robert J. Schappert Ⅲ）；罗伯塔·J.塞克雷斯特（Roberta J. Secrest），哲学博士，药学博士；莎伦·史密斯（Sharon Smith），医学博士；卡伦·斯奈德（Karen Snyder）；安德鲁·W.斯特恩（Andrew W. Stern），公共管理硕士，文学硕士，美国注册高级紧急医疗技术员——救护员；盖尔·斯图尔特（Gail Stewart），理学学士，高级紧急医疗技术——救护员，认证健康教育专家；罗伯特·瑟瑞奥（Robert Theriault），放射线控制技师，危重症救护员；埃里克·汤姆逊（Eric Thompson），医学博士；布赖恩·特普（Bryan Troop），医学博士，美国外科医师学会会员，美国重症监护医学会会员；克里斯蒂娜·瓦格纳（Christina Wagner），医学博士；布鲁斯·J.沃尔兹（Bruce J. Walz），哲学博士；罗克珊·沃德（Roxanne Ward），注册护士；A.基思·韦斯利（A. Keith Wesley），医学博士，美国急诊医师学会会员；布莱恩·S.撒迦利亚（Brian S. Zachariah），医学博士，工商管理硕士。

第三版审稿员： 贝丝·洛斯洛普·亚当斯（Beth Lothrop Adams），文学硕士，注册护士，美国注册高级紧急医疗技术员——救护员；帕特里克·布莱克（Patrick Black），理学学士，美国注册高级紧急医疗技术员——救护员；希普·博姆（Chip Boehm），注册护士，美国注册高级紧急医疗技术员——救护员，紧急医疗服务指导员/协调员；克里斯汀·博尔切特（Kristen Borchelt），美国注册高级紧急医疗技术员——救护员；安吉尔·克拉克·伯巴（Angel Clark Burba），理学硕士，美国注册高级紧急医疗技术员——救护员；希瑟·米可琳·戴维斯（Heather Micholene Davis），理学硕士，美国注册高级紧急医疗技术员——救护员；肯·戴维斯（Ken Davis），美国注册高级紧急医疗技术员——救护员，危重患者紧急医疗转运救护员，指导员/协调员；比尔·多斯（Bill Doss），高级紧急医疗技术员——救护员；史蒂文·德雷尔（Steven Dralle），文学学士，高级紧急医疗技术员——救护员；詹姆斯·W.德雷克（James W. Drake），理学硕士，美国注册高级紧急医疗技术员——救护员；鲁迪·加勒特（Rudy Garrett），理学副学士，美国注册高级紧急医疗技术员——救护员，危重患者紧急医疗转运救护员；彼得·格雷泽（Peter Glaeser），医学博士；托马斯·詹姆斯·戈茨查尔克（Thomas James Gottschalk），美国注册高级紧急医疗技术员——救护员，指导员/协调员，危重患者紧急医疗转运救护员；肖恩哈·特霍恩（Shawn Harthorn），紧急医疗救护员，传播学硕士；罗伯特·霍克斯（Robert Hawkes），文学学士，理学学士，美国注册高级紧急医疗技术员——救护员，危重患者紧急医疗转运救护员；塞思·柯林斯·霍金斯（Seth Collings Hawkins）医学博士；阿提拉·赫特兰（Attila Hertelend），公共卫生管理硕士，危重患者紧急医疗转运救护员，美国注册高级紧急医疗技术员——救护员，麻醉师；约翰·C.霍普金斯（John C. Hopkins），高级紧急医疗技术员——救护员；亚瑟·谢（Arthur Hsieh），文学硕士，美国注册高级紧急医疗技术员——救护员，指导员；凯文·约翰逊（I. Kevin Johnson），理学副学士，理学学士，高级紧急医疗技术员——救护员；马克·洛克哈特

（Mark Lockhart），美国注册高级紧急医疗技术员——救护员；乔安妮·麦考尔（Joanne McCall），注册护士，文学硕士，注册急诊护士，性侵犯护理审查员（Sexual Assault Nurse Examiner，SANE），注册法医护士；柯克·E.特尔曼（Church E. Mittleman），应用科学副学士学位，理学学士，美国注册高级紧急医疗技术员——救护员；塔兹·迈耶（Taz-Meyer），理学学士，高级紧急医疗技术员——救护员；苏珊·M.凯利·奥普丝儿（Susan M. Caley Opsal），理学硕士；大卫·S.佩科拉（David S. Pecora），理学硕士，医师助理（认证），美国注册高级紧急医疗技术员——救护员；埃里克·鲍威尔（Eric Powell），高级紧急医疗技术员——救护员；弗吉尼亚·K.里迪（Virginia K. Riedy），注册护士，美国注册高级紧急医疗技术员——救护员；贝基·里德·钱德勒（Becky Rid Chandler）；布莱恩·里格尔曼（Blaine Riggleman），高级紧急医疗技术员——救护员；朱迪思·A.鲁普（Judith A. Ruple），哲学博士，注册护士，美国注册高级紧急医疗技术员——救护员；戈登·M.萨克斯（Gordon M. Sachs），消防官，公共管理硕士；盖尔·萨克索夫斯基（Gail Saxowsky），注册认证护士，公共卫生硕士；珍妮特·L.舒尔特（Janet L. Schulte），理学学士，危重患者紧急医疗转运救护员；罗伯塔·J.塞克雷斯特（Roberta J. Secrest），哲学博士，药学博士，注册药师；韦恩·斯奈德（Wayne Snyder），公共管理硕士；罗伯特·斯沃（Robert Swar），骨科医学博士，美国急诊医师学会会员；罗布·瑟里奥特（Rob Theriault），紧急医疗护理助理，危重症救护员；麦克·特纳（Mike Turner）；安妮·沃尔特斯（Anne Walters）；罗伯特·B.怀利（Robert B. Wylie），理学学士，消防官，注册火灾调查官。

第四版审稿员：马克"夏克"亚历山大（Mark "Sharky" Alexander），高级紧急医疗技术员——救护员，灾害管理培训讲师；大卫·S.贝克尔（David S. Becker），文学硕士，高级紧急医疗技术员——救护员，消防官；克里斯汀·D.博尔切特（Kristen D. Borchelt），注册护士，美国注册高级紧急医疗技术员——救护员；罗伯特·P.布里斯（Robert P. Breese），高级紧急医疗技术员——救护员，危重患者紧急医疗转运救护员，注册航空救护员；海伦·E.伯克哈特（Helen E. Burkhalter），应用科学学士，美国注册高级紧急医疗技术员——救护员；彼得·康尼克（Peter Connick），高级紧急医疗技术员——救护员，紧急医疗技术指导员/协调员；乔恩·S.库珀（Jon S. Cooper），救护员，美国注册紧急医疗服务教师；托马斯·泽尼克（Thomas Czerniak），理学硕士，紧急医疗技术员（初级）；卡罗琳·V.戴涅乌（Carolyn V. Daigneau），护理学硕士，美国护士资格认证中心认证，注册护士，认证的儿科执业护士；肯·戴维斯（Ken Davis），文学学士，高级紧急医疗技术员——救护员；约翰·A.迪尔蒙德（John A. DeArmond），美国注册高级紧急医疗技术员——救护员；史蒂文·德雷尔（Steven Dralle），工商管理学硕士，执业心理师；丹尼斯·埃德利（Dennis Edgerly），应用科学副学士学位，高级紧急医疗技术员——救护员；哈罗德·C.埃特里奇（Harold C. Etheridge），美国注册高级紧急医疗技术员——救护员；詹姆斯·M.法默（James M. Farmer），最高级紧急医疗技术员——救护员；珍妮特·菲兹（Janet Fitts），护理学学士，注册护士，注册急诊护士，护理培训师，高级紧急医疗技术员——救护员；杰弗里·S.福斯（Jeffery S. Force），注册护士，美国注册高级紧急医疗技术员——救护员；斯科特·吉尔摩（Scott Gilmore），医学博士，高级紧急医疗技术员——救护员；马克·戈尔茨坦（Mark Goldstein），护士学硕士，注册护士，高级紧急医疗技术员——救护员，指导员/协调员；林恩·皮尔兹查尔斯基·戈尔茨坦（Lynn Pierzchalski Goldstein），药学博士，注册药师；韦斯·汉密尔顿（Wes Hamilton），护理学学士，美国危重症护理学会认证，注册航空护士认证，临床转运护士认证，美国注册高级紧急医疗技术员——救护员；赛斯·C.霍金斯（Seth C. Hawkins），医学博士，美国急诊医师学会会员，美国急诊医学学会会员，荒野医学学会会员；加里·霍尔茨（Gary Hoertz），美国注册高级紧急医疗技术员——救护员；朱莉·C.伦纳德（Julie C. Leonard），医学博士，公共卫生硕士；雷龙·米克斯（Reylon Meeks），哲学博士，注册护士；拉琳·穆迪（Laraine Moody），护理学硕士，注册护士，执业精神科护士；露丝·诺维特·舒马赫（Ruth Novitt Schumacher），护理学硕士，注册护士；乔安妮·昂德尔科（Joanne Onderko），文学硕士，注册护士，注册急诊护士，注册航空护士；丹尼斯·帕克（Dennis Parker），文学硕士，美国注册高级紧急医疗技术员——救护员，指导员／协调员；黛博拉·L.佩蒂（Deborah L.Petty），理学学士，重症特别护理员，高级紧急医疗技术员——救护员；拉里·里士满（Larry Richmond），理学副学士，美国注册高级紧急医疗技术员——救护员，危重患者紧急医疗转运救护员；兰迪·L.桑德斯（Randy L. Sanders）；金伯利施米策（Kimberly Schmitzer），文学硕士，美国注册高级紧急医疗技术员——救护员；米克尔·E.斯科特（Michael E. Scott），应用科学学士，救护员；希瑟·西曼（Heather Seemann），文学学士，美国注册高级紧急医疗技术员——救护员，注册航空救护员，注册危重症监护救护员，医学实验室技术师；盖尔·P.休厄尔（Gale P. Sewell），护理学硕士，注册护士，经认证的护理教师；大卫·M.斯塔米（David M. Stamey），危重患者紧急医疗转运救护员；萨拉·斯特沃特（Sara Stewart），注册护士，高级紧急医疗技术员——救护员；大卫·L.沙利文（David L. Sullivan），哲学博士，美国注册高级紧急医疗技术员——救护员；大卫·K.谭（David K. Tan），医学博士，美国急诊医学学会会员，紧急医疗救护教练；大卫·M.陶伯（David M. Tauber），美国注册高级紧急医疗技术员——救护员，危重患者紧急医疗转运救护员，注册航空护士，美国注册紧急医疗服务教师；马克·A.特鲁曼（Mark A.Trueman），理学学士，美国注册高级紧急医疗技术员——救护员；基思·威德迈尔（Keith Widmeier），美国注册高级紧急医疗技术员——救护员，危重患者紧急医疗转运救护员；布赖恩·J.威廉姆斯（Brian J. Williams），理学学士、美国注册高级紧急医疗技术员——救护员，危重患者紧急医疗转运救护员。

拍摄照片声明

要感谢以下人员和机构在照片拍摄方面给予的帮助。

技术顾问和咨询机构

马萨诸塞州伍斯特市麻省纪念急救中心的医护人员

理查德·A.尼丹（Richard A. Nydam），理学副学士，国家注册高级紧急医疗技术员——救护员，紧急医疗服务培训和教育专家

马萨诸塞州达德利市消防局

马萨诸塞州牛津县消防和紧急医疗服务

马萨诸塞州南桥市消防局

（彭碧波，宋昕，潘奕婷，焦艳波，译）

目录

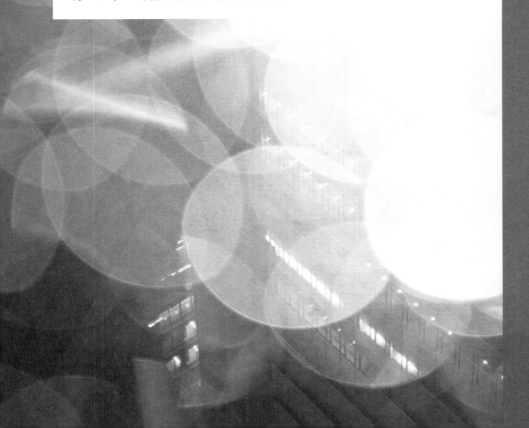

预备知识

第一部分

第 1 章

紧急医疗服务（EMS）系统：角色、职责与职业特征

美国 EMS 教育标准技能

预备知识

整合了 EMS、紧急救护员的安全 / 健康、医疗 / 法律和道德方面的知识，旨在改善 EMS 人员、患者和整个社会的健康状况。

紧急医疗服务

- EMS 系统
- EMS 发展历史
- EMS 人员的角色 / 职责 / 职业特征
- EMS 质量改进
- EMS 中的患者安全

学习目标

完成本章学习后，紧急救护员能够：

1. 列举影响 EMS 发展的重要历史事件；
2. 掌握 EMS 系统高效运营的关键因素；
3. 列举《EMS 教育未来议程：系统方法》的 5 个组成部分；
4. 描述继续教育的益处；
5. 区别 4 种不同层次的 EMS 执业许可 / 资格认证：紧急医疗响应者、紧急医疗技术员、高级紧急医疗技术员、紧急救护员（医护人员）；
6. 列举加入职业 EMS 组织的益处；
7. 区别执业许可、资格认证、注册登记和颁发证书；
8. 列举职业紧急救护员的特征；
9. 描述美国运输部（DOT）确定的紧急救护员在患者救护中的职责；
10. 描述间接和直接医疗监督各组成部分的作用；
11. 列举高效的持续性质量改进项目的作用和组成部分；
12. 识别可能对患者造成危险的 EMS；
13. 描述紧急救护员为减少患者救护中的错误而采取的措施。

重点术语

责任医疗组织： 医疗保险实体的支付模式（最常见的是美国老年人医疗保险制度，但也包括私人保险）与保险提供者或医疗卫生组织共同承担特定患者群体接受的一切医疗护理的财务责任。

高级生命支持： 紧急救护员或医务人员给予的救护，包括高级人工气道管理、除颤、静脉注射和药物管理。

基础生命支持： 急救人员给予的护理、心肺复苏和其他非侵入性治疗。

资格认证： 通过授予文件以证明地位或成就达到某一级别的过程。

道德规范： 旨在规范特定团体、组织或专业人士的一套行为规范。

持续性质量改进： 提升组织表现的管理方法，包括持续性监测、评估、决策和措施。

颁发证书： 当地主管机构允许紧急救护员根据认证和许可级别在特定EMS的机构进行实践的流程。

直接医疗监督： 护理在医师实时指导下进行。医师可能会出现在现场或通过远程手段提供指导，之前被称为在线医疗控制。

紧急医疗服务协会： 覆盖全美的救护网络，协调各方从初步响应到末期护理提供全面的救援和医疗服务。救护网络包括受过救援、稳定病情、转运、创伤和医疗急救高级管理培训的人员。

救护范围扩增： 扩展EMS人员在院前处置时提供的医疗护理服务范围。

间接医疗监督： 对EMS系统所有医疗相关环节的监督，包括为医疗服务提供者颁发证书和教育、拟制指南、常规医嘱、质量保证和持续性质量优化，之前被称为离线医疗控制。

执业许可： 主管机构通过授予某人从事某项活动权力的方式（如颁发执业许可证书）来监管某项职业的过程。

救护管理组织： 为成员提供患者救护服务的组织，包括健康维护组织和首选提供者组织。

医疗监督： EMS医疗行为的最终责任和权威主体，通常由一个或若干个医师组成。

移动综合医疗保健： 在院外处置时利用以患者为中心的移动资源提供医疗护理，同时与当地社区提供的医疗护理服务和社会服务资源相结合。

紧急救护员： 按照《美国EMS教育标准》完成全部培训的人员。培训课程包括临床决策、伤病员评估、心率监测、除颤、药物治疗和呼吸道管理。

患者救护报告： 院前处置时使用的、记录一切护理措施和急救响应情况的文件。

互认： 根据另一个州、机构或协会的执业许可或资格证书/注册登记给予个人执业许可或资格证书/资格等级的行为。

注册登记： 将名字记录在登记处或记录本上的行为。

现行命令： 救护员在院前特定情况下必须采取的具体干预措施或行动，无须直接医疗监督。

治疗指南： 救护员实施院前救护范畴的指南。

紧急救护员的角色已与过去的"救护车司机"大为不同。如今的紧急救护员是复杂的EMS系统中的一员。他们参与一系列的医疗救护行动。这些行动增强了他们在救援现场和异常情况下提供高质量医疗服务和一流救护水平的能力。

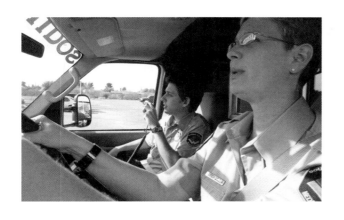

第1节 EMS系统的发展历程

首次有组织的院前紧急救护发生于何时何地已经难以考证。为了了解EMS系统的发展历程，我们可以回顾一些历史事件。

有组织的院前紧急救护起源于军事医学。人们从描绘罗马战场的油画中，可以看到士兵正在救治伤员。世界上第一辆"救护车"是拿破仑战争时期的外科医师多米尼克·让·拉尔雷（Dominique-Jean Larrey）使用的一辆拖车。战争期间，他将受伤的士兵通过"救护车"运送至治疗点[1]。首例民用救护车服务始于19世纪60年代的美国辛辛那提市和纽约市。美国内战期间，在1862年奔牛河战役中，3000名士兵躺在战场无人救援长达3天，600名士兵无人救援长达1周。沃尔特·惠特曼（Walt Whitman）和马修·布拉迪（Matthew Brady）将这一丑闻公之于众。外科医师乔纳森·莱特曼（Jonathan Letterman）立即响应，为每一支陆军部队配备了救护车服务。1862年，安提耶坦战役中，他们在24小时内撤离了1万名伤员[2]。

思考

如果将你运送到一个无高级生命支持的地方，你感觉如何？

20世纪

从第一次世界大战到越南战争、阿富汗战争和伊拉克战争，美国EMS不断发展，在全美范围内形成了体系。得益于EMS的发展，战场伤员的死亡率稳步下降，第一次世界大战为8%，第二次世界大战降至4.5%，朝鲜战争期间为2.5%，越南战争期间则低于2%。从2003年3月入侵伊拉克开始到2007年1月，90.4%的伤员都幸存下来了[3]。创伤患者战场护理的进步，即战场医疗护理启动和快速撤离，是死亡率下降的重要原因（框1-1）[4-5]。在第一次世界大战期间，因需要对机枪和炸弹给受伤士兵造成的伤害进行紧急护理，军队建立了战场救护部队。第二次世界大战期间，军队使用飞机运送受伤士兵。朝鲜战争期间，军队使用直升机撤离士兵。在越南战争期间，军队通过训练有素的战地医护兵改善了紧急救护和快速撤离；这一系列的努力成了今天对伤员进行院前救护的基础。

尽管从20世纪初到20世纪60年代中期，美国军队在创伤急救方面取得了飞速发展，但是针对美国普通公民的院前急救却仍然落后。急救主要由城市医院系统提供。这些系统随后发展为市政服务。丧葬从业人员和志愿者也会提供急救，但是他们很少或根本没有接受过急救培训。大多数患者在现场接受了最低限度的稳定病情的治疗，并被送往最近的医院。当发现一个人在战场上都比在城市街道上更容易从创伤中幸存的时候，人们清醒地认识到，初次受伤后应该尽快展开救护；这种认识直接导致了1966年EMS发展的两大里程碑事件。

1. 美国国家科学院、美国创伤研究委员会和美国休克研究委员会发表了白皮书《意外死亡与伤残：现代社会忽视的疾病》。这份文件强调了创伤对公共健康威胁的严重性，并强调了紧急救护的重要性。这份文件还提出了改善伤病员救护的建议，其中11项与EMS直接相关（框1-2）。

2. 美国国会通过了《1966高速公路安全法案》，这一法案直接促成美国运输部（DOT）的成立。美国国会还成立了美国高速公路交通安全管理局（NHTSA），通过立法和经费支持改进EMS和指导各州开展高效的EMS项目。如果各州不开展高效的EMS项目，那么联邦将失去10%的高速公路建设经费。由于这项法案的颁布，1968—1979年，各州共斥资1.42亿美元发展EMS系统和高级生命支持试点项目。

框 1-1 战争期间取得的医疗护理进步

美国内战
- 利用铁路撤离伤员
- 陆军仍像拿破仑时代一样使用救护车
- 死亡率居高不下，因为尚不知道细菌是感染之源；仓库用作医院
- 美国陆军创办医疗队
- 全系统救护方法一直沿用至越南战争期间，即救护车在战场上运送伤员至：
  - 救护站
  - 战地医院
  - 后方总医院

第一次世界大战
- 规划不充分（无野战医院），导致撤离时间长达 12~18 小时
- 死亡率高（> 20%）
- 大多数伤员死于失血性休克
- 尚无抗生素；脓毒症十分常见
- 开始使用输血手段
- 托马斯夹板被认为是这一时期创伤护理的最大进步

第二次世界大战
- 撤离时间缩短至 4~6 小时
- 开始使用抗生素
- 血浆和输血开始广泛使用
- 在前线附近设立医院以缩短手术时间
- 开始使用固定翼飞行器转运伤员

朝鲜战争
- 平均撤离时间 2~4 小时
- 开始使用直升机撤离伤员
- 电解质溶液使用更频繁
- 抗生素更加有效
- 医院距离前线更近

越南战争
- 直接使用直升机将伤员从前线运送至医院
- 平均撤离时间 35 分钟
- 平均手术等待时间 1~2 小时
- 在那个年代民用救援系统未能达到这些时间框架

阿富汗战争和伊拉克战争
- 重新使用止血带
- 发明止血材料
- 针对活动性出血患者提出了 CAB（循环—气道—呼吸）的救治理念。它是对传统 ABC（气道—呼吸—循环）救治理念的改进

框 1-2 白皮书提出 11 项发展 EMS 的建议

1. 对更多的公众进行初级和高级紧急救护培训
2. 为救援队、警察、消防员和救护车上的工作人员编写通用教材，提供培训和课程指导
3. 遵照最新的交通安全法，对救护车设计、构造、装备及救护车上的工作人员的资格进行监管
4. 在国家层面，制定方针政策指导救护车的使用
5. 在区、县、市层面，运用各种方法提供适合当地环境的救护车服务，管控救护车使用，协调救护车与卫生部门、医院、交通部门及通信部门的关系
6. 启动试点项目，观察配备有医师的救护车在灾害现场和转运过程中的作用，确定其效用
7. 启动试点项目，评估汽车和直升机在人口稀少地区和医疗设施稀缺地区救护的作用
8. 在社区、地区和国家层面，提供射频频道和设备，为救护车、紧急救护部门及其他相关卫生部门提供语音通信
9. 在全美范围内启动试点研究，评估广播与电话安装模型，确保通信设施有效
10. 提供医疗服务的机构必须每日使用语音通信设施，以满足紧急救护的需要
11. 积极探索设置全美统一急救电话的可行性

资料来源：Division of Medical Sciences，Committee on Trauma and Committee on Shock. *Accidental Death and Disability: the Neglected Disease of Modern Society.* Washington，DC：National Academy of Sciences，National Research Council；1996，pp 35-36.

思考

　　白皮书《意外死亡与伤残：现代社会忽视的疾病》中提出的 11 项建议哪些仍然需要改进？

　　1973 年，美国国会通过了《急救医疗服务系统（EMSS）法案》[6]，为各州获得联邦经费铺平了道路。各州可通过成立地区 EMS 机构获得经费。该法案列举了 EMS 系统的 15 个要素（框 1-3）。此外，该法案规定，所有由美国卫生与公众服务部（DHHS）提供经费的紧急救护项目，必须规划实施一套地区急救响应和及时救护的方法。1974—1981 年，该法案在建立地区 EMS 系统中发挥了重要作用。

　　1981 年，由于《综合预算协调法案》的实施，拨付 EMS 机构的发展经费受到影响[7]。这一法案将拨付 EMS 机构的经费合并入州立预防卫生服务拨款，因此 EMSS 法案下的经费被取消。这些拨款分配至州立卫生部门，而不是地区 EMS 系统。这些拨款除了用于 EMS，还用于其他项目，因此用于 EMS 的直接经费减少。由于削减经费和员工，NHTSA 支持 DHHS 的力度下降，EMS 的发展速度也放缓了。NHTSA 继续帮助 EMS 的发展[8]。1988 年，NHTSA 确立了"十大系统要素"（州立医疗救护系统技术辅助项目），建议作为 EMS 系统的标准（框 1-4）。

　　1996 年，NHTSA 和美国卫生资源与服务管理局（HRSA）联合发布了一份共识文件，绘制了未来 20 年 EMS 的发展蓝图。这份文件名为《EMS 未来议程》，由美国 EMS 医师协会和美国州立 EMS 指导员协会共同资助研究完成，供美国联邦、州政府、地区政府和私营机构使用。《EMS 未来议程》旨在描述 EMS 的发展愿景，为 EMS 的规划、决策和政策制定提供帮助。

　　《EMS 未来议程》就公共卫生与安全系统原则为 EMS 提出了如下 14 条建议（图 1-1）：

1. 整合医疗服务；
2. 医疗救护研究；
3. 制定法律法规；
4. 系统财政；
5. 人力资源；
6. 医疗指导；

框 1-3　EMS 系统的 15 个必备要素

1. 人员
2. 培训
3. 通信
4. 运输
5. 设施
6. 重症护理
7. 公共安全机构
8. 伤病员
9. 护理服务可及
10. 伤病员转送
11. 做好医疗记录
12. 伤病员信息与教育
13. 回顾与评估
14. 灾难应急联动系统
15. 相互帮助

框 1-4　NHTSA 确立的 10 个系统要素

1. 综合的 EMS 与创伤护理系统立法
2. 资源管理与配置
3. 职业培训
4. 通信系统（急救电话、通信中心、设备及救护车、医院、消防部门和公安部门之间的通信能力）
5. 运输系统（空中、地面和水路）
6. 设备（医院、创伤中心和特殊患者中心）
7. 一个综合性的创伤护理系统应有完备的医疗救护服务
8. 拥有从业医师（医疗监管）
9. 公共信息、教育和预防
10. 信息收集、质量改进与评估和研究

资料来源：US Department of Transportation，National Highway Traffic Safety Administration. *EMS, Emergency Medical Services: NHTSA Leading the Way.* Washington，DC；1996.

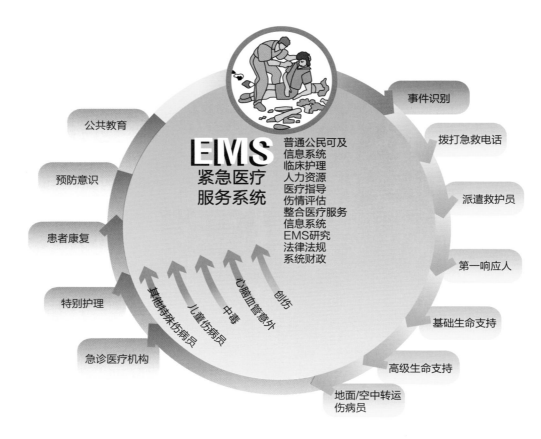

图 1-1 EMS 系统的构成要素

资料来源：The Emergeny Medical Services for Children Innovation and Improvement Center，Houston，TX.

7. 教育系统；

8. 公共教育；

9. 预防意识；

10. 普通公众可及；

11. 通信系统；

12. 临床护理；

13. 信息系统；

14. 评估。

2017 年，NHTSA 根据主要联邦顾问委员会的建议开始修订《EMS 未来议程》，即《2050 年 EMS 议程：展望未来》描绘了 EMS 未来 30 年的发展[9]。

框 1-5 列出了 EMS 发展中的其他重大事件。

医疗改革和 EMS

EMS 是医疗护理系统的一部分，所以联邦医疗改革影响了院前救护的提供方式。救护管理组织如健康维护组织（HMO）、首先提供者组织（PPO）和

你知道吗

• 美国 EMS 信息系统（NEMSIS）是储存各州 EMS 数据的数据库。自 20 世纪 70 年代起，对 EMS 信息系统和数据库的需求急剧增大，各州都自建了 EMS 信息系统数据库。然而，这些 EMS 信息系统收集、分析数据的能力各异。NEMSIS 应运而生，目的是帮助各州收集更多标准化的数据，向联邦一级的 EMS 系统提交数据。NEMSIS 有如下功能：

• 开展全国性的 EMS 培训课程；

• 评估患者救治效果和 EMS 系统的作用；

• 推动相关研究；

• 决定美国救助经费计划和补偿金；

• 关注灾难应急资源，动员全民应对；

• 提供 EMS 相关的有价值的信息。

资料来源：What is NEMSIS? National EMS Information System website. https://nemsis.org/referenceMaterials/documents/NEMSIS%20 Fact%20Sheet%206-2005.pdf. Accessed July 10，2017.

框1-5 EMS发展中的其他重大事件

- 20世纪50年代中期：美国外科医师学会创办首个救护车人员培训项目
- 1958年：彼得·沙法（Peter Safari）医师演示口对口人工呼吸的有效性
- 1960年：心肺复苏开始使用
- 1967年：尤金·内格尔（Eugene Nagel）医师在迈阿密大学医学院对消防员进行救护培训
- 1968年：美国电话电报公司（AT&T）设定911作为通用紧急求助电话
- 1969年：美国DOT和NHTSA为紧急医疗技术人员（EMT）制订了基本的培训课程。
- 1969年：救护车设计委员会制定了《救护车设计标准》，提交美国DOT和NHTSA，作为美国国家科学院全国研究委员会发布的《救护车设计和设备的医疗要求》（1968）的补充。这一文件提出了救护车设计标准和所需的急救设备。NHTSA同意从联邦拨款给各州，用于购买符合标准的救护车
- 1970年：成立美国紧急医疗技术人员注册登记处（NREMT），在国家层面上将EMT的教育、考试和资格认证标准化
- 1972年：理查德·尼克松总统指示美国卫生、教育与福利部开发新的EMS组织方式，花费850万美元开发EMS系统模型
- 1972年：美国辛辛那提大学开展首个住宿培训项目，专门培养紧急救护员
- 1973年："生命之星"成为医疗救护的官方象征。6条蓝框代表医疗救护的6项功能：检查、报告、响应、现场救护、转运期救护和转运至最终救护机构
- 1974年：吉拉德·福特总统设立美国EMS周
- 1975年：美国紧急医疗技师协会成立
- 1975年：美国医学会接受并批准紧急救护成为一项救卫生职业
- 1977年：美国成立了40多家EMT培训机构，并连续2年对美国救护员培训标准进行测试
- 1980年：美国DHHS发布《创伤中心使命的

立场文件》，详细介绍EMS系统内的各个创伤中心。该文件分门别类地介绍了医疗设施
- 1984年：在公共医疗法案的推进下，成立儿童EMS项目，为儿童EMS系统提供经费
- 1986年：修订《1979年公共安全执行人员法案》（SB 1479），将5万美元的赔偿范围扩大至救援队、救护车工作人员中的幸存者和公共安全部门遇难的志愿者（1990年修订）
- 1990年：乔治·布什总统签署《创伤护理系统规划与发展方案》（HR 1602），每年根据各州地理环境和人口数量拨款，帮助建立和改善创伤护理系统
- 1991年：《血液病原体职业暴露：终极规则》（CFR 29 1910.1030）为保护工作人员免于在工作场所受到血液疾病伤害建立标准
- 1993年：美国医学研究所出版《儿童紧急医疗服务》，指明卫生护理系统中的缺陷，强调为儿童提供紧急医疗服务
- 1993年：NREMT发布《美国EMS教育和实践蓝图》
- 1995年：美国国会没有再次批准《创伤护理系统规划与发展法案》的经费请求
- 1996年：NHTSA和HRSA发布《EMS未来议程》
- 1997年：NHTSA发布《紧急医疗服务系统质量优化指南》
- 1998年：美国DOT修订《美国紧急救护员标准课程》
- 2000年：NHTSA和HRSA发布《EMS未来教育议程》
- 2004年：美国乡村卫生协会发布《乡村与边界地区EMS未来议程》
- 2005年：NHSTA为《美国EMS核心内容：EMS实践范围》拨款
- 2007年：NHSTA发布《美国EMS实践范围模型》
- 2009年：NHSTA发布《美国EMS教育标准》

其他医疗机构网络会影响EMS系统如何提供救护服务（如应急与非应急响应，资源和人员，转运方式，健康护理机构选择）。这是因为它们负责对EMS机构所提供服务的补偿。目前，联邦（医疗保险制度）和州立（医疗补助计划）保险机构将EMS机构作为转运提供者而非医疗救护提供者给予补偿。大多数私人保险机构，包括医疗管理组织，都依照医疗保

险制度和医疗补助计划建立补偿模型。在该模型中，保险公司仅在EMS机构将患者送至医院的情况下报销医疗费用[10]。2010年，巴拉克·奥巴马总统签署了《患者保护与平价医疗法案》（ACA）。为更好地协调患者救护和遏制日益增长的医疗成本，ACA包含了责任医疗组织（ACO）发展的条款。ACO是由医师、医院和其他医疗服务提供者组成的团体。

他们组织起来为患者群体（通常是医疗保险参保者）提供医疗服务，同时与保险公司（通常是医疗保险公司）分担医疗护理风险[11]。在这个模型中，如果患者的医疗费用很高，那么医疗服务提供者团体得到的钱就很少。美国联邦政府鼓励 ACO 开发创新的模式，为患者提供更好的护理而无须来医院。其中一个方法是雇用 EMS 人员，协调患者护理，提供家庭随访护理，以满足社会需求，减少患者再次入院。这一模式被称为社区护理或移动综合医疗保健（MIH），强调护理与整个医疗保健系统的结合。由于补偿与转运之间的联系，MIH 可持续的经费和补偿将对 EMS 的发展起到重要作用。

注意

医疗保险制度和医疗补助计划是美国政府开展的 2 种保险项目，它们共同覆盖美国约 33% 的公民。2 种保险均制定了患者使用 EMS 转运的规则，以及何种情况下可以获得转运补偿。2002 年，美国开始普遍实施这种补偿机制。这归功于 EMS 机构和医疗保险机构、医疗补助机构已达成共识。

资料来源：Health insurance coverage of the total population. The Henry J. Kaiser Family Foundation website. http://kff.org/other/state-indicator/total-population/?currentTimeframe=0&sortModel=%7B%22colId%22:%22Location%22,%22sort%22:%22asc%22%7D.

第 2 节　现行 EMS 系统

现行的 EMS 系统是一个向社会提供救护的协调服务网络，以确保患者得到快速且适当的治疗、医疗资源得到有效利用，从而可降低 EMS 成本（图 1-2）并改善预后[8]。

州立 EMS 系统通常由社区或地区提供院前救护的机构组成。社区救护机构负责提供日常 EMS，也与地区和州立 EMS 机构合作制订治疗方案，确立治疗标准和方针。大多数州立 EMS 机构有顾问委员会，帮助组织 EMS 项目和活动。这些委员会由职业医师、职业救护员、消费者、公立 EMS 机构和对 EMS 感兴趣的私立救护机构组成。州立 EMS 机构还负责颁发营业执照和进行资格认证。此外，各州执行 EMS 法规，开发公众教育项目。另外，州立 EMS 机构也充当联邦一级 EMS 机构的派出机构。美国著名的救援机构有 NHTAS、联邦紧急事务管理局

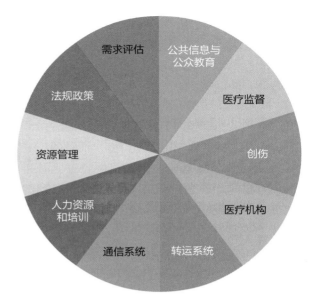

图 1-2　EMS 系统的十大要素

资料来源：National Highway Traffic Safety Administration，US Department of Transportation. *Emergency medical services: NHTSA leading the way*. Washington，DC：The Administration；1995. www.nhtsa.dot.gov/people/injury/ems/agenda/emsman.html#Services.

（FEMA）、美国国土安全部（DHS）、卫生资源和服务管理部母婴卫生局。

你知道吗

1971 年 12 月，电视剧《急诊室的故事》（*Emergency*）首播，吸引几百万名观众收看。这部热播电视剧使公众对消防和院前紧急救护服务的态度发生了改变。正是在此期间，许多消防部门将 EMS 响应纳为服务项目。

思考

您所在社区是如何为 EMS 提供经费支持的？

EMS 系统的运作

有效的 EMS 系统的运作包括公众动员、紧急救护调度、院前救护、院内救护和康复。

公众动员

公众安全紧急救护服务在社区十分常见。然而，公众并没有意识到这些服务复杂的本质。人们希望能够获得警察和消防员的保护，也希望在遭遇紧急医疗情况时能够获得专业人员的快速响应。在多年享受公共安全服务、新闻报道和媒体的关注后，

公众有这些想法也是正常的。公众有这些想法还因为他们以税收、捐赠、购买服务和支付使用费的形式给予了财政支持。

然而，公众参与 EMS 不仅体现在对政府财政给予的支持，他们往往出现在事故或患者发病现场，在发现紧急救护需求方面可发挥重要作用。有时，他们也会实施紧急救护、保护现场及接触患者，也可能帮助处理危机事件。公众教育是 EMS 系统发展的基础。紧急救护员通过开展公共卫生护理教育和预防项目，为 EMS 提供支持（见第 3 章）。

一旦发现紧急情况并拨打求助电话，人们就可以得到各方响应。人们通常会通过急救电话联系通信中心，请求急救服务。在美国大部分地方，都可通过拨打 911 获得公共安全服务，如消防、执法和急救服务。911 急救服务在美国持续发展，越来越多的地区被 911 急救服务覆盖。在 911 急救服务没有覆盖的地方，市民应当拨打其他急救电话。可通过开展提升公众安全意识的教育项目和手机贴纸来宣传这些电话。其他获得急救响应的方法包括火灾报警器、无线电广播和移动电话（见第 5 章）。

紧急救护调度

紧急救护调度曾被称为"第一响应者"[12]。一旦有人触发了应急响应系统，紧急救护调度员就有责任从呼叫者处收集信息，并协调救护资源。在 EMS 人员到达前，紧急救护调度员应该向呼叫者提供医疗指导，其中可能包括如何进行心肺复苏或接生婴儿等。

院前救护

有些伤病员可能需要进行院前干预和稳定病情。干预措施包括基础生命支持和高级生命支持。根据实际情况（如是否被困、到达医院的距离及是否可采取高级生命支持），院前救护的空间有限，或许只是给予伤病员一些安慰。紧急救护员可能还需要考虑心电图表现与评估、运动限制、无创和有创人工气道管理、血管通路、用药、除颤和体外心脏起搏等因素。

院内救护

当患者被送往急诊科时，可用的救护资源大大丰富，医师、医师助理、实习护士、护士、护工、

其他支持人员（如健康顾问、社会工作者）和行政人员都可参与院内救护。除了急诊科提供的资源和服务外，患者通常还需要其他包括诊断检查、外科手术、心导管插入术、重症监护、物理治疗、药物治疗、营养服务等在内的其他服务。

康复

在院内接受救护之后，许多患者还会需要某种类型的康复服务。康复通常在患者住院期间就已开始并在出院后继续。康复服务可以是健康教育、物理治疗和职业治疗等形式，如帮助患者及其家属适应卒中后生活方式的变化。可能还需要再培养患者的日常生活活动能力，如洗澡和准备餐食。康复旨在帮助患者恢复因伤病而失去的功能，并尽可能保持最大的独立性。

第 3 节　EMS 教育

过去，EMS 教育以《美国标准课程》为指导。这些针对紧急救护员的指南于 1998 年进行了最后一次修订，现已不再使用。如前所述，NHTSA 于 1996 年发布了《EMS 未来议程》，为 EMS 的未来描绘了共同的愿景。《EMS 未来议程》的目标之一是在健全的教育原则基础上，为 EMS 专业人员建立健全的教育体系。这些教育体系将使 EMS 提供者做好准备，以满足公众对医疗护理的需求，并提高对 EMS 的认识。有关该教育体系的计划于 2000 年发表在《EMS 未来教育议程：系统方法》中，其中包括以下五大要素。

1. 《美国 EMS 核心内容》。于 2005 年发布，是指普遍适用的院前紧急救护知识和技能体系。该项目由美国 EMS 医师协会和美国急诊医师学会（ACEP）牵头，定义了整个院前紧急救护实践的范围，还明确了 EMS 人员的通用知识和技能体系。

2. 《美国 EMS 实践范围模型》。于 2007 年发布。模型将《美国 EMS 核心内容》划分为不同的级别，定义了各级紧急医疗响应人员（EMR）、紧急医疗技术人员（EMT）、高级紧急医疗技术人员（AEMT）和紧急救护员的最低知识和技能要求。对 EMT、AEMT 和紧急救护员的能力要求是基于他在前一级别

的培训中掌握了相应许可证要求的能力。每个人都必须在他的工作范围内应用每项技能，并能为所有年龄段患者提供服务。2017年，NHTSA组织了一个专家小组，开始对该文件进行修订[13]。

3.《美国EMS教育标准》。修订由美国EMS教员协会（NAEMSE）牵头。《美国EMS教育标准》取代了《美国标准课程》。《美国标准课程》自20世纪60年代起一直是EMS教育领域的重要文件。《美国EMS教育标准》界定了每一级别获得许可证所需的知识、临床执业能力和判断力，旨在促进EMS人员达到《美国EMS实践范围模型》定义的准则。《美国EMS核心内容》确定的内容和概念也被融入《美国EMS教育标准》[14]。框1-6列出了这些文件和标准的出版或发布时间。

4.《美国EMS资格认证》。《美国EMS资格认证》是针对所有EMS提供者级别的标准测

试过程，确保刚入门的EMS提供者也具有EMS最基本的技能。《美国EMS未来教育议程》建议EMS学生参加联邦政府认可的EMS教育项目，这样才能获得美国EMS资格认证。该建议旨在确保EMS人员表现的一致性和质量。联邦政府的资格认证对在其他州接受EMS教育的人员实现互认是至关重要的。

5.《美国EMS教育项目认证》。认证是一种确保各机构EMS教育质量的机制。认证的目标是确保教育质量，并保证在EMS项目中为学生提供适当的教育基础设施和资源。2013年，美国紧急医疗技术人员注册登记处要求EMS教育项目进行认证，以保证毕业生有资格参加注册考试。紧急救护员项目是由联合健康教育项目认证委员会根据紧急医疗服务专业教育项目认证委员会的建议进行认证的。图1-3为教育系统模型示意[14]。

框1-6　美国EMS教育出版物和标准的出版或发布时间

- 1971年:《美国矫形外科学会：伤病员急救护理和运输》(橙皮书，第1版)
- 1971年:《EMT—救护车美国标准课程》
- 1996年:《EMS未来议程》
- 1998年:《EMT—救护员美国标准课程》(修订版)
- 2000年:《美国EMS未来教育议程：系统方法》
- 2004年:《美国EMS实践分析》
- 2006年:《十字路口的紧急医疗服务报告》(医学

研究所报告)
- 2007年:《美国EMS实践范围模型》
- 2009年:《美国EMS教育标准》
- 2013年: 美国紧急救护员项目资格认证
- 2017年: 在10个州启动美国EMS互认机制
- 2017年: 启动《2050EMS议程：展望未来》项目
- 2017年: 启动《美国EMS实践范围模型》的修订

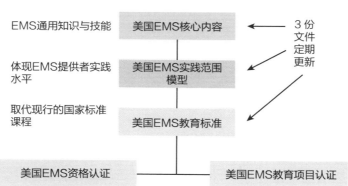

图1-3　EMS教育体系

资料来源：National Highway Traffic Safety Administration. *National EMS Education Standards*. Washington，DC: US Department of Transportation/National Highway Traffic Safety Administration; 2009.

注意

不同级别的 EMS 都代表着不同的救护技能、风险、知识、监管与自治水平、判断和临床决策。

继续教育

继续教育为所有医疗保健人员提供了一种保有基本专业技能的途径。继续教育对从业人员的专业能力至关重要，因为他们在最初的学习过程中所学的一些技能并不经常使用。此外，继续教育可帮助专业人员学习新的知识和先进的技术，提高应急准备能力。了解新的救护知识、优化救护程序和利用新的资源，有助于提高患者救护水平，同时帮助专业人员熟练掌握各项技能。继续教育可以采取多种形式，包括：

- 会议和研讨会；
- 讲座和讲习班；
- 质量改进评估；
- 技能实验室；
- 模拟练习；
- 资格认证和再认证项目；
- 进修培训课程；
- 期刊研究；
- 多媒体演示；
- 基于互联网的学习；
- 案例演示；
- 独立研究。

第 4 节　EMS 人员层级

不同层级的 EMS 人员和医疗指导共同建立了有效的 EMS 系统。EMS 人员包括调度员、紧急医疗响应人员（EMR）、紧急医疗技术人员（EMT）、高级紧急医疗技术人员（AEMT）和紧急救护员。根据《美国 EMS 教育标准》，每一层级的 EMS 提供者应接受了相应的培训。EMS 提供者作为综合 EMS 系统的一部分，接受医疗监督。以下关于 EMS 人员层级的描述均来自《美国 EMS 教育标准》[14]。

调度员

调度员是远程通信员。"远程通信员"一词可指接线员、调度员、无线电操作人员、数据终端操作人员或位于消防、警局以及 EMS 通信中心的公共服务应答点的具有此类职能的工作人员的组合（见第 5 章）。调度员虽然不是《美国 EMS 实践范围模型》中认可的资格认证等级，但是作为与公众的主要联系人，是 EMS 系统中不可或缺的一部分。调度员指派相应的机构到达现场。这些机构可能包括地面和空中救护车、消防部门、执法部门和市政部门。有效的 EMS 调度通信系统具有以下功能。

- **接收和处理 EMS 求助电话。**调度员接收并记录 EMS 求助，为每一个求助电话选择合适的行动方案。为了更好地实施救援，调度员必须尽可能多地获得紧急事件的相关信息，如紧急事件的类型、呼叫者姓名、回拨电话号码和地址。调度员还有可能碰到情绪不佳的求助人。
- **调度和协调 EMS 资源。**调度员指派合适的救护车到达正确的地点，也会协调多辆救护车前往现场或去医院（图 1-4）。
- **传递医疗信息。**调度中心能够为医院、EMS 人员、消防人员、警察和救援人员及普通公民提供远程通信频道。远程通信包括电话、收音机或生物医疗遥感技术。
- **协调公共安全机构。**调度员协助公共安全资源（消防、执法、救援）和 EMS 系统之间的通信，从而协调交通管控、护送、消防和人员解救。调度员必须了解所有救护车的位置和状态，并确定支持服务是否可用。一些更大型的系统开始使用计算机辅助调度，这些系统具备以下功能：

  ▪ 自动接通急救电话；
  ▪ 自动转到"救护车位置"界面（有或无地图显示）；

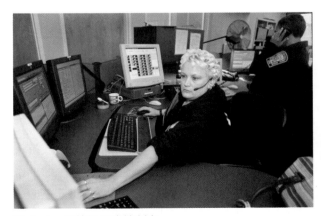

图 1-4　计算机调度控制台

- 自动转到移动数据终端界面；
- 处理多个无线电接收者、电话接线员之间传递的信息；
- 发送备忘事项、提醒服务；
- 具有监控响应时间、响应延迟和现场时间的能力；
- 显示呼叫信息；
- 紧急医疗调度评估；
- 手动或自动更新救援小组状态；
- 手动获取呼救信息；
- 无线电频道的控制和显示；
- 运行流程评估；
- 回拨电话的监控和显示。

许多 EMS 机构和公共服务机构要求调度人员参加特殊的培训。这样调度员能够给予呼叫者正确的指令直到 EMS 人员抵达。培训可能包括美国 DOT 针对紧急医疗调度员的培训项目（见第 5 章）。

思考

您所在的社区能够提供何种类型的调度？调度员是否达到了紧急医疗调度员的水平？

紧急医疗响应人员（EMR）

EMR 可能是最先到达现场的受过医疗培训的人员。EMR 可能包括消防部门和执法机构人员，或者商业医疗响应队、运动治疗师等。EMR 的工作重点是对急重症患者即时启动生命救护。他们具备基本的知识和技能，在等待其他 EMS 人员响应时，能够提供基础生命支持。EMR 也能够在现场和运输过程中辅助更高级别的 EMS 人员，利用小型设备给予基本的干预。EMR 可以完成以下任务：

- 识别患者病情的严重程度和损伤范围；
- 评估对紧急医疗救护的需求；
- 针对危及生命的呼吸和循环损伤采取适宜的紧急救护措施。

紧急医疗技术人员（EMT）

EMT 接受基础生命支持各个方面的培训，包括使用自动体外除颤器和应用急救药物。EMT 的工作重点是为进入 EMS 系统的急重症患者提供基本的紧急医疗救护和转运，也可以使用救护车上的设备进

行干预，或者在转运患者的过程中辅助紧急救护员进行处置。

高级紧急医疗技术员（AEMT）

不同州和不同 EMS 系统的 AEMT 所接受的培训各异，技能水平也有差异。培训内容包括插入气道辅助装置、静脉注射治疗和应用急救药物等。AEMT 的工作重点是为进入 EMS 系统的急重症患者提供基本的和有限的高级紧急医疗救护和转运。

紧急救护员

紧急救护员接受了院前救护的基础生命支持和高级生命支持各个方面的培训，在患者评估、临床决策、心率测评、心脏除颤、药物治疗和呼吸道管理方面也接受了高级培训（框 1-7）。紧急救护员

框 1-7 紧急救护员职业的定义

《EMT- 紧急救护员美国标准课程》对紧急救护员职业的定义如下。

- 紧急救护员必须已经达到认证机构规定的要求，能够在医疗指导下实践院前救护的方法。通过评估和提供医疗服务，他们的目标是预防和减少疾病和伤害造成的死亡率和发病率。紧急救护员主要在院前为急症患者提供救护。
- 紧急救护员具有符合公众及行业期望的知识、技能和态度。紧急救护员能够认识到他们是保持救护连续性的一个重要环节。
- 紧急救护员通过将患者直接送达适当的机构，努力保持高质量、成本合理的医疗救护。作为患者的代言人，紧急救护员通过与其他医疗机构、网络和组织合作，积极主动地促进长期的医疗救护。紧急救护员的新角色和职责包括公众教育、健康宣传、伤病防治项目的参与。随着服务范围的不断扩大，紧急救护员将作为实施救护的促成者和初始治疗提供者。
- 紧急救护员对医疗指导、公众及其同行负有责任。紧急救护员须认识到开展相关研究的重要性，并积极参与研究的设计、开发、评估和成果发布。紧急救护员应寻求职业发展，开展同行评估，并在行业发展和社区组织中发挥积极作用。

资料来源：National Highway Transportation Safety Administration. *EMT-Paramedic National Standard Curriculum.* Washington，DC：US Department of Transportation/National Highway Traffic Safety Administration；1998.

运用高级评估技能并结合现场诊断来提供救护。

救护实践范围的扩展

在州或地方一级，由 EMS 人员提供的院前救护服务正在扩大，缓解了当地医疗需求和医疗资源缺乏的矛盾，这被称为救护范围扩增[15]。这些 EMS 人员的身份各不相同，包括社区紧急救护员、重症紧急救护员、战区紧急救护员等。他们应接受适当的教育，由所属系统内医疗主管授予证书，并在州立 EMS 法律范围内执业。2015 年，美国 EMS 官员协会（NASEMSO）提议成立一个国家委员会，以制定 EMS 标准[16]。专业认证有助于确保 EMS 人员仍是不断变化的医疗护理系统的重要组成部分[17]。

你知道吗

每隔 5 年，NREMT 将开展一次美国 EMS 实践分析研究。研究目的是收集 EMS 人员在提供紧急救护服务的实践中实际所做工作的数据。该分析有助于 NREMT 修改和调整认证考试。

思考

您认为 EMS 相关协会应该解决哪些问题以加强您所在地区的患者救护？

第 5 节 美国 EMS 相关组织和团体

许多组织和团体参与了 EMS 标准的制定（框 1-8），这些组织和团体来自联邦、州、地区和乡村各个层面。他们参与 EMS 的发展、教育、实施标准制定。加入并参与这些行业组织有助于提升紧急救护员的职业地位。这些组织和团体使紧急救护员可以接触到紧急救护领域的最新发展、继续教育资源和专家，甚至也可以接触到本行业代表人物。尽管 EMS 标准制定的组织和团体具有许多职能，但主要职能还是根据从业人员和社区的意见来制定标准。这样做有助于确保公众受到保护，不会受到无职业资质的个人和机构的伤害。

随着 EMS 系统日趋复杂，组织协调及满足所有关键利益相关者群体需求的必要性更加突出。为满足这些需求，联邦紧急医疗服务跨部门委员会和

框 1-8 美国 EMS 相关组织和协会

空中和水陆转运护士协会
美国急救医学学会
美国救护车协会
美国急诊医师学会
美国外科医师学会
航空医疗服务协会
急诊护士协会
国际消防队长协会
国际消防员协会（IAFF）
国际飞行和危重病紧急救护员协会
美国 EMS 教育者协会
美国 EMS 医师协会
美国紧急医疗技术人员协会
美国搜救协会
美国州立 EMS 官员协会
美国紧急医疗技术人员注册登记处
特种作战医疗协会

美国 EMS 咨询委员会应运而生。它们在现代 EMS 发展中发挥了重要作用。

联邦紧急医疗服务跨部门委员会

2005 年，美国国会成立了联邦紧急医疗服务跨部门委员会（FICEMS）。FICEMS 负责协调州、地方或地区 EMS 相关的联邦机构和 911 急救服务系统。FICEMS 提出新的项目或扩大项目的提议，也提出了提高联邦机构 EMS 效率的措施。有 10 个联邦机构和 1 个州立机构服务于 FICEMS[18]。

美国 EMS 咨询委员会

美国 EMS 咨询委员会（NEMSAC）成立于 2007 年。NEMSAC 就 EMS 相关问题向美国 DOT 部长和 FICEMS 提议和咨询。该委员会由 EMS 行业代表和公众代表组成，任期 2 年。尽管 NEMSAC 没有设立监管机构，但它广泛听取民众的建议和意见，以指导联邦政府关于 EMS 的决策[19]。

注意

有些人认为，持照专业人士的地位比那些获得认证或注册的专业人士更高。这种观念是毫无根据的。政府机构颁发证书授予其从事某一行业或专业的权利正是许可的一种形式。

第6节　执业许可、资格认证、注册登记和资格审核

紧急救护员获得救护员资格必须经过 3 个环节：执业许可、资格认证、注册登记。但各州颁发许可的用词有所不同。

执业许可

执业许可是职业管理工作的一种方法，由政府机构颁发执照。获得执照的人才能合法从事某一职业或活动。大部分州和当地政府要求紧急救护员必须获得执照。

资格认证

资格认证是通过授予文件以证明地位或成就达到某一级别的认证过程。在一些州，紧急救护员获得执业资格认证就相当于具有了许可证。

注册登记

注册登记是指将某人的姓名登记在册。例如，紧急救护员可以在各州获得执业许可和资格认证，并在 NREMT 注册登记。NREMT 推动 EMS 行业标准的制定，并通过组织认证考试来考查 EMR、EMT、AEMT 和紧急救护员的能力。在大多数州，通过这些考试是获得执业许可的先决条件。这种注册登记制度也方便了州与州之间 EMS 人员的流动，简化了执业许可互认的过程（框 1-9）。

颁发证书

颁发证书是批准紧急救护员在特定 EMS 机构（或背景）进行实践的程序。颁发证书一般在当地医疗主管的指导下进行（图 1-5）。

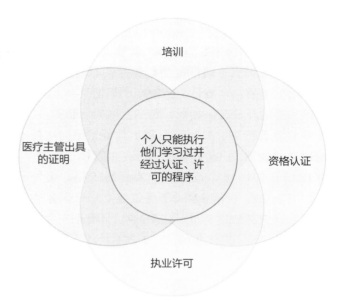

图 1-5　培训、资格认证、执业许可和颁发证书之间的关系

资料来源: The National EMS Scope of Practice Model. National Highway Traffic Safety Administration website. https://one.nhtsa.gov/people/injury/ems/EMSScope.pdf.

第7节　紧急救护员的职业特征

培训和绩效标准有助于界定 EMT 和紧急救护员作为医疗护理专业人员的身份。"职业"一词是指专门的知识或技术体系。某一领域从业人员常常需要获得能够确认其能力的执业许可或资格认证。除此之外，大多数职业对从业者都有要求，包括基础教育和继续教育 2 个方面。职业化指的是个人遵循行业制定的行为规范或职业标准。这些标准可能包括绩效标准，还可能包含该职业所认可的道德规范（见第 7 章）。

EMS 从业人员

EMS 从业人员应该遵循其职业标准。他们通过提供高质量的救护服务，追求职业的高标准，为该行业带来荣耀，赢得他人的尊敬。EMS 从业人员获得公众的信任，是人人可见的榜样。正因为如此，不管 EMT 和紧急救护员是否当值，公众对他们都有着很高的期待。因此，在日常行动中随时待命的状态和精益求精的态度正是 EMS 从业人员的形象。形象和行为对建立信任和保持自信至关重要。职业紧急救护员代表着 EMS 机构及该行业从业人员的形象。

框 1-9　EMS 执业许可的互认

EMS 人员执业许可互认的协定（REPLICA）是一项州际协议，允许 EMS 执业许可互认。该协议承认在某一州，获得执业许可的 EMS 人员在已实施 REPLICA 的其他州拥有执业的合法权利。2017 年，该协定已在 10 个州生效，其他州也正在考虑加入。

资料来源: Recognition of EMS Personnel Licensure Interstate Compact. National Registry of EMTs website. https://www.nremt.org/rwd/public/document/replica.

紧急救护员的职业特征

紧急救护员和其他职业的工作人员有许多相同特征。紧急救护员的 11 个职业特征如下[14]。

1. 正直。正直意味着诚实，是 EMS 从业人员最重要的品质。公众认为 EMS 从业人员是正直的。正直的表现包括真诚、自律、乐于沟通和提供完整、正确的文件。

2. 同理心。同理心是指对他人的感受、境遇和动机能够感同身受。EMS 从业人员必须始终对患者、家属和其他救护员表现出同理心。同理心的具体表现包括关心、同情和尊重他人，理解患者和家属的感受，帮助、支持和安慰他人。

3. 自我激励。自我激励是指自我指引的内在动力。自我激励的表现有带头完成任务、改善工作和遵循规则而无须监督。自我激励的人乐于学习、致力于持续性质量改进和接受建设性意见。

4. 仪表和个人卫生。紧急救护员必须认识到他们呈现的是医疗救护这一职业的面貌，因此必须确保衣着干净、整洁。个人卫生是紧急救护员外在形象的重要部分。

5. 自信。即使在困境中，紧急救护员也必须相信并依靠自己。紧急救护员的重要任务是评估个人及职业的优势和劣势。紧急救护员应相信自己的能力，彰显紧急救护员的自信。

6. 沟通。紧急救护员的一项重要工作是沟通。紧急救护员必须能够口头和书面向他人传达关键信息。他们必须口齿清晰、字迹整洁、积极倾听。最后，紧急救护员必须能够根据不同的情况调整沟通策略。

7. 时间管理。时间管理包括对任务进行梳理和按照优先级排序，从而充分利用时间，按时完成任务和工作。

8. 团队合作和交际手段。紧急救护员必须能够与他人合作达成共同的目标。作为 EMS 团队的成员，紧急救护员必须将团队利益置于个人得失之上。为了实现共同的目标，紧急救护员支持团队其他成员的工作，随机应变，与同事沟通协商解决问题（见第 5 章）。

9. 尊重。尊重是指重视他人，体谅他人和欣赏他人的重要性。紧急救护员必须礼貌待人，避免使用污言秽语。对他人表示尊重能为自己、组织和职业赢得信任。

10. 维护患者利益。紧急救护员是患者的利益维护者。紧急救护员不应该将个人理念强加于患者身上，也不应该有个人偏见（宗教、伦理、政治、社会或法律方面），否则会影响他们提供的救护服务。紧急救护员也必须为患者的隐私保密。

11. 细心服务。紧急救护员必须提供高质量、重细节、安排得当的救护。他们也必须对每一个求助电话响应和服务表现进行评估。紧急救护员必须熟练掌握救护技能，学习新的知识，全面检查设备，确保救护车运转安全。紧急救护员也必须按照政策、程序和规定实施救护，遵守上级和在线医疗指导的命令。

思考

在这些紧急救护员职业特征里，您具备哪些？您觉得自己在哪些方面需要继续加强？

第 8 节　紧急救护员的职责

只要所在的州和当地法律允许，紧急救护员可以在急救现场、从现场到医院的途中、救护机构间转运途中和其他医疗护理背景下实施患者救护。紧急救护员的职责可分为基本职责和附加职责[14]（框 1-10）。

基本职责

紧急救护员必须在生理、心理和情感上都为 EMS 这一职业做好准备。准备工作包括积极投入地进行救护工作（见第 2 章），具备良好的职业知识和技能、拥有合适的设备和用品。紧急救护员必须安全及时地开展现场救护。现场评估必须考虑自身安全及救援小组成员、患者和旁观者的安全。

在现场，紧急救护员必须快速进行患者评估，以确定损伤或疾病。针对现场评估的发现，紧急救护员可结合疾病或损伤的知识对现场做出正确的判断，确定救护和转运的优先级。紧急救护员应对紧急情况通常需要遵循规定，如果需要应与医疗主管进行交流。紧急救护员提供救护时应注意避免继发伤。

框 1-10　紧急救护员的角色和职责

基本职责

　　准备工作
　　响应
　　现场评估
　　患者评估
　　伤病辨别
　　患者管理
　　合适的患者安置
　　患者转运
　　病历书写
　　复诊

附加职责

　　参与社区活动
　　初级救护支持，如移动综合医疗保健
　　鼓励公众参与 EMS
　　领导组织相关活动
　　个人和职业发展

框 1-11　专业救护机构

　　烧伤专业救护中心
　　心脏治疗中心
　　临床实验室服务
　　急诊科
　　具备急诊血液透析能力的机构
　　具备急诊脊髓或头部损伤管理能力的机构
　　具备再灌注治疗能力的机构
　　具备特殊影像诊断设备的机构
　　高危产科机构
　　高压氧舱治疗中心
　　重症监护室
　　神经病学中心
　　手术室
　　儿科诊室
　　麻醉后恢复室
　　精神病诊室
　　康复机构
　　卒中中心
　　药物滥用康复中心
　　毒物（包括有害物质或污染物）检测服务
　　创伤中心

　　在现场，待患者病情稳定后，紧急救护员应当立即将患者转运至合适的医疗机构。转运可能需要地面或空中救护车。应根据患者病情、到医院的距离、运送时间等因素来选择转运方式。选择最合适的医疗机构需要掌握可用资源、医院位置和医院类型（框 1-11）。医院应该由紧急救护员、患者和医疗监督机构共同选定。决定之前最好了解一下转运协议和当地转运规定。

　　患者转运至医院时，紧急救护员必须与医院医护人员进行交接，简要介绍患者现场病情和运送过程中的病情。紧急救护员也需要在患者救护报告（PCR）中提供完整、准确的手写病历。PCR 应当尽快完成，最好在抵达医院时完成并移交。救护员应更换救护车中的设备和用品，为下一次提供服务做好准备。最后，救护小组应公开评估本次救护服务，以找到改善现场和转运期间患者救护服务的方法。

注意

　　一些 EMS 机构组织成立社区急救响应队。这些队伍调动公众响应灾害急救。响应队队员接受相关培训，可为受灾人员提供及时的帮助，或者组织志愿者，并为第一响应人施救提供支持。

附加职责

　　紧急救护员的其他职责包括参与社区活动、初级救护支持、鼓励公众参与 EMS、领导组织相关活动、实现个人和职业发展。

　　紧急救护员可作为领导者参与社区活动，从许多方面给予指导。提升社区救护水平的活动包括心肺复苏培训、现场急救培训和伤害预防培训（见第 3 章）。这些活动也可以提高社区居民合理利用 EMS 资源的意识。了解何时、何地及如何利用 EMS 和应急部门的课程培训可以促进医疗救护资源的最佳利用。社区宣传推广活动加强了 EMS 机构与其他医疗救护和公共安全机构的整合。

　　社区及医疗救护组织经常招募紧急救护员来支持初级护理工作，如在患者家中提供初级护理随访。紧急救护员可以向公众介绍救护车转运、非医院紧急临床服务机构和独立急诊诊所等替代方案。

　　鼓励社区居民参与 EMS 能够促进 EMS 系统与社区医疗的融合。社区居民可以提供必要的信息，以帮助 EMS 机构了解社区对 EMS 的需求。社区居民还可以提出质量改进的建议或问题解决方案。此外，让社区居民参与能使 EMS 系统拥有更多知情、独立的拥护者。

紧急救护员可通过多种方式领导组织社区 EMS 拓展活动，如提出初级伤害预防倡议（活动和风险调查），借助媒体的作用来解决 EMS 存在的问题和其他医疗问题（图1-6）（见第3章）。

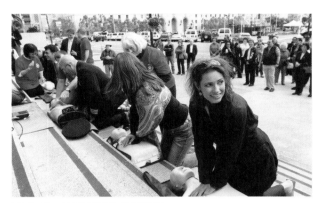

图1-6 社区 EMS 拓展活动

最后，紧急救护员还担负着个人和职业发展的责任。实现个人和职业发展的方式多种多样，如继续教育、学生辅导、加入专业组织和团队。其他方法包括参与有益于职业发展的事务、探索 EMS 职业之外的其他职业道路、开展与支持 EMS 相关研究、参与 EMS 立法问题。

第9节 EMS 的医疗监督

医疗监督是指对 EMS 的医疗指导。医师作为医疗主管的主要职责是确保患者救护的质量[20]。EMS 医疗主管是一种医疗资源，也是患者的代言人。医疗主管的职责之一是认证 EMS 提供者有资格从事 EMS 工作；在许多地区，医疗主管有权利和责任将不安全的提供者从 EMS 系统内排除[21]。医疗主管与紧急救护员之间的关系对有效的 EMS 至关重要。医疗主管和紧急救护员有着共同的目标，即高质量的救护。他们围绕患者救护进行密切沟通，从而确认院前救护的质量。

负责医疗监督的医师应接受作为 EMS 医疗主管的培训，最好是获得 EMS 医学分支学科的认证[22]。医疗主管必须了解 EMS 系统的运作方式和给予医疗指导的权限。医疗主管还应积极参与以下活动[23]：

- EMS 系统设计与操作；

- EMS 人员教育；
- 参与人才选拔；
- 参与培训课程或模式的选择；
- 参与设备挑选；
- 与专业 EMS 人员合作，制定临床规程；
- 推动持续性质量改进；
- 直接参与患者救护；
- 帮助 EMS 系统与其他医疗机构建立联系；
- 在医学界发出倡议；
- 作为 EMS 系统的"医疗良心"提供指导（提倡高质量的护理服务和监督患者救护服务）；
- 审查证明 EMS 提供者具有并保证其在 EMS 中安全实践所需的知识、技能和专业行为规范[24]；
- 与外部专业组织或团体沟通交流。

注意

现场医师如非医疗主管可能并不熟悉 EMS 和医疗主管的职能。各州赋予医师的权利和责任各有不同。每一个 EMS 机构都应当制定政策，指导如何同现场医师进行协作。

证据显示

研究人员针对全美登记注册的 EMS 人员进行了一项研究，调查过去6个月他们是否与医疗主管联系过。结果显示，62.5% 的被调查者在培训期间、电话回访期间或事件现场同医疗主管有联系。紧急救护员（78.5%）比中级 EMT（62.3%）或初级 EMT（47.6%，$P < 0.001$）更有可能同医疗主管联系。城市 EMS 人员比乡村 EMS 人员更有可能同医疗主管联系（64.9% vs. 59.2%，$P < 0.001$）。

资料来源：Studnek JR, Fernandez AF, Margolis GS, O'Connor RE. Describing the amount of medical director contact among nationally registered emergency medical services professionals, abstracted. *Prehosp Emerg Care.* 2008；12（1）：115.

医疗监督的类型

医疗监督包括间接医疗监督和直接医疗监督两类[21, 23]。两类医疗监督都是为了确保医疗救护的质量。

间接医疗监督可以是前瞻性的，也可以是回顾性的。前瞻性的监督负责制定治疗指南（框1-12）。

框 1-12　治疗指南

治疗指南是规范 EMS 人员实施院前救护的书面指导原则，由 EMS 系统的医疗主管或区域 EMS 顾问小组制定。紧急救护员必须遵循治疗指南，除非医疗主管给出了不同的意见。

现行命令是紧急救护员在特定情况下必须采取的具体行动，无须接受直接医疗指导。这些命令通常是各种治疗指南的一部分。大部分指南遵循国家标准，也遵循各州或地区的 EMS 治疗指南，如美国心脏协会的高级心脏生命支持指南和美国外科医师学会的高级创伤生命支持指南。指南规定了紧急救护员和线上医师救护的标准。通常，紧急救护员严格按照指南实施救护，从而避免在心搏骤停、心肌梗死或卒中等紧急情况下的救护延迟。

前瞻性监督还包括院前相关培训，如护理和分诊，以及设备、用品和人员的选择。回顾性监督内容包括接到求助电话后采取的行动，主要通过评估 PCR 提出改进建议。如果现场有医疗主管或其他指定人员，可亲自提供直接医疗指导。在线医疗指导也是直接医疗监督的一种形式。

大多数院前救护都是根据相关指南和现行命令（各州有差异）来实施的。然而，遇到现有指南无法解决的问题，或者现场发生异常情况时，紧急救护员需要通过广播或电话联系在线医疗主管，以传送患者信息，接受医师或医师指定人员的救护指导。医师指定的人员可以是注册护士或医师助理，也可以是在医疗指导系统中接受过高级生命支持培训的紧急救护员。在线医疗主管可为现场的紧急救护员提供及时具体的救护建议。一般而言，在线医疗指导可以代替现有的护理指南[25]。

旁观医师

第一批救护车工作人员中配备医师，在一些国家仍然沿用这种传统。但目前在美国和加拿大，现场很少有医疗主管对 EMS 人员进行直接监督。有时，私人医师会目击患者受伤或发病。当 EMS 到达时，患者的私人医师恰好也在现场。当这种情况发生时，现场医师和 EMS 人员之间的积极协作至关重要。

如果在现场有一位医师，既不是医疗主管也不是患者的私人医师，那么 EMS 人员必须遵循指南的要求。如果没有相关指南，紧急救护员应当立即联系在线医疗主管。许多 EMS 机构的政策都要求现场医师承担救护责任，并提供医疗指导[26]。医师们共同决定如何救治患者。在取得医疗主管许可的情况下，现场的旁观医师可以自行决定如何进行患者救护。在一些州，在现场实施救护的旁观医师会被要求出示身份证明并签署承担救护责任的文件。通过签署文件，医师同意承担救护的权利和责任，并与患者一同乘车前往医院。在现场，如果医师主张的救护方案与医疗指导相反，那么 EMS 人员应尝试将患者从现场移送医疗机构。极少数情况下，可能需要执法部门干预，以确保现场安全，使患者救护能够继续进行而不被中断[27]。

第 10 节　EMS 系统优化

EMS 系统的一个重要目标是持续评估和改善医疗救护。这一目标要求对提供的救护进行回顾性评估，以确认需要优化的领域，同时也要求实施救护和评估全系统变化（质量保证）的过程进行评价。这些构成了持续性质量改进的过程（框 1-13）。医疗保健改善研究所（IHI）提出了三大目标框架，描述了优化医疗系统性能的方法（图 1-7）[28]。必须要开发新的系统设计，以同时实现以下目标：

- 改善患者的医疗体验（包括质量和满意度）；
- 改善人口健康；
- 降低医疗成本。

框 1-13　处在"十字路口"的紧急医疗服务

20 世纪初，美国医学研究所（现为美国医学研究院）成立了一个委员会，探讨美国紧急救护系统的优势和局限性，并提出改进策略。该委员会的调查结果于 2007 年发布在一份题为《处在十字路口的紧急医疗服务》的报告中。该报告指出，EMS 尚未很好地整合到医疗系统中。此外，在不同地区提供的医疗服务中发现了许多不同之处。报告强调，事实上很少有人评估 EMS 机构提供的医疗服务质量，这主要是因为对以患者为中心的 EMS 质量评估还没有形成共识。专家建议采取措施促进 EMS 在医疗系统中的整合，并强调制定循证 EMS 绩效指标的重要性。

资料来源：Institute of Medicine. *Emergency Medical Services: At the Crossroads.* Washington，DC：The National Academies Press；2007.

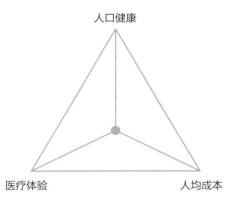

图1-7　美国马萨诸塞州波士顿市医疗保健改善研究所的三重目标

注：三重目标框架是由马萨诸塞州波士顿的医疗保健改善研究所开发的。

根据美国医学研究院（原美国医学研究所）的研究，高质量的医疗护理组织应该是安全、有效、以患者为中心、及时、高效且公平的[29]。过去，质量保证计划的重点是对个体提供者的评估，通常以某种惩罚性措施处理医疗差错。从那时起，医疗服务就开始向以患者为中心的方向发展，关注患者的结局，如外伤性损伤后的生存或残疾。与专注于个体EMS提供者不同，持续性质量改进评估的是整个EMS系统。在大多数EMS系统中，监测的关键领域包括：

- 医疗指导；
- 融资；
- 培训；
- 通信；
- 院前救护和转运；
- 机构间转运；
- 接收医院；
- 专科护理病房；
- 调度；
- 公共信息和公共教育；
- 灾害应急预案和互助。
- 持续性质量改进要评估以下内容：
  ▪ 院前救护的疗效评估指标（如现场时间、手术完成率、发病率和死亡率）；
  ▪ 治疗过程中的护理（住院期间评估）；
  ▪ EMS的书面PCR（回顾性评估）；
  ▪ 随机或选定的无线电通信音频文件；
  ▪ 新程序、设备或疗法。
持续性质量改进活动的结果是使EMS系统能够

在需要时适应治疗指南和教育活动的要求。持续性质量改进最重要的特点是以积极的方式解决问题，包括紧急救护过程中所有的提供者（图1-8）。持续性质量改进强调让一线人员做好本职工作的价值。通过这种团队协作方法，各方都可以参与问题、原因的讨论。他们可以共同寻求补救措施。并设计一个解决问题的行动方案，然后执行行动方案并重新检查，看问题是否得到了解决（框1-14）。

在EMS系统中，持续性质量改进是一个基本的但又常常具有挑战性的活动。EMS领导者在寻求方法以提高组织工作质量的同时，应考虑以下方面[8]：

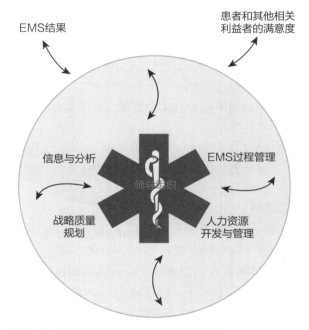

图1-8　EMS质量改进的领导组织指南

资料来源：A leadership guide to quality improvement for emergency medical services（EMS）systems. National Highway Traffic Safety Administration website. https://one.nhtsa.gov/people/injury/ems/Leaderguide/index.html.

框1-14　EMS "指南针"项目

EMS "指南针"是由NHTSA资助、美国州立EMS官员协会领导的项目。该项目的目标是根据证据和最佳实践制订一份绩效指标清单。这些指标可以作为评估EMS系统质量的关键指标。使用标准化指标能够使EMS机构及其监督机构评估一段时间内的工作实绩时有据可依。

资料来源：EMS Compass：improving systems of care through meaningful measures. National Association of State EMS Officials website. http://emscompass.org.

1. 领导组织活动。领导组织活动包括高层领导和管理层的活动，他们带头将持续性质量改进融入战略规划和整个组织的活动中。这样可以提升工作人员的质量价值观和持续性质量改进的能力。

2. 信息和分析。信息和分析是指管理和利用数据以实现高效的持续性质量改进。持续性质量改进是基于事实进行管理的。因此，信息和分析对于持续性质量改进的成功是很重要的。

3. 战略质量规划。战略质量规划主要由3部分组成：第一部分是制订中短期目标，包括结构、表现和结果的质量标准等方面；第二部分是寻找实现这些目标的方法；第三部分是评估EMS系统在满足质量标准上的有效性。

4. 人力资源开发和管理。人力资源开发和管理是指充分挖掘EMS人力资源的潜力。指导原则是调动所有EMS人力资源，积极实现更高水平的服务。

5. EMS过程管理。EMS过程管理注重提供并维护高质量的医疗服务。在持续性质量改进活动中，过程管理是指改进工作方式。此外，过程管理还指改进跨部门之间的工作交流。

6. EMS结果。EMS系统必须评估采取质量改进措施后的结果并检查组织是否成功实现持续性质量改进。

证据显示

2007年，美国都市EMS医疗指导联盟介绍了一种用于评估郊区和城市EMS系统质量的实证模型。该模型包括治疗ST段抬高心肌梗死、肺水肿、哮喘、癫痫发作、创伤和心搏骤停等所采取的特殊的干预措施及对其的需求。在持续性质量改进采取的干预措施是已经被研究证明对患者有积极的治疗效果的方法。例如，对创伤患者，应当根据院前救护记录从现场救治时间（＜10分钟）和转运至创伤中心两方面进行评估。

资料来源：Myers JB, Slovis CM, Eckstein M, et al. Evidence-based performance measures for emergency medical services systems: a model for expanded EMS benchmarking. *Prehosp Emerg Care.* 2008；12（2）：141–151.

你知道吗

2014年，ACEP表示，"在患者被送往急诊科的途中，最危险的就是救护工作的交接。"紧急救护员至少会碰到一次这种高风险的情况。优化交接流程将减少风险。

交接是将权利、职责和义务从一个人或团队转移到另一个人或团队。适当的患者交接应确保救护工作的连续性和安全性。通过标准化流程进行口头交流是移交患者救护工作的最佳方式。在交接期间，紧急救护小组有机会向接收患者的机构提供有关患者的信息并回答其提出的问题。交接信息包括患者病情、提供的治疗及患者近期病情或预期变化（表1-1）。

资料来源：Welch S. 11——The Handoff. American College of Emergency Physicians website. www.acep.org/Membership/Sections/Quality-Improvement--Patient-Safety-Section/11——The-Handoff/.

表1-1 患者救护工作的安全交接

要　素	具体内容
介绍	即将交接患者的/即将接收患者的救护提供者的正式介绍，包括其角色和职责
患者	姓名、身份证号、年龄、性别、位置
评估	主诉、生命体征、症状和诊断
情况	当前的状态和情况，包括近期变化及对治疗的反应
安全考虑	关键实验室指标和检查报告、社会经济因素、过敏原和紧急状况，如跌倒风险
背景	共病、既往发作史、当前用药和家族病史
行动	已采取或需要采取哪些干预措施及采取这些干预措施的简要理由
时机	病情紧急程度和明确的时间安排、干预措施的优先顺序
责权	明确负责人（护士/医师/团队），包括患者及其家属的责任
下一步	患者救护工作的后续步骤和/或任何预期变化

资料来源：Healthcare communications toolkit to improve transitions in care. Department of Defense Patient Safety Program website. https://www.oumedicine.com/docs/ad-obgyn-workfiles/handofftoolkit.pdf? sfvrsn=2.

证据显示

在繁忙的城市急诊科，经过训练的研究助理观察并记录了 90 份由 EMS 人员交给急诊科工作人员的高风险患者的交接报告。研究人员对数据进行了评估，发现 78% 的报告记录了患者的主诉，58% 有关于现场的描述，57% 系统记录了患者的生命体征。不足 50% 的报告有相关的体格检查、患者病史和对患者病情的总体评估。他们得出的结论是，针对重要患者的救护交接过程，需要加大培训力度并对交接报告提出规范化要求，以降低风险。

资料来源：Goldberg SA，Porat A，Strother CG，et al. Quantitative analysis of the content of EMS handoff of critically ill and injured patients to the emergency department. *Prehosp Emerg Care.* 2017；21（1）：14–17.

7. 患者和相关利益者满意度。EMS 系统必须确保患者和相关利益者的满意度。EMS 系统内部和外部人员都必须对 EMS 机构提供的救护服务感到满意。

遵守上述七个方面的建议有助于改善救护服务质量和患者救护转运，提升经济效率，还可提升患者和社会的满意度和忠诚度，最重要的是改善患者的治疗效果。

第 11 节 患者安全

患者安全是医疗护理最紧迫的挑战。1996 年，美国医学研究所发起了评估和改进护理质量的行动。这项行动的简报名为《犯错在所难免：建立更安全的卫生系统》。该研究发现[30]：

- 美国医疗护理的安全性不尽人意；
- 每年因医疗差错事故在医院死亡的至少有44000 人，甚至可能高达 98000 人，而这些医疗差错事故本来是可以避免的；
- 医院医疗差错事故的可预防性大于车祸、乳腺癌和获得性免疫缺陷综合征（AIDS）等恶性疾病导致的死亡；
- 重大医疗差错事故发生率高，极有可能发生在重症监护室、手术室和急诊室；
- 大多数医疗差错事故由系统、流程不完善和客观条件有限造成的（框 1–15）。

尽管直接导致患者伤害的医疗差错很常见，但有些医疗差错不一定会对患者造成伤害，这在患者安全方面非常重要。"未遂事件"是指差错已经发生但未对患者造成伤害的事件。例如，对患者应用了错误的药物，但未对患者产生不利影响。未遂事件代表了系统优化的机会。

思考

你所在的医疗机构，针刺伤患者显著增加。如何通过持续性质量改进活动改变这种状况？

框 1–15 医疗差错的类型

诊断差错
- 诊断失误或延迟
- 未能运用指标进行检测
- 运用落后的检查或治疗方法
- 未能根据监测或检查结果进行治疗

治疗差错
- 手术、操作或检测过程中出现失误
- 治疗管理中的失误
- 用药剂量或用药方法出现失误
- 可避免的治疗延迟或应对异常检查结果延迟

不恰当的治疗

预防不当
- 未能提供预防性治疗
- 监测不当或后续治疗不足

其他类型的差错
- 沟通不畅
- 设备故障
- 其他系统故障

资料来源：Leape L，Lawthers AG，Brennan TA，Johnson WG. Preventing medical injury. *Qual Rev Bull.* 1993；19（5）：144–149.

高风险活动

EMS 中的许多环节都会导致医疗差错，包括临床判断错误、沟通问题、失手掉下患者（如在转运过程中）及患者拒绝接受治疗。2017 年，患者安全中心提出了 10 个特别优先事项，以解决 EMS 中患者和提供者的安全问题[31]：

1. 患者安全文化；
2. 呼吸道管理；
3. 减重护理；
4. 不当行为医疗；
5. 担架事故；
6. 用药错误；
7. 儿童护理；
8. 救护员心理健康；
9. 碰撞（救护车和直升机）；
10. 患者交接。

只要能够建立安全有效的 EMS 系统，即紧急救护员具有熟练的技能、遵守规范、保持良好的团队沟通、充分了解患者救护程序和 EMS 人员的职责，那么大多数差错都是可以避免的。患者安全问题将贯穿本书。

EMS 安全策略

EMS 提供者通常需要在高风险环境中工作。

2013 年，NHTSA、HRSA 和 ACEP 提出并确定了促进 EMS 安全文化的 6 项战略[32]：

1. 在 EMS 系统中建立公正文化，以平衡公平和责任的关系；
2. 给予支持和资源，以保证 EMS 人员的安全；
3. 用于追踪响应者受伤、不良医疗事件和不良公众事件的数据系统；
4. EMS 安全教育计划；
5. EMS 安全标准；
6. 对报告和调查安全事故和未遂事故的要求。

预防 EMS 中医疗差错的方法

避免 EMS 中医疗差错要从医疗环境和紧急救护员个体两方面入手。

从医疗环境入手可采取的措施包括为手术制定规范，保证患者评估和患者救护过程拥有充足的照明设备，尽量避免中断患者救护等；也包括避免药物误用（如区分成人用药与儿童用药）、确保救护车车厢里的设备安全无误、确保转运途中成人患者和儿童患者的安全。

从紧急救护员个体入手即通过改进个人工作方式保证患者安全，具体如下。

- **实践中反思**。在实践中反思使紧急救护员能够对救治做出一切必要的改进以完成任务。实践中的反思促进了批判性思维，并且在知与行之间架起了桥梁。
- **问题假设**。运用批判性思维不断寻找更好的、新的解决方法，这样做有助于确定问题的优先级和解决问题。
- **避免反思偏见（后见之明偏误）**。避免根据以往的经验教训来判断事件。反思偏见是指认为过去发生过的事件比当前事件更具有预测性的倾向。事后回顾事件更有助于事前预防。应该用"深刻洞察"代替"后见之明"。
- **使用辅助决策系统**。使用循证决策系统和指南来简化决策过程，保证患者安全。辅助决策系统还可方便患者自己参与救护相关的决策。
- **寻求帮助**。紧急救护员是团队的一员。因此，在有需要的时候要勇于向团队成员或医疗主管寻求帮助或建议，尤其是当你不确定某一决策、用药剂量或操作时。记住：患者安全是第一位的。

总结

- 院前救护起源于军事战争。
- 从20世纪初至60年代中期，美国院前急救大部分是由城市医疗救护系统提供，后来发展成为市政服务。没有受过医疗救护培训的丧葬从业人员和志愿者也会参与急救服务。
- 有效的EMS运转包括公众动员、紧急医疗调度、院前救护、院内救护和康复。
- EMS是由多层级人员构成的，包括调度员、紧急医疗响应人员、紧急医疗技术人员、高级紧急医疗技术人员和紧急救护员。层级是根据担任角色、承担责任的不同来划分的。这些不同层级的人员共同构成了高效的EMS系统。
- 专业组织和团体推动EMS标准的建立。这些组织和团体来自联邦、州、地区和乡村，参与EMS的发展、教育和实施。这些组织和团体的积极参与有助于提升紧急救护员的地位。
- 继续教育至关重要，是提高医疗救护员技术水平和职业技能的一种方式。
- 职业化是指个人遵循行业制定的行为规范和业绩标准。
- 紧急救护员的职责可分为基本职责和附加职责。
- 医疗监督分为直接和间接医疗监督2种。它们同样重要，有助于确保救护的质量。
- 持续性质量改进计划旨在识别并尝试解决医疗指导、融资、培训、通信、院前救护与转运、机构间转运、接收医院、专科护理病房、调度、公共信息和公共教育、灾害应急预案和互助等领域的问题。
- 患者安全应当是每一次紧急救援的重点。导致患者损伤或疾病的差错常常发生在患者交接、沟通、用药、呼吸道管理、搬动患者、脊柱固定和救护车事故等情况下。

参考文献

［1］ Lyons A, Petrucelli J. *Medicine: An Illustrated History*. New York, NY: Harry N Abrams; 1987.

［2］ McSwain NE. Prehospital care from Napoleon to Mars: the surgeon's role. *J Am Coll Surg*. 2005; 201（4）: 651.

［3］ Goldberg MS. Death and injury rates of US military personnel in Iraq. *Mil Med*. 2010 Apr; 175（4）: 220–226.

［4］ Division of Medical Sciences. Committee on Trauma and Committee on Shock. *Accidental Death and Disability: The Neglected Disease of Modern Society*. Washington, DC: National Academy of Sciences, National Research Council; 1966.

［5］ Manring MM, Hawk A, Calhoun J, Andersen RC. Treatment of war wounds: a historical review. *Clinical Orthop Relat Res*. 2002; 467（8）: 2168–2191.

［6］ Emergency Medical Services Systems Act of 1973（Public Law 93–154）, 87 Stat. 594; 1973.

［7］ Omnibus Budget Reconciliation Act of 1981（Public Law 97–35）, 95Stat 357; 1981.

［8］ *EMS Agenda for the Future*. National Highway Traffic Safety Administration website. https://one.nhtsa.gov/people/injury/ems/agenda/emsman.html. Accessed November 22, 2017.

［9］ *EMS Agenda 2050: Envision the Future*. National Highway Traffic Safety Administration website. http://emsagenda2050.org. Accessed November 10, 2017.

［10］ Munjal K, Carr B. Realigning reimbursement policy and financial incentives to support patient–centered out–of–hospital care. *JAMA*. 2013; 309（7）: 667–668.

［11］ Barnes AJ, Unruh L, Chukmaitov A, van Ginneken E. Accountable care organizations in the USA: types, developments and challenges. *Health Policy*. 2014; 118（1）: 1–7.

［12］ Clawson J, Dernocoeur K, Murray C. *Principles of Emergency Medical Dispatch*. 6th ed. Indianapolis, IN: Priority Press; 2015.

［13］ National EMS Scope of Practice Model Revision Project. National Association of State EMS Officials website. http://nasemso.org/Projects/EMSScopeofPractice/. Accessed November 22, 2017.

［14］ National Highway Traffic Safety Administration. *National EMS Education Standards*. Washington, DC: US Department of Transportation/National Highway Traffic Safety Administration; 2009.

［15］ Expanded roles of EMS personnel. American College of Emergency Physicians website. https://www.acep.org/Physician-Resources/Policies/Policy–statements/EMS/Expanded–Roles–of–EMS–Personnel/. Updated April 2015. Accessed November 22, 2017.

［16］ A national strategy for EMS specialty certification. National Association of EMS Officials website. https://www.nasemso.org/Projects/EMSEducation/documents/National–Strategy–for–EMS–Specialty–Certification–020115.pdf. Published February 1, 2015. Accessed November 22, 2017.

[17] National Highway Traffic Safety Administration. *The National EMS Scope of Practice Model*. Washington, DC: US Department of Transportation/National Highway Traffic Safety Administration; 2005.

[18] FICEMS: Federal Interagency Committee on EMS. National Highway Traffic Safety Administration Office of EMS website. https://www.ems.gov/ficems.html. Accessed November 22, 2017.

[19] NEMSAC: National EMS Advisory Council. National Highway Traffic Safety Administration Office of EMS website. https://www.ems.gov/nemsac.html. Accessed November 22, 2017.

[20] Medical direction of emergency medical services. American College of Emergency Physicians website. https://www.acep.org/Clinical---Practice-Management/Medical-Direction-of-Emergency-Medical-Services/. Updated April 2005. Accessed November 22, 2017.

[21] Pepe PE, Copass MK, Fowler RL, Racht EM. Medical direction of emergency medical services. In: Bass RR, Brice JJ, Delbridge TR, Gunderson MR, eds. *Emergency Medical Services: Clinical Practice and Systems Oversight*. Vol Medical Oversight of EMS. Dubuque, IA: Kendall Hunt Publishing, 2009: 24.

[22] National Association of EMS Physicians. Physician oversight of emergency medical services. *Prehosp Emerg Care*. 2017; 21(2): 281–282.

[23] Bass RR, Lawner B, Lee D, Nable JV. Medical oversight of EMS systems. In: Cone DC, Brice JH, Delbridge TR, Myers JB. Eds. *Medical Oversight of EMS*. Vol. 2. 2nd ed. West Sussex, UK: Wiley; 2015.

[24] Clinical credentialing of EMS providers. National Registry of Emergency Medical Technicians website. https://www.nremt.org/rwd/public/document/credentialing-ems. Published December 2016. Accessed November 22, 2017.

[25] *A Leadership Guide to Quality Improvement for Emergency Medical Services (EMS) Systems*. National Highway Traffic Safety Administration website. https://one.nhtsa.gov/people/injury/ems/Leaderguide/index.html. Accessed November 22, 2017.

[26] Out-of-hospital medical direction and the intervener physician. American College of Emergency Physicians website. https://www.acep.org/Clinical---Practice-Management/Out-of-Hosptal-Medical-Direction-and-the-Intervener-Physician/. Updated January 2016. Accessed November 22, 2017.

[27] Dees L. Family and bystanders. In: Cone DC, Brice JH, Delbridge TR, Myers JB, eds. *Emergency Medical Services: Clinical Practice and Systems Oversight*. Vol. 1. 2nd ed. West Sussex, UK: John Wiley & Sons; 2015: 462–469.

[28] Initiatives: The IHI Triple Aim. Institute for Improvement website. http://www.ihi.org/Engage/Initiatives/TripleAim/Pages/default.aspx. Accessed November 22, 2017.

[29] Richardson WC, Berwick DM, Bisgard JC, Bristow LR, Buck CR, Cassel CK. *Crossing the Quality Chasm: A New Health System for the 21st Century*. Washington, DC: Institute of Medicine; 2001.

[30] Institute of Medicine: shaping the future for health. To err is human: building a safer health system. National Academy of Sciences website. http://www.nationalacademies.org/hmd/Reports/1999/To-Err-is-Human-Building-A-Safer-Health-System.aspx. Accessed July 18, 2017.

[31] EMS forward: 10 topics that will move EMS forward in 2017. Center for Patient Safety website. http://www.centerforpatientsafety.org/emsforward/emsforward/. Accessed November 22, 2017.

[32] Strategy for a national EMS culture of safety. National Highway Transportation and Safety Administration Office of EMS website. https://www.ems.gov/pdf/Strategy-for-a-National-EMS-Culture-of-Safety-10-03-13.pdf. Published October 2013. Accessed November 22, 2017.

推荐书目

Bigham BL, Buick JE, Brooks SC, Morrison M, Shoiania KG, Morrison LJ. Patient safety in emergency medical services. Prehosp Emerg Care. 2012; 16 (1): 20–35.

Brown WE, Dickinson PD, Misselbeck WJ, Levine R. Longitudinal emergency medical technician attribute and demographic study. Prehosp Emerg Care. 2002; 6 (4): 433–439.

Institute of Medicine of the National Academies. *Future of Emergency Care Series: Emergency Medical Services at the Crossroads*. Washington, DC: National Academic Press; 2006.

Meisel ZF, Hargarte S, Vernick J. Addressing prehospital patient safety using the science of injury prevention and control. *Prehosp Emerg Care*. 2008; 12 (4): 411–416.

National EMS Information System (NEMSIS)website. http://nemsis.org. Accessed November 22, 2017.

Page J. The Magic of 3 A.M: *Essays on the Art and Science of Emergency Medical Services*. Carlsbad, CA: JEMS Communications: 2002.

Page J. The *Modern History of EMS: Making a Difference* 2.0 [DVD]. St. Louis, MO: Elsevier Mosby: 2004.

（宋昕，程亚荣，安丽娜，焦艳波，译）

第 2 章

紧急救护员的身心健康

美国 EMS 教育标准技能

预备知识

整合了 EMS、紧急救护员的安全／健康及医疗／法律和道德方面的知识，旨在改善 EMS 人员、患者和整个社会的健康状况。

员工安全与健康

- 救护员的安全和健康
- 标准预防措施
- 个人防护装备
- 压力管理
- 了解并应对死亡和垂死
- 预防与应激有关的伤害
- 预防与工作有关的伤害
- 搬运患者
- 疾病传播
- 健康原则

药物

结合流行病学和病理生理学知识进行评估，对现场情况做出判断，并对患者实施全面的治疗／处置计划。

感染性疾病

了解
- 可能患有感染性疾病的患者

- 治疗后如何对设备进行消毒（见第 27 章）
评估和管理
- 可能患有感染性疾病的患者（见第 27 章）
- 治疗后如何对救护车和设备进行消毒（见第 27 章）
- 可能感染了血源性病原体的患者（见第 27 章）
  - 人类免疫缺陷病毒（HIV）（见第 27 章）
  - 肝炎（见第 27 章）
- 抗生素耐药菌感染（见第 27 章）
- 当前社区流行的感染性疾病（见第 27 章）
解剖学、生理学、流行病学、病理生理学、心理社会影响、表现、预后和管理
- HIV 相关疾病（见第 27 章）
- 肝炎（见第 27 章）
- 肺炎（见第 23 章）
- 脑膜炎球菌性脑膜炎（见第 27 章）
- 结核病（见第 27 章）
- 破伤风（见第 27 章）
- 病毒性疾病（见第 23、第 27 和第 47 章）
- 性传播疾病（见第 27 章）
- 胃肠炎（见第 27、第 28 章）
- 真菌感染（见第 27 章）
- 狂犬病（见第 27 章）
- 疥螨和虱（见第 27 章）
- 莱姆病（见第 27 章）
- 落基山斑点热（见第 27 章）
- 抗生素耐药菌感染（见第 27 章）

学习目标

完成本章学习后，紧急救护员能够：

1. 描述身心健康的要素和保持身心健康的益处；
2. 描述救护员如何促进身心健康；
3. 列举促进身心健康的生活方式（如合理营养、体重控制、锻炼、良好睡眠和戒烟）的益处；
4. 识别癌症和心血管疾病的危险因素；
5. 列举减少感染性疾病暴露风险应采取的措施；
6. 列举暴露于患者的血液和体液后应采取的措施；
7. 列举预防性措施，以减少因工作原因接触与搬运患者、暴露于恶劣环境、驾驶救护车和实施救援而导致的相关疾病或损伤风险；
8. 列举成瘾行为的表现和症状；
9. 区别正常和非正常的焦虑与压力反应；
10. 列举典型的减压技巧；
11. 列举需要危机事件压力管理的情况；
12. 假设一个涉及死亡或临终的场景，根据对救援过程动态的了解，确定可能采取的救治措施。

重点术语

适应：细胞对压力做出的反应，以逃避或免于损伤，是生理适应性变化的重要部分。

成瘾：对物质、习惯或行为不由自主的依赖，戒断会导致严重的情绪、心理和生理反应。

肾上腺素：内源性肾上腺激素，有使心肌收缩力加强、兴奋性增高、传导加速、心输出量增多等作用。

焦虑症：因担心发生威胁或危险而产生的忧虑、不安、焦躁、不确定或无安全感。

自主神经系统：管理不受神经支配的自主活动的神经系统，能调节平滑肌、心肌和腺体的活动。

生理节律：以 24 小时为一个周期、某些生理现象（如睡觉和吃饭）重复出现为特点的生理模式。

消极压力：消极的、使人衰弱的、有害的压力。

积极压力：积极的、有助于表现的压力。

创伤后应激障碍：突发性、威胁性、灾难性事件导致个体延迟出现或长期存在的精神障碍。

标准预防措施：为减少医疗环境中微生物暴露风险而采取的措施。

压力：由情绪、身体、社会、精力或其他因素引起的生理反应。

标准预防措施：针对每一名患者、每一台手术，医护人员都必须遵循感染控制的要求，防止接触血源性病原体。

救护工作对救护员身心的要求很高。选择一种增强身心健康的生活方式，可改善身体健康，延长职业生涯。健康的生活方式还可使救护员成为他人的榜样。

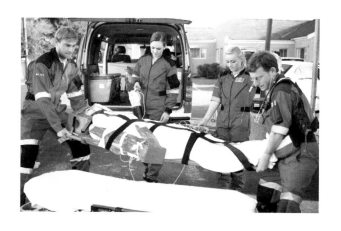

第 1 节　身心健康的要素

身心健康主要包括两个方面：身体健康和心理情绪健康。两个方面都是救护员个人健康和安全实施急救的关键，对救护员处理职业生涯中不可避免的压力事件也极为重要。

身体健康

良好的营养、身体舒适、充足的睡眠和疾病与损伤的预防对保持身体健康非常重要。

营养

营养是含有身体所需元素的食物成分，包括糖类、脂肪、蛋白质、维生素、矿物质和水。

糖类由碳、氢、氧构成，是生命活动所需能量的主要来源，主要从植物性食物中获得。植物以淀粉的形式储存糖类。淀粉呈颗粒样，包裹着纤维素壁，加热烹煮时膨胀破裂。正因为如此，烹煮过的淀粉食物比没有加工过的淀粉食物更容易消化。动物来源的糖类主要是乳糖。

所有的膳食脂肪都包含饱和和不饱和脂肪酸。饱和脂肪酸主要存在于肉类和奶制品及一些植物油中。这些脂肪通过抑制正常的多余胆固醇消耗过程提高胆固醇水平。不饱和脂肪酸可进一步分为多不饱和脂肪酸和单不饱和脂肪酸。所有的多不饱和脂肪酸（包括 ω-3 脂肪酸）都对人类健康十分重要。单不饱和脂肪酸是液态植物油。与多不饱和脂肪酸一样，单不饱和脂肪酸也可降低血液中的胆固醇含量（框 2-1）。反式脂肪酸是指植物油加工后形成固体或稳定形态后的不饱和脂肪酸。虽然反式脂肪酸是不饱和脂肪酸，但他们对血液中胆固醇水平的影响与饱和脂肪酸是类似的。应尽可能减少反式脂肪酸的摄入[1]。

注意

胆固醇存在于各种动物来源的食物中，在脂肪和家禽皮肤中含量很高，以白色、蜡状的形态存在于细胞中。并非所有的胆固醇都对人体有害，人体需要足量的胆固醇。胆固醇在肝脏中生成，通过血液运输。在饮食中添加胆固醇可提升血液胆固醇水平，增加心脏病和脑卒中的风险。

资料来源：Grundy SM. Does dietary cholesterol matter? *Curr Atheroscler Rep*. 2016 Nov;18(11):68.

蛋白质由氢、氧、碳和氮构成（大部分蛋白质含有硫和磷），对机体组织构建、生长和修复十分重要。蛋白质被消化时，分解为氨基酸（必需氨基酸和非必需氨基酸）。必需氨基酸是机体正常代谢所必需的氨基酸，必须通过食物获得，因为人体无法生成必需氨基酸。非必需氨基酸不是人体健康和生长所必需的氨基酸，可在人体内合成。包含所有

框 2-1　油脂相关基础知识

并非所有的油脂都是一样的

油脂的主要成分是脂肪酸，每一种油脂都是由不同的脂肪酸组合而成的。

- 饱和脂肪酸存在于肉类和家禽（脂肪）、全脂或减脂牛奶和黄油中。椰子油、棕榈仁油和棕榈油等植物油也含有饱和脂肪酸。饱和脂肪酸在室温下通常是固态的。
- 单不饱和脂肪酸主要存在于菜籽油、橄榄油、花生油等植物油中。鳄梨、坚果和种子（如亚麻籽、葵花籽、核桃等），以及多脂鱼类（如金枪鱼、鲱、鲭、鲑、沙丁鱼等）也含有这类脂肪酸。单不饱和脂肪酸在室温下呈液体状态。
- 反式脂肪酸是植物油加工成人造黄油或起酥油时形成的。膳食中的反式脂肪酸来源包括零食和用氢化植物油或植物起酥油制作的食物。反式脂肪酸也存在于奶制品等动物制品中。反式脂肪酸会升高低密度脂蛋白水平，降低高密度脂蛋白水平，增加心血管疾病和糖尿病的风险。

不同的胆固醇

血液（血清）胆固醇和膳食胆固醇是 2 种不同的胆固醇。膳食胆固醇来源于蛋黄、有机肉类和全脂奶制品等，血液胆固醇是一种天然存在的蜡状物质，用于合成雌激素、雄性激素和消化所需的胆汁。如果血液胆固醇过高，胆固醇和其他脂肪会黏附在动脉血管壁上。

因为血液胆固醇是蜡状的，不溶于水，通过脂蛋白向全身转运。高密度脂蛋白是"好的"胆固醇载体，而低密度脂蛋白是"坏的"胆固醇载体。高密度脂蛋白收集血液中过量的胆固醇运送至肝脏，由肝脏对其进行处理或排出。高密度脂蛋白也有助于清除动脉血管壁中堆积的胆固醇。过量的低密度脂蛋白可增加患心脏病的风险，因为动脉血管壁上堆积的胆固醇正是低密度脂蛋白胆固醇。

资料来源：American Heart Association. The facts on fats. November 2016. Available at: http://www.heart.org/HEARTORG/HealthyLiving/HealthyEating/Nutrition/FATS-The-Good-the-Bad-and-the-Ugly-Infographic_UCM_468968_SubHomePage.jsp.

必需氨基酸的蛋白质是完整蛋白质，它们存在于肉类和奶制品中；缺少一个或多个必需氨基酸的蛋白质是非完整蛋白质，如谷物和蔬菜中的蛋白质。蛋白质也可作为能量来源，但人们应该摄入充足的糖类，以减少蛋白质的消耗。

维生素是有机物质，在食物中含量极低。因为维生素对新陈代谢很重要，而人体又不能大量合成维生素，因此维生素必须通过食物或维生素制剂补充。若已通过均衡膳食摄入充足的维生素则不需要再摄入维生素制剂。维生素分为水溶性的或脂溶性的。B 族维生素和维生素 C 为水溶性维生素。水溶性维生素不能在体内储存，必须从每天的饮食中摄取。脂溶性维生素（维生素 A、维生素 D、维生素 E、维生素 K）可在体内储存，因此不要求每日摄入这些维生素（框 2-2）。

矿物质是在机体生化反应中发挥重要作用的非有机元素，包括钙、铬、铁、镁、钾、硒、碘和锌。和维生素一样，矿物质同样需要通过饮食摄取（表 2-1）。

水是最重要的营养物质。水占人体重的 50% ~ 60%。婴儿体内的水分占比最高，老年人最低。我们可以通过饮用水、新鲜水果和蔬菜获得水。食物在消化过程中被氧化时也会产生水。

注意

维生素缺乏导致的疾病（如坏血病、佝偻病、脚气病）在不发达国家和地区比较常见，但在美国和西欧国家比较少见，合理膳食可以有效预防这些疾病。

膳食建议

许多机构或组织提出了有关健康饮食的建议。这些机构或组织包括世界卫生组织（WHO），美国农业部（USDA），美国卫生与公众服务部（DHHS）和美国食品药品监督管理局（FDA）。框 2-3 和框 2-4 分别详细介绍了美国心脏协会针对普通人群的饮食建议和 USDA 针对特殊人群的饮食建议。

思考

您的日常饮食是否遵循了这些建议？如果没有，您要从哪些方面改变日常饮食呢？

食物指导和生活方式建议

2015 年，USDA 修订并简化了 2010 年提出的食品指南和生活方式建议[2]。这些建议旨在对公众和医疗人员就饮食和生活方式进行教育，使他们了解健康美国人的饮食和生活方式。《2015—2020 年美国人饮食指南》提出了鼓励健康饮食的建议，认识到人们需要改变饮食以实现健康饮食，并表示所有人都在实现健康饮食方面发挥着作用（框 2-5）。

健康的体重

体重是否标准通常是用一个同时考虑身高和体重的公式计算得出的体重指数（BMI）来评估。大多数非怀孕成年人的体重指数为 18.5~24.9 kg/m²。BMI 计算公式不适合儿童，因为儿童生长发育迅速（见第 47 章）。体重指数保持在正常水平，关节或肌肉疼痛发生率较低，并有助于降低患心血管疾病、2 型糖尿病、高血压和某些癌症的风险。这些人生活质量较高，因为他们往往有更多的精力和更好的睡眠质量。

对一些人来说，保持正常的体重指数是一个挑战，因为它需要平衡健康饮食（摄入热量）和体力活动（消耗热量）。减轻或保持体重的关键

框 2-2　自由基和抗氧化剂

自由基是机体生化反应的副产品，会对细胞造成伤害。随着年龄的增长，自由基的合成也增多。自由基的合成被认为是许多疾病的诱因，如心脏病、糖尿病和某些癌症。可产生自由基的物质存在于油炸食品、酒精、烟草、杀虫剂和污染的空气中。

抗氧化剂以自由基"清道夫"而为人所知，可以减少自由基形成、与自由基反应或中和自由基，从而使自由基失去对细胞的毒性。人体天然存在抗氧化剂，某些食物如水果、蔬菜和谷物食品也天然含有抗氧化剂。β-胡萝卜素（维生素 A 的一种形式）、维生素 C 和维生素 E 是常见的抗氧化剂补充剂，具有增强免疫力和抗衰老的作用。

营养成分	功　能	来　源
维生素		
A	维持正常的视觉功能；维持皮肤、头发、指甲健康；维持牙龈、腺体、骨骼、牙齿健康；防止传染病；防止肺癌	动物肝脏[a]、奶制品[a]、鱼、胡萝卜、西葫芦、深绿叶蔬菜、玉米、西红柿、木瓜
B$_1$（硫胺素）	有助于将糖类转化成生物能；改善神经功能	猪肉[a]、燕麦、动物内脏[a]、豆类、坚果[a]
B$_2$（核黄素）	在机体物质和能量代谢中发挥重要作用	牛奶[a]、奶酪[a]、酸奶[a]、绿叶蔬菜、水果、面包、谷类、肉类[a]
B$_3$（烟酸）	较高剂量可降低血液胆固醇水平，预防心血管疾病	酵母、包括动物肝脏在内的肉类[a]、谷类、豆类、种子[a]
B$_6$	在蛋白质代谢中发挥重要作用	牛肉[a]、家禽、鱼、猪肉[a]、香蕉、坚果、全谷物、蔬菜
B$_{12}$	对维持神经组织功能的健全至关重要	肉类[a]、肉制品[a]、贝类、鱼、家禽、鸡蛋[a]
H（生物素）	在乳糖分解、某些脂肪酸的合成中必不可少	肉类[a]、家禽、鱼、鸡蛋[a]、坚果[a]、种子[a]、豆类、蔬菜
C（抗坏血酸）	保护血管；维持牙龈健康；促进伤口愈合	草莓、柑橘类水果、西红柿、卷心菜、花椰菜、西兰花、绿色蔬菜
D	有助于牙齿和骨骼增长、促进人体对钙的吸收	蛋黄[a]、鱼和鱼肝油[a]、强化乳与黄油[a]
E	有助于形成红细胞、肌肉组织和其他组织；可预防心血管疾病	家禽[a]、海鲜、种子[a]、坚果[a]、烹煮过的绿色食物、麦芽、强化谷类、鸡蛋[a]
K[b]	促进正常凝血	菠菜、西兰花、球芽甘蓝、羽衣甘蓝、青萝卜
矿物质		
钙	促进骨骼和牙齿增长	牛奶[a]、奶酪[a]、酸奶[a]、脱脂乳、奶制品、绿叶蔬菜
铬	和胰岛素协同作用，维持正常的血糖水平	全谷物、调味品（黑椒、百里香）、肉制品[a]、奶酪[a]
铁	是合成血红蛋白的重要物质，是红细胞中的携氧成分	红肉[a]和肝脏[a]、贝类和鱼、豆类、杏果脯、强化面包和谷物
镁	激活释放能量所需要的酶；促进骨骼增强；在细胞和遗传物质合成中必不可少	绿叶蔬菜、豆类、坚果[a]、强化全谷物和面包、牡蛎、扇贝
钾	和钠共同作用，维持体液平衡；在肌肉收缩、神经传导、心脏跳动中发挥重要作用	香蕉、柑橘类水果、干果、深黄色蔬菜、土豆、豆类、牛奶[a]、麸谷类
硒	与维生素E共同作用，预防机体细胞损伤	器官肉类[a]、海鲜、肉类[a]、谷物、蛋黄[a]、蘑菇、洋葱、大蒜
钠	维持体液平衡	盐、加工食品、卤制品、盐渍饼干和薯条、腌肉、酱油（注：钠是十分常见的矿物质，很少出现摄入不足的情况；相反，我们要尽量避免摄入过量的钠）
锌	增强免疫力、治疗疾病；是合成人体100多种消化酶和其他功能酶蛋白的成分	红肉[a]、某些海鲜、谷物

[a] 肉类与奶制品的脂肪和／或胆固醇含量很高，尽量使用或替代低脂版本。

[b] 绿叶蔬菜和其他富含维生素K的食物可导致血液凝结。如果您正在服用防止血液凝结的药物，请在更改饮食之前咨询您的医师。

资料来源：US Department of Agriculture's Center for Nutrition Policy and Promotion, Washington, DC. Available at: www.cnpp.usda.gov.

框 2-3　美国心脏协会的饮食和生活方式建议

全面健康饮食有利于保持健康的体重：
- 体重指数（BMI）：18.5~24.9 kg/m^2
目标是达到理想的血脂水平：
- 低密度脂蛋白胆固醇（LDL-C）
- 最佳：<100 mg/dL
- 接近或高于最佳值：100~129 mg/dL
- 临界值：130~159 mg/dL
- 高：160~189 mg/dL
- 极高：≥ 190 mg/dL

- 甘油三酯（TG）：<150 mg/dL
- 高密度脂蛋白胆固醇（HDL-C）
  - 男性：>40 mg/dL
  - 女性：>50 mg/dL
目标是达到正常血压（BP）：
- 收缩压 <120 mmHg(1 mmHg=0.133 kPa)
- 舒张压 <80 mmHg
身体要经常运动
避免使用和接触烟草制品

资料来源：American Heart Association. Body mass index in adults (BMI calculator for adults). August 2014. Available at: http://www.heart.org/HEARTORG/HealthyLiving/WeightManagement/BodyMassIndex/Body-Mass-Index-BMI-Calculator_UCM_307849_Article.jsp#.Wc6P_bpFzIU.

框 2-4　2015—2020 年美国人饮食指南（针对特殊人群的建议）

备孕妇女
- 选择能提供血红素铁（更容易被人体吸收）的食物；额外补充铁元素；应用促进铁吸收的物质，如富含维生素 C 的食物
- 除了从各种饮食中摄取叶酸，每天还要摄入 400 μg 的合成叶酸（来自强化食品和 / 或补充剂）

怀孕或哺乳期妇女
- 每周食用各种海鲜
- 每周白金枪鱼食用量不超过 170 g，并且不食用

方头鱼、鲨、箭鱼和鲭王，因为这些鱼的甲基汞含量较高
- 怀孕妇女应遵产科医师或其他医疗救护员医嘱食用铁补充剂

50岁及以上的人
- 补充维生素 B$_{12}$、食用强化谷类食品或膳食补充剂

资料来源：US Department of Agriculture. *Dietary guidelines for Americans*, 2015 - 2020. 8th ed. December 2015. Available at: https://health.gov/dietaryguidelines/2015/resources/2015-2020_Dietary_Guidelines.pdf.

框 2-5　2015—2020 年美国人饮食指南（主要建议）

　健康饮食包括所有与您的年龄、性别和活动水平相适应的热量范围内的食物。

这种饮食应包括：
- 各种蔬菜，包括深绿色、红色和橙色蔬菜，豆类，淀粉类蔬菜等
- 谷物（至少一半应为全谷物）
- 脱脂或低脂乳制品，如牛奶、酸奶、奶酪和豆浆

- 各种蛋白质，包括海鲜、瘦肉和家禽、鸡蛋、豆类、坚果、种子和大豆制品

这种饮食应限制：
- 反式脂肪
- 饱和脂肪（少于每天所需热量的 10%）
- 添加糖（少于每天所需热量的 10%）
- 钠（每天少于 2300 mg）

资料来源：US Department of Agriculture. *Dietary guidelines for Americans*, 2015 - 2020. 8th ed. December 2015. Available at: https://health.gov/dietaryguidelines/2015/resources/2015-2020_Dietary_Guidelines.pdf.

如下：

- 设定实际的目标，即短期的和可测量的目标；
- 通过记录食物摄入量来了解你吃了多少；
- 通过阅读食品标签控制热量的摄入；
- 合理安排膳食，让你产生饱腹感；
- 每周进行 150 分钟的适度活动[3]。

《2015—2020 年美国人饮食指南》强调，一个人应该参加体育活动，适度进食，并根据性别、体重指数和体育活动水平选择适当的食物组合。2011年，USDA 推出 MyPlate 图像作为一种膳食结构辅助工具（图 2-1）。这一工具将食物分为以下 5 种。

1. 谷物：至少一半的谷物应为全谷物。
2. 蔬菜：多食用深绿色、红色、橙色蔬菜、豆类及其他蔬菜。
3. 水果：水果（新鲜、罐装、冷冻或干燥）或 100% 果汁。
4. 牛奶：包括乳制品（脱脂或低脂）。
5. 蛋白质：包括肉、鱼、蛋和豆类（蛋白质）、豆制品、坚果和种子，特别强调食用低脂瘦肉和每周至少 227 g 的熟海鲜。

MyPlate 可以提供基于年龄、性别和活动水平的饮食建议。你可以通过访问 ChooseMyPlate 网站（www.choosemyplate.gov/MyPlate-Daily-Checklist-input）获得每日营养摄入建议。

控制体重的原则 超重的人往往更容易患病，

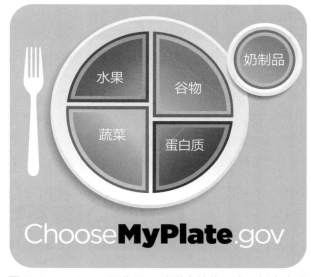

图 2-1 MyPlate 图像是一种膳食结构示意，旨在向公众提供更加简明的饮食建议

包括高血压、糖尿病、心脏病和癌症。控制体重的原则是均衡饮食、适度饮食、低脂饮食、定期锻炼（框 2-6）。

控制体重以实现健康生活的人应当设定切实可行的目标。例如，一般的建议是每周减少 227~454 g体重的目标。合理营养和适度锻炼构成了健康的生活方式。健康饮食包括多种低脂、低饱和脂肪酸和低胆固醇的食物，还包括大量谷物、蔬菜和水果（框 2-7）。饮食应少糖、少盐、少钠。杜绝饮用或

框 2-6 控制脂肪摄入

《2015—2020 年美国人饮食指南》建议，人们应尽量避免食用反式脂肪酸，饱和脂肪酸摄入量控制在每天所需总热量的 10% 以下，并用更健康的单饱和和多不饱和脂肪酸代替饱和脂肪酸。这种饮食很重要，原因如下：

- 1g 脂肪的热量是 1g 蛋白质或糖类热量的 2 倍多
- 能量消耗较少，脂肪在体内储存，体重将会增加
- 对于复合糖类，23% 的热量被分解成体内的可用形式；对于脂肪而言，只有 3% 的热量被分解，其余的则堆积在臀部或腹部
- 脂肪占每日摄入热量的比例应小于 10%，以减少胆固醇摄入，减轻体重，降低心脏病和糖尿病风险

各种食物的脂肪含量

- ＞90%：生奶油、猪肉香肠、食用油、人造黄油、黄油、酱汁、蛋黄酱

- ＞80%：猪肋排、腊肠、奶油干酪、色拉酱调料、高脂牛排（丁字牛排、上等腰肉牛排、腰部嫩肉、菲力牛排）
- ＞70%：大部分奶精、花生、热狗、猪排、奶酪、坚果、里脊牛排、熏肉、羊排
- ＞60%：土豆条、玉米片、碎牛肉、火腿、鸡蛋
- ＞50%：牛腿肉、炖熟的肉、奶油稀汤、冰激凌、甜卷饼
- ＞40%：全脂牛奶、蛋糕、甜甜圈、炸薯条
- ＞30%：小松饼、饼干、水果派、低脂牛奶、白软干酪、金枪鱼、鸡肉、火鸡
- ＞20%：瘦肉、牛肝、冰牛奶
- ＞10%：面包、脆饼干、全谷物、豆类
- ＜10%：冰冻果子露、脱脂牛奶、大多数水果和蔬菜、烤土豆

你知道吗

食物标签

阅读食物标签和了解食物中营养成分含量对健康饮食很重要。为了做出健康的饮食选择，请在阅读食物标签时遵循以下步骤（图2-2）。

1. **从标签顶部的信息开始**。这些信息包括您每份所含的热量，以及整包中包含的单包的数量。
2. **检查每份食物所含的热量**。注意每份食物所含的热量及整包食物所含的总热量。如果您食用的食物增加一倍，那么摄入的热量和营养素就会增加一倍。
3. **限制有害的营养素**。限制饱和脂肪酸和钠的摄入量，避免摄入反式脂肪酸。尽可能选择这些营养成分较少的食物。

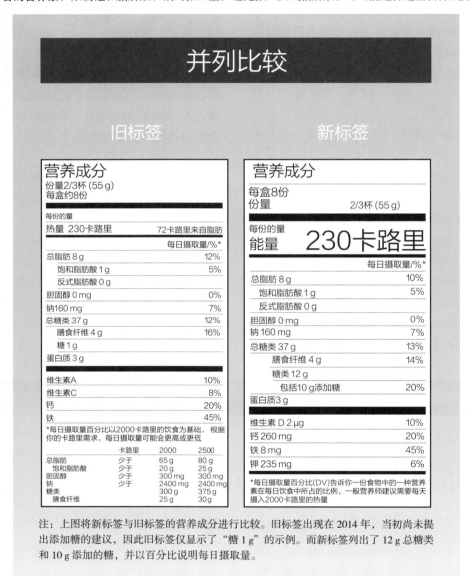

注：上图将新标签与旧标签的营养成分进行比较。旧标签出现在 2014 年，当初尚未提出添加糖的建议，因此旧标签仅显示了"糖 1 g"的示例。而新标签列出了 12 g 总糖类和 10 g 添加的糖，并以百分比说明每日摄取量。

图2-2　食物标签中标明的营养成分

4. **获取足够的有益营养**。确保您每天摄入足够的有益营养素，如膳食纤维、蛋白质、钙、铁、维生素和其他营养素。
5. **考虑每日营养所占百分比**。每日营养百分比值（DV）可以告诉您每份食物中每种营养素的百分比，即每天的推荐摄入量。如果您需要更少的营养素（如饱和脂肪酸或钠），请选择 DV 值比较低（5%或更少）的食物。如果您需要更多的营养（如纤维素），请选择 DV 值比较高（20%或更高）的食物。

框 2-7　纤维素

　　人体需要纤维素来维持健康和抵抗疾病。只在植物性食物中发现的纤维素，可能是可溶的，也可能是不溶的。许多权威人士建议每天摄入 20~35 g 纤维素。

　　可溶性纤维素有助于控制血糖水平。它还可以降低血液胆固醇水平。可溶性纤维素来源从豆类、燕麦、

大麦及一些水果和蔬菜。

　　不溶性纤维素（存在于全谷物和许多蔬菜中）有助于保持结肠中的水分，可减少或防止便秘。这种纤维素也有助于预防肠道疾病（如憩室病、痔疮和某些癌症）。

适量饮用酒精类饮料。最后，必须建立检查体重控制进展的系统。实现体重控制的目标有时需要听取专业人士的建议，调整饮食结构或生活方式。

身体健康

　　身体健康是指个体自我感觉最佳的状态（图 2-3）。身体健康是有个体差异的，因人而异，受年龄、性别、遗传、个人习惯、锻炼和饮食习惯等因素的影响。

　　有证据表明，有规律的体育活动可以降低患重大疾病和早亡的风险。根据《2015—2020 年美国人饮食指南》和美国疾病预防控制中心（CDC）建议，成年人每周至少需要 150 分钟的中等强度体力活动，如快步行走[2, 4]。此外，每周应该进行至少 2 次锻炼，以加强上肢和下肢肌肉群的力量[2, 4]。身体健康有很多好处：

· 降低静息心率和血压；
· 增加携氧能力；
· 提高生活质量；
· 增加肌肉质量，促进新陈代谢；

· 增加抗损伤能力；
· 改善个人形象；
· 维持运动能力。

　　心血管耐力　体格检查是开始健身计划的第一步，第二步是接受体能教练的健康评估，以了解个人目前的生理状况。这些检查项目包括体重（包括 BMI）（框 2-8）、高血压、心脏病（包括家族病史）、关节炎或骨科疾病、肌肉、韧带、肌腱损伤或其他疑似疾病。健康评估的目的在于建立靶心率范围——一种通过锻炼改善心血管耐力的措施。理想情况下，维持靶心率的锻炼时间至少 20 分钟，以增加心血管耐力。

注意

　　有一种简单的方法可以确定靶心率。首先用最大心率 220 减去年龄，再用所得值乘以 70%。

　　以一个 25 岁的人为例，其靶心率计算方法：

$$220-25=195$$

$$195 \times 70\%=136（次／分）$$

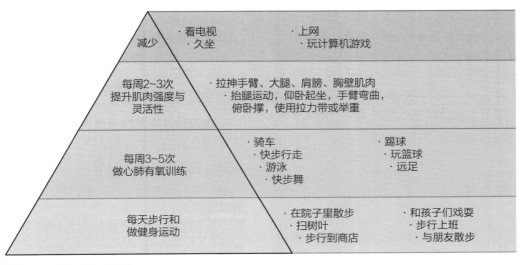

图 2-3　运动"金字塔"

需要记住的重点：

- 年龄、性别、活动水平不同，以及体重控制的目的不同（减轻、增加或维持体重），每日需要摄入的热量不同。
- 当营养成分标签上说一种食物含有"0 g"反式脂肪酸，但在成分表中显示包含"部分氢化油"，则表示该食品含有反式脂肪酸，但每份不超过 0.5 g。如果摄入超过 1 份，那么很快就会达到你的每日反式脂肪酸摄入量上限。

资料来源：American Heart Association, Inc. Available at: https://healthyforgood.heart.org/eat−smart/articles/understanding−food−nutrition−labels.

框 2-8　体重指数

　　体重指数（BMI）是一种根据身高和体重评估人体肥胖程度的方法。BMI 为 19~25 kg/m^2，表示体重在正常范围；BMI 为 25~29 kg/m^2，表示该人"适度超重"；BMI 超过 30 kg/m^2 或更高，则表明该人"严重超重"。

　　BMI 计算公式：体重（kg）/身高（m）的平方

肌肉力量。 健康评估的另一项内容是测试肌肉力量、质量和耐力。肌肉力量是指肌肉在短时间内施加力量的能力。肌肉质量是人体内肌肉的重量，由骨骼肌、平滑肌和肌肉中所含的水分组成。肌肉耐力是一块或一组肌肉承受反复收缩或继续对固定物体施力的能力。许多运动能增强肌肉力量和耐力。

证据显示

　　一项研究调查了 NREMT 重新注册登记的紧急救护员，以确定他们现在的健康问题和主要健康指标。受访者的平均 BMI 为 27.69 kg/m^2，71.2% 的受访者 BMI 较高（≥ 25kg/m^2）。75.3% 的受访者没有按照美国 CDC 关于体育活动的建议进行锻炼。患有肥胖症的紧急救护员更可能报告存在健康问题。相反，那些达到美国 CDC 提出的体育活动目标的紧急救护员报告健康问题的可能性较小。

资料来源：Studnek JR, Bentley MA, Crawford M, Fernandez A. An assessment of key health indicators among emergency medical services professionals. *Prehosp Emerg Care*. 2010; 14（1）: 14−20.

思考

　　用框 2-8 给出的公式计算自己的体重指数，看看是否在建议的范围内。

　　肌肉力量和耐力训练应当考虑等长训练、等张训练、阻力、重复、训练组和训练频率。等长训练是不会引起关节运动或肌肉长度变化的训练，如推墙壁和门框等不可移动的物体。这些锻炼不会显著增加肌肉体积，但会增强肌肉力量。等压锻炼通过一系列对抗固定重量阻力的运动来运动关节。如举杠铃。这些锻炼通过产生肌肉张力来增加肌肉体积。阻力是指等张训练中移动或举起的重量。重复是指反复地从头到尾进行某一练习。训练组是指从头至尾不间断重复某一练习的次数。训练频率是指对肌肉强度和耐力有积极作用的锻炼的最低次数。

　　肌肉柔韧性 肌肉柔韧性是指最大限度移动关节和使用肌肉的能力。身体素质评估中，有多种方法来评估肌肉柔韧性。肌肉缺乏柔韧性可能会导致肌肉拉伤或其他损伤。

　　做伸展运动可提升肌肉的柔韧性，这些动作应缓慢进行，运动的强度应当适中，运动时不应紧张或屏气，也没有疼痛或不适感。运动方式和频率应与个人日常生活相适应。例如，救护车工作人员需要搬运患者，应经常进行手臂、后背、大腿、小腿和臀部伸展运动。

思考

　　您每周运动多少分钟提高心率？救护员维持高水平的个人身体素质对他有什么好处？

睡眠的重要性

　　睡眠对身体健康十分重要，睡眠可使疲惫的身体重新充满活力。成年人平均每日需要 7~8 小时的睡眠。在医疗救护中，轮班、24 小时值班或 48 小时值班十分常见，这会引起睡眠不足或扰乱正常的昼夜节律。

　　昼夜节律是人体随地球自转发生的周期变化。例如，随着人体系统变化，人会在一天中的固定时间感到饥饿、疲劳。褪黑素和皮质醇分别影响睡眠和清醒的时间。松果体分泌褪黑素，肾上腺分泌皮质醇。黑暗促进褪黑素的分泌，光线抑制褪黑素的分泌。因此，当昼夜节律被打破（如轮班、凌晨出急诊、连续工作24小时或48小时），救护员可能会出现易怒、沮丧等不良情绪，甚至生病（框2-9）。

研究发现睡眠不足会导致：

- 在非睡眠时间容易入睡；
- 影响工作时间和非工作时间的表现；
- 导致严重的创伤；
- 增加患消化系统疾病和心脏病的风险。

框2-9 保证充足睡眠

上夜班、连续上班24小时或48小时、轮班都有可能导致睡眠不足。下面是几条实用的建议：

- 睡觉前拿出一些时间放松休息；
- 可将睡前运动作为一种减少压力的方法；
- 值班的最后几个小时内避免食用具有兴奋作用的食品（如咖啡、苏打水、茶、巧克力）；
- 吃一些含糖的食物（如饼干和能量棒），促进5-羟色胺（有助于睡眠的激素）分泌；

- 保持睡觉的地方凉爽和黑暗，这样身体就会觉得夜晚来临了；
- 让家人和朋友知道你的工作时间和睡眠规律，以免打扰你的睡眠；
- 每日尽量保证正常的睡眠时间；
- 如有睡眠困难，向医师咨询。

根据美国医疗保健研究和质量管理局（AHRQ）的患者安全网络的定义，疲劳是一种由于睡眠时间不足或睡眠质量差而导致的疲劳感和精力不足[5]。它通常与工作时间或强度的增加有关。疲劳会损害人的认知功能和决策能力。医疗救护员经常需要快速评估风险及在快速变化的情况下实施医疗干预措施。这种情况下，疲劳带来的损害尤其值得关注。

证据显示

2012年，帕特森（Patterson）等对来自美国各地的EMS人员的便利样本进行了调查，以确定睡眠质量差、疲劳和自我报告的安全结果之间的关系。他们收到了30个EMS机构的547份报告。超过一半的受访者感觉疲劳（55%，95% *CI*，50.7~59.3）。感觉疲劳的受访者受伤的概率较正常受伤者高1.9倍（95% *CI*，1.1~3.3），医疗错误或不良事件的发生概率高2.2倍（95% *CI*，1.14~3.3），自我妥协行为的发生概率高3.6倍（95% *CI*，1.5~8.3）。研究人员得出结论，疲劳在EMS人员中很常见，疲劳可能与安全结果有关。

资料来源：Patterson PD, Weaver MD, Frank RC, et al. Association between poor sleep, fatigue, and safety outcomes in emergency medical services providers. *Prehosp Emerg Care*. 2012; 16(1): 86–97.

美国CDC和美国职业安全与健康研究所（NIOSH）等许多研究机构对轮班工作制进行了研究[6]。这些

其他研究也表明，由于工作时间加长而导致昼夜节律失衡的人，发生车祸的风险增大、认知能力短期下降、神经心理学表现变差、工作满意度下降和失误的风险会增加[5, 7]。关于轮班工作制的研究受到EMS机构的重视[8]。这些研究旨在帮助雇员和雇主调整工作规划，使正常的生理节律变化对雇员的健康和生产力产生的不利影响最小化。

思考

您的睡眠充足吗？如果不充足，那么您会采取框2-9中哪条建议来增加睡眠时间呢？

疾病预防

救护员必须在预防疾病上以身作则。

心血管疾病预防。在美国，心血管疾病每年导致近80.1万人死亡[9]。对于大多数人来说，可以通过健康生活改善心血管疾病。增强心血管耐力有助于预防这种疾病。也可以采取以下措施[9]：

- 戒烟并避免二手烟；
- 控制高血压；
- 维持正常的BMI；
- 每周至少进行2.5小时中等强度的体育锻炼；
- 评估和控制糖尿病；
- 避免过量饮酒；
- 吃健康食品；

- 减轻压力；
- 了解家庭健康史；
- 评估打鼾；
- 定期进行健康检查；
- 识别心脏病和脑卒中的警告信号。

癌症预防。 癌症分为 100 多种，涉及身体各部分，并且会危及生命。癌症的主要原因是 DNA 突变，常见的癌症都和 3 种环境因素有关：吸烟、日晒或饮食。饮食因素同某些胃肠道癌症、乳腺癌、前列腺癌和子宫癌有关。预防癌症的措施如下：

- 少抽烟；
- 改善饮食；
- 减少暴露在阳光下，使用防晒霜；
- 定期体检；
- 注意疾病征兆（框 2-10）；
- 定期进行风险评估。

框 2-10　美国癌症协会认定的 7 个癌症警告信号

- 排便习惯改变
- 喉咙疼痛，长期不愈
- 异常出血或分泌物
- 乳房等部位有肿块
- 消化不良或吞咽困难
- 疣或痣发生明显改变
- 长期咳嗽或声音嘶哑

感染性疾病预防

指导方针。 1987 年，美国 CDC 提出了在医疗机构预防 HIV 传播的建议[10]。这些建议提出了标准预防措施，鼓励对所有患者采用血液和体液预防措施，而不管他们是否感染。根据这些指南，所有患者的体液都被认为可能感染 HIV 和其他血源性病原体。美国 CDC 还建议采取隔离防护措施（主要是使用手套），以防接触到污染源。1991 年，美国职业安全与健康管理局（OSHA）规定，标准预防措施是防止职业暴露，保护医护人员的最低标准[11]。

注意

对由乙型肝炎病毒（HBV）和丙型肝炎病毒（HCV）和人类免疫缺陷病毒（HIV）等病原体传播的血源性疾病，需要采取标准预防措施。

1996 年，标准预防措施一词出现在经修订的美国 CDC 隔离指南中[12]。该指南规定，标准预防措施适用于所有接受医疗服务的患者，而不论他们确诊或疑似感染。标准预防措施结合了常规的预防措施和隔离防护措施，防止将病原体传染给医护人员、患者和有暴露危险的公众。因此，它们适用于任何提供医疗服务的场所。使用的预防措施取决于接触血液、体液或病原体的可能性。标准预防措施包括洗手、穿长袍、戴口罩、戴手套和使用防护屏障（表 2-2）。

除了标准预防措施外，还有针对具有多种传播途径的疾病制定的预防措施，以预防空气传播、飞沫传播和接触传播。

- **空气传播预防措施。** 病原体可通过空气中微小的飞沫传播，可以在空气中长时间悬浮并传播很远的距离，这就要求医护人员采取针对空气传播的预防措施。空气传播预防措施要求医护人员戴上 N95 面罩，患者戴外科口罩。肺结核、麻疹和水痘都是通过空气传播的传染病。
- **飞沫传播预防措施。** 飞沫传播预防措施包括戴上保护黏膜的装置，包括外科口罩和护目镜等保护装置。当可能存在通过短距离传播的微小飞沫传播的病原体时，需要采取这种防护级别的措施。需要飞沫传播预防措施的传染病包括流行性感冒（简称"流感"）、呼吸道合胞病毒肺炎、哮喘、脑膜炎球菌性脑膜炎、百日咳和埃博拉出血热。
- **接触传播预防措施。** 当照顾某些确诊或疑似传染病患者时，需要采取接触传播预防措施。这一级别的预防措施包括在救护患者时穿上防护服和手套。需要采取接触传播预防措施的传染病包括耐甲氧西林金黄色葡萄球菌感染、艰难梭菌结肠炎和耐万古霉素肠球菌感染。

传染病预防。 预防传染病是日常 EMS 实践中最重要的事项。在院前救护中，经接触的传染源包括针头和破损或擦伤的皮肤。黏膜，如眼、鼻、口的黏膜也是传染源或微生物进入的途径。大多数传染病可以通过良好的个人卫生习惯和使用个人防护设备来预防（表 2-3）。

表2-2 关于医疗机构对所有患者采用标准预防措施的建议

防护要素	预防建议
手卫生	与患者接触时，接触血液、体液、分泌物、排泄物、受污染物品后，立刻摘下手套
个人防护手套	用于接触血液、体液、分泌物、排泄物、污染物品；用于接触黏膜和有创口的皮肤
个人防护防护服	在治疗和护理活动中，防止衣服、暴露的皮肤与血液、体液、分泌物和排泄物接触
个人防护面罩、护目镜	在治疗和护理活动中，可能会产生飞溅或喷溅的血液、体液、分泌物，尤其是抽吸分泌物、气管插管时。在对疑似或确诊由呼吸道气溶胶传播的感染患者进行治疗过程中，除了手套、防护服和面罩和护目镜外，还应佩戴经过测试的 N95 或更高版本的呼吸器
患者弄脏的医疗器械	及时处理以防止微生物转移给他人和环境中；处理时请戴上手套；进行手卫生
环境保护	制定物体表面的护理、清洁和消毒程序，尤其是病房患者经常接触的物体表面
纺织品和洗衣房	应防止微生物转移给他人和环境中
针头和其他锐器	不要接触使用过的针头；如果需要，仅可使用持物钳夹取；如有可使用安全装置；将使用过的锐器放在锐器盒中。
患者复苏	使用口罩、呼吸气囊或其他通风设备，防止接触口腔和口腔分泌物
患者安置	如果患者有较高的传播风险，可能污染环境，无法保持环境卫生，或者有更高的传播风险或出现不良后果的风险较高，应考虑单人病房
呼吸卫生 / 咳嗽礼仪	指导有症状的患者在打喷嚏 / 咳嗽时捂住口鼻；使用纸巾并将其丢弃在非接触式容器中；在手部被呼吸道分泌物弄脏后，注意手部卫生；如果可以，戴上外科口罩或与患者保持一定距离，最好大于 1 mg

资料来源：Centers for Disease Control and Prevention. Guideline for Isolation Precautions：Preventing Transmission of Infectious Agents in Healthcare Settings（2007）. https://www.cdc.gov/infectioncontrol/guidelines/isolation/appendix/standard-precautions.html. Accessed January 28, 2018.

表2-3 防控 HIV、HBV 和 HCV 传播的个人防护设备

救护措施	一次性手套	防护服	口罩	保护眼罩
控制出血（大量喷血）	是	是	是	是
控制出血（少量流血）	是	否	否	否
紧急分娩	是	是	是[a]	是[a]
静脉治疗	是	否	否	否
气管插管	是	否	是	是
口腔或鼻腔抽吸	是	否	是	否
注射管理	否	否	否	否

[a] 如果有破水可能。

注意

在救护现场，救护员一定要遵守一条法则以避免感染性疾病：湿的物品不要用手碰，不是你自己的物品不要碰！

为了防止传染病的进一步传播，OSHA 要求对工作人员进行定期风险评估，包括定期筛查结核病等疾病，并监测传染病（如乙型肝炎）的疫苗接种情况。防治传染病还应注意以下事项：

1. 遵循操作规程。保持良好的个人健康和卫生习惯；

2. 做好破伤风、白喉、百日咳、脊髓灰质炎、乙型肝炎、麻疹、腮腺炎、风疹和流感的免疫接种；

3. 定期筛查肺结核；

4. 在与患者的接触中采取标准预防措施；

5. 立即对使用过的医疗设备和耗材进行适当的清洁、消毒和处理；

6. 使用锐器盒储存针头和其他尖锐物体；

7. 将所有脏衣物（衣服、床上用品）分开并贴

你知道吗

洗手的正确方式

预防感染性疾病的最重要方法就是洗手。无论何时，只要手脏了，就要洗手。接触患者、饭前便后、咳嗽、打喷嚏或擤鼻涕后均要洗手。美国 CDC 建议用肥皂水清洗至少 15 秒。

正确洗手包含以下步骤：

1. **打湿**：用流动的温水打湿双手，涂肥皂；
2. **摩擦**：在流动的温水下摩擦双手；
3. **刮擦**：刮擦双手至少 15 秒，所有裸露的部分都要刮擦到，包括手背和手腕。指间和指甲也要清洗干净；
4. **冲洗**：在干净的温水下冲洗双手；
5. **干燥**：用纸巾擦干双手或用干燥机烘干双手，用毛巾关闭水龙头。

在没有肥皂和水的情况下，可以使用一次性医用卫生湿巾或消毒凝胶。乙醇含量 60% 以上的消毒凝胶比洗手能更有效地杀灭细菌和病毒，而且有预防皮肤干燥的成分。

资料来源：Mayo Clinic. Hand-washing: Do's and don'ts Available at: www.mayoclinic.org/healthy-lifestyle/adult-health /in-depth/ hand-washing/art-20046253; and Cohen SH, Gerding DN, Johnson S, et al. Clinical practice guidelines for *Clostridium difficile* infection in adults: 2010 update by the Society for Healthcare Epidemiology of America (SHEA), and the Infectious Diseases Society of America (IDSA). *Infect Control Hosp Epidemiol*. 2010;31(5): 431–455. Available at: http://www.jstor.org/stable/10.1086/651706.

上标签，同时将所有器械分开并贴上标签，以便清洁和消毒。

如果接触传染病患者或大面积暴露于患者的血液或体液，医疗救护员应采取以下措施：

1. 立即用肥皂和水彻底清洗暴露区域；
2. 立即记录暴露的情况；
3. 报告为减少感染风险而采取的措施；
4. 遵守所有必要的报告职责（例如，向接收医院和当地主管机构或人员报告事故发生情况和时间）；
5. 配合事故调查；
6. 对抗体滴度进行检测，对潜在传染病进行筛查；
7. 应用免疫促进剂；
8. 进行全面的医疗随访。

伤害预防

EMS 这一工作的性质使救护员面临许多风险。据估计，救护员的职业死亡率与警察和消防人员的职业死亡率相似，可能是全美平均水平的 3 倍[13]。

对于救护员来说，搬运患者，患者或旁观者施加暴力，参与危险的抢救或在开车接听或接听电话均有可能造成伤害。救护员必须意识到这些风险，并积极防范。

搬运患者的人体力学。在从事这一工作的头 4 年中，1/4 的 EMS 人员出现过背部损伤，而背部损伤是中断 EMS 职业的第一原因[14-15]。每年有 47% 的 EMS 人员在 EMS 中受伤[14]。NIOSH 估计，EMS 人员每年发生 6000 例运动损伤，其中大部分是由于抬举、搬动或转移患者和/或设备造成的[16-17]。

在搬运患者过程中科学运用人体力学对避免人身伤害至关重要（框 2-11）。搬运患者或设备时，请注意以下几点：

框 2-11　腰背部疼痛预防与康复

人体的背部是由韧带、肌肉、骨骼、神经和椎间盘组成的复杂系统，搬运时稍不注意，这些结构就会受到损伤。救护员极易发生腰背部损伤。腰背部损伤的常见原因是脊柱前凸（正常情况下腰椎内曲）。不良姿势和超重（伴腹部肌肉无力）可导致腰椎非正常内曲。身体健康、定期做伸展运动、遵循人体力学原理可在某种程度上预防或减轻背部受损。

1. 了解患者的体重（要考虑担架的重量）。两名救护人员应能共同举起不少于 27 kg 的重量。
2. 了解自己的体能和极限。

3. 保持背部正常的曲度。
4. 利用腿部和腹部肌肉来举起重物，利用背部肌肉来维持身体平衡。
5. 使重物尽量靠近身体。
6. 和同伴清晰频繁地沟通。

如果抬举、推拉或伸展时背部感到疼痛或背部受伤，需要尽快通知上级。治疗背部疼痛的第一步通常是休息，用冰块或冰袋冷敷消肿。也可用镇痛药或肌肉松弛药治疗。康复治疗通常是通过运动增强腹部肌肉强度，运动还可改善对骨盆的控制，恢复腰背部肌肉的弹性。

资料来源：Ferno. Ferno: injury free. Available at: http://www.fernoems.com/injuryfree.

- 在能力范围内安全地搬运患者，有需要时应寻求帮助；
- 观察步行或爬行时的环境；
- 能前进时绝不后退；
- 步行时迈小步；
- 臀部或膝关节可以弯曲；
- 尽可能保持脊柱正常的曲度；
- 抬举时用腿部的力量，而不是背部的力量；
- 搬运时使搬运物靠近身体；
- 搬运时保持患者身体笔直；
- 如果可能，使用辅助装置抬举。

注意

抬举前通常要收腹，腹部肌肉是身体的核心。此外，腹部肌肉有助于稳固背部，产生力量。抬举时利用臀部和大腿肌肉，而不是背部肌肉。伸展臀部首先可以增加肌肉群，并能立即产生力量。利用臀部还能预防膝关节损伤。

恶劣的环境。越来越多的救护员发现自己处于充满敌意的环境，比消防员更有可能经历患者施加的暴力和伤害[16, 18–19]。

EMS 的场景是不断变化的，不应该被认为是完全安全的。医疗救护员必须在每次响应时保持警觉。识别患者有无伤害救护员的企图也是至关重要的[20]。在应急响应时，救护员应注意以下几点：

- 仔细检查现场是否存在安全隐患，如果认为不安全，不要进入现场；
- 始终保持警觉；
- 与执法人员协调所有行动；
- 最初接近患者和家属时，要保持安全距离；
- 规划入口和逃生路线；
- 考虑躲避的地方或掩护的地方（用来躲避物体或炮火）；
- 最重要的是保持警惕，为意外情况做好准备。

安全处置暴力现场需要特殊训练。有一些专业课程讲解在暴力情况下使用的语言和身体技巧。救护员应参加其中一个课程，学习如何化解暴力事件，以及当言语劝解不起作用时，学会用身体动作避免暴力伤害。

应对暴力事件也要求多个应急机构团结一致。作为响应小组的成员，医护人员应该参与应急救援

计划、培训和实践课程。这些课程有助于医护人员在充满敌意的环境中保护自己的人身安全（见第55章）。

证据显示

2013 年，一项纵向研究向 EMS 人员调查了与暴力遭遇有关的 14 个问题。该研究发现，在上一年中，超过 2/3（69%）的受访者经历了至少一种暴力形式，而且，语言暴力的发生频率高于身体暴力。在城市环境中，EMS 人员遭遇暴力更频繁。救护员遭受暴力的概率几乎是紧急医疗技术人员的 3 倍。

资料来源：Gormley MA, Crowe RP, Bentley MA, Levine R. A national description of violence toward emergency medical services personnel. Prehosp Emerg Care. 2016; 20(4): 439–447.

救援现场情况。 救援时常常发生安全问题，包括暴露于危险物质、恶劣天气、极端气温、火灾、毒气、危房、重型设备、危险道路和尖锐的碎片。每一次应急救援都要先评估现场的危险。救护员必须采取个人保护措施。如果没有个人防护设备和经过相应的培训，救护员不应进入现场。此外，救援过程中必须对现场进行监测。安全的救援要求正确使用保护装置、专门培训和安全救援行为（见第54章）。

救护车安全驾驶。 安全驾驶救护车对救护员和患者的安全至关重要（见第52章）。一项研究对399 起救护车事故进行调查，发现大多数死者为行人、骑自行车的人和其他车辆驾驶者；这些事故多发生应急救援期间、十字路口[21]。救护车安全操作应注意以下几项：

- 安全驾驶；
- 车上所有人都系上安全带；
- 安全护送相关人员出入救援现场；
- 注意不利环境条件（如恶劣气候）的影响；
- 安全通过道路交叉口；
- 在救援现场注意停车安全；
- 始终关注他人安危。

注意

在道路上实施救援，救护车和个人安全至关重要，救护员应该穿上具有高能见度的 ANSI 反光背心。同时，救护员应该将在道路上的作业时间降到最低。

思考

患者情况特殊，必须进行不安全的车辆驾驶行为，这种情况存在吗？记住，这样做会影响救护车和车上人员的安全。

有些 EMS 机构要求救护员参加专门的驾驶培训课程，如美国 DOT 救护车操作课程。这样的培训课程有助于救护员安全驾驶。

安全设备与物资。合理使用安全设备与物资是预防救护员损伤的关键，OSHA 制定了防护服和防护设备标准。许多州、城市及消防和医疗救护机构都遵循这些标准，以确保救护员的人身安全（见第 53 章）。安全设备与物资包括以下几项：

- 拆解设备；
- 头部保护设备；
- 眼部保护设备；
- 听力保护设备；
- 呼吸保护设备；
- 手套；
- 靴子；
- 工作服；
- 消防服；
- 特殊设备；
- 反光服。

心理与情绪健康

EMS 人员在工作中会遇到引起强烈情绪的情况。在一项针对 EMS 人员的研究中，每个人都遇到过创伤性事件，如儿童死亡、虐待儿童、谋杀、自杀或灾难[22]。这些遭遇给他们的精神和心理健康造成了影响。一项针对 30000 多名 EMS 人员的调查发现，抑郁症患病率是 6.8%，焦虑症患病率是 6%，应激障碍患病率是 5.9%[23]。在这项研究中，与一般人群相比，救护员的抑郁症和应激障碍患病率较高。此外，慢性和危机事件压力源被证实会增加 EMS 人员出现创伤后应激障碍的风险[24]。

许多因素在心理和情绪健康中起作用。对于 EMS 人员，最重要的是要能意识到可能表示潜在问题的"警告信号"（例如，焦虑和压力导致的药物滥用和健康失调的"信号"）。保持情绪健康的另一个关键是意识到拥有个人时间的价值。与家人、同龄人和社区经常沟通，并接受使人与人不同的差异。

物质乱用与滥用管控

医疗救护员、应急响应人员和公共服务人员会因压力困扰而出现物质滥用。研究发现，10% 的医师和注册护士物质滥用的问题[25-26]，而大约 25% 的消防员和执法人员有酗酒问题[27]。

药物等物质乱用、滥用会导致药物依赖症（成瘾）（框 2-12）。这种依赖会对身心健康产生诸多影响，包括损害重要器官、引发癌症、增加损伤风险、导致心理创伤（见第 33 章）。严重酗酒与创伤后应激反应的发展有关。以下现象提示可能存在化学药品依赖症：

- 使用某一种物质缓解紧张感；
- 加大某一种物质的使用量；
- 掩盖使用某一种物质的情况；
- 对使用某一种物质感到内疚；
- 对使用某一种物质避而不谈；
- 由于滥用某种物质而使日常生活被打乱。

思考

您知道哪些人会表现出上述征兆吗？

物质滥用管控方法取决于具体的物质，需要咨询专业人士，即使医师开出的处方药也要注意这一问题。

框 2-12　常被乱用或滥用药物和物质

- 酒精类
- 鸦片和阿片类药物
- 中枢神经系统兴奋剂（如可卡因、安非他明、哌甲酯）
- 抑制剂（巴比妥类药物、苯二氮䓬类药物、催眠药物）
- 香烟和其他烟草制品
- 致幻剂
- 咳嗽和感冒用药（右美沙芬）
- 吸入剂
- 合成大麻素和卡西酮（沐浴盐）
- 大麻及其衍生物
- 非处方药

戒烟

吸烟严重危害健康。在美国，每年有48万多人死于吸烟，包括直接吸烟和二手烟致死[28]。吸烟对健康有许多负面影响，包括增加以下疾病的风险：

- 心脏病；
- 脑卒中；
- 慢性阻塞性肺疾病；
- 癌症；
- 糖尿病；
- 勃起功能障碍；
- 类风湿性关节炎。

一些吸烟者喜欢无烟产品。这些产品也会导致严重的健康问题，包括口腔、食管和胰腺癌及其他疾病、早产和死产（妊娠期间使用），并增加了心脏病和脑卒中导致的死亡风险。

吸烟者经常给出多个继续吸烟的理由。例如，同伴的劝说，为减轻压力或控制体重。无论出于何种原因，大多数人是由于尼古丁成瘾而继续吸烟。尼古丁是烟草中的兴奋剂。此外，香烟还包含其他有害化学物质，如碳氢化合物（焦油）和一氧化碳。这些化学物质对非吸烟者和吸烟者的健康都有危害。非吸烟者被动吸烟或吸"二手烟"会增加罹患与吸烟有关的疾病的风险。

从吸香烟转为吸电子香烟（电子烟）也不安全。由于电子烟不受监管，很难准确知道这些设备中所包含的物质。尼古丁对年轻人和孕妇有害。

想戒烟的人可以利用许多资源和戒烟计划。如美国心脏协会、美国癌症协会、政府卫生机构和地方卫生组织发起的戒烟运动。还有一些辅助戒烟的药物，包括处方药和非处方药，如伐尼克兰和安非他酮。许多尼古丁产品是皮肤贴剂、锭剂、鼻喷雾剂或口香糖。这些产品降低了戒烟对身体的影响。从某种意义上说，它们有助于吸烟者戒烟（框2-13）。

焦虑和压力

焦虑是指对未来的不确定性感到担心或害怕。压力来源于事件处置中的焦虑和个人处理问题的能力。压力可以是积极的，不过人们往往认为压力是消极的（如恐惧、抑郁和内疚）。有效认识和应对焦虑和压力在EMS职业生涯中十分重要。以下现象提示你可能需要压力管理[29]：

- 迷失方向、困惑或表达障碍；
- 很难记住指令；
- 难以维持平衡；
- 挫败感强烈，异常好辩；
- 难以解决问题，难以决策；
- 不必要的风险；

框2-13 戒烟引起的机体反应

最后一支香烟20分钟内
脉搏和血压下降

最后一支香烟的12小时内
血液中的一氧化碳水平降至正常

最后一支香烟之后的2周至3个月内
血液循环改善
肺功能增强

最后一支香烟后1~9个月内
咳嗽和呼吸过速减少
肺部纤毛修复，增加了处理黏液、清洁肺部的能

力，从而减少感染

最后一支香烟的1年内
患心脏病的风险是那些依旧抽烟的人的一半

最后一支香烟的5年内
口腔、咽喉、食管和膀胱癌的风险降低了一半
宫颈癌的风险与不吸烟者相同
2年或5年后卒中风险可能与不吸烟者相同

最后一支香烟的10年内
肺癌病死率大约是吸烟者的一半
喉癌和胰腺癌的风险降低

资料来源：American Cancer Society. Benefits of quitting smoking over time. September 9, 2016. Available at: https://www.cancer.org/healthy/stay-away-from-tobacco/benefits-of-quitting-smoking-over-time.html.

·身体震颤、头痛、恶心；

·隧道视觉、听力减弱；

·感冒或流感症状；

·注意力时间缩短，难以专心致志；

·失去了社会的客观标准；

·下班后无法放松；

·拒绝服从命令或离开现场；

·服药量或饮酒量增加；

·异常笨拙。

冥想与内省

留出一些个人时间对心理健康、身体健康都是有益的。这些时间可用于冥想。冥想是放松的一种形式，能减少对当前事物的关注，转而关注只需要少许注意力的事物（如缓慢呼吸、有趣的场景、香熏或念诵经文）。这些安静的时光可以让人们进行内省，回顾自己的人生。大多数人每日冥想 1~2 次，每次 10~20 分钟。

注意

灵性是人类存在的一种独特品质。灵性不应被忽视。它是一些人实现身心健康的一种手段。

第 2 节 压力

如前所述，压力可以是积极的，也可以是消极的。人体对压力会产生生理的和情绪的反应。"有益的"压力（积极压力）是对压力的积极反应，具有保护作用。"有害的"压力是对压力的消极反应，是焦虑和压力相关疾病的罪魁祸首。

压力反应的阶段

汉斯·塞利（Hans Selye）是出生于奥地利的加拿大蒙特利尔大学教授，他于 1950 年将"压力"一词应用于医学领域。他认为压力反应的 3 个阶段是警觉期、抵触期和衰竭期（图 2-4）[30]。塞利把这

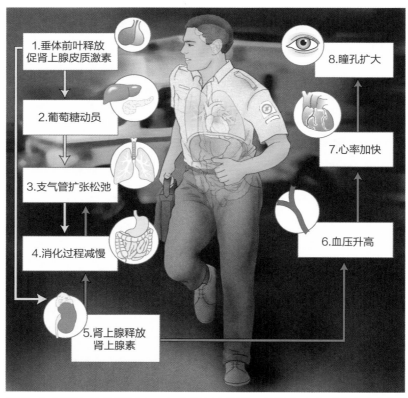

图 2-4 对压力的生理反应。在应急反应期间，促肾上腺皮质激素（黄色）的释放导致肾上腺素（红色）分泌，兴奋交感神经。这些激素刺激葡萄糖生成并导致心率加快，血压上升及瞳孔放大。支气管扩张松弛以进行深呼吸，消化过程减慢，血液供应发生转移，以适应身体受伤时的凝血机制

3个阶段统称为一般适应综合征，用以描述身心如何应对压力事件。

警觉

人体可快速做好战斗或逃离危险的准备。在安全受到威胁或舒适被破坏时，人体会发生这种"战斗或逃离"反应。这种反应是积极的，因为它使人们处于警觉状态，从而保护好自己。起初身体对压力的反应不受环境的影响。不论情况是令人愉快的还是糟糕的、危险的还是刺激的、快乐的还是悲伤的，身体的反应都是一样的。这一阶段的反应旨在快速调动身体，应对压力，如与同事争吵、进行不熟悉的救护操作或参与接生。

警觉由自主神经系统触发（见第10章），下丘脑调节。下丘脑触发垂体释放促肾上腺皮质激素至血液中，刺激葡萄糖的生成，增加血液中提供能量的营养物质的浓度。这些营养物质在压力反应中必不可少。促肾上腺皮质激素还能激活肾上腺，促进交感神经释放肾上腺素和去甲肾上腺素。这些激素引起心率加快，血压升高，瞳孔放大（增强视力），支气管扩张松弛，促进呼吸加深，增加血糖（葡萄糖），减缓消化过程，改变血液供应以适应凝血机制，以应对身体损伤。机体发生这些生理变化后，已经做好了应急反应的准备（战斗或逃离）。此时，身体可表现出远超平时的力量和耐受力。警觉反应的发生只需几秒，也可以说是接触到压力时即发生。当身体意识到环境并不危险，或者不需要警觉，则压力反应终止。个体开始适应这种环境，随后机体功能恢复正常。

抵触

压力反应可提升受影响的人对触发压力的事物的抵触水平。如果人长期感到有压力，那么他的反应会改变。例如，救护员逐渐习惯于接收声光预警装备的信号响应急救事件，不会因为警铃和警示灯发生警觉反应。

衰竭

若消极压力持续不退，则人体的应对机制弱化，抵触失败。例如，救护员在面对生命危险时，可能不会感到压力。然而，救护员并不能动用所有的资源来应对压力，因为资源已经消耗殆尽。此时，救护员很容易罹患生理或心理疾病，救护员通常需要休息和恢复，才能有效应对下一次紧急事件。

引发压力反应的因素

不同的人处理压力的方法各有不同，通常是由之前应对压力事件的经验、对当前压力事件的理解和个人应对能力决定的。许多因素可以触发压力反应，例如：

- 丢失昂贵物品；
- 受到伤害或恐吓；
- 身体不好或营养不良；
- 受到挫折；
- 应对能力不足。

救护过程中出现的各种情况都会给人带来压力。环境压力源包括噪声、恶劣天气、狭小的空间、幽暗的光线、围观者、对现场的快速反应、对人身安全的威胁及对生死的决策。心理社会压力可能来自家庭关系和与同事、受虐患者等的冲突。人格压力与一个人的想法和感觉有关。这种压力可能包括被喜欢的需要、一个人的期望及负罪感和焦虑感。选择EMS作为职业时需要对工作相关压力和压力管理有充分的了解。

压力的生理和心理影响

焦虑是压力的一种常见症状。在某些情境或异常情况下感到焦虑是正常的。这种反应是一种预警系统，保护人们在面对突发事件时不致感到不知所措，使人们在紧急情况下做好应对准备。这种对压力的适应反应使救护员可以快速准确地做出决定。焦虑可以使救护员以最大效率实施救护。

有时候，压力并不会因为冲突或突发事件得到解决而减少，这会导致事件发生后救护员仍然保持警觉。如此一来，他们就会长期处于焦虑状态，这种焦虑不能刺激人们进行有效应对。焦虑干扰思维过程、人际关系和工作表现，导致人们难以集中精力，失去信任他人的能力，变得孤僻。经常处于压力环境下的人或无法应对压力事件的人，可能会长期处于焦虑状态，对身体、情绪、认知和行为产生影响（框2-14）。出现某些预警需要立即进行评估或治疗，如胸痛或呼吸困难。一个或多个预警表明存在压力，但是没有征兆并不能排除压力反应发生的可能性。

框 2-14 压力反应的表现和症状
生理 · 心律失常 · 胸痛 · 呼吸困难 · 恶心 · 大量出汗 · 睡眠障碍 · 呕吐 **情绪** · 愤怒 · 否认 · 恐惧 · 不知所措 · 情绪不佳 · 恐慌反应 **认知** · 困惑 · 认知能力下降 · 难以决策 · 无方向感 · 噩梦 · 记忆困难 · 难以集中精神 **行为** · 饮食习惯改变 · 哭闹 · 寡言少语 · 狂躁 · 饮酒增加 · 吸烟增加 · 孤僻

对压力的反应

不同的人对不同的职业感兴趣。例如，有些人认为医疗救护员、消防员、警察等对有压力的工作或高要求的工作可以应对自如[31]。但是，没有人能确保不在压力事件中受到伤害。

适应

适应是学会处理压力的过程。这个过程最开始是采取防御机制，然后是学习应对方法并解决问题，最后是完全掌握应对方法并能熟练运用。

防御机制是个人的适应能力（框 2-15），有助于人们适应压力，避免面对问题。例如，否认就是一种防御机制，将人与压力事件隔绝开来，以回避问题。

注意

倦怠是压力长期积累的结果，特征是身心俱疲、态度消极。当人们长期处于压力之下，而又无法通过常规机制应对时，就有可能出现倦怠。

应对是一个积极面对问题的过程，包括收集信息并根据信息来改变现状或适应新情况。一些方法有助于应对压力，包括参加定期体育锻炼及参与集体活动。其他积极的应对方法包括在个人危机中保持幽默感，以及与家人、朋友和同事"交流"压力大的事件。

救护员可能还会采取消极的应对机制。例如，有些人可能会退缩、酗酒或使用其他药物；有些人可能会对家人和同事发怒，还有一些人可能会变得沉默。这些消极的应对机制影响与同事或亲人的人际关系，可能提示这个人应对压力有一定困难。

解决问题包括分析问题并找到解决方案，以解决现在的问题和将来可能出现的问题。在适应这一过程中，一个人可以清楚地识别问题并确定解决方案。这是解决日常问题的正确方法。

熟练应对是指在碰到具有挑战性的问题时提出多种解决方案的能力。熟练源于丰富的经验，意味着在非常相似的情况下能采用有效的应对机制。

压力管理技巧

为了管理压力，人们必须学会识别焦虑的早期症状，例如：
· 心悸；
· 呼吸困难或呼吸过快；
· 口干；
· 胸闷或胸痛；
· 食欲不振、恶心、呕吐、腹泻、腹部痉挛性疼痛、胃胀；
· 脸红、多汗（大量出汗）、体温波动；
· 尿频尿急；
· 痛经、性欲下降或性能力下降；
· 肌肉疼痛、关节疼痛。

框 2-15　常见的防御机制

压抑

压抑是其他所有防御机制的基础，是不由自主地淡化对某些感觉或记忆的意识，逼迫自己忘掉某些引起创伤的事件、难以忍受的冲动、危险的冲动和无法接受的想法。这种防御机制可视为趋避冲突的结果。这种冲突是指试图回忆某事和试图避免某事（因为会带来恐惧）之间的冲突。如果有同事在救护中殉职，则救护员在到达现场后至任务完成前这段时间内都不会去想这件事情。一旦压抑形成，则难以摆脱。人们必须确保回忆某事不会带来危险。

回归

回归是指回到之前的情绪调节水平。在所有应对焦虑和危险的反应中，它也许是最强烈的、最耗费精力的反应。例如，医疗救护员被安排开救护车，而他其实是想指挥救护行动，这时他可能会发脾气。

归过于人

归过于人是指将自己的不良行为、想法、动机或欲望归咎于他人。这一想法在他人看起来显得气势汹汹，而事实上他是在责怪自己。因为人们错误地理解自己或他人的动机。例如，救护员在接到求救电话后赶往现场的路上发生了碰撞，由于内疚，他会认为别人在责怪他。可事实上，是他自己在责怪自己。

合理化

当人们感到需要为自己的行为进行解释的时候，他们会进行合理化解释。由于真实的解释会引起焦虑或内疚，因此他们觉得需要解释，试着证明自己的行为是合理的，他人应给予理解。例如，救护员对创伤患者检查不全面，未能查出关键损伤。当医疗指导因此质问他时，他可能解释为警方催促他快点清理现场。

弥补

弥补是指通过强调优势或技能以试图弥补弱点。这是通过转移注意力来隐藏挫败感和焦虑。例如，某一医疗救护员临床技能不高、在现场不能应付自如，因

此他通过从事水上救援指导弥补自身弱点。

反应形成

反应形成是一种防御行为，即隐藏真实的想法，夸大相反的态度或行为。原来的真实想法仍然存在，但被行为掩盖。例如，救护员表面上对并不喜欢的同事表现得很友好。

升华

升华是替代的一种形式，即改变不可取的欲望，使它们能被社会接受。转化是一种防御机制，但它的功能却远不止自我保护这么简单。转化要求人们改变自己的关注点，因此，本能的驱动力被更高层次的文化的力量取代。例如，救护员看到人们因为醉酒事故死亡后感到生气，因此发起了提升公众意识的项目，普及有关酗酒和酒驾危害的知识。

否认

否认也是一种防御机制。人们对某些事情难以接受，所以拒绝承认，以此保护自己。人们对事件予以全盘否定，也不愿回忆起这件事。例如，失去亲人的人无法接受亲人死亡的事实（否认有别于压抑。使用压抑这一防御机制的人是故意将感觉或记忆排斥在意识之外）。

替代

替代是一种防御机制，是指用一种行为或一个目标替代另一个难以企及的目标，将对一个物体的情感转向一个更容易接受物体。例如，您的一位同事婚姻出现了问题。他不愿意同配偶争吵，但将愤怒发泄到工作中，总是对同事发脾气、表示不满、充满敌意。

隔离

隔离是指将无法接受的冲动、行为或理念同回忆隔离开来，是一种摆脱情绪的防御机制。隔离有助于救护员实施救护行动。例如，有孩子的救护员在给有生命危险的儿童实施救护时，不受情绪干扰。

一些难以察觉的压力相关症状如下：

- 血压增高，心率加快；
- 血糖水平升高；
- 肾上腺分泌的肾上腺素增加；
- 胃肠蠕动减少；
- 瞳孔放大。

对救护员来说，在紧急响应期间或事件发生后的 24 小时内，会出现许多压力的警告信号。然而，

某些方面的压力反应可能会延迟一段时间才出现，也可能在事件发生后数月或数年内都不会出现。如果出现压力相关疾病的症状和体征，应寻求适当的医疗或心理帮助。

干预以缓解压力与识别压力的警告信号一样重要。人们最初用来管理压力的方法包括重构、控制呼吸、渐进式放松和意象导引。所有这些方法都需要练习才能正确实施。

重构是指首先从不同的情感角度看待问题，然后把它放在一个不同的"框架"中。这个框架与另一个情境的事实同样吻合。这一方法改变了情境的意义。

思考

将接到求救电话时感到的压力和求学时感到的压力相比较，这两种感觉有哪些异同？

控制呼吸是一种压力控制技术。人们将注意力集中于呼吸的深度和速度，以达到镇静的效果。控制呼吸可以从深呼吸开始，然后是较少的深呼吸，最后是正常呼吸。框 2-16 描述了被称为战术呼吸的控制呼吸技术。

渐进式放松是一种减压策略。在这种策略中，人依次收紧和放松特定的肌肉群（从头到脚或从脚到头）。这一过程可"欺骗"大脑，使全身肌肉松弛。

意象导引通常与冥想结合起来应用。一位熟悉这项技术的人在压力反应过程中起引导作用。面对压力的人可以专注于一个有助于缓解压力的形象。

其他应对压力的方法包括认识到个人的局限性、向同伴咨询、参加小组讨论。适当的饮食、锻炼、睡眠和休息也有助于缓解压力。此外，在工作之余参加一些有益的活动可以促进工作和娱乐需求之间的平衡。

个人健康和幸福的责任最终在个人。但是，可以通过 EMS 机构、医院和其他团体对个人进行干预。

危机事件压力管理

危机事件压力管理（CISM）起源于 20 世纪 70 年代早期的危机事件压力报告，旨在帮助处理危机事件的应急救援人员应对压力。CISM 以心理医师、同伴的支持为基础。虽然对 CISM 作为一种心理援助形式的意义仍然存在争议[32]，但是 CISM 让应急救援人员有机会就某些重要急救事件说出自己的感受。但目前尚无证据表明 CISM 对减少创伤后应激障碍有一定作用，而且实际上可能加重一些患者的症状，所以不建议将其作为一种强制性干预措施（框 2-17）[33]。

框 2-17　危机事件压力管理的情况

- 工伤或殉职
- 灾难
- 应急救援人员自杀
- 婴儿 / 儿童自杀
- 应急救援人员面对极大威胁
- 耗时长久的事件，结局失败或成功
- 参与行动的人员认识的受害者
- 行动引起平民死亡或受伤
- 其他的重大事件

CISM 旨在帮助应急救援人员了解自己的反应，告诉他们一切正常，让他们知道其他人也会经历同样的事情，有同样的感受。CISM 有时只针对救援队的某一名队员，有时针对整个救援队（如警察、医疗救护员、消防员和急救部门职员）。

注意

EMS 人员及其家人可以参与一些项目来缓解压力。例如，绿色环保运动是面向紧急救护员的心理健康倡导和教育组织，提供同伴支持、危机转诊、数据收集和教育，旨在改善各地紧急救护员的心理健康。其他项目包括针对特定机构员工的援助计划、咨询、配偶支持计划、家庭生活计划、牧区服务和定期压力评估。这些项目可能是救护员应对工作压力的良好资源。

框 2-16　战术呼吸法

战术呼吸法是军队和一些运动员在承受压力时用来控制压力、集中注意力和保持冷静的一种技术。这种技术被认为是用来控制由压力引起的交感神经（战斗或逃跑）警觉反应，从而使人在高风险情况下表现得更好。简单地说，战术呼吸法是指在呼吸过程的每一步数到 4：吸气，数到 4；屏住呼吸，数到 4；呼气，数到 4，然后重复（图 2-5）。

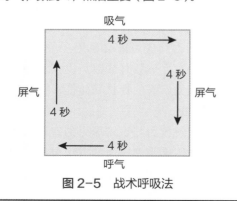

图 2-5　战术呼吸法

创伤后应激障碍

创伤后应激障碍（PTSD）是一种焦虑症，可能在以下创伤事件后发生[34]：

- 儿童死亡；
- 照顾家人或朋友；
- 照顾受害者；
- 照顾烧伤患者；
- 战斗或军事行动；
- 儿童的性虐待或身体虐待；
- 恐怖袭击；
- 性侵犯或身体攻击；
- 严重事故，如车祸；
- 自然灾害，如火灾、龙卷风、飓风、洪水或地震。

有研究表明，与一般公众相比，EMS 人员更容易发生 PTSD[35]。经常面对创伤事故可能会给情感造成困扰，进而导致缺勤、家庭生活不和谐，以及酗酒或药物滥用。PTSD 也会增加自杀的风险[36]。PTSD 伴有 4 种症状[37]。

- 脑中重现事件的场面。它通常伴随着强烈的情感反应。它常常出现在清醒时或睡梦（噩梦）中。
- 回避。回避是指试图逃避那些会让人想起创伤事件的活动、场所或人。
- 麻木。麻木是一种情感丧失，尤其是积极正面的感受。
- 吵闹。吵闹是心理反应过度的表现。例如，高度警觉、入睡困难和注意力集中困难的状态持续 30 天以上。

PTSD 的症状通常可以通过心理咨询、行为疗法控制，有时也通过药物控制。短期"超时"工作（1~8 周）及同事和主管的支持也可以帮助 EMS 人员康复（框 2-18）[38]。

控制 PTSD 的方法因人而异。减轻 PTSD 的策略

框 2-18　**减轻危机带来的压力的技巧**

- 让救护员获得充足休息
- 提供食物或饮品
- 尽量避免接触危机事件
- 重新分派任务
- 事件发生后给救护员进行减压

包括社会支持、以问题为中心的应对策略，以及正向评价，也就是说，要建立起专注于个性和精神成长的乐观情绪。如果采用"坚硬的盔甲"应对，如避免、逃离、疏远和愤怒，反而会使症状恶化[34]。

第 3 节　应对死亡、濒死、悲伤和失去

医疗救护过程中死亡和濒死不可避免。医疗救护可以使人们活得更久，可以减轻身体的病痛，不过在这场自我保护的战斗中人类最终会输。

患者和家属的需求

救护员有时会给临终患者（身边围满了亲朋好友）实施医疗救护。在这种情况下，濒死的人和他的亲朋好友的情绪需求是最重要的。需要给予他们安慰、尊重他们的隐私，恭敬地对待他们。亲朋好友可能需要发泄愤怒、生气、绝望和内疚等情绪，救护员在这种时候应该掌控现场、提供指导。救护员在这些事件中发挥的作用十分重要（框 2-19）。

框 2-19　**姑息疗法和临终关怀计划**

姑息治疗是针对重症患者的专门医疗服务。此类护理的重点是缓解症状和压力，以及改善患者和家人的生活质量。姑息治疗可能包括药物治疗、心理咨询和治疗。它可以从确诊时开始，并且可以与治疗同时进行。

临终关怀计划始于 1967 年的英格兰，目标是帮助身患绝症的患者、家人，使他们能正确面对即将到来的死亡。临终关怀的理念是尽可能支持患者的家庭护理。此外，志愿人员和卫生保健专业人员为濒死的患者及其家人提供咨询和其他心理支持。临终关怀计划在帮助患者及其家人接受死亡这一事实方面发挥着重要作用。

悲伤的 5 个阶段

1968 年，伊丽莎白·库布勒·罗斯（Elisabeth Kubler-Ross）开始致力于研究与死亡和临终相关的心理问题。她的研究发现，临终患者通常会经历 5 个心理反应阶段：否认、愤怒、妥协、沮丧、接受[39]。

1. 否认的典型特征是患者产生"不是我"这一想法。得知罹患绝症后予以否认是人之

常情。因为罹患绝症的噩耗会给人带来毁灭性的打击，患者及家属只有慢慢接受。患者往往会询问他人，证实消息的真实性或干脆忽略这一消息。否认是一种防御机制，真正麻烦的是患者尚不了解病情的严重性。大部分患者及其亲朋好友都会否认即将来临的死亡，继续若无其事地过平常的日子。

2. 愤怒的典型特征是患者产生"为什么是我？"这一想法。这一心理反应阶段对关心和照顾绝症患者的人来说是最难熬的。在这一阶段，临终患者拒绝他人的所有帮助或安慰，对所有活着的人都感到愤怒。

3. 妥协的典型特征是患者产生"好吧，是我吧，但是……"这一想法。在这一心理反应阶段，患者承认生病将死的事实，但他还是会努力延长生命、提高生活质量。患者经常偷偷地向心中的神明（如上帝）祈祷，但很少能够如愿。例如，一位患病的父亲承诺只要能活着见到儿子成婚，一定会做一名"完美的患者"。

4. 沮丧的典型特征是患者产生"好吧，确实是我"这一想法。在这一阶段，患者准备好向所有熟悉的人和事告别。患者在这一阶段会感到沮丧，应给予理解。

5. 接受的典型特征是患者轻声地说出"好吧"这一句简单的话。他们已经做好了死亡的准备。在这一阶段。患者的身体状况急剧恶化，人际交往也不再重要，而亲朋好友比临终患者更需要帮助。患者最大的心愿就是离世时有人陪伴左右。

注意

临终患者及其亲朋好友可经历心理反应的这 5 个阶段之间，也有可能不会经历所有的 5 个阶段。

救护员很少参与患者接受死亡的过程，却常常目睹患者和家属面对死亡的反应。例如，某些家属明显持有否认态度。他们看上去并不了解事情的严重性，可却必须做出是否实施复苏的决定。患者或家属可能会向救护小组或其他医疗救护员发泄愤怒。救护员还会碰到家属这样说："求您救救我的孩子，我保证会让他好好系安全带的。"

证据显示

研究人员就现场终止心肺复苏对患者家属进行调查，发现患者亲属能够接受终止心肺复苏。不过，必须事先制定终止标准和家属支持（除了医疗救护小组外）机制等预案。3~6 个月的后续跟踪调查发现，未被转运患者的家属对悲伤的适应要比转运患者的家属更为积极。

资料来源：Edwardsen EA, Chiumento S, Davis E. Family perspective of medical care and grief support after field termination by emergency medical services personnel. Prehosp Emerg Care. 2001; 6(4): 440–444.

将意外死亡的消息告知家属时，他们会非常悲伤。救护员应当在一个私密的地方告知家属患者死亡的消息，简短地介绍死因。救护员应当直截了当地用"死"这个字眼，无须使用"他逝世了"或"她永远离开我们了"等委婉的表达。救护员应当充满同情心，给予家属接受噩耗、询问细节的时间。在家属要求的情况下，应准予他们探视死者。若死者仍然连接着复苏设备，那么应提前告知家属。这些举措均有助于缓解家属面对失去亲人的痛苦（框 2-20）。

救护员应对死亡事件的需求

无论对谁而言，面对死亡都不是一件易事，因此也必须考虑救护员的感受和情绪。救护员可能会经历之前讲述的悲伤的 5 个阶段，这是正常的。但是，在事发现场或实施救护时，救护员必须努力克制自己的情绪。救护员应当尽快与朋友、同事和家人交流，从而减少自己的精神负担。和家属一样，救护员也需要摆脱死亡事件带来的情绪困扰。疏导和心理咨询等均有助于避免救护员的压力累积。

思考

您有过面对死亡的经历吗？您在得知亲朋好友逝世的噩耗时有何反应？

应对死亡和临终的进一步考虑

人们应对自己死亡和亲朋好友死亡的方式取决于年龄、成熟与否和对死亡的理解。救护员必须关心各年龄层的情感需求。下面给出的建议有助于家

框 2-20　与悲伤家庭交流的策略（GRIEV_ING）

- **聚集（gathering）**：召集家庭成员；确保所有成员都在场。
- **资源（resource）**：提供支持资源以帮助家属减轻痛苦。
- **识别（identify）**：介绍自己的身份，确认死者或受伤的患者的姓名，确认家属对当天事件情况的了解。
- **教育（educate）**：对家庭成员简要介绍发生的事件；向他们介绍他们的亲人当前的状态。
- **确认（verify）**：确认家人已死亡。明确使用"死"的字样。
- **_（空间）**：给家属一个私人的空间和时间，让他们发泄情绪；让他们有时间接受死亡的事实。
- **查询（inquire）**：询问是否有任何问题，然后全部回答。
- **细节（nuts and bolts）**：询问器官捐赠意愿、是否需要殡仪服务和认领个人物品。如果合适，为家属提供看遗体的机会。
- **给予（give）**：给他们您的名片和联系方式，以方便家属咨询。

资料来源：Hobgood C, Mathew D, Woodyard DJ, Shofer FS, Brice JH. Death in the field: teaching paramedics to deliver effective death notifications using the educational intervention "GRIEV_ING". Published June 27, 2013. Available at: http://www.tandfonline.com/doi/abs/10.3109/10903127.2013.804135?src=recsys&journalCode=ipec20.

属帮助儿童或老年人面对亲朋好友的离去[40]。

3 岁以下儿童。 3 岁以下儿童可以感觉到家里出事了，家里有人哭得很悲伤，进进出出的人增多了。这时家属应当注意他们的饮食和睡眠变化，他们是否变得焦躁不安。此外，家属应当关注他们的需求，努力保持儿童的日常生活正常。

3~6 岁儿童。 3~6 岁的儿童还没有死亡的概念。他们认为，死去的人会回来，便不断地问死去的人"何时"会回来。他们相信魔法，认为自己对死去的人负有责任。他们可能还会以为别的亲人也快要死去。家属应当关注他们的变化，如与朋友相处的行为模式、在学校的行为模式、睡眠习惯和饮食习惯。家属应向儿童强调，亲人死去并不是他的责任，明确告知他们悲伤时哭泣是人之常情，鼓励儿童敞开心扉。

6~9 岁儿童。 6~9 岁的儿童开始意识到死亡。他们希望了解死者去世的细节，能够区别不治之症和生病。像 3~6 岁的儿童一样，这个年龄段的儿童也害怕其他亲人会相继死去，在表达情感时感到难为情，谈到死亡时表现得无所适从。救护员应当建议家属同孩子讨论愤怒、悲伤、内疚等正常情绪，并告知孩子自己感同身受。家属可以在孩子面前表现出痛苦，这样会让孩子明白情感的表达是可以接受的。

9~12 岁儿童。 9~12 岁儿童已经有死亡的意识。他们希望了解死者去世的细节，关心死者生活方式等实际问题，表现得"像个大人"。救护员应当建议家属留出时间同儿童交流感受、分享记忆，帮助他们度过悲伤的阶段。

老年人。 老年人一般会担心其他家属。此外，他们还会担心进一步失去独立性，担心自己的经济问题。家属应当关心老年人，了解那些对老年人来说实实在在的问题。

总结

- 身心健康包括两个方面：生理健康和心理健康。
- 救护员应在疾病预防方面以身作则。
- 超重的人患病的风险较高。健康饮食应该包含多种低脂、低饱和脂肪酸、低胆固醇食物，还包括大量谷物、蔬菜和水果。
- 身体健康是个体感觉最佳的状态。
- 睡眠有助于疲惫的身体重新充满活力。
- 减少心血管疾病措施包括增强心血管耐力、戒烟、控制高血压、维持正常的 BMI，评估和控制糖尿病、避免酗酒，健康饮食，减少压力、定期进行健康检查。

- 大部分常见癌症都与3种环境因素有关：吸烟、日晒、饮食。

- 救护员须熟悉感染性疾病的相关法律、法规和规定。救护员也应当采取预防措施，防止暴露于病原体。

- 暴露于病原体后的措施包括消毒、记录、事件调查、筛查、接种、医疗随访。

- 将救护工作造成的损伤降到最低。了解搬运时人体力学原理，必要时使用升降辅助工具，避免此类损伤。

- 在危险环境中保持警觉。

- 救护时应将个人安全置于首位。此外，救护员必须学会安全驾驶救护车、安全使用设备和物资。

- 药物等物质乱用和滥用会导致药物依赖（成瘾），对身心健康会造成一系列影响。

- "有益"压力是指积极压力，是对刺激的积极响应，具有保护作用。"有害的"压力是对刺激的消极反应，是焦虑和应激障碍的源头。

- 适应是人们学习应对压力的过程。这一动态过程常常一开始是采用防御机制，然后是学习应对方法并解决问题，最后是完全掌握应对方法并能熟练应用。

- 有些事件会对救护员的情绪造成重大影响。危机事件压力管理旨在帮助救护员了解这些情绪反应，明白这些属于正常，可重构、控制呼吸、渐进式放松和意象导引等方法加以干预。

- 意外死亡的噩耗多是由救护员告知家属的。救护员和家属的初次接触对悲伤的发生过程有很大的影响。

参考文献

[1] The facts on fat. American Heart Association website. http://www.heart.org/HEARTORG/HealthyLiving/HealthyEating/Nutrition/FATS-The-Good-the-Bad-and-the-Ugly-Infographic_UCM_468968_SubHomePage.jsp. Updated November 2016. Accessed November 27, 2017.

[2] *2015–2020 Dietary Guidelines for Americans*. 8th ed. USDepartment of Agriculture website. https://health.gov/dietaryguidelines/2015/resources/2015–2020_Dietary_Guidelines.pdf. Published December 2015. Accessed November 27, 2017.

[3] Five steps to lose weight and keep it off. American Heart Association website. https://healthyforgood.heart.org/be-well/articles/5-steps-to-lose-weight-and-keep-it-off. UpdatedJanuary 9, 2017. Accessed November 29, 2017.

[4] How much physical activity do adults need? Centers for Disease Control and Prevention website. https://www.cdc.gov/physicalactivity/basics/adults/index.htm. June 4, 2015. Accessed November 29, 2017.

[5] Fatigue, sleep deprivation, and patient safety. Agency for Healthcare Research and Quality, Patient Safety Network website. https://psnet.ahrq.gov/primers/primer/37/fatigue-sleep-deprivation-and-patient-safety. Updated November 2017. Accessed November 29, 2017.

[6] Caruso C, Hitchcock EM, Dick RB, Russo JM, Schmit JM. *Overtime and Extended Work Shifts: Recent Findings on Illnesses, Injuries, and Health Behaviors*. Washington, DC: US Department of Health and Human Services, Centers for Disease Control and Prevention, National Institutes of Occupational Safety and Health; 2004.

[7] Maltese F, Adda M, Bablon A, et al. Night shift decreases cognitive performance of ICU physicians. *Intens Care Med*. 2016; 42（3）：393–400.

[8] Patterson PD, Higgins JS, Lang ES, et al. Evidence-based guidelines for fatigue risk management in EMS: formulating research questions and selecting outcomes. *Prehosp Emerg Care*. 2017; 21（2）：149–156.

[9] How to help prevent heart disease—at any age. American Heart Association website. http://www.heart.org/HEARTORG/HealthyLiving/How-to-Help-Prevent-Heart-Disease---At-Any-Age_UCM_442925_Article.jsp#.WSndkzOZNp8. Updated April 3, 2017. Accessed November 29, 2017.

[10] Centers for Disease Control and Prevention. Precautions to prevent transmission in health care settings, C virus（HCV）infection and HCV-related chronic disease. *MMWR*. 1987; 36（suppl 2S）：1S–18S.

[11] Regulations（Standards–29 CFR）. Occupational Safety and Health Administration website. https://www.osha.gov/pls/oshaweb/owadisp.show_document?p_table=STANDARDS&p_id=10051#1910.1030（b）. Accessed September 30, 2017.

［12］Centers for Disease Control and Prevention. Hospital Infection Control Practices. *Infect Control Hosp Epidemiol.* 1996; 17: 53–80.

［13］Maguire BJ, Hunting K, Smith G, Levick N. Occupational fatalities in emergency medical services. *Ann Emerg Med.* 2002; 40（6）: 625–632.

［14］Blau G, Chapman SA. Why do emergency medical services（EMS）professionals leave EMS? *Prehosp Disaster Med.* 2016; 31（suppl 1）: s105–s111.

［15］EMS safety. NAEMT website. https://www.naemt.org/initiatives/ems–safety. Accessed December 19, 2017.

［16］Reichard A, Marsh S, Olsavsky R, Morgantown WV. *Emergency Medical Services Workers: How Employers Can Prevent Injuries and Exposures.* Publication 2017–194. Washington, DC: US Department of Health and Human Services, Centers for Disease Control and Prevention, National Institute for Occupational Safety and Health; 2017.

［17］Reichard AA, Marsh SM, Tonozzi TR, Konda S, Gormley MA. Occupational injuries and exposures among emergency medical services workers. *Prehosp Emerg Care.* 2017; 21（4）; 420–431.

［18］Taylor JA, Barnes B, Davis AL, Wright J, Widman S, LeVasseur M. Expecting the unexpected: a mixed methods study of violence to EMS responders in an urban fire department. *Am J Industrial Med.* 2016; 59（2）: 150–163.

［19］Grange JT, Corbett SW. Violence against emergency medical services personnel. *Prehosp Emerg Care.* 2009; 6（2）: 186–190.

［20］Defensive tactics 4 escaping mitigating surviving. DT4EMS website. http://dt4ems.com/. Accessed November 29, 2017.

［21］Kahn CA, Pirrallo RG, Kuhn EM. Characteristics of fatal ambulance crashes in the United States: an 11–year retrospective analysis. *Prehosp Emerg Care.* 2001; 5（3）: 261–269.

［22］Regehr C, Goldberg G, Hughes J. Exposure to human tragedy, empathy, and trauma in ambulance paramedics. *Am J Orthopsychiatry.* 2002; 72（4）: 505–513.

［23］Bentley MA, Crawford M, Wilkins JR, Fernandez AR, Studnek JR. An assessment of depression, anxiety, and stress among nationally certified EMS professionals. *Prehosp Emerg Care.* 2013; 17（3）: 330–338.

［24］Donnelly E. Work–related stress and posttraumatic stress in emergency medical services. *Prehosp Emerg Care.* 2012; 16（1）: 76–85.

［25］Oreskovich MR, Kaups KL, Balch CM, et al. Prevalence of alcohol use disorders among American surgeons. *Arch Surg.* 2012; 147（2）: 168–174.

［26］Star K. The sneaky prevalence of substance abuse in nursing. *Nursing.* 2015; 45（3）: 16–17.

［27］Firefighters, police and paramedics: hidden populations that need help. First Responders Recovery website. http://www.firstrespondersrecovery.com/firefighters–police–paramedics–hidden–populations–need–help/. Published July 27, 2015. Accessed November 29, 2017.

［28］Smoking and tobacco use: fast facts. Centers for Disease Control and Prevention website. https://www.cdc.gov/tobacco/data_statistics/fact_sheets/fast_facts/index.htm. Updated November 16, 2017. Accessed November 29, 2017.

［29］Tips for managing and preventing stress: a guide for emergency and disaster response workers. US Department of Health and Human Services, Substance Abuse and Mental Health Services Administration, Center for Mental Health Service website. https://store.samhsa.gov/shin/content/SMA11–DISASTER/SMA11–DISASTER–18.pdf. Accessed November 29, 2017.

［30］Selye H. *The Stress of Life.* New York, NY: McGraw-Hill; 1956.

［31］Salters–Pedneault K, Ruef AM, Orr SP. Personality and psycho–physiological profiles of police officer and firefighter recruits. *Personality Individ Diff.* 2010; 49（3）: 210–215.

［32］Advisory Council on First Aid, Aquatics, Safety, and Preparedness. Scientific review: critical incident stress debriefing（CISD）. American Red Cross website. https://www.yumpu.com/en/document/view/30398398/acfasp–scientific–review–critical–incident–stress–debriefing–cisd. Published June 2010. Accessed November 29, 2017.

［33］PTSD: National Center for PTSD. Types of debriefing following disasters. US Department of Veterans Affairs website. https://www.ptsd.va.gov/professional/trauma/disaster–terrorism/debriefing–after–disasters.asp. Updated February 23, 2016. Accessed November 29, 2017.

［34］Holland M. The dangers of detrimental coping in emergency medical services. *Prehosp Emerg Care.* 2011; 15（3）: 331–337.

［35］Walker A, McKune A, Ferguson S, Pyne DB, Rattray B. Chronic occupational exposures can influence the rate of PTSD and depressive disorders in first responders and military personnel. *Extreme Physiol Med.* 2016 Jul 15; 5: 8.

［36］Martin C, Tran J. Correlates of suicidality in firefighter/EMS personnel. *J Affective Disorders.* 2017; 208: 177–183.

［37］PTSD: National Center for PTSD. How is PTSD measured? US Department of Veterans Affairs website. https://www.ptsd.va.gov/public/assessment/ptsd–measured.asp. Updated August 10, 2015. Accessed September 30, 2017.

［38］Coping in the aftermath of Hurricane Katrina: some brief guidance notes on stress, grief and loss for front line teams. International Medical Corp website. http://www.who.int/hac/techguidance/ems/IMC_Guidance_Stress_Grief_Loss.pdf. Accessed November 29, 2017.

［39］Kübler-Ross E. *On Death and Dying.* New York, NY: Scribner; 1969.

［40］Bassuk EL, Fox SS, Prendergast KJ. *Behavioral Emergencies.* Boston, MA: Little, Brown; 1983.

推荐书目

Bigham GL, Jensen JL, Tavares W, et al. Paramedic self-reported exposure to violence in the emergency medical services（EMS）workplace: a mixed-methods cross-sectional survey. *Prehosp Emerg Care*. 2014; 18（4）: 489-494.

Grossman LCD, Christensen L. On *Combat: The Psychology and Physiology of Deadly Conflict in War and in Peace*. 3rd ed. Mascoutah, IL: Killology Research Group; 2012.

Martin-Gill, Barger C, Moore CG, et al. Effects of napping during shift work on sleepiness and performance in emergency medical services personnel and similar shift workers: a systematic review and meta-analysis. *Prehosp Emerg Care*. 2018; Jan 11: 1-11.

Patterson PD, Weaver M, Hostler D, Guyette F, Callaway CW, Yealy D. The shift length, fatigue, and safety conundrum in EMS. *Prehosp Emerg Care*. 2012; 16（4）: 572-576.

Temple JL, Hostler D, Martin-Gill C, et al. Systematic review and meta-analysis of the effects of caffeine in fatigued shift workers: implications for emergency medical services personnel. *Prehosp Emerg Care*. 2018; Jan 11: 1-10.

（程亚荣，宋昕，安丽娜，焦艳波，译）

第 3 章

伤害预防、健康促进与公共卫生

美国 EMS 教育标准能力

公共卫生

应用公共卫生学和流行病学的基础知识，包括突发公共卫生事件、健康促进，以及疾病和伤害预防。

学习目标

完成本章学习后，紧急救护员能够：

1. 描述美国创伤流行病学；
2. 定义伤害；
3. 描述哈登矩阵和伤害三角；
4. 描述流行病学三角变化如何影响伤害和疾病发生；
5. 区分各级疾病预防措施；
6. 描述公共卫生目标和活动；
7. 概述 EMS 系统中可为公共卫生活动所用的各种资源；
8. 确定 EMS 机构在健康促进和预防伤害中的作用；
9. 描述 EMS 参与公共卫生和健康促进活动；
10. 列举救护员可能参与伤害或疾病预防的情况；
11. 描述成功实施伤害或疾病预防计划的策略；
12. 评估并寻求机会开展伤害或疾病预防活动；
13. 确定开展社区健康评估所需的资源。

重点术语

社区卫生评估：对某一社区进行评估，明确改进社区疾病预防、健康促进活动所需的资源。

流行病学：研究疾病在特定人群中的分布及其影响因素的科学。

伤害：对人造成的有意或无意的伤害，如跌倒、攻击、烧伤和冻伤等。

伤害风险：可能使人受伤的危险情况。

伤害监测：持续收集、分析、解读伤害相关数据以规划、实施和评估公共卫生实践。

初级伤害预防：预防伤害发生的行动。

公共卫生学：研究社区内所有人身心健康的医学分支学科。

二级伤害预防：伤害事件发生后采取措施以降低损伤严重程度的行动。

三级伤害预防：采取措施以防止疾病或损伤进一步恶化的行动。

健康的社会决定因素：对健康产生影响的社会因素，包括人的成长、生活和工作环境。

教育时机：伤害发生后患者和旁观者更容易接受与此类伤害预防相关的教育。

潜在寿命损失年数：65 岁（平均退休年龄）减去受害人死亡年龄后得到的结果。

社区有责任改进创伤预防，如领导或组织活动、开展教育活动。伤害预防的一个目标在于减少可预防疾病与伤害的发生率，最终目的在于使人们不必花费大量金钱接受医疗救护。作为 EMS 系统的一员，救护员可在伤害预防计划中发挥重要作用。

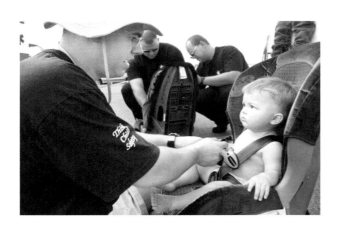

第 1 节　伤害流行病学

　　根据美国 CDC 的定义，流行病学研究的是特定人群中与健康相关的状态或事件的分布和决定因素。该研究用于控制健康问题。意外伤害是美国 1~44 岁人口的主要死亡原因[1]。它是美国年龄组的第四大死亡原因，仅次于心脏病、癌症和慢性下呼吸道疾病[2]。2014 年，美国发生了 199756 起与伤害有关的死亡事件[3]。

　　意外伤害是 65 岁以下人群死亡的首要原因。从经济角度看，2015 年致命性和非致命性意外伤害给美国造成 8864 亿美元的损失。造成的生命损失价值 35381 亿美元，损失总计高达 44245 亿美元[4]。2005 年，美国逾 3700 万人次（28%）的紧急救护与伤害相关[5]。

第 2 节　伤害预防概述

　　过去，EMS 被认为是一种响应式医疗服务，专注于治疗疾病和伤害，而不是预防疾病和伤害。完整的伤害预防系统由多个方面组成，医疗救护仅仅是一个方面（图 3-1）。当前，公共卫生部门的重点是预防。公共卫生工作是积极主动预防疾病和伤害。EMS 能够与公共卫生机构合作制定初级和二级伤害策略。

　　就挽救生命及其所需费用而言，预防的效果要优于治疗[6]。采取哪种预防策略主要依赖于收集的数据。这些数据可揭示社区多发疾病或伤害，以及预防策略的有效性。此外，预防策略成功的关键在于普及伤害预防教育。救护员在发现社区发生的疾病和伤害的特点与实施干预措施方面有独特的优势。

注意

　　在美国，每 10 分钟至少有 3 人会因意外伤害而丧生。另有 772 人受伤，需要医疗护理。

資料来源：National Safety Council. *Injury Facts*. Itasca, IL: NSC; 2017.

你知道吗

全美健康访谈调查

　　美国卫生访谈调查由美国国家卫生统计中心每年进行。这项调查对美国家庭进行抽样，以获取有关家庭成员健康状况的数据，包括调查前 5 周内遭受的任何伤害。该调查发现，2014 年，大多数伤害发生在居所内外（分别为 36% 和 24%），其次是在娱乐场所或运动场所（18%），以及街道、高速公路和停车场（13%）。各种政府机构和卫生组织收集的调查数据有助于确定美国伤害预防的重点。

資料来源：National Health Interview Survey, 2014. Centers for Disease Control and Prevention, National Center for Health Statistics website. https://ftp.cdc.gov/pub/health_Statistics/nchs/NHIS/SHS/2014_SHS_Table_P-8.pdf.

伤害的定义

　　通常根据故意伤害还是意外伤害来对伤害进行分类。有一个问题曾困扰着伤害研究，即伤害被认为是无法预防的事故或随机事件。但这种观点不再成立。根据 WHO 和美国 CDC 的报告[7]，伤害多是暴露于物理因素（如机械能、热能、电能、化学物质或电离辐射）或暴露超过阈值引起的。在某些情况下（如溺水和冻伤），伤害是由于突然缺少氧气或热量等造成的（见第 36 章）。

　　中毒也属于一类伤害事件。2014 年，中毒是造成意外死亡的主要原因，其次是汽车碰撞、跌倒和

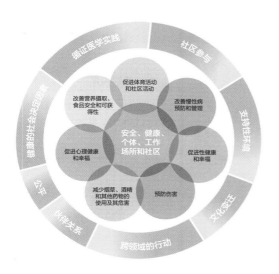

图 3-1 健康促进工作概念——战略框架

资料来源: The Department of Health and Human Services. *Connecting care: chronic disease action framework for Tasmania* 2009-2013. Hobart: Tasmanian government; 2009. https://www.dhhs.tas.gov.au/__data/assets/pdf_file/0006/48390/Connecting_Care_Full_Version_web.pdf.

窒息。中毒病例比上一年增加了 8%。与猝死或意外死亡有关的三大类药物是处方阿片类药物、海洛因和苯二氮䓬类药物[4]。

框 3-1 列出了疾病和伤害预防常用术语。

框 3-1 伤害和疾病预防常用术语

健康促进: 帮助人们了解健康状况不佳的原因并改善健康状况的过程。

伤害: 暴露于热能、机械能、电能或化学物质,或者因缺乏热量和氧气而对人造成的有意或无意的损害。

伤害风险: 实际存在或潜在的危险情况,使人们遭受伤害的风险增加。

伤害监测: 持续收集、分析和解释伤害相关数据。这些数据对规划、实施和评估公共卫生措施至关重要,可应用于伤害或疾病预防和控制。

初级伤害预防: 预防伤害发生的行动。

二级伤害预防: 伤害事件发生后采取措施以减少损伤的严重程度。

教育时机: 受伤或患急性病后,患者和旁观者更容易接受预防该类事件或疾病的教育。

三级伤害预防: 纠正和防止疾病或伤害进一步恶化的活动。

潜在寿命损失年数: 预期年龄(通常为 65 岁,即平均退休年龄或平均预期寿命)减去受害人死亡年龄而得到的结果,是度量过早死亡的一种方法。

伤害三角与哈登矩阵

伤害也是一种疾病过程。引发疾病必须具备 3 个要素:宿主(人)、介质和环境。这 3 个元素被统称为伤害三角(图 3-2)。在伤害三角中,宿主(人)是受害者,介质是病因,环境是宿主(人)和介质相遇的地方。实际上,伤害可能发生在须臾之间,但引发伤害的事件和伤害导致的后果可能需要几秒、几个月,甚至数年后才发生。

注意

改变伤害三角中的一个或多个因素可以改变疾病或伤害模式。

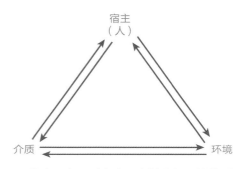

图 3-2 伤害三角是科学家研究健康问题的模型。由宿主(人),介质(病因)和环境(身体或社会)组成的三角,有助于用于识别问题并确定预防干预措施

资料来源: The Centers for Disease Control and Prevention. Lesson 1: Understanding the epidemiologic triangle through infectious disease. Available at: https://www.cdc.gov/bam/teachers/documents/epi_1_triangle.pdf.

20 世纪 60 年代中期,"伤害预防之父"威廉·哈登(William Haddon)发明了一种分析工具,帮助人们理解整个发生的过程,这个工具叫作哈登矩阵。哈登将伤害三角的 3 个因素置于 3 个时间段(事前、事中、事后)。例如,表 3-1 中的哈登矩阵罗列了交通事故发生前、发生过程中和发生后的各个影响因素。从此表可以看出,伤害往往是由可预测、可预防的连锁事件导致的。哈登矩阵表明大部分的伤害是由多种因素造成的。

事前是指病因出现前的阶段。在此期间,应首先考虑宿主(人)的因素。这个阶段出现的各种因素往往能够影响伤害发生的概率。由于伤害尚未发生,可以采取初级伤害预防措施。对于不同的伤害事件,事前阶段的时间可以是几秒,也可以是几年。

事中是指伤害发生的阶段,时间通常是 1 秒至

表3-1 利用哈登矩阵分析交通事故的相关因素			
	各种因素		
阶段	车主因素	车辆因素	环境因素
事前	功能受损、年龄、疲劳、饮酒或使用毒品、驾驶经验、遵守驾驶法规	设备损坏、窗户脏污、维护不当	路肩过窄、光线不足、天气条件不佳、高速公路未分道、道路标识不清和道路设计和施工存在缺陷
事中	因衰老引发的慢性疾病、饮酒，以及气囊弹出而引起的伤害	车门故障、与锋利物体的碰撞	缺少护栏、路边附近有大树、迎面驶来的车辆
事后	损伤程度、急救知识	储气罐爆裂、被困	救援质量、EMS、医院、康复

几分钟。二级伤害预防的重点是在伤害发生时降低伤害严重程度。

事后是指伤害发生后的阶段，时间从几秒至几年不等。三级伤害预防和传统 EMS 通常在此阶段实施。三级伤害预防的重点在于减少伤害带来的长期不利影响。

伤害预防中的 3 个策略

伤害预防计划通常包括教育、强制执行和工程设计了 3 种策略。

教育

教育的目的在于敦促高危人群改变危险行为，采取安全预防措施。教育被认为是主动的应对措施，接受教育的人员需要利用所学的知识，改变自身的行为。教育是伤害预防最常用的方法。教育内容包括：

- 酗酒与毒品成瘾预防；
- 烧伤预防；
- 溺水预防；
- 老年人安全；
- 跌落预防；
- 行人与自行车安全；
- 中毒预防；
- 学校安全；
- 运动安全；
- 自杀预防；
- 暴力预防。

强制执行

强制执行是指执行相关法律法规。执法人员要求人们遵循正确的行为规范，减少危险行为。强制要求佩戴安全帽和系安全带就是这一方法的具体体

证据显示

美国北卡罗来纳州的 EMS 机构推出了一项调研计划，这一项调研计划名字叫作"欢迎来到这个世界"。调研计划纳入了包括 262 个家庭，这些家庭都有孩子，孩子平均 21 个月大。此次调研发现了以下家庭特征：

- 98%（250/255）的家庭安装有一个烟雾探测器，65%（140/215）的家庭还安装有一个灭火器，77%（192/250）烟雾探测器和 76%（107/140）的灭火器功能正常。
- 27%（55/202）的家庭有火灾疏散预案，其中有 33%（18/55）执行过他们的预案。
- 对于洗澡水，56% 的家庭测量水温，温度低于 48.9℃。85%（218/257）的家庭接受过药物治疗，53%（134/249）家庭将药物放在儿童接触不到的地方，但是大多数未锁存储柜。
- 85%（42/49）的家庭储存已卸载子弹的枪支，45%（22/49）的家庭将枪支存放在上锁的柜子里。

救护员分发了 63 个烟雾探测器，46 个火灾灭火器购置券、234 个急救箱和 225 套教育资料。

资料来源：Hawkins ER, Brice JH, Overby BA. Welcome to the world: findings from an emergency medical services pediatric injury prevention program. Pediatr Emerg Care. 2007 Nov; 23(11): 790–795.

现。同教育一样，强制执行也被视为一种积极应对措施，能否成功取决于人们是否遵守法律。强制执行比教育更有效。以下强制执行措施被证实可有效减少机动车相关伤害：

- 骑摩托车须戴头盔；
- 不系安全带予以罚款；
- 拘押针对屡教不改者；
- 降低血液中酒精浓度上限；

- 设立酒驾检测点，以防酒驾；
- 限速；
- 严禁未成年人驾驶机动车。

工程设计

工程设计是指产品设计或环境设计。这些设计本身就考虑了安全因素，可减少伤亡事件发生的概率。工程设计是一种被动的应对措施，如汽车中的气囊和建筑中的自动喷水灭火装置。工程设计是3个预防策略中最为有效的，但同时又是耗资最大的。与救护员伤害预防有关的工程设计包括：

- 一次性器材；
- 乳胶手套；
- 无针头注射器；
- 防滑鞋和防滑表面；
- 空气颗粒过滤器和口罩；
- 个人防护设备；
- 锐器盒。

第3节 公共卫生的基本原则

大多数人都知道医疗救护的含义，但对公共卫生这一术语却并不熟悉（尤其对它的使命和功能了解甚少），尽管许多人都从公共卫生服务中获益。公共卫生服务有别于医疗救护。公共卫生是研究预防疾病、身心健康的医学分支学科。公共卫生服务的重点在于疾病预防，而非疾病治疗，重要的研究领域包括水供应、废物处理、空气污染和食品安全。公共卫生服务的目标和成就还包括：

- 大范围的疫苗接种；
- 安全的饮用水体系和下水道体系；
- 控制传染病；
- 含氟水供应；
- 减少烟草产品的使用；
- 产前保健。

公共卫生相关的法律、法规和准则

美国联邦、州和乡村各级均制定了相应的公共卫生法律、法规或准则。

参与公共卫生服务的人员包括医师、护士和救护员等医疗从业人员。地区医院、诊所、公共服务机构等政府和非政府机构也在社会公共卫生服务中发挥着重要作用。

第4节 EMS人员参与公共卫生和健康促进活动

根据2017年的统计数据，美国的EMS人员逾82.6万人[8]。正如《EMS未来议程》所言："EMS人员是社会的精英，立志为公共卫生贡献自己的力量。EMS人员的构成反映所服务人群的多样性。"[9]因此，EMS人员是公共卫生和健康促进的重要力量。

- EMS人员往往是农村地区受医学教育程度最高的人；
- EMS人员是备受关注的榜样；
- EMS人员是患者的支持者；
- EMS人员受到家家户户、学校等欢迎；
- EMS人员被视为伤害预防方面的权威；
- EMS人员往往是第一个注意到伤病风险的人（如不干净的条件和不安全的家庭环境）。

思考

您听过消防员或救护员讲授的课程吗？您对他感觉如何？

领导组织基层社区活动

为了使救护员和其他公共服务人员在公共卫生、健康促进和伤害预防计划中发挥积极作用，社区有责任在以下活动中协助和支持救护员：

- 确保EMS过程中EMS人员的安全；
- 帮助EMS人员与社区伤害预防教育联络人建立联系，以成功实施伤害和疾病预防计划；
- 支持和促进伤害和疾病相关数据的收集和使用；
- 给予用于伤害和疾病预防与管理活动的经费支持和资源；
- 授权救护员进行伤害和疾病预防与管理活动；

EMS人员扩展了实践范围，领导组织了一些预防伤害和健康方面的活动。

EMS人员的安全

伤害预防、健康促进的第一步是保护EMS人员的安全。应当制定政策，确保急救现场和转运过程中EMS人员的安全，如制定交通安全法规和举办安全教育活动，还可以借助执法部门、消防部门等公共服务机构的力量来加强对 EMS 人员的保护。

必须为所有 EMS 人员配备个人保护设备，以减少眼睛、背部和皮肤受伤的风险。其他安全措施包括佩戴安全帽以减少头部损伤的风险、穿反光安全服增加可见度、穿铁头鞋保护双脚。个人保护措施还包括减少传染病和危险化学品暴露。

社区联络

为了帮助实施特定的教育和培训，社区领导需要在 EMS 计划与公共和私人专业组织或团体之间建立联系，包括医院、公共卫生机构、安全委员机构、社会服务机构、宗教组织及高等院校。这些组织或团体之间的交流与合作可以帮助 EMS 机构确定社区中现有资源，并针对伤害预防活动制订改善社区健康促进活动计划。

数据收集与利用

数据收集和管理对跟踪了解社区内 EMS 计划实施情况非常重要。在救护员与社区建立联系并启动

你知道吗

数据收集登记表

疾病或伤害登记表旨在收集医疗和人口统计数据，以促进和协调康复及其他服务，获取伤害预防方面的数据和卫生保健规划所需的数据，以及评估为受伤人员提供的服务。

1969 年，美国伊利诺伊州芝加哥市库克县医院引进了第一个信息化伤害登记系统。1985 年，美国 CDC 开始推动州和联邦两级伤害监测系统的开发。从那时起，许多州都建立了注册中心，以追踪脑外伤、脊髓损伤和其他类别的外伤。美国联邦机构与医疗机构和其他团体合作，协调和推动伤害登记的标准化。EMS 人员和医疗保健专业人员在收集疾病和伤害数据中发挥着重要作用。数据收集有助于监测和评估卫生保健系统中伤害救护和特定疾病救护的质量。

资料来源：Pollock D. Trauma registries and public health surveillance of injuries. www.cdc.gov/nchs/data/ice/ice95v1/C11.pdf; Binder S, Corrigan JD, Langlois JA. The public health approach to traumatic brain injury: an overview of CDC's research and programs. J Head Trauma Rehabil. 2005;20(3):189–195; and Cardiac Arrest Registry to Enhance Survival website. https://mycares.net/sitepages/aboutcares.jsp.

计划之后，需要制定促进有效收集相关数据的政策。收集到的数据有助于公共卫生机构进行伤害监测，如当地医院的伤害登记表或美国阿尔茨海默病预防登记表等。

为初级伤害预防活动争取经费支持和资源

社区需要为伤害预防项目提供经费支持。购买设备、开展宣传活动、同其他伤害预防组织或团体合作开展活动都需要经费。社区领导需要为这些活动寻找经费。此外，社区需要举办或参加研讨会议（与会成员为当地参与伤害预防的组织或团体）。社区可以从联邦或州一级的社会团体争取经费，如美国 CDC 和儿童急救医疗服务局，还可以从私人、社区和机构获得经费支持。有时获取经费可能比较难。不论经费是如何获得的，EMS 人员碰到可预防事件时，均有责任开展预防教育。

EMS 人员参与伤害预防计划

社区除了在经济上支持伤害预防计划外，还必须提高 EMS 人员对伤害预防活动的兴趣和参与度。以下做法可提高他们的参与度：

- 为伤害预防计划提供轮换任务；
- 对工作之余参与伤害预防活动给予报酬；
- 对工作时间和工作之余参与伤害预防活动给予一定奖励。

救护员的重要活动

救护员必须采取以下措施，预防人身伤害：

- 个人保健（如锻炼和调节身体、消除疲劳）；
- 压力管理（不仅有工作压力，还有个人和家庭生活方面的压力）；
- 使用个人防护设备（如反光衣、头盔）；
- 利用升降技术和设备；
- 适当使用警告设备（如警灯和警报器）；
- 正确的驾驶技巧（如安全停车、驶离现场）；
- 救护员、患者和其他人员在救护车中使用安全带；
- 确保救护车医疗舱中设备的安全；
- 现场安全防范措施；
- 识别健康危害和犯罪率高的地区；
- 适当运用执法手段；
- 交通管制（针对车辆、旁观者等）。

救护员的另一项重要任务就是评估以下人群和

一些情况下常见的疾病和伤害：

- 婴儿期（如低出生体重、死亡率和发病率）；
- 童年时期发生的有意、无意的伤害事件；
- 童年时期自虐或对他人施暴；
- 成年人；
- 老年患者；
- 娱乐活动；
- 职业风险；
- 日托中心（有执照和无执照）；
- 提前出院；
- 从紧急救护机构或其他门诊机构出院；
- 情绪紧张可能提示存在其他健康问题；
- 不遵医嘱服药的危险；
- 药品存放；
- 自行用药、过量用药和多重用药。

证据显示

10 多年来，NHTSA 的特殊碰撞调查小组对严重的救护车碰撞事故进行了调查。调查结果表明，在发生严重事故时，救护车后面的 EMS 人员中有 4/5 没有系安全带。发生碰撞时，救护车舱中的 45 名 EMS 人员中，只有 7 名（16%）在发生碰撞时系了安全带。此外，救护车驾驶员中有 11 人（22%）没有系安全带。

资料来源：Smith N. A national perspective on ambulance crashes and safety. EMSWorld.com website. https://www.ems.gov/pdf/EMSWorldAmbulanceCrashArticlesSept2015.pdf. Accessed December 4, 2017.

实施预防措施

除了前面所述的人身伤害预防措施外，救护员还需要针对患者实际情况采取一些措施，并识别暴露风险及是否需要外部援助。EMS 人员还应将初级保健措施和伤害数据记录下来。最后，现场教育非常必要。

患者救护注意事项

救护员需要辨认疑似虐待的迹象和症状，并确认是否存在虐待情况。这样做有助于保护 EMS 人员和患者的安全（见第 49 章）。针对这些事件制订预案，寻找可能在伤害预防中发挥重要作用的外部资源。

识别危险情况

保护人身安全是救护员的首要任务。EMS 人员必须警惕危险情况，识别一般和特定的环境危害，

这有助于评估患者需求。危险情况包括：

- 家庭安全隐患；
- 居住条件差；
- 衣食没有保障；
- 缺少保护装置（如烟雾探测器）；
- 有害物质（如含铅油漆和危险化学品）；
- 传染病（和传播的可能性）；
- 遭受虐待或忽视的迹象；
- 麻醉药物过量后拒绝接受治疗。

识别对外部资源的需求

大多数社区可提供资源和服务，支持伤害预防。这些资源和服务可能是由市政府、社区和宗教组织提供的。框 3-2 列出了大多数社区中可用的外部资源和服务。

框 3-2　外部资源与服务

市政服务
　动物管理服务
　儿童保护服务
　消防人员
　执法人员
　社会服务

社区服务
　为受虐配偶、儿童和老年人设立的支持小组
　替代性医疗保健服务（如免费诊所）
　其他转运方式
　替代教育方式
　协助获得食物、住所和衣物
　日托服务
　灾难服务（如美国红十字会）
　免疫计划
　医疗管理组织
　心理健康资源和咨询
　强奸或危机干预
　康复计划
　为残障人士服务
　药物滥用防治
　勤工俭学计划

宗教服务
　家庭咨询
　悲伤支持
　牧师服务
　支持小组

救护记录

获取准确的现场救护和原发性损伤信息至关重要。救护记录提供了事件的情况，并可以指导其他医务人员对患者进行后续治疗（见第 4 章）。收集分析原发性损伤信息对制订伤害预防措施很有价值。例如，通过救护记录回顾研究伤者，发现他们骑摩托车时很少戴头盔。需要收集的信息包括：

- 现场环境；
- 伤害机制；
- 保护装置的使用是否正确；
- 有无保护装置；
- 现场风险因素；
- EMS 机构指出的其他因素。

思考

您认识在工作中受过伤的救护员吗？您知道有哪些措施可以避免救护员受伤吗？

现场教育

EMS 人员实施伤害救援时是一个最佳的教育时机。这个时候，患者和家属最愿意接受伤害预防的教育。救护员可借此机会评估环境中的危险，还可以在现场提供一对一的伤害预防教育。这种教育包括 3 个步骤[10]。

1. 观察现场：在现场寻找导致伤害的危险因素，如地毯不防滑或烟雾警报器故障。
2. 收集信息：从旁观者那里收集信息。他们看见了什么？他们认为发生伤害的原因是什么？这种伤害常常发生吗？患者、家属、旁观者或第一响应人可能对伤害发生的情况有着更多的了解。
3. 做出评估：根据收集的信息决定救护方案。第一步是判断病情或伤情是否危急。如果危急，那么重点就是患者救护；如果情况不紧急，则可利用这个时机进行一对一伤害预防指导和教育，预防伤害事件再度发生。第二步是通过观察和病史询问得来的信息判断是否存在高危人群、高危行为或高危环境，从而确定适当的救护方案。

救护现场常常见到讨论、演示和记录等场景。

讨论是指与患者交流应该怎么做。传达信息给患者时必须用客观的语调，不加评论，必须考虑患者的年龄、受教育程度和社会经济地位。虽然并不是每次讨论都起作用，救护员还是应该加以尝试。

演示正确的做法也是伤害预防教育的有效手段。例如，救护员可以给药瓶换上安全瓶盖，并加以解释；救护员可以给烟雾警报器装上新电池，或者将光滑地板上的小地毯移到更安全的地方。这些现场演示可以让患者注意到潜在的危险，有助于预防伤害。

救护员应当记录现场的所见、所闻和所做。书面记录有助于接诊人员的后续治疗。其他伤害预防组织或团体也可以利用这些书面记录收集数据，并有助于 EMS 机构评估和改进伤害预防。

注意

美国密苏里州圣查尔斯县的救护员正试图利用这一最佳的教育时机。如果阿片类药物过量患者复苏后意识清醒并有方向感，请他们同意进行随访。过量服药后的 24~48 小时，将通过移动综合医疗保健（MIH）救护员联系这些人，评估他们是否需要转诊，实施药物滥用防治计划。MIH 团队应当优先将这些患者（甚至没有保险的患者）送入防治中心。该计划自 2017 年启动以来，书面同意的人中有一半以上接受了治疗。

EMS 在其他伤害预防中的角色

EMS 人员除了制订创伤预防策略，还可以在改善公共卫生、提升公共安全方面发挥重要作用。EMS 人员可以通过参与初级伤害预防计划支持相关立法。框 3-3 列出其他伤害预防计划。

思考

在您拜访某位长辈或年长的朋友时，您能识别他家有潜在危险吗？

第 5 节　参与制订伤害预防计划

制订有效的预防计划始于社区健康评估。在进行干预之前，需要进行健康评估。在开始教育之前，也需要进行健康评估。

框 3-3　各种伤害预防计划

自行车安全
　　自行车头盔计划

脑损伤
　　脑损伤预防计划

烧伤
　　火灾预防计划、烟雾警报器计划

儿童
　　保姆培训计划、儿童虐待预防计划、儿童安全座椅计划、儿童安全计划、溺水预防计划、儿童 EMS 计划、育儿课程、运动场安全计划、校园安全计划、游泳课程

社区安全
　　安全社区计划

老年人
　　老年人跌倒预防计划

武器安全
　　枪支安全计划

住所安全
　　住所评估计划

法律/政治
　　作为专家或顾问参与下列法律的立法过程：
　　· 儿童与青少年安全法
　　· 酒驾法规
　　· 工程规范（产品安全）
　　· 枪支法律
　　· 头盔法规
　　网上有预防疾病的信息，可以将这些信息转给患者，也可以通过发放传单或公共宣传活动等非正式形式传递给患者。这些信息有：
　　· AIDS
　　· 癌症
　　· 心血管健康
　　· 儿童疾病
　　· 流感
　　· 健康的生活方式
　　· 发热
　　· 各种疾病（见美国 CDC 网站）
　　· 育儿
　　· 经前期综合征
　　· 老年人疾病
　　· 卒中
　　当地医师的办公室大多都有宣传单，EMS 人员可

以同当地医师合作分发宣传单。

神经创伤
　　头部创伤预防计划

营养
　　合理营养计划

职业安全
　　职业病和伤害预防计划

行人安全
　　行人安全计划

中毒
　　全美中毒预防周

创伤应激综合征
　　EMS 和其他公共安全人员计划

公共驾驶
　　酒驾预防计划
　　闯红灯预防计划
　　安全带使用推动计划

康复
　　康复支持团体

研究
　　美国大学针对许多伤病预防进行了研究，他们欢迎 EMS 人员的加入。EMS 人员可以帮助收集信息并与研究人员一起工作，撰写研究报告。EMS 人员应当寻求创伤预防中心、EMS 研究中心、当地大学的公共卫生学院的帮助和支持

吸烟
　　戒烟计划

物质滥用
　　戒断计划
　　物质滥用预防计划
　　青少年物质滥用预防计划

自杀
　　自杀预防计划

创伤
　　全美创伤认知周

暴力
　　暴力事件预防计划
　　暴力事件幸存者救护计划

注：表中列出的这些计划中有些是全美的，有些是地方性的。

社区健康评估

健康评估和伤害预防计划的系统方法包括以下步骤（图3-3）：

1. 收集信息以识别问题所在和相关人群；
2. 确定预防策略；
3. 选择最佳策略；
4. 制订计划；
5. 实施计划；
6. 根据需要评估和修订计划。

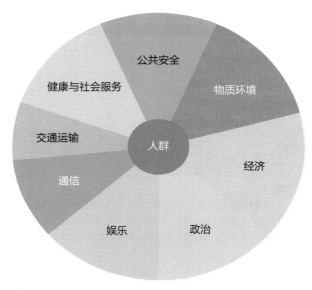

图3-4　社区健康评估

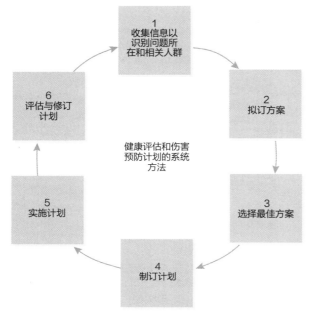

图3-3　健康评估和伤害预防计划的系统方法

救护员用于伤害预防和健康促进的时间和资源可能比较有限。为了最大限度地利用他们的时间和资源，救护员可以进行社区健康评估，以确定社区健康教育的目标（图3-4）。评估的任务非常艰巨，救护员可以与其他卫生机构合作，对以下项目进行更有效的评估：

- 人口统计；
- 发病率统计；
- 死亡率统计；
- 犯罪和火灾信息；
- 社区资源调配；
- 就医数据（如急诊室就诊情况和住院时间）；
- 老年人的需求；
- 教育标准；
- 娱乐设施；

- 环境条件；
- 其他因素。

注意

发病率是指某一人群或某一地理区域的发生疾病的频率。死亡率是指某一地区、某一年龄段或某一疾病人群中单位人口的死亡人数。死亡率通常表示为每1000人、10000人或100000人的死亡人数。

评估可以得到关于目标人群的有价值的数据，有时结果出人意料。评估还可以识别出健康风险或造成这种风险的因素。评估之后，救护员可以有针对性地进行干预。一般情况下，救护员应将评估得到的数据与人口统计学特征相似的另一人群（如规模相似的城市）的数据进行比较（框3-4）。

社区健康干预

确认健康风险后，救护员必须实施预防计划，减少疾病或伤害风险，从而改善社区卫生状况。三级预防机制是指初步预防、二级预防和三级预防。初步预防旨在防止问题和疾病的出现，如驾车时系好安全带、骑车时要戴头盔、疫苗接种。二级预防是指尽早找出问题，实施早期干预，防止并发症或疾病恶化。高血压筛查就是一种二级预防措施。三级预防是指阻止疾病的进一步恶化。三级预防常有重叠（框3-5）[11]。

框 3-4　社区健康信息来源

美国心脏协会
美国红十字会
出生和死亡（包括原因）
求助类型和响应时间
人口普查数据
美国 CDC
商会
高发疾病和伤害
通信
犯罪率
灾害预案
年龄、性别、种族和族群
捐赠款的使用
教育普及率
紧急情况协调委员会
EMS 系统
就业情况统计数据
环境危害（环境卫生、空气质量）
联邦紧急事务管理局
联邦政府
消防部门

火灾伤亡
政府治理方式
地理分布
各地卫生机构
卫生服务和学校午餐计划
医院
住房和税收信息
工业和经济数据
感染性疾病统计
执法机构
地方政府
发生火灾的地点和频率
美国国家安全委员会
报纸、广播和电视台
公园和休闲娱乐
人口统计
宗教组织
学校董事会
社会经济状况
美国伤害登记统计数据

框 3-5　三级预防机制

初级预防
　流感 / 肺炎球菌疫苗接种
　戒烟
　预防性牙科保健
　汽车座椅分配与安装

二级预防
　一般健康检查

结肠镜检查
乳腺 X 线摄影
血压筛查

三级预防
　心肌梗死后降低胆固醇水平
　卒中后治疗高血压
　检查糖尿病患者的眼和足有无问题

社区健康教育

　　伤害预防计划必须服务社区的所有人群。因此，救护员必须了解健康的社会决定因素，如年龄、文化、宗教信仰、社会地位和社会经济状况等，这是健康干预计划的基础[12]。

　　了解目标人群的特点，在实施伤害预防计划前对救护员进行有针对性的培训，以满足特殊人群的需要。例如，对救援人员进行培训，使他们可以与以下人群有效地沟通：

　　• 各民族、文化和宗教团体；

　　• 非英语人群；

　　• 存在学习障碍者；

　　• 身体残疾人士。

　　救护员必须考虑受众的阅读水平和年龄，准备适用的培训课件，使教学效果更加显著。在开展大规模教育计划前，救护员应当在选取一部分受众进行试验，评估课件能否为受众所接受，确保他们理解信息。EMS 人员可采用以下多种方式开展社区卫生教育，提高身心健康，改进伤害预防。

　　口头：

　　• 讲座；

- 非正式讨论；
- 向伤者、患者及家属 EMS 呼救的机会进行非正式教学；
- 播客；
- 广播。

文字 / 静态画面：

- 布告栏、展品；
- 传单、手册、海报；
- 模型；
- 幻灯片、图片。

动态画面：

- 视频；
- 电视；
- 网络资源（博客、网站）。

你知道吗

疫苗接种计划

救护员接受用药培训后，可以在社区疫苗接种计划中发挥重要作用。许多研究已经证实 EMS 机构开展疫苗接种的可能性。疫苗接种遵循美国 CDC 发布的指南的准则，接受严格的医疗监督。通过公共宣传，鼓励市民去 EMS 急救站、礼拜场所和零售网点等公共场所注射疫苗。救护员可以安全地提供疫苗接种服务，有时还可以接触到本来不会接种疫苗的人。

资料来源：Wiler JL, Pines, JM, Ward MJ, eds. *Value and Quality Innovations in Acute and Emergency Care*. Cambridge, UK: Cambridge University Press; 2017; Vaccine information statements (VISs). Centers for Disease Control and Prevention website. https://www.cdc.gov/vaccines/hcp/vis/index .html. Accessed December 4, 2017; Mosesso VN Jr, Packer CR, McMahon J, et al. Influenza immunizations provided by EMS agencies: the MEDICVAX project. Prehosp Emerg Care. 2003;7(1):74–78; Emergency dispensing site management. Massachusetts Department of Public Health website. http:// sites.bu.edu/masslocalinstitute/2014/11/06/emergency–dispensing– site-management/. Accessed December 4, 2017; and Preparing for pandemic influenza: recommendations for protocol development for 9-1-1 personnel and public safety answering points, May 2007. US Department of Transportation website. https://www.ems.gov/pdf/preparedness/Resources /Pandemic_Influenza_Recommendations_For_911_And_PSAPS. pdf. Published May 3, 2007. Accessed December 4, 2017.

思考

哪种健康教育方法最有可能改变您的个人健康行为？同样的方法对 5 岁或 70 岁的人是否都有效？

移动综合医疗保健和社区辅助医疗

移动综合医疗保健（MIH）在 EMS 中扮演了一个角色。MIH 提供者通常被称为社区医疗救护员（图 3-5）。

MIH 救护员的角色因社区和当地卫生系统的需求而异。同样，MIH 计划提供的服务根据社区需求和可利用的卫生资源而有很大差异（表 3-2）。美国紧急医疗技术人员协会（NAEMT）于 2014 年对 100 个实施 MIH 计划的机构进行了调查，发现每个社区基于社区内需求评估报告了不同的服务需求。在许多情况下，患者是从医院转过来的。出院后，MIH 团队可以迅速提供护理服务，填补出院后患者护理方面的空白。能为转诊患者提供护理服务的还有其他卫生保健提供者、EMS 人员、初级保健医师和公共卫生机构。

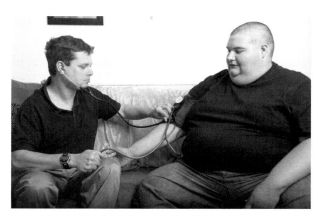

图 3-5　移动综合医疗保健人员在社区工作

MIH 计划成功的关键是必须找出社区医疗保健方面的不足或空白。尽管各州的医疗服务和资源存在差异，但大多数州公共卫生部门已确认县或市级卫生组织的需求[13]。制订 MIH 计划应咨询这些公共卫生组织、公共卫生服务提供者、医院工作人员、诊所、保健中心、家庭保健机构和其他从事社区服务的人。

MIH 计划还面临一些挑战，其中最主要的是经费支持的可持续性和监管壁垒。NAEMT 所调查的 MIH 服务计划中，只有 36% 获得了收益[14]。因此，还需要进行全面的数据收集和深入的研究，证明 MIH 计划的安全性，效率和有效性，以保证它们可持续发展。

表 3-2　移动综合医疗保健计划

任务分类	临床服务
避免再次入院	呼吸（血氧饱和度和二氧化碳水平、最大呼气流量检查、持续气道正压通气、用药依从性检查）
频繁使用 EMS 系统的用户管理	心血管（血压、十二导联心电图、静脉通路）
慢性病管理	评估（历史和身体状况、体重、损伤后评估、脑卒中后随访、耳朵检查）
评估和转介	实验室检查（即时血液检验、尿液和粪便收集、咽拭子检验）；转介物质滥用人员参加戒断计划
初级保健	提供简单医疗服务（监测、用药或输液）

注：计划中还包括其他服务，如出院随访和伤口护理、跌倒预防服务、社会服务、心理需要及患者教育或健康检查。

资料来源：Mobile integrated healthcare and community paramedicine (MIH-CP). National Association of Emergency Medical Technicians website. http://www.naemt.org/docs/default-source/community-paramedicine/naemt-mih-cp-report.pdf?sfvrsn=df32c792_4. Accessed January 29, 2018.

总结

- EMS 人员是社区医疗救护系统的一员，是伤害预防的重要力量。
- 意外伤害是第四大死亡因素，仅次于心脏病、癌症、慢性阻塞性肺疾病。
- 美国有逾 82.6 万名 EMS 人员，他们在公共卫生方面发挥着重要作用。
- 救护员在社区卫生工作中发挥着积极作用。因此，社区必须保护 EMS 人员免受伤害，为救护员开展伤害预防计划提供支持，为相关信息的收集和使用提供便利。除此之外，社区还应帮助救护员获得初级伤害预防的资源，使救护员能够实施初级伤害预防。
- 救护员应当对个人伤害预防有基本的认识，同时也应该了解慢性病管理的基本方法。
- 救护员需要观察有无虐待的迹象。此外，救护员应当留意环境是否存在危险。

- 救护员应当寻找和利用社区外部的资源。他们还应该记录伤害和疾病数据，建立数据库。
- 救护员应当将时间和资源最大化，因此救护员应当通过社区卫生评估来制定社区健康教育目标。
- 在制定社区健康教育目标时，救护员必须了解导致伤害或疾病的因素：① 暴露于病原体的程度；② 病原体的致病性；③ 个体的易感性；④ 所处的生物、社会和生理环境有关。
- 初级伤害预防包括预防伤病发生，二级和三级伤害预防则是预防已经发生的伤害进一步恶化。
- 良好的伤害预防计划必须为社区的全体受众服务，必须考虑受众的阅读水平和年龄。救护员应以多种方式提供社区健康教育，如口头宣讲，以及文字、图书材料和视频材料宣传。

参考文献

［1］National Vital Statistics System, National Center for Health Statistics. Ten leading causes of death by age group, United States—2015. Injury Center. Centers for Disease Control and Prevention website. https://www.cdc.gov/injury/wisqars/pdf/leading_causes_of_death_by_age_group_2015-a.pdf. Accessed December 4, 2017.

［2］National Vital Statistics System, National Center for Health Statistics. Number of deaths for leading causes of death. Centers for Disease Control and Prevention website. https://www.cdc.gov/nchs/fastats/leading-causes-of-death.htm. Accessed December 4, 2017.

［3］National Center for Health Statistics. All injuries. Centers for Disease Control and Prevention website. https://www.cdc.gov/nchs/fastats/injury.htm. Updated May 3, 2017. Accessed December 4, 2017.

［4］National Safety Council. *Injury Facts: 2017 Edition*. Itasca, NY: National Safety Council; 2017.

［5］National Center for Health Statistics. National Health Interview Survey. Centers for Disease Control and Prevention website. https://www.cdc.gov/nchs/nhis/. Updated November 16, 2017. Accessed December 4, 2017.

［6］The Healthcare Imperative: Lowering Costs and Improving Outcomes. Workshop Series Summary Institute of Medicine（US）

Roundtable on Evidence–Based Medicine. Yong PL, Saunders RS, Olsen LA, eds. Washington, DC: National Academies Press; 2010.

［7］Holder Y, Peden M, Krug E, Lund J, Gururaj G, Kobusingye O, eds. *Injury Surveillance Guidelines*. Geneva, Switzerland: World Health Organization; 2001.

［8］The National Institute for Occupational Safety and Health, Division of Safety and Health. Workplace safety and health topics: emergency medical services workers. Centers for Disease Control and Prevention website. https://www.cdc.gov/niosh/topics/ems/. Updated September 8, 2017. Accessed December 4, 2017.

［9］National Highway Traffic Safety Administration. *Emergency Medical Services: Agenda for the Future*. Washington, DC: National Highway Traffic Safety Administration; 1996.

［10］Yancey AH II, Martinez R, Kellermann AL. Injury prevention and emergency medical services: the *"Accidents Aren't" program*. *Prehosp Emerg Care*. 2002（Apr–Jun）; 6（2）: 204–209.

［11］Society, the individual and medicine: categories of prevention. University of Ottawa website. https://www.med.uottawa .ca/sim/

data/Prevention_e.htm. Updated January 25, 2016. Accessed December 4, 2017.

［12］Healthy people 2020: social determinants of health. Office of Disease Prevention and Health Promotion website. https://www.healthypeople.gov/2020/topics–objectives/topic/social–determinants–of–health. Accessed December 4, 2017.

［13］NASEMSO CP–MIH Committee. Community health needs assessment for community paramedicine and mobile integrated healthcare. National Association of State EMS Officials website. https://www.nasemso.org/Projects/MobileIntegratedHealth/documents/CHNAs–Resources–for–CP–MIH–08May2017.pdf. Published May 2017. Accessed December 4, 2017.

［14］Mobile integrated healthcare and community paramedicine（MIH–CP）. National Association of Emergency Medical Technicians website. https://www.naemt.org/docs/default–source/MIH–CP/naemt–mih–cp–report.pdf. Published 2014. Accessed December 4, 2017.

推荐书目

Brownson RC, Baker EA, Deshpande AD, Gillespie KN. *Evidence-Based Public Health*. 3rd ed. New York, NY: Oxford University Press; 2018.

Brydges M, Denton M, Agarwal G. The CHAP–EMS health promotion program: a qualitative study on participants' view of the role of paramedics. *BMC Health Serv Res*. 2016; 16: 435.

Benney A, Hjermstad K, Wilcox M, eds. *Community Health Paramedicine*. Burlington, MA: Jones & Bartlett Learning; 2018.

Centers for Disease Control and Prevention, National Center for Injury Prevention and Control. *National Action Plan for Child Injury Prevention*. Atlanta, GA: Centers for Disease Control and Prevention; 2012.

Community paramedicine: mobile integrated health documents and resources. National Association of EMS Officials website. https://

www.nasemso.org/Projects/MobileIntegratedHealth /Documents–Resources.asp. Accessed December 4, 2017.

Frieden TR. A framework for public health action: the health impact pyramid. *Am J Public Health*. 2010 April; 100（4）: 590–595.

Krug EG, Sharma GK, Lozano R. The global burden of injuries. *Am J Pub Health*. 2000; 90（4）: 523–526.

Schell SF, Luke DA, Schooley MW, et al. Public health program capacity for sustainability: a new framework. *Implementation Science*. February 2013; 8: 15.

Stanhope M, Lancaster J. *Public Health Nursing: Population-Centered Health Care in the Community*. 9th ed. Maryland Heights, MO: Elsevier; 2015.

（程亚荣，宋昕，安丽娜，焦艳波，译）

第 4 章

救护报告

美国 EMS 教育标准技能

预备知识

整合了 EMS、紧急救护员的安全 / 健康、医疗 / 法律和道德方面的知识，旨在改善 EMS 人员、患者和整个社会的健康状况。

救护报告

- 记录患者的症状和体征
- 撰写救护报告的要求、规范

学习目标

完成本章学习后，紧急救护员能够：

1. 了解患者救护报告的目的；
2. 描述患者救护报告的用途；
3. 概述患者救护报告的组成；
4. 描述规范的救护报告的要素；
5. 通过一套规范方法记录院前救护报告中的患者的病情陈述；
6. 确定救护报告与计费有关的项目；
7. 确定将特殊情况记录在救护报告中；
8. 描述修订或改正患者救护报告的正确方法；
9. 认识到救护报告或病历书写不规范可能导致的后果。

重点术语

电子救护报告：院前使用的电子报告程序，用于记录所有与紧急事件相关的患者救护活动和情况。

军用时间：军方使用的精准计时方法，采用 24 小时制表示。

病情陈述：患者救护报告的组成部分，描述应急响应期间的情况。

客观信息：观察得来的信息，如临床症状。

患者救护报告：院前救护时使用的文书，记录所有患者救护活动和周围的情况。

相关阴性发现：证实不需要医疗救护或干预，但需要对患者进行全面检查。

相关口头陈述：患者或旁观者的陈述。

相关阳性发现：有助于确认患者病情的症状或体征。

主观信息：患者或其他人的观点，或者患者主观感受得来的信息。

患者救护报告（PCR）记录了患者病情评估、救护和转运，是具有法律效力的文件。同提供良好的患者救护一样，它可保护救护员免于责任诉讼。

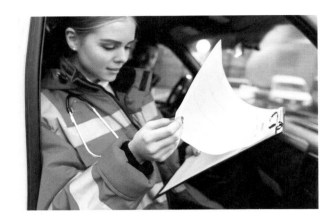

第 1 节　救护报告（PCR）书写的重要性

完整的救护报告十分重要（框 4-1）。它是事件的有形和合法记录，具备法律效力，通常供医师、护士和其他救护员使用。医师通过的救护报告（PCR），初步了解患者的病情和现场实施的救护。EMS 机构和医疗指导可以依据 PCR 收取费用，监控现场救护，评估救护员的表现，举办评审会议和教育论坛。归纳起来，记录患者救护情况主要有 4 个方面的原因[1]：

- 方便为患者提供连续的救护服务；
- 作为救护的法律依据；
- 为患者救护服务、设备使用、材料消耗申请补贴和报销提供凭据；
- 有助于开展质量改进和 EMS 研究。

PCR 也记录了救场影响患者救护的特殊情况，如交通堵塞导致响应时间过长，将受困的患者救出时需要很长时间。PCR 还可反映救护员的救护技能（如插管、心肺复苏和除颤），因为某些 EMS 机构可能要求记录这些操作技能。再次申请营业执照或资格认证时，某些州要求提供具有高级生命支持技术的资格证明。

第 2 节　总体要求

PCR 是具有法律效力的文件，是患者医疗记录的一部分，因此 PCR 不得使用俚语和一些不通用的首字母缩略词。EMS 中常用的首字母缩略词和符号详见第 9 章。

PCR 应当记录所有的响应日期和时间（用军用时间标注）。此外，PCR 应当记录前往现场的路上、实施救护、解救或转运时碰到的困难。如果必要，PCR 还应当包括对现场的观察、之前提供的医疗救护（及救护员名称）和患者解救时间（框 4-2）。事件发生的时间和采取的干预措施对接收患者的医师很有用，因此应当记录下来。更重要的是，PCR 准确地记录了以下环节的时间：

- 求救的时间；
- 调度的时间；
- 到达现场的时间；
- 陪伴患者的时间；
- 评估生命体征的时间；
- 当地规定的药物治疗和某些手术的时间；
- 离开现场时间；
- 到达医疗机构的时间。

框 4-1　PCR 的作用

- 事件的有形和合法记录
- 确保专业性
- 方便医疗审计
- 推动质量改进
- 收集账务信息、管理信息
- 方便收集数据、开展相关研究

收集、保存 PCR 对发现质量问题十分重要（见第 1 章）。通过 PCR 可以发现不少问题，从而改变政策，改善患者救护，例如：

- 缩短严重创伤患者现场救治的时间；
- 增加新的药物，以更好地处置某些紧急情况；
- 紧急事件高发时调整救护车位置。

<table>
<tr><td colspan="2">

框 4-2　PCR 包含的信息

</td></tr>
</table>

- 日期
- 响应时间
- 路上遇到的困难
- 沟通中遇到的困难
- 现场观察
- 现场救护时间延长的原因
- 之前采取的救护措施
- 解救时间
- 患者转运时间
- 选择医院的原因

注意

大多数 EMS 机构和医疗机构都使用军用时间来记录患者救护活动，军用时间采用 24 小时制以精准表示时间。

证据显示

大量研究表明，用于记录 EMS 响应时间的设备存在精度方面的差异。来自美国宾夕法尼亚州和纽约市的研究人员将 EMS 电话中使用的计时装置的准确度与国际标准计时法进行了比较，他们发现这些计时装置的准确度平均只有 36.9%。虽然手表常用来记录 EMS 通话时间，但精度最高的为手机，准确度为 61.5%。其次才是手表，准确度为 28.4%。最不准的为救护车上的钟表，没有一个救护车误差在 1 分钟之内。

资料来源：Frisch AN, Dailey MW, Heeren D, Stern M. Precision of time devices used by prehospital providers. *Prehosp Emerg Care*. 2009;13（2）:247–250.

注意

美国紧急医疗服务信息系统（NEMSIS）发布 EMS 数据集架构，列出所有和急救事件相关的潜在信息元素，包括 EMS 系统、EMS 人员和所服务患者认为重要的信息。EMS 数据集架构旨在创建一个包含从乡村至各州 EMS 机构的信息的国家级别的 EMS 数据库。截至统计时，除 3 个州未提交数据，美国其他州均支持这一行动。

资料来源：National Highway Traffic Safety Administration, Office of EMS. NEMSIS: V3 national requisite elements. https://nemsis. org/technical–resources/version–3/version–3–national–requisite–elements/. Accessed February 5, 2018.

紧急事件发生多年后需要证据时，PCR 也许是救护员准确回忆救护过程的唯一方法。救护员必须在 PCR 中尽量多记录细节，以便未来调阅使用（见第 6 章）。

思考

在 PCR 中记录具体的时间非常重要。这些信息有什么作用呢？

第 3 节　病情陈述

救护员应使用简明的文字记录病情陈述，不应使用不常见的首字母缩略词或不必要的术语，也不应包含重复的信息。救护员应使用由 EMS 系统医疗主管制定的标准报告格式。遵守标准化格式有助于质量改进工作。

PCR 的病情陈述部分包括以下内容：

- 患者自述病情和其他相关信息；
- 初次接触的印象；
- 所有患者救护活动（包括用药和治疗，以及 EMS 到达之前由现场其他人员采取的救护措施）；
- 相关的口头陈述；
- 初步评估和患者生命体征；
- 患者主诉；
- 相关重要病史；
- 与医院联系的时间；
- 医师医嘱和建议的时间（医师姓名）；
- 与体检结果相关的详细信息；
- 相关的阳性和阴性检查结果；
- 治疗方案及原因；
- 患者对治疗的反应；
- 患者状态的变化；
- 再次评估患者生命体征；
- 心电图解读；
- 诊断数据（如二氧化碳水平、脉搏血氧饱和度、血糖）；
- 对相关支持服务的利用；
- 移动患者的措施；
- 目的地和选择目的地的原因；

- 分娩时间和患者到达医疗机构时的状况；
- 负责接收患者的医护人员的姓名；
- 医护人员签名。

相关检查结果可分为阳性或阴性。这两种结果都应记录在 PCR 中。阳性结果是有助于证实患者病情的体征或症状，如呼吸困难、身体麻木或精神状态改变。阴性结果是指无须干预，并有助于排除某些疾病的临床症状，如呼吸音正常、无皮疹、无腹部压痛。框 4-3 描述了用药后相关阴性结果的记录。

框 4-3　给药：用相关的阴性体征说明药物已发挥作用

某一种药物按医学指南要求原本是应该给患者服用的，但实际上并没有给予这种药物，此时就要求记录相关的阴性体征，以解释为什么没按指南给药。例如，当一名胸痛患者在救护员来到之前，已经在电话里按照调度员的指示，服用了适当剂量的阿司匹林，救护员到时，胸痛可能因为预先服用的阿司匹林已经消除了。救护员应做好记录，如"在到达前已给予药物，药物仍处于有效作用时间"，即阴性体征说明药物已发挥作用。

证据显示

研究人员回顾了美国华盛顿州金县 4744 名创伤患者的记录，并研究了基础生命支持（BLS）请求高级生命支持（ALS）的响应或现场伤者或患者的生理指标是否与住院死亡率相关。通过多变量分析，他们发现记录中缺少一项或多项患者生理指标（即收缩压、脉搏、呼吸频率或格拉斯哥昏迷量表）的患者，其死亡风险增加了 1 倍。在请求高级生命支持的情况下，死亡风险没有明显差异。

尽管研究人员最初怀疑这种相关关系可以解释为这组患者的创伤更严重，但即使他们调整了损伤严重程度的数据，结论也是一样的。研究人员还考虑了 EMS 培训、熟练程度、现场领导、人员配备和资源等因素。虽然造成死亡率差异的原因尚未确定，但研究人员认为 PCR 数据的存在与否可以作为一项质量指标，以推动伤害预防系统分析问题和进一步改进。

资料来源：Laudermilch DJ, Schiff MA, Nathens AB, Rosengart MR. Lack of emergency medical services documentation is associated with poor patient outcomes: a validation of audit filters for prehospital trauma care. *J Am Coll Surg*. 2010; 2: 220–227.

相关的口头陈述是指患者和其他人在现场所做的陈述，应记录在案。可能对患者护理或问题解决产生影响的陈述可能与以下内容有关：

- 损伤机制；
- 患者的行为；
- EMS 到达前提供的援助；
- 安全相关信息（包括武器处置）；
- 犯罪现场调查员感兴趣的情况；
- 个人贵重物品（如珠宝和钱包）的处置。

救护员可以用引号来表示患者或其他人所陈述的任何自杀意图或可能的犯罪活动。

此外，救护员需要在 PCR 的病情陈述部分记录细节，如气管插管失败或患者对治疗的反应，以及使用支持服务（如直升机、验尸官或救援队）。

纸质 PCR 报告需要救护员的签字。对于大多数电子 PCR，提交用于登录的密码即构成电子签名。

注意

PCR 中不可编造没有实施的救护。如果救护员没有记录救护，那么可以合理地假设没有进行救护。而且如果没有进行救护，护理人员也不应编造记录。根据相关法律，伪造医疗记录不仅不符合道德要求，还可能构成医疗保险欺诈行为。

思考

你为什么要在 PCR 提及旁观者给予的干预？

PCR 应记录在患者送至急诊科之前所有参与患者救护的人。因为 PCR 副本要放在患者的医院病历中，救护员应在接收医院留下一份完整的副本。这意味着必须及时完成 PCR，以便提交给接收医院。

如有可能，PCR 应随患者留在医院或立即传送给该医疗机构。

第 4 节　规范的 PCR 所具备的要素

规范的 PCR 必须准确、完备、清晰、无涂改、无非专业信息、无不相关信息。

- 准确完备。陈述报告和勾选框必须包含所有信息，以确保准确。将陈述报告模板所有的地方填满是 PCR 准确与完备的标志。救护员应当确保医疗术语、缩写词和缩略语正确，拼写无误。

- 清晰明了。所有的字迹（尤其是病情陈述部分）必须清晰明了，容易辨认。勾选框的标记符号必须清晰易认，从报告首页至尾页保持一致。
- 快速及时。最理想的情况是，救护员在完成救护后，应当立即完成 PCR。否则容易遗漏信息。
- 无涂改。PCR 中如若发现错误，救护员应当在错误的地方中间画一条横线，注明日期和签上姓名首字母（**图 4-1**）。对 PCR 进行修改时，应当标明修改的日期和时间。
- 无非专业信息、无非相关信息。PCR 不得含有行业术语、俚语、个人偏见、诽谤和无关信息。

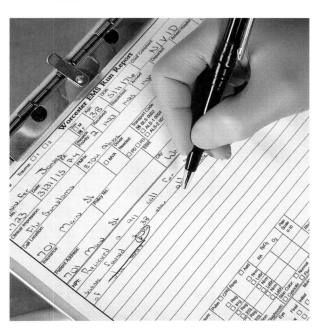

图 4-1 患者 PCR 的更正

对 PCR 的 5 条要求同样适用于电子 PCR（**图 4-2**）和其他电子表格。其他相关资料（如心电图、二氧化碳图、X 线片和保险信息）应当妥善地附在 PCR 后，扫描存档或同 PCR 一起上交。

注意

PCR 是保密的，救护员必须遵守所在机构制定的条例和《健康保险携带和责任法案》（见第 6 章）。

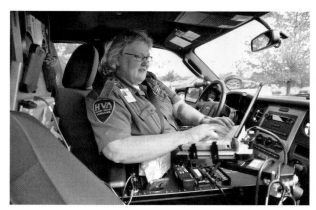

图 4-2 救护员书写电子 PCR

第 5 节 陈述报告的规范

与紧急救护的所有其他方面一样，救护员应有一套方法书写 PCR。采用统一、规范的书写方法，可有效避免在书写 PCR 时遗漏重要信息。此外，保持格式的一致性可方便其他人员（如医院医师、质量管理人员和财务人员）快速地找到信息。

无论采用哪种规范，救护员都必须知道客观的信息（事实）而不是主观的信息（观点）是 PCR 报告的重点。

注意

客观信息有事实和直接观察结果（如明显的骨折），主观信息不以事实为依据（如患者看上去情绪不高）。在陈述报告中表达主观信息时，救护员应当直接引用患者的话。带有主观性的观察结果应当详细地记录下来，报告给医疗主管（如儿童的某些举止暗示其可能遭受身体虐待或性虐待）。

陈述报告的规范

用来组织的陈述报告的规范包括 SAMPLE 病史记录（见第 17 章）、SOAP 格式，CHART 格式和 CHEATED 图表法。还可以使用其他方法来书写陈述报告，包括从头到脚的体格检查法、人体系统评估法。

SAMPLE 病史记录

SAMPLE 病史记录包括以下内容：

- 体征和症状；
- 过敏史；

- 用药情况；
- 既往病史；
- 上一餐或口服药物；
- 紧急事件之前发生的事件。

SOAP 格式

适用于大多数患者救护报告，包括以下内容：

- **主观数据**。患者症状，如患者主诉、相关症状、病史、当前用药、过敏及患者和家属提供的信息。
- **客观数据**。相关的体检信息，如生命体征、意识、体检结果、心电图数据、脉搏血氧饱和度和血糖水平。
- **评估数据**。根据主观信息和客观信息，救护员对患者情况做出的判断。
- **患者治疗计划**。已给予的或即将给予的治疗。

CHART 格式

CHART 格式是 SAMPLE 病史记录与和 SOAP 格式的替代格式，包括以下要素：

- **主诉**。患者对自己症状或体征（如胸痛）的描述。
- **病史**。当前疾病或受伤的历史记录，包括在何处及如何发现患者、重要的病史、患者当前的健康状况，以及对全身的系统检查。
- **评估**。救护员对患者的检查评估，包括生命体征、体格检查结果，实验室检查和现场诊断。
- **治疗**。根据指南或在线医疗指导的指令及患者对该治疗的反应进行治疗。
- **转运**。患者转运方式、转送目的地及选择该地的理由，患者转送途中的病情变化，患者被送往何处及移交给谁等情况。

从头到脚的体格检查法

救护员通常在对患者或伤者进行从头到脚的全面体格检查后，从头到脚依次记录他们的检查发现。例如，首先要记录患者头部的检查结果（如瞳孔反应），最后记录检查患者四肢血液循环系统的发现（如毛细血管充盈）。

当使用此方法记录发现结果时，一定要明确重要的创伤及位置，不能写"在右上胸部发现的伤口"；相反，应写成"2.5 cm 线性伤口，未见皮下脂肪，右锁骨下锁骨下线约 5 cm 处右侧前胸有少量出血"。

人体系统评估法

主要针对主诉对人体系统进行检查。例如，对于报告有胸痛且怀疑患有心肌梗死的患者，医师会将评估重点放在心肺系统中。报告中可能记录患者的疼痛、生命体征、心电图发现、呼吸困难，以及重要的病史、过敏史和药物使用情况。

第 6 节　费用报销的注意事项

报销服务费用对大多数 EMS 系统维持正常运行至关重要。救护员需要确保他们的患者救护报告符合要求。没有证明文件，就无法报销费用或获得经费，无法支付工资、用品购买和设备维护费用。

救护员需要额外花费几分钟的时间来获取支持文件。在几乎所有的情况下，都应由患者或监护人的签名同意提交信息和账单。

对于大多数非紧急的定期转运，要考虑以下要素，以确保非紧急情况下转运的账单符合报销要求：

- 需要救护车转运的医师声明。此声明不保证能够报销相关费用，但它是重要证明文件。
- 患者为什么需要救护车而不是其他方式进行运送的证明文件（如有）。例如，仅仅记录需要氧气是不够的，因为许多患者家里有氧气供应。此时，应记录患者需要氧气，而家庭供氧系统不能充分维持正常的血氧饱和度。如果患者被约束在床上，记录约束原因，然后记录患者是如何被转移到担架上的，以更充分地证明需要救护车转运。

第 7 节　PCR 中记录的特殊情况

PCR 中需要特别记录的情况，如患者拒绝救护或转运、患者无须转运、救护机构间或医院间转运、大规模伤亡事件、暴露或创伤报告。其他的特殊情况还有救护醉酒患者、遭受虐待与忽视的案例等（见第 6 章和表 4-1）。

患者拒绝救护或转运

对于救护员和 EMS 机构来说，患者拒绝救护或转运会带来责任风险（见第 6 章）。完整记录以下这些情况至关重要：

- 表明患者具有决策能力的证据；
- 患者体格检查评估结果；
- 救护员对患者的建议，包括治疗的好处及拒绝救护的风险；
- 在线医疗指导提供的建议；
- 事件见证人的签名；
- 已采取的干预措施；
- 告知患者或其他人后期干预方法；
- 告知患者如果改变主意或病情恶化，可以再次来电；
- 完整的病情陈述，包括引用其他人的陈述。

如果患者拒绝救护或转运，救护员应详细记录该事件（表 4-1）。如果可能，应鼓励朋友或家人与患者同住。

表 4-1 记录患者拒绝救护的情况	
要 素	**详 细 信 息**
患者意识水平和方向感	· 对人、地点、时间和地点保持警觉，能判断方位
患者有决策能力的证据	· 患者可以复述最近发生的事件，遵循指令，理解指令
身体评估	· 列出相关的阳性和阴性体检结果和病史 · 记录与主诉相关的生命体征 · 患者没有服用药物或饮酒的书面证明（如果相关）
拒绝风险	· 解释治疗可能带来的好处及拒绝救护的风险 · 记录向患者提供的异常发现，以及引起关注的原因
医学指导	· 记录是否联系了医疗主管，联系了谁，提供了什么建议
干预措施	· 详述所采取的干预措施
后期护理指导	· 指导患者护理伤病（口头的或书面的） · 告诉患者病情恶化的症状或体征 · 告知患者如果病情恶化或患者改变主意，可再次来电
陈述	· 详述事件发生顺序，包括引用他人的陈述 · 记录现场鼓励患者接受救护的其他人的姓名和关系
签名	· 患者签署一份声明，表明他们拒绝救护和 / 或转运 · 如果可能的话，应由配偶之外的证人（最好是公证人员）证明患者拒绝救护

不需要救护或转运的情况

在某些情况下，如果患者的病情较轻或要求取消 EMS，患者不需要救护或转运。在对患者或现场进行评估后，救护员也许发现患者不需要转运（如未造成创伤的车祸或患者已离开现场）。在这个时候，救护员应当建议建议调度中心取消救护车调度，并记录这些情况。如果 EMS 在救护车前往现场的路上取消了，救护员应当记录取消人和取消的时间。取消人可以是调度中心或 EMS 负责人。完整记录这些情况可以保护救护员免于承担不必要的责任（见第 6 章）。

救护机构间或医院间转送

机构间转送指将救护责任从一家 EMS 机构转至另一家 EMS 机构。例如，高级生命支持机构在实施了高级救护后将患者转至基础生命支持机构；消防队在实施了初级救护后，将重症患者移交给救护员，以便快速送至医院。PCR 应记录这些状况，并进行追踪。

医院间转送由医疗指导批准，发生在重症医院和其他医院之间。由转出医院负责安排，以保证患者安全，改善患者救护。某些医院间转送适用于重症患者，如儿童创伤患者、烧伤重症患者、移植供体、心脏病患者、内置生命支持设备的患者（见附录）。在某些情况下，转出医院的医疗人员（如急诊医师、重症护士、呼吸理疗师或其他专业的医护人员）应在转送期间陪伴患者。大多数转出医院都有专用的转送表格，以便记录转送途中的救护措施、医嘱执行情况，记录在目的地医院的情况。

有些患者是由于保险的要求需要转送，有些则是由于转出医院无法提供某些救护措施。

大规模伤亡事件

重大事件发生时可能会导致许多人员受伤，因此在患者分诊和转运至救护机构前，可能没有充足的时间书写完备的 PCR（见第 53 章）。面对这种不太常见的情况时，救护员应当遵循当地的 PCR 书写规定。

暴露或创伤报告

救护员暴露于传染病病原体、危险化学品或出现工伤时，应当填表上报。这些报告必须遵循各州和联邦法则，遵守 OSHA 和美国 CDC 制定的规则（见第 27、56 章）。

工作中受伤的救护员或疑似暴露于传染病病原体的救护员应当按照要求，做到以下几点：

1. 迅速联系 EMS 主管或指定的人员；
2. 寻求医疗救护；
3. 完整记录事件过程。

第 8 节　PCR 修改和订正

如前所述，PCR 有时必须修改或订正，大多数 EMS 机构为此提供了单独的报告表格。在修改 PCR 时，救护员应当做到以下几点：

- 意识到需要修改或订正时，应立即做出修改或订正；
- 注明修改或订正的目的，以及该信息没有出现在原始文件上的原因；
- 注明修改或订正的日期和时间；
- 确保由原 PCR 书写者进行修改或订正。

各个 EMS 机构修订或增补信息的方法和要求各有不同，有些可以在原 PCR 上修改，有些则必须在新 PCR 上重新书写，同时需注明日期和时间（这种方法一般不适用电子 PCR）。所有改动必须准确反映事实。

思考

如果有人要求您修改 PCR，这样保险公司就会支付转运费。这时您该怎么做？

第 9 节　PCR 书写不当导致的后果

PCR 书写不正确或不完备会导致严重的后果，带来医疗或法律纠纷。如果 PCR 书写不准确、不完整或不清晰，那么救护员可能对患者实施错误的救护。例如，救护员在 PCR 中未提及某一疑似心肌梗死患者对胺碘酮过敏，后来该患者在急诊科因室性节律失常昏迷。胺碘酮是一种治疗节律不齐的药物，但在此案例中，却对患者造成了致命的后果。专业的、完备的 PCR 会使检察官在诉讼中做出利于救护员的判断。

PCR 书写不应变成例行公事或流于形式（框 4-4）。应当及时完成 PCR，不遗漏重要细节，从而保证 PCR 符合医疗规范，具有法律效力。

框 4-4　救护员对 PCR 的责任

包括：
- 将 PCR 书写视为最重要的任务之一
- 自我评估 PCR 书写质量
- 充分认识 PCR 书写对所有卫生保健人员的重要性
- 遵守保密要求

注意

最近出现了一种分享患者病情信息的倾向，共享患者信息旨在提高患者救护质量、救护效率和救护的及时性。健康信息交换（HIE）系统是安全的，允许在 EMS 机构、医院和患者共享病情信息。访问 HIE 系统的救护员可以利用此信息系统执行以下任务：

- 在现场搜索患者病历，确定病史、过敏史，不用等待医嘱就可进行复苏；
- 提前告知医院即将抵达的患者的状况；
- 直接将患者 PCR 归档到卫生机构的电子健康记录（EHR）系统中；
- 查找 EHR 信息以找到患者的治疗结果；
- 确保账单信息安全；
- 进行质量改进。

资料来源：Office of the Coordinator for Health Information Technology. Health information exchange and emergency medical services. 2016. https://www.healthit.gov/sites/default/files/HIE_Value_Prop_EMS_Memo_6_21_16_FINAL_generic.pdf. Accessed February 5, 2018.

总结

- 救护报告用于记录患者病情评估、救护和转运的情况。
- 记录患者救护情况的4个重要原因：供参与患者救护的人员共享信息，提供法律依据，提供报销凭据，方便收集数据和开展相关研究。
- PCR应当包括日期和时间、碰到的困难、现场观察、之前的医疗救护措施，按时间顺序记录救护活动和重要的时间点。
- PCR应当是完整、清晰的，无涂改、无非专业信息、无非相关信息。
- 书写陈述报告有许多方法，但救护员在书写某一陈述报告时，应该自始至终只遵循一种规范，避免遗漏。
- 当患者拒绝救护或转运时、不需要救护或转运时，或者出现大规模伤亡事件时，PCR应当将这些特殊情况记录下来。
- 大多数EMS机构有单独的修改或订正PCR的表格。
- PCR书写不正确或不完整会带来医疗或法律纠纷。

参考文献

［1］National Association of State EMS Officials. *National Model EMS Clinical Guidelines*. V.11-14. NASEMSO website.

推荐书目

Helferich G. The dos and don'ts of documentation. JEMS/EMS Insider website. http://www.jems.com/ems-insider/articles/2016/06/the-dos-don-ts-of-documentation.html. Published June 3, 2016. Accessed November 30, 2017.

Helferich G. How to write good patient care reports, part 1: collecting patient information. *JEMS* website. http://www.jems.com/ems-insider/articles/2016/09/how-to-write-good-patient-care-reports-part-1-collecting-patient-information.html. Published September 14, 2016. Accessed November 30, 2017.

Lippincott Williams & Wilkins. *Chart Smart: The A-to-Z Guide to Better Nursing Documentation*. 3rd ed. Philadelphia, PA: Lippincott Williams & Wilkins; 2009.

McWay D. *Legal Aspects of Health Information Management*. 4th ed. Clifton Park, NY: Cengage Learning; 2016.

Milewski R, Lang R. *EMS Documentation: Field Guide*. 3rd ed. Burlington, MA: Jones & Bartlett Learning; 2013.

National Association of State EMS Officials. *National Model EMS Clinical Guidelines*, Version 2.0. NASEMSO website. https://www.nasemso.org/documents/National-Model-EMS-Clinical-Guidelines-Version2-Sept2017.pdf. Published September 2017. Accessed November 30, 2017.

National Highway Traffic Safety Administration. *The National EMS Education Standards*. Washington, DC: US Department of Transportation/National Highway Traffic Safety Administration; 2009.

Page WW. Why documentation is part of good patient care. EMS1 website. https://www.ems1.com/ems-products/ePCR-Electronic-Patient-Care-Reporting/articles/2124085-Why-documentation-is-part-of-good-patient-care/. Published March 10, 2015. Accessed November 30, 2017.

Regulations (standards—29 CFR). Table of contents: bloodborne pathogens, 29 CFR 1910.1030. US Department of Labor, Occupational Safety and Health Administration website. https://www.osha.gov/pls/oshaweb/owadisp.show_document?p_id=10051&p_table=STANDARDS. Accessed November 30, 2017. https://nasemso.org/Projects/ModelEMSClinicalGuidelines/documents/National-Model-EMS-Clinical-Guidelines-23Oct2014.pdf. Accessed November 30, 2017.

（程亚荣，宋昕，安丽娜，郭静，译）

第 5 章

EMS 系统通信

美国 EMS 教育标准技能

预备知识

整合了 EMS 系统、紧急救护员的安全 / 健康、医疗 / 法律和道德问题，旨在改善 EMS 人员、患者和整个社会的健康状况。

EMS 系统的通信

沟通需要

- 征集资源
- 移交患者
- EMS 团队内部沟通（见第 20 章）
- EMS 通信系统
- 与其他卫生保健专业人员的沟通
- EMS 团队沟通和协作（见第 20 章）

重点术语

通信：个人或团队传递信息给他人的过程。

解码：将接收到符号或代码还原成信息的过程。

半双工模式：信息发送和接收采用两个不同的频率，但不能同时进行。

EMS 通信：将患者或现场信息传递（口头、书面或借助通信技术）给救护队其他成员的过程。

编码：通过符号或代码组织信息的过程。

美国联邦通信委员会：管理各州、哥伦比亚特区等通过广播电视、有线网络、卫星和电缆进行州际、

学习目标

完成本章学习后，紧急救护员应能够：

1. 描述通信在 EMS 中作用；
2. 掌握常见的通信术语；
3. 描述 EMS 通信的基本规则；
4. 区分 EMS 通信的频率；
5. 列举 EMS 通信系统的组成元素；
6. 描述 EMS 通信行动模式的特点；
7. 描述一般 EMS 事件各个阶段的通信；
8. 列举通信的基本模型；
9. 概述能够清晰、有效地实现 EMS 通信的技术；
10. 描述使用 EMS 通信的基本模式进行有效沟通的方法；
11. 描述院前紧急救护服务中调度的作用；
12. 列举 EMS 通信的规程。

国际通信的机构。

多路复用模式：多种信息同时传播的通信模式，可通过同一频率发送或接收信息。

单工模式：一次只能发送或接收信息的通信模式。

中继器：一种通过重新发送接收到的无线电信号来增加有效通信范围的设备。

远程医疗：将现场图片、视频等信息直接传送至医院，供医师会诊的远程通信技术。

集群无线电系统：一种复杂的由计算机控制的无线电系统，使用多个频率和中继器。

---

*EMS 通信*是指将患者或现场信息传递（口头、书面或借助通信技术）给 EMS 团队其他成员的过程，这些成员包括远程通信员、EMS 人员、急救响应员、EMS 系统管理员和医疗指导。

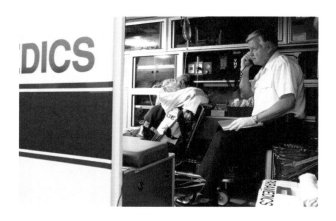

第 1 节　通信系统

通信系统允许公共服务机构交换信息。这些系统在紧急事件中发挥着重要作用，可确保现场安全并与其他应急救援人员进行通信。通信系统还可以将患者信息传送给医疗指导及参与患者救护的人员。通信系统由各种技术组成，包括无线电频率和专用设备。

美国的无线电通信受美国联邦通信委员会（FCC）监管。FCC 制定了所有无线电设备和频率的使用规则和规定。除 FCC 外，各州和地方政府也制定了有关无线电操作的规定。FCC 的主要职能包括：

- 发放频率牌照和分配广播频率；
- 制定无线电设备的技术标准；
- 制定和执行设备操作的规则和规定，包括监管频率使用和抽查频率牌照、使用记录。

思考

EMS 通信为什么需要遵守这些规则和规定？

公共服务无线电频率

陆地移动无线电系统包括公共服务机构当前使用的大多数无线电传输技术。美国无线电频率由 FCC 分配使用[1]。根据 FCC 规则，允许 LMR 系统使用的无线电频谱称为频段，包括高频（VHF）、

特高频（UHF）、700 MHz 和 800 MHz（框 5-1）。许多 EMS 机构使用加密的频率来保护医疗通信的安全。

框 5-1　陆地移动无线电系统的无线电频段

- 高频（VHF）
   低频段（通常用于远程通信或大范围覆盖）
   高频段（通常用于中等短距或中等区域覆盖）
- 特高频（UHF）（通常用于短距离或较小区域的覆盖）
- 700 MHz
- 800 MHz

对于公共安全无线电，VHF 可以分为低频段和高频段。多个 VHF 低频段和 VHF 高频段被严格分配给双向使用或单向寻呼。VHF 低频段信号（图 5-1）通常传播距离更远，并且覆盖范围比 VHF 高频段或 UHF 频段大。但是，这些低频带信号跟随地球表面的曲率传播，因此它们会受到噪声干扰及物理干扰，可能无法达到最大覆盖范围。

VHF 高频段信号（图 5-2）通常用于中等传播距离。它们沿直线传播而不是随地球表面的曲率。这意味着高频段信号更容易在建筑物和其他结构周围形成反射。尽管这些频段现在主要用于农村地区，但在某些地区可能会提供更好的无线电覆盖范围。

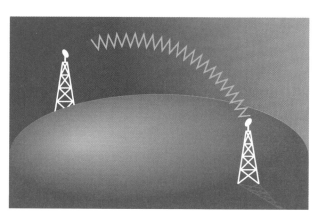

图 5-1　VHF 低频段

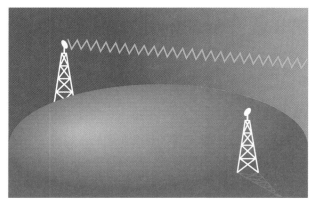

A

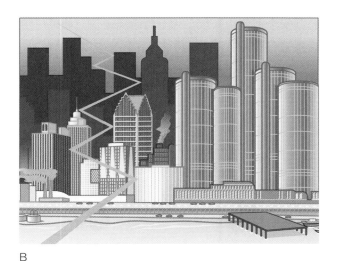

B

图 5-2 VHF 高频段。A. VHF 高频段沿直线传播；B. 直线行进使高频带信号更容易在建筑物和其他结构周围反射形成

UHF 波段信号（图 5-3）通常传播距离有限，也是沿直线传播。但是，UHF 波段在建筑物周围形成反射的能力超过了 VHF 高频段。在大都市，UHF 波段可能是最有效的频率。在上述 3 个波段中，UHF 受噪声干扰的影响最小，可以更轻松地进入和离开建筑物。

700 MHz 和 800 MHz 信号的传播距离更有限，因此，700 MHz 和 800 MHz 频段最适合在城市地区使用。移动通信公司也使用 800 MHz 频段。这会导致拥堵，并可能干扰公共服务的通信，尤其是在发生大规模伤亡事件或重大灾难时。在 2001 年 9 月 11 日美国纽约市世界贸易中心遇袭事件中出现过这种情况。因此，要重新规划 800 MHz 频段的使用，增加频率空间，以满足商业运营商和公共服务机构的通信需求[2]。

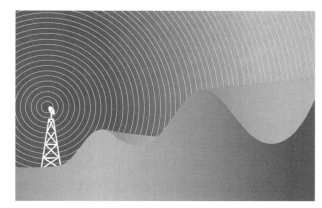

图 5-3 UHF

窄带技术

原来的频率间隔为 25 kHz。随着公共服务的发展，150～174 MHz 和 421～512 MHz 频段变得拥挤，有限的频率已无法满足新系统或现有系统的应用需求。自 2013 年 1 月 1 日起，150～174 MHz 和 421～470 MHz 频段内运行的所有公共安全 LMR 系统开始使用频率间隔至少为 12.5 kHz 的技术（通常称为窄带）。这项新技术可以在更窄的信道带宽、更多的接入数量或更高的信道数据传输速率的条件下实现更有效地通信[3]。

SAFECOM 计划

SAFECOM 是由美国 DHS 管理的紧急通信计划。SAFECOM 向美国各州、地方和联邦应急响应机构提供可互操作通信相关问题的研发、测试、评估和指南、工具和模板[4]。SAFECOM 通过与各级政府的应急响应者和决策者的合作，实现不同辖区或政府机构间沟通[5]。

第 2 节 陆地移动无线电系统技术

公共服务机构使用的无线电系统是无线的，通常由基站、移动或便携式收发器及中继器组成。

基站无线电

基站无线电位于固定位置，如公共安全响应点、调度中心和医院。他们往往拥有最强大的发射器，输出功率高达 275W。基站无线电通常使用位于高处的天线，如山顶或楼顶，以确保传输和接收效果。基站无线电通常有多个信道和频段，可以作为无线电系统的中心枢纽。将不同的基站连接到同一个通信系统需要一个网络。

移动收发器

车辆或飞机上安装的发射机的输出功率通常比基站更低。它们在各种地形上能传播 16 ~ 24 km 的距离。在平坦的陆地或水面上，传播距离更长。而在山区、茂密的丛林中或有高楼的城市地区，传播距离会缩短。有更高输出功率的发射机，可提供更长的传输距离。多信道优于单信道，因此 EMS 系统使用多个信道。

便携式收发器

便携式收发器供救护员离开急救车时使用。因为便携式收发器的工作功率比移动收发器或基站无线电低得多，所以它们的传播距离通常是有限的。许多系统通过移动或车载中继器来增强信号。便携式收发器可以是单信道或多信道的。

中继器

中继器通过重发接收到的无线电信号来增加便携式无线电、移动无线电或基站无线电的有效通信范围。中继器是一种特殊类型的远程收发器，位于高处，覆盖范围广。它们以一个频率接收来自低功率便携式或移动无线电的信号，同时又以更高的功率在另一个频率上重新传输。中继器可以是固定式的，也可以是车载式的，在 EMS 系统中都有使用。在地域较广的区域需要中继器。

编码的无线电信号

大多数无线电系统都有多个中继器，并使用连续声调编码静噪系统（CTCSS）专用线路音调来识别正在访问的中继器。CTCSS 是在无线电传输过程中伴随着声音的一种听不见的音调。发送音调称为编码音调，接收音调称为解码音调。CTCSS 是中继器接收器的一部分，它只允许具有"正确音调"的信号访问或打开接收器。编码的无线电信号减少了干扰，允许在同一频率上使用多个接收器。这项技术对在服务范围内不同区域运营的农村 EMS 机构尤其重要，因为它们可能需要使用共享同一频率的不同中继器[6]。

第 3 节　无线电传输方式

应急通信中常用的 3 种传输方式为单工、半双工和多路。

单工模式

单工模式（图 5-4）要求在通信路径的每一端都有一个发送器和接收器。两端都在相同的频率上工作，但每一次仅在一个方向上传输数据。也就是说，一次只能操作一个端。电视台或无线电广播电台就是采用单工模式进行数据传输的。单工模式在公共安全通信中一般只用于短距离通信，如果应用于繁忙的场景中，通信路径很容易变得过于拥挤。

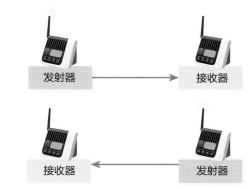

图 5-4　单工模式要求在信道的两端各有一个发射器和一个接收器，两端都以相同的频率工作。在这种模式下，一次只有一端可以发射信号

半双工模式

半双工模式（图 5-5）使用两个频率，允许数据在一个方向或另一个方向上传输，但不能同时进

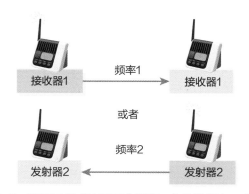

图 5-5　半双工模式使用两个频率，允许数据在一个方向或另一个方向传输，但不能同时进行

行。在这种传输模式下，通信的两端依次发送数据。半双工模式的一个例子是便携式无线电。全双工模式允许同时在两个方向传输数据。全双工模式的一个例子是电话。

多路复用模式

多路复用模式（图5-6）允许将多个数据流聚合到单个载波信号上，然后通过单个传输介质（如无线电或电话）传输。多路复用EMS通信系统使用单个无线电载波信号来发送此信息。这是一个单向传输的过程。它不允许同时进行双向语音通信。商用调频无线电中的立体声信号及EMS通信中的语音和心电图数据就是多路复用技术的例子。

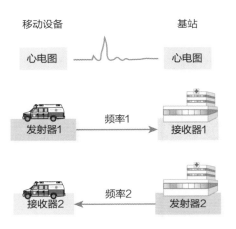

图5-6　多路复用模式在EMS通信中常用于传输语音和心电图

第4节　集群无线电系统

集群无线电系统是一种复杂的计算机控制的无线电系统。该系统使用多个频率和中继器。每个中继器通常不对应特定的频率。单个中继器在系统的整个频谱上工作，覆盖服务区域的特定地理位置。中继器的位置经常会出现重叠，这样可以防止单个中继器离线时出现"哑点"。系统中的每个无线电台都可以设置为一系列单独的频道，这些频道分配用于特定目的（调度、战术、医院）。当用户发起传输或呼叫时，系统从其频率池中为其分配一个频率对。然后，呼叫通过中继器路由，以便双方有一个明确的双向通信路径。呼叫完成后，频率将被释放，从而可以更充分地利用可用频率[7]。

第5节　卫星接收器和终端

在某些地域和地形条件下，有时会使用卫星接收器，确保能够覆盖低功率设备。卫星接收器通过专门的电话线、无线电或微波中继传输设备与基站或中继站相连。"选择系统"自动地从多个卫星接收器和主要的基站接收器中选择最佳的声音信号。这项技术也用于其他通信系统，如全球定位系统和地理信息系统。

卫星通信系统的终端包括地面站和移动基站。

第6节　移动电话

在某些情况下EMS系统使用移动电话可以代替专门的EMS通信设备。移动电话的一个优点是通话频道更多。此外，移动电话为EMS人员和医院提供了有保障的连接。医师利用移动电话还可直接与患者交谈。然而，EMS中使用移动电话也有一些缺点。例如，网络使用率高有可能限制长时间通信，在社区出现紧急情况时显得尤为突出。使用移动电话还会出现其他问题，如丧失网络使用优先权，电话不能被救援队的其他成员监控，配有摄像头的智能移动电话可能侵犯患者隐私。因此，许多使用移动电话的EMS机构备有应急方案，如无线电通信设备。

第7节　数字通信模式

数字通信模式包括数字电话、遥测、传真传输及某些无线电话、寻呼和警报系统中使用的数字信号。遥测通信和传真使用被转换为音频的电子信号进行传输。这些音频信息被接收端解码器转换回电子信号，然后就可以显示或打印。患者心电图的传输就是遥测技术的一个应用。

第8节　计算机技术

计算机技术（用于自动体外除颤器等设备）可记录数据输入的每一步。计算机具备以下功能：实时书写PCR，分门别类管理信息，创建多样报告版式，快速联机及获取检索系统的数据。某些通信中心还使用计算机终端来自动调度救护队。同大多数技术一样，人为的失误、设备本身的局限都会影响计算机的性能。因此，计算机需要定期升级更新，并对计算机用户进行培训。

EMS 通信技术和远程医疗技术快速发展。摄像机、传真机、蜂窝网络和互联网均支持照片、视频（包括电影类型的成像）和其他信息直接从现场发送到医院供医师评估和会诊。

第 9 节　EMS 事件各个阶段的通信

EMS 事件包括 5 个阶段[7]。第一阶段是事件发生，拨打求助电话；第二阶段是评估 EMS 的需求；第三阶段是通知 EMS 机构做出响应；第四阶段是 EMS 人员到达现场，对患者进行救护（可能需要就治疗方案咨询医疗指导），并为转运做准备；第五阶段是 EMS 人员为下一次救护行动做准备。

在许多地区，人们通过拨打求助电话寻求救护。这个电话常常是打进通信中心或公共安全响应点（PSAP），通信专员负责接听电话。在目前的通信系统中，求助电话的发出地点和救护响应历史记录都会自动显示在控制台上（图 5-7）。接线员将这些信息传递至远程通信员，远程通信员再派遣救护员前往现场。在某些 PSAP 系统中，紧急医疗调度员或其他有资质的人员会在救护员到达前对求助者进行指导。和求助者的通信应一直持续到首批 EMS 人员到达现场。

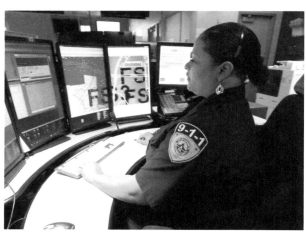

图 5-7　通信控制台（调度）

救护员被派遣至现场，救护员通过无线电或电脑数据终端向通信中心通报救护情况和是否到达。救护员在现场实施紧急救护，并帮助患者及

家属做好转运的准备，然后将他们送往医院。完成 PCR 后，救护员清理救护车，为下一次救护行动做好准备。

你知道吗

车辆遥测

现在一些高级汽车配备了车辆遥测系统。这些系统提供先进的自动碰撞预警。如果车辆发生中度或严重的前面、后面或侧面碰撞，传感器会发送碰撞数据。这些数据可能包括碰撞严重程度、碰撞方向、安全气囊展开、多次碰撞和翻车等信息。这些信息被传送给紧急调度员，以帮助他们确定应该做出什么应急响应。如果车辆配备全球定位系统，遥测系统可以精确定位车辆的位置。

资料来源：Mello MJ, Kerr HD, Cheng D, Sochor MR, McAteer KE. Motor vehicle safety: an update for emergency medicine practitioners. American College of Emergency Physicians website.https://www.acep.org/search.aspx?searchtext=Clinical-%20intelligent%20transport%20systems&pgsize=10&filter=acep,news,ecfy,media. Accessed December 19, 2017; and OnStar reaches 1 billion customer interactions. Pressroom Europe website. http://media.gm.com/media/intl/en/opel/news.detail.html/content/Pages/news/intl/en/2015/opel/07–29–onstar–reaches–1–billion–customer.html. Published July 29, 2015. Accessed December 19, 2017.

注意

远程通信员是接受过公共安全通信培训的人员，可以是接线员、调度员、无线电操作员、数据终端操作员，或者消防部门、警察局、EMS 通信中心里具有以上功能的公共安全响应点。

第 10 节　通信在 EMS 中的作用

救护员、患者、医院和线上医疗指导（如果需要的话）以口头、书面形式交流信息或通过电子通信方式保持联系（图 5-8）。通信是个人或团队传递信息给他人的过程。只有在关键元素全部到位才能保证良好的通信。这些元素构成了通信的基本模型。

通信的基本模型

通信在决策过程中发挥重要的作用。通信的基本模型说明了想法、编码、发送者、媒介或渠道、接受者、解码和反馈之间的关系（图5-9）。

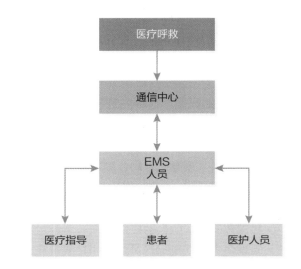

图5-8 EMS 通信

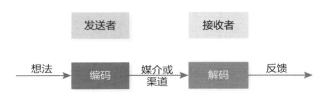

图5-9 基本通信模型

想法是指通信交流中想要表达的意义。传递想法需要两步。第一，发送者对其进行编码，如文字或口头、面部或身体语言或音频调制。第二，接收者进行解码。接收者予以反馈，表明信息或想法已被接收。通信交流常常会受以下4个方面因素的影响[8]。

1. 接收者的特征。不同的人对同样的信息或想法会有不同的反应，许多因素会影响人们对信息的解读，如文化差异、语言障碍或感觉缺陷。例如，来自某一文化的患者接受身体接触，但来自另一文化的患者却觉得身体接触使自己受到了冒犯。

2. 选择性理解。人们往往接收信息的某一部分，而忽略另一部分，发生这种情况的原因有许多（如价值观、情绪、发送者的意图）。当新信息与固有的价值观、信仰或期望产生冲突时，人们往往会屏蔽这个新信息。例如，救护队负责人可能并不欢迎新来的救护员，言行中缺乏尊重。

3. 语义问题。对不同的人来说，常用字词会有不同的含义。最常见的问题是意义模糊或抽象的词会引起多种解读。另一个问题是使用接收者可能不理解的医学专业术语和技术语言。例如，救护员通过无线电向医院报告患者处于昏迷状态时，医院医护人员可能会按照快速意识状况评估量表（AVPU）要求进一步描述患者情况，如患者有无意识、对语言刺激有无反应、对痛觉刺激有无反应、对其他刺激有无反应。

4. 时间压力。时间紧迫时通信交流中容易出现误解。时间紧迫时，人们往往会绕过正常的途径或"走捷径"，以解决燃眉之急，但会造成一些意外的结果。例如，救护员来不及记录现场治疗心搏骤停的药物，这样有可能导致后续难以决定使用何种药物。

EMS 中的口头通信

在 EMS 中，口头通信的作用是和救援队的其他成员交流 EMS 系统信息和患者信息。通信时必须遵循当地的规定和与保护患者隐私相关的法律法规（见第 4 章和第 6 章）。

EMS 通信中使用的术语应该清晰简短，应当避免使用不为人熟知的技术或专业术语。一些 EMS 系统利用密码来缩短无线电传播，但不常用。救护员应当注意，无线电或电话通信是会被记录下来的，当进行医疗审计、媒体播放、学科公开课和司法诉讼时，这些记录会被调出来。因此，救护员必须遵守职业道德。在社区中，人们会使用监控器来监督 EMS。因此，救护员必须采取措施保护患者的隐私。在通信设备未受到加密保护时，救护员不应该直接说出患者的姓名、描述患者病情。

信息收集和交换技术的进步

随着技术的发展，EMS 收集和交换信息的方式也发生了改变。技术发展也减少了 EMS 对口头和书面交流等传统通信方式的依赖。便携式无线声讯设备、卫星终端、记录救护车行车轨迹的全球定位系统、诊断设备、笔记本电脑、平板电脑和个人数字助理都是技术进步的体现（图5-10）。这些设备可以实时追踪 EMS 事件和信息，实现了服务事项提前通知，缩短了院内诊疗时间。

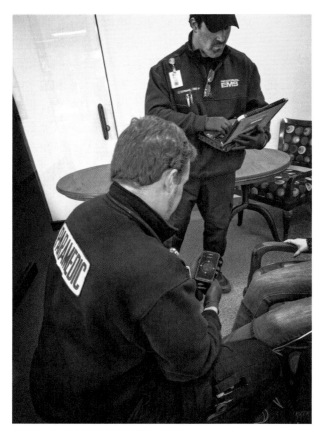

图 5-10　计算机用于书写 PCR

第 11 节　调度通信系统的组成和功能

调度通信系统是公共安全响应点。EMS 调度通信系统具有以下功能[9]。

- 接听和处理 EMS 求助电话。调度员接听并记录 EMS 求助电话，然后拟订行动方案。调度员要获取尽可能多的有关紧急事件的信息，包括呼叫者的姓名、回拨号码和地址；调度员可能还要安抚情绪不稳定的求救者。此外，派遣 EMS 人员时，可提供紧急救护指示。

- 调度和协调 EMS 资源。调度员将应急车辆引导到正确的地址。此外，调度员还协调应急车辆前往现场、医疗机构或返回基地等行动。

- 传递医疗信息。调度员可以为医疗机构和 EMS 人员、消防员、警察、救援人员及普通公众提供通信渠道，包括电话、无线电或生物医学遥测。

- 与公共安全机构协同。调度员负责公共安全

部门（消防部门、执法部门、救援人员）和 EMS 系统各部门之间的通信。这种通信使交通管制、护送、灭火和营救等服务集成一个完整、协调的救援系统。因此，调度员必须知道所有 EMS 车辆的位置和状态。调度员还必须了解可用的支持服务（如公用事业公司、验尸官）。在较大 EMS 的系统中，可以使用计算机辅助调度。这种先进技术具备以下一种或多种功能：

- 自动紧急医疗调度；
- 自动输入救援电话号码；
- 自动呼叫通知 / 请求协助；
- 自动车辆定位的接口；
- 移动数据终端的自动接口；
- 实现多个无线电操作员、呼叫接线员或二者之间的计算机通信；
- 调度记录、提醒辅助或二者兼而有之；
- 紧急医疗调度评估；
- 手动或自动更新救援小组状态；
- 手动输入呼叫信息；
- 无线电控制和显示频道状态；
- 标准操作程序审查；
- 电话控制和显示电路状态。

证据显示

美国加利福尼亚州郊区的一家急救医疗调度中心 2 年来共接到某一调度类别 500 多个紧急求助电话。研究人员将有关这些求助电话的记录同患者院前救护报告进行比较，希望查明这些记录是否准确预测了院前救护中用药等干预措施。研究结果发现，急救医疗调度系统并不能很好地预测哪些患者需要高级生命支持。呼吸困难、胸痛、糖尿病和心理状态异常患者往往用药过多。

资料来源：Sporer KA，Johnson NJ，Clement CY，Youngblood GM. Can emergency medical dispatch codes predict prehospital interventions for common 9-1-1 call types? *Prehosp Emerg Care.* 2008；12：470–478.

调度员培训

许多 EMS 机构和公共安全机构要求他们的调度人员接受专门的医疗培训。紧急医疗调度员接受以

下几项培训[10]：

- 使用当地批准的紧急医疗调度指导卡（符合当地的规定和EMS响应优先级）；
- 快速正确地判断呼救的性质；
- 判定某一呼救的优先级别；
- 做出符合实际情况的救护响应；
- 为呼救者提供指导，直至EMS人员到达现场。

接受培训有助于远程通信人员了解EMS系统的职能、EMS人员的能力和设备的局限性。此外，培训还可使调度员具备在EMS人员到达前给予医疗指导的能力，如实施心肺复苏、对冠心病患者应用阿司匹林。这些能力可以在EMS人员到达前帮助患者缓解病情。

美国各地都有调度系统和调度程序。有些是简单的呼叫接听—救护车调度系统，有些是更为高级的呼救优先排序—到达前指导系统。

证据显示

美国康狄涅格州一座12.5万人口的小城市开展了一项前后对照试验。在这里许多EMS呼叫都是由消防分队处理的。该研究旨在探讨在不影响患者安全的情况下，改变急救医疗调度规则是否会减少消防部门被呼叫的次数。在改变规则之前，消防分队响应了84.3%的呼救电话；改变规则之后，他们响应了39.1%的呼救电话。但研究人员也声明，结果也许并不适用于所有的EMS系统，因为响应模式和调度规则并不相同。得出结论：在他们的EMS系统中，通过急救医疗调度规则可以安全地降低消防部门的出警次数。

资料来源：Cone D, Galante N, MacMillan DS. Can emergency medical dispatch systems safely reduce first-responder call volume? *Prehosp Emerg Care*. 2008；12：479-485.

呼救优先排序—到达前指导系统

在呼救优先排序—到达前指导系统中，紧急医疗调度员、救护员或护士拟制救护方案。这一过程包括为呼救者推荐其他服务，选择基础生命支持或高级生命支持，选择私立或公立EMS机构，决定是否需要使用声光预警设备。

在调度救护队时，调度员还可以对呼救者进行指导。这些指导至关重要，原因如下：

- 为呼救者提供了即时的帮助；

- 使呼救优先级别划分更趋合理；
- 有助于调度员为救护队提供最新消息；
- 在某些紧急情况下可挽救生命；
- 为呼救者、旁观者或受害者提供心理支持。

思考

调度失误可能导致哪些后果？

注意

第一响应者网络管理局（FirstNet）是根据美国政府2012年《中产阶级减税和创造就业机会法案》设立的。FirstNet的任务是协调美国公共安全高速无线宽带网络的运行。该系统为公共安全数据通信提供了一个可互操作的平台。系统建成后，将填补农村地区通信的空白，可靠、安全高速地传输数据、位置信息、图像和视频，并确保在紧急情况和大型活动中，应急救援人员的通信具有优先权。

资料来源：First Responder Network Authority（FirstNet）website. https://www.firstnet.gov. Accessed December 19，2017.

第12节 EMS通信的规程

大多数EMS系统使用标准的无线电通信协议。这一协议包括信息传播、采用的数据格式。通信协议有助于实现EMS系统专业高效的无线电通信。EMS通信应该做到：

- 开口之前先组织好内容，确保信息沟通有效；
- 讲话时，嘴靠近麦克风（距离5～7.5cm）；
- 语速缓慢，吐字清楚，避免使用难以听懂的字词；
- 语调正常，不带情绪；
- 言简意赅，使用短句；
- 一般不使用代码，不使用方言或俚语；
- 信息传送结束后向接收方提出建议；
- 确认接收方已经收到信息；
- 始终保持专业态度、彬彬有礼、沉着冷静。

思考

关于EMS无线电报告的重要性，您能说出三点吗？

传递患者信息

可以为一些 EMS 机构制定一个标准的传输格式。这种格式可以最大限度地利用通信系统，因为它缩短了无线电通信的时间，方便医师迅速获得病情，同时也减少了遗漏重要细节的概率。

患者信息可以通过无线电或电话报告给医院或调度员。无线电报告应简洁明了，并包含以下信息：

- 患者身份信息；
- 现场或事件描述；
- 患者的年龄、性别和大致体重（如果需要）；
- 患者的主诉或主要顾虑；
- 相关症状；
- 当前疾病或伤情相关的简要病史；
- 相关病史、服用药物和过敏史；
- 相关体检结果（如意识水平、生命体征、神经学检查、体表检查和损伤程度、心电图结果、诊断结果、创伤指数或格拉斯哥昏迷量表、其他相关观察和重要发现）；
- 给予的干预措施；
- 预计到达时间；
- 向医疗主管医师请求医嘱或进一步询问。

交换患者信息的一般规程

与医疗指导交流时，救护员应当复述医师的医嘱。救护员对医嘱有疑惑的地方应当尽量问清楚，对用药不清楚的地方也应当向医疗指导求证。救护员应当将患者转运前或转运途中的病情变化告知接收医院。交换患者信息应注意以下几点：

- 保护患者隐私；
- 正确使用救护队编码、医院编码、名称和头衔；
- 避免俚语和粗俗的语言；
- 接受调度员或医师的医疗指导时，应当复述所听到的内容；
- 确认信息已传达。

将患者救护的责任移交给接收医院时（见第 6 章），救护员应当向主治医师最后再做一遍口头报告。如果主治医师一直在跟踪救护过程，那么救护员只需要向主治医师提供一些最新的信息；如果主治医师对患者的情况不熟悉，则应当全面报告患者情况。不论是哪种情况，都应该确保患者移交时医师了解患者的情况。

总结

- 通信是个人或团体将信息传达给其他人的过程。发送者编码信息，接收者解码信息。影响通信的 4 个因素是接收者的特征、选择性理解、语义问题和时间压力。
- EMS 通信是指 EMS 信息的传递，将患者的信息及现场的信息传递至救护队的其他重要人员。
- 正确的口头和书面通信可以保证信息在救护队成员、患者和社区之间传递。
- EMS 无线电通信使用 VHF 频段、UHF 频段。
- 在美国，FCC 负责监管无线电通信。救护员必须熟悉并遵循 FCC、所在州或当地监管机构制定的法律法规。
- EMS 通信包括简单通信系统和复杂通信系统。简单通信系统包括桌面无线电收发两用机和双路无线电设备。复杂通信系统包括高功率通信设备。
- EMS 通信包括单工模式（一次只能一个人讲话）、半双工模式（采用两个频率传输数据，但不能同时进行）、多路复用模式（将多个数据流聚合到单个载波信号上传输）。
- 调度通信系统的功能包括接收和处理求助电话、调度和协调 EMS 资源、传达医疗信息、与公共安全机构协同。有些急救调度员会在救护员到达前向患者提供救护指导。
- 一般 EMS 事件包含 5 个阶段：① 事件的发生；② 评估 EMS 的需求；③ 通知救护队，救护队做出响应；④EMS 人员到达现场，进行救治，并为患者转运做准备；⑤ EMS 为下一次救护行动做准备。
- 制定信息传输的标准格式非常重要。它有助

于最大限度地利用通信系统，缩短无线电通信时间，方便医师快速获得患者信息，减少

遗漏重大细节的概率。

参考文献

［1］Radio spectrum allocation. Federal Communications Commission website. https://www.fcc.gov/engineering-technology/policy-and-rules-division/general/radio-spectrum-allocation. Accessed December 19, 2017.

［2］800 MHz spectrum: land mobile radio for public safety. Federal Communications Commission website. https://www.fcc .gov/general/800-mhz-spectrum. Accessed January 3, 2018.

［3］Narrowbanding overview. Federal Communications Commission website. https://www.fcc.gov/general/narrowbanding-overview. Accessed December 19, 2017.

［4］The SAFECOM Program. Federal Communications Commission website. https://www.fcc.gov/safecom-program. Accessed December 19, 2017.

［5］SAFECOM, FirstNet and EMS: Interoperability and Communication in the Future. National Highway Traffic Safety Administration website. https://www.ems.gov/newsletter /july2013/safecom_ems.htm. Accessed December 19, 2017.

［6］US Fire Administration, US Department of Homeland Security, Federal Emergency Management Agency. *Voice Radio Communications Guide for the Fire Service*. US Fire Administration website. https://www.usfa.fema.gov/downloads/pdf/publications/voice_radio_communications_guide_for_the_fire_service.pdf. Published June 2016. Accessed December 19, 2017.

［7］National Highway Traffic Safety Administration. *Paramedic National Standard Curriculum*, Washington, DC: National Highway Traffic Safety Administration; 1998.

［8］Szilagyi A, Wallace M. *Organizational Behavior and Performance*. 5th ed. Glenview, IL: Addison-Wesley; 1990.

［9］National Highway Traffic Safety Administration. *Emergency Medical Dispatch*: *National Standard Curriculum*. Washington, DC: US Government Printing Office; 1996.

［10］APCO Institute. *Emergency Medical Dispatch Services*. South Daytona, FL: APCO Institute; 2009.

推荐书目

APCO Project 25: *Statement of Requirements*. APCO International website. https://www.apcointl.org/images/pdf/SOR-2010.pdf. Published March 3, 2010. Accessed December 19, 2017.

Carhart E. Applying crew resource management in EMS: an interview with Captain Sully. *EMSWorld* website. http://www.emsworld.com/article/12268152/applying-crew-resource-management-in-ems-an-interview-with-capt-sully. Published October 11, 2016. Accessed December 19, 2017.

Federal Standard 1037C: Glossary of Telecommuncation Terms. Institute for Telecommunications Sciences website. https://www.its.bldrdoc.gov/fs-1037/fs-1037c.htm. Accessed December 19, 2017.

Greenwood MJ, Heninger J. Structured communication for patient safety in emergency medical services: a legal case report. *Prehosp Emerg Care*. 2010: 14（3）: 345-348.

Institute of Medicine, Committee on the Future of Emergency Care in the United States Health System. *Emergency Medical Services— At the Crossroads: Future of Emergency Care*. Washington, DC: Institute of Medicine; 2007.

McGinnis K. Communications. In: Cone DC, Brice JH, Delbridge TR, Meyer JB, eds. *Medical Oversight of EMS Systems*. Vol. 2. West Sussex, UK: Wiley; 2015.

National Highway Traffic Safety Administration. *Emergency Medical Services*: *Education Agenda for the Future*. Washington, DC: National Highway Traffic Safety Administration; 1996.

NENA standards and other documents. NENA website. http://www .nena.org/?page=Standards. Accessed December 19, 2017.

Spectrum management: Project 25. APCO International website. https://www.apcointl.org/spectrum-management/resources /interoperability/p25.html. Accessed December 19, 2017.

US Department of Commerce, National Telecommunications and Information Administration. Land mobile spectrum planning options appendix: sharing trunked public safety radio systems among federal, state, and local organizations. National Telecommunications and Information Administration website. https://www.ntia.doc.gov/page/land-mobile-spectrum-planning-options-appendix. Accessed December 19, 2017.

US Department of Transportation, Office of the Assistant Secretary for Research and Technology, and Intelligent Transportation Systems Joint Program Office. Next-generation 9-1-1: research overview. Intelligent Transportation Systems Joint Program Office website. https://www.its.dot.gov/research_archives/ng911/index.htm. 2017. Accessed December 19, 2017.

（程亚荣，宋昕，安丽娜，孙秀明，译）

第 6 章

医疗及法律问题

美国 EMS 教育标准技能

预备知识

整合了 EMS、紧急救护员的安全 / 健康、医疗 / 法律和道德方面的知识，旨在改善 EMS 人员、患者和整个社会的健康状况。

医学 / 法律与道德

- 同意 / 拒绝救治
- 隐私保护
- 预先指示
- 侵权和刑事诉讼
- 证据保全
- 法定责任
- 强制报告
- 卫生法规
- 患者权益 / 倡导
- 临终相关问题
- 伦理原则 / 道德义务（见第 7 章）
- 伦理审查和决策（见第 7 章）

学习目标

完成本章学习后，紧急救护员能够：

1. 描述美国司法系统的基本构架；
2. 解释法律如何影响救护员的行为；
3. 列举大部分州法律上要求救护员报告的情况；
4. 描述构成医疗过失的 4 个要素；
5. 描述救护员应采取哪些措施避免医疗过失；
6. 描述救护员保护患者隐私的责任；
7. 描述获得明示同意、知情同意和默示同意的过程；
8. 描述在患者拒绝救治的情况下应采取的行动；
9. 描述与知情同意相关的法律问题；
10. 描述采取强制措施需要考虑的法律问题；
11. 描述与患者转运相关的法律问题；
12. 列举与患者复苏和死亡相关的法律问题；
13. 描述预先指示和其他临终计划需要注意的事项；
14. 列举救护员在犯罪现场的职责；
15. 概述有效的书面或电子 PCR 的特点。

重点术语

放弃救护： 没有合法理由或将患者转交给不具备救护能力的人员，继而终止医疗救护的行为。

行政法： 政府机关制定的法律规范。

预先指示： 人们事先说明在自己受伤、患病或缺乏医疗决策能力时的医疗决定的法律文件。

胁迫： 制造恐惧的行为，或者在未获得患者许可强行对患者进行治疗。

强行接触： 未得他人或法律许可的情况下触碰他人身体。

外援服务人员： 接受双重领导或指导的工作人员，如受雇于政府机关但同时接受医疗救护员指导的紧急医疗技术员。

违反职责：违反职责的行为。

民法：调节原告和被告之间私人恩怨的法律，也称为侵权法。

普通法：普通法也称为案例法或法官法，来源于社会所接受的习俗或行为规范。

伤害赔偿：法律诉讼判决的伤害赔偿，包括医疗费、误工费、身体伤害赔偿金和意外死亡补偿金。

刑法：规定犯罪、刑事责任和刑罚的法律。

决策能力：患者做出医疗救护决策的能力。

诽谤：未获得他人或法律允许的情况下，对他人的品格或名誉进行诋毁。

非独立执业：某一医疗人员的救护行为在医师的执业范围内，但需要医疗监管。

证词：（在法庭之外）宣誓后所作的证词。

质证：交换文件、宣读誓言和审问等司法程序。

职责：一方采取措施防止另一方出现伤害的过程，这种职责可以是正式的，也可以是合同性质的。

脱离监管：解除父母监管的状态。

明示同意：口头或书面同意治疗。

非法监禁：故意无端监押他人。

好人法：鼓励公民在紧急情况下帮助他人而无须担心承担法律责任的法律条文。

默示同意：假设无意识的或无行为能力的人会同意救护员实施救护。

知情同意：在告知患者所有相关信息后获得患者同意。

审问：诉讼中提出的一系列问题，当事人回答时须与律师商量。

侵犯隐私：在法律不允许的情况下泄露患者个人信息，使患者遭到嘲笑、名誉受损或陷于尴尬处境。

非自愿同意：法律决定需要进行的治疗。

立法：政府的立法部门制定法律。

文字诽谤：借助书面文字或媒体对他人进行恶意的不实攻击。

强制上报：法律要求医疗救护人员上报某些案例，如虐待或忽视。

医疗过失：医疗救护员因疏忽，使救护行为偏离医疗标准规范，对患者造成伤害。

医疗过失责任保险：医疗救护人员购买的法律保险。

医疗执业法案：监管医疗行为的法律。

渎职：行为不当或行为违法。

失职：实施合法行为时对他人造成伤害。

工作疏忽：EMS 人员未能合理谨慎地提供救护。

未尽职责：未能履行职责。

维持生命治疗遗嘱：一种临终计划，强调患者对他们所接受的治疗的意愿。

受保护的医疗信息：个人的健康状况、接受医疗救护和医疗救护费用的信息。

直接原因：过失行为或不作为导致伤害或伤害加剧的证据。

惩罚性赔偿：诉讼裁决的伤害赔偿可能超过受害人的实际损失，这种伤害赔偿的目的在于惩罚犯错的人，并告诫他人勿犯同样的错误。

法规：政府部门根据立法授权而颁布的具有法律效力的标准。

执业范围：就 EMS 人员而言，是指他们被允许履行的职责范围。

和解：原告接受一笔钱后放弃诉讼的行为。

口头诽谤：口头上对他人进行不实攻击。

救护标准：救护员救治患者应采取的办法和审慎态度。

侵权行为：侵犯他人利益、给他人造成伤害的民事过错行为。

笔录：审判时对问题和回答的正式记录。

替代责任：雇主或监管人为他人的过失行为承担责任的形式，即使他们对过失行为没有直接责任。

在过去，医疗过失只会对医院和医师带来不利影响，不会对 EMS 人员产生负面影响，这是因为人们对 EMS 人员的期望较低，不指望他们达到患者救护的职业标准。但是随着各州和联邦政府开始对救护员实行资格认证、颁发职业资格，以及救护员成为专业的医疗救护人员，EMS 人员所承担的医疗责任已经受到人们的关注。

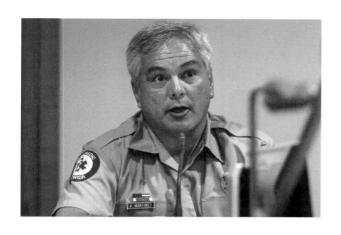

第1节　法律法规与道德责任

救护员对患者、雇主、医疗指导和公众负有责任。这些责任是根据普遍接受的医疗保健行业标准制定的。同其他医护人员一样，救护员除法律责任外，还要担负道德责任。救护员的道德责任如下：

- 认真对待每一位患者的生理、心理需求；
- 熟练掌握救护技能；
- 参加继续教育和进修培训；
- 检讨自己的表现，设法进行改进；
- 如实报告；
- 尊重隐私；
- 善于协作，尊重其他救援人员和医护人员；
- 与时俱进，学习新理念、新模式。

未能正确履行 EMS 职责会招致民事或刑事责任。为患者提供正确的评估和救护是救护员在法律上保护自己的最佳方法。除此之外，还应有正确完整的救护记录。

注意

美国各州关于患者救护的法律各有不同。每一位救护员应当了解并遵守所在州的 EMS 法律法规。在州政府的网站上可以找到 EMS 法律法规。如有必要，救护员应当咨询具有 EMS 法律经验的私人律师。

第2节　美国的法律体系

美国的法律体系由 5 个部分组成：立法法、行政法、普通法、刑法和民法[1]。

- *立法法*。美国立法法由美国立法部门制定，如市政委员会、区议会、州议会和国会。这些机构的立法权是由法律法规和州宪法规定的。国会的立法权则是由美国宪法规定的。
- *行政法*。行政法是指政府制定的法律规范，如救护员执业许可的法律规范。这些法律规范涉及考试、执业许可等方面。EMS 监管机构可就吊销或暂停执业资格举办听证会。
- *普通法*。普通法也称为案例法或法官法，来源于社会所接受的习俗或行为规范，是各州和联邦司法系统法官裁决的规则。就患者救护而言，这些法官的裁决为定义合理的行为、失误和解读 EMS 法律法规提供了参考。
- *刑法*。刑法是联邦、各州和县等各级政府起诉犯罪分子的法律，其目的是保护整个社会。违反刑法将处以罚款或监禁，或并处。
- *民法*。民法调节的是原告和被告之间的私人恩怨，原告因为被告的不法行为或不当行为而提起诉讼，请求法院裁决损害赔偿。大多数的 EMS 纠纷都是民事纠纷。

法律对救护员的影响

美国法律体系对医疗过失问题极为关注。为避免诉讼纠纷，救护员必须了解与医疗过失有关的问题。与此同时，他们还必须了解这些问题是如何影响患者救护行为的。

执业范围

救护员的执业范围是指他们被允许履行的职责范围。这些职责范围是由各州的法律法规确定的，通常是遵循 NHTSA 的建议[2]。执业范围明确了救护员和非专业人员之间的界限，也明确了各级救护人员（紧急医疗技术人员、救护员和医师）之间的界限。例如，大多数州的救护员执业范围包括气管插管、药物管理等基础生命支持和高级生命支持。如果救护员的行为超出执业范围，那么他可能涉嫌刑事犯罪。

思考

为什么必须规定某一职业的执业范围？

医疗指导

医疗指导是救护员执业必不可少的内容。根据各州和地方政府的要求，医疗指导可以线上（直接）提供，也可以线下（间接）提供。

医疗执业法案

医疗执业法案是监管医疗行为的法律。制定医疗执业法案的目的在于保护公众和医疗救护员。各州的医疗执业法案各不相同，但都有以下要素：

- 明确限制行为，禁止非医师行医；
- 授权医师监督和监督非持证人员执行某些医疗任务；
- 规定了独立执业的授权和撤销。

注意

非独立执业者包括救护员、医师助理、高级执业注册护士、外科助理、物理治疗师等保健专业人员。非独立执业必须接受医疗指导和医师的监督。各州关于这一问题的法律法规各不相同。

资料来源：Hafter J，Fedor V. *EMS and the Law*. Sudbury，MA: Jones & Bartlett Publishers；2003.

执业许可和认证

美国各州或地方政府可能要求救护员持有职业许可和认证证书（或二者）。执业许可是职业规范的一种法律程序。在这一过程中，政府机构（如州医疗委员会）准许符合条件的人从事某一职业。认证可由培训机构、政府机构（如市、县或州）或非政府认证机构或专业协会（如果州法律允许）颁发。提供认证的组织或团体有美国紧急医疗技术人员注册登记处，它证明救护员符合最低执业标准。认证通常是获得许可证的先决条件。术语"认证"和"执业许可"通常是指同一过程。当政府给予认证，并赋予从事某一行业或专业的权利时，它实际上是一种执业许可。

思考

执业许可和认证如何确保社区的安全？

机动车相关法规

美国机动车相关法规通常规定应急车辆配备和操作的标准。像大多数法律一样，各州机动车相关法规各不相同（见第 52 章）。

注意

根据刑法，并不是某一有意图的行为才是犯罪行为。例如，鲁莽驾驶导致的救护车碰撞可能会导致救护车驾驶员面临民事诉讼和刑事起诉。超速、未考虑道路和天气状况、未正确使用或未使用声光报警装置是救护车驾驶员的主要责任。救护员应充分了解针对应救护车的机动车相关法规。

强制报告的要求

法律可能要求救护员和医护人员报告某些案例，这种做法称为强制报告。强制报告通常适用于涉及虐待或忽视儿童（所有州）或老年人（大多数州）的情况。它也适用于涉及枪伤、刺伤、动物咬伤和一些传染病的情况（框 6-1）。法律、法规规定了强制报告的内容和由谁负责报告。有些州还对未进行强制报告的行为实施处罚。

许多法规为报告情况的人提供豁免权。这些法规禁止对那些在诉讼中提交报告或在法庭上提供辩护的人提起诉讼。这种保护减轻了报告人对其报告被证明是虚假的或没有根据的而带来的法律后果的恐惧。

框 6-1　大多数州要求强制报告的情况

- 忽视或虐待儿童
- 忽视或虐待老年人
- 枪伤
- 刀刺伤
- 动物咬伤
- 某些传染病

在某些州，与虐待和忽视儿童有关的法律特别将人口贩卖纳入强制性报告内容。

资料来源：Atkinson HG, Curnin KJ, Hanson NC. US state laws addressing human trafficking: education of and mandatory reporting by health care providers and other professionals. *J Hum Trafficking*. 2016; 2（2）: 111–138.

思考

假设你所在的州要求所有涉及枪伤的案件都要上报。一位患者被小口径枪击伤，患者拒绝治疗，恳求你不要告诉任何人，这样其隐私就能得到保护。你会怎么做？

对救护员的保护

一些州和联邦法规为救护员提供法律保护，如传染病暴露的告知、豁免权法规提供的保护，以及防止伤害 EMS 人员的法律。

传染病暴露告知。1990 年《瑞安·怀特获得性免疫缺陷综合征综合资源紧急法案》（PL 101–381）要求，如果应急响应者暴露于某些感染性疾病，应通知他们。这些疾病包括肝炎、结核病、细菌性（脑膜炎球菌）脑膜炎、风疹（德国麻疹）和 HIV 感染（见第 27 章）。这一法案还要求 EMS 机构指定一名工作人员，以保证医院和应急组织之间的通信顺畅，以防发生暴露。这名工作人员应在确定暴露后 48 小时内通知 EMS 响应者，以便启动暴露后管理程序。

2006 年 12 月，《2006 年瑞安·怀特治疗现代化法案》（PL 109–415）签署。原法案中涉及向紧急 EMS 响应者通报疾病暴露的法律条文被删除。2009 年，被删除的条文又被恢复[3]。

除了上述法案外，许多州都有法律规定，如果紧急 EMS 响应者暴露于传染病，应通知他们。

思考

在 1990 年之前，一些医疗机构不向 EMS 人员报告重大传染病暴露，为什么？

豁免权法规。保护政府和其他政府实体不受诉讼之害的豁免权源于古代英国的普通法。这种豁免权（通常称为主权豁免）最初是基于"国王不能做错事"的概念。在现代法律中，它意味着政府机构因工作人员的过失行为而承担的责任是有限的[4]。然而，1950 年以后，许多国家有放弃或限制该权力的趋势。例如，在美国的一些州，这种豁免权可能只适用于政府机构，而不适用于救护车驾驶员个人。美国各地的豁免法规各不相同；因此，EMS 人员可能并不受豁免法规保护。

美国 50 个州都有某种形式的好人法。这些法律法规的目的是鼓励人们在紧急情况下施以援手，而不必担心诉讼。一般来说，真诚地提供救护的人员并不期望得到回报。他们以接受过类似培训的人员的身份开展救护，因此受这些法律的保护。但是，这些法律一般不保护救护员的重大过失、鲁莽漠视、故意或肆意不当行为。它们通常也不适用于提供有

偿服务的、当班的 EMS 人员。

一些州颁布了其他形式的好人法，在没有法律义务的情况下，保护 EMS 人员和其他医疗保健专业人员免受好心施救而造成伤害的责任。这种保护的前提是他们的施救行为必须是自愿的，而且必须是真心提供帮助，没有重大过失或故意不当行为[5]。

思考

假设你所在地区没有好人法或类似的保护。这是否会影响您在下班时帮助患病或受伤的人的决定？

伤害救护员的罪行。在履行职责的过程中，救护员可能成为攻击或殴打的对象。为了遏制针对救护员的犯罪行为，一些地方颁布了法令，对 EMS 人员和执法人员提供同等程度的保护。这些法令规定，伤害或威胁救护员或妨碍患者救护是违法的。每位救护员都应对周围情况保持警觉，并与调度中心和执法人员密切合作，尽可能避免发生危险情况。如果现场不安全，救护员应立即撤离现场，在执法人员到达并确保现场安全之前，不得进入现场。

法律程序

针对救护员的医疗事故诉讼需要经过一系列具体程序（图 6-1）。诉讼是从原告意识到他或她是

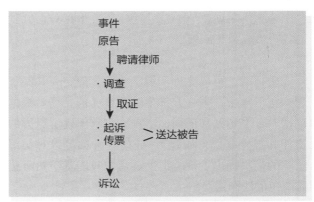

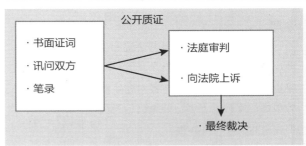

图6-1 诉讼程序示意

因医疗疏忽而受到伤害开始的。原告聘请律师进行案件调查，以确定有无起诉的意义。调查可能包括检查 PCR、教科书、期刊论文和当地规定。如果律师根据相关证据认为原告的案件是有价值的，即偏离谨慎救护的标准造成了损害（许多州都要求这样做），则准备一份起诉书并提交法院。起诉书概述了导致所谓伤害的疏忽行为。法院会向被告送达起诉书和传票，并启动诉讼程序。传票通常由治安官或其他被授权人员送达，要求被告应诉，否则可能会败诉。因此，被告和所有相关方（如救护员、救护车服务人员和医院）通常会聘请律师来为诉讼辩护。

法律程序的下一步，也就是公开质证，通常涉及交换证据、记录供词和讯问。证词是在法庭以外的地方宣誓后所作的证词。一方提供证词的人回答另一方律师的问题。书记员记录证词中陈述的问题和回答，并提供庭审笔录。当证人提供证词时，他的律师应该一直在场。讯问是为了收集证据而对被告或当事人所进行的查问。在质证期间，每一方都有权获得与诉讼有关的所有关键信息。在质证过程中可能收集到的其他文件包括 PCR、计算机调度记录和与事件相关的无线电通信记录。质量改进相关资料（见第 1 章）在一些州也可以提交作为证据。

思考

假设一个场景，需要您描述一个发生在 5 年前的案例。您认为书面记录有多重要？

质证后，可以庭外和解、驳回、裁定或开庭审理。在审理中，每一方都要陈述自己的立场。根据证据、专家意见和证词，法官或陪审团确定原告的责任和损害赔偿（如有）。任何一方都可以对初审法院的裁决提出上诉，但上诉通常只能基于初审法院所犯的法律错误。

注意

法律程序可能涉及审判法院和上诉法院。审判法院决定具体案件的审理结果；这一结果可以由法官或陪审团决定。上诉法院审理对初审法院或其他上诉法院裁决的案件。上诉法院做出的裁决可为以后处理类似性质的案件提供参考。

和解可以在诉讼期间的任何阶段进行。作为和解的一部分，原告有时同意接受一笔钱，以换取不追究索赔的承诺。和解的条件是案件被撤回。

注意

患者安全组织

2005 年 7 月，美国国会通过了《2005 年患者安全和质量改进法案》。3 年后，制定了《患者安全规则》，通过各种医疗保健服务提供者收集数据，以识别与患者安全相关的问题。该规则的实施由美国 AHRQ 监督。《2005 年患者安全和质量改进法案》和《患者安全规则》共同为患者安全组织（PSO）提供了一个架构。PSO 支持收集、分析、共享和学习与事故、未遂事故和不安全状况相关的数据。这些数据使用通用格式，以确保统一报告患者安全事件。收集到的信息有助于判定哪些医疗过失容易发生及它们发生的原因，以防止它们再次发生。当满足某些要求时，参加 PSO 可提供了一些机密和特权保护（这样就不必在法律程序中提供受保护的信息）。PSO 有意与大多数监管和强制报告程序区分开来，它们也会收集医疗保健相关数据。

参加 PSO 的 EMS 机构可以获得以下保护：

- 应急响应审查文件；
- 与事故报告调查相关的文件和对话；
- 药物治疗和其他类型错误的内部研究；
- 机构医疗指导的病例评估；
- 区域质量委员会会议（必须具备某些条件）；
- 大多数与机构安全和质量改进有关的电子或纸质文件、记录和数据。

资料来源：Patient safety organization (PSO) for EMS. Center for Patient Safety website. www.centerforpatientsafety.org/emsforward/pso/. Accessed December 21, 2017.

第 3 节　救护员的法律责任

救护员的救护行动应当严谨合理。救护员应当根据培训所教的方法和当地的规定提供救护和转运服务。如果救护员不注意这些，就有可能卷入法律纠纷。

构成工作疏忽的要素

患者救护有关的诉讼纠纷通常是救护员被控诉工作疏忽，也就是说救护员未能表现得严谨合理。在大多数州，构成工作疏忽需要具备 4 个要素：

① 救护员负有实施救护的职责；② 救护行为偏离救护标准（违反职责）；③ 对患者或他人（原告）造成伤害；④ 渎职是造成伤害的直接原因。

注意

几乎每位救护员都有可能被起诉，只要专家认为救护行为偏离了相关标准。除非指控被证实，或者确认救护员负有责任，诉讼本身并不意味着原告有罪或犯了错误。

思考

某些高级生命支持的干预措施对患者造成伤害的风险比基础生命支持更大。作为救护员，您认为哪些高级生命支持干预措施会增加这种风险？

实施救护的职责

发生紧急情况时，救护员有责任实施救护。这种职责可以是正式的（合同性质的），也可以是非正式的（志愿性质的）。救护员一旦开始实施救护，那么就必须坚持将这一任务完成，也就是说，直至将患者移交至另一位有能力的医护人员，或者患者明确不再需要救护，或者患者中断与救护员之间的联系。

救护员的职责包括以下几项：

- 做出响应，实施救护；
- 遵守法律法规；
- 合理、严谨地操控救护车；
- 提供符合标准的救护和转运；
- 提供符合执业范围和当地医疗规定或医师授权的救护和转运；
- 持续提供救护与转运，直至救护结束。

注意

救护员不当班时遇到紧急救护情况，只能提供基础生命支持。只有救护员获得了医疗指导的特殊授权，才可以在不当班时提供高级生命支持。

违反职责

为了证明救护员工作疏忽，原告必须提供 2 项证据：其一，救护员有实施救护的职责；其二，救护员实施的救护偏离了标准。救护员实施的救护、所用的技能、做出的判断必须和其他救护员在同样

情况下做出的行为类似。救护标准由法院制定，参考了相关公共规范、准则、标准和指南。在确立救护标准时，许多州会参考联邦政府的标准。如果救护员违反了联邦政府或所在州颁布的标准，原告可以轻易地证明救护员违反了职责。

注意

救护标准是指在相同或相似情况下，具有相同资源的人在为患者提供救护时采取的办法和审慎态度。救护标准可能因具体情况有所调整，但是在实践中执业范围还是应遵守标准。

资料来源：Moffett P, Moore G. The standard of care: legal history and definitions; the bad and good news. *West J Emerg Med*. 2011 Feb; 12（1）: 109-112; and National High-way Traffic Safety Administration. National EMS scope of practice model. EMS.gov website. https://www.ems .gov/pdf/education/EMS-Education-for-the-Future-A-Systems-Approach/National_EMS_Scope_Practice_Model.pdf. Published February 2007. Accessed December 21, 2017.

违反职责包括 3 种情况：渎职（严重过失或行为违法），失职（实施合法行为时对他人造成伤害），未尽职责（未能履行职责）。在某些情况下，工作疏忽是显而易见的，因此不需要提供充分的证据。

对患者或他人（原告）造成伤害

构成工作疏忽的第 3 个要素是造成了伤害，也就是说，必须证明原告受到了伤害。伤害赔偿包括医药费、误工费、身体伤害和死亡赔偿金。惩罚性赔偿的数额大于受害人的实际损失。这些赔偿旨在惩罚犯错的人，并告诫其他人勿犯同样的错误。惩罚性赔偿通常不在医疗过失责任保险范围之内。

直接原因

最后，原告必须证明工作疏忽或未尽职责确实导致了伤害或使既有的伤害更加严重，这被称为直接原因。原告还必须证明救护员是可以预见伤害或伤害进展的。是否为直接原因有时难以确认。证实直接原因确实存在通常需要专家证人。这些证人应就职责、救护标准等问题提供证据。例如，颈椎伤是由车祸造成的还是由 EMS 人员救护行为造成的呢？除了在患者救护环节，工作疏忽还可能出现在别的环节，包括将患者转运至医院时未听从医疗指导或未考虑特殊患者

救护需求和医疗机构的能力。设备、物资或救护车疏于维护也属于工作疏忽。莽撞驾驶也属于工作疏忽。

思考

您认为高效的质量管理项目可以减少 EMS 机构因工作疏忽而面临诉讼的风险吗？请说出理由。

应对医疗过失索赔

培训经历、高超的患者救护技能和完整记录患者救护行为都能保护救护员免于医疗过失索赔。下面是其他保护方法及它们各自的缺点和优点。

1.《好人法》：
- 一般而言，《好人法》不保护具有严重疏忽大意、不计后重和恶意破坏行为的 EMS 人员；
- 一般而言《好人法》不能禁止原告提起诉讼；
- 《好人法》可以保护拿薪酬的 EMS 人员和 EMS 志愿者；
- 各州的《好人法》各有不同。

2. 政府豁免权：
- 政府豁免权有限制保护的趋势；
- 政府豁免权只保护政府机构，而非 EMS 人员；
- 各州的政府豁免权各有不同。

3. 限制条文：
- 限制医疗事故发生后起诉的年限；
- 限制条文由法律制定，涉及成年人和儿童的条文可能不同；
- 各州的限制条文各有不同。

4. 共同过失：
- 原告对自己受伤负有一定责任；
- 根据原告对自己受伤所负责任大小，可相应地减少或免除赔偿。

证据显示

一项描述性研究回顾了 1995—2005 年英国关于救护车服务的诉讼案件。研究人员总共统计了 272 例案件，最常见的原因是缺少救助或救治，其次是治疗或诊断错误或延缓。研究人员得出结论，救护员应当特别关注产科救护、脊椎伤情判断和是否转运的决定。

资料来源：Dobbie A，Cooke M. A descriptive review and discussion of litigation claims against ambulance services. *Emerg Med* J. 2008；25：455–458.

责任保险

所有执业的医疗保健专业人员都应该有足够的责任保险。一种特别重要的责任保险是医疗过失责任保险。这些保险是对投保人的法律保护。医疗过失责任保险分为 2 类：基本保险和庇护保险。

基本保险是个人保险，对投保的专业救护员提供有限的保险范围。例如，一份限额为 10 万美元的保单对被保险人支付的损害赔偿不超过 10 万美元。

思考

作为一名急救医疗技术员，您参加了哪种责任保险？在临床阶段作为一名救护员时，您参加了哪种责任保险？

庇护保险是救护员所属机构参加的责任保险。例如，救护车服务或医院可能会参加这样的保险。这样的保险通常有额外的有限承保范围，适用于当班的救护员，他们的行为在机构、保险或规定的范围内。例如，100 万美元的庇护保险承保的伤害赔偿超过基本保险的限额。各个医院和 EMS 机构庇护保险的承保额度各不相同。这种保险可能不包括救护员的责任，在这种情况下，一份独立的个人保险就非常必要。

许多保险公司提供独立的个人保险。团体参保价格更为便宜，保险范围可能优于保费较高的独立个人保险。

特殊责任担保

有一些责任问题是院前救护特有的。一个是医疗指导的责任，另一个是外援服务人员的责任。民权问题也有可能出现。

救护员医疗指导的责任。如前所述，救护员可在医疗指导的监督下提供救护服务。一般来说，医疗指导不对监督下的救护员的行为负责，特别是不作为、重大过失和故意违反规定的行为。相反，医疗指导通常只负责监督指导，提出与现行救护标准一致的要求[6]。医疗指导还有对救护员进行培训和继续教育的责任。一些州为医疗指导及其指定的人员提供责任保险，如为 EMS 机构提供线上医疗指导的医院急诊科医师和护士。

替代责任起源于雇主和雇员之间的关系。在这种关系中，雇主对雇员的过失行为负有责任，即便他对雇员造成的伤害不负直接责任。但救护员并不是医疗指导医师本人的雇员，因此医师并不承担替代责任，而救护员的雇主（如政府、EMS 机构）要承担替代责任[7]。

外援服务人员的责任。外援服务人员是指接受双重领导或指导的服务人员。例如，紧急医疗技术人员由市政府雇用，但是却由救护员监督管理。这种模式可为负责监督的救护员带来责任，也可为 EMS 机构和医疗指导医师带来责任（替代责任）。负责监督的救护员的责任取决于 EMS 机构对救护员的监管。

外援服务人员的理论基础是：当某人管理他人的雇员时，应当对那个人的行为负责，即使不存在雇主与雇员的关系。一般情况下，对紧急医疗技术人员有完全监督管理责任的救护员必须确保紧急医疗技术人员实施正确的患者救护，从而保护患者利益。

民权。美国首个民权法案于 1866 年制定，该法案禁止种族歧视[8]。自那时起，美国民权法历经几次修订，规定因种族、肤色、性别、宗教、国籍和支付能力（在医疗救护中很常见）歧视他人是违法行为（框 6-2）。在城市救护车服务中，除了歧视外，患者可根据民权法案中的条例来起诉许多违法情况。这些违法情况包括未获得同意的治疗和转运。

1973 年颁布的美国《康复法案》规定，因他人残疾而歧视是违法的[9]。该法案适用于任何接受联邦资助的项目。这些项目包括接受医疗保险或医疗补助支持的 EMS 机构。《美国残疾人法案》第二条规定，残疾人同样可以获得公共服务，不论身患何种疾病，都可以获得合适的患者救护。这些疾病包括 AIDS、携带 HIV、肺结核等。

《患者保护和平价医疗法案》第 1557 节在其他非歧视法律条文的基础上，将保护对象扩大到任何接受美国 DHHS 资助或由其管理的健康计划所涵盖的人[10]。因此，本规定适用于接受医疗保险及医疗补助的服务。本节的一个要点是确保英语水平有限的人能够真正获得应该享受的医疗服务。

思考

回想您担任紧急医疗技术员时所处理的一起急救事件，患者结局也不太好。您在应急响应过程有无疏忽？您会采取什么措施防止这种情况再次发生？

框 6-2 《统一综合预算调节法案》和《综合预算调节法案》

《统一综合预算调节法案》（COBRA）于 1986 年生效。自那以后，它被修改了好几次，现在被称为《紧急医疗和劳动法案》（EMTALA）。EMTALA 致力于为处于紧急医疗状况的患者或在参保医院就医的患者提供体格检查、稳定病情和转院等服务。提供这些服务不得因患者支付能力、保险状况、国籍、种族、信仰或肤色而有差别。该法还涉及"患者倾销"问题，规定不得因患者无力支付费用而转院或让其提前出院。

COBRA 规定，每一次违规行为最高可以处罚 20000 美元，但随后通过《综合预算协调法》（1989 年、1990 年和 1993 年；2000 年和 2003 年修订）的修正案明确和加强了 COBRA 规则的执行。它还将拥有 100 张或更多床位的医院的最高罚款提高到 104826 美元。罚款会根据通货膨胀情况定期调整。此外，如果医院违反 EMTALA，患者可以向民事法庭起诉。医院若因另一家医院违反 EMTALA 而招致相关费用，可提起诉讼要求赔偿损失。

COBRA 主要包括以下条款：

- 在医院急诊科室能力范围内进行医疗筛查，包括可用于确定是否存在紧急医疗状况的辅助检查；
- 除非患者拒绝接受治疗，否则须在转诊医院进行治疗，直到病情缓解或病情稳定；
- 在确保患者病情稳定且患者同意转院后，提供适当的转运方法；
- 要求专科医院必须接受无法治疗特定疾病的非专科医疗中心的转诊；
- 如果一家医院从另一家医院接收到病情不稳定患者，需要向医疗保险和医疗补助服务中心（CMS）或适当的州级管理机构报告；
- 为医师和医院工作人员检举不当行为提供保护。

资料来源：Emergency Medical Treatment and Active Labor Act. Centers for Medicare and Medicaid Services website. https://www.cms .gov/Regulations-and-Guidance/Legislation/EMTALA/index.html. Updated March 26, 2012. Accessed December 20, 2017; and American College of Emergency Physicians. EMTALA. American College of Emergency Physicians website. https://www.acep.org/news-media -top-banner/ emtala /. Accessed December 20, 2017.

第 4 节 救护员与患者关系

在患者救护中，救护员和患者之间的关系是受法律保护的。因此，患者救护中可能会出现法律问题，包括隐私保护、知情同意（包括偶尔强制约束患者）和转送。

隐私

救护员在法律上和道德上都有责任保护患者隐私。患者的信息在未经患者同意的情况下可能会传达给其他参与救护的医疗人员。这些信息包括传染病史。同样地，救护员会向执法人员报告患者信息，也会在法庭上就某起案件或罪行透露患者信息。但是，在其他情况下侵犯他人隐私和诋毁他人存在责任风险。例如，恶意或随意泄露患者信息要承担法律责任；将受保护的医疗信息泄露给不该知道的人，也要承担法律责任。框 6-3 总结了 1996 年《健康保险携带和责任法案》（HIPAA）的关键要素，该法案规定了受保护的医疗信息的使用。

隐私的界定

一般来说，患者病史、评估结果和治疗手段都是隐私，不论是电子、书面还是口头形式的[11]。一般规定，除治疗、支付费用（如申请保险索赔）或救护车服务外，泄露这些信息都必须得到患者或患者法定监护人的书面同意。不受这项规定约束的例外情况如下[12]：

- 美国联邦、各州或地方法律规定要公开的信息；
- 调查医疗保险诈骗案或虐待案；
- 某些公共卫生行为，如公共卫生调查要求按照法律告知出生、死亡或疾病情况；报告虐待或忽视儿童或老人、家庭暴力情况；报告不良反应事件或传染病暴露情况；
- 健康监督活动，如审计、政府调查、政府依法采取的其他行政或司法程序；
- 法院命令、行政命令或法院传票等法律程序要求的司法和行政程序；
- 在某些情况下的执法活动，如发出传票时或当需要信息抓捕犯罪嫌疑人和阻止犯罪；
- 军事、国防、国家安全等特殊需要时；
- 为了避免对某一个人或整个社会的健康或安全造成威胁；
- 用于补偿工人的目的，并且符合工人补偿相关法规；
- 验尸官、医学检验官、葬礼指导员需要信息来确认死者、确定死因或依法履行责任；
- 负责器官捐献或器官、眼睛或组织移植的机构需要信息，或者是器官捐献库需要信息来完成器官捐献和移植；
- 为了科学研究（必须接受严格的监督）；
- 如果患者是囚犯或正在监禁中，以下情况可透露信息：对劳教患者进行救护，为了保护患者或他人的健康与安全，为了劳教所或执法人员的安全。

在某些情况下，未经患者同意也可透露患者信息。但是救护员报告时必须依法遵循所有相关要求

框 6-3 健康保险携带与责任法案

2003 年，美国 DHHS 颁布《1996 年健康保险携带与责任法案》（HIPAA）隐私条款，并于 2013 年进行了修订。

该法案要求所有的医疗救护员做到以下几点：

- 保护患者受保护的医疗信息，在治疗、收费和手术过程中尽量少泄露患者信息；
- 给予患者知晓相关信息的权利；

所有接触医疗方案、患者救护信息（包括电子数据）的人必须遵守 HIPAA。

EMS 机构为患者提供直接的救护，在此过程中会产生受保护的医疗信息（如姓名、社保账号和地址）。这些记录还包括患者的医疗信息，如创伤、疾病和治疗。如果 EMS 机构向业务相关机构传递受保护的医疗信息，那么它们应当遵守 HIPAA 的规定。

资料来源：HIPAA for professionals. US Department of Health and Human Services, Office of Civil Rights website. https://www.hhs.gov/hipaa/for-professionals/index.html. Updated June 16, 2017. Accessed December 20, 2017; and Recent HIPAA changes. HIPAA Journal website. https://www.hipaajournal.com/recent-hipaa-changes/. Accessed December 20, 2017.

和程序，并尽可能少地泄露信息。

违反 HIPAA 规定的罚款金额可能很高，并会根据某机构违反规定的次数和疏忽严重程度而增加。每项违规最高罚款 150 万美元[13]。

思考

如果您所在地的警察局有一个针对过量吸食鸦片者提供纳洛酮的计划，那么实施这一计划警官是否受到 HIPAA 的约束？

信息透露不当

隐私泄露或是发布不准确信息需要承担责任。需要承担责任的情况包括侵犯隐私和诽谤。

侵犯隐私。侵犯隐私是指没有获得法律认可的情况下，泄露患者的私生活信息，导致患者受到他人嘲笑、名誉受到损害，或者让患者感到难堪。即使泄露的信息是真实的，也不意味着可以侵犯他人隐私。

注意

在任何社交媒体上发布于患者有关的信息都可能面临侵犯他人隐私或诽谤他人的风险。这些信息包括与救护有关的文字、录音和影像。救护员可能要承担民事责任和罚款。

资料来源：West G. *Legal Aspects of Emergency Services*. Burlington, MA: Jones & Bartlett Learning；2016.

思考

您和您的同事是否在谈论患者情况时侵犯了他们的隐私？您做了些什么？

诽谤。诋毁是指未经法律许可或未经本人同意，对某人的品格或声誉做出不实的陈述，分为文字诽谤和口头诽谤。

同意

在医疗事故诉讼中，立法和司法制度都对患者的权利进行了界定。法律和医疗实践的一个基本概念是患者享有权利，尽管这些权利受制于患者的决策能力。患者有权选择他们将接受的救治和转运。

能够给予同意的患者必须达到法定年龄，也必须能够就以下问题做出合理判断：

- 疾病或创伤的性质；
- 推荐的治疗方案；
- 治疗的风险和危险；
- 替代治疗和相关风险；
- 拒绝治疗（包括转运）的危险。

思考

假如您接到求助电话，患者有心脏病发作的症状，但是他意识清醒，拒绝救护。这时您有什么想法？您会采取什么策略说服患者同意您提供救护和转运服务？

证据显示

弗拉斯–菲利普斯（Fraess-Phillips）进行了一项文献综述，以确定救护员是否可以安全地确定哪些非紧急患者需要救护车运送。该评价纳入了 11 项研究，研究组中救护员与急诊科医师之间的分工通常很不一致。他的结论是，没有足够的证据支持救护员可以安全地确定哪些非紧急患者无须救护车运送。

资料来源：Fraess-Phillips AJ. Can paramedics safely refuse transport of non-urgent patients? *Prehosp Disaster Med*. 2016；313（6）：667–674.

同意的类型

知情同意。知情同意是指患者知道、了解并同意所进行的救护。这种同意是在向患者完全透露信息的基础上所做出的。口头或书面同意治疗称为明示同意。同意也可以是通过点头等动作表示，或者允许提供救护的行为表示。

注意

一般而言，治疗开始前须获得患者同意，但是救护员不必像其他医护人员一样获得同等程度的知情同意。医院内的医护人员必须获得更高程度的同意。由于救护员面对的是紧急情况，因此需要患者同意或至少不反对大体的治疗方案。

默示同意。默示同意是指假设失去意识而无决策能力的人在需要紧急救护的情况下会同意进行救护。无意识、休克、头部损伤、醉酒和药物中毒的患者适用于默示同意。但应当注意的是，有决策能力的成年人恢复意识后，可以在救护和转运的过程中随时取消救护。这在糖尿病患者中经常看到，他们因低血糖昏迷而接收救护，但可能在恢复意识后选择拒绝胰岛素转运。

非自愿同意。非自愿同意是指法律认定需要进行的治疗，如对被强制接受心理健康评估的人、被逮捕的患者或被保护性监押的患者进行救护。救护员在对这些患者施救时必须遵守相关规定和程序（执法人员可能不会强制要求救护员治疗有决策能力却拒绝治疗的患者）。

特殊情况

获得患者同意进行治疗有时会比较困难，如未成年人、无决策能力的成年人、住院患者或因犯。在这些情况下，医疗救护可能需要患者父母、法定监护人、州立机构的代表或其他法律权威机构的同意。如果迟迟不能获得同意，可能会危及患者的生命。EMS人员应当熟悉并遵守各州有关这些特殊情况的法律。当无法获得同意时，救护员应当联系医疗指导，确保医疗指导参与决策过程，并详细记录所有事项。

你知道吗

能力是一个法律术语。除非法院裁定某人无行为能力，否则可以推定此人具有行为能力。决策能力是针对特定任务的临床术语（如特定的医学决策）。EMS人员和其他医疗专业人员能确定患者有无行为能力。

资料来源：Orr RD. Competence, capacity, and surrogate decision-making. Published March 9, 2004. The Center for Bioethics & Human Dignity, Accessed at, https://cbhd.org/content/competence-capacity-and-surrogate-decision-making.

未成年人。在大多数州，18岁以下都属于未成年人。除非未成年人符合特定法律的例外规定，否则只有获得父母或法定监护人的同意才能提供医疗和运送。在某些情况下，所有未成年人都可以采用默示同意的方式接受治疗和运送：

- 由于情况紧急，儿童的生命或健康处于危险之中；
- 没有法定监护人或法定监护人不能给予同意；
- 在获得同意之前，延迟治疗和运送均不能保证生命安全；
- 该治疗仅用于威胁生命的情况[14]。

属于此种情况的威胁包括危及生命的情况和其他紧急情况，如骨折、感染和疼痛。记录威胁的性质是很重要的。此外，所有联系家长或监护人的行为也要记录下来。

未成年人和法律同意的例外

在3种情况下，未成年人可以在未经父母同意的情况下寻求救护：脱离监管的未成年人、成熟的未成年人和特定医学状况。所有州都明确规定了允许以上例外的条件。

脱离监管是指未成年人从父母的监管中得到合法的释放。脱离监管的未成年人可包括已婚的未成年人、在军队服役的未成年人或独立生活并自给自足的未成年人。后者包括不住在家里或未接受经济援助的大学生。此外，一些州认为已为人父母或怀孕的未成年人可以脱离监管。脱离监管的未成年人有权同意或拒绝接受医疗和运送。

许多州也允许成熟的未成年人例外。这通常适用于14岁及以上的儿童，这些儿童表现出足够的成熟和智力水平，能了解治疗选择，衡量医疗的风险和好处。通常情况下，由医师或在某些情况下由法院根据州法律来决定这个例外是否适用。

最后一种例外涉及具体的医学状况。例如，允许未成年人在未经父母许可的情况下获得心理健康服务、毒瘾或酗酒治疗，以及与怀孕、避孕或性传播疾病有关的治疗。

无决策能力的成年人。就获得救护同意而言，无决策能力的成年人与未成年人的情况类似。这些患者可能不具备法律上给予或拒绝同意的权利。疾病、创伤、焦虑、心理疾病、智力迟缓、酗酒或药物等因素会影响成年人的决策能力。从患者精神状态看，他可能无法做出合理的决定，这时就可打破治疗和转运的条条框框。只有发生危及生命的疾病或创伤时，或者当法定监护人不在现场无法给予或拒绝救护时，才可在不经过同意的情况下给予紧急救护。在做出这些决策时，救护员应当咨询医疗指导。

犯人或被监押的人。一般而言，监禁或被监押的人还有选择医学治疗的权利。犯人或被监押的人遇到危及生命的情况却拒绝治疗时，法院或执法部门应当授权对其进行治疗。经常为犯人提供救护的救护员应当了解当地和所在州的相关法律。

拒绝接受救护或转运。有决策能力的成年人有权拒绝救护，即便这种选择会导致死亡或永久残疾。拒绝救护可以是因为宗教信仰、无支付能力、恐惧或对治疗方法缺乏了解。救护员应当对这些问题保持高度敏感，向患者详细解释治疗方法，认真回答患者的每一个问题。在 PCR 中记录这些情况。

注意

  并非所有紧急治疗和运送都是因为危及生命的疾病或伤害。一些州对一些未能获得同意的情况提供民事责任保护，因为没有人有能力给予同意，而且 EMS 人员是出于意识，不知道否定同意的事实。

资料来源：Shickich B，Joye S. Consent to healthcare: general rules. In：Fox H，ed. *Washington Health Law Manual*. 4th ed. Washington State Society of Healthcare Attorneys and Washington State Hospital Association. http://www.wsha.org/wp-content/uploads/HLM_Chapter2A.pdf. Published 2016. Accessed December 21，2017.

  医疗指导、执法人员、亲朋好友在现场有助于说服患者接受救护和转运，尽管这样，有些患者仍然拒绝救护。在这种情况下，救护员应当在离开前告诉患者，他仍然可以再次打电话求救。此外，如果可能，应当说服家属或朋友与患者待在一起。拒绝救护是 EMS 机构遭到起诉的主要原因。在碰到这种情况时，救护员应当咨询医疗指导。

注意

  当患者拒绝救护或转运时，救护员应当确认患者是否具有决策能力：

1. 对患者回应能力、意识程度、方向感、明显创伤、呼吸窘迫和步伐进行评估；
2. 对患者的呼吸、血液循环和伤残状况进行初步评估；
3. 测量脉搏、血压和呼吸频率等生命体征。如果需要，使用血氧饱和度监测仪或血糖测试仪；
4. 根据患者的主诉进行仔细检查；
5. 确保患者了解自己的病情而且明白自己的决定会带来怎样的后果；
6. 同医疗指导进行讨论，完整地记录事件经过。

  当试着向拒绝救护的患者提供救护时，救护员应当完整地记录事件经过。救护员不仅要记录如何说服患者接受救护，还应当记录其他目击者的名字

和地址。此外，救护员应当告知患者拒绝救护的医疗风险，并在 PCR 上记录这项告知。执法人员和其他在现场的医疗人员应当就事件做类似的记录。许多 EMS 机构要求救护员获得由患者和无关目击者签名的"免责卡"。免责卡应当注明患者拒绝救护或拒绝转运（或二者都有）（图 6-2）及了解拒绝救治的风险。

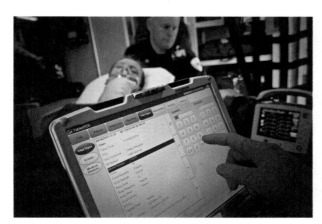

图 6-2 电子的拒绝救护记录表

  某些 EMS 机构要求 EMS 人员在现场联系医疗指导，同医疗指导医师或医师指定人员讨论病例。医疗指导人员可以同患者分析病情，并录音，这有助于避免法律纠纷。但是，有关拒绝救护的最重要的法律文件还是救护员书写的 PCR。

注意

  经授权可以表示同意的父母和法定监护人有权拒绝对儿童的治疗，只要他们有决策能力。如果父母或监护人在可能致儿童死亡、残疾或严重伤害的情况下拒绝救治和转运，请联系医疗指导。如果不听从医师的建议，并在与父母或监护人仔细沟通后仍不同意救治和转运，在线医疗指导可以指示救护员联系执法部门以获得帮助。

资料来源：Committee on Pediatric Emergency Medicine and Committee on Bioethics，American Academy of Pediatrics. Policy statement：consent for emergency medical services for children and adolescents. *Pediatrics*. 2011；128（2）：427–433.

与同意相关的法律纠纷

  与同意相关的 4 个重要法律问题是中断救护、不良监押、胁迫和强行接触。它们可能导致民事纠

纷或刑事犯罪。

- 中断救护。中断救护是指没有合法理由地中断救护或将救护转交给不具备救护能力的人员。中断救护可发生在现场，也可能发生将患者转运至急诊科的路途中。例如，将重症患者转交给接收医院急诊科未获得行医资格的技术人员。
- 非法监禁。非法监禁是指故意无端监押他人。如患者在不同意的情况下被转运，或者无故被限制自由。
- 胁迫。胁迫是指让患者感到恐惧，或者未经同意强行对患者进行治疗。例如，威胁患者如果他继续吵闹就把他关起来。
- 强行接触。强行接触是指未经患者个人同意和法律允许和患者进行肢体接触。例如，未经许可或授权的情况下给患者抽血。

救护员要审时度势，避免在这些方面出现问题。此外，救护员必须对患者的需求高度敏感。应将异常情况或行为记录在 PCR 上，必要时咨询医疗指导和执法部门。

强制手段

有的时候需要合理使用强制手段或限制手段来对付狂暴的患者。有些患者无法对他们自己的救护做出合理的决策。例如，患者因创伤、药物滥用或疾病而出现意识变化。

大多数执法部门出于保护某些患者的目的有权利将他们羁押起来，从而使他们得到治疗。只有有充分理由怀疑患者会对自己或他人造成威胁时，为了确保救治行动安全，EMS 人员才能约束患者。确实需要约束患者时应当遵守相关规定。有些规定要求执法部门人员在救护员进行救护之前，约束暴力患者。合理使用强制手段约束患者时，必须心怀人道精神，不得抱着惩罚的心态（身体约束、药物约束见第 34 章）。

转运

如前所述，一旦救护员开始对患者实施救护后，救护员必须持续进行救护，除非患者被移交另一位有能力和经验的医疗救护员，或者患者明显不再需要救护，或者患者主动要求结束救护。保证患者救护连续不断的关键一环是患者转运。

使用救护车时的特权

救护车驾驶员必须遵守相关的法律、法规驾驶车辆，还必须保护患者、车组人员和公众的安全。一般而言，救护车驾驶员享有以下特权[15]：

- 驾驶速度可超过限速；
- 在反向车道上行驶或在单行道上逆向行驶；
- 红灯时安全地进入或穿过交叉口；
- 合理地使用声光警报装置；
- 在禁停区域停车。

思考

您的领导认为超速行驶（即使使用警报装置）对公众而言过于危险，他认为任何情况下都不可以超速。您该怎么办？

救护员应了解所在州有关救护车的法律，不得违反这些法律。有时超速行驶和使用声光报警装置属于滥用特权。在大多数州，救护车在应急响应或运送患者期间，速度不得超过规定的限值（每小时 24 km）。有的州不允许救护车超过限速，而有的州则允许救护车以高于限速行驶（见第 52 章）。

有人建议各州允许救护车在限速道路上使用信号灯和警报器，并且只有当患者的结局可能受到时间的影响时使用，这种情况通常出现在不到 5% 的应急响应中。此外，还有人建议所有州都要求救护车在进入交叉路口前完全停车[15]。

选择接收医院

选择接收患者的医院应考虑患者的需求和医院的能力。如果可以的话，救护员应当尊重患者的选择，并告知患者可能需要支付额外的交通费。由于患者太多和特殊救护需求过高就属于医院选择有限的情况（框 6-4）。建立选择接收医院的相关规定是非常必要的。此外，在患者无法选择医院时医疗指导应当参与选择。例如，某些 EMS 机构制定了就近原则，哪怕最近的医院不是患者要求的，也必须将患者送往最近的医院。

支付规定

在某些情况下，美国医疗保健计划会影响患者救护的时间和地点。例如，美国最大的救护车

框 6-4 医院资源和能力分级

在 20 世纪 70 年代早期，美国医学会建议将医院急诊服务分级，以明确医院的能力。1990 年，美国外科医师学会创伤委员会工作组发表了《为受伤患者提供最佳救护资源》（于 2014 年修订），根据资源、收治患者情况、工作人员情况、研究和教育参与程度，分为 4 个级别的创伤中心。

- 第一级创伤中心可以为伤者提供全面护理。创伤中心有能力为伤情最重的患者提供救护，尤其是在外科重症监护环境中。
- 第二级创伤中心提供的救护服务与第一级机构提供的服务相似，但较少关注创伤研究和预防；在人口稀少的地区，它还承担初级保健机构的职责。
- 第三级创伤中心提供评估、复苏、急诊手术和稳

定病情等服务，可以根据需要将患者移交给更高级别的机构。
- 第四级创伤中心通常位于农村地区。它们评估患者伤情并安排转移到更高级别的创伤中心。这些创伤中心必须有医师或中级护理人员 24 小时值班。第四级创伤中心必须建立复苏团队和转院计划。

医院资源的分级确定了能够处理创伤患者的医院。它还使 EMS 人员能够将患者迅速运送到最合适的医院。根据美国外科医师学会制定的指导原则，一些州政府机构已指定了某些医疗机构作为创伤中心。其他专门医疗机构，如小儿创伤中心、烧伤中心、高压中心和毒品治疗中心，为有特殊需要的重症或创伤患者提供救护。

资料来源：Committee on Trauma, American College of Surgeons. *Resources for Optimal Care of the Trauma Patient*: 2014. Chicago, IL: American College of Surgeons；2014.

服务支付方——医疗保险[16]对可获赔偿的服务类型和患者转运制定了复杂的规定。救护员必须对这些医疗保险项目有着基本的了解，这样 EMS 机构能就提供的服务收取费用。此外，了解这些项目还有助于救护员帮助患者找出哪些服务有可能享受医疗保险。

在危及生命的紧急情况下，支付方的规定不得影响患者救护或转运至最近的医院。然而，救护员必须在 PCR 上对患者救护行为进行全面的描述。这一点是至关重要的，有些项目得不到赔偿就是因为记录不完整。

第 5 节 复苏问题

复苏相关问题十分复杂，会给患者、家属、EMS 人员和医疗指导带来法律和道德上的问题。和 EMS 直接相关的复苏问题包括拒绝或终止复苏、预先医疗指示和潜在器官捐献。

复苏同意书

有决策能力的知情成年患者有权拒绝救护，包括心肺复苏。这项权利并不取决于是否患有绝症、家庭成员是否同意或医师是否批准。通常情况下，对无脉搏的患者应进行复苏（除非医师另有指示），直到出现以下情况[17]：

- 恢复有效的自主呼吸；
- 将患者移交给医疗专业人员；
- 有可靠的证据表明患者已经死亡；
- 由于现场环境危险，或者由于持续复苏会危及他人的生命，救护员无法继续施救；
- 收到有效的"不予复苏"的指令（框 6-5）；
- 在线医学指导授权或根据预先指示终止复苏。

框 6-5 "不予复苏"的指令

"不予复苏"的指令并不排除其他形式的治疗，如吸氧、输液和用药。一些疗养院的医嘱规定了要提供的护理和支持的水平，如医嘱可能规定不需要插管。

停止复苏

在以下情况下通常应停止心肺复苏：

- 进行心肺复苏会给救护员带来伤害或死亡的风险；
- 有明显的临床死亡指征，如身体僵硬等（框 6-6）；
- 存在有效的预先指示或"不予复苏"的指令[17]。

根据美国心脏协会，已知的重症、慢性疾病、衰退性疾病、致命疾病的末期或非预期死亡可能是

框 6-6　死后发生的生理变化

死后几分钟内，尸体开始发生变化。皮肤表面变得苍白和发黄；体温下降并在 24 小时内达到环境温度；血压和肌肉张力降低；瞳孔扩大。由于重力的作用，血液和液体开始从面部、鼻子和下巴流出，内部器官血液坠积。这就导致组织中出现蓝紫色斑痕，称为尸斑。

在死后 6 小时内，由于体内化学变化，肌肉变硬，

这种现象被称为尸僵。面部较小的肌肉通常首先受到影响。尸僵后 12～14 小时内全身僵硬。

根据环境温度的不同，死后 24～48 小时，组织腐烂的迹象通常很明显。尸僵缓解 12～14 小时开始松弛，身体组织开始腐烂，皮肤与底层组织分离，肿胀和腹胀变得明显。

决定是否停止心肺复苏的可靠标准[17]。如不确定是否死亡，救护员应开始复苏并咨询医疗指导。

美国 EMS 医师协会和美国外科医师学会创伤委员会已经拟订了一份立场声明，以说明何时可对外伤性心搏骤停患者停止复苏。在下列情况下，可停止复苏[18]：

- 创伤患者所受的损伤表明已无法继续存活，如半身截除（经腰椎截断）和断头；
- 钝性或穿透性创伤患者出现死亡征兆，如身体僵硬；
- 钝性外伤患者在 EMS 人员到达时发现呼吸暂停、无脉搏，且不存在心电活动；
- 穿透性创伤患者在 EMS 人员到达时发现无脉搏、呼吸暂停，没有其他生命体征，包括自主运动、心电活动和瞳孔反应。

在多人伤亡事故中，可能不会对无脉搏、呼吸暂停的成年人进行复苏。这样做是为了更有效地利用资源来抢救还活着的患者。

除了前面提到的因素外，通常通过以下指征来确认死亡：

- 多导联心电图证实心脏没有自发的电活动；
- 无自主呼吸；
- 无咳嗽和呕吐反射；
- 无自主运动；
- 对疼痛刺激无反应；
- 瞳孔散大，没有反应。

在某些情况下，救护员可能很难确定是否应该启动复苏。例如，尽管存在"不予复苏"的指令，但家属可能会要求对患者进行心肺复苏。在这种情况下，救护员应启动复苏并联系医疗指导。

当救护员在现场遇到患者死亡时，应采取以下步骤：

- 联系医疗指导并遵循所在州和地方的规定；

- 记录现场观察到任何情况或异常发现；
- 根据相关规定通知有关部门（如警察和验尸官）；
- 尽量避免破坏现场；
- 向现场幸存的家属提供情感支持。

思考

您接到电话，需要救助一名心脏停搏的老年患者。家属告诉您，他们不需要救助，并求您不要实施心肺复苏，但他们没有提供您所在机构要求的书面文件，所以您无权执行"不予复苏"的指令。这时您该怎么办呢？

终止复苏

美国心脏协会 2015 年发布的指南也列出了终止复苏的标准[19]。该指南特别指出，如果不是 EMS 人员发现心搏骤停，就可以停止复苏；如果没有进行除颤，则在运送前不会恢复自主循环。心肺复苏 20 分钟后呼气末二氧化碳水平小于 10 mmHg 是决定终止复苏时的另一个因素。

院前停止复苏的决定应由 EMS 主管部门和医疗指导做出，他们通常应确保：

- 已成功实施呼吸道管理；
- 已建立血管通路，并根据高级心脏生命支持方案对心室颤动或无脉性室性心动过速患者进行了药物治疗和除颤；
- 存在持久性心脏停搏或濒死心电图（"死亡心律"），且未发现原因（见第 21 章）。

预先指示

1991 年，美国国会通过《患者自主法案》[20]，要求所有的接收医疗保险或医疗补助计划覆盖的患者的医疗机构认可任何形式预先指示。在患者失去

行动能力、无法表达意愿的时候，这些法律文件可使救护员了解患者的想法，患者可以接受治疗或拒绝治疗。永久的医疗决定授权和"不予复苏"的指令即为这种预先指示（图6-3）。许多州也通过了关于生前遗嘱和尊严死权力的法律，适用于绝症患者做出预先指示。另一种临床计划是生命维持治疗医嘱（POLST），已在多个州施行（框6-7）。医疗指导必须制定执行政策，以应对各种预先指示。

注意

针对在家中或临终关怀医院的绝症患者，EMS人员和医疗指导应当同患者的家属和医师密切合作，确保这些人能够正确使用EMS系统，知道何时拨打急救电话。即患者不需要复苏，仍然需要EMS人员为患者减轻痛苦，治疗急性病或创伤，并将患者转运至医院。地方和各州EMS机构必须制定政策，允许患者在拒绝复苏的同时仍然能够使用其他的紧急救护和救护车转运。

"院外禁止复苏"指令

如果（ ___姓名___ ）我心脏停搏或呼吸停止，授权急救人员停止或撤回我的心肺复苏。心脏停搏意味着我的心脏停止跳动，呼吸停止意味着我停止呼吸。

我知道，如果我出现心脏停搏或呼吸停止，院外禁止复苏指令将生效，不会启动任何恢复呼吸或心脏功能的医疗程序。

我知道，这一决定不会妨碍我获得其他紧急救护和医疗干预，如静脉输液，输氧或心肺复苏以外的其他疗法，如任何医疗保健提供者（如救护员）认为有必要提供舒适护理或减轻疼痛和/或在我死亡之前由医师指导下采用的医疗护理措施。

我知道，我可以随时撤销这个指令。

我同意将本"院外禁止复苏"指令提供给院外的护理人员（如救护员）、医师、护士或其他执行本命令的卫生保健人员。

我同意"院外禁止复苏"指令。

患者姓名（打印）	日期
患者签名或患者代表签名	日期

撤销要求

我撤销上述声明。

患者签名或患者代表签名	日期

我授权紧急医疗服务人员在患者心脏停搏或呼吸停止时，停止对患者进行心肺复苏。

我确认此指令是患者/患者代表的愿望，在医学上是正确的，并记录在患者的永久医疗记录中。

主治医师签名（**必填**）		日期
主治医师姓名（打印）	主治医师执照号	主治医师电话
地址（打印）		医疗机构名称

在患者院外转移期间，"院外禁止复苏"指令应随身携带。

当患者或患者代表在心脏停搏或呼吸停止发生之前或之后，以任何方式向紧急救援员表示希望进行复苏，或者患者已怀孕或被认为怀孕时，紧急救援员不应遵守"院外禁止复苏"指令。

图6-3 预先指示

框 6-7   维持生命治疗医嘱

维持生命治疗医嘱（POLST）虽然不是一个预先指示，但是一种临终计划，强调患者对他们所接受的医疗治疗的意愿。这项计划适用于那些有严重疾病或虚弱，可能在一年内死亡的患者。POLST 患者及其家人和医师共同商定并签字的医嘱。POLST 具有法律约束力，这意味着 EMS 人员可以遵照其指示而不必担心法律后果。表 6-1 列出了 POLST 和预先指示的主要区别。患者可以同时有预先指示和 POLST。

资料来源：National POLST Paradigm website. http：//polst. org/wp-content/uploads/2017/03/2017.03.27-POLST-vs.-ADs.pdf. Accessed December 21，2017.

表 6-1   POLST 和预先指示的区别

项　目	POLST	预先指示
文件类型	医嘱	法律文件
谁完成文件？	医疗保健专业人员	个人
适用人群	任何身患重病或身体虚弱的人（无论年龄大小）	所有有决策能力的成年人
文件传达了什么内容？	具体医嘱	一般治疗意愿
这份文件能指定一个决策代理者吗？	不可以	可以
决策代理者角色	如果患者决策能力不足，可以参与讨论和更新或废弃	无法完成
应急响应人员是否可以遵循该文件？	是的	不是
易于定位/便携	患者持有原件，患者病历里有一份复印件。	没有固定位置，个人必须确保代理人有最新版本
定期审查	卫生保健专业人员负责与患者或代理人进行复查	患者定期复查

EMS 人员会碰到拒绝心肺复苏的晚期患者。在这种情况下，EMS 人员应当立即联系医疗指导，制订患者救护方案。如果医疗指导认为患者不要接收医疗干预延长生命，救护员应当采取措施减轻患者的痛苦。在此期间对患者的亲朋好友提供情绪支持也十分重要。

潜在器官捐献

在美国，平均每天有 84 位患者接受器官移植，但与此同时器官移植等待名单上有 20 位患者由于没有器官可移植而死亡[21]（框 6-8）。组织和器官捐献与移植的过程十分复杂，需要多位医疗专业人员协作配合。救护员要从患者中识别潜在的器官供体，同医疗指导建立联系，提供紧急救护以维持器官的功能。

EMS 机构在识别已经死亡或临终患者的潜在器官供体、获取器官中发挥着重要作用，他们通过寻

框 6-8   器官移植等待

在美国，平均每 10 分钟就有 1 人进入移植等待名单。表 6-2 是美国器官共享联合网络（UNOS）发布统计数据，反映了 2017 年 10 月 15 日美国器官移植等待名单的情况。UNOS 是一家非营利性组织，管理美国的器官移植系统。

资料来源: Waiting list candidates by organ type—all patient states based on OPTN data as of December 15，2017. United Network for Organ Sharing website. https://www.unos.org /data/transplant-trends/waiting-list-candidates-by-organ-type/. Accessed December 21，2017.

表 6-2 器官移植统计数据

移植类型	等待患者数量（人）
心	3941
心 / 肺	42
小肠	255
肾脏	96210
肾脏 / 胰腺	1609
肝	14051
肺	1379
胰腺	908
总数	118305[a]

[a]UNOS 的政策规定，患者可以进入多家移植中心的名单，因此登记人数大于实际的患者数。此外，有些患者等待多个器官，因此实际患者总数小于等待各种类型器官的患者的总数。

资料来源：Waiting list candidates by organ type—all patient states based on OPTN data as of December 15, 2017. United Network for Organ Sharing website. https://www.unos.org/data/transplant-trends/waiting-list-candidates-by-organ-type/. Accessed December 21, 2017.

找捐献卡（图 6-4）或寻找驾照上的备注（美国公民申领驾照时登记器官捐献意愿），以了解患者捐献器官的意愿。救护员还可以同患者的近亲沟通，看患者是否愿意在死后捐献器官（框 6-9）。即使没有捐献卡或其他文件，家属仍有权做出捐献的决定。器官获取组织为 EMS 人员提供特殊的培训，指导如何就器官捐献与患者家属接洽。

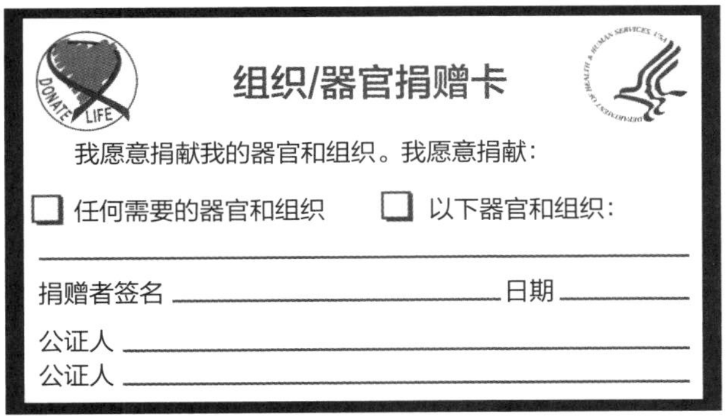
组织/器官捐赠卡

我愿意捐献我的器官和组织。我愿意捐献：

☐ 任何需要的器官和组织 ☐ 以下器官和组织：

捐赠者签名 ________ 日期 ________

公证人 ________

公证人 ________

图 6-4 器官捐献卡

一旦患者被确认为潜在的器官供体，救护员应当联系医疗指导，然后通知器官获取组织（全天都有工作人员值班，协调器官捐献的各种事务，包括收集文件）。救护员应当仔细完整地记录影响器官获取组织对潜在器官供体评估的救护行为、生命体征评估和现场看到的情况（如发现吸毒用具）。

供体通常分为 2 种：活体（主要供体）和遗体（非主要供体）。主要供体可捐赠一个肾脏、一叶肝脏或肺。非主要供体可捐赠心、肝、肾、肺、胰腺和肠道。2014 年，手和脸被列入可移植器官名单。非主要供体也可以捐赠角膜、各种组织（皮肤、心脏瓣膜、骨、肌腱、干细胞、骨髓、血液和血小板），但必须满足脑死亡标准（框 6-10）。此外，在获得重要的器官之前，必须维持供体的心跳和血液循环。超过 1.25 亿人已登记为器官捐献者，但实际上只有约 3‰的人死亡后允许器官捐献[22]。

心脏死亡供体是指那些不符合脑死亡标准，但出现了不可逆的心搏骤停或血液循环停止的潜在供者。如果生命支持系统被撤除，并且获得了器官捐

框 6-9 法定近亲

患者死于院前，无论是否决定转运患者至医院，都应当告知家属可以选择捐献器官和组织。获得患者家属的同意不是一件容易的事。救护员就器官捐献与家属交涉时，必须获得近亲的同意。法律定义的近亲顺序如下：

1. 配偶（分居但未离婚的也包括在内）；
2. 成年子女（大于 18 岁）；
3. 父母（针对供体为未婚子女）；
4. 兄弟姐妹（针对父母双亡、未婚或离异无子女的供体）；
5. 法定监护人。

资料来源：Scoles EF，Halbach EC，Roberts PG，Begleiter MD. *Problems and Materials on Decedents Estates and Trusts.* 7th ed. New York，NY：Aspen；2006.

框 6-10 脑死亡标准

脑死亡的定义为：患者的血液循环和呼吸功能出现不可逆的丧失，或者全脑（包括脑干）功能出现不可逆的丧失。这些临床指征通常经脑电图等确认。只有确认脑死亡后才可以捐献器官。在大多数州，脑死亡必须有两位独立的医师确认并宣布。这两位医师不得参与器官切除或移植。

资料来源：Schmie S，Horby L. International guideline development for the determination of death. *Intens Care Med.* 2014；40（6）：788-797.

赠的同意，那么在心脏停搏之后可获取器官。

救护员在维护器官功能和维持器官的可用性方面发挥着重要作用。救护员实施呼吸道管理和液体复苏，从而维持血压和器官灌注（见第 35 章）。对于现场死亡而且无须转运的人，使用润滑液、0.9% 的氯化钠溶液或市售制品保护眼部。此外，还应用胶带将眼睛缠住，保护角膜，以便捐献角膜。

第 6 节　在犯罪现场的责任

救护员在处理犯罪或事故现场中发挥着两个重要作用，一是提供患者救护（主要作用），二是尽量保护现场的证据。

个人安全始终是应急响应中的首要问题。如果现场危险，那么救护员在执法人员对现场采取安全措施之前不得进入现场。

思考

试想这样的场景：在枪击案的现场，您看到一位呼吸困难的伤病员，但是警方却不允许您进入现场。您会怎么想？怎么做？

在犯罪现场实施救治时，救护员应当和现场执法人员保持直接的无线电通信，这便于救护员了解现场的安全情况、伤病员的数量和需要哪些支持（包括救护车或 EMS 人员、空中医疗转运、消防服务或专门的救援队和危险物品处置专业人员）。如果警方不在现场，救护员应当同调度中心保持联系，这样信息就能传达至执法人员。救护员必须始终记住：执法人员负责犯罪现场，救护员负责患者救护。救护员应当同执法人员密切合作，因为他们可为救护员提供保护。

除了提供患者救护，救护员还应当观察和记录现场的总体情况，努力保护证据（框 6-11）。确保现场人身安全的措施包括：

- 待执法人员保证现场安全后再靠近现场；
- 从安全、易进入的方向进入现场；
- 同警方或调度中心保持无线电通信；
- 在接近患者之前检查和评估现场；
- 请无关人员远离伤病员；
- 不必要时不和旁观者攀谈。

框 6-11　保护犯罪现场

虽然救护优于法医取证，但救护员还是应当尽可能少破坏现场，尽量保护证据。为便于法医取证，应该注意以下事项：

- 将救护车停在远离有划痕、轮胎痕等证据的地方；
- 在救护车和伤病员之间走动时始终走同一条路线；
- 避免走在血迹上；
- 不要触碰或移动凶器等环境线索，除非救护行动需要；
- 准确记录患者的情况和到达现场时伤口表面情况，如患者所在的环境、离物体和门口的位置等；
- 如果可能，沿着缝合线撕开衣物，防止伤口被撕裂。也不要用锐器在衣物上穿洞；
- 不要抖衣物；将所有的衣物放在纸袋里，不要放在塑料袋里，以免破坏证据；不要将衣物交给受害者家属；
- 保留伤口组织，以便法医检查取证；
- 如果找到子弹，在送给权威机构之前放置在带垫的容器内，防止损坏证据；
- 记录伤病员的遗言；
- 如果现场被破坏，务必将这些破坏报告给警方。

资料来源：US Department of Transportation, National Highway Traffic Safety Administration. EMT-paramedic national standard curriculum. EMS. gov website. https://www.ems.gov/pdf/education/Emergency-Medical-Technician-Paramedic/Paramedic_1998.pdf. Published 1998. Accessed December 21, 2017.

第 7 节　PCR 书写

如第 4 章所述，PCR 有几个作用，其中一个重要作用是为患者救护提供法律记录。PCR 还将永久保存在患者的就医记录中。

PCR 是医疗事故诉讼首要审核的文件。俗话说："好记性不如烂笔头"，更何况提交诉讼的时候往往已经是多年之后。因此，救护员可能会被要求为许多年前发生的事出庭作证。为了回忆当时的细节，救护员可以参考 PCR。因此，在书写 PCR 时必须做到准确和注重细节。有效的 PCR 有以下几个特点：

- **及时完成。** PCR 应在救护过程中完成。

- **记录完备**。PCR 内容包括患者评估、治疗等相关情况，必须完备、清晰地记录患者的病情和实施的救护。
- **记录客观**。救护员应当仔细观察，不可主观臆断，避免使用情绪化和带有主观想法的词语。
- **记录准确**。描述尽量准确，不要使用不常见的首字母缩写词或专业术语。
- **保护隐私**。救护员应当遵守 EMS 机构有关患者信息公开的规定。如果可能，救护员应当在公开或传达信息之前获得患者的同意。不论是纸质信息还是电子信息，都应当妥善保管，并限制无关人员接触。

所有的 PCR 必须存放在安全的地方，存放时间至少为规定的诉讼时效。诉讼时效各州不同，针对人身伤害和职业责任（医疗事故）的诉讼一般为 2~6 年。未成年患者的 PCR 可能存放的时间更长，因为诉讼时效可能从患者满 18 岁才开始起算（各州的具体情况不同）。

思考

回忆您作为救护员所遇到的第一例患者拒绝救护的情况。您还能准确地记得患者的意识水平吗？您是如何告诉他拒绝救护的危险？您是否告诉他情况恶化时要怎么做？您把这些记录在 PCR 中以备日后诉讼需要了吗？

总结

- 美国法律体系由 5 个部分组成：立法法、行政法、普通法、刑法、民法。这些法律要求救护员在执业范围内实施救护，并遵守相关的法规和指南。
- 为了避免诉讼纠纷，救护员必须了解可能面临的法律问题和这些法律问题带来的影响。
- 法律要求救护员和医疗专业人员对某些情况进行报告，如忽视或虐待儿童和老年人、虐待配偶、强奸、性侵、枪伤、刀刺伤、动物咬伤和某些传染病。
- 某些州和联邦机构要求上报 EMS 人员传染病暴露情况。此外，某些州还通过了豁免权法规和防止伤害 EMS 人员的法律。
- 同患者救护相关的诉讼通常是起诉救护员工作疏忽。工作疏忽是指救护员未能合理、谨慎地提供救护。
- 大多数法律机构强调防范工作疏忽包含 3 个方面：教育培训、良好的患者救护技能和完整记录所有的患者救护行为。
- 患者信息必须保密。患者的评估结果和实施的治疗都属于受保护的医疗信息。法律规定，公开这些隐私信息需要获得患者或患者法定监护人的书面许可（也有例外情况）。
- 心理健康且具有决策能力的成年患者有权利拒绝医疗救护，即使他的决定会导致他死亡或终身残疾。
- 与同意相关的 4 个法律问题是中断救护、非法监禁、胁迫、强行接触。
- 具有决策能力的成年患者享有某些权利，如接受哪些医疗救护、被转运到哪里。
- 一旦救护员开始对患者施救，救护员就对患者负有法律责任，一直到将患者救护移交给医疗机构其他医疗专业人员或患者明显不再需要救护。与患者转运相关的法律问题包括转运中的救护行动、利用救护车的特权、选择患者接收医院和支付规定。
- 与 EMS 人员直接相关的复苏问题包括拒绝或终止复苏、预先医疗指示、潜在器官捐献和现场死亡。
- EMS 人员在犯罪现场的重要作用是对患者实施救护，同时尽量保护现场证据。

参考文献

［1］ Burnham W. *Introduction to the Law and Legal System of the United States*. 6th ed. St. Paul, MN: West Academic Publishing; 2017.

［2］ National Highway Traffic Safety Administration. National EMS scope of practice model. EMS.gov website. https://www.ems .gov/pdf/education/EMS-Education-for-the-Future-A-Systems-Approach/National_EMS_Scope_Practice_Model.pdf. Published February 2007. Accessed December 21, 2017.

［3］ Ryan White Care Act extension success, October 2009. *EMS Insider*. 2009; 36: 10.

［4］ Maggiore WAW. Legal issues. In: Cone DC, Brice JH, Delbridge TR, eds. *Emergency Medical Services: Clinical Practice and Systems Oversight*. Vol. 2. 2nd ed. West Sussex, UK: John Wiley and Sons; 2015: 160–181.

［5］ Good Samaritans law and legal definition. USLegal website. https://definitions.uslegal.com/g/good-samaritans/. Accessed December 21, 2017.

［6］ Cone D. *Emergency Medical Services: Clinical Practice and Systems Oversight*. 2nd ed. Hoboken, NJ: John Wiley and Sons; 2015.

［7］ Maggiore WA. Liability for EMS licensing: whose license is it anyway? *J Emerg Med Serv* website. http://www.jems.com/articles/2011/02/liability-ems-licensing.html. Published February 2, 2011. Accessed December 21, 2017.

［8］ Jefferies J, Karlan PS, Low PW, et al. *Civil Rights Actions: Enforcing the Constitution*. 3rd ed. New York, NY: Foundation Press; 2013.

［9］ Rehabilitation Act of 1973［As amended through P.L. 114–95, Enacted December 10, 2015］, 29 USC 701 CFR. Office of the Legislative Counsel website. https://legcounsel.house.gov/Comps/Rehabilitation%20Act%20Of%201973.pdf. Accessed December 21, 2017.

［10］ Office of Civil Rights, US Department of Health and Human Services. Section 1557: ensuring meaningful access for individuals with limited English proficiency. US Department of Health and Human Services website. https://www.hhs.gov/civil-rights/for-individuals/section-1557/fs-limited-English-proficiency/index.html. Updated August 25, 2016. Accessed December 21, 2017.

［11］ West G. *Legal Aspects of Emergency Services*. Burlington, MA: Jones & Bartlett Learning; 2016.

［12］ Office of Civil Rights, US Department of Health and Human Services. HIPAA for professionals. US Department of Health and Human Services website. https://www.hhs.gov/hipaa/for-professionals/index.html. Updated June 6, 2017. Accessed December 21, 2017.

［13］ McCallion T. Feds make sweeping changes to HIPAA privacy and security rules. *J Emerg Med Serv* website. http://www.jems.com/articles/2013/02/feds-make-sweeping-changes-hipaa-privacy.html. Published February 28, 2013. AccessedDecember 21, 2017.

［14］ Committee on Pediatric Emergency Medicine and Committee on Bioethics, American Academy of Pediatrics. Policy statement: consent for emergency medical services for children and adolescents. Pediatrics. 2011; 128（2）: 427–433.

［15］ Kupas DF. *Lights and Siren Use by Emergency Medical Services（EMS）: Above All Do No Harm*. Washington, DC: National Highway Traffic Safety Administration; 2017.

［16］ NAEMT position statement: Medicare reimbursement. National Association of Emergency Medical Technicians website. https://www.naemt.org/docs/default-source/advocacy-documents/positions/6-11-10_Medicare_Reimbursement.pdf? sfvrsn=0. Adopted June 11, 2010. Accessed December 21, 2017.

［17］ Mancini ME, Diekema DS, Hoadley TA, et al. 2015 American Heart Association guidelines update for cardiopulmonary resuscitation and emergency cardiovascular care, Part 3: ethical issues. *Circulation*. 2015; 132（suppl）: S383–S396.

［18］ Case A, Zive D, Cook J, Schmidt TA. End-of-life issues. In: Cone DC, Brice JH, Delbridge TR, eds. *Emergency Medical Services: Clinical Practice and Systems Oversight*. Vol. 1. 2nd ed. West Sussex, UK: John Wiley and Sons; 2015: 444–452.

［19］ American Heart Association. Highlights of the 2015 American Heart Association guidelines update for CPR and ECC. CPR and First Aid: Emergency Cardiovascular Care website. https://eccguidelines.heart.org/wp-content/uploads/2015/10/2015-AHA-Guidelines-Highlights-English.pdf. Published 2015. Accessed December 21, 2017.

［20］ HR 4449—Patient Self-Determination Act of 1990. 101st Congress（1989–1990）. Congress.gov website. https://www.congress.gov/bill/101st-congress/house-bill/4449. Accessed December 21, 2017.

［21］ US Department of Health and Human Services. Organ donation statistics. OrganDonor.gov website. https://organdonor.gov/statistics-stories/statistics.html#glance. Accessed December 21, 2017.

［22］ Strickland A. Organ donation 101. Harriet F. Ginsburg Health Sciences Library website. https://ucfmedlibrary.wordpress.com/2017/02/09/organ-donation-101/. Published February 9, 2017. Accessed December 21, 2017.

推荐书目

Hafter J, Fedor V. *EMS and the Law*. Rosemont, IL: American Academy of Orthopaedic Surgeons; 2004.

Hill P, Bishop E, Hamilton S, Morrell J, *Ellington S. Emergency Services Law and Liability*. Bristol, UK: Jordans Ltd; 2006.

Isaacs SM, Cash C, Antar O, Fowler RL. The case against EMS red lights and siren responses. *J Emerg Med Serv* website. http://www.jems.com/articles/print/volume-42/issue-2/features/the -case-against-ems-red-lights-and-siren-responses.html. Published February 1, 2017. Accessed December 21, 2017.

West G. *Legal Aspects of Emergency Services*. Burlington, MA: Jones and Bartlett Learning; 2016. ªUNOS policies allow patients to be listed with more than one transplant center (multiple listing); therefore, the number of registrations is greater than the actual number of patients. Also, some patients are waiting for more than one organ; therefore, the total number of patients is less than the sum of patients waiting for each organ.

Modified from: Waiting list candidates by organ type—all patient states based on OPTN data as of December 15, 2017. United Network for Organ Sharing website. https://www.unos.org/data/transplant-trends/waiting-list-candidates-by-organ-type/.Accessed December 21, 2017.

（宋宫儒，程亚荣，安丽娜，郭雪芬，译）

第 7 章

伦理

美国 EMS 教育标准技能

预备知识

整合了 EMS、救护员的安全 / 健康、医疗 / 法律和道德方面的知识，旨在改善 EMS 人员、患者和整个社会的健康状况。

医学 / 法律和伦理

- 同意 / 拒绝救治（见第 6 章）
- 隐私保护（见第 6 章）
- 预先指示（见第 6 章）
- 患者权利 / 主张（见第 6 章）
- 临终相关问题（见第 6 章）
- 伦理原则 / 道德义务
- 伦理审查与决策

重点术语

自主决定权：患者自我决策、自我做出道德决策的能力，包括选择自身救护方式的决策。

行善：救护员做善事的责任、做好事的行为、为他人谋求福利的义务。

生命伦理学：根据道德观和原则对生命科学和卫生保健等领域的人类行为进行系统研究的学科。

学习目标

完成本章学习后，紧急救护员能够：

1. 了解伦理学和生命伦理学的概念；
2. 区分救护员的职业责任、法律责任和道德责任；
3. 列举解决伦理冲突的策略；
4. 描述伦理审查对解决医疗救护中伦理困境的作用；
5. 讨论院前救护时可能遇到伦理问题，如资源分配、是否复苏、隐私和同意；
6. 描述无效救护时的伦理困境、救护员提供救护的职责、作为患者权益代言人和作为辅助医务人员的角色。

伦理学：关于是非、道德责任和义务、道德原则和价值观及品德的学科。

精神损害：亲历与个人道德准则相冲突的事件或行为方式对心理造成的不良影响。

道德规范：一个人辨别是非对错的社会准则或习俗。

违背伦理：未能遵守道德准则、价值观或标准的行为。

伦理困境始终伴随在院前救护的行动中。有的时候救护员必须执行与自身道德准则冲突的任务，如保护患者隐私、保护患者权利和执行"不予复苏"的指令。这些伦理问题在不断变化，今天的伦理困境可能明天就能依据法律条文解决。

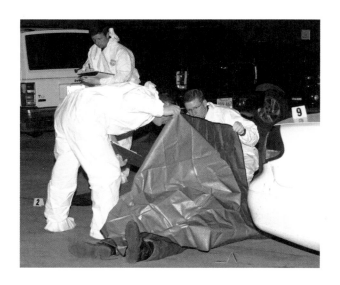

第1节 伦理概述

几乎在每一次应急响应中救护员都会面临伦理问题。患者知情同意、拒绝救护、隐私保护和临终选择等方面都会涉及伦理困境。在 EMS 的每个阶段都可能出现伦理困境[1]。建立伦理决策框架很有必要。当信息不完整和时间紧迫时，这个框架在应急响应中特别重要。

伦理是一个关于是与非、责任和义务、原则和价值及品德的问题[2]。道德是一个人辨别是非对错的标准。违背伦理是指不符合这些道德原则、价值观或标准的行为[3]。伦理决策是基于道德准则做出的决定。

伦理学的概念源于古希腊哲学家，如希波克拉底、苏格拉底、柏拉图和亚里士多德。他们把哲学的焦点转向伦理和道德问题（人应该如何生活），远离传统的占星术决定命运的观念（框 7-1）[4]。

生命伦理学是根据道德价值和原则对生命科学和卫生保健等领域的人类行为进行系统研究的学科。

所有救护员在职业生涯中都会面临伦理问题。大多数问题涉及患者的自主决定权和救护员的救护责任（框 7-2）。患者自主决定权简称自主权，救护员的救护责任又被称为行善。

你知道吗

伦理与道德的区别

伦理与道德有类似之处，但也存在本质上的区别。道德是指个人行为品德，伦理是社会行为规范。换句话说，伦理是指群体对个人行为标准或规范的期许。这种群体可以是社会团体、宗教、公司、行业或家庭。因此，虽然个人的道德规范通常是一成不变的，但个人的伦理标准取决于所在的群体。

为了弄清楚道德和伦理之间的区别，请看两个例子。

- **例1**：一位辩护律师相信她的当事人犯了谋杀罪，但仍然答应为其辩护。她知道谋杀是不正确的、不道德的，并且当事人被无罪释放的话，会对社会造成危险。但是司法系统和律师界的伦理要求她尽全力为当事人辩护。此外，当事人必须接受公平的审判。在这个例子中，律师的伦理优先于个人道德。

- **例2**：在大部分国家或地区，医师不会对患者实施安乐死，即使患者要求也不会给患者实施安乐死，因为这样做就违反了当地医护人员的道德标准。但是，这位医师可能认为患者有权选择安乐死，这种想法就反映了他个人的道德观念。

许多人可以本能做出道德价值和其他价值选择，这些选择与人们长期的个人信念、承诺和习惯有关。但在医疗救护方面，救护员面临着涉及患者的生命问题。患者可能有不同于救护员的信念、承诺和习惯。而救护员要遵循各种职业规范提供的指导。这些职业规范集体智慧的结晶。如美国紧急医疗技术人员协会制定的 EMS 人员职业道德规范（框 7-3）和美国急诊医师学会制定急诊医师职业道德规范（框 7-4）。

就像职业规范一样，个人的道德规范也包括了正当行为的原则。它包含了能够帮助一个人做出道德选择的价值观。对救护员来说，个人道德规范必须考虑到专业责任、法律责任和道德责任。

框 7-1 最早的希波克拉底誓言

希波克拉底誓言（Hippocratic Oath）是关于医师对患者、对社会的责任和医师行为道德规范的誓言，一般认为形成于公元前 4 世纪，旨在保护患者的权利，阐明医师作为治病救人者的道德规范。希波克拉底誓言曾于 10 世纪或 11 世纪修订，删除了有关异教者的内容。至今希波克拉底誓言仍然是医师行为的典范。原文如下：

医神阿波罗，阿斯克勒庇俄斯，阿克索及天地诸神为证，鄙人敬谨直誓，愿以自身能力及判断力所及，遵守此约。

凡授我艺者，敬之如父母，作为终身同业伴侣，彼有急需，我接济之。视彼儿女，犹我兄弟，如欲受业，当免费并无条件传授之。凡我所知，无论口授书传，俱传之吾与吾师之子及发誓遵守此约之生徒，此外不

传与他人。

我愿尽余之能力与判断力所及，遵守为病家谋利益之信条，并检束一切堕落和害人行为。

我不得将危害药品给予他人，并不作该项之指导，虽有人请求亦必不与之。尤不为妇人施堕胎手术。我愿以此纯洁与神圣之精神，终身执行我职务。凡患结石者，我不施手术，此则有待于专家为之。

无论至于何处，遇男或女，贵人及奴婢，我之唯一目的，为病家谋幸福，并检点吾身，不作各种害人及恶劣行为，尤不作诱奸之事。凡我所见所闻，无论有无业务关系，我认为应守秘密者，我愿保守秘密。

尚使我严守上述誓言时，请求神祇让我生命与医术能得无上光荣，我苟违誓，天地鬼神实共殛之。

资料来源：Johns Hopkins Press，from The Hippocratic Oath，Text，Translation and Interpretation，Ludwig Edelstein，1943；permission conveyed through Copyright Clearance Center，Inc.

框 7-2 广为接受的生命伦理价值观

资源分配：持续提供高质量的医疗服务，向不同人提供健康相关服务。

自主决定权：自我决定、自我做出道德决策的能力，包括那些影响个人医疗保健的决定。自主决定权包括 3 个组成部分：个体性（意识到自己是有欲望、有目的人，并按照自己的想法行动）、独立性（不受他人的影响，听取自己的心声）、理性（理智的决策）。

善行：做好事的责任、为他人谋福利的义务。

隐私：未经患者同意，不得将患者的某些信息透露给他人。

无害原则：不伤害他人是最高的原则，应当禁止可预见到伤害的行动。

正直的品行：遵守一套价值观和道德标准体系。

框 7-3 EMS 从业人员的职业道德规范

作为一名 EMS 从业人员，我郑重承诺遵守以下职业道德规范。

- 保护生命，减轻痛苦，促进健康，不伤害，鼓励提供高质量的和平等的紧急医疗服务。
- 以人的需要为基础提供服务，同情和尊重人的尊严，不受国籍、种族、信仰、颜色或地位的影响；不评判患者的要求，不让患者的社会经济地位影响我们的言行或我们提供的服务。
- 不得将专业知识技能用于危害公众利益。
- 尊重和保守专业服务过程中获得的信息，除非法律要求公开这些信息。
- 以负责任和专业的方式使用社交媒体，不损害

EMS 机构、同事、其他医疗保健从业人员、患者、个人或整个社会的名誉。

- 提升专业能力，努力为患者提供高质量的服务。
- 承担起维护专业实践和教育标准的责任。
- 对个人专业行动和判断承担责任，并了解和维护影响 EMS 实践的法律。
- 了解和参与 EMS 立法和法规制定。
- 与同事和其他相关医疗专业人员合作，最大限度地维护患者的利益。
- 拒绝参加不道德的行动，并有责任以适当和专业的方式向有关部门揭露他人不称职或不道德的行为。

资料来源：Gillespie CB., Code of Ethics and EMT Oath. National Association of Emergency Medical Technicians website. https://www.naemt.org/about-ems/emt-oath. Updated June 14, 2013. Accessed January 16, 2018.

框 7-4　急诊医师职业道德规范 [a]

急诊医师应做到：

1. 把患者的利益作为自己的首要职业责任；
2. 不带有偏见和偏私，迅速和专业地对紧急医疗呼叫做出响应；
3. 尊重患者的权利，努力保护患者的最大利益，特别是情感脆弱和决策能力不足的患者；
4. 真诚与患者沟通，并确保他们知情同意后进行治疗，除非患者病情危急要求立即做出响应，或者属于例外情况；
5. 尊重患者的隐私，只在征得患者同意或具有不可推卸的责任（如保护他人或遵守法律）时披露隐私信息；

6. 公平和诚实地对待同事，并采取适当的行动保护患者，避免患者因卫生健康服务提供者的失误、无能或欺骗而受到损害；
7. 与其他关心和照护急症患者的人合作；
8. 不断学习，以获得必要的知识和技能，为急症患者提供高质量的服务；
9. 负责管理委托给他们的卫生保健资源；
10. 支持改善公共卫生和安全的行动，减少伤害和疾病带来的影响，确保所有人都能获得紧急救护和其他基本的卫生保健服务。

---

[a] 2016 年 6 月美国急诊医师学会董事会对这些规范进行了修改。

证据显示

亚当斯（Adams）和同事们做了一项研究，调查院前救护员遇到的伦理冲突。一位观察者采用便利抽样方法，采访了 607 位救护员。

研究人员发现 14.4% 的救护员在救护过程中遇到了伦理冲突，包括知情同意（27%）、危险情况下救护员的责任（19%）、要求不予复苏（14%）、患者的决策能力（17%）、资源分配（10%）、隐私（8%）、告知实情（3%）和培训（1%）。

另一项发表在《土耳其急诊医学杂志》上的研究指出了院前伦理问题可能出现的 4 种情境中：医疗干预前的过程、危险情况和安全驾驶、治疗过程，以及临终关怀。这表明伦理问题可以出现在院前救护的任何环节。

资料来源：Adams J, Siminoff L, Wolfson A. Ethical conflicts in the prehospital setting. *Ann Emerg Med.* 1992；21：1259–1265；Erbay H. Some ethical issues in prehospital emergency medicine. *Turk J Emerg Med.* 2014；14（4）：193–198.

职业责任

作为一名专业人士，救护员按照自己接受过的培训和当地的实践标准展开救护。救护员对患者、医疗指导和 EMS 系统负责，实施救护时必须达到标准要求。救护员的职责包括提供高质量救护、继续学习、熟练掌握救护技能、获得执业许可或资格认证。对工作认真负责的救护员更有可能提供良好的患者救护，做出符合伦理的决策。

法律责任

救护员通过患者救护活动，也在影响医疗救护法律的制定（见第 6 章）。这些法律问题通常与伦理问题交织在一起，但是伦理并不等同于法律（伦理关心道德行为，法律关注意法律行为）。许多伦理决策超出法律许可范围，而许多法律决策也符合伦理。例如，某位患者生前立下遗嘱，可他所在的州对生前遗嘱的合法性问题还在争论。救护员必须考虑法律责任的重要性，因为它和医疗伦理相关，在出现伦理冲突时应遵守法律。

道德责任

道德责任关注个人伦理，即个人价值观和个人信仰。在紧急情况下，兼顾道德责任、法律责任和职业责任并不是一件易事。有时候，救护员必须利用个人伦理标准来解决多种角色和责任之间的冲突。此外，救护员必须制订自己的行动方案。在面对伦理问题时，救护员应当记住以下几个要点[5-6]。

1. 情绪不是道德决策的可靠决定因素。理性决策必须依靠研究和谨慎的态度。但必须记住，在院前环境中，很难做出充分知情的决定。救护员应根据自己的经验和道德框架，同时结合所有可获得的信息采取行动。

2. 救护员做决策时不应当只是根据他人的意见，也不应当教条地遵守指导性规定（如职业规范）。救护员在处置以前未碰过的情况时，有可能做出不合理的甚至是违背伦理的决定。在这些情况下，救护员应当咨询医疗指导、同事或参阅相关规范等。咨询他人优于将自己局限在已有的知识范围或规范范围内。有的时候，患者及家属的建议，可帮助救护员更好地做出决策。

3. 一旦伦理问题得到解决，那么这种解决方式就可能成为一种行为规范，至少在相同情况下是如此。没有合理理由救护员就应遵守这种规范。

第2节　医疗救护中的伦理评估

卫生保健中最基本的伦理问题是："什么是患者的最佳利益？"然而，做最好的事情或者做自己认为最好的事情，都不足以证明行动是合理的。救护员必须确定患者真正的需要。救护员可以通过患者的陈述（如果患者有决策能力）和书面陈述来确认患者的需要。如果患者表现出精神状态不佳或缺乏决策能力，救护员可以听一听家属的意见。

在做出伦理决策方面，善意的作用应与患者和家属的意愿相当。一个行为是否具有善意，可以从他回答下面这个问题来确定："我是否尽了最大的努力来帮助而不是伤害我的患者？"

注意

关于伦理问题，没有人知道所有的答案。面对所有伦理，没有一种工具或技术能够帮助人员做出"绝对正确"的决定。然而，救护员须对个人和职业行为和决定负责。在做决定时咨询和寻求指导总是谨慎的。

全球卫生保健的理念都是保护患者利益，避免伤害，承认并尊重患者的自主决定权。这一理念还承认影响提供卫生保健服务的各种法律问题（框7-5）。

框 7-5　符合伦理的医疗救护

古希腊医师认为，治疗行为应遵守以下规范：
- 帮助患者或至少不伤害患者；
- 如果疾病无法治愈，死亡无法避免，那么医师应该避免介入；
- 尽可能消除导致疾病的原因。

如今，符合伦理的医疗救护的理念可概括为：
- 为患者提供救护；
- 不伤害患者。

资料来源：Doctor interview. Research chromatic website. http: //www.researchomatic.com/doctor-interview-163692 .html. Published 2013. Accessed February 8，2018.

你知道吗

海因茨困境

劳伦斯·科尔伯格（Lawrence Kohlberg）是道德发展领域的著名理论家。在他的研究中，他提出了一个道德困境（称为海因茨困境），并要求参与者描述在以下3个场景中会采取什么样的行动方案。

1. 一名妇女因癌症濒临死亡。一位医师发明了一种可以治愈她的药物。这种药的成本是每剂4000美元，但医师只花了2000美元生产它。这名妇女的丈夫（海因茨）只能支付2000美元。他恳求研制这种药物的医师接受2000美元，并说他将在以后支付剩余的2000美元。医师拒绝了。海因茨应该闯入实验室为他妻子偷药吗？为什么？

2. 海因茨闯入实验室偷走了药品。第二天报纸上报道了这起入室盗窃案。一位警官（布朗警官）是海因茨的朋友，他记得前一天晚上看见海因茨从实验室逃跑。布朗应该报告他所看到的情况吗？为什么？

3. 布朗警官报告了他看到的情况。海因茨被捕并被带上法庭。如果罪名成立，他将面临最多2年的监禁。海因茨被判有罪。法官应该判海因茨入狱吗？为什么呢？

科尔伯格对每个场景中问题的答案都不感兴趣。他对参与者所作决定背后的推理更感兴趣。在他的道德发展理论中，参与者的这些反应被划入推理的不同阶段。

资料来源：Kohlberg L. *Essays on Moral Development*：*The Philosophy of Moral Development*. Vol 1. San Francisco，CA：Harper & Row；1981.

第3节 快速解决紧急救护过程中的伦理问题

一种伦理案例分析方法，即"经验法则"，可以用作紧急情况下迅速处理伦理问题的方法[7]，具体分为3个步骤。

1. 问问您自己，过去是否遇到过类似的伦理问题。如果是，就把以往的经历作为这个问题的先例，并遵循先前确立的规则。救护员应定期评估这些规则。
2. 如果您没有遇到过类似的伦理问题，请用些时间考虑或咨询同事和医疗指导。
3. 如果您不愿意花时间，可通过3个测试来帮助您做决定（图7-1）[7]。
   - **测试1（公正性测试）。** 如果您处于患者的位置上，你能接受吗？公正性测试有助于纠正偏私或个人偏见。
   - **测试2（通用性测试）。** 在所有相关的类似情况下，这样做您会感到舒服吗？普遍性测试有助于消除道德决策困难。
   - **测试3（答辩测试）。** 您能提供充分的理由来证明您的行为的合理性吗？答辩测试要求救护员给出他人会同意此行为的理由。

如果以上3个测试都能得到肯定的回答，说明您的行为很可能属于道德上可接受的。

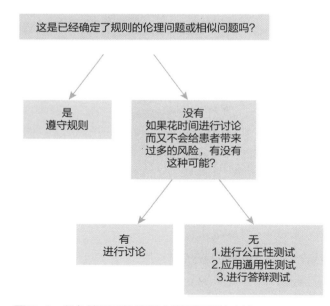

图7-1 紧急情况下快速解决伦理问题的方法

第4节 解决伦理困境

有时候，解决伦理困境确实比较难。解决伦理困境可遵从医疗界的专业和听从公众的意见。医疗界解决这些冲突的办法是为救护设立标准，研发治疗指南。医疗界还对决策和政策进行前瞻性和回顾性评价。评价的目的在于对救护员进行教育，改进患者救护的质量。

公众在处理医学伦理冲突中发挥的作用包括制定法律、制定公共政策、分配资源保护患者权利。此外，还包括参与执行预先指示和其他自我决策文书，使患者的意愿为大家所知（见第6章）。

本节将介绍救护实践中一些常见的伦理问题，并附案例分析。对每一个案例，救护员应当快速解决紧急救护中的医疗问题，并回答以下伦理问题：

1. 什么才符合患者的最大利益？
2. 患者的权利是什么？
3. 患者了解目前存在的问题吗？
4. 救护员的职业责任、法律责任和道德责任是什么？

资源分配

资源和责任的公平分配是一种被普遍接受的生命伦理价值，并体现在全社会的卫生保健政策中。人们认为保证人们普遍享有公平的医疗保健服务的权利是一个复杂的经济问题，受到控制医疗费用的需要的影响。有2个因素影响医疗资源分配的公平。一是医疗保险。即使一个人有医疗保险，但保险计划也会将一些医疗服务项目排除在外。二是在医疗资源不足以满足患者需要的治疗。在涉及多个伤亡的灾害中，可能会发生这种情况。当需要分配医疗资源时，应该遵循道德标准[7]。

医疗资源分配更多的是政策问题，而不是医学问题。然而，分配可能会在院前救护中造成伦理困境，如以下案例所示。

案例1

一名救护员被派往一名74岁男性患者家中。患者主诉胸痛和气短并有心脏病史。患者要求将自己送往荣军医院，他几年前曾在那里接受过心脏手术。根据患者病史、医师检查和心电图结果，救护员在向医疗指导报告后，选择将患者转送至一家更近的医院，以尽快稳定患者的病情。但患者变得更加焦躁，抱怨胸口疼痛加重。他告诉救护员自己没有医疗保险，要求被送到荣军医院。

隐私保护

大多数人都有基本的隐私权。保密原则针对的是一个人的隐私和个人信息。未经患者同意，医疗救护员不得公开患者信息。公开患者信息是非法的，可能违反州和联邦法律及第6章所述的《健康保险携带和责任法案》（HIPAA）的规定。

然而，在某些情况下，法律可能要求公布患者信息。例如，向参与患者救护的其他人披露，患者已被确认感染 HIV。伦理和保护隐私之间可能会出现冲突，特别是公共卫生将从披露隐私信息中受益，如以下案例所述。

案例 2

一名救护员被派往一辆机动车碰撞事故现场。一名年轻人驾驶的车迎面撞上了另一辆车，撞死了那辆车的司机。这名年轻人受了轻伤。由于将被转运到医院，他向救护员透露，在车祸前不久使用了可卡因。他要求救护员保密，不要告诉现场的警察。

思考

您的同事从 PCR 上找到了以前救护过的患者的号码，打电话约她一起出去。您认为这种行为违反伦理原则吗？如果是，违反了哪些伦理？

知情同意

如第6章所述，具有决策能力的患者有权选择和决定他们将获得的医疗服务。这项权利是患者和医师之间关系的一个基本点，美国医学会的医学伦理原则提到了这一点。这一权利在 EMS 从业人员职业道德规范中也有涉及。患者拒绝救护会造成法律和伦理冲突，如以下案例所示。

案例 3

一名救护员被派往一家餐馆，那里有一位老年妇女晕倒。她心搏骤停，服务员正在做心肺复苏术。心电图显示心室颤动。进行了除颤，但心律没有变化。随着复苏的继续，这名妇女的丈夫对救护员说：

"她说她不想这样。她的生前遗嘱在家里。请停止吧，让她走吧。"

案例 4

救护员接到命令，前往一栋办公楼救治一名开会时晕倒的 55 岁女性。她意识清楚，有方向感，但脸色苍白、浑身冒汗，主诉为胸痛。救护员告诉她可能是心脏病发作，急需治疗和转运，接受医师的检查。但是她坚持要等到会议结束后再自行就医，并且要求 EMS 人员离开。

错误披露

医疗保健领域最近有一种做法，即在患者发生不良结局后进行真相披露和错误披露。虽然大多数人会同意将医疗过失告诉患者或家属才是道德的，但对法律后果的担心通常会阻止医师或医疗机构这样做。最新的证据表明，实施这种做法的机构没有看到不利的法律后果。患者不仅有权知道医疗机构犯了错误，而且研究表明他们想知道。医疗机构应给予充分的解释和道歉，并保证采取措施避免以后再发生类似的错误。虽然建议采取这一做法，但需要精心设计，以利推行[8]。

无效救治

救护行动如果没有目的或完全无效，那就是无效救治。在可能无效救治的情况下提供救护，救护员应咨询医疗指导，以重新制订救护方案。在患者明显已经死亡的情况下继续给予复苏，或者给受致命伤的患者提供生命支持措施，都属于无效救治。对无效救治的定义可能会造成道德困境，特别是当对救治目标存在争议或意见不一时。当救护员认为患者有不可逆转的脑损伤时，对患者进行心肺复苏会引起伦理冲突。并非所有的无效救治都存在争议，对有明显死亡迹象的患者进行心肺复苏就属于无效救治[9]。

思考

当你来到一户人家时，发现一名 3 个月大的婴儿已经死了几个小时了，而她的妈妈哭喊救命。你的同事决定继续给予高级生命支持，尽管这显然是无效救治。这个决定合乎伦理吗？

救护职责

在院前环境中，提供救护是救护员的职业责任；患者对救护服务的要求是反映了救护员的法律责任。然而，在其他医疗卫生领域，提供紧急救护以外的服务可能会受到某些因素的影响，如患者的支付能力、相关保险或其他经济因素。如第6章所述，一些法律保护好心的救护员免于失误引起的追责（如好人法）。还有一些法律保护患者，阻止医疗机构不道德的行动（如《紧急医疗和劳动法案》）。

第5节　患者权益的代言人与救护职责

在提供救护时，救护员将充当患者权益的代言人。这种身份有时可能与救护员对患者的责任，对医疗指导和医疗保健系统的责任相冲突。在这种情况下，救护员应与医疗指导充分讨论各种选择。通常，在发生冲突时，为患者提供服务应谨慎且合乎伦理原则。救护员可以通过以下方式维护患者权益：

- 告知患者如何享受医疗保健服务，以及他们在改变全美医疗保健体系改革方面可以发挥的作用；
- 从维护患者权益角度进行干预，尤其是当患者无法交流时[10]；
- 确保医疗保健决策是由患者和他们的医师做出的，并且是基于患者的医疗需求，而不是出于经济考虑；
- 告知患者政府部门的医疗改革举措；
- 帮助患者获取有关最新检查技术和治疗方法的可靠信息；
- 促进美国医疗体系的公平与平等。

救护员作为辅助医务人员的角色

作为一名辅助医务人员，救护员通常执行医疗指导或指定人员的指令。然而，有时这些指令似乎并不合适。例如，救护员可能认为，某些药物是患者禁忌的（例如，在患者血压偏低时给予麻醉药物）；或者一种药物可能在医学上是可以接受的，但可能不符合患者的最佳利益（例如，在使用吸入器之前，患者要求静脉注射药物治疗哮喘）。

相反的情况也有可能发生。例如，救护员可能

要求在现场诊断不明确或医师缺乏决策所需信息的情况下进行治疗。当医疗指导和救护员发生冲突时，沟通是解决问题的关键。

思考

EMS呼叫涉及哪些伦理问题？

1. 与确认患者所在位置有关的问题；
2. 患者污名化；
3. 危险情况下实施干预；
4. 确保安全驾驶；
5. 对付难缠的患者；
6. 与其他保健提供者存在分歧；
7. 告诉患者真相。

资料来源：Erbay H. Some ethical issues in prehospital emergency medicine. *Turkish J Emerg Med.* 2014；14（4）：193–198.

注意
道德伤害

救护员在他们的职业生涯中，目睹过残酷、惨烈的场景，这些都可能对他们的心理或精神造成创伤。近年来，精神损害这一概念被应用于医疗保健领域。目睹或参与与自己的道德标准相冲突的事件就可能造成精神损害；当救护员觉得他们的行为与个人道德标准相冲突时，也有可能造成精神损害。因精神损害而产生的痛苦无法排解时，可能导致抑郁和自杀想法或行为。重要的是，救护员要认识到精神损害，并寻求咨询，以摆脱这些痛苦。

资料来源：Moral Injury Project. What is moral injury？Syracuse University website.http：//moralinjuryproject.syr.edu/about–moral–injury/. Accessed January 16，2018；and Butts JB，Rich KL. *Nursing Ethics：Across the Curriculum and Into Practice.* 4th ed. Burlington，MA：Jones & Bartlett Learning；2016.

第6节　救护工作中的道德领导

道德领导是救护员的一个重要角色。社会期望公共安全专业人员做出道德表率。在EMS系统中，救护员必须率先垂范。

救护员可以从以下5个问题开始反思总结自己生活中的道德表现：

1. 我今天有没有做过好事？

2. 我今天没有做伤害他人的事情吗？

3. 我今天对人尊敬吗？

4. 我今天待人公平吗？

5. 我所在的社区是否会因为我的加入变得更好？[11]

从表面上看，这些问题很简单，大多数人都会

很容易对每一个问题做出肯定的回答。然而，面对复杂高压的 EMS 工作环境，救护员可能会发现这些问题比预期的更复杂。它要求救护员在职业生涯中的每一天工作都要自信地说："是的，作为救护员，我正在过着符合道德的生活。"

总结

- 伦理是人与人相处的各种道德准则。道德（morals）是指一个人辨别是非对错的社会准则或习俗。生命伦理学根据道德观和原则对生命科学和卫生保健领域的人类行为进行系统研究的学科。

- 救护员在职业生涯中碰到的大多数伦理问题都涉及患者的自主决定权和救护员的救护责任。

- 救护员必须遵循职业规范和当地救护标准，在发生伦理冲突时必须遵守相应的法律。

- 符合伦理的医疗救护可以概括为患者提供救护及不伤害患者。

- 快速解决伦理问题的一个方法是经验法则，具体步骤包括回顾以往的经历、咨询或讨论（如果可能）、进行公正性测试、通用性测试和答辩测试。通过这些步骤最终得出一个道德上可以接受的决定。

- 资源必须公平分配，这已经是被普通接受的

生命伦理价值观。

- 医疗救护员在未取得患者同意的情况下，不得将患者信息透露给他人，这就是隐私保护。

- 具有决策能力的患者有权决定他们将得到的医疗救护。在某些情况下，患者会拒绝接受挽救生命的救护。这种情况可能产生法律问题和伦理冲突。

- 预先指示、生前遗嘱和其他的自主决策文件有助于救护员在院前救护时做出合适的复苏决策。

- 院前救护时可能出现的伦理问题还包括错误披露、无效救治，以及救护员提供救护的职责。

- 在提供救护时，救护员就是患者权益的代言人，也扮演着辅助医务人员的角色。

- 道德领导是救护员扮演的一个重要角色。

参考文献

[1] Erbay H. Some ethical issues in prehospital emergency medicine. *Turk J Emerg Med*. 2014; 14（4）: 193–198.

[2] Sanderson B. *History of Ethics to 30 BC: Ancient Wisdom and Folly*. Santa Barbara, CA: World Peace Communications; 2002.

[3] American Medical Association, Council on Ethical and Judicial Affairs. *Code of Medical Ethics: Current Opinions With Annotations*. Chicago, IL: American Medical Association; 2009.

[4] Veatch R. *Medical Ethics*. 2nd ed. Sudbury, MA: Jones & Bartlett Publishers; 1997.

[5] National Highway Traffic Safety Administration. *EMT-Paramedic National Standard Curriculum*. Washington, DC: US Department of Transportation; 1998.

[6] Bourn S. Through traffic keep right. *J Emerg Med Serv*. 1996; 21（5）: 26.

[7] Iserson KV, Sanders AB. *Ethics in Emergency Medicine*. 2nd ed.

Tucson, AZ: Galen Press; 1995.

[8] Lu DW, Adams JG. Ethical challenges. In: Cone DC, Brice JH, Delbridge TR, Myers JB, eds. *Emergency Medical Services: Clinical Practice and Systems Oversight*. Vol 2. 2nd ed. West Sussex, England: Wiley and Sons; 2015.

[9] Mancini ME, Diekema DS, Hoadley TA, et al. 2015 American Heart Association guidelines update for cardiopulmonary resuscitation and emergency cardiovascular care, part 3: ethical issues. *Circulation*. 2015; 132（suppl）: S383–S396. Chapter 7 Ethics 1579781284560435_CH07_0147_0158.indd 157 12/07/18 1: 37 PM

[10] Robertson B. A brief on patient rights. EMS Reference website. https://www.emsreference.com/articles/article/brief–patientrights. Published November 2, 2016. Updated January 5, 2017. Accessed February 9, 2018.

[11] National Association of Emergency Medical Technicians. *Ethics and Personal Leadership*. Burlington, MA: Jones & Bartlett Learning; 2015: 36.

推荐书目

Awdish RLA. A view from the edge—creating a culture of caring. *New Engl J Med*. 2017; 376（1）: 7–9.

Breaux P. Leadership ethics in EMS. EMSWorld website. https://www. emsworld.com/article/10712788/leadership–ethics–ems. Published May 10, 2012. Accessed February 9, 2018.

Ethical challenges in emergency medical service. *Prehosp Disaster Med*. 1993 April–June; 8（2）: 179–182.

Malina D. Liberty versus need—our struggle to care for people with serious mental illness. *New Engl J Med*. 2016; 375（15）: 1490–1495.

Shapiro MF. Considering the common good—the view from seven miles up. *New Engl J Med*. 2016; 374: 2006–2007.

（安丽娜，宋昕，程亚荣，潘奕婷，译）

第 8 章

研究规范和循证实践

美国 EMS 教育标准技能

预备知识

整合了 EMS、紧急救护员的安全 / 健康、医疗 / 法律和道德方面的知识，旨在改善 EMS 人员、患者和整个社会的健康状况。

研究

- 研究对紧急医疗响应的影响
- 数据收集
- 循证决策
- 文献研究和循证实践研究的原则

学习目标

完成本章学习后，紧急救护员能够：

1. 了解 EMS 研究的重要性；
2. 列出开展研究的 10 个步骤；
3. 描述不同类型 EMS 研究之间的区别；
4. 定义循证实践；
5. 描述研究论文的评价标准。

重点术语

时间交替抽样： 根据研究纳入患者被收治的具体日期交替分组，以防止偏倚。

偏倚： 在采样或测试中引入的系统误差，导致研究结果与实际"真相"产生误差。

盲法： 一项研究规范，即受试者事先不知道要进行的研究、治疗或结果。

置信区间： 由给定的样本所构造的总体参数的区间估计，表示这个参数的真实值有一定概率落在测量结果周围，其中窄的置信区间比宽的置信区间能提供更多的有关总体参数的信息。

混杂变量： 可能影响试验结果的不可测量的变量。

方便抽样： 从最方便可得的研究对象中抽取样本的方法。样本不代表整个总体。

描述性统计： 一种统计形式，不试图得出（推断）关于超出数据范围的有关主题的任何结论；结果可以是定性的或定量的。

循证医学： 基于当前科学证据的医学实践。

排除标准： 排除患者参加特定研究的标准。

假设： 假定两个或多个变量之间存在关系的陈述。

纳入标准： 患者参加特定研究必须符合的条件。

推断性统计： 一种统计形式，使研究人员能够推断（推论）样本中发现的关系是否可能在更大范围的人群中发生。

机构审查委员会： 负责对涉及人的研究进行审查（科学性、伦理等）。

显著性水平： 研究数据的发现是偶然的可能性；否定零假设为真的概率。

均值： 被研究的一组数据的算术平均值。

中位数：一种描述性统计量，在一组根据大小顺序排列的数据中居于中间位置的数。

众数：在一组数据中出现频次最高的数值。

干扰变量：可能使研究难以得出准确结论的变量。

零假设：对结果是偶然发生的（与假设相反）的确切描述。

需要伤害人数：接受治疗或暴露于风险因素的患者中，出现 1 例不良结局的平均数量。

需要治疗人数：预防 1 例不良结局需要治疗的患者平均数量。

参数：某一群体难以或无法测量的特征，可以使用样本进行估计。

总体：科学研究中关注的人口、地点或物体。

研究效度：反映存在差异时研究方法是否具有检测出不同组之间差异的能力。

定性分析：对非数值观察结果的解释。

定量分析：利用数学方法测量和分析研究数据。

随机抽样：从较大的研究群体中随机选择的子集。

抽样误差：对一个样本进行观察而不是对总体进行观察引起的误差。

选择偏倚：研究过程中因样本选择条件而导致结论存在误差。

标准差：用来衡量数值偏离算术平均值的程度。

统计学意义：所观察到的现象不同于偶然出现的现象时使用的描述性术语。

统计：对数字事实或数据特征的总结分析。

系统抽样：一种统计方法，从有序的样本中选择某一群体，以确保概率均等。

揭盲：参与研究的各方，包括研究人员护理人员和受试者都知道正在进行的研究、治疗方案和结果。

EMS 系统致力于为重症患者和伤者提供有效和高效的医疗救护。正如 NHTSA 所言，EMS 机构如今面临着挑战。救护行动通常是建立在传统做法和专家意见的基础之上，但现在需要建立在医学指南和医疗规范的基础上，因为这些是对科学证据和数据进行认真分析研究后制定的[1]。如今救护员必须对研究规范有了一个基本的了解。这种了解对从事科学研究和解读研究是不可或缺的。救护员必须乐于收集研究数据，为 EMS 的持续发展提供重要的信息。

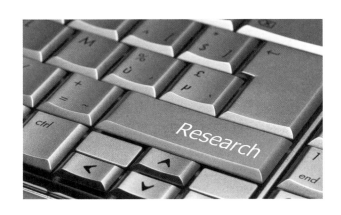

第 1 节　EMS 研究

EMS 研究是一项有意义的活动，对改善患者救护至关重要。研究过程包括收集数据来回答有临床价值的问题，如哪些程序、技术和设备对临床治疗有益，哪些不会改善结局或对患者造成伤害。因此，研究对 EMS 的发展至关重要。2001 年发布的《美国 EMS 研究议程》指出，研究对在院前环境中提供最好的救护至关重要[1]。这个议程[2] 的目标在 2005 年的一个共识研究项目中得到了进一步的推进。该项目确立了 EMS 临床研究的目标领域。2014 年，美国联邦紧急医疗服务跨部门委员会在战略计划中重申了这一点，其中纳入了一个目标，即支持数据收集和研究，以制定基于证据的院前救护指南[3]。

EMS 研究以数据为基础，可以通过提高救护标准、加强培训、升级设备和优化程序来改善患者救护结局。此外，EMS 研究对 EMS 行业的发展也很重要（框 8-1）。

思考

您对科学研究有何想法？

框 8-1 EMS 研究的重要性

- 注重结果的研究可带来实效
- 确定新的程序、药物和治疗方案
- 确保救护质量
- 改善患者预后
- 专业化发展

注意

紧急医疗技术人员属性和人口统计学纵向研究（LEADS）由项目 NREMT 主办，每年进行一次。该研究旨在调查在美国的 EMS 人员，包括他们的工作活动、工作条件和工作满意度。LEADS 于 1998 年 8 月开始，由一个研究团队实施。该团队由州 EMS 主管部门、州 EMS 培训协调员、EMS 系统负责人、急诊医师、EMS 教育人员、调查研究人员和 NREMT 员工组成。NREMT 是 EMS 教育和实践研究活动的领导者。

第 2 节 研究的基本规范

开展研究的 10 个步骤[4]（图 8-1）：

1. 提出问题；
2. 提出一个假设；
3. 确定需要测量的数据和最佳测量方法；
4. 确定研究样本总量；
5. 进行研究设计；
6. 获得机构审查委员会的批准；
7. 必要时获得受试者的知情同意；
8. 预试验后收集数据；
9. 分析数据时，要认识到解读数据中可能存在缺陷；
10. 确定如何处理研究结果（发表论文、公开展示研究结果或进行后续研究）。

注意

救护员在寻求证据或进行自己的研究之前，应查阅相关医学文献。应该对研究的信度和效度进行评估。文献回顾的参考来源包括同行评议的研究、政府出版物及通过 PubMed（www.ncbi.nlm.nih.gov/pubmed/）搜索相关文献。

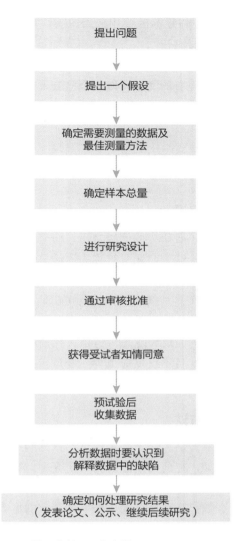

图 8-1 开展研究的 10 个步骤

提出问题

EMS 研究的起点是提出具体的问题，接着按上述步骤进行研究。与 EMS 相关的问题如下：

- 哪些因素可以预测救护学员能够成功通过美国急诊医学技术人员书面测试？
- 院前外周血管通路的并发症发生率是否大于院内外周血管通路？
- 救护员统一服装是否影响患者的满意度？
- EMS 响应中的暴力事件发生率是多少？
- 救护员的值班时间长短是否影响医疗错误的数量？
- 急性心肌梗死患者的生存率是否与院前心电图表现有关？
- 院前插管能否改善创伤性脑损伤患者的预后？

·机械心肺复苏的使用能否改善院前心搏骤停患者的预后？

当你发现一个比较感兴趣的临床问题时，最重要的是回顾现有的文献，以确定已有发现，并优化明确研究目标。

思考

您有什么感兴趣的 EMS 问题吗？

提出一个假设

在确定了要研究的问题之后，研究人员必须提出一个命题。这个命题又被称为假设，即假设两个或多个变量之间的关系。变量可以是数量或类型可变的因素或实体。例如，有一个问题是一种药物可能比另一种药物更有效地降低患者的血压。那么这一药物研究的假设可能是，药物 A 比药物 B 更好地降低血压，并且不良反应更少。变量包括药物和血压。也可以考虑年龄和性别等其他变量。

确定研究方法

提出假设后，应该确定测试的数据和最佳测试方法。例如，在前面所述的药物研究中，研究人员可以关注特定年龄、性别或体重的患者。研究可能仅限于少数抗高血压药物（如一种特定的血管紧张素转换酶抑制药和一种特定的 β 受体阻断药）。

确定样本总数

下一步是根据要研究的问题选择样本总数。样本总数是通过纳入标准和排除标准确认的。这些标准规定了哪些人有或没有资格参加研究。例如，一项评估心搏骤停干预效果的研究可以纳入在特定时期内特定区域接受院前心肺复苏的所有患者。排除标准可能有年龄小于 18 岁、心律平稳、EMS 人员到达前已恢复自主循环，以及存在不予复苏的指令的患者。纳入标准和排除标准有助于减少特定混杂变量的影响。

受客观条件限制，不可能将整个人群纳入研究，所以只能对一部分样本进行研究，得出关于整个人群的结论。为了最大限度地减少偏倚，样本的选择应使人群中的每个成员都有平等的机会被纳入样本。例如，随机抽样可以防止选择偏倚（将最佳或最差的患者纳入研究组）。研究人员可以使用计算机软件

程序、随机数字，甚至翻转硬币的方法进行随机抽样。另一种避免偏倚的方法是系统抽样。采用这种方法，患者按照就诊的顺序分组，第一个进入 A 组，第二个进入 B 组，第三个进入 A 组，以此类推。研究人员还可以使用时间交替抽样来防止偏倚，具体方法是根据研究中患者的就诊日期分配治疗组。方便抽样是调查人员于特定时间、特定地方随意选取样本的方法，是最不可取的方法。

然而，即使研究人员使用精心设计的抽样方法，抽样误差仍可能发生。这是因为即使是最好的样本也不能完美地代表整个人群。

注意

参数是利用某一群体的数据估计得出的总体数量或属性。例如，确定一组中所有患者的确切年龄（如精确到小时）几乎不可能。因此，年龄是用通过样本人口估算的。

干扰变量会使研究得出准确结论的过程变得复杂。例如，使用声光警报装置可能会导致患者血压升高。参数和干扰变量很难控制、预防或消除。

进行研究设计

研究设计是实施研究的计划。并非所有的研究设计都同样有效。研究设计因研究对象规模、偏倚程度和控制混杂变量的能力而各不相同。反过来，研究设计导致了研究结果在临床应用中的可信度的差异。研究设计的目标是选择可平衡可行性、成本和有用性的试验设计（图 8-2）。

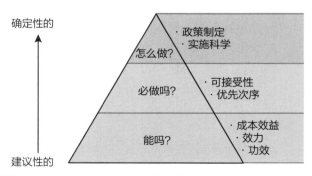

图 8-2　研究设计时需要考虑的关键因素

进行研究设计的第一步是确定研究方法。研究方法因情况不同而各不相同：研究对象是否为跟踪随访的患者，是在事件发生时研究事件还是进行回

顾研究，研究对象是干预对象还是观察对象。以下研究方法被广泛使用：

- **描述性研究**。一种研究设计，在不实施干预或改变结果的情况下，对事件进行监测和分析。
- **横断面研究**。在一个特定的（通常很短的）时期内研究一组受试者的研究设计。
- **纵向研究**。一种研究设计，在较长的时间内对研究对象进行跟踪研究。
- **回顾性研究**。一种研究设计，在提出具体的问题、假设和收集数据之前，数据就已经存在了。
- **前瞻性研究**。一种研究设计，在研究开始之前，提出具体问题、假设和收集数据。
- **试验研究**。一种研究设计，研究中引入一种干预措施，并对其效果进行测评。

研究方法与研究设计密切相关，因为它决定了研究设计是描述性的还是分析性的[5]。

描述性研究

描述性研究是研究设计中最简单的一种，主要用来描述人群中疾病或健康状况及暴露因素的分布情况。因为它不能控制混杂变量，所以无法得出变量之间的因果关系。例如，一项描述性研究可能会发现救护员在工作时经常会感到疲劳，但无法确定原因。

虽然描述性研究的设计比较简单，但可以得出很有意义的结论。描述性研究包括病例报告、病例系列报告和横断面研究。

- 病例报告和病例系列分析个别病例或事件，有助于深入了解新的疾病或症状。因为只分析一个人或几个人的病情，所以不能代表整个人群，得出的结论也不能外推到一般人群中。
- 横断面研究分析特定时间点某一人群的数据。调查是横断面研究常用的方法。

分析性研究

分析性研究收集数据，然后评估变量之间的因果关系。分析性研究主要是观察研究和试验研究。

- 观察研究包括病例对照研究、队列研究和前后对照研究。病例对照研究以确诊患有某种特定疾病的患者作为病例，以不患有该病但具有可比性的个体作为对照，比较受试者的预后。队列研究按是否暴露于危险因素或采取干预措施来比较受试者的预后。例如，如果要设计一项观察研究来探讨吸烟与癌症之间的关系，那么病例对照研究可能会对肺癌患者和非肺癌患者的吸烟量进行比较，而队列研究可能会比较吸烟患者和不吸烟患者肺癌发生的频率。前后对照研究则是比较干预前后同一人群的情况。这种设计在 EMS 质量改进研究中非常常见，这种研究通常比较救护指南或设备更新前后的 EMS 质量。
- 试验研究是研究者对受试者采取干预措施（暴露），然后跟踪随访受访者评估干预效果的研究。通常情况下，患者被随机分配到干预组，以尽量减少选择偏倚。

注意

相关性和因果关系是什么意思？

如果两个或多个变量之间存在联系或关联，称它们存在相关性。相关性可以是正向的，即所有变量都会上升（例如，开车时发短信增加，撞车事故增加）；也可以是负向的，即一些变量上升，另一些变量下降（例如，随着安全带使用的增加，伤亡事故减少）。然而，为了证明因果关系（即一个变量直接导致另一个变量），必须使用有效的方法对变量进行适当控制和测量。例如，由车祸后从患者访谈中获得的分心驾驶数据研究安全带的使用。证明因果关系比证明相关性要困难得多。在阅读媒体报道或科学论文时，医护人员应对将两个变量之间的相关性等同于具有因果关系表示质疑。

如前所述，每项研究都可能存在偏倚，而研究设计的目标就是尽量减少这种偏倚对结果的影响。一种减少偏倚的方法是盲法，用于避免研究人员或受试者的主观因素对研究结果的影响（评估偏倚）。

在单盲法中，一方（受试者、护理人员或收集数据的人）在给予治疗时并不知道治疗分配方案。例如，在一项评估药物治疗恶心有效性的研究中，一些受试者可能会服用研究药物，而另一些受试者则会服用安慰剂（一种物理特征与研究药物相似的非活性物质）。只有医护人员知道受试者正在服用安慰剂或研究药物。这有助于消除一些偏倚。

在双盲研究中，实施干预的一方和受试者（如前面的例子中的护理人员和患者）都不知道正在实施哪种干预措施。请注意，在双盲的情况下，仍有一方（研究人员）知道正在实施哪种干预措施。

在三盲研究中，受试者、护理人员和研究人员都不知道受试者接受了哪种干预。揭盲是指让所有参与方（包括研究人员、护理人员和受试者）了解正在进行的研究、治疗方案和结果。

在评估研究报告时，应先考虑研究设计，然后根据结果得出结论。研究提供的证据强度可以从非常弱（专家意见）到非常强（荟萃分析）（图8-3）。

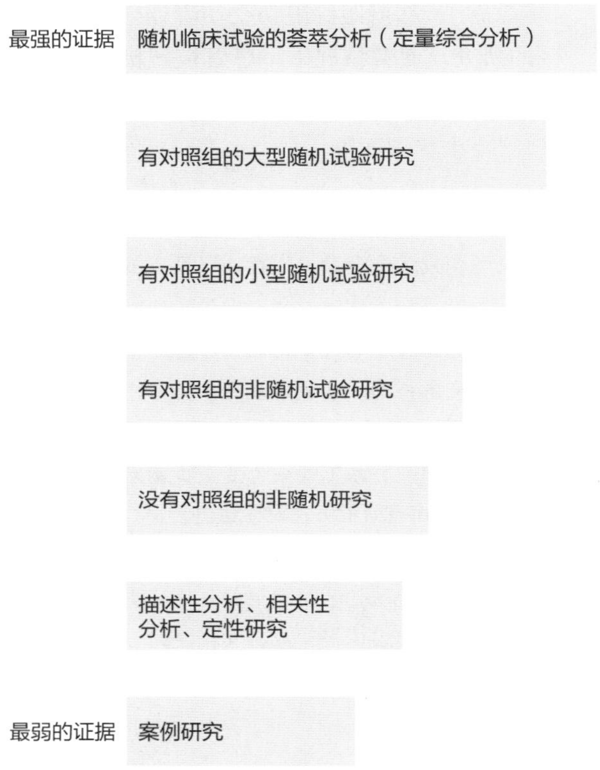

最强的证据　随机临床试验的荟萃分析（定量综合分析）

有对照组的大型随机试验研究

有对照组的小型随机试验研究

有对照组的非随机试验研究

没有对照组的非随机研究

描述性分析、相关性分析、定性研究

最弱的证据　案例研究

图8-3　证据质量从非常弱（专家意见）到非常强（荟萃分析）

思考

为什么在EMS中很难进行试验研究？为什么进行这样的试验很重要？

获得机构审查委员会的批准

当受试者包含人体时，研究人员必须得到机构审查委员会（IRB）的批准。IRB制度于1966年由美国公共卫生服务局强制推行[6]。IRB规定，对于

所有使用人体受试者的由联邦资助的研究必须获得IRB的批准。在美国，法规赋予IRB批准研究、在研究前要求修改研究或不批准研究的权利。这些法规由美国FDA和DHHS（具体部门是人体研究保护办公室）制定。IRB主要是负责对涉及人体受试者的研究进行监督，要求这些研究必须是科学的、符合伦理的和规定的。

思考

为什么您认为IRB在医学研究中必不可少？

取得患者的知情同意

知情同意的受试者自愿参加研究项目。受试者有决策权，了解自己将接受什么治疗及可能后果。在EMS研究中和紧急情况下获得患者的知情同意，除了签署知情同意书，还可以通过如下方法[4]。

- 远距离同意。医护人员通过无线电或电话告知受试者治疗方案及后果并获得受试者的知情同意。
- 代理人（已授权）同意。医护人员从代理人那里获得知情同意，代理人被授权代表受试者的意愿。代理人通常是失去意识的患者的亲属或孩子的父母。
- 逐步同意。医护人员向受试者简要介绍试验性治疗的情况，在医院获得受试者完全知情同意。
- 队列同意。已获得在将来某个时间（如在哮喘加重或出现镰状细胞危象时）进入试验研究的许可。
- 延迟同意。通常在复苏期间使用这种同意。受试者的病情稳定，并且未经允许就接受了试验性治疗，之后再取得家属的知情同意。
- 替代同意。替代同意是指获得除患者以外的其他人的同意。相关规定因州而异，如果患者没有指定的医疗授权书，大多数州允许配偶、成年子女、密友依序代替患者。代理人（未授权）同意患者参加治疗是根据代理人的愿望和愿望，而不是基于治疗评估。
- 同意陪审团。专家小组明确实验性治疗方案的某些问题，特别是必须在获取知情同意书时指出的潜在风险和并发症。

你知道吗

机构审查委员会（IRB）

目前，大部分参与 EMS 研究的 IRB 由医师、律师、心理治疗师、伦理学家、综合医疗保健人员和社会上的非专业人员组成。事实上，许多同行评审的 EMS 专业期刊都要求提供研究得到 IRB 批准的证明。对于在不知情情况下进入研究的患者，IRB 致力于减少他们的风险，避免他们受到伤害。1981 年，美国 DHHS 制定如下的研究行为法规（2016 年进行了修订），大部分 IRB 均遵守这些法律法规。

1. 遵守研究设计的程序，减少受试者的风险。在合适的情况下，采用那些已经用于诊断或治疗目的的操作。

2. 受试者的风险必须与患者得到的利益和试验结果有直接关系。在评估风险和利益时，IRB 应当只考虑该研究带来的风险和利益（而不是未参与研究的患者接受治疗获得的风险和利益）。IRB 不应当将应用研究发现所产生的长期影响视为责任范围内的研究风险。

3. 受试者选择必须公平。在评估是否公平时，IRB 应当考虑研究目的和研究背景，并且应当了解儿童、犯人、孕妇、智障人士、经济困难或教育水平不高的受试者的特殊情况。

4. 根据要求，应当获得每一位潜在受试者或其法定代理人的知情同意。

5. 根据要求，应当遵守联邦法规中有关保护人体受试者的规定，获得受试者知情同意，并记录下来。

6. 如果合适，研究计划应当提出要求，监管收集到的数据，确保受试者的安全。

7. 如果合适，研究计划应当提出要求，保护受试者的隐私，维护数据的私密性。

8. 某些受试者（如儿童、犯人、孕妇、智障人士、经济困难或教育水平不高的受试者）容易受到胁迫或不当行为的影响，研究中必须给予额外的保障措施，保护受试者的权利。

资料来源：Code of Federal Regulations title 21，part 56. https://www.accessdata.fda.gov/scripts/cdrh/cfdocs/cfcfr/CFRSearch.cfm？CFRPart=56&showFR=1. US Food and Drug Administration website. Updated August 14，2017. Accessed December 1，2017.

注意

在一些 EMS 研究中，可能存在允许获得知情同意的例外情况。为了获得这一豁免权，研究人员必须证明他们已经向社会公开了此项研究，并且征求社会对此项研究的反馈。这个过程被称为公众质询和公开披露。

2010 年，NREMT 调查了 65000 多名 EMS 人员，征求他们对这类同意的意见。约 36% 的受访者认为 EMS 研究很重要；然而，只有 1/3 的受访者认为，未经患者同意而招募患者以了解新的治疗方法是可以接受的，不到 1/2 的人愿意参加类似的研究。研究人员认为，在进行涉及知情同意例外的院前研究之前，必须与 EMS 人员会面协商解决这些问题。

资料来源：Jasti J, Fernandez AR, Schmidt TA, Lerner EB. EMS provider attitudes and perceptions of enrolling patients without consent in prehospital emergency research. *Prehosp Emerg Care*. 2015; 20 (1): 22–27.

证据显示

纳尔逊（Nelson）和他的同事进行了一项横断面调查，调查方式包括电话调查、书面调查和网络调查。他们的目标是遵守美国联邦法律，允许在未经患者事先同意的情况下使用非常严格的标准开展研究。调查是为了满足法律对公众质询和公开披露的要求。研究人员发现，书面调查参与者较少，电话调查对听取公众意见最有效。然而，他们建议调查要考虑特殊人群。

资料来源：Nelson M，Schmidt TA，DeIorio NM，McConnell KJ，Griffiths DE，McClure KB. Community consultation methods in a study using exception to informed consent. *Prehosp Emerg Care*. 2009; 12: 417–425.

收集和分析数据

预试验后收集研究数据，并利用统计方法进行分析。"统计"是指数字和数据。它们被分类以表格形式呈现受试者关键信息。统计可以是描述性的，也可以是推理性的。

描述性统计

描述性统计不去试图推断数据之外的任何信息。此类统计描述了受试者或其他研究对象的情况。它不会从数据中推断出任何内容，而只是报告数据。描述性统计可以是定性或定量的。

定性分析采用文字和少量数字来描述和解释研究结果。定性研究中的样本量通常很小。在这种类型的研究中，访谈、书面文本分析和焦点小组讨论通常先收集数据，然后揭示样本中隐含的关键问题，从而使研究人员可以提出与样本有关的主题、趋势或理论。定性研究可以提供无法通过纯数据分析获得的丰富细节。例如，2012 年，伦纳德（Leonard）等人尝试探索在院前研究中影响 EMS 人员合作关系的因素[7]。研究小组采用结构化访谈法进行了焦点小组访谈。对这些访谈的笔录进行分析后，他们确定了 EMS 人员参与研究的 17 个障碍和 12 个动机。他们的发现为规划和促进院前研究提供了基础。

定量分析应用平均数、中位数和众数来描述数值数据。平均值是一组数值的算术平均值（如样本中患者的平均年龄）。中位数（也称为第 50 个百分位数）可通过以下方法找到：首先将一组数值按照大小顺序排列，然后选择中间的一个（或最接近中间的 2 个数值的平均值）。中位数经常用于将样本分为两部分。

下面举例说明定量分析常用的统计量。

样本包含 13 位受试者，年龄分别为 53 岁、53 岁、53 岁、54 岁、55 岁、55 岁、56 岁、57 岁、59 岁、60 岁、64 岁、71 岁和 79 岁，则平均数是 59.15 岁，中位数是 56 岁，众数是 53 岁。

为了进一步描述数值偏离平均数的程度，研究人员引入了标准差。

推断性统计

推断性统计是一种定量分析，用于推断样本中所看到的关系是否可能发生在更大规模的人群中。研究人员可以使用这些统计数据来决定研究结果是否支持或反驳最初的假设。为了做到这一点，研究者提出了一个零假设。零假设是一个默认状况，如特定的治疗没有效果，或者结果有可能变化（与研究者期望证明的相反）。在美国法院，零假设是指被告被认为是无辜的，直到证明他有罪。如果不能拒绝这个假设，被告就会被释放——这并不意味着被告是无罪的，只是罪行还没有得到明确的证明。研究假设是零假设的对立面（如在被告被证实无罪前，进行有罪推定）。

注意

可以拒绝零假设的确定程度称为置信区间（CI），它表示的是参数的真实值落在两个值之间的概率。随着置信区间的缩小，置信度增大。置信区间通常在 95% 的水平上表示，这意味着 95% 的区间（95%CI）将包含测量的真实值。

当统计检验揭示出不同组的差异可归因于抽样误差的可能性很小时，该结果称为有统计学意义。具有统计学意义是指所观察到的现象与偶然情况下的预期有显著不同。

通常来说，显著性水平是抽样误差的可接受风险。显著性水平（P 值）通常被指定为 0.05（200 次中有 1 次机会）或 0.01（100 次中有 1 次机会），即两组之间的差异纯属偶然而非预期（差异太大而无法合理地归因于偶然）。研究人员必须在开始研究之前确定显著性水平。

研究效度反映了当存在差异时研究方法是否具有检测出不同组之间差异的能力。在 EMS 研究中，研究效度取决于某种疾病或结局的发生率及样本量。例如，如果某一结局很少见，则需要非常大的样本量来确定干预措施是否会改变这一结局。

注意

对干预措施进行评估的 EMS 研究经常用到需要治疗的人数（NNT）和需要伤害的人数（NNH）这 2 个指标。NNT 是预防 1 例不良结局需要治疗的患者的平均数量。NNH 是指出现 1 例不良结局之前需要治疗或暴露于危险因素的患者平均数量。

资料来源：Altman DG. Confidence intervals for the number needed to treat. *BMJ*. 1998; 317 (7168): 1309–1312. https://www.ncbi.nlm.nih.gov/pmc/articles/PMC1114210/. Accessed September 15, 2017; and Centre for Evidence-Based Medicine. Number needed to treat (NNT). August 14, 2012. http://www.cebm.net/number-needed-to-treat-nnt/.

确定如何处理研究结果

EMS 研究的最后一步是处理研究结果，一般包括发表研究论文、公开展示研究结果并进行后续研究。

发表研究论文

研究结果可发表在专业期刊上，接受同行评审（有时只发表研究的摘要或小结，发表摘要不需要像整篇论文一样需要严格的同行评审）。科学论文一般包括 5 个基本部分。

1. 导言。导言简单介绍研究的历史背景，以及先前发表的相关研究论文。导言说明研究目的和研究假设。
2. 方法。方法部分描述了试验是如何进行的，以便其他研究人员可以重复试验，也使读者能够评估方法的有效性。方法部分应确定研究的纳入或排除标准（如何选择患者）及用于分析数据的统计方法。
3. 结果。结果部分包含研究发现。它提供了所研究问题的答案，并总结了研究人员获得的数据（如表格和数字）。
4. 讨论。讨论部分包括作者对研究结果的解释和研究结果的含义。本研究的局限性也在这里说明。讨论部分通常会提出通过后续研究加以改进的建议。
5. 结论。结论部分简要概述了前述 4 个部分的内容（框 8-2）。

公开展示研究结果并进行后续研究

临床研究可以改善患者的预后。向同行、专业组织和高等教育机构介绍研究结果有助于将研究付诸实践。后续研究可以通过与公共机构、公司和基金会的合作进行，并由其提供经费。后续研究也可能得到州和联邦政府研究项目的资助和支持。

第 3 节　循证实践

长期以来，院前救护更多的是靠直觉判断什么是正确的，而不是靠证据[8]。需要一个流程确保院前救护是基于当前和科学的证据，即循证实践，也称为循证医学。循证医学主要是将最佳科学证据转化为 EMS 临床政策和辅助救护员个人的决策。许多医学学科已经针对特定的病症制定了基于证据的指南（EBG），如创伤性脑损伤、脊髓损伤和 ST 段抬高心肌梗死。

2016 年，美国 EMS 医师协会制定了一份共识文件，以建立一个为 EMS 创建 EBG 的程序[9]。其框架包括建立一个指南联盟，将研究人员与各种 EMS 小组联系起来；促进 EBG 的研究；为 EMS 人员制定 EBG；对 EMS 人员进行关于 EBG 的教育；实施为 EMS 制定的 EBG；评估院前 EBG；寻求的经费支持。

> **注意**
>
> 美国国家指南交换中心（NGC）是基于证据的临床实践指南和专家共识的公共资源库。NGC 的任务是向医师和其他卫生专业人员提供获取客观、详细的临床实践指南信息。NGC 的另一个目标是推广实施临床实践指南。
>
> ---
>
> 资料来源：National Guideline Clearinghouse, Agency for Healthcare Research and Quality, US Department of Health and Human Services. https://www.guideline.gov. Accessed December 1, 2017.

框 8-2　评估和解释研究的 15 个步骤关系

1. 研究是否经过同行评审？
2. 研究假设是什么？
3. 这项研究是否得到了 IRB 的批准并符合伦理规范？
4. 研究对象是什么？
5. 研究的纳入和排除标准是什么？
6. 采用哪种方法抽取患者样本？
7. 有多少患者参与研究？
8. 如何将患者分组？
9. 收集了哪种类型的数据？
10. 这项研究是否纳入了足够数量的患者？
11. 这项研究是否未能解释任何潜在的干扰变量？
12. 数据分析是否正确？
13. 作者的结论是否符合逻辑并基于数据？
14. 这些结果是否适用于本地 EMS？
15. 研究中的患者是否与本地 EMS 系统中的患者相似？

高质量的患者救护需要应用已被证明对改善患者结局有用的程序[10]。为了获得这一证据，救护员应参与 EMS 研究、收集数据和共享通过研究获得的信息。这些都有助于规划系统的院前救护流程，了解科学研究的现状（图 8-4）。

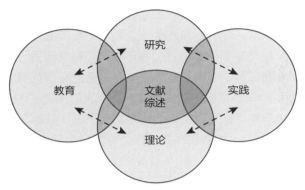

图 8-4 文献综述与理论、研究、教育和实践的关系

资料来源：LoBiondo-Wood G, Haber J. *Nursing Research*: *Methods and Critical Appraisal for Evidence-Based Practice*. 8th ed. St. Louis，MO：Elsevier/Mosby；2010.

审视研究论文

审视研究论文时，救护员应当采取批判性的态度，确认研究发现是否对实践有益。应当认真审视以下 5 个方面[11]。

1. 样本。样本充足吗？是否与您的做法相似？例如，一项研究评估在农村环境中没有声光警报器情况下的响应时间，但响应时间可能与城市 EMS 系统无关。同样，如果一项研究是在一个与你的执业区域有显著不同的族群构成的地区进行的，而且研究主题涉及在某些族群更普遍的疾病，这种设计可能会影响研究结果。

2. 纳入和排除标准。例如，一项对胸痛患者的研究不包括 65 岁的患者，那么也就是将心脏病和相关死亡高风险的群体排除在外。

3. 数据收集。影响数据收集的因素是什么？如果研究使用了试验性方法，那么如何随机分组？研究方法描述清楚了吗？如果实施救护的人员不同，那么研究方法应当改变吗？对照组和实验组的条件相同吗？

4. 结果。数据呈现清楚吗？用百分数表示时，同时提供了实际的数据吗？如果研究结果出现了有统计学意义的显著差异，那么在临床上也有意义吗？

5. 讨论和结论。结论和结果是一致的吗？作者是否正确地陈述了不同事物之间的联系和关系而不是预测？他们的研究有参考相关文献吗？明确指出研究不足了吗？研究人员对后续研究提出了具体的建议了吗？你能找出结论中的主要缺陷吗？

6. 研究与救援实践的联系。研究是否指出了您所在地区 EMS 系统应当改进的地方？是否指出了在质量改进计划中那些领域应当受到关注？是否有必要就同样的研究主题查阅更多的文献？

注意

研究人员不能夸大研究发现，这一点很重要。期刊同行评审过程会评估研究结果，如果认为研究发现超出了实际结果，则可能建议作者修改他们的讨论和结论。一项研究目的可能只是证明变量之间存在关联（相关性），而不是用一个变量预测特定的结果（因果关系）。一项研究是否具有预测能力主要取决研究方法和研究设计。

总结

- 救护员必须熟悉研究规范，这在开展研究、收集研究数据和解读研究结果中是必不可少的。
- 科学研究在改善患者救护中不可或缺。
- 开展研究的 10 个步骤：①提出问题；②提出假设；③确定需要测量的数据和最佳测量方法；④确定研究样本总量；⑤明确研究设计；⑥获得机构审查委员会的批准；⑦获取受试者的知情同意；⑧预验后收集数据；⑨分析数据时，要认识到解读数据中可能存在陷阱；⑩处理研究结果（发表论文、公开展示研究成果和后续研究）。

- 研究分为描述性研究和分析性研究 2 种类型。
- 描述性统计只记录数据，不进行推断，包括定性分析和定量分析。定性分析对样本进行非数字性的描述，定量分析利用数字分析信息。
- 推断性统计推测样本中观察到的关系在总体

中是否会发生。在这种研究中，研究人员会提出零假设。

- EMS 救护应当是循证实践。也就是说，救护干预和程序必须被证实是有益于患者的。
- 救护员应当批判性地审视研究论文，确定研究发现是否与实践相关。

参考文献

［1］National Highway Traffic Safety Administration, Maternal and Child Health Bureau. *National EMS Research Agenda.* Washington, DC: Health Resources Administration; 2001.

［2］Sayre MR, White LJ, Brown LH, McHenry S. National EMS research agenda. *Prehosp Emerg Care.* 2001; 6（suppl 3）: S1–S43.

［3］Federal Interagency Committee on Emergency Medical Ser-vices. *FICEMS Strategic Plan*（DOT HS 811 990）. Washington, DC: Federal Interagency Committee on Emergency Medical Services; 2014.

［4］Menegazzi J. Research: *The Who, What, Why, When and How.* Wilmington, OH: Ferno–Washington; 1994.

［5］Lerner EB, Cone DC, Yealy DM. EMS research basics. In: Cone D, Brice JH, Delbridge TR, Myers JB, eds. *Emergency Medical Services: Clinical Practice and Systems Oversight.* 2nd ed. Hoboken, NJ: John Wiley & Sons; 2015: 401–409.

［6］Hicks S. *How the Past Influenced Human Research Protection Legislation.* Washington, DC: US Department of Health and Human Services; 2007.

［7］Leonard JC, Scharff DP, Koors V, et al. A qualitative assess- ment of factors that influence emergency medical services partnerships in prehospital research. *Acad Emerg Med.* 2012; 19（2）: 161–173.

［8］National Highway Traffic Safety Administration, Office of EMS. *EMS Update.* Washington, DC: National Highway Traffic Safety Administration; Fall 2008 – Winter 2009.

［9］Martin–Gill C, Gaither JB, Bigham BL, Myers JB, Kupas DF, Spaite D. National prehospital evidence–based guidelines strategy: a summary for EMS stakeholders. *Prehosp Emerg Care.* 2016; 20（2）: 175–183.

［10］National Highway Traffic Safety Administration. *The National EMS Education Standards.* Washington, DC: US Department of Transportation/National Highway Traffic Safety Adminis– tration; 2009.

［11］Pyrczak F. *Evaluating Research in Academic Journals: A Practical Guide to Realistic Evaluation.* 5th ed. Glendale, CA: Pyrczak Publishing; 2013.

推荐书目

American College of Emergency Physicians. Online evidence–based emergency medicine（EBEM）. *Annals of Emergency Medicine* website. http://www.annemergmed.com/content/sectII. Accessed December 1, 2017.

Brown LH, Criss EA, Prasad NH, Larmon B. *An Introduction to EMS Research.* Upper Saddle River, NJ: Pearson Education; 2002.

Jacobsen KH. *Introduction to Health Research Methods: A Practical Guide.* Burlington, MA: Jones & Bartlett Learning; 2017.

Office of EMS, National Highway Traffic Safety Administration. Prog-ress on evidence–based guidelines for prehospital emergency care（DOT HS 811 643）. National Highway Traffic Safety Administration website. http://www.nhtsa.gov/staticfiles/nti/pdf/811643.pdf. Published January 2013. Accessed December 1, 2017.

Prehospital Care Research Forum. Articles. UCLA Center for Pre-hospital Care website. https://www.cpc.mednet.ucla.edu/pcrf /articles. Accessed December 1, 2017.

Prehospital evidence–based practice program（PEP）. Dalhousie Uni-versity, Division of Emergency Medical Services. https://emspep. cdha.nshealth.ca. Accessed January 29, 2018.

Salkind NJ. *Statistics for People Who（Think They）Hate Statistics.* 6th ed. Thousand Oaks, CA: Sage; 2017.

（张金红，宋昕，程亚荣，安丽娜，译）

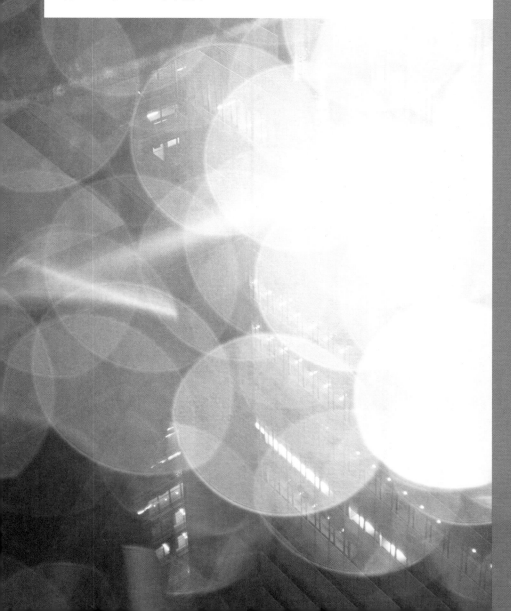

解剖学和生理学

第二部分

第9章

医学术语

美国 EMS 教育标准技能

医学术语

　　与同行和其他医疗保健专业人员进行书面和口头交流时使用的基本的解剖学和医学术语及缩略语。

学习目标

　　完成本章学习后，紧急救护员能够：

1. 解释如何使用医学术语描述组织器官和医学程序；
2. 解释词根、前缀、后缀和连接元音在医学术语中的作用；
3. 举例说明医学术语中的词根、前缀、后缀和连接元音；
4. 区别医学术语的单数形式和复数形式；
5. 合理使用公知公认的医学缩略语；
6. 区别相似的医学术语、缩略语、首字母缩写词；
7. 正确读出医学术语。

重点术语

　　连接元音：常用于连接词根与词根、词根与后缀的元音。

　　人名名词：由一个人的名字命名的术语。

　　同音异义词：与另一个词有相同发音，但意义不同，通常拼写也不同的词。

　　前缀：单词开头的一个或多个音节，在医学术语中常用来表示部位或强度。

　　词根：英语单词构词的基础，可以独立构成词，也可以组合构成单词，在医学术语中用于描述某一特定的结构或状态。

　　后缀：常出现在单词末尾，在医学术语中用于描述患者的病情或诊断。

　　医疗卫生专业人员的一个必备技能就是能够使用和理解医学语言。这个技能在与医疗团队其他成员交流患者信息时是必不可少的。此外，医学术语为专业人士熟知，是一种简洁明了地记录患者救护行为的方法。

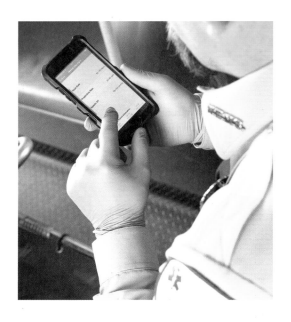

第1节 医学语言

医学语言为医史学家和语言学家带来了挑战。西方医学史上最古老的书面文字是公元前5世纪至公元前4世纪由希波克拉底书写,是医学语言希腊时代的开端。这个时期一直延续到罗马征服希腊之后。在文艺复兴时期(14—17世纪),希腊语言不被广泛熟知,很多希腊词汇被译成拉丁语。因此,今天使用的医学术语大多数都来自希腊语,也有很多有拉丁语词根。描述疾病的医学术语通常来自希腊语,而解剖学术语通常来自拉丁语[1]。

注意

大部分医学期刊使用的语言是英语。不仅如此,国际医学会议使用的语言也是英语。新的医学术语源源不断地由日常英语单词发展而来,如bypass、shunt、pacemaker和screening。非英语国家常常将这些术语翻译成自己国家的语言,也经常使用英语缩略语,如AIDS(获得性免疫缺陷综合征)和CPR(心肺复苏)。

第2节 医学术语的构成

医学术语(表9-1)用于描述:

· 身体结构和系统;
· 解剖区域和部位;
· 疾病和其他健康问题;
· 内科和外科手术;
· 诊断检测;
· 医疗器械。

大多数医学术语可以分解成多个部分,包括前缀、后缀、词根和连接元音。了解单词的构成有助于

表 9-1 医学术语举例

身体结构和系统
aden/o:腺体
cardi/o:心脏
cyt/o:细胞
hist/o:组织
neur/o:神经
viscer/o:内部器官

解剖区域与部位
anteroposterior:前后的
bilateral:双边的
caudal:尾部的
cephalic:头部的
dorsal:背部的

疾病和其他健康问题
aphagia:无法吞咽
carcinoma:癌症
dyspnea:呼吸困难
neoplasm:赘生物
sepsis:脓毒症

内科和外科手术
appendectomy:阑尾切除术
endoscopy:内窥镜检查
hemodialysis:血液透析
laryngoscopy:喉镜检查
nephrectomy:肾切除术

医疗器材
capnometer:二氧化碳监测仪
ophthalmoscope:检眼镜
otoscope:耳镜
oximeter:血氧定量计
sphygmomanometer:血压计

诊断检测
arterial blood gases(*ABGs*):动脉血气
computed tomography(*CT*):计算机断层扫描
magnetic resonance imaging(*MRI*):磁共振成像
purified protein derivative(*PPD*)*skin test*:纯化蛋白衍生物皮试
ultrasonography:超声检查

救护员了解并正确使用医学术语（图9-1、图9-2）。

- 词根：构成医学术语的基础。
- 前缀：出现在词根之前。
- 后缀：出现在词根之后。
- 连接元音：用于将词根与词根、词根与后缀连接起来。

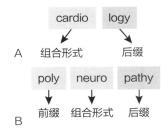

图9-1 前缀、后缀和连接元音之间的联系。A. cardiology（心脏病学）是指研究心脏的学问；"cardi/o"是组合形式（cardio + o），"-logy"是后缀。B. polyneur opathy（多发性神经病）是指"许多神经疾病"；"poly-"是前缀，"neur/o"是词根"neur"与连接元音（neur + o），"-pathy"是后缀，意思是病症

资料来源：How to understand medical terminology. https://www.wikihow.com/Understand-Medical-Terminology. Accessed October 31, 2017.

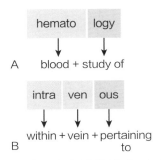

图9-2 词根构成医学术语的基础。A. hematology（血液学）结构细分如下：hemat/o（blood）（血液）+-logy（学）= 血液学。B. intravenous（静脉内的）结构细分如下：intro-（内）+ ven/o（静脉）+-ous（与之相关）= 静脉内的

资料来源：WikiHow. How to Understand Medical Terminology. Accessed at, https://www.wikihow.com/Understand-Medical-Terminology.

词根

词根是医学术语的基础（图9-2）；它可以加上前缀、后缀和连接元音构成单词。一个医学术语可以包括一个或多个词根，这些词根通常来自拉丁语或希腊语的名词、动词或形容词。例如，cardiopulmonary（心肺）第一个词根是"cardio"，意思是"心脏"；第二个词根是"pulmonary"，意思是"肺"。因此，"cardio pulmonary"是指心脏和呼吸系统。医学术语常用的词根还有很多（表9-2）。

> **注意**
>
> 大多数医学术语至少有一个词根，但不是必须有前缀或后缀。例如，sternocleidomastoid（胸锁乳突肌）有3个词根：stern，cleid 和 mastoid。胸锁乳突肌是附着于胸骨、锁骨和颞骨乳突的肌肉。有些医学术语不是由词素构成的。这些不可拆解的医学术语必须牢记住，如 cataracts（白内障）、asthma（哮喘）、diagnosis（诊断）和 suture（缝合）。

前缀

前缀是位于词首的一个或多个音节。在医学术语中，前缀常常描述部位和强度（表9-3）。例如，单词 abnormal 的前缀"ab"意思是"远离"，后面的"normal"意思是"正常"。因此，abnormal 的意思是"不正常"。

后缀

后缀出现在词尾。在医学术语中，后缀常常描述患者的病情和诊断（表9-4）。例如，bronchitis 词首的 bronchi 意思是"支气管"，后缀"-itis"意思是"炎症"，因此，bronchitis 表示"支气管炎"。

连接元音

运用连接元音可以更加容易地读医学术语，最常使用的连接元音是"o"。例如，sternocleidomastoid（胸锁乳突肌）含有2个连接元音"o"，此外还有"i"和"a"这2个连接元音。连接元音常用于词根和后缀之间，也用于2个或多个词根之间，不用于前缀和词根之间。使用连接元音要遵守一些规则（表9-5）。

表 9-2　常见词根

词　根	意　义	词　根	意　义
adeno–	gland（腺体）	mal–	bad（坏的）
arter–	artery（动脉）	meningo–	meninges（脑膜）
arthro–	joint（关节）	myo–	muscle（肌肉）
asthenia–	weakness（虚弱）	nephro–	kidney（肾）
bio–	life（生物）	neuro–	nerve（神经）
bucc–	cheek（颊）	noct–	night（夜晚）
burs–	pouch or sac（腔或囊）	oculo–	eye（眼）
carc–	cancer（癌）	orchi–	testicle（睾丸）
cardio–	heart（心）	osteo–	bone（骨）
caut–	to burn（燃烧）	oto–	ear（耳）
cephalo–	head（头）	ov–	egg（卵）
cerv–	neck（颈）	pariet–	wall（壁）
chole–	bile（胆汁）	phago–	to eat（吞咽）
chondro–	cartilage（软骨）	pharyngo–	throat（咽）
cysto–	bladder（膀胱）	phlebo–	vein（静脉）
cyto–	cell（细胞）	photo–	light（光）
dermo–	skin（皮肤）	pneumo–	air（空气）
edem–	swelling（水肿）	procto–	rectum（直肠）
entero–	intestine（肠）	pseud–	false（伪的）
eryth–	red（红色的）	psych–	mind（心理）
eti–	cause（起因）	pyo–	pus（脓）
febr–	fever（发热）	rhino–	nose（鼻）
flex–	to bend（弯曲）	sclero–	hardness（硬化）
gastro–	stomach（胃）	sept–	wall（隔膜）
glyco–	sugar（糖）	somat–	body（体）
gyn–	female（雌性）	stern–	chest（胸腔）
hemo–	blood（血）	tact–	to touch（触摸）
hepato–	liver（肝）	thoraco–	chest（胸部）
hydra–	water（水）	uro–	urinary（泌尿的）
iod–	distinct（显著的）	varic–	dilated vein（静脉曲张）
leuko–	white（白色的）	vaso–	vessel（血管）

前 缀	意 义	举 例
a-，an-	无、缺乏	apnea（无呼吸）、anemia（贫血）
ad-	朝着	adhesion（黏附）
angio-	血管	angiogram（血管造影）
ante-	在……之前	antenatal（产前的）
anti-	反对	antipyretic（退热的）
arter-	动脉	arteriogram（动脉造影）
arthro-	与关节相关的	arthroscopy（关节镜检查）
bi-	二、双	bilateral（双边的）
bio-	生命	biology（生物学）
brady-	慢性	bradycardia（心动过缓）
cardi-	与心脏相关的	cardiography（心动描记法）
cerebr-	与大脑相关的	cerebral（大脑的）
cer-	颈部	cervical（与颈部相关的）
chole-	胆汁	cholelithiasis（胆石症）
contra-	与……相对	contrastimulant（抗兴奋的）
cost-	与肋骨相关的	costal margin（肋缘）
cyst-	与膀胱或含液囊相关的	cystitis（膀胱炎）
cyt-	细胞	cytology（细胞学）
di-	两次、双	diplopia（复视）
dys-	有问题的	dyspnea（呼吸困难）
ecto-	不在适当位置	ectopic（异位的）
hyper-	高出，超出	hypertension（高血压）
inter-	在……之间	intercostal（肋间的）
micro-	小的	microcirculation（微循环）
post-	在……之后	postpartum（产后的）
retro-	向后	retroperitoneum（腹膜后腔）

表 9-3 常见前缀

后　缀	意　义	举　例
表 9-4　常见的后缀		
–algia	与疼痛相关的	neuralgia（神经痛）
–centesis	穿刺术	thoracentesis（胸腔穿刺术）
–cyte	细胞	leukocyte（白细胞）
–ectomy	切除术	tonsillectomy（扁桃体切除术）
–emia	血液	anemia（贫血）
–esthesia	感觉	anesthesia（麻醉）
–genic	原因	carcinogenic（致癌的）
–ology	学科	psychology（心理学）
–osis	病	psychosis（精神病）
–ostomy	造口术	gastrostomy（胃造口术）
–paresis	衰弱、无力	hemiparesis（轻偏瘫）
–phagia	食用	polyphagia（多食）
–pnea	呼吸	dyspnea（呼吸困难）
–pathy	病	neuropathy（神经病）
–phasia	言语	aphasia（失语症）
–plasty	修复	angioplasty（血管成形术）
–rhythmia	节律	dysrhythmia（心律失常）
–rrhagia	出血	hemorrhage（出血）
–rrhea	流动	pyorrhea（脓溢）
–scopy	检查	laparoscopy（腹腔镜检查）
–uria	与尿液相关的	polyuria（多尿）

注意

　　反义词对是具有相反意义的成对的词根、前缀或后缀。医学中常用的反义词对包括前和后、生存和死亡、慢和快，以及上和下。

注意

　　学习医学术语的一个简便方法就是观察医学术语的各个组成部分。分析医学术语的第一步是观察后缀，第二步是前缀，最后是词根。将这 3 个部分连接起来就能了解这个术语的意义。

　　例如，pericardial（心包的）一词的后缀是"–al"（与……相关的），前缀是"–peri"（包围的），词根是"cardio"（心脏）。由此可知，pericardial 的意思是"与心脏周围相关的"。

第3节 医学术语的复数形式

如英语中其他单词一样，医学术语也有单数和复数之分。

因为大多数医学术语来自希腊语或拉丁语，因此必须遵循一些不太常见的规则将单数形式改成复数形式（表9-6）。

第4节 医学缩略语、首字母缩写词和符号

信息沟通和PCR书写必须完整、准确。医学缩略语、首字母缩写词和符号是一种速写方法，旨在促进医疗救护团队成员间的有效沟通。许多EMS系统整理出官方批准的医学缩略语、缩写词和符号清单（框9-1），救护员不可使用未经批准的缩略语、首字母缩写词和符号。

表9-5 连接元音的使用规则	
规　则	举　例
连接词根和后缀时，后缀不以元音开头时使用连接元音	arthr–o–pathy
连接词根和后缀时，后缀以元音开头时不使用连接元音	hepat–ic
连接2个词根时，后一个词根以元音开头时，仍可使用连接元音	oste–o–arthr–it–is
连接前缀和词根时，不使用连接元音	sub–hepat–ic

资料来源：LaFleur Brooks M. *Exploring Medical Language*. 7th ed. St. Louis，MO：Mosby；2009.

表9-6 医学术语由单数转换成复数的规则		
规　则	单数形式	复数形式
以a结尾的术语转换成复数形式时，在结尾加e	bursa vertebra	bursae vertebrae
以ex或ix结尾的术语转换成复数时，将ex/ix变成ice	appendix cervix	appendices cervices
以is结尾的术语转换成复数时，将is变成es	diagnosis neurosis	diagnoses neuroses
以itis结尾的术语转换成复数时，去掉s再加上des	arthritis meningitis	arthritides meningitides
以nx结尾的术语转换成复数时，将x转换成g再加es	phalanx larynx	phalanges larynges
以on结尾的术语转换成复数时，将on去掉加上a	criterion ganglion	critiria ganglia
以um结尾的术语转换成复数时，将um变成a	diverticulum ovum	diverticula ova
以us结尾的术语转换成复数时，将us变成i	alveolus bronchus malleolus	alveoli bronchi malleoli

资料来源：Russell WJ. *Medical Terminology by the Mnemonic Story System*. Bloomington，IN：Xlibris Corp；2006.

框9-1 EMS常用的医学缩略语、首字母缩写词和符号

缩略语、首字母缩写词和符号	意　义	缩略语、首字母缩写词和符号	意　义
℃	degrees Centigrade（摄氏度）	BUN	blood urea nitrogen（血尿素氮）
℉	degrees Fahrenheit（华氏度）	BVM	bag-valve mask（球囊面罩）
ABG	arterial blood gas（动脉血气）	c/o	complains of（主诉）
ac	before meals（餐前）	Ca	calcium（钙），cancer（癌），carcinoma（癌）
ACS	acute coronary syndrome（急性冠脉综合征）	CAD	coronary artery disease（冠状动脉疾病）
ad lib	freely as desired（随意）	cap	capsule 胶囊
ADHD	attention-deficithyperactivity disorder（注意缺陷多动障碍）	CAT	computed axial tomography（计算机轴向体层扫描）
ADL	activity of daily living（日常生活活动）	cath	catheter（导管），catheterize（导管插入），catheterization（导管插入）
AED	automated external defibrillator（自动体外除颤器）	CBC	complete blood count（全血细胞计数）
AF	atrial fibrillation（心房颤动）	CBR	complete bed rest（完全卧床休息）
AICD	automatic implanted cardioverter-defibrillator（植入式自动复律除颤器）	CC	chief complaint（主诉）
AIDS	acquired immunodeficiency syndrome（获得性免疫缺陷综合征）	CCU	coronary care unit（冠心病监护病房），critical care unit（重症监护室）
ALS	amyotrophic lateral sclerosis（肌萎缩侧索硬化）	CDC	Centers for Disease Control and Prevention（疾病预防控制中心）
AM	morning（上午）	CHF	congestive heart failure（充血性心力衰竭）
AMA	against medical advice（不遵医嘱）	CHO	carbohydrate（糖类）
AMI	acute myocardial infarction（急性心肌梗死）	Cl	chlorine（氯）
amp	ampule 安瓿	cm	centimeter（厘米）
ARC	AIDS-related complex（艾滋病相关综合征）	cm³	cubic centimeter（立方厘米）
ARDS	acute respiratory distress syndrome（急性呼吸窘迫综合征）	CNS	central nervous system（中枢神经系统）
AS	aortic stenosis（主动脉瓣狭窄）	CO	carbon monoxide（一氧化碳）
ASD	atrial septal defect（房间隔缺损）	CO₂	carbon dioxide（二氧化碳）
BE	barium enema（钡灌肠）	COPD	chronic obstructive pulmonary disease（慢性阻塞性肺疾病）
bid	two times a day（每日2次）	CPAP	continuous positive airway pressure（持续气道正压通气）
BLS	basic life support（基础生命支持）		
BM，bm	bowel movement（排便）	CPK	creatine phosphokinase（肌酸磷酸激酶）
BMR	basal metabolic rate（基础代谢率）		
BNP	brain natriuretic peptide（脑肽钠）	CPR	cardiopulmonary resuscitation（心肺复苏）
BP	blood pressure（血压）		
BiPAP	bilevel positive airway pressure（双水平气道正压通气）	CRP	C-reactive protein（C反应蛋白）
		CSF	cerebrospinal fluid（脑脊液）
BPH	benign prostatic hypertrophy（良性前列腺增生）	CT	computed tomography（计算机体层扫描）
BPM	beats per minute（每分钟心搏数）	CVA	cerebrovascular accident（脑血管意外），costovertebral angle（肋椎角）
BSA	body surface area（体表面积）		

缩略语、首字母缩写词和符号	意 义
CVP	central venous pressure（中心静脉压）
D&C	dilation and curettage（扩宫和刮宫术）
D$_5$W	5% dextrose in water（5％葡萄糖水溶液）
dc	discontinue（中断）
DIC	disseminated intravascular coagulation（弥散性血管内凝血）
diff	differential blood count（血细胞分类计数）
dil	dilute 稀释
DJD	degenerative joint disease（退行性关节病）
dL	deciliter（分升）
DM	diabetes mellitus（糖尿病）
DNR/ DNAR	do not resuscitate/do not attempt resuscitation（不予复苏 / 请勿尝试进行复苏）
DOE	dyspnea on exertion（劳力性呼吸困难）
DVT	deep vein thrombosis（深静脉血栓形成）
dx	diagnosis（诊断）
EBV	Epstein–Barr virus（爱伯斯坦-巴尔病毒）
ECF	extracellular fluid（细胞外液）
ECG	electrocardiogram（心电图）
ECT	Electroconvulsive therapy（电休克疗法）
ED	emergency department（急诊科）
EDC	estimated date of confinement（预产期）
EDD	estimated date of delivery（预产期）
EEG	electroencephalogram（脑电图）
ECG	electrocardiogram（心电图）
elix	elixir（酏剂）
EMG	electromyogram（肌电图）
EPAP	expiratory positive airway pressure（呼气相气道正压）
ER	emergency room（急救室）
ESR	erythrocyte sedimentation rate（红细胞沉降率）
ESRD	end–stage renal disease（终末期肾病）

缩略语、首字母缩写词和符号	意 义
ETCO$_2$	end–tidal carbon dioxide（呼气末二氧化碳）
ETOH	ethyl alcohol（乙醇）
FAST	focused assessment with sonography for trauma（创伤超声重点评估）
Fe	Iron（铁）
FEV	forced expiratory volume（用力呼气量）
FHR	fetal heart rate（胎心率）
FRC	functional residual capacity（功能余气量）
FUO	fever of unknown origin（不明原因的发热）
Fx, fx	fracture（骨折）
g, gm, Gm	gram（克）
GCS	Glasgow coma scale（格拉斯哥昏迷量表）
GERD	gastroesophageal reflux disease（胃食管反流病）
GI	gastrointestinal（胃肠道的）
gt, gtt	drop, drops（滴，滴剂）
GTT	glucose tolerance test（糖耐量试验）
GU	genitourinary（泌尿生殖的）
GYN, Gyn	gynecologic（妇科的）
H$_2$O	water（水）
H+	hydrogen ion（氢离子）
h/o	history of（病史）
H&P	history and physical examination（病史和体格检查）
HAV	hepatitis A virus（甲型肝炎病毒）
Hb	hemoglobin（血红蛋白）
HBV	hepatitis B virus（乙型肝炎病毒）
Hct	hematocrit（血细胞）
HCV	hepatitis C virus（丙型肝炎病毒）
Hg	mercury（汞）
Hgb	hemoglobin（血红蛋白）
HIV	human immunodeficiency virus（人类免疫缺陷病毒）
HSV	herpes simplex virus（单纯疱疹病毒）
HTN	hypertension（高血压）
I&O	intake and output（摄入和排出）

缩略语、首字母缩写词和符号	意　义
IBS	irritable bowel syndrome（肠易激综合征）
IC	inspiratory capacity（深吸气量）
ICP	intracranial pressure（颅内压）
ICU	intensive care unit（重症监护室）
Ig	immunoglobulin（免疫球蛋白）
IgA，IgD，	immunoglobulin A（免疫球蛋白 A），immunoglobulin D（免疫球蛋白 D）
IM	intramuscular（肌内的）
IN	intranasal（鼻内的）
INR	international normalized ratio（国际标准化比值）
IO	intraosseous（骨内的）
IPAP	inspiratory positive airway pressure（吸气相气道正压）
IPPB	intermittent positive pressure breathing（间歇正压呼吸）
ITD	impedance threshold device（阻抗阈值装置）
IV	intravenous（静脉内的）
IVP	intravenous push（静脉推注）；intravenous pyelogram（静脉肾盂造影）
IVPB	intravenous piggyback 借道静脉输液法
J	joules（焦耳）
K	potassium（钾）
kg	kilogram（千克）
KUB	kidney，ureters，and bladder（radiograph）肾、输尿管和膀胱（放射线照相）
KVO	keep vein open（保持静脉通路开放）
L	Liter（升）
L&A	light and accommodation（瞳孔对光的反应）
LBBB	left bundle branch block（左束支传导阻滞）
LLE	left lower extremity（左下肢）
LLL	left lower lobe（左下叶）
LLQ	left lower quadrant（左下象限）
LMP	last menstrual period（末次月经）
LNMP	last normal menstrual period（上一次正常的月经期）

缩略语、首字母缩写词和符号	意　义
LP	lumbar puncture（腰椎穿刺）
LR	lactated Ringer solution（乳酸盐林格液）
LUE	left upper extremity（左上肢）
LUL	left upper lobe（左上叶）
LUQ	left upper quadrant（左上象限）
LV	left ventricle（左心室）
LVAD	left ventricular assist device（左心室辅助装置）
LVH	left ventricular hypertrophy（左心室肥大）
m	meter（米）
MAP	mean arterial pressure（平均动脉压）
max	maximum（最大值）
MCH	mean corpuscular hemoglobin（平均红细胞血红蛋白）
MCHC	mean corpuscular hemoglobin concentration（平均红细胞血红蛋白浓度）
mg	milugram（毫克）
Mg	magnesium（镁）
MG	myasthenia gravis（重症肌无力）
MI	myocardial infarction（心肌梗死）
MICU	medical intensive care unit（内科重症监护室）
min	minute（分），minimum（最小）
mL	milliliter（毫升）
mm	millimeter（毫米）
mm^3	cubic millimeter（立方毫米）
mmHg	millimeters of mercury（毫米汞柱）
MOI	mechanism of injury（伤害机制）
MRI	magnetic resonance imaging（磁共振成像）
MS	multiple sclerosis（多发性硬化）
mV	millivolt（毫伏）
N	nitrogen（氮）
Na	sodium（钠）
NG	nasogastric（鼻胃的，鼻饲的）
NICU	neonatal intensive care unit（新生儿重症监护室）
NIPPV（NPPV）	noninvasive positive pressure ventilation（无创正压通气）
NOI	nature of illness（疾病的性质）

续表

缩略语、首字母缩写词和符号	意　义
NPA	nasopharyngeal airway（鼻咽气道）
NPO	nothing by mouth（禁食）
NS	normal saline（0.9% 的氯化钠溶液），not significant（不显著）
O_2	oxygen（氧）
OCD	obsessive compulsive disorder（强迫症）
OD	overdose（过量）
OG	orogastric（口胃的）
OPA	oropharyngeal airway（口咽气道）
ORIF	open reduction and internal fixation（切开复位内固定）
OT	occupational therapy（职业疗法）
oz	ounce（盎司）
$PaCO_2$	partial pressure of carbon dioxide（arterial blood）[二氧化碳分压（动脉血）]
PaO_2	partial pressure of oxygen（arterial blood）[氧分压（动脉血）]
para Ⅰ	unipara（初产妇）
para Ⅱ	bipara（二产妇）
PAT	paroxysmal atrial tachycardia（阵发性房性心动过速）
PC	after meals（餐后）
PCI	percutaneous coronary intervention（经皮冠状动脉介入治疗）
PCI	percutaneous coronary intervention（经皮冠状动脉介入治疗）
PCO_2	partial pressure of carbon dioxide（二氧化碳分压）
PCP	pulmonary capillary pressure（肺毛细血管压）
PCP	phencyclidine（苯环己哌啶）
PCV	packed cell volume（血细胞压积）
PCW	pulmonary capillary wedge pressure（肺毛细血管楔压）
PE	pulmonary embolism（肺栓塞）
PE	physical examination（体格检查）
PEEP	positive end-expiratory pressure（呼气末正压通气）
PEF	peak expiratory flow（最大呼气流量）
per	through，by way of（通过）

缩略语、首字母缩写词和符号	意　义
PERRLA	pupils equal，round，and reactive to light and accommodation（瞳孔等大等圆整且对光线有反应）
PET	positron emission tomography（正电子发射体层成像）
PG	prostaglandin（前列腺素）
pH	hydrogen ion concentration（acidity and alkalinity）[氢离子浓度（酸碱度）]
PID	pelvic inflammatory disease（盆腔炎）
PIH	pregnancy-induced hypertension（妊娠高血压）
PKU	phenylketonuria（苯丙酮尿症）
PM	postmortem（死后的）
PM	evening（晚间）
PMS	premenstrual syndrome（经前期综合征）
PND	paroxysmal nocturnal dyspnea（夜间阵发性呼吸困难），postnasal drip（后鼻滴）
PO，po	orally（口头的）
PO_2	partial pressure of oxygen（氧分压）
PPD	purified protein derivative（纯化蛋白衍生物）
ppm	parts per million（百万分之一）
prn	when required（必要时），as often as necessary（视需要而定）
PRVC	pressure-regulated volume control（压力调节容量控制）
PSVT	paroxysmal supraventricular tachycardia（阵发性室上性心动过速）
PT	physical therapy（物理疗法），prothrombin time（凝血酶原时间）
PTSD	posttraumatic stress disorder（创伤后应激障碍）
PTT	partial thromboplastin time（部分凝血活酶时间）
PVC	premature ventricular complex（室性期前收缩）
q	every（每一个）
q2h	every 2 hours（每 2 个小时）
q3h	every 3 hours（每 3 个小时）
q4h	every 4 hours（每 4 个小时）
qh	every hour（每 1 个小时）

缩略语、首字母缩写词和符号	意 义	缩略语、首字母缩写词和符号	意 义
qid	four times a day（每日 4 次）	sos	if necessary（如果有必要）
qn	every night（每日晚上）	SO	oxygen saturation 血氧饱和度
qns	quantity not sufficient（数量不足）	sp gr，SG，sg	specific gravity（比重）
R/O	rule out（排除）	SpMet	saturated pressure of methemoglobin（高铁血红蛋白的饱和压力）
RA	rheumatoid arthritis（类风湿性关节炎）	SSS	sick sinus syndrome（病态窦房结综合征），short-stay surgery（短时手术）
RBBB	right bundle branch block（右束支传导阻滞）	stat	immediately（立即）
RDS	respiratory distress syndrome（呼吸窘迫综合征）	STD	sexually transmitted disease（性传播疾病）
Rh⁺	positive Rh factor（Rh 因子阳性）	STEMI	ST-elevation myocardial infarction（ST 段抬高心肌梗死）
Rh⁻	negative Rh factor（Rh 因子阴性）	STI	sexually transmitted infection（性传播感染）
RHD	rheumatic heart disease（风湿性心脏病）	Sub-Q，subQ	subcutaneous（皮下的）
RLE	right lower extremity（右下肢）	susp	suspension（悬浮液）
RLL	right lower lobe（右下叶）	T₃	triiodothyronine（三碘甲状腺原氨酸）
RLQ	right lower quadrant（右下象限）	T₄	tetraiodothyronine（四碘甲状腺原氨酸）
RML	right middle lobe（右中叶）	T&A	tonsillectomy and adenoidectomy（扁桃体切除和腺样体切除术）
ROM	range of motion（活动范围）	TAH	total abdominal hysterectomy（腹式子宫全切除术）
ROS	review of systems（系统审查）	TB，TBC	tuberculosis（结核病）
ROSC	return of spontaneous circulation（恢复自主循环）	TCP	transcutaneous pacing（经皮起搏）
RSI	rapid-sequence intubation（快速序贯插管）	Tdap	tetanus（破伤风），diphtheria（白喉），acellular pertussis（无细胞百日咳）
RSV	respiratory syncytial virus（呼吸道合胞病毒）	TdP	torsade's de pointes（扭转型室性心动过速）
RUE	right upper extremity（右上肢）	TIA	transient ischemic attack（短暂性脑缺血发作）
RUL	right upper lobe（右上叶）	tid	three times a day（每天 3 次）
RUQ	right upper quadrant（右上象限）	TKO	to keep open（保持开放）
Rx	take（服用），treatment（治疗）	TPN	total parenteral nutrition（全胃肠外营养）
SB	sternal border（胸骨缘）	TPR	temperature（湿度），pulse（脉搏），respirations（呼吸）
Sec	second（秒）	UA	unstable angina（不稳定型心绞痛），urinalysis（尿常规检查）
Sib	sibling（同胞）	URI	upper respiratory infection（上呼吸道感染）
SICU	surgical intensive care unit（外科重症监护室）	UTI	urinary tract infection（尿路感染）
SIDS	sudden infant death syndrome（婴儿猝死综合征）	VC	vital capacity（肺活量）
Sig	write on label（用法说明）		
SIMV	synchronized intermittent ventilation（同步间歇通气）		
SL	sublingual（舌下的）		
SLE	systemic lupus erythematosus（系统性红斑狼疮）		
sol	solution（溶液），dissolved（溶解）		

续表

缩略语、首字母缩写词和符号	意 义	缩略语、首字母缩写词和符号	意 义
VD	venereal disease（性病）	VSD	ventricular septal defect（室间隔缺损）
VDH	valvular disease of the heart（心脏瓣膜病）	Vt	tidal volume（潮气量）
VDRL	Venereal Disease Research Laboratory（test for syphilis）[性病研究实验室（梅毒测试）]	VT	ventricular tachycardia（室性心动过速）
		WBC	white blood cell（白细胞），white blood count（白细胞计数）
VF	ventricular fibrillation（心室颤动）	WNL	within normal limits（在正常范围内）
VS	vital signs（生命体征）	WPW	Wolff-Parkinson-White syndrome（沃-帕-怀综合征）

注意

许多医学缩略语和首字母缩写词有多个意义。例如，首字母缩写词"PE"可以指代 physical examination（身体检查）、pulmonary edema（肺水肿）或 pulmonary embolism（肺栓塞）。因此，每个 EMS 机构或医疗指导系统必须有一套统一的医学缩略语和首字母缩写词清单。这样做有助于确保准确书写 PCR，也有助于准确评估患者和记录患者病史。此外，在发生诉讼时，这个清单也可以用作法律依据。

人名名词、同音异义词

人名名词是从一个人的名字命名的术语。例如，一种疾病、外科手术或检测方法经常用参与其创造或发现的人的名字来命名。常见的医学人名名词包括：

- 阿尔茨海默病，以德国神经学家阿洛伊斯·阿尔茨海默（Alois Alzheimer）命名；
- 阿普加评分，以美国麻醉学家弗吉尼亚·阿普加（Virginia Apgar）命名；
- 唐氏综合征，以英国医师约翰·海登·唐恩（John Hayden Down）命名；
- 海姆利希手法，以德国医师亨利·杰·海姆利希（Henry J. Heimlich）命名；
- 卢伽雷病（肌萎缩侧索硬化），以著名的纽约洋基棒球队球员的名字命名；
- 麦金托什喉镜，以新西兰医师罗伯特·雷诺兹·麦金托什（Robert Reynotds Macintosh）爵士命名；
- 帕金森病，以英国内科医师詹姆斯·帕金森（James Pakinson）命名。

同音异义词是指与另一个词具有相同的发音，但意思不同，通常拼写也不同的词（在这种情况下，可以更具体地称为同音词）。尽管同音异义词在日常英语中很常见（如 feet/feat，meet/meat，peal/peel），但在医学术语中很少见。这样的词有 humerus 和 humerous，lyse 和 lice，plane 和 plain，pleural 和 plural，venous 和 venus。

"禁止使用"的缩略语清单

2004 年，联合委员会（Joint Commission，前身是国际医疗卫生机构认证联合委员会）制定"禁止使用"的缩略语清单[2]。这份清单每年都会更新，旨在避免使用可能引起误解、危险或失误的缩略语、首字母缩写词、符号或药物剂量标识。许多

证据显示

布鲁内蒂（Brunetti）等发现，美国药物不良反应和用药差错报告系统（MEDMARX）中有近 5% 的错误与缩略语使用有关，许多导致错误的缩略语都在联合委员会发布的"禁止使用"的缩略语清单上。

资料来源：Brunetti L, Santell JP, Hicks RW. The impact of abbreviations on patient safety. *Joint Comm J Qual Patient Saf*. 2007；33：576-583.

EMS 机构和医疗救护机构将这一清单视为 PCR 书写指南（表 9-7）。

第 5 节 医学术语的发音

正确拼写和朗读医学术语是良好沟通的必要条件，医疗专业人员必须掌握这两项技能。学习医学术语拼写和发音的一个好方法就是通过分析词根、前缀和后缀来了解术语是如何构成的。理解并记忆词根及其拼写有助于救护员扩大医学词汇量。

医学术语的发音不是一成不变的，因为并没有"严格的发音规则"。此外，即使在医疗专业人员中，医学术语的发音也不尽相同。有些医学术语有不止一种发音方式（表 9-8）。一个典型的例子是"angina"，当重音在第一个音节时，"i"发短音；当重音在第二个音节时，"i"发长音。有些医学术语不仅形似而且音似，但意义却相去甚远。

表 9-7 联合委员会的"禁止使用"的缩略语清单 [a]

不使用	潜在问题	使用代替
>（大于）	容易误认为数字"7"（七）或字母"L"	写"大于"
U, u（单位）	误输入数字"0"（零），数字"4"（四）或"cc"	写"单位"
IU（国际单位）	误输入"IV"（静脉）或数字"10"（十）	写"国际单位"
Q.D., QD, q.d., qd（每天）	容易与"Q.O.D""QOD""q.o.d.""qod"（每隔一天）混淆	写"每天"；写"每隔一天"
尾随零（X.0 mg）[b]	容易遗漏小数点	写"X 毫克"
缺少前导零（.X 毫克）	容易遗漏小数点	写 0.X 毫克
MS	可以表示硫酸吗啡或硫酸镁	写"硫酸吗啡"
MSO_4 和 $MgSO_4$	容易混淆	写"硫酸镁"

[a] 适用于手写（包括自由文本计算机输入）或预打印表格上的所有医嘱和与药物相关的所有文档。
[b] 例外："尾随零"仅在需要证明所报告数值的精确度时使用，如用于实验室结果，报告病变大小或导管 / 管子大小的影像学研究结果；不得在用药医嘱或其他与药物相关的文档中使用它。

表 9-8 医学术语发音指南

以下是医学术语发音的简易指南，虽然只是近似的发音，但是可以满足救护学员入门的需求

可将单词划分成最小的单位，以清晰表示语音

例如：doctor（dok-tor），gastric（gas-trik）

长音符号（ˉ）是一种特殊的标记方法，用于指征长元音

例如：ate 和 say 中有长元音 ā, eat, beet, see 中有长元音 ē, I, mine, sky 中有长元音 ī, oats 和 so 中有长元音 ō, unit 和 mute 中有长元音 ū

没有长元音标记的则是短元音

例如：at 和 lad 中的短元音 a, edge 和 bet 中的短元音 e, itch 和 wish 中的短元音 i, ox 和 top 中的短元音 o, sun 和 come 中的短元音 u

为标记重音节，可使用重音标志。主重音由大写字母标志，次重音（程度低于主重音）用斜体表示

例如：altogether（all-tū-geph-er），pancreatitis（pan-krē-a-Tī-tis）

资料来源：LaFleur Brooks M, LaFleur Brooks D. Exploring Medical Language. 7th ed. St Louis: Elsevier; 2009.

你知道吗

易混淆的医学术语

有些医疗术语形似，发音相似，但意义却相去甚远。常见的易混淆的医学术语包括：

- Arterio 是指动脉，athero 是指斑块或脂肪物质，arthro 是指关节；
- lleum 是指小肠的一部分，Iliim 是指髂骨；
- Mucous 是指黏液状的，mucus 是指黏膜分泌的物质；
- Myco 是指真菌，myelo 是指骨髓和脊髓，myo 是指肌肉；
- Palpation 是指一种检查技术，palpitation 是指心悸；
- Pyelo 是指肾盂，pyo 是指脓；
- Viral 是指病毒，virile 是指男性特征。

总结

- 医学术语是医学语言，了解医学语言有助于解读患者信息和与其他医疗救护员沟通。
- 医学术语用于描述身体结构、系统和功能，解剖区域和部位，疾病和健康问题，内科和外科手术，诊断检测和医学器械。
- 大多数医学术语可分解成几个部分，包括前缀、后缀、词根和连接元音。
- 前缀是位于词首的一个或多个音节，常用于描述部位或强度。
- 后缀位于词尾，常用于描述病情或诊断。
- 词根是医学术语的基础，可以和其他词根、前缀或后缀组合。
- 连接元音连接词根与词根、词根与后缀的元音
- 了解单词的构成，有助于救护员理解并正确使用医学术语。
- 将医学术语从单数形式转换成复数形式需遵循一定的规则。例如，vertebra 变成 vertebrae，diagnosis 变成 diagnoses，phalanx 变成 phalanges，alveolus 变成 alveoli。
- 医学缩略语、首字母缩写词和符号是一种快速记录医学术语的方式。救护员掌握 EMS 系统认定的缩略语是十分重要的。
- 救护员必须做到能够正确拼读医学术语，从而达到清晰明确沟通的目的。

参考文献

［1］Wulff H. The language of medicine. *R Soc Med*. 2004; 97: 187–188.
［2］Facts about the official "do not use" list of abbreviations. The Joint Commission website. https://www.jointcommission.org /facts_about_do_not_use_list/. Accessed December 7, 2017.

推荐书目

Chabner DE. Medical *Terminology*: *A Short Course*. 7th ed. St. Louis, MO: Elsevier; 2009.
Fremgen BF, Frucht SG. Medical Terminology: *A Living Language*. 6th ed. Boston, MA: Pearson; 2016.
Stanfield PS, Hui YH, Cross N. *Essential Medical Terminology*. 4th ed. Burlington, MA: Jones & Bartlett Learning; 2014.

（郭静，宋昕，焦艳波，白香玲，译）

第 10 章

人体系统概述

美国 EMS 教育标准技能

解剖生理学

整合了有关人体系统的解剖学和生理学知识。

学习目标

完成本章学习后，紧急救护员能够：

1. 了解人体解剖学在救护员职业中的重要性；
2. 描述解剖学姿势；
3. 正确解读解剖学术语和解剖平面；
4. 列举人体的中轴和附肢带区域的结构；
5. 描述如何划分腹部；
6. 说出人体的三大体腔；
7. 描述三大体腔内的结构；
8. 描述细胞膜、细胞质（和细胞器）和细胞核等细胞结构的功能；
9. 描述人体细胞繁殖的过程；
10. 区分上皮组织、结缔组织、肌组织和神经组织；
11. 针对人体组织的 11 个主要器官系统，标注出解剖结构，描述各器官系统的功能，以及各器官系统之间是如何协同来执行具体的功能的；
12. 针对特定的感觉器官，标注出解剖结构，描述每一个感觉器官解剖结构的功能，解释感觉器官的结构之间是如何协同来执行具体功能的。

重点术语

腹主动脉：降主动脉位于腹腔的部分，从膈肌的主动脉裂孔进入腹部，下端分为两条髂总动脉。

髋臼：由髂骨体、坐骨体和耻骨体构成的杯状关节窝，与股骨头相关节。

动作电位：在可兴奋的组织或细胞受到阈上刺激时，在静息电位基础上发生的快速、可逆转、可传播的细胞膜两侧的电位变化。

腺苷三磷酸：由腺苷和 3 个磷酸基组成的核苷酸。它是生物体内最直接的能量来源。

脂肪组织：由大量脂肪细胞聚集而成的特殊结缔组织。

有氧氧化：一种生化反应，细胞内利用氧将能源物质（葡萄糖、脂肪和蛋白质）分解为二氧化碳和水，并生成腺苷三磷酸的代谢过程。

传入神经系统：将冲动从外周传递到中枢神经系统。

传入神经元：与感受器相连，能够感受刺激，并将刺激转变为神经冲动传递到中枢神经系统的神经元。

醛固酮：肾上腺皮质产生的一种类固醇激素，调节血液中的钠和钾平衡。

肺泡：肺内圆形或多边形的囊泡，是肺部进行气体交换的主要部位。

氨基酸： 含有氨基和羧基的化合物。

解剖学姿势： 人体直立，足和手掌面向前。

前： 前部、腹面或表面。

抗利尿激素： 由下丘脑神经元分泌的，经垂体后叶释放的一种激素，通过促进水的吸收来调节体内水的平衡。

肛门： 消化道的最末端，具有排泄粪便和控制排便的功能。

主动脉： 人体中主要的和最大的动脉，从左心室发出至髂总动脉起始部之间的动脉。

附肢带区域： 由四肢组成的区域。

附肢骨： 中轴骨之外的骨结构，包括上肢骨和下肢骨。

房水： 充填于眼睛的前房和后房的透明液体。

蛛网膜： 脑和脊髓表面 3 层被膜的中层膜。

乳晕： 乳头周围的环形、色素沉着的区域。

结缔组织： 由细胞和细胞间质组成，在体内起支持、营养、保护和连接作用的组织。

小动脉： 管径为 0.3~1 mm 的动脉。

动静脉吻合： 连接微动脉和微静脉的血管通路，使动脉血液流向静脉而不通过毛细血管，也称为动静脉短路。

心房： 心脏内部上面的两个腔。

心房钠尿肽： 血压升高时从心房释放的肽。它通过增加尿量来降低血压，从而减少血流量。

房室结： 一种特殊的心肌，从窦房结接收心脏冲动，并将其传递到房室束。

房室瓣： 心房和心室之间的一个瓣膜，使血液从心房流向心室，防止心室的血液倒流回心房。

耳郭： 位于头部两侧的贝壳样突出物。

自主神经系统： 周围神经系统的一部分，是保持体内稳态平衡的调控系统，多为无意识的控制活动。

自主反射： 调节内脏功能的正常反射活动。

自吞噬： 细胞内大分子物质和细胞器被次级溶酶体进行降解和消化的过程，满足细胞本身代谢需要和实现某些细胞器的更新。

中轴区域： 包括头部、颈部、胸部和腹部。

细菌： 一种单细胞微生物，可引起某一物种的感染。

嗜碱性粒细胞： 含有嗜碱性颗粒的白细胞，数量增多多见于某些过敏性疾病、血液病、恶性肿瘤及传染病。

二尖瓣： 位于左心房和心室之间的房室，有两个瓣膜。

胆汁： 储存在胆囊中的由肝脏分泌的一种苦的黄绿色液体。

血液： 流动在心脏和血管内的不透明红色液体。

骨： 坚硬而有弹性，支撑机体、保护内脏和实现运动的器官。

骨迷路： 颞骨岩部内由密质骨构成的腔隙，为内耳的一部分。

肾小囊： 由肾小管起始部膨大凹陷而成。

细支气管： 支气管在肺内逐级分支至直径小于 1 mm 的细小分支。

尿道球腺： 位于会阴深横肌内一对豌豆大的球形腺体，其分泌物有润滑尿道的作用，并且是精液的组成成分。

房室束： 心肌中的纤维束，通过这些纤维，心脏冲动从房室结传递到心室。

跟骨： 足骨中最大的骨。

骨松质： 由大量骨小梁交织成的多孔网格样组织，其中的空间通常充满骨髓。

毛细血管： 连接小动脉和小静脉的细小血管。

心肌： 一种特殊的横纹肌，分布心壁和邻近心脏大血管上的肌组织。其收缩功能具有不随意性、自主性和节律性的特点。

心输出量： 心脏每分钟泵出的血量。

食管下括约肌： 在食管和胃交界处的一圈肌肉纤维。

气管软骨： 位于气管外膜的"C"形透明软骨环。

腕骨： 手腕部的短骨，共有 8 块。

软骨： 由软骨细胞、纤维和软骨基质构成的一种特殊结缔组织。

软骨关节： 可以轻微活动的关节。

盲肠： 位于大肠的起始部。

细胞： 人体生命和运动的基本结构和功能单位。

中枢神经系统： 由脑和脊髓组成的系统。

中心粒： 动物细胞中位于核附近由 9 组三联体微管围成的成对的圆筒状结构。

中心体： 动物细胞靠近细胞核的一种细胞结构，由一对中心粒和中心粒周围物质组成。

小脑： 脑的一部分，颅后窝内、脑桥和延髓背侧。它的主要功能是维持机体平衡、控制姿势、协调骨骼肌随意运动。

大脑皮质：覆盖大脑半球表面的灰质，由大量的神经细胞排列构成。

脑脊液：充满于各脑室和蛛网膜下腔和脊髓中央管的无色透明液体。

大脑：脑的一部分，由两侧大脑半球构成，是控制意识、记忆、感觉、情绪和运动的高级神经中枢。

子宫颈：位于子宫的下部，上端与子宫体相连，下端与阴道相连。

染色质：细胞核内能被碱性染料染色的物质。

食糜：食物经胃液消化后变成的浆状物。

纤毛：上皮细胞游离面细胞膜连同细胞质一起向外伸出的指状突起。

阴蒂：位于两侧小阴唇汇合处顶端的结构，具有勃起性。

骨密质：分布于骨外层的成分，质地致密，区别于骨松质。

结膜：覆盖眼球前面和眼睑内面的一层光滑、透明、富含血管的黏膜。

结缔组织：连接、支持、保护和营养其他身体组织和部位的组织。

角膜：位于眼球最前面的纤维膜。

冠状动脉：从主动脉根部发出并将血液输送到心脏的两条动脉。

肋软骨：由各肋骨前端扁圆形的透明软骨构成。

髋关节：由股骨头和髋臼构成的关节。

颅骨：包围和保护脑的 8 块头骨。

环状软骨：喉部唯一的软骨环，位于甲状软骨下方。

弹性圆锥：连接甲状软骨和环状软骨的圆锥形的弹性纤维膜，又称为环甲膜。

细胞质：细胞中包含在细胞膜内的内容物。

细胞膜：包围细胞质和细胞器的界膜。

脱氧核糖核酸：一类带有遗传信息的生物大分子。

皮节：由单一脊神经支配的皮肤表面区域。

真皮：由不规则的致密结缔组织构成，为皮肤的深层结构。

膈肌：位于胸腔和腹腔之间，向上隆起呈穹隆形的扁薄阔肌。

骨干：长骨的体，主要由致密的骨密质构成，

内为骨髓腔。

间脑：位于中脑之上，两侧大脑半球之间的脑组织。

分化：细胞和组织发育出特征性结构和功能的过程。

后根：由连于脊髓后外侧沟的脊神经根丝合成的神经根，由感觉纤维构成。

输精管：一条厚而光滑的肌性管道，由附睾管远端延续形成，将精液运送到输精管中。

十二指肠：位于胃和空肠之间，是小肠的第一个段。

硬脑膜：附于颅骨内面、脑组织外面的致密结缔组织膜。

传出神经系统：将冲动从中枢神经系统传递到效应器，如肌肉和腺体。

传出神经元：将冲动从中枢神经系统传递到外周的神经元。

电解质：具有离子导电性或在一定条件下能够呈现离子导电性的物质。

内分泌腺：由内分泌细胞构成的没有分泌管的腺体，其分泌的激素直接进入周围的毛细血管和淋巴管。

内分泌系统：由产生和分泌激素的内分泌腺和分散于某些器官组织中的内分泌组织组成。

内质网：真核细胞的细胞质内广泛分布的由扁平囊、管小或泡小连接形成的连续的三维网状膜系统。

酶：活细胞产生的具有催化作用的蛋白质。

嗜酸性粒细胞：含有嗜酸性颗粒的白细胞，在抗寄生虫感染及 I 型超敏反应中发挥重要作用。

心外膜：心脏表面的浆膜性心包的脏层。

表皮：位于皮肤的浅层，由角化的复层扁平上皮组织构成。

附睾：位于睾丸的顶部和后面的新月形结构，是储存精子和精子成熟的场所。

硬膜外隙：硬脊膜与椎管骨膜之间的间隙。

会厌：舌根后方帽舌状结构，其后方是喉口。

骨骺板：生长期骨骼的生长发育部位，也称为生长板。

上皮组织：覆于身体内外表面的细胞，包括血管和其他小腔的内衬。

勃起：在阴茎和阴蒂中观察到的变硬、肿胀和

抬高的情况，通常是由性冲动引起的。

红细胞：含血红蛋白的血细胞。

食管：连接咽与胃的一段消化道。

真核生物：具有真正细胞核的细胞。它们存在于所有高等生物和一些微生物中。

咽鼓管：连接鼓室与咽部的管道。

外分泌腺：分泌的化学物质和激素经导管排至器官腔面或体表的腺体。

外耳：包括耳郭和外耳道，终止于耳膜。

细胞外的：发生在细胞或细胞组织之外，或在细胞层或细胞群之间的空腔或空间中。

细胞外基质：位于结缔组织之间的非活性物质。

股骨：人体中最长的管状骨，上端以股骨头与髋臼构成髋关节，下端与髌骨、胫骨上端构成膝关节。

纤维结缔组织：脊椎动物体内最广泛存在的结缔组织，是以纤维为主体的细胞间质成分。

纤维连结：借纤维结缔组连接的没有关节腔、不可移动的关节。

腓骨：位于小腿外侧的细长的管状骨，与胫骨平行，比胫骨小。

扁骨：形态扁平的薄骨，如某些头骨、肋骨、胸骨和肩胛骨。

胆囊：位于右方肋骨下肝脏后方的梨形囊状器官，有浓缩和储存胆汁的功能。

神经节：在周围神经系统，由神经元细胞体聚集形成的结节状结构。

肾小球：由毛细血管内皮细胞、基膜和球内系膜组成，具有滤过功能的盘曲状毛细血管网。

声门：声带和声带之间的裂隙。

糖蛋白：糖类分子与蛋白质分子以共价键相连形成的蛋白质。

高尔基体：一种特殊的内质网，浓缩并包裹细胞分泌物。

灰质：大脑和脊髓内神经元细胞体聚集的地方，色泽灰暗。

血红蛋白：血液中的含铁蛋白质，可将氧气从肺运送至细胞，将二氧化碳从细胞运送至肺。

造血组织：与各种血细胞生成相关的组织。

肝动脉：主动脉的分支，将血液输送至肝脏。

组胺：存在于肥大细胞和嗜碱性粒细胞中的胺类物质，可导致变态反应、炎症反应、胃酸分泌等。

稳态：人体功能、体液成分和组织构成保持相对恒定的状态。

肱骨：上肢骨中最粗且最长的管状骨，由肱骨体和上、下两端构成。

处女膜：女性阴道外口的一层有孔的薄膜。

舌骨：位于颈前部呈蹄铁形的骨。

下丘脑：间脑的一部分，可激活、控制和整合外周自主神经系统、内分泌过程和躯体功能（如体温、睡眠和食欲）。

回肠：小肠的末端。

髂嵴：髂骨翼的上缘，呈"S"状弯曲。

髂骨：位于髋骨上部的一块长方形骨。

下：解剖学位置低于参考点。

下腔静脉：体内最大的静脉干，收集下肢和盆腔和腹腔器官的血液输送到右心房。

炎症反应：组织对创伤或抗原的反应，包括疼痛、肿胀、红痒、发热和功能障碍。

腹股沟管：男性精索或女性圆韧带穿过腹前壁的通道。

内耳：位于颞骨岩部骨质内，为听觉和位置觉感受器所在的部位。

细胞间的：发生于不同的细胞之间的。

组织液：人体血管外、细胞间隙的液体。

眼内压：眼睛内部液体的压力，以维持眼睛的膨胀状态。

离子：原子通过获得或丢失电子而形成的粒子。

虹膜：眼球壁中层的扁圆形环状薄膜，透过角膜可见。

不规则骨：长骨、短骨或扁骨之外的骨。

坐骨：构成髋骨的3块骨骼之一，它连接髂骨和耻骨形成髋臼。

空肠：小肠的中段，上接十二指肠，下接回肠。

关节囊：附着于关节的周围由纤维结缔组织膜构成的囊。

颈静脉切迹：胸骨柄上缘中部一个浅而宽的切迹，也称为胸骨上切迹。

肾：排出人体新陈代谢产物和多余的水的器官。

三羧酸循环：一个由一系列酶促反应构成的循环反应系统，在该反应过程中，首先由乙酰辅酶与草酰乙酸缩合生成含有3个羧基的柠檬酸，再经过若干反应，最终重新生成草酰乙酸。

泪腺：位于眼眶外上方泪腺窝内、呈扁椭圆形的腺体。

大肠： 消化道的一部分，由盲肠、阑尾、上结肠、横结肠、下结肠和直肠构成。

喉咽： 咽最下部。

咽： 口腔、鼻腔之后和食管以上的空腔处，是进食和呼吸的共同通道。

侧卧： 身体一侧向上，另一侧贴于平放的床面的体位。

左心房： 心的四腔之一，左心房接受来自肺静脉的血液，将其送入左心室。

晶状体： 位于虹膜和玻璃体之间的双凸透镜样结构，具有屈光作用。

白细胞： 血液中无色、有细胞核的球形细胞。

边缘系统： 大脑参与感觉、调节内脏活动的结构，与情绪、学习、记忆和睡眠也密切相关。

脂质双分子层： 由两层单分子磷脂层对排形成的双分子脂膜结构，是构成细胞质膜和细胞器膜的基本膜骨架。

脂蛋白： 脂质与蛋白质结合在一起形成的复合物。

肝： 大部分位于右季肋区和腹上区，是人体最大的消化腺。

长骨： 呈长管状的骨，如肱骨、尺骨、桡骨、股骨、胫骨和腓骨。

髓袢： 肾小管的"U"形部分。

淋巴结： 在体内沿淋巴系统分布的卵圆形或豆形的小体。

淋巴小结： 呈圆形或椭圆形密集的淋巴组织，主要见于扁桃体、脾和胸腺。

淋巴系统： 由淋巴管道、淋巴组织和淋巴器官构成的脉管系统，参与免疫反应，保护和维持人体内部的液体环境。

溶酶体： 一种由膜包围的内含多种水解酶的消化性细胞器，相当于细胞内的"消化系统"。

巨噬细胞： 单核吞噬细胞系统中高度分化、成熟的长寿命的细胞类型，具有较强的吞噬功能。

乳腺： 位于胸部两侧分泌乳汁的腺体，在男性退化。

内踝： 胫骨远端内侧伸向下方的突起。

纵隔： 左右纵隔胸膜之间器官、结构和结缔组织的总称。

延髓： 位于脑的最下部，与脊髓相连的部分。

主要功能是控制基本生命活动。

脑膜： 包裹在脑和脊髓外面的结缔组织膜。

中脑： 介于脑桥和间脑之间的脑组织。

肠系膜： 将空肠、回肠连于腹后壁的双层腹膜结构。

新陈代谢： 生物体从环境摄取营养物质转化为自身物质，同时将自身原有组成物转变为废物排出到环境中的不断更新的过程。

掌骨： 介于腕骨与指骨之间的 5 块短管状骨。

跖骨： 介于跗骨与趾骨之间的 5 块短管状骨。

中耳： 连接外耳与内耳的部分，内含有听小骨。

线粒体： 细胞质中的小型球形、棒状或细丝状结构，是腺苷三磷酸合成的地方。

有丝分裂： 细胞分裂形成两个相同的子细胞，子细胞的染色体数量和类型与母细胞相同。

单核细胞： 一种具有单个核的无颗粒白细胞，见于淋巴结、脾、骨髓和疏松结缔组织。

阴阜： 女性耻骨联合前方隆起的脂肪垫。

运动神经元： 将神经冲动传递给肌细胞或腺细胞的神经元，可引起运动和分泌活动。

黏液： 黏膜和腺体分泌的黏滑液体。

支原体： 一种无细胞壁的最小的原核细胞微生物。

肌丝： 组成肌原纤维的细丝状结构，粗肌丝由肌球蛋白构成，细肌丝由肌动蛋白构成。

肾单位： 肾功能的基本单位。

神经胶质细胞： 存在于神经系统周围，对神经细胞起支持、保护、营养和绝缘作用的细胞。

神经元： 神经系统的结构和功能单元，由细胞体、树突和轴突构成。

中性粒细胞： 细胞核呈杆状或分叶状，细胞质含有可被伊红染料染成粉红色的颗粒的粒细胞。

核质： 细胞核除核仁外的物质。

细胞核： 真核细胞内最大、最重要的细胞结构，是遗传物质贮存、复制和转录的场所。

闭孔： 髋骨外侧面中央下方的大开孔，后面是坐骨，上方是髂骨，前面是耻骨。

动眼神经： 第三对脑神经，为运动性脑神经，包含感觉和运动纤维，支配眼内肌和眼外肌的运动。

嗅觉： 挥发性物质刺激鼻腔产生神经冲动传至神经中枢引起的感觉。

卵母细胞： 在卵子发生过程进行成熟分裂的

女性生殖细胞。

视神经：感知和传导视觉冲动的神经。

器官：由基本组织按照一定的方式有机地组合在一起、行使特定功能的结构。

细胞器：细胞内具有特定形态、结构和功能的亚细胞结构，如线粒体、高尔基体、内质网、溶酶体等。

卵泡：由一个卵母细胞和包绕在其周围的许多小型细胞所组成的泡状结构。

胰：位于腹上部后壁的狭长腺体，可分泌各种物质，如消化酶、胰岛素和胰高血糖素。

副交感神经系统：自主神经系统的主要部分。

壁腹膜：附于腹腔、盆腔壁内表面的腹膜。

髌骨：包埋于膝关节前方的肌四头肌腱内的三角形扁平骨。

阴茎：男性的外生殖器。

心包：覆于心脏、大血管根部外的薄膜。

会阴：封闭骨盆出口的所有软组织，前面为耻骨联合为界，两侧以坐骨结节为界，后面以尾骨为界。

骨膜：除关节面部分外，骨表面被覆的一层的纤维结缔组织膜。

周围神经系统：脑和脊髓以外的所有神经结构。

吞噬作用：细胞吞噬其他细胞、细菌、坏死组织和异物等的过程。

指骨或趾骨：手指或脚趾的骨头。

磷脂：包含磷酸的脂类，是生物膜的重要组分。

软膜：脑和脊髓 3 层被膜中的最内层，紧贴脑和脊髓表面。

脑垂体：位于丘脑下部的腹侧，分泌各种激素，控制许多重要功能活动。

细胞膜：覆于细胞表面包围细胞质的膜。

血小板：骨髓巨核细胞脱落的胞质小块，无细胞核，在止血和凝血过程中起重要作用。

胸膜腔：胸膜的脏、壁两层在肺根处相互转折移行所形成的一个密闭的潜在的腔隙。

多糖：由 10 个以上单糖构成的高分子聚合物。

脑桥：位于脑干中段，小脑、延髓和中脑之间的脑组织。

肝门静脉：由消化道的毛细血管汇集，从肝门处入肝的一条粗大静脉。

后：背面或后面。

毛细血管前括约肌：动脉血管中含有平滑肌细胞的一部分，控制进入毛细血管的血流。

原核细胞：细胞内遗传物质没有膜包围的一大类细胞。

俯卧：腹部朝下、背部向上的体位。

前列腺：位于膀胱和盆膈之间呈板栗样的男性性腺器官，分泌物是精液的组成成分。

青春期：身体迅速成熟变化的时期。

耻骨：和坐骨和髂骨融构成髋骨，左右耻骨在中线合成耻骨联合。

肺表面活性物质：肺泡 II 型上皮细胞分泌的脂蛋白，能降低肺泡表面张力，促进肺泡气体交换，增加肺组织的弹性。

肺动脉干：起自右心室，在升主动脉的前方向左后上方斜行的一短而粗的动脉干。

肺静脉：将含氧高的血从肺送至左心房的大血管。

瞳孔：虹膜中央的圆孔，是光线进入眼的通道。

浦肯野纤维：一种特殊的心肌纤维，与房室束相连。

桡骨：前臂位于外侧的一块骨，与尺骨平行。

直肠：大肠的一部分，上与下行的乙状结肠相连，下与肛管相连。

红骨髓：在婴幼儿骨骼中发现的特殊软组织，存在于肱骨和股骨近端骨骺的松质骨中，在成人胸骨、肋骨和椎体中也有。

呼吸：人体吸入氧气和排出二氧化碳的过程。

肾锥体：肾髓质中呈圆锥样的肾组织，由部分髓袢、集合管和乳头管组成。

网状激活系统：脑干腹侧中心部位由神经细胞和神经纤维交织组成的网状结构，在觉醒、集中注意力等方面发挥重要作用。

视网膜：由内层的神经上皮和外层的色素上皮组成的一层的神经组织，与视神经平行。

腹膜后：处于腹膜后部。

核糖核酸：一种发现于细胞核和细胞细胞质中的核酸，将遗传指令从细胞核传递到细胞质。在细胞质中，RNA 在蛋白质组装中发挥作用。

核糖体：由核糖核酸与蛋白质结合而成的细胞器，是合成蛋白质的"工厂"。

右心房：心的四腔之一。右心房接受腔静脉来的脱氧血液，将其送入右心室。

肌节：骨骼肌相邻两条 Z 线间的一段肌原纤维，是肌纤维收缩结构和功能的基本单位。

巩膜：眼球外围乳白色的纤维膜。

阴囊：包裹睾丸的囊状物。

皮脂腺：皮肤的腺体，导管大多开口于毛囊，分泌皮脂。

皮脂：皮脂腺的油脂性分泌物，有油润皮肤、毛发和抑菌的作用。

精液：由睾丸液、附睾液及附属性腺分泌物形成的含有精子的液体。

精囊：位于膀胱后面的一对卵圆形的囊状腺体，分泌物参与精液的组成。

隔膜：将两个腔或软组织隔开的薄壁。

血清：从血浆中除去纤维蛋白原后分离出来的淡黄色液体。

短骨：形态呈立方体的骨，如腕骨和跗骨。

窦房结：心脏自动节律性最高的起搏点。正常情况下，窦房结发出的冲动决定心率。

鼻旁窦：位于鼻腔周围颅骨内的含气空腔。

骨骼肌：除少部分外，主要附着于骨骼的肌纤维，也称为横纹肌和随意肌。

小肠：消化管最长的一段，分为十二指肠、空肠和回肠。

平滑肌：不可随意控制的肌肉，由长梭形细胞组成，主要分布于消化道、呼吸道和血管等中空性器官的管壁，也称为内脏肌、非随意肌和非横纹肌。

躯体神经系统：神经系统的一部分，其神经纤维将冲动从中枢神经系统传至骨骼肌。

躯体运动神经元：支配骨骼肌的神经元。

精子发生：从精原细胞增殖、分化到形成精子的过程。

精子：成熟男性的生殖细胞，由头和尾两部分组成，含有男性遗传信息。

脊神经：由脊神经前根、后根在椎间孔处合成的脊神经干，共 31 对。

脾：人体最大的淋巴器官，位于腹腔上部，具有储血、造血、清除衰老红细胞和进行免疫应答的功能。

胸骨角：胸骨柄和胸骨体连接处微向前突的部分，也称为路易斯角。

胸锁关节：由锁骨的胸骨端和胸骨的锁切点及第一肋软骨的上面构成的关节。

胸骨：长方形扁骨，位于胸前壁的正中。

蛛网膜下腔：蛛网膜和软膜之间的间隙，含有脑脊液。

锁骨下静脉：腋静脉的延伸，向内行在胸锁关节后方与颈内静脉汇合形成头臂动脉。

皮下组织：位于真皮层深面，由疏松结缔组织和脂肪组织构成的结构。

硬膜下隙：脑和脊髓的硬膜和蛛网膜之间的狭窄间隙。

上：解剖学姿势参考点以上的部分。

上腔静脉：将血液从头颈、上肢和胸壁送至右心房的静脉。

仰卧：脸和腹部朝上、背朝下的体位。

汗腺：分泌汗液的腺体。

交感神经系统：自主神经系统的一个分支，调节情绪和应激反应。

耻骨联合：左右两侧耻骨的联合面之间借纤维软骨连结的结构。

突触：两个神经之间或一个神经元与效应器之间一种特化的细胞连接结构，并借以传递信息的部分。

滑膜关节：关节的相对骨面互相分离，其间有含滑液的腔隙，周围借结缔组织相连。具有较大的活动性。

系统：若干个功能相关的器官联合起来，共同完成某一特定的连续性生理功能。

跗骨：位于胫骨、腓骨和距骨之间的骨群。

味蕾：分布舌头和口腔顶部的味觉感受器。

睾丸：男性生殖腺，位于阴囊内，能产生精子和雄激素。

丘脑：间脑中第三脑室两侧对称的卵圆形灰质核团，为大脑皮质下辨认感觉性质、定位，对感觉刺激做出情感反应及保持觉醒的一个重要的神经结构。

胸腺：位于胸骨柄后方的前纵隔上部，由不对称的左、右两叶组成的腺体，是淋巴系统主要的腺体。

甲状舌骨膜：将舌软骨和甲状软骨连接的纤维膜。

胫骨：三棱柱形的长管状骨，位于小腿的内侧。

扁桃体：口咽上皮下的淋巴组织团块，包括腭扁桃体、咽扁桃体和舌扁桃体。

气管：由气管软骨、平滑肌和结缔组织构成的通气管道。

三尖瓣：附于右房室口周缘的三片瓣膜。

被膜：包裹组织器官的膜，如血管膜、眼球壁纤维膜、消化管黏膜。

鼓膜：分隔外耳道和鼓室的半透明膜。

尺骨：位于前臂内侧呈三棱柱形的长管状骨。

输尿管：将尿液从肾送入膀胱的一对细长肌性管道。

尿道：从膀胱通向体外的管道，在男性兼有排精和排尿的功能。

膀胱：骨盆中储存尿液的肌性囊状器官。

输卵管：一对细长而弯曲的管道，是运送卵子和受精卵的管道。

子宫：中空的梨形女性生殖器官。

腭垂：软腭游离缘向下的圆锥形突起，防止食物和液体进入鼻腔。

阴道：连接子宫和外生殖器的肌性管道，是女性性交器官、月经排出及胎儿娩出的管道。

葡萄膜：眼球壁中层，由后至前分为脉络膜、睫状体和虹膜。

前根：由连于脊髓前外侧沟的脊神经合成的神经根。

心室：心脏内部下面的两个腔，左侧为左心室，右侧为右心室。

病毒：一类个体微小、无完整结构、含单一核酸、在活细胞中寄生并复制的非细胞型的微生物。

脏腹膜：覆盖腹腔、盆腔表面脏器的腹膜。

内脏反射：由自主神经调控的内脏的反射活动。

玻璃体：透明的胶状物质，充满晶状体和眼角膜之间。

声带：伸展于甲状软骨与杓状软骨之间的两片带状肌肉组织。声带振动产生声音。

外阴：女性的外生殖器。

剑突：胸骨下端的形状不定的薄骨片，上端与胸骨体相连，下端游离。

黄骨髓：主要由脂肪组织组成的骨髓，只存在于成人长骨骨髓腔，没有直接造血的功能。

人体解剖学是研究人体重要结构和功能的学科。救护员必须了解解剖学知识才能按身体部位对患者进行评估。了解解剖学知识也有助于救护员与医疗救护队的其他成员进行良好的沟通。

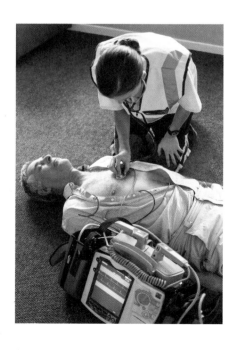

第 1 节　解剖学概述

人体解剖学是研究人体重要结构和功能的学科。救护员必须了解人体解剖学，通过人体区域评估患者。了解人体解剖学还有助于救护员和医疗救护队的其他成员进行良好的沟通。

第 2 节　解剖学术语

医疗人员使用的方位术语是指人体的解剖学姿势，这个姿势是身体直立、足尖和手掌朝向前方。仰卧是指脸和腹部朝上、背朝下的体位；俯卧是指腹部朝下，背部朝上的体位；侧卧是指身体一侧向上，另一侧贴于平放的床面的体位。不论患者是什么样的体位，救护员应当始终根据解剖学姿势报告患者的情况[1]（图 10-1）。

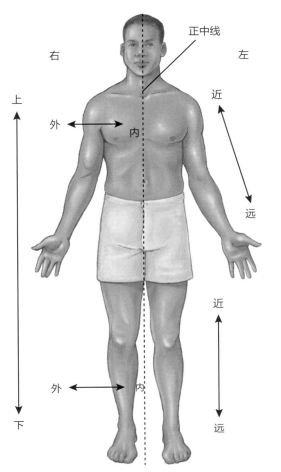

图 10-1 解剖学姿势。人体直立、脚尖和手掌朝向前方、拇指朝外时的姿势

证据显示

2012 年，利姆（Lim）和同事为二年级本科护理学员试开设了为期 3 小时的人体尸体解剖实习课程。该课程的目的是为学生提供一个机会，以提高解剖技能，并亲身体验人体解剖与人体模型模拟的差异。共有 114 名学生参加了该课程，有 96 名学员提交了调查问卷，回收率为 84%。研究人员发现，学员解剖知识的改善有统计学意义，学员对自己的解剖技能更有信心。研究人员得出结论，尸体解剖实习为模拟学习和临床实习提供了有效的辅助手段。

资料来源：Lim D, Bartlett S, Horrocks P, Grant-Wakefield C,Kelly J, Tippett V. Enhancing paramedics procedural skills using a cadaveric model. *BMC Med Educ*. 2014;14:138.

方向术语，如上或下、前或后、右或左，常用作解剖学术语（表 10-1）。这些术语针对的是患者，而不是检查者。

表 10-1 方位术语	
术　语	**定　义**
左	朝左
右	朝右
上	近头部的位置
下	近尾部的位置
头部	朝向头部的
尾部	朝向尾部的
近	在四肢，接近躯干的位置
远	在四肢，远离躯干的位置
中间	朝向身体中线
侧面	远离身体中线
前	身体前面
后	身体后面
腹侧	身体腹面
背侧	身体背面

解剖平面

人体内部结构的关系可以用解剖平面表述。这些平面是假想的人体分割平面（图 10-2）。矢状面垂直穿过身体的中部，将身体分为左右 2 部分。横断面（水平面）将身体分为上下 2 部分。冠状面（或额面）将身体分为前后 2 部分。

人体区域

将人体分为若干区域[2]，有助于定位解剖结构。附肢带区域由四肢组成。中轴区域包括头部、颈部、胸部和腹部。腹部通常分为 4 个象限：右上、右下、左上和左下（图 10-3）。腹部的象限是由 2 条假想的分割线分割而成的，水平线穿过脐，垂直线从剑突向下穿过耻骨联合。

体腔

人体有三大腔：胸腔、腹腔和盆腔（图 10-4）。胸腔被称为纵隔的中线结构分为 2 部分。纵隔包括气管、食管、胸腺、心和大血管。肺位于纵隔两侧。胸腔被肋骨包围，并通过膈肌与腹腔隔开。

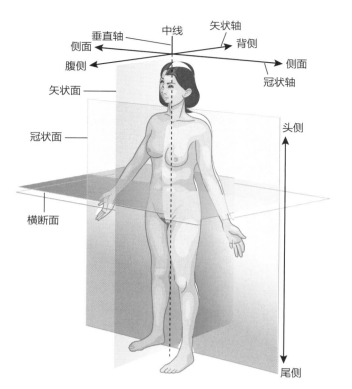

图 10-2　人体的轴和面

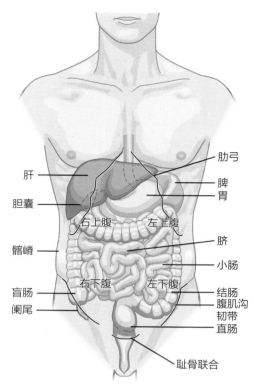

图 10-3　腹部四象限

胸腔包含 2 个胸膜腔（包含肺）和 1 个心包腔（包含心）。这些腔都内衬有浆膜。脏浆膜与器官接触，而壁浆膜与腔壁接触。浆膜能产生一层薄薄的浆液，减少了器官在与其他器官或体腔相对运动时发生的摩擦。

在将腹腔与骨盆腔分隔开的假想平面上，以

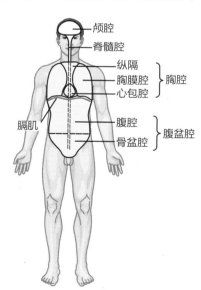

图 10-4　体腔。胸腔包括 2 个胸膜腔和 1 个心包腔；腹盆腔包括腹腔和骨盆腔

耻骨联合和骶岬的连线为界划分为 2 部分。腹腔和骨盆腔内衬着一层薄薄的分泌浆液的膜组织。覆盖腹部器官的浆膜被称为脏腹膜。覆盖体腔壁的浆膜被称为壁腹膜。腹膜器官由被称为肠系膜的结构固定在腹壁上，肠系膜为神经和血管到达器官提供了途径。肠系膜也被认为在炎症反应和凝血中发挥作用。腹膜后器官又称为腹膜外器官，包括肾、肾上腺、胰腺、部分结肠和空虚的膀胱。骨盆腔被骨盆的骨头包围。腹腔和骨盆腔通常统称为腹膜腔或腹腔。

你知道吗

历史上，肠系膜曾被认为是由零散的、分开的结构组成的。然而，最近的研究表明，它实际上是一个连续的器官，从十二指肠一直延伸到直肠。尽管肠系膜功能尚不明确，但把肠系膜作为一个独特的器官来研究可能有助于研究人员了解由肠系膜问题引起的功能障碍和疾病。

资料来源：Coffey JC, O'Leary DP. The mesentery: structure, function, and role in disease. *Lancet Gastroenterology Hepatic*. 2016; 1（3）：238-247.

第3节 细胞结构

细胞是生命的基本单位。所有人体细胞都由细胞膜、细胞质和细胞核构成。

细胞膜

细胞膜包围细胞质并形成细胞的外边界。细胞膜具有两层磷脂（含磷酸盐的脂肪分子），形成了细胞膜的液态镶嵌模型（图10-5）。细胞膜外的物质被称为细胞外的或细胞间的。细胞膜内的物质被称为细胞内的。细胞膜的功能是包裹和支持细胞内容物，并调节进出细胞的物质。

细胞膜的中央层是脂质双分子层。脂质双分子层具有液体的性质，使得蛋白质分子在内表面和外表面上"漂浮"。有些蛋白质与糖类分子结合。人们认为蛋白质可以是膜通道、某种物质的转运蛋白、激素、神经递质的受体或酶，或者对膜结构起支持的作用（见第11章）。

细胞质

细胞质位于细胞膜和细胞核之间。细胞核位于细胞中心，呈圆形或球形结构。细胞质中的特殊结构称为细胞器，在细胞的生命活动中发挥重要作用（表10-2和图10-6）。

内质网是细胞质内广泛分布的由囊、管或小泡连接形成的连续的三维网状膜系统。本质上，内质网是细胞的微小循环系统。内质网中的管状通道或通路负责蛋白质和其他物质的转运。内质网分为滑面内质网和粗面内质网。滑面内质网存在于处理或产生脂肪物质的细胞中，并且通过酶的化学作用在解毒过程中发挥着作用。粗面内质网合成蛋白质，向细胞外分泌。

核糖体是细胞中蛋白质合成的"工厂"。这些大分子由蛋白质和核糖核酸（RNA）组成。核糖体通常与内质网结合，但在细胞质中也发现有游离的核糖体。它们与RNA片段结合，从而通过携带的遗传信息为合成新的蛋白质提供模板。为了合成新的蛋白质，一个个氨基酸通过肽键连接成长链。

高尔基体是完成细胞分泌物（包括蛋白质）最后加工和包装的场所。高尔基体主要由扁平囊膜、大囊泡和小囊泡组成，靠近细胞核。高尔基体有时通过合并糖类分子并将它们附着到蛋白质上以形成糖蛋白，或者将脂附着到蛋白质上以形成脂蛋白，实现蛋白质的化学修饰。分泌泡缓慢地向外移动并穿过细胞膜。此时，分泌泡破裂并排出内容物。

溶酶体是含有酶的细胞器，是细胞内的"消化系统"。例如，某些酶分解核酸、蛋白质、多糖和脂类。某些白细胞含有大量溶酶体，它们含有有助于消化被吞噬细菌的酶。如果组织受损，这些酶可能会从破裂的溶酶体囊中逸出，进入细胞质，从而

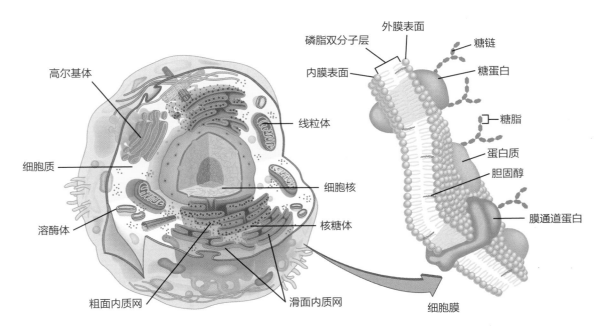

图10-5 细胞膜的液态镶嵌模型

表 10-2　细胞器的结构与功能

结　　构	功　　能
中心粒	在细胞分裂中起关键作用
纤毛	上皮细胞游离面细胞膜连同细胞质一起向外伸出的指状突起
内质网	附着于粗面内质网的核糖体合成蛋白质；滑面内质网可合成脂质和某些糖类
鞭毛	鞭毛比纤毛长很多；在人类，鞭毛是精子的运动器
高尔基体	在蛋白质糖基化和存储转运中起重要作用
溶酶体	是细胞的"消化系统"
线粒体	合成腺苷三磷酸，是细胞的"能量库"
核仁	在核糖体的形成中起重要作用
细胞核	控制蛋白质的合成，从而在其他细胞活动（主动转运、代谢、生长和遗传）中起重要作用
细胞膜	细胞的边界。细胞膜外表面上的蛋白质和糖类分子具有多种功能，如可以用作识别个体细胞的标记或某些激素的受体分子
核糖体	合成蛋白质，是细胞的"蛋白质工厂"

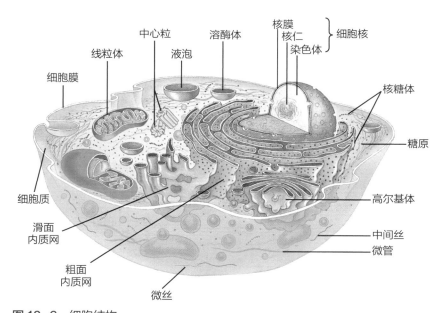

图 10-6　细胞结构

分解受损和健康的细胞。溶酶体还能分解已无功能的细胞的细胞器，这一过程称为自吞噬。

　　线粒体是细胞的"能量库"。这些细胞器遍布整个细胞，是有氧氧化的场所。在线粒体中，能量来源于三羧酸循环（见第 11 章）中营养物质和氧气的有效代谢，并被用来合成高能三磷酸键，如腺苷三磷酸（ATP）。这些三磷酸键是人体主要的能量来源。

思考

　　患者患有严重的肺疾病和氧合不良。这对细胞能量产生会有什么影响？

　　中心粒是成对的圆筒状细胞器，它们彼此成直角，位于细胞质的一个特殊区域，称为中心体。每个中心粒由微管组成，微管在细胞分裂过程中起着重要作用。

细胞核

细胞核的体积相对较大，大多呈球形、椭圆形或扁圆形，通常位于细胞的中央。但是有些细胞（如红细胞）的核在发育过程中消失；而有些细胞（如特定的骨细胞核含有多个核）。细胞核外层有核膜，核膜包裹着核质。核质中有许多特殊的结构，如核仁和染色质颗粒。核仁包含脱氧核糖核苷酸（DNA）和蛋白质。RNA 以 DNA 为模板这些核糖体穿过核膜，进入细胞质后合成蛋白质。染色质颗粒是由蛋白质和 DNA 构成的线状结构。细胞分裂时，染色质形成 23 对染色体。DNA 中携带的遗传信息决定细胞中的大多数化学活动。

细胞核的基本功能是细胞分裂，控制遗传信息。并不是所有的细胞都能持续分裂，有些细胞是（如神经细胞）不能复制的。

你知道吗

人类基因组计划（Human Genome Project）

2015 年 10 月 1 日是人类基因组计划（HGP）启动 25 周年。该计划已于 2003 年完成。该计划已发现 1800 多种与疾病相关的基因和完成针对人类 2000 多种基因测试条件。该项目的最初目标如下：

- 测定人类 DNA 中发现的 20000~25000 个基因；
- 测定构成人类 DNA 的 30 亿个碱基对的序列；
- 将基因信息存储在数据库中；
- 改进数据分析工具；
- 相关技术转让；
- 解决该计划可能引发的道德、法律和社会问题。

基因组是指一种生物体所含有的全部 DNA，包括基因。基因携带合成生物体蛋白质的所需的遗传信息。这些蛋白质决定生物体的性状，新陈代谢或抵抗感染的能力，甚至决定其行为方式。

了解人体内 DNA 变异造成的影响可能会给诊断、治疗甚至预防数千种影响人类的疾病带来革命性变革。除了丰富人类生物学知识外，了解非人类 DNA 序列或生物体还可以帮助人们了解其自身的能力。人们可以将这些知识应用于解决医疗保健、农业生产、能源、环境整治和碳回收方面的挑战。

资料来源：Human Genome Project. US Department of Health and Human Services，National Institutes of Health，website. https://report.nih.gov/NIHfactsheets/ViewFactSheet. aspx?csid=45&key=H#H. Updated March 29，2013. Accessed December 26，2017.

细胞的主要类别

多细胞生物体的活细胞根据人体内的遗传物质的组织方式分为两大类：真核细胞和原核细胞。

真核细胞比原核细胞大，细胞内结构更复杂，含有被核膜包被的细胞核，细胞核内有遗传信息。真核细胞内的液体分为核质和细胞质。核质存在于核膜内，细胞质存在于核膜外。和所有的生命体一样，几乎所有的人体细胞都是真核细胞。但细菌、蓝藻和支原体例外，它们是原核细胞。细菌和蓝藻可以使人类和动物患病。病毒没有完整的细胞结构，不能归类为细胞。

原核细胞结构简单，产生能量、细胞生长所需要的酶和细胞分裂所需要的遗传物质存在于胶状的细胞质中，细胞质由细胞膜包被。与真核细胞不同，原核细胞内部结构简单，没有被核膜包被的细胞核。原核细胞的 DNA 附着在细胞膜上。

细胞的主要功能

人体细胞通过分化产生出形态结构、功能特征各不相同的细胞类群，从而执行具体的人体功能。例如，红细胞只执行一项功能，即往全身运送氧气；胰腺中的细胞合成分泌大量的消化酶，有助于分解食物。干细胞是一类未分化的细胞，可以分化成任何一种特化的细胞类型（框 10-1）。细胞的七大主要功能如下：

1. 运动（肌肉细胞）；
2. 传导（神经细胞）；
3. 代谢吸收（肾细胞和肠细胞）；
4. 分泌（黏液腺细胞）；
5. 排泄（所有细胞）；
6. 呼吸（所有细胞）；
7. 繁殖（大部分细胞）。

细胞繁殖

所有人类细胞，除生殖（性）细胞外，均通过有丝分裂繁殖。在这个过程中，细胞分裂繁殖，一个细胞分裂形成两个细胞。人体多个类型的细胞（如上皮细胞、肝细胞、骨髓细胞）一直保持分裂。其他类型的细胞（如神经细胞和骨骼肌细胞）在人出生后停止分裂。

框 10-1　干细胞概述

　　干细胞有两个主要来源：胚胎干细胞和成体干细胞。人们对使用胚胎干细胞的研究还存在争议，因为涉及人类胚胎的破坏。使用来自羊水和膜、脐带、母乳和骨髓的干细胞较少存在争议，不会引起胚胎干细胞研究中出现的各种法律、宗教、道德和伦理问题——但这些来源的干细胞缺少与胚胎干细胞相同的发展成专门的细胞类型的潜力。目前，应用最广泛的干细胞治疗方法是骨髓移植，用于治疗白血病和淋巴瘤等。

资料来源：Stem cells: what they are and what they do. Mayo Clinic website. http://www.mayoclinic.org/tests-procedures/stem-cell-transplant/in-depth/stem-cells/ART-20048117. Published March 23, 2013. Accessed December 26, 2017; Stem cell information: stem cell basics. US Department of Health and Human Services, National Institutes of Health website. https://stemcells.nih.gov/info/basics.htm. Accessed June 27, 2017.

第 4 节　人体组织

　　根据细胞的结构和成分划分组织类型。人体大部分器官主要由 4 种组织构成：上皮组织、结缔组织、肌组织和神经组织。

思考

　　研究每种组织的作用，将这些组织与建楼时的材料进行比较。思考每种组织在构造人体时有什么作用。

上皮组织

　　上皮组织分布于身体表面、腔囊器官内表面和部分器官外表面。细胞排列紧密，细胞间质少。上皮组织内没有血管。

　　根据细胞的形状和排列方式，可以进一步划分上皮组织。根据形状划分，上皮组织可以分为扁平上皮、立方上皮或柱状上皮。根据排列方式分类，上皮组织可以分为单层上皮（同一形状的细胞形成单层）、复层上皮（同一形状的细胞形成多层）或变移上皮（不同形状的细胞形成多层）。

结缔组织

　　结缔组织是人体中最丰富、分布最广泛的组织类型。结缔组织细胞散在分布于细胞外基质中。细胞外基质是无生命的，赋予结缔组织基本特点，结缔组织可根据细胞外基质分为以下 7 类。

网状结缔组织

　　网状结缔组织是疏松的组织，纤细的纤维网和多种细胞嵌入柔软黏着的胶状基质中。网状结缔组织是器官和其他组织的"包装"材料，使皮肤附着在下层的组织上。网状结缔组织主要包含 3 种蛋白纤维：胶原蛋白纤维、网状蛋白纤维和弹性蛋白纤维。

脂肪组织

　　脂肪组织是大量脂肪细胞聚集而成的结缔组织。相较于糖类和蛋白质，含相同热量的脂肪质量更小。因此，脂肪组织不仅具有支持填充和缓冲保护的作用，还是存储能量的场所。

纤维结缔组织

　　纤维结缔组织是以纤维为主体细胞间质成分。肌腱由纤维结缔组织构成。纤维结缔组织的特点是强度大、无弹性。

软骨

　　软骨由软骨细胞、纤维和软骨基质构成。软骨的构成因软骨的位置和功能而不同。例如，透明软骨存在于关节面，质地坚硬光滑；纤维软骨更有弹性和韧性。软骨是人体骨骼的组成部分，覆盖在骨骼的关节面。此外，在胚胎中，骨组织成骨前的成分是软骨。

　　软骨的分类依据是胶原蛋白、弹性蛋白和软骨基质的相对含量。软骨基质由纤维和无定形基质构成。胶原蛋白或弹性蛋白增加可使软骨在挤压后恢复原状。由于血管不能穿透软骨，所以软骨在损伤后恢复缓慢。

骨

　　骨是一种非常坚硬的特殊结缔组织，由细胞和大量钙化的细胞外基质构成。这些细胞外基质强度大、硬度高，使骨能够支持和保护其他组织和器官。根据骨的形状，可对骨进行分类。长骨的长度比宽度长（图10-7），如肱骨、尺骨、桡骨、股骨、胫骨、腓骨和指骨。短骨的宽度和长度相当，如腕骨和跗骨。扁骨呈板状，如某些头盖骨、肋骨、胸骨和肩胛骨。不规则骨不属于以上3类，如椎骨和面颅骨。

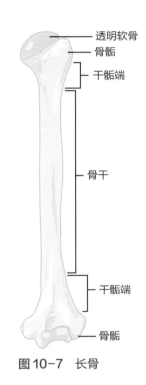

图10-7 长骨

生长中的长骨包括骨干、末端的骨骺和骺板。骺板是骨生长增长的地方。当骨停止生长时，骺板的软骨被骨组织代替，留下骨化的骺板痕迹，称为骺线。

骨骼有大腔和小腔。典型的大腔是骨干中的髓腔，小腔包括长骨的骨骺和其他骨骼内部的小腔隙。大腔和小腔内部填充着黄骨髓（主要是脂肪组织）或红骨髓（血液生成的地方）。大部分骨骼血供丰富，因此，胫骨和胸骨等骨骼是骨髓腔穿刺输液的理想选择（见第14章）。

骨还可以进一步分为骨松质和骨密质。骨松质的骨板之间含有孔隙，形似海绵。骨密质致密坚硬。

血液

血液是一种特殊的结缔组织，因为血细胞间的基质是液态的。血液的液态基质可使血液能够快速地在身体内流动。血液携带营养物质、氧气、废物等物质。

造血组织

造血组织是骨骼髓腔内的结缔组织，也存在于脾、扁桃体和淋巴结等器官中。造血组织负责血细胞和淋巴细胞的生成，对抵御疾病十分重要。

肌组织

肌组织是具有收缩功能的肌细胞组织。根据解剖位置和功能，将肌组织分为骨骼肌、心肌和平滑肌。按形态分类，肌组织分有横纹的或无横纹的。按功能分类，肌组织分随意肌（受躯体神经控制）或不随意的（受自主神经控制）。3种类型的肌组织分别是横纹随意肌（骨骼肌），横纹不随意肌（心肌）和无横纹不随意肌（平滑肌）。

附着在骨骼上的骨骼肌占体重的很大一部分。骨骼肌的收缩引起身体的运动。心肌分布于心脏，心肌收缩向全身泵送血液。平滑肌又称为内脏肌，遍布全身，包括消化系统、泌尿系统和生殖系统的器官。

神经组织

神经组织的特点是传导电信号，又称为动作电位。

神经组织包含2种细胞：神经元和神经胶质。

神经元，也称为神经细胞，能感受刺激和传导电冲动。神经元主要由3部分组成：胞体、树突和轴突。胞体包含细胞核。树突和轴突是神经细胞的突起（由膜包裹的细胞质突起）。树突接收电信号并传导至胞体；轴突一般将电信号传导至胞体以外。神经元大小不一、形状各异，尤其是大脑和脊髓中的神经元。

神经胶质细胞是分布于大脑、脊髓和周围神经的具有辅助功能的细胞，起着营养、支持、保护和绝缘等作用。

第5节 器官和系统

器官是由两种或两种以上组织组成的结构，能够执行特定的功能。系统是由不同器官组合而成，能够进行更为复杂的功能活动（图10-8）。人体有11个主要系统[3]：

1. 皮肤系统；
2. 骨骼系统；
3. 肌肉系统；
4. 神经系统；
5. 内分泌系统；
6. 血液循环系统；
7. 淋巴系统；
8. 呼吸系统；
9. 消化系统；
10. 泌尿系统；
11. 生殖系统。

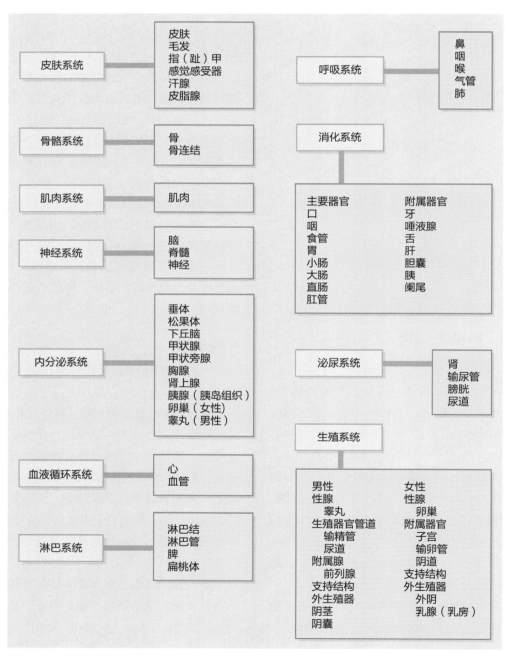

图10-8 人体系统及器官

皮肤系统

皮肤系统是人体面积最大的器官系统，包含皮肤及毛发、指（趾）甲和皮脂腺和汗腺等附属结构。皮肤系统可阻挡异物和病原体侵入，防止体液丢失，还具有吸收、分泌、排泄和调节体温的作用。

思考

您对皮肤的功能了解多少？您认为身体烧伤面积50%的患者会出现哪些症状或并发症呢？

皮肤

皮肤由2层不同的组织（表皮和真皮）组成（图10-9）。表皮位于皮肤的最外层，由紧密堆积的上皮细胞组成。表皮最内层的细胞可以发生有丝分裂，如果受到损伤可以自我修复。由于这一特性，即使受到损伤和正常磨损，人体也可以有效地防止感染。

真皮位于表皮深面，主要由结缔组织组成。真皮比表皮厚得多，并且含有胶原纤维和弹性纤维。真皮含有神经和神经末梢，可感知疼痛、压力、触摸和温度等感觉。真皮中有弹性纤维、毛囊、汗腺、皮脂腺及血管。

皮下组织由疏松结缔组织和脂肪组织构成，将皮肤与深部组织连接在一起。皮下组织具有缓冲、保温及储存能量的作用。

毛发

毛发生长的最初是形成毛乳头（小型的帽状细胞群），埋藏在皮脂腺以下的部分为毛根，在皮肤外面可见的部分为发干。立毛肌为平滑肌，与每一个毛囊相连。立毛肌收缩时，皮肤被扭转而呈现"鸡皮疙瘩"样，同时使毛发竖立。

指（趾）甲

指（趾）甲由表皮细胞形成。指（趾）甲的可见部分是甲体，指（趾）甲的近端埋在皮肤所形成的深凹内，称为甲根。指（趾）甲中月牙形状的白色区域为"甲半月"，在拇指上最为明显。指（趾）甲下方的甲床分布着许多血管，在健康的人体中，透过半透明的甲体，甲床呈现出粉红色。

腺体

皮肤的主要腺体是皮脂腺和汗腺。大多数皮脂腺分布于真皮，分泌皮脂，预防毛发和皮肤干燥，保护皮肤免受细菌侵害。青春期由于血液中性激素增加，皮脂分泌旺盛。皮肤的腺体还包括外耳道分泌耵聍的耵聍腺和乳腺。

汗腺是皮肤中数量最多的腺体，根据分泌的方式分为局泌汗腺或顶泌汗腺。局泌汗腺（小汗腺）最常见，通过毛孔向皮肤表面开放。局泌汗腺分泌汗液，主要成分是水，还包括一些盐（主要是氯化钠）和少量的氨、尿素、尿酸和乳酸。体温上升时，汗腺分泌汗液，汗液蒸发使身体凉爽。顶泌汗腺（大汗腺）一般开口于皮脂腺，分布于腋窝、会阴。青春期受性激素的影响，顶泌汗腺分泌旺盛。顶泌汗腺的分泌物无味，但被细菌分解后会产生气味。

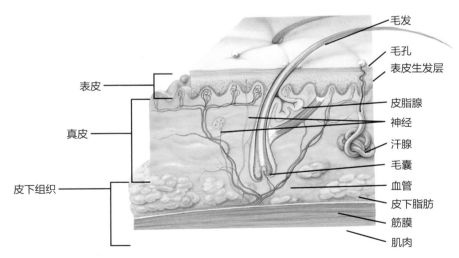

图10-9 显微镜下的皮肤结构

思考

老年人分泌汗液的能力减弱，您认为这会给老年人带来有什么影响？

骨骼系统

骨骼系统由骨和相关的结缔组织构成，如软骨、肌腱和韧带。骨骼系统形成了坚硬的人体支架，具有支持、保护和运动功能。

成人骨共有 206 块，分为中轴骨和附肢骨（图 10-10）。

中轴骨

中轴骨由颅骨、躯干骨组成。

颅骨由 28 块骨组成，可分为 3 组：听小骨、脑颅骨和面颅骨（图 10-11）。6 个听小骨（两侧各 3 个）位于颞骨腔内，起听觉作用。脑颅骨由包围和保护大脑的 8 块骨头组成：枕骨、颞骨（2 块）、顶骨（2 块）、蝶骨、筛骨、额骨。15 块面颅骨包括上颌骨、下颌骨、颧骨、腭骨、鼻骨、泪骨、犁骨、

舌骨和下鼻甲。额骨和筛骨是颅顶和面部的骨头。舌骨通过肌肉、韧带和与颅骨连接。舌骨是颈部和舌部几块重要肌肉的附着点。

躯干骨包括椎骨、肋骨和胸骨。

椎骨包含 26 块骨，分为 5 部分：颈椎 7 块、胸椎 12 块、腰椎 5 块、骶骨（由 5 块骶椎融合为 1 块）、尾骨（由 4 块尾椎融合为 1 块）（图 10-12）。脊椎的受力部分是椎体。椎间盘存在相连的脊椎之间，可起到缓解冲击、保护脊柱的作用。此外，椎间盘可预防椎体之间相互摩擦。横突从椎弓向两侧伸出，棘突从椎弓向后方伸出。脊椎的运动大部分是通过附着的横突和棘突的骨骼肌的收缩完成的。

胸廓保护胸腔内重要器官，防止呼吸时胸腔塌陷。胸廓由胸椎、12 对肋软骨及胸骨组成（图 10-13）。

上部的 7 对肋骨（真肋骨）与胸椎相连，通过肋软骨直接与胸骨相连。下部的 5 对肋骨（假肋骨）与胸椎相连，但并不直接与胸骨相连。第 8、第 9、第 10 节肋骨共用一根软骨，这根软骨与胸骨相连。第 11 节和第 12 节肋骨游离，与胸骨不相连。

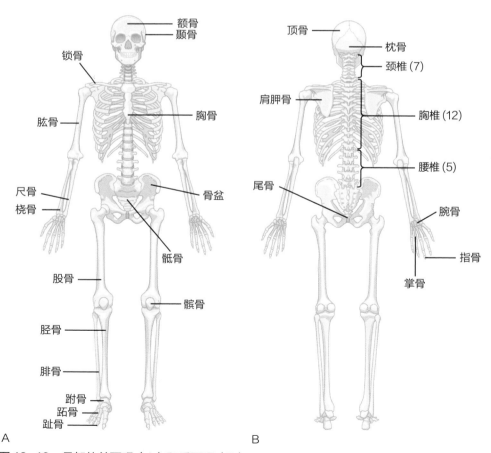

A　　　　　　　　　　　B

图 10-10　骨架的前面观（A）和后面观（B）

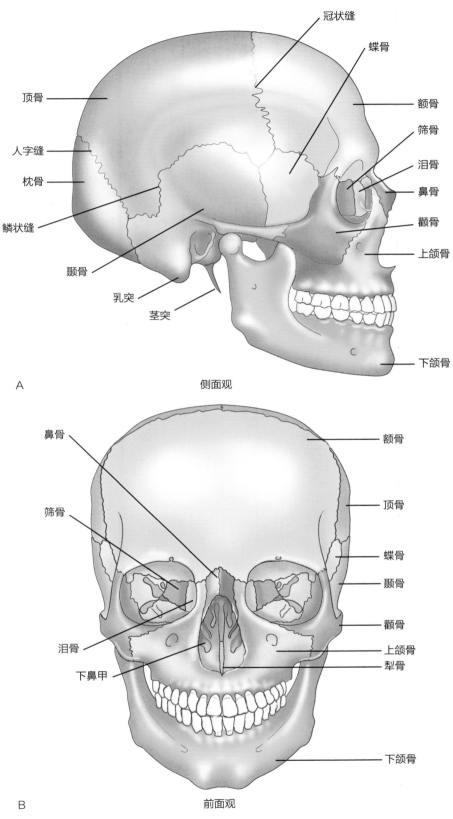

图 10-11　颅骨侧面观（A）和颅骨前面观（B）

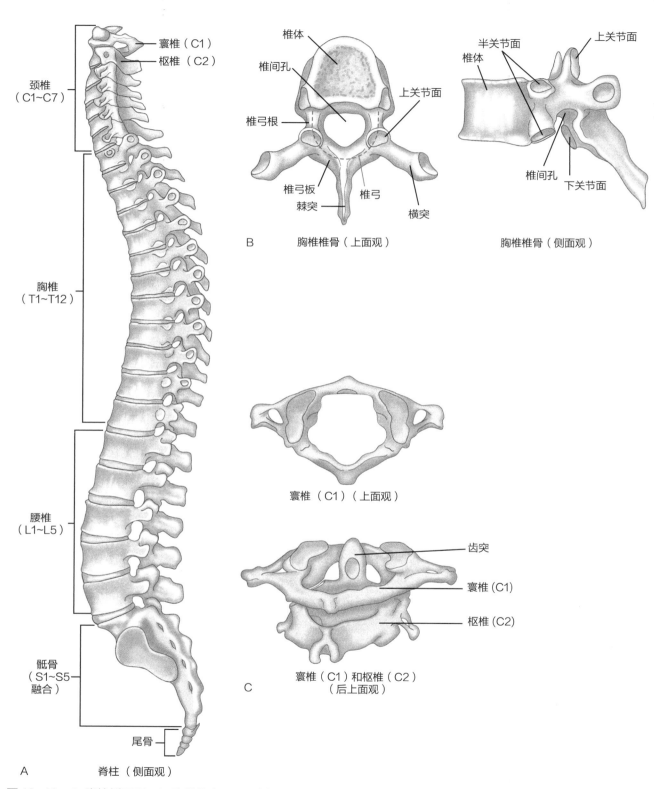

图 10-12 A. 脊柱侧面观；B. 胸椎的上面观和侧面观；C. 寰椎（C1）和枢椎（C2）

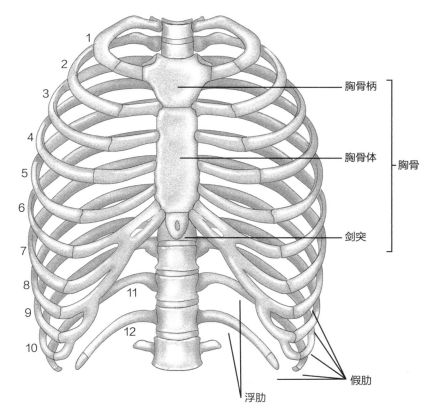

图 10-13　胸廓（前面观）。注意肋软骨及其与胸骨的关节

胸骨分为 3 部分：胸骨柄、胸骨体和剑突。胸骨柄的上缘中部一个浅而宽的切迹为颈静脉切迹。胸骨柄和胸骨体连接处微向前突的部分是胸骨角，两侧平对第 2 节肋骨，临床上是计算其他肋骨的起点。

附肢骨

附肢骨包括上肢骨（图 10-14）和下肢骨，也包括将四肢与躯干相连的肢带骨。

肩胛骨和锁骨共同构成肩带。肩带将上肢骨与躯干骨连接，连接点是胸骨和锁骨之间的胸锁关节。

肱骨是人体第二长的骨头。肱骨头和肩胛骨相连。大结节和小结节分别在肱骨上端的外侧面和前表面。肱骨远端和桡骨及尺骨相连。肱骨小头（肱骨外侧）与桡骨头相连，肱骨滑车（肱骨内侧）与尺骨相连。肱骨小头和肱骨滑车的内侧各有一个突起，分别称为外上髁和内上髁，是前臂肌肉的附着点。

尺骨后上方的突起（鹰嘴）在肘部可以摸到，鹰嘴位于肱骨后面的大窝，即鹰嘴窝。尺骨下端有尺骨头，与桡骨和腕骨相关节。尺骨头的后内侧有向下的突起，称为尺骨茎突，与腕骨韧带相连。桡骨近端与肱骨相关节，桡骨头周围的环状关节面与尺骨相关节。前臂主要的肌肉（肱二头肌）附着于桡骨粗隆。

手骨包括腕骨、掌骨和指骨。腕骨共 8 块，排成 2 列，每列 4 块。掌骨 5 块，附着于腕骨，构成手掌的结构。指骨 14 块，构成一只手的 5 根手指，拇指含有 2 块指骨，其他手指含有 3 块指骨。

将下肢连接到躯干的骨盆带（图 10-15）由位于骨盆两侧的 2 个髋骨组成。其下部的大孔为闭孔，肌肉、神经和血管通过该闭孔到达下肢。每个髋关节的侧面有一个称为髋臼的窝，与股骨头相关节。髋骨均由三块独立的骨头融合而成：髂骨、坐骨和耻骨。髂骨的上缘为髂嵴。髂嵴前后端的突起分别称为髂前上棘和髂后上棘。

股骨是人体最长的骨（图 10-16）。它具有明显缩细的股骨颈及与髋臼连接的突出的球形股骨头。股骨颈与股骨头交界处外上方和内下方有 2 个隆起：大转子和小转子。2 个转子都有臀部肌肉附着。股

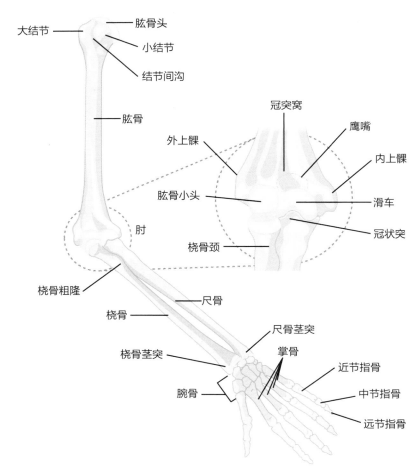

图 10-14　上肢骨

骨的远端有与胫骨连接的内侧髁和外侧髁。内侧髁和外侧髁位于髁的外侧和近端，它们是肌肉和韧带附着的部位。

思考

当出现大骨头骨折时，你为什么要考虑到失血问题?

股骨远端与髌骨相关节。髌骨位于股四头肌腱内。髌骨参与伸直膝关节的功能的正常发挥。

小腿的 2 块骨是胫骨和腓骨。胫骨较粗大，发挥承重作用。髌骨下方的胫骨结节可以在体表摸到。胫骨近端有内侧髁和外侧髁，与股骨的髁相关节。胫骨远端内侧伸向下方的突起为内踝。

腓骨不与股骨相关节，但它上端与胫骨相关节。腓骨远端膨大，形成外踝。

足骨包括跗骨、距骨和趾骨。跗骨 7 块（图 10-17）。其中距骨与胫骨和腓骨形成踝关节；跟骨位于距骨

的下侧稍外。跟骨后部突出，小腿肌肉附着在上面。距骨和趾骨的排列方式类似掌骨和指骨，跨趾类似于拇指。跖骨和趾骨交界处为脚掌。跗骨、距骨的拱形砌合，以及韧带和肌腱等组织共同构成凸向上方的弓，即足弓。

人体运动的生物力学

除了舌骨，人体的每一块骨头都至少与另一块骨头相连。骨连结通常根据相连的骨骼或部分骨骼来命名。其中最主要的连结方式是纤维连结、软骨连结和滑膜关节。

纤维连结。纤维连结由纤维结缔组织将两块骨连接而成。这些连结几乎没有活动性。纤维连结根据其结构进一步分类为缝、韧带连结和钉状连结缝。缝存在于颅骨内，在成人可能完全没有活动性。在新生儿中，缝之间有缝隙，称为囟门（图 10-18）。这些缝隙相当宽，因此颅骨可以在分娩时可以轻度

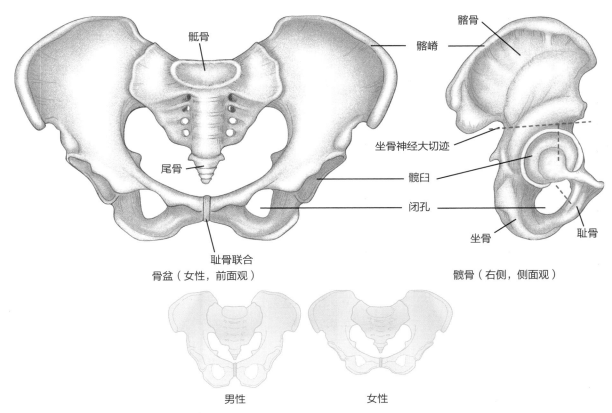

骶骨

髂骨
髂嵴

坐骨神经大切迹

髋臼

闭孔

坐骨

耻骨

尾骨

耻骨联合

骨盆（女性，前面观）

髋骨（右侧，侧面观）

男性

女性

图 10-15 完整的骨盆带（前面观）

重叠，使头颅体积缩小，以利于胎头通过产道，并在以后的发育过程中使头部得以长大。

韧带连结是一种纤维连结，被连结的两骨之间的距离比缝要大。胫腓骨远端的胫腓联合即为韧带连结（图 10-19）。

思考

为什么对头部创伤的成年人，颅骨的缝反而是一个不利因素？

嵌合由"钉"（一骨的锐缘）和"窝"（另一骨呈深沟状的关节面）构成。牙齿和牙槽（沿着下颌骨和上颌骨的突起）的连结方式就是嵌合。

软骨连结。软骨连结通过透明软骨或纤维软骨连结两骨。透明软骨连结中连结处可以轻微活动，如生长中长骨的骺板，肋骨和胸骨之间的软骨。纤维软骨连结可轻微活动，因为纤维软骨本身是有弹性的。纤维软骨连结包括成年人中的胸骨柄和胸骨体之间的关节、髋骨中的耻骨联合和椎骨的椎体之间的椎间盘。

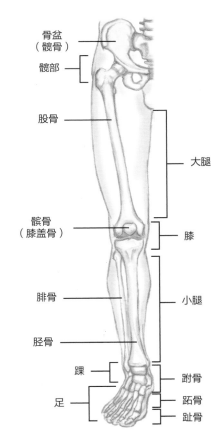

骨盆
（髋骨）

髋部

股骨

大腿

髌骨
（膝盖骨）

膝

腓骨

小腿

胫骨

踝

跗骨

足

跖骨

趾骨

图 10-16 下肢骨

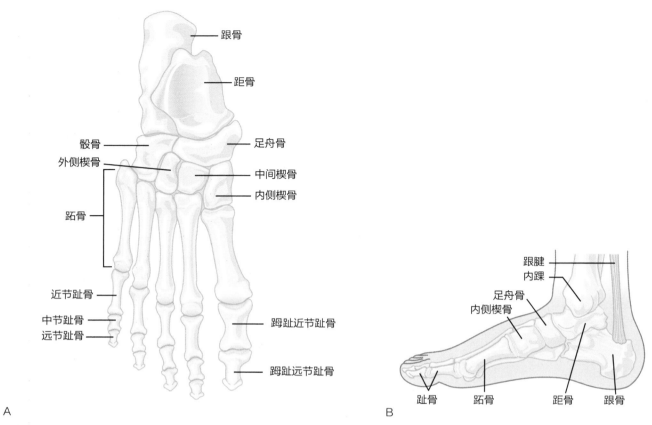

图10-17 右脚踝和足骨。A. 上面观；B. 内面观

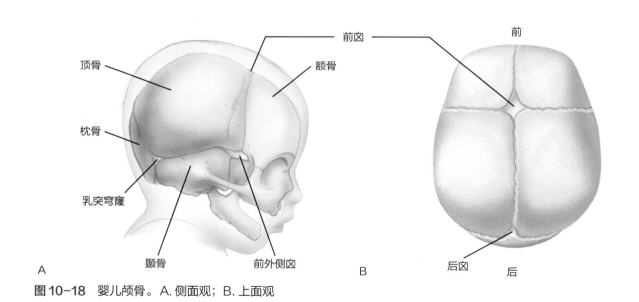

图10-18 婴儿颅骨。A. 侧面观；B. 上面观

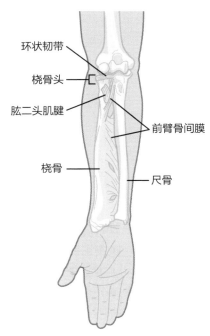

图 10-19　右前臂桡尺韧带连结

环状韧带
桡骨头
肱二头肌腱
前臂骨间膜
桡骨
尺骨

滑膜关节。滑膜关节含有一种稀薄润滑的液体，称为滑液，使得关节可以大幅度活动。大多数附肢骨关节都是滑膜关节。滑膜关节中的关节面覆盖着一层薄薄的透明软骨，软骨是骨连结的光滑面。滑膜关节由关节囊包裹，包括外层的纤维囊和内层的滑膜。滑膜附着于关节软骨的周缘，可分泌滑液。根据关节面的形状，滑膜关节可分为 6 类（图 10-20）。

1. 平面关节。平面关节由 2 个近似大小的相对平面构成，活动范围小，如跗跖关节。

2. 鞍状关节。鞍状关节有 2 个鞍形的关节面垂直构成，关节可沿冠状轴、矢状轴活动，如拇指腕掌关节。

3. 屈戌关节。屈戌关节又称为滑车关节，由一个凸形圆柱和一个凹面相关节形成，这些关节在能在一个平面内活动，如肘部和膝部的屈戌关节。

4. 车轴关节。车轴关节的关节头呈圆柱状，关节窝凹陷，常与韧带连成环形，骨围绕垂直轴旋转，如桡尺骨近侧关节。

5. 球窝关节。球窝关节由骨骼末端球形的关节头和另一相连骨骼的关节窝构成。球窝关节几乎可在任意方向大幅度活动，如肩关节和

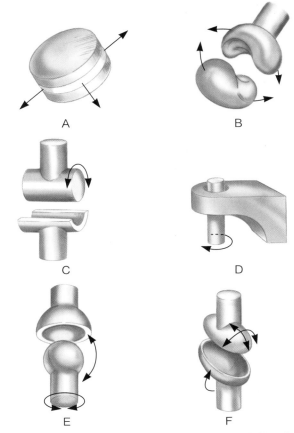

A　B　C　D　E　F

图 10-20　滑膜关节的类型。A. 平面关节；B. 鞍状关节；C. 屈戌关节；D. 车轴关节；E. 球窝关节；F. 椭圆关节

髋关节。

6. 椭圆关节。椭圆关节是球窝关节的变形，椭圆关节的关节面是椭圆形的。椭圆关节的活动范围有限，这一点与屈戌关节类似，但不一样的是椭圆关节可沿冠状轴和矢状轴 2 个方向活动，如寰枕关节。

运动类型。根据与身体的位置关系，对运动进行分类[3]。换言之，就是根据远离解剖学姿势或接近解剖学姿势对运动进行分类。表 10-3 列出了各种运动术语，运动方式，也可见图 10-21~ 图 10-25。

思考

为什么在你的广播报道或书面的患者护理报告中使用运动术语对其他 EMS 人员有帮助？

表 10-3 运动术语	
术 语	**意 义**
屈曲	弯曲
伸展	拉直
前伸	向前运动
回缩	向后移动
外展	偏离中线
内收	偏向中线
内翻	向内转
外翻	向外转
移动	从一侧向另一侧移动
旋转	绕轴旋转
环转	循环运动
内旋	前臂旋转使前臂表面朝下
外旋	前臂旋转使前臂表面向上
上升	向高处移动
下降	向下移动
相向运动	拇指和小指互相向着对方移动
复位	将结构移动到初始位置

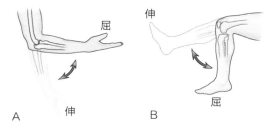

图 10-21 肘（A）和膝（B）的屈伸

肌肉系统

　　肌肉系统的 3 个主要功能是运动、保持姿势和产生热量。如前所述，肌肉主要分为骨骼肌、心肌和平滑肌。骨骼肌更为常见，是本节讲述的重点。心肌和平滑肌（表 10-4）在本书后面还有介绍。图 10-26 显示了人体各部位的肌肉。

骨骼肌的生理学

　　肌组织由特化的具有收缩功能的细胞和肌纤维构成。骨骼肌会因电化学刺激而收缩，受神经控制。

　　每一条骨骼肌纤维由粗细不一的肌丝构成，粗肌丝由肌球蛋白构成，细肌丝由肌动蛋白构成。肌节是骨骼肌收缩的结构基础，由粗肌丝和细肌丝构

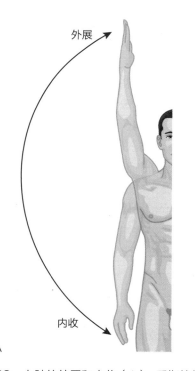

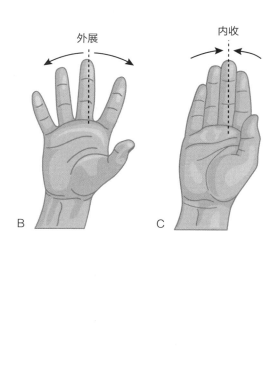

图 10-22 上肢的外展和内收（A），手指的外展（B）和内收（C）

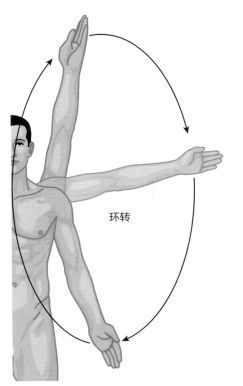

图 10-24 肩部环转运动

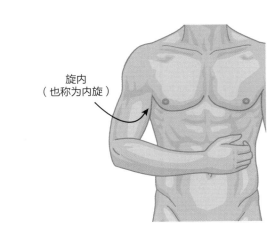

图 10-23 肱骨旋内和旋外

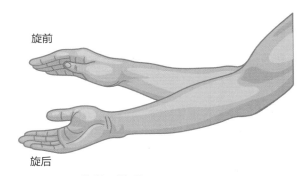

图 10-25 旋前和旋后

表 10-4 3 种肌肉的特点			
特 征	**骨骼肌**	**心 肌**	**平滑肌**
位置	附着于骨骼上	分布于心	广泛分布于空腔器官的管壁、血管壁、眼睛、腺体和皮肤
细胞形状	长圆柱形（长 1~40 mm，直径 10~100 μm）	圆柱形（有分枝长 100~500 μm，直径 100~200 μm）	长梭形（长 15~200 μm，直径 5~10 μm）
细胞核	多个，居边缘位置	单个，居中心位置	单个，居中心位置
横纹	有	有	无
神经控制	躯体运动神经	自主神经	自主神经
自主收缩	否	是	是
功能	移动身体	泵出血液	通过消化道移动食物，排空膀胱，调节血管直径，改变瞳孔大小，收缩多个腺体的导管等功能

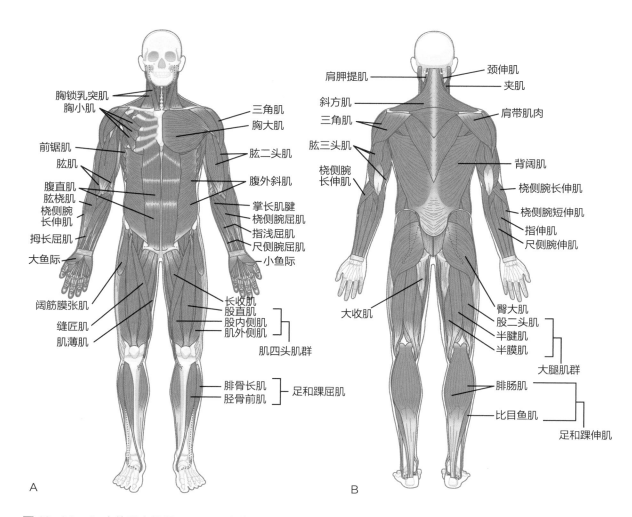

图 10-26 A. 人体肌肉的前面观；B. 人体肌肉的后面观

成。在收缩过程中，ATP 分子释放的能量使得粗肌丝和细肌丝滑向对方，肌节缩短，进而缩短整个肌肉。

　　神经冲动通过运动神经元进入肌肉纤维。神经末梢和肌肉纤维的接触点是突触（图 10-27）。每一条肌肉纤维只接受一个轴突分支的支配，每一个

轴突支配多个肌肉纤维。当神经冲动通过突触时释放专门的化学物质，促使肌肉收缩。

思考

　　假设接触某种化学神经武器导致眼部神经突触受到过度刺激，这时您检查眼睛时会发现什么症状呢？

骨骼肌运动

　　大多数肌肉从一块骨延伸到另一块骨，中间跨过一个或多个关节。肌肉收缩使两块骨互相接近而引起关节活动。肌肉在固定骨上的附着点称为定点或起点，而在移动骨上的附着点称为动点或止点。面部的某些肌肉没有附着在骨骼上，而是附着在皮肤上，因此皮肤会随肌肉收缩移动。

　　当某些肌肉收缩而其他肌肉同时放松时，就会产生运动。共同导致运动的肌肉称为协同肌。作用

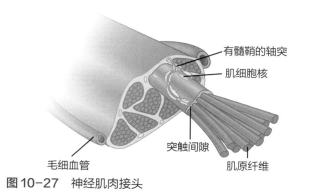

图 10-27 神经肌肉接头

方向与运动肌相反的肌肉称为拮抗肌。引起运动的主要肌肉称为原动肌。例如，肱二头肌、肱肌和肱三头肌与肘关节前臂的屈曲和伸展有关。肱二头肌是屈曲过程中的原动肌，而肱肌是协同肌。当肱二头肌和肱肌弯曲前臂时，肱三头肌放松，因此，肱三头肌是拮抗肌。相反，在前臂伸展过程中，肱三头肌是原动肌，而肱二头肌和肱肌是拮抗肌。协同肌和拮抗肌相互协调，使运动顺利进行。

肌肉收缩类型。肌肉收缩可分为等长收缩和等张收缩。在等长收缩中，肌肉的长度并不改变，但肌张力升高。在等张收缩中，肌张力一直不变，但肌肉长度发生改变，如手臂或手指的运动。大多数肌肉收缩既有等长收缩，也有等张收缩。

姿势保持。姿势保持是肌张力的结果。肌张力使人们能够昂首、收腹、背部直挺和腿部伸直。因此，姿势保持可使肌肉、肌腱、韧带和骨骼承受较少压力。

产生热量。肌肉收缩的所需能量来自ATP，大部分能量在肌肉收缩中用于缩短肌肉纤维，但有些能量在化学反应的过程中损失了。人体维持正常体温所需热量大部分来自骨骼肌的新陈代谢，如果体温降至某一水平下，神经系统会引发颤抖。这种颤抖是骨骼肌快速收缩，人们无法控制肌肉运动。这种肌肉运动产生的热量可达休息时的18倍，超过适度运动产生的热量，有助于将体温恢复到正常水平。

思考

不足3个月的婴儿一般不会颤抖。您会如何解释这一现象？

神经系统

神经系统和内分泌系统是人体主要的管理和协调系统。神经系统能快速传导神经冲动，而内分泌系统借助无导管腺体释放化学物质至血液中传递信息，速度较慢。人体内部环境相对稳定的状态称为稳态。神经系统在维持内环境稳态中发挥着重要作用。

神经系统分类

人体的神经系统分为中枢神经系统和周围神经系统（图10-28）。

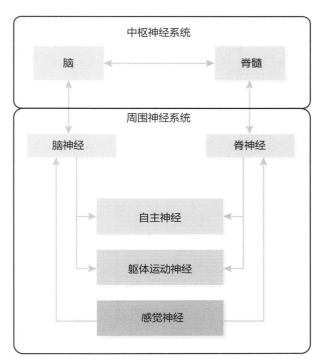

图10-28　神经系统的组成

中枢神经系统由位于颅腔内的脑和位于椎管内的脊髓构成。周围神经系统由神经和神经节构成。神经节由位于中枢神经系统外的神经细胞集合而成。人体共有43对神经，其中12对脑神经，31对脊神经。传入神经将动作电位从感觉器官传达至中枢神经系统，传出神经将动作电位从中枢神经系统传至肌肉和腺体等效应器（图10-29）。传出神经可进一步分为躯体神经系统和自主神经系统。躯体神经系统将冲动从中枢神经系统传至骨骼肌，自主神经系统将动作电位从中枢神经系统传至平滑肌、心肌和某些腺体。

思考

脑神经和最高法院有什么相似之处？

中枢神经系统

如前所述，中枢神经系统由脑和脊髓构成。成年人的脑分为脑干（延髓、脑桥、中脑）、间脑（包括丘脑和下丘脑）、大脑和小脑（图10-30，表10-5）。

脑干。脑干由延髓、脑桥和中脑构成。脑干上连间脑，下延脊髓，担负许多基本功能。12对脑神经中，有10对通过脑干进出脑部。

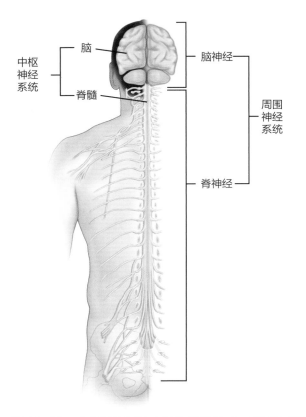

图 10-29 中枢神经系统由脑和脊髓组成。周围神经系统由来自脑的颅神经和源自脊髓的脊神经组成

延髓是脑干最下方的部分。延髓是上行和下行神经束的通道，具有调节血液循环、呼吸、消化等功能。

思考

如果一位患者脑创伤累及延髓，那么院前救护第一步应该做什么？为什么呢？

脑桥包括上行和下行的神经束，将信息从大脑传至小脑。此外，脑桥是睡眠中枢和呼吸中枢的所在地，脑桥和延髓共同调节呼吸。

中脑是脑干最小的部分，是听觉和视觉反射枢。中脑还有协调运动和肌张力的功能。

网状结构是由神经元胞体和神经纤维混杂交错形成的，参与睡眠 – 觉醒节律的调节。头部受伤后的昏迷与网状结构受损有关。

间脑。间脑位于脑干和大脑之间。间脑的主要结构包括丘脑和下丘脑。丘脑接收来自身体各个感觉器的感觉输入，并将这些冲动传递到大脑皮质。丘脑还具有其他功能，如参与情绪反应，以及与强烈的情绪（如恐惧或愤怒）相关的全身运动。

大脑皮质
· 从皮肤、肌肉、腺体和器官接收感觉信息
· 发送信息，使骨骼肌运动
· 整合进出神经的冲动
· 进行联想活动，如思考、学习和记忆

基底核
· 在协调缓慢、持续的运动中发挥作用
· 抑制无用的运动模式

丘脑
· 将来自脊髓和大脑某些部分的感觉信息传递到大脑皮质
· 解读某些感觉信息，如疼痛、温度和压力

丘脑下部
· 保持稳态的各种功能，如体温、呼吸和心博
· 调控垂体分泌激素

小脑
· 协调骨骼肌的潜意识运动
· 促进肌肉张力、维持身体姿势和平衡

脑干
· 许多脑神经由此发出
· 眼球、头部和躯干运动的反射中枢
· 调节心博和呼吸
· 在大脑和脊髓之间传递冲动

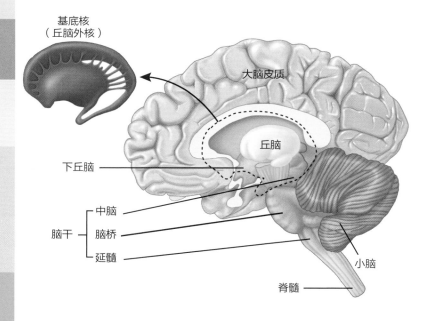

图 10-30 大脑分区

表10-5 脑的主要分区与功能	
分 区	**功 能**
脑干	
延髓	脊髓与脑之间的双向传导通路，调节呼吸和血液循环
脑桥	大脑和人体其他区域之间的双向传导通路，影响呼吸
中脑	双向传导通路，为视觉和听觉反射中枢
间脑	
下丘脑	调节体温、平衡水分、调整睡眠、产生食欲和性欲
丘脑	各种感觉传导的中继，参与情绪反应
小脑	协调肌肉运动，维持身体平衡和姿势
大脑	感觉知觉、调节情绪、控制运动、思维和记忆

下丘脑。下丘脑是调节内脏和内分泌活动的中枢，还参与调节自主神经系统，如控制水盐代谢、调节体温、摄食、睡眠、生殖、内脏活动和情绪（表10-6）。

大脑。大脑分为左半球和右半球，每个大脑半球又分为5个脑叶，这些脑叶以其上方的骨命名（图10-31）。

额叶与推理、计划、情绪、部分言语和运动功能有关。顶叶与除嗅觉、听觉和视觉外的大多数感觉（触觉、压力、温度、疼痛）有关。枕叶与视觉有关。颞叶与嗅觉、听觉和记忆有关。由神经元树突和胞体组成的一层薄薄的灰质覆于大脑（大脑皮质）的表面。

边缘系统位于大脑边缘。该系统影响情绪及内脏反应，参与感觉、学习和记忆活动、睡眠活动。

小脑。位于脑桥和延髓的背侧、大脑的后下方，小脑参与大运动协调，维持身体平衡。小脑的一项主要工作是将运动皮质的冲动与运动结构产生的冲动进行比较。如果小脑发现预期运动与实际运动之间存在差异，则发送信号到运动皮质和脊髓以纠正这种偏差。小脑功能丧失会导致运动障碍。

思考

一位老年患者走路不稳，您觉得他的脑部哪一区域发生了功能改变？

表10-6 下丘脑的功能	
功 能	**描 述**
自主控制	调节心率、排尿、摄食等
内分泌	调节垂体分泌，影响新陈代谢、离子平衡、性发育和性功能
控制肌肉	控制参与吞咽的肌肉
调节体温	当温度升高时，下丘脑通过增加汗液产生（下丘脑前）促进热量散发；当温度降低时，下丘脑通过触发颤抖（下丘脑后）促进热量产生
调节进食饮水	摄食中枢促进进食，饱中枢抑制进食；渴中枢促进饮水
调节情绪	情绪对身体功能有广泛影响；直接参与压力相关的身心疾病及恐惧和愤怒的感觉
调节睡眠–觉醒周期	与大脑的其他区域（如网状结构）共同调节睡眠–觉醒周期

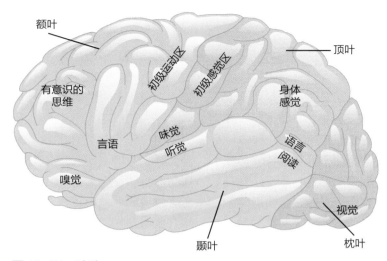

图 10-31 脑叶

脊髓。 脊髓位于脊柱的椎管内，从枕叶延伸至第 2 腰椎。脊髓由位于中央的灰质和边缘的白质组成。白质由神经纤维构成，灰质由神经元胞体和树突构成。后根将传入神经突起连至脊髓，前根将传出神经突起连至脊髓。脊神经节（即后根神经节）含有感觉神经元胞体（图 10-32）。

脊髓是人体主要的反射中枢，其中许多是自主反射中枢或内脏反射中枢，如血压降低时心率升高和牵张反射（膝跳反射）。人体还有屈肌反射（由于伤害性刺激产生的肢体回缩的原始保护性反射）。此外，脊髓传导束还将冲动向上传至脑部，有时也将运动冲动从脑部向下传出（见第 24 章）。

脑和脊髓的外面有 3 层被膜。

外层坚硬厚实，称为硬膜。硬膜包括包被脑的硬脑膜和包被脊髓的硬脊膜。硬脑膜为双层膜，外层是颅骨内面的骨膜。硬脊膜与椎管的骨膜之间狭窄的腔，称为硬膜外腔。

蛛网膜是中层膜。蛛网膜和硬脑（脊）膜之间的狭窄间隙称为硬膜下隙，内含少量的浆液。软脑（脊）膜是内层膜，紧贴脑和脊髓表面，软脑（脊）膜和蛛网膜之间的间隙称为蛛网膜下腔，充满血管和脑脊液（图 10-33）。

脑脊液是类似血浆和细胞间液的无色透明液体。脑脊液包围着脑和脊髓，在脑和脊髓周围形成水垫，起到缓冲作用。脑脊液由脉络丛产生，充满了脑室、蛛网膜下腔和脊髓中央管。

周围神经系统

周围神经系统收集体内和体表的各种信息，通过传入神经传至中枢神经系统。周围神经系统中的

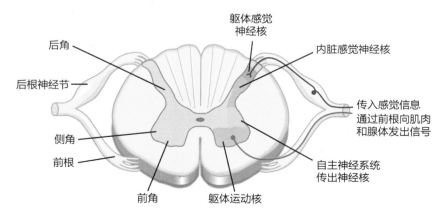

图 10-32 脊髓的颈段

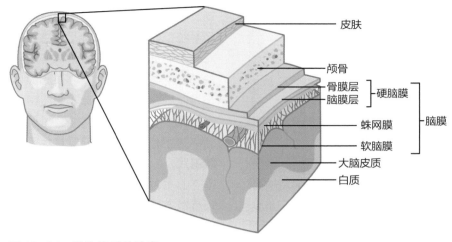

图 10-33 脑和脊髓的被膜

传出神经将信息从中枢神经系统传至身体各个部位，尤其是肌肉和腺体。

脊神经。脊神经由前根和后根在椎间孔处汇合而成。除第 1 对脊神经和骶神经外，其他的脊神经均从椎间孔穿出椎管。第 1 对脊神经从枕骨和第 1 节颈椎之间穿出椎管，骶神经通过骶骨穿出。8 对颈神经通过颈椎的椎间孔穿出，12 对胸神经通过胸椎的椎间孔穿出，5 对腰神经通过腰椎的椎间孔穿出，第 1~ 第 4 对骶神经通过骶前孔和骶后孔穿出，第 5 对骶神经和神经通过骶管裂孔穿出（图 10-34）。

除第 1 对脊神经外，其他所有脊神经均分布于皮肤感应器。神经分布图标明了脊神经与它所支配的部位之间的密切关系（救护员检查脊髓损伤患者时，必须了解这种关系）。某一脊神经分布的皮肤区称为皮节（图 10-35）。

思考

C5 水平脊髓损伤患者的手可以活动吗？

脑神经。12 对脑神经可分为 3 种类型：感觉神经、运动神经和混合神经（图 10-36，表 10-7）。

自主神经系统

如前所述，周围神经系统由传入神经元和传出神经元组成。传入神经元将信号从周围的感受器传至中枢神经系统。传出神经元将信号从中枢神经系

统传至周围的效应器。传入神经元向中枢神经系统提供信号，可触发躯体运动和自主神经反射。因此，这些神经元不能简单地根据其功能进行分类。相反，传出神经元在结构和功能上明显不同，可以分为躯体运动神经系统或自主神经系统。

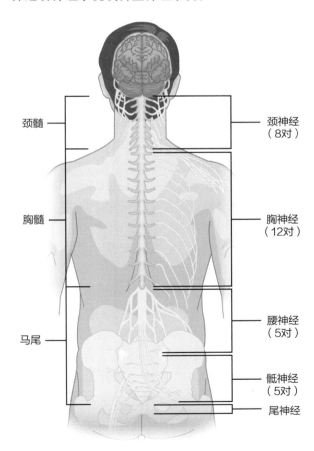

图 10-34 脊髓与脊神经

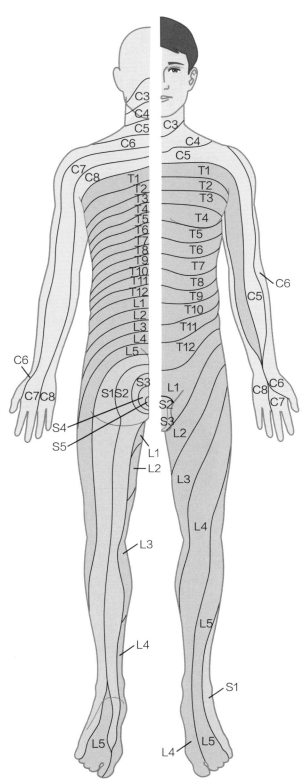

图 10-35 神经分布图。字母和数字表示该区域分布的神经

躯体运动神经可支配骨骼肌，因此它们在运动、维护姿势和平衡中起关键作用。受躯体运动神经系统控制的运动通常是有意识的运动。这些神经对骨骼肌的作用是兴奋性的。相反，自主神经系统的神经支配着平滑肌、心肌和腺体，通常是不受意识控制的。自主神经对其靶组织作用是抑制性的或兴奋性的。

自主神经系统由交感神经系统和副交感神经系统组成。

自主神经系统的功能有助于维持或快速恢复内环境稳态（表10-8）。许多内脏器官都受副交感神经和交感神经支配（图10-37），交感神经或副交感神经的作用具有拮抗的性质。例如，交感神经具有兴奋作用，使心率加快，而副交感神经抑制心肌兴奋，减慢心率。

思考

患者服用了一种具有抑制副交感神经作用的药物，他的心率会发生什么变化呢？

内分泌系统

内分泌系统由内分泌腺、内分泌组织和内分泌细胞组成，分泌激素进入血液循环系统。内分泌系统和神经系统在功能和解剖上有许多重合。有些神经元分泌一些具有激素功能的化学物质进入血液循环系统，如抗利尿激素。还有些神经元控制内分泌腺（图10-38），影响它们的分泌行为。反过来，内分泌腺分泌的某些激素也会影响神经系统的功能。

激素（包括神经激素）可分为蛋白质、多肽、氨基酸衍生物或脂类。脂类激素如类固醇或脂肪酸的衍生物。激素可溶解于血浆，快速散布于全身。总体来讲，靶组织的激素含量与血液中激素的浓度直接相关。表10-9列出了内分泌腺、激素及其功能。

在血液循环系统中，有些激素的含量相对稳定，有些激素的含量在受到某些刺激后会发生变化，还有一些激素的含量有周期性变化。例如，血液中的甲状腺激素含量在一个很小的范围内波动，基本保持不变；在压力或运动的影响下，肾上腺素大量释放，肾上腺素水平变化幅度大；育龄女性的生殖激素水平周期性上升和下降。

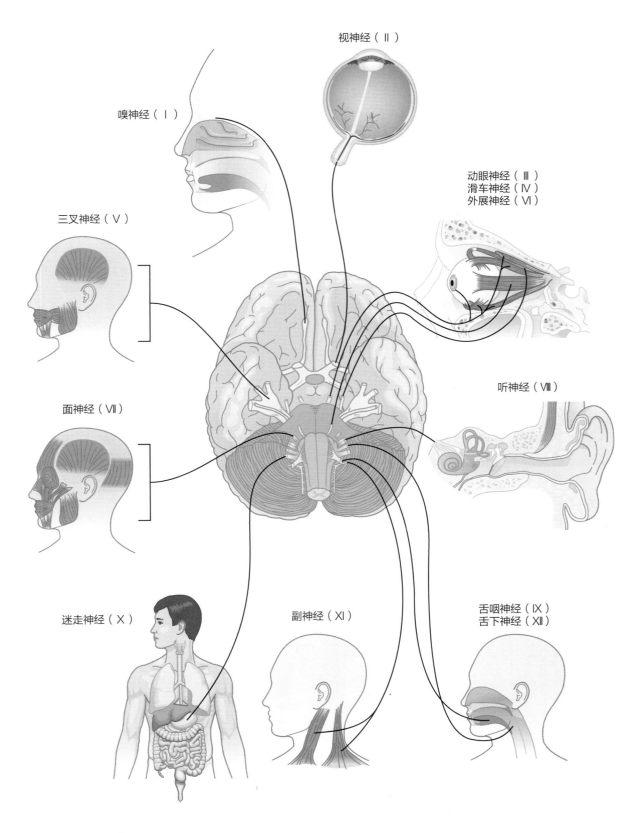

图 10-36 脑神经的起源

表 10-7　12 对脑神经的功能

编号	名　称	信号传导	功　能
I	嗅神经	从鼻到脑	嗅觉
II	视神经	从眼到脑	视觉
III	动眼神经	从脑到眼肌	眼球运动、瞳孔收缩
IV	滑车神经	从脑到眼肌外	眼球运动
V	三叉神经	从头部的皮肤、黏膜和牙齿到脑，也从脑到咀嚼肌	面部、头皮和牙齿的感觉，以及咀嚼
VI	外展神经	从大脑到眼外肌	使眼睛向外转动
VII	面神经	从舌上的味蕾到脑，从脑到面部肌肉	味觉，以及面肌收缩
VIII	前庭蜗神经	从耳到脑	听觉、平衡觉
IX	舌咽神经	从舌上的味蕾、喉到脑，也从脑到喉部肌肉和唾液腺	咽喉的感觉、味觉，吞咽动作，以及唾液分泌
X	迷走神经	从喉和胸腔、腹腔的器官到脑，也从脑到喉的肌肉，以及胸腔和腹腔的器官	咽喉及胸腔、腹腔的感觉；吞咽动作，发声，减慢心率，加快胃肠蠕动
XI	副神经	从脑到某些肩颈肌肉	肩部动作、头部转动动作
XII	舌下神经	从脑到舌部的肌肉	舌的动作

表 10-8　自主神经系统的功能

内脏效应	交感神经	副交感神经
心肌	心搏加快	心搏减慢
作用于平滑肌		
在大多数血管里	收缩血管	无作用
骨骼肌中的血管	舒张血管	无作用
消化道	减少蠕动，抑制排便	促进蠕动
肛门括约肌	刺激—关闭括约肌	抑制—打开括约肌排便
膀胱平滑肌	抑制—松弛膀胱	刺激—收缩膀胱
尿括约肌	刺激—关闭括约肌	抑制—打开括约肌排尿
虹膜	刺激放射状纤维—瞳孔扩张	刺激环形纤维—瞳孔收缩
睫状体	抑制—远视调节（晶状体扁平）	刺激—近视调节（晶状体鼓起）
毛发（立毛肌）	刺激—"鸡皮疙瘩"	无副交感神经纤维
作用于腺体		
肾上腺髓质	增加肾上腺素分泌	无作用
汗腺	增加汗液分泌	无作用
消化腺	减少消化液的分泌	增加消化液的分泌

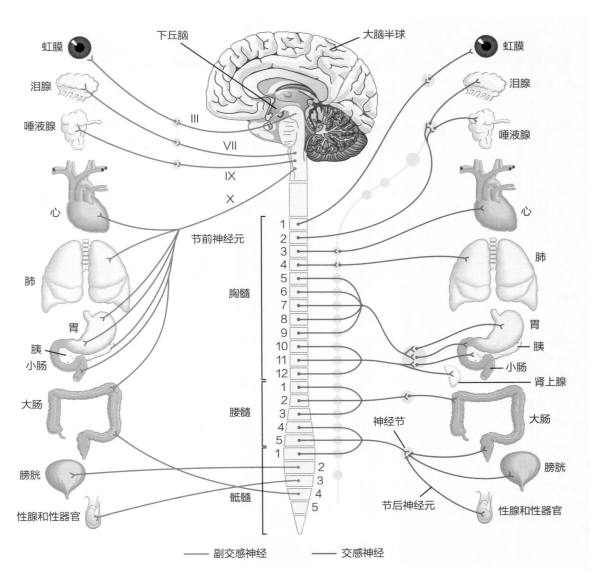

图 10-37 自主神经系统对主要靶器官的支配

表 10-9 内分泌腺、激素及其功能	
腺体 / 激素	**功 能**
垂体前叶	
促甲状腺激素（TSH）	促激素，刺激甲状腺激素分泌
促肾上腺皮质激素（ACTH）	促激素，刺激肾上腺皮质激素的分泌
卵泡刺激素（FSH）	促激素 女性：刺激卵泡的发育和雌激素的分泌 男性：刺激生精小管生长并产生精子
黄体生成素（LH）	促激素 女性：促进卵泡和卵子的成熟；促进雌激素的分泌；触发排卵；促进黄体的发育（黄体化） 男性：促进睾丸间质细胞分泌睾酮
黑素细胞刺激素	促进黑色素在皮肤中的合成
生长激素	促进所有器官的生长；升高血糖浓度

续表

腺体 / 激素	功 能
催乳素（乳源性激素）	促进孕期乳房发育和孕后乳汁分泌
垂体后叶	
抗利尿激素	促进肾吸收水分，并通过保存身体水分和减少尿液中的水分流失来维持体内水平衡
催产素	妊娠末期刺激子宫收缩；刺激乳汁释放到乳腺导管中
下丘脑	
释放激素（多种）	刺激垂体前叶释放激素
抑制激素（多种）	抑制垂体前叶激素的分泌
甲状腺	
甲状腺素（T_4），三碘甲状腺原氨酸（T_3）	促进所有细胞的能量代谢
降钙素	抑制钙吸收，降低血钙浓度
甲状旁腺	
甲状旁腺激素（PTH）	促进钙吸收，升高血钙浓度
肾上腺皮质	
盐皮质类激素：醛固酮	调节水电解质平衡
糖皮质激素：皮质醇（氢化可的松）	促进糖异生，引起血糖浓度升高；还具有抗炎、抗免疫、抗过敏作用
性激素（雄激素）	刺激女性的性欲，但对男性的影响不大
肾上腺髓质	
肾上腺素，去甲肾上腺素	延长和强化人体受到刺激时的交感神经反应
胰岛	
胰高血糖素	促进糖原分解，升高血糖浓度
胰岛素	促进葡萄糖进入所有细胞被氧化利用，降低血糖浓度
卵巢	
雌激素	促进和维持女性性征
孕激素	为孕卵着床和早期胚胎发育提供有利条件
睾丸	
睾酮	促进和维持男性性征
胸腺	
胸腺素	促进免疫系统细胞的生长
胎盘	
绒毛膜促性腺激素，雌激素，孕激素	提供早期妊娠所需的条件
松果体	
褪黑素	抑制影响卵巢的促激素分泌；可能调节睡眠-觉醒周期
心（心房）	
心房钠尿肽	调节水电解质平衡

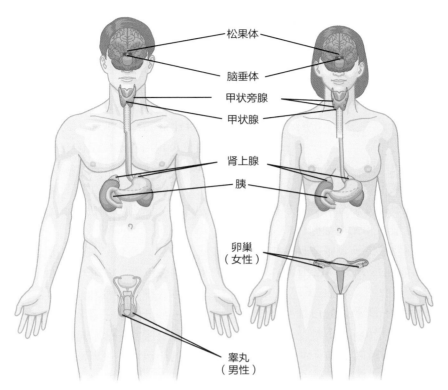

图 10-38 主要内分泌腺的位置

血液循环系统

　　血管遍布全身，将血液输送至各个组织，也将血液从各个组织运走。血液的重要功能：将营养物质和氧气运至组织；将二氧化碳和代谢产物从组织运走；将内分泌腺分泌的激素运至靶组织；在体温调节和体液平衡中发挥重要作用；保护人体不受细菌和异物的侵袭。血液的这些功能有助于维持人体内环境的稳态。

血液成分

　　血液是一种特殊的结缔组织，由细胞和细胞碎片（有形成分）和血浆构成。有形成分的 95% 为红细胞，其余的 5% 为白细胞和血小板。

　　血浆。血浆是一种淡黄色液体，其中 92% 为水，其余为血浆蛋白、脂蛋白、酶、激素、无机盐和多种营养代谢物质。血浆中的蛋白质分为白蛋白、球蛋白和纤维蛋白原等。除去血浆中凝结的蛋白质，剩下的液体即为血清。

　　有形成分。血液的 3 种有形成分是红细胞、白细胞和血小板（细胞碎片）（表 10-10）。有形成分产生于胚胎中，人出生后也产生于肝、胸腺、脾、淋巴结和红骨髓。

表 10-10　血细胞分类	
类　型	**功　能**
红细胞	氧气和二氧化碳的运输
中性粒细胞	免疫防御（吞噬）
嗜酸性粒细胞	抵御寄生虫
嗜碱性粒细胞	炎症反应
B 淋巴细胞	抗体产生（浆细胞 前体）
T 淋巴细胞	细胞免疫反应
单核细胞	免疫防御（吞噬）
血小板	凝血

　　红细胞是血液中数量最多的血细胞。男性一滴血中含有约 520 万个红细胞，女性一滴血中含有约 450 万个红细胞。红细胞中有血红蛋白、脂质、ATP 和碳酸酐酶等成分。红细胞的主要成分是血红蛋白。正是血红蛋白使得血液呈红色。红细胞的主要功能是将氧气从肺运送至人体的各个组织，再将二氧化碳从组织运至肺。在正常的条件下，旧的红细胞不

断被新的红细胞取代；人体内红细胞数量保持相对恒定。一般而言，红细胞平均寿命约为 120 天。

思考

如果一个人的红细胞数量下降，那么他稍稍运动一下就会气喘。为什么？

白细胞是体内的白色细胞，不含血红蛋白。多种白细胞保护人体不受微生物的侵害，并将死亡细胞和碎片清除。白细胞根据外形分类，即根据细胞质是否存在颗粒分为粒细胞和无粒细胞。粒细胞根据颗粒嗜色性质分为中性粒细胞、嗜酸性粒细胞和嗜碱性粒细胞。无粒细胞可分为淋巴细胞和单核细胞。

- 中性粒细胞是血液中最常见的白细胞。中性粒细胞在血液中循环 10~12 小时，然后进入组织，寻找并吞噬细菌或异物。中性粒细胞中的颗粒多为溶酶体，消灭某些细菌。中性粒细胞离开血液后通常存活 1~2 天。
- 嗜酸性粒细胞在发生炎症反应时离开血液进入组织。在过敏性疾病患者或感染寄生虫的患者中，血液中嗜酸性粒细胞数量较多。嗜酸性粒细胞有吞噬作用，但是吞噬作用不如中性粒细胞大。
- 嗜碱性粒细胞在所有白细胞中数量最少。和嗜酸性粒细胞一样，嗜碱性粒细胞离开血液后通过组织，在过敏性疾病和炎症反应中发挥作用。此外，它们会释放肝素，防止血液凝固；同时还会释放组胺，在炎症反应中发挥重要作用。
- 淋巴细胞在所有白细胞中体积最小。各种淋巴细胞在免疫反应中发挥重要作用，包括产生抗体。淋巴细胞在骨髓中产生，在淋巴结、脾、扁桃体、淋巴小结和胸腺等淋巴组织中含量最多。
- 单核细胞在所有的白细胞中体积最大，在血液中存活约 3 天，随后进入组织，成为巨噬细胞。慢性感染患者中常见单核细胞数量增加。

血小板是在骨髓中生成的细胞碎片。血液中血小板的含量是白细胞的 40 倍。血小板可以形成止血栓子，堵住血管壁上的小孔或修补血管壁上较大的伤口，进而防止血液流失。

心血管系统

心和心血管系统负责全身的血液循环（见第 21 章）。

心是由肌肉组成的泵，由 2 个心房和 2 个心室共 4 个腔组成。成年人的心形似钝锥，体积与本人的拳头相当。心位于胸腔中纵隔内。心尖位于心的顶端，呈钝圆形，另一端较大的扁平部分为心底。

心在纵隔中的位置是倾斜的，心底朝向右后上方，心尖指向左下前方。心的 2/3 在胸骨左侧（图 10-39）。

心包。心包是覆盖心脏、大血管根部的薄膜，也称为心包囊。心包外层是纤维层，内层是浆膜层，分别称为纤维心包和浆膜心包。浆膜心包紧贴纤维心包的部分为心包壁层，贴于心脏表面的为心包脏层（心外膜）。心包壁层和心包脏层之间通常含有少量的心包液，可以减少心在心包囊内移动时产生的摩擦。

思考

为什么心包液突然增多是有害的？

冠状血管。血液通常由 7 根大静脉输入心内：4 根肺静脉将血液从肺部运至左心房，上腔大静脉和下腔大静脉将血液从人体运至右心房，冠状窦将血液从心壁静脉运至右心房。主动脉和肺动脉干由心发出，主动脉将血液从左心室运至全身，肺动脉干

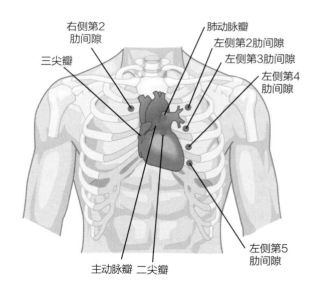

图 10-39 心在胸腔中的位置

将血液从右心室运至肺部。冠状动脉起于主动脉根部主动脉窦内，分为左、右2支，为心肌提供氧气和营养物质（图10-40）。

心腔和瓣膜。隔膜将心的左右腔隔开，房间隔将右心房和左心房隔开，室间隔将右心室和左心室隔开。心房通过房室管连接心室。房室管上的房室瓣允许血液从心房流至心室，但是防止血液倒流回心房。右心房和右心室之间的房室瓣有3片，称为三尖瓣。左心房和左心室之间的房室瓣有2片，称为二尖瓣。心腔和瓣膜如图10-41所示。

心与主动脉和肺动脉之间有主动脉瓣和肺动脉瓣，这些瓣膜的作用是防止血液倒流。流出心室的血液挤压瓣膜，使瓣膜打开。但是当血液从主动脉或肺动脉流回心室时，瓣膜关闭。

心的传导系统。心肌有一项独特的功能，可以自发地、有节律地收缩。这种收缩与心壁上的4个结构有关，分别是窦房结、房室结、房室束及浦肯野纤维网（图10-42）。

冲动传导一般在窦房结开始。冲动随后传到整个左心房和右心房，引起心房收缩。冲动到达房室结后，再通过房室束和浦肯野纤维网到达心室。冲动传导先引起左心房和右心房收缩，随即再引发左心室和右心室收缩。

血液循环的途径。下面通过介绍左心和右心循环来阐述血液循环（图10-43）。需要注意的是，左心房和右心房是同时收缩的，随后左心室和右心室几乎同时收缩。了解这一点有助于清晰理解心的电冲动、血压变化和心音。

血液从体循环经上腔静脉、下腔静脉进入右心房，血液从心肌经冠状窦进入。右心室在前一次收缩后舒张，此时大多数血液进入右心室。右心房收缩时，残留在右心房中的血液进入右心室。右心室收缩推动血液挤压三尖瓣，使其闭合，同时也推动血液挤压肺动脉瓣，使其打开，血流进入肺动脉干。肺动脉干分为左右肺动词，将血液运送至肺部。在肺部，血液释放二氧化碳，吸收氧气。

思考

右心房有血栓形成，那么这块血栓会循环至四肢吗？为什么？

从肺部返回的血液经过4条肺静脉进入左心房，再从左心房到达舒张的左心室，将二尖瓣打开。左心房收缩使左心室充盈。

左心室收缩推动血液挤压二尖瓣，使其闭合。血液对主动脉瓣的挤压使其打开，从而使血液进入主动脉。血液流经主动脉后分布到除肺部血管之外的身体各处。

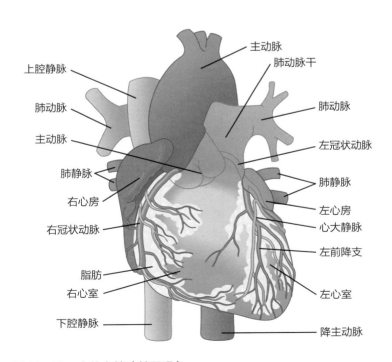

图10-40 心的血管（前面观）

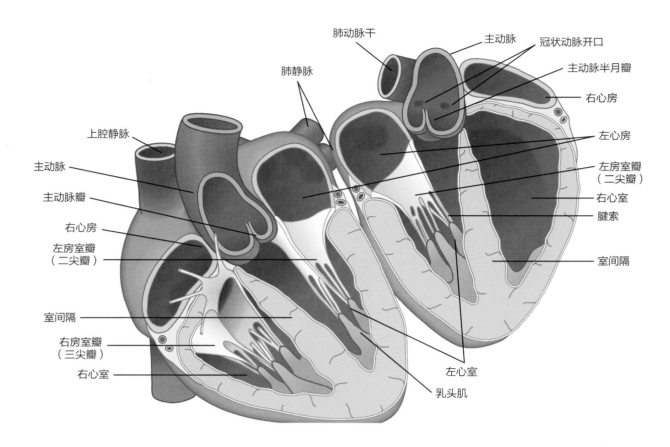

图 10-41 心脏内部视图显示心腔和心瓣膜

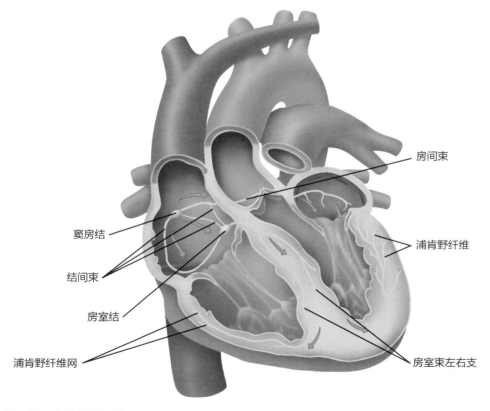

图 10-42 心的传导系统

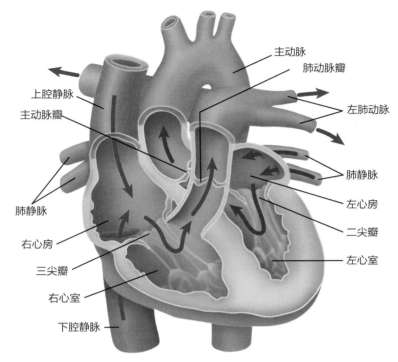

图 10-43 心脏的切面显示了 4 个腔室及血液在心脏内流动的方向

外周循环

血液从心室进入有弹性的动脉，动脉反复分支，形成许多小动脉。随着血管逐渐变小，动脉壁中的弹性组织逐渐减少。与此同时，平滑肌的数量增加。

血液从微动脉进入毛细血管，再从毛细血管进入静脉系统。与动脉壁相比，静脉壁较薄，含有的弹性组织较少，平滑肌细胞也少。离心越近，静脉壁的直径和厚度越大。

毛细血管网络。小动脉为每一根毛细血管网络提供血液（图 10-44）。血液从毛细血管网络中流过，进入小静脉。离小动脉最近的毛细血管的末端称为动脉毛细血管。离小静脉最近的毛细血管的末端称为静脉毛细血管。毛细血管中血液的流动是由被称毛细血管前括约肌的平滑肌调节的。毛细血管的主要作用是交换营养物质和代谢产物。

动脉与静脉。除毛细血管和小静脉外，血管壁由 3 层弹性组织和平滑肌构成，也称为膜，包括内膜、中膜和外膜。每一层膜的厚度和构成因血管的类型和直径不同而存在差异。

大的弹性动脉又被称为传导动脉，因为它们的直径最大。这些血管比其他动脉具有更多的弹性组织及更少的平滑肌。中动脉和小动脉有相当厚的肌肉壁，也有相当发达的弹性膜。由于平滑肌的作用，这些血管通过收缩或舒张，调节身体各部的血液供应，因此被称为分布动脉。微动脉是可以检测到三层膜的最小动脉，可以像小动脉一样舒张和收缩。

微静脉只有几个散在的平滑肌细胞，与毛细血管的结构相似。微静脉从毛细血管中收集血液，运送至小静脉，这些静脉又将血液运送至中静脉。营养物质在微静脉壁之间交换，但随着小静脉壁厚度逐渐增加，营养物质交换越少。

随着微静脉的直径逐渐增加，血管变成有一层连续平滑肌细胞的静脉。中静脉和大静脉从小静脉中收集血液，运送至大静脉干。大静脉将血液从中静脉运送至心脏。

大静脉中有瓣膜，可控制血液流向。中静脉有许多瓣膜，下肢静脉的瓣膜比上肢静脉更多。瓣膜可防止血液回流。

动静脉吻合也称为动静脉短路，使血液无须通过毛细血管即可从动脉流向静脉。足底、手掌和甲床存在许多动静脉短路血管，起到调节体温的作用。病理性短路可能是创伤或肿瘤导致的，血液直接从动脉流向静脉，静脉回流至心的血液增加，由此产生对心输出量的要求（见第 21 章），会导致高排量心力衰竭。

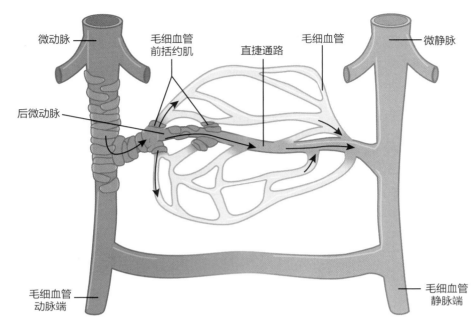

图 10-44 毛细血管网

标注文字：微动脉、毛细血管前括约肌、直捷通路、毛细血管、微静脉、后微动脉、毛细血管动脉端、毛细血管静脉端

肺循环

右心室的血液进入肺动脉干，肺动脉干分为左右肺动脉，将血液分别送入左肺和右肺，进行氧气和二氧化碳交换。2 条肺静脉将血液送出肺部，进入左心房。肺静脉是人体唯一的运送含氧血液的静脉，而肺动脉是人体中唯一运送不含氧血液的动脉。

体循环

含氧血液从肺静脉进入心脏，首先通过左心房进入左心室，然后进入主动脉，主动脉将血液送至人体各部。体循环的动脉包括主动脉、冠状动脉、头颈动脉、上下肢动脉、胸主动脉及其分支、腹主动脉及其分支和盆腔动脉。体循环的静脉包括冠状静脉、头颈静脉、上下肢静脉、胸部静脉、腹部和盆腔静脉，以及将血液从消化道输送到肝脏的肝门静脉系统（图 10-45）。

淋巴系统

淋巴系统包括淋巴、淋巴细胞、淋巴结、扁桃体、脾和胸腺。淋巴系统有 3 个基本功能：维持组织中的液体平衡；从消化道中吸收脂肪和其他物质；在人体的免疫系统中发挥重要。

淋巴系统在组织中最初是毛细淋巴管的形式，

这些毛细淋巴管的结构和毛细血管不同。毛细淋巴管有许多单向的瓣膜，允许液体进入毛细血管，但是阻止液体倒流。除中枢神经系统、骨髓和无血管组织（如软骨、上皮和眼角膜）外，几乎所有的身体组织都含有毛细淋巴管。毛细淋巴管聚集起来形成更大的毛细淋巴管，与小静脉类似。

淋巴结沿各种淋巴管分布。大多数淋巴在进入血管之前至少要穿过一个淋巴结。淋巴结的功能是对淋巴进行过滤，清除微生物和异物，防止它们进入血液循环。人体两侧各有 3 个主要的淋巴结群：腹股沟淋巴结、腋窝淋巴结和颈部淋巴结。如果出现炎症或患病，附近的淋巴结会出现肿大或压痛，从而阻止微生物和异物的传播。

淋巴管穿过淋巴结后，在左侧或右侧的锁骨下静脉聚集。右胸、右上肢和头颈右部的淋巴管进入右淋巴导管，其他淋巴管进入胸导管。右淋巴导管从右胸、右上肢和头颈右部吸收淋巴液，进入右锁骨下静脉。胸导管从左胸、左上肢和头颈左部吸收淋巴液，进入左锁骨下静脉。所有从组织间隙流出淋巴液，最终回到静脉循环中。

淋巴系统有独特的运输功能，即将组织液、蛋白质、脂肪和其他物质送回体循环。与血液循环系统不同，淋巴系统并不是一个闭环。淋巴液一旦形成，只从淋巴管系统穿过一次，随后进入左右锁骨下静脉。

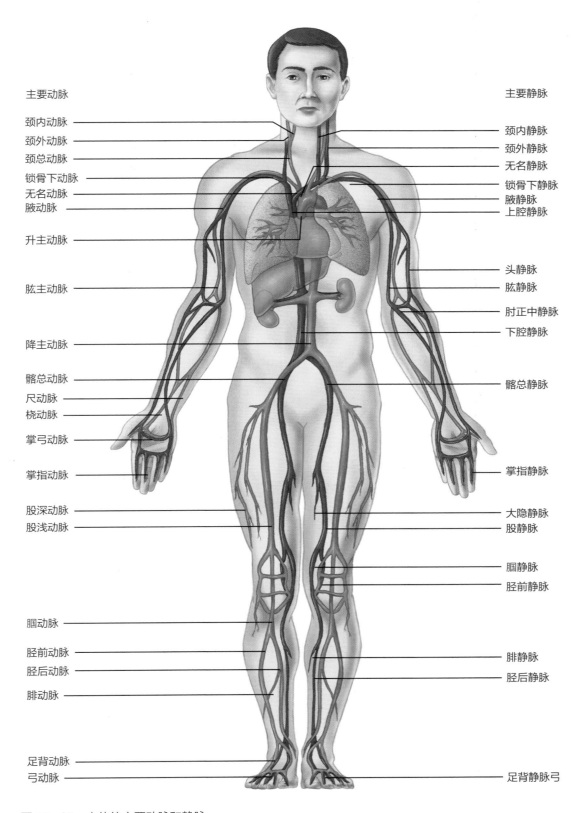

主要动脉

颈内动脉

颈外动脉

颈总动脉

锁骨下动脉

无名动脉

腋动脉

升主动脉

肱主动脉

降主动脉

髂总动脉

尺动脉

桡动脉

掌弓动脉

掌指动脉

股深动脉

股浅动脉

腘动脉

胫前动脉

胫后动脉

腓动脉

足背动脉

弓动脉

主要静脉

颈内静脉

颈外静脉

无名静脉

锁骨下静脉

腋静脉

上腔静脉

头静脉

肱静脉

肘正中静脉

下腔静脉

髂总静脉

掌指静脉

大隐静脉

股静脉

腘静脉

胫前静脉

腓静脉

胫后静脉

足背静脉弓

图 10-45 人体的主要动脉和静脉

思考

一位妇女接受了乳房切除术（切除乳房和淋巴组织），为什么她的手臂会长期肿胀？

呼吸系统

氧气是细胞进行正常新陈代谢所必需的基本元素，二氧化碳是这一过程主要的代谢产物。呼吸系统和心血管系统的器官将氧气运送至细胞，然后将二氧化碳从细胞运送至肺部，肺再将二氧化碳排放到空气中。

呼吸系统是人体复杂的组成部分。本节旨在介绍呼吸系统的解剖结构。

呼吸道解剖

根据相对于声门裂的位置，呼吸系统可分为上呼吸道和下呼吸道。声门上面的呼吸道结构称为上呼吸道，声门下面的结构称为下呼吸道（图10-46）。

上呼吸道结构

呼吸道的起始部是鼻腔。鼻腔内包括鼻咽、口咽、喉咽和喉。

鼻咽。空气通过鼻孔进入鼻腔，左右鼻腔由鼻中隔分开。鼻中隔是覆盖黏膜的骨骼，这层黏膜血液供应充足，起到湿润鼻黏膜和鼻内空气的作用。鼻孔内的空腔称为鼻前庭，长有粗硬的鼻毛，有过滤灰尘和净化吸入空气的作用。鼻腔底部由硬腭构成，侧壁由覆盖有呼吸黏膜的鼻甲构成。

鼻梁下有2片黄灰色的组织，由嗅膜构成。嗅膜位于鼻腔的顶部，含有嗅觉感受器。鼻腔也通过咽鼓管连接中耳。

思考

为什么长期吸食可卡因的人鼻窦感染的风险更高？

鼻旁窦是鼻腔周围颅骨内的含气空腔的总称（图10-47）。人体共有4对鼻旁窦，根据所在颅骨分别称为额窦（位于眉毛之上）、上颌窦（最大的一对鼻旁窦，位于上颌骨体内）、筛窦（位于筛骨迷路内）和蝶窦（位于蝶骨体内，脑下垂体稍前位置）。鼻旁窦壁内附有黏膜，分泌黏液至鼻腔，参与调节吸入空气的温度、湿度，对声音起共鸣作用。

鼻腔后部通向鼻咽。鼻咽从鼻孔内部延伸至腭

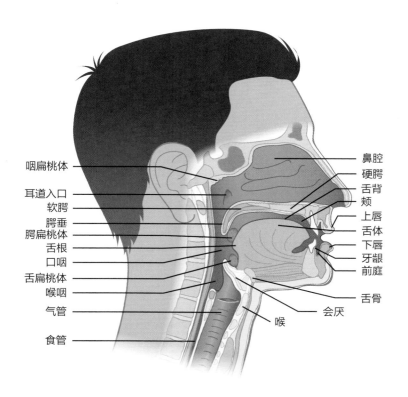

咽扁桃体

耳道入口
软腭
腭垂
腭扁桃体
舌根
口咽
舌扁桃体
喉咽
气管
食管

鼻腔
硬腭
舌背
颊
上唇
舌体
下唇
牙龈
前庭
舌骨
会厌
喉

图10-46 呼吸道结构（部分）

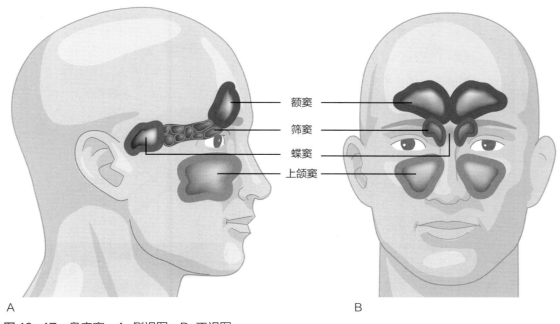

额窦
筛窦
蝶窦
上颌窦

A　　　　　　　　　　　　　　　　　B

图10-47　鼻旁窦。A.侧视图；B.正视图

垂。像鼻腔一样，鼻咽内壁也附有黏膜。

　　口咽。鼻咽在腭垂处终止，口咽从腭垂处开始。口咽延伸至会厌，口咽前部通向口腔。口腔由唇、颊、齿、舌（与下颌骨相连）、硬腭、软腭和腭扁桃体构成。腭扁桃体和咽扁桃体（位于鼻咽顶的后壁）在呼吸道周围共同构成淋巴环的一部分。淋巴环还包括舌扁桃体。舌扁桃体位于口咽通道底部的舌根处。

　　喉咽。喉咽从会厌的顶端延伸至声门和食管，表面附有黏膜，保护表面免于磨损。

　　喉。喉咽的下端连接喉。喉位于颈的前部（图10-48），主要有3个功能：喉和肺之间的通道；喉括约肌起保护作用，防止食物或异物进入气管；参与发音。

　　喉的外部由9块软骨组成，分别通过肌肉和韧带连接。9块软骨中有6块是成对存在的，有3块是不成对的。9块软骨中最大的、最上方的是不成对的甲状软骨。甲状软骨由2块方形软骨板合成，融合处上端向前突出，称为喉结。儿童或成年女性的喉结不明显，成年男性的喉结特别明显。

　　喉最里面的软骨是不成对的环状软骨，是喉中唯一完整的软骨环，对保持呼吸道畅通有极为重要

的作用。另一块不成对的软骨是会厌软骨。

　　6块成对的软骨为杓状软骨、小角软骨和楔状软骨。最里面的软骨是长柄勺状的杓状软骨；中间的软骨是角状的小角软骨；最上方的软骨最小，呈楔状，称为楔状软骨。

　　"U"形的舌骨位于下颌骨下。舌骨是人体中唯一不与其他骨相关节的骨。将舌骨和甲状软骨连接起来的纤维膜称为甲状舌骨膜。将甲状软骨和环形软骨连接起来的纤维膜称为弹性圆锥（环甲膜）。

　　2对韧带从杓状软骨的前部延伸至甲状软骨的后部。上方的一对形成前庭襞（也称假声带），不直接参与发音；下方的一对韧带形成声带（真声带），直接参与发音。人们说话时，气体从肺部排出至喉，通过振动声带发出声音。肌肉收缩声带时，产生高音调；声带舒张时，产生低音调。唇、舌和下颌进一步将声音变成可理解的语言。

　　思考

　　将气管导管置于气管中，人就不能发出声音，为什么？

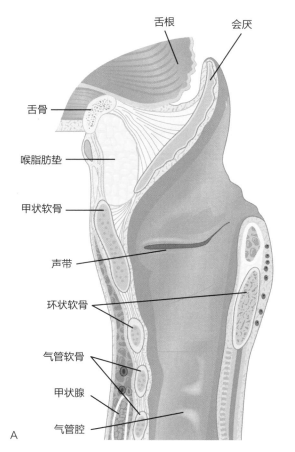

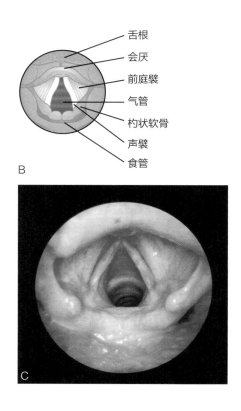

图 10-48　喉。A. 矢状平面图；B. 俯视图；C. 内镜图

下呼吸道结构

　　声门裂以下的结构是下呼吸道和肺，包括气管、支气管（主支气管、次支气管、细支气管）、肺泡和肺（图 10-49）。

　　气管。气管是连接喉与肺的通气管道，由 15~20 个 "C" 形气管软骨环及连接各环的致密结缔组织和平滑肌构成。这个气管环可以保护气管，保证呼吸道通畅。成年人的气管直径约为 1.5 cm，长为 9~15 cm。

　　气管位于食管的前面，从喉延伸至第 5 胸椎。气管内有纤毛上皮，其中含有许多杯状细胞。纤毛将黏液、细菌和其他微粒扫至喉部，起到保护下呼吸道的作用。在喉部，黏液等物质通过咳嗽排出，或者进入食管，被吞咽或消化。长期暴露于刺激物（如吸烟）会导致气管上皮缺乏纤毛和杯状细胞。当这种保护机制被破坏后，黏液和细菌就会导致疾病。

　　支气管树。下呼吸道可看作是一棵倒置的树，越靠近肺泡，树枝变得越细、越短。较大的 "树枝" 是主支气管，下面又分次级、三级支气管和细支气管。

　　支气管在胸骨角水平上分为右主支气管和左主支气管。气管权内面有一向上突出的半月形纵嵴，称为气管隆嵴。右主支气管较短、较粗、较直。和气管一样，主支气管内附着纤毛上皮，由 "C" 形的软骨环支撑。随着支气管一步一步分成更小的分支，软骨越来越少，直至不再出现软骨。

　　主支气管从纵隔延伸至肺。主支气管进入左肺、右肺后分为次支气管。左肺中的 2 个肺叶支气管将空气输送到肺叶，右肺中的 3 个肺叶支气管将空气输送到肺叶。次支气管进一步分成三级支气管，分布在各个肺叶中的肺段。支气管树数次分枝，

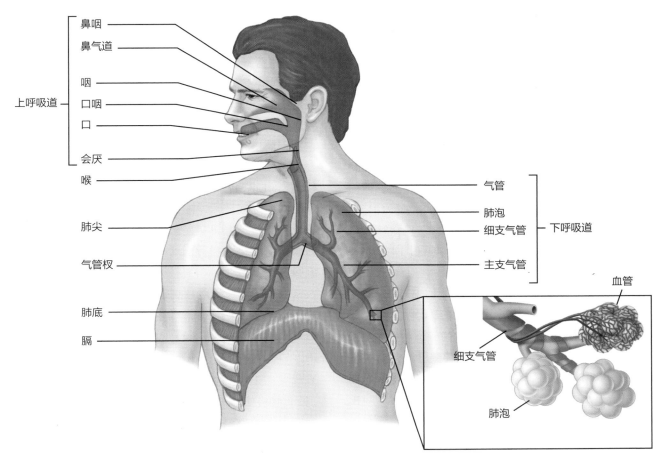

上呼吸道
- 鼻咽
- 鼻气道
- 咽
- 口咽
- 口
- 会厌

喉

肺尖

气管杈

肺底

膈

气管
肺泡
细支气管
主支气管
下呼吸道

血管

细支气管

肺泡

图 10-49　呼吸系统结构插图表示肺泡囊，氧气和二氧化碳通过葡萄状的肺泡壁进行

支气管逐渐变成细支气管，支气管的直径缩小至约 1 mm。

思考

　　细支气管数量多有什么好处？

　　细支气管壁不含软骨，管壁的肌肉对某些激素（如肾上腺素）敏感。这些肌肉的收缩和舒张改变了对气流的阻力。如果平滑肌大力收缩，那么细支气管变窄（如哮喘发作时）。

　　细支气管持续分支，逐渐变成终末细支气管，最终变成呼吸性细支气管。每一根呼吸性细支气管分支成肺泡管，肺泡管的终端形成葡萄状的中空小囊群。这些小囊称为肺泡。氧气和二氧化碳在肺部的交换就发生在肺泡中（见第 15 章）。

　　肺泡。 肺泡是呼吸系统的功能单位，是肺组织的主要构成。左肺、右肺共有约 3 亿个肺泡。肺泡壁含有一层上皮细胞和弹性纤维，这些纤维允许肺

泡在呼吸时伸展或收缩。

　　肺泡由毛细血管网包围，肺泡中的空气被一层薄薄的呼吸膜与毛细血管中的血液分开。呼吸膜表面积在感染疾病（如肺气肿和肺癌）后减小，因为这些疾病会影响氧气和二氧化碳的交换。

　　肺泡表面有一层肺泡表面活性物质，是由肺泡 Ⅱ 型上皮细胞分泌的脂蛋白。这层液体可降低肺泡表面张力，防止肺泡破裂，此外，肺泡膜的气孔允许肺泡之间进行有限的气体流动，为被堵塞的肺泡提供了保护。

思考

　　吸入有毒气体的一个后果就是肺泡表面活性物质被破坏。为何单独使用氧气治疗不是每次都有效果？您觉得怎么治疗可能有效？

　　肺。 肺是一对海绵状器官，主要功能是呼吸。

吸气时胸腔扩张，肺随之扩张；呼气时胸腔弹性回缩，肺随之收缩。肺通过肺动脉和肺静脉与心相连，左肺、右肺被纵隔和内容物（如心、气管、食管、淋巴组织和血管）隔开。

幼儿的肺呈淡红色，随着年龄增长，吸入空气中的尘埃沉积增多，肺的颜色逐步变灰暗，并出现黑斑。成年人的肺重不超过 0.9 kg。

肺一般呈圆锥形，肺底与膈肌相贴，肺尖延伸至锁骨以上 2.5 cm。右肺分为 3 个叶，左肺比右肺稍小，分为 2 个叶。肺叶进一步被结缔组织分为肺段。一般而言，血管和支气管不能穿过这一结缔组织，正是由于这一性质，病变的肺段可以通过手术切除，余下的肺段仍然相对完整。

左肺、右肺都位于独立的胸腔内（图 10-50）。2 层胸膜（脏层和壁层）位置接近，几乎贴在一起。2 层胸膜之间含有少量浆液，减少呼吸时摩擦。

2 层胸膜之间有一个潜在的腔隙，称为胸膜腔。当胸壁严重受损时或肺出现病理性疾病时，胸膜腔会充满空气（气胸）或血液（血胸）。胸膜腔还可能有另一种液体潴留，即渗出液。在充血性心力衰竭发生时最容易出现渗出液。另一种液体是渗出物，在发生感染或患恶性疾病时容易出现渗出物。

消化系统

消化系统为人体提供水分、电解质等细胞所需的营养物质。消化系统的任务是专门消化食物，促进食物通过胃肠道（消化管），同时通过胃肠道腔壁吸收营养物质。

胃肠道是不规则形状的管道，相连的附属器官（主要是各种腺体）分泌液体至消化管。消化管的起始部是口腔，唾液腺和扁桃体是口腔的附属器官。口腔的后部连接喉，喉的下面是食管，食管的下面是胃（穿过食管下括约肌）。胃中的小腺体分泌酸和酶帮助消化。食管下括约肌可防止胃收缩时食物流回食管。

胃连接十二指肠，这是小肠的第一节，此处重要的附属结构是肝、胆囊和胰。下一节是空肠，这是吸收的主要场所。小肠的最后一节是回肠，与空肠的功能类似，但消化酶更少，因此吸收功能不如空肠。

消化管的最后一段是大肠，主要功能是从食物残渣中吸收水、无机盐和维生素，而食物残渣作为粪便排出。此处主要腺体分泌黏液。大肠的第一节是盲肠。阑尾附于盲肠上。盲肠的下端是结肠和直

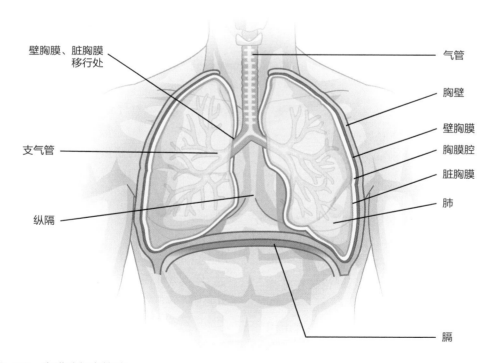

图 10-50　胸膜腔包裹的肺

肠，直肠连接肛管。肛管的末端是肛门。

口腔

唾液中含有唾液淀粉酶，促进糖类的消化。唾液中还有溶菌酶，可以预防口腔感染细菌。副交感神经系统和交感神经系统促进唾液腺分泌，副交感神经系统控制静息状态下的唾液分泌。

牙齿在口中咀嚼食物，将食物咬碎，这有助于吞咽和消化。然后食物会被人有意识或无意识地吞咽下去。咽部抬高从口中接收食物。随着咽肌收缩，食管上括约肌舒张，食物进入食管。在这个吞咽的过程中，声带向中间移动，会厌向后倾斜，关闭呼吸道的入口，预防误吸。

食管的肌肉收缩形成蠕动波将食物由食管推向胃。食管肌肉收缩使食管下括约肌舒张，将食物推入胃中。

胃

胃主要起到储存、混合食物的作用。虽然某些消化和吸收发生在胃中，但胃的主要功能并不是消化吸收。胃分泌黏液保护胃壁和十二指肠的表面。胃壁上附着有黏膜，其中包含数千个微小胃腺，分泌盐酸、内因子、胃泌素和胃蛋白酶原。

胃每天产生 2~3 L 胃液。摄入的食物与胃腺的分泌液充分混合，形成被称为食糜的半固体混合物。胃慢慢蠕动将食糜推向幽门括约肌，食糜通过幽门后进入十二指肠（图 10-51、图 10-52）。

小肠

小肠黏膜产生的分泌液包含黏液、电解质和水。这些物质可以润滑小肠壁，也可以保护小肠不受酸性食糜和消化酶的破坏。此外，肝和胰腺的分

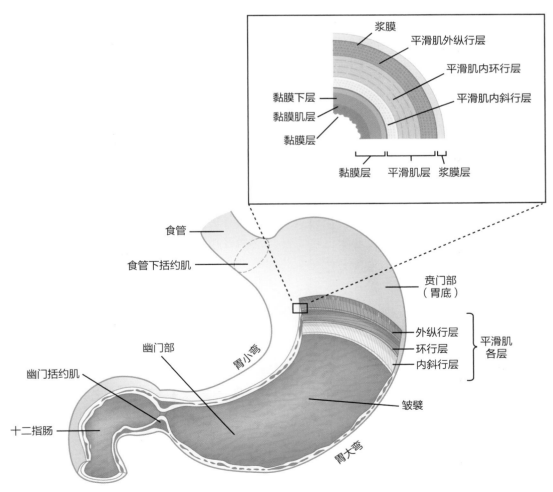

图 10-51　胃壁的构造

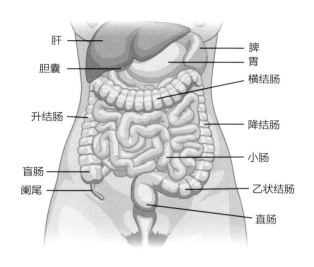

肝
胆囊
升结肠
盲肠
阑尾

脾
胃
横结肠
降结肠
小肠
乙状结肠
直肠

图 10-52 消化器官

泌液进入小肠，促进消化过程。

小肠的主要功能是混合和推进食糜，吸收水分和营养物质。小肠蠕动收缩将食糜推向回盲瓣，食糜进入盲肠。食糜引起盲肠扩张，回盲瓣闭合，食糜从小肠进入大肠的速度减缓。回盲瓣关闭还能防止食糜从盲肠流回回肠。

思考

如果小肠分泌保护性黏液的功能受损，那么会发生什么？

肝

肝是人体最大的消化腺，位于腹腔上部膈肌下方。肝的血液供应十分丰富，肝固有动脉和肝门静脉为其提供血液供应。肝在铁代谢、血浆蛋白质的合成、药物解毒等许多生化反应中发挥着重要作用。

肝每天分泌 600~1000 mL 胆汁，胆汁不包含消化酶，但可以稀释胃酸，并使脂肪乳化。大部分胆盐在回肠中被重新吸收，通过血液运回肝脏，其余胆盐随粪便排出。

除了分泌胆汁，肝还有其他重要功能。肝在某些食物的代谢中发挥重要作用，也有助于维持正常的血糖水平，处理外来的或体内代谢的有毒物质。肝还能合成血蛋白（如白蛋白、纤维蛋白原、球蛋白和凝血因子），释放到血液循环系统中。

胆囊

肝定期分泌胆汁，储存于胆囊中。含有脂肪的食糜进入十二指肠后，肠黏膜分泌胆囊收缩素和分泌素，刺激胆囊收缩，使高浓度的胆汁进入小肠。胆囊的唯一功能是浓缩和储存肝分泌的胆汁。

思考

胆石症患者通常会在什么时候感到疼痛？为什么？

胰

胰是外分泌腺，分泌胰液。胰也是分泌激素（如胰岛素）的内分泌腺。胰液是最重要的消化液，包含消化酶、碳酸氢钠和碱性物质，中和食糜中的盐酸。胰液中还含有淀粉酶，可以继续消化过程。

大肠

食糜通过小肠的时间为 3~5 小时，但通过大肠的时间需要 18~24 小时，这一过程包括吸收水分和盐分、分泌黏液、微生物的作用和食糜变成粪便。粪便停留在结肠中直到排出。

大肠一天收缩 3 次或 4 次。大肠蠕动收缩将食糜送向肛门。在食糜通过大肠的过程中，细菌作用于小肠中未消化的食物。因为细菌的作用，更多的营养物质被分解和吸收。有些细菌还能合成维生素 K（有助于血液正常凝结）和复合维生素 B。这些维生素合成后被大肠吸收，进入血液。

粪便使直肠壁扩张，引起排便反射，使肛门内括约肌轻微收缩和舒张。肛门外括约肌在舒张之前，可防止粪便通过直肠。排便时腹腔压力增加，使结肠中的粪便通过肛管，并排出肛门。

泌尿系统

泌尿系统由肾、输尿管、膀胱和尿道构成。泌尿系统与其他人体系统协作，清除血液中的废物，以维持恒定的体液总量和成分，保持人体内环境的动态平衡。肾还参与红细胞生成和维生素 D 的代谢。

思考

为什么肾衰竭患者有贫血症和钙含量降低的风险？

肾

肾形似蚕豆，位于腹后壁上。双肾位于脊柱两侧，靠近腰大肌侧面。肾的上极中第11胸椎椎体下缘，右肾的位置比左肾稍低。肾的表面包裹有纤维囊，纤维囊的外面有一层厚实的脂肪囊，保护肾免受损伤。

肾实质分为外层的肾皮质和内层的肾髓质。肾髓质由许多圆锥形结构构成，这些结构被称为肾锥体。肾锥体的底朝向肾皮质（图10-53）。肾乳头是肾锥体的尖端，突入肾小盏。2~3个肾小盏合成一个肾大盏，2~3个肾大盏合成一个肾盂。

肾最基本的功能单元是肾单位，由肾小体、近曲小管、髓袢和远曲小管构成。远曲小管延伸至集合管，集合管将尿液从肾皮质送至肾小盏。肾小管起始部膨胀凹陷形成肾小囊。肾小囊是双层囊，囊壁呈锯齿状，囊内有血管球，即肾小球。肾小囊和肾小球共同构成肾小体。

输尿管、膀胱和尿道

输尿管为一对管状肌状器官，连接肾盂和膀胱。在膀胱底内面，两侧输尿管口和尿道内口之间呈三角形的区域，称为膀胱三角。无论膀胱充盈或空虚时，膀胱三角的黏膜都是平滑的。

膀胱是中空的肌性器官（图10-54），位于骨盆中耻骨联合后面。膀胱的大小取决于尿液量。

思考

为什么膀胱充满尿液时比中空时更容易受伤?

在尿道和膀胱的交界处有较厚的环形肌，形成尿道内括约肌。尿道外括约肌包围尿道。括约肌控制尿液通过尿道。男性的尿道延伸至阴茎的末端，与外界接触；女性的尿道比男性的短许多，延伸至阴道开口前面的阴道前庭。

尿液形成

肾单位是尿液形成的场所。200多万个肾单位通过3个步骤形成尿液：过滤、再吸收和分泌（图10-55）。

1. 血液流经肾小球毛细血管时，血浆中的水分、无机离子和小分子通过肾小球的滤过

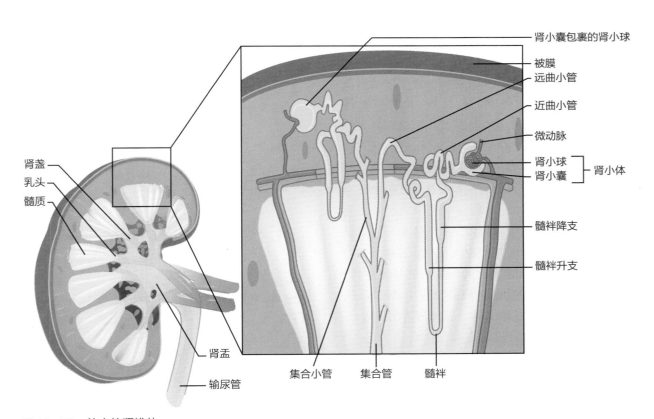

图10-53 放大的肾锥体

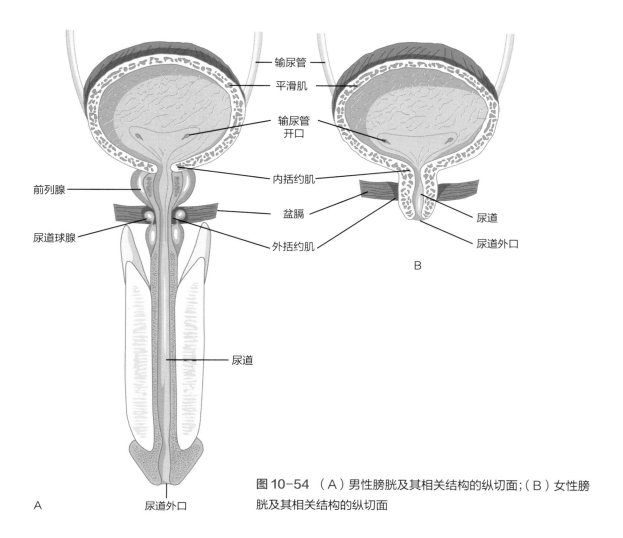

图 10-54 （A）男性膀胱及其相关结构的纵切面;（B）女性膀胱及其相关结构的纵切面

膜，进入肾小囊，形成原尿。肾小球滤过率为 125 mL/min（180 L/d）。90% 的原尿被再次吸收，其余的作为尿液排出。健康的人体每天产生 1~2 L 尿液。

2. 原尿离开肾小囊后，通过近曲小管、髓袢和远曲小管，进入集合管。在这个过程中，原尿中的许多物质（如水、糖等营养物质和无机盐）被重新吸收入血，进入体循环。重吸收是指尿液中的某些物质重新进入血液。

3. 远曲小管和集合管中的毛细血管分泌物质，进入尿液。分泌是血液中物质（如氢离子、钾离子、氨和某些毒素）进入尿液的过程。

尿液调节

人体通常可以通过激素调节、自身调节和交感神经系统刺激来控制尿液的量和组成成分。

醛固酮是肾上腺皮质分泌的一种类固醇激素，

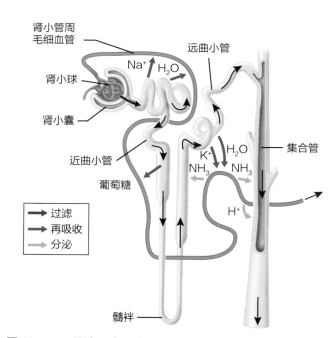

图 10-55 尿液形成三步骤——过滤、再吸收和分泌

由肾上腺分泌后，通过血液循环系统进入肾。醛固酮可促进远曲小管和集合管吸收钠盐和水分。

抗利尿激素由脑垂体后叶释放，其作用是提高远曲小管和集合小管对水的通透性，促进水分再吸收，进而减少分泌的尿液。

心房钠尿肽是右心房压力升高时分泌的激素。心房钠尿肽抑制抗利尿激素的分泌，降低肾浓缩尿液的能力，因此人体生成大量稀释的尿液。

前列腺素和激肽由肾分泌，可影响原尿生成和钠离子再吸收的速度。

自身调节是指肾维持稳定的肾小球滤过率的能力。当肾小球毛细血管血压小幅升高时，原尿形成速度大幅升高。因此动脉血压大幅增加将加速尿液形成。相反地，当动脉血压降低时，尿液形成速度放缓。通过自身调节，肾改变肾小囊小动脉收缩和舒张的程度，从而稳定肾小球毛细血管血压，使尿液形成维持在正常的范围内。

交感神经元支配肾血管。应对剧烈刺激、高强度锻炼或循环性休克时，交感神经收缩小动脉和入球小动脉，从而减少肾血流量。

生殖系统

男性和女性的大多数器官和系统是相同的，但生殖系统是不同的。男性生殖系统的功能是生成精子，将精子授予女性。女性生殖系统的功能是生成卵母细胞，接受精子，受孕、妊娠和分娩。

男性生殖系统

男性生殖系统由睾丸、附睾、输精管、尿道、精囊、前列腺、尿道球腺、阴囊和阴茎组成（图10-56）。

睾丸位于阴囊中，呈椭圆形，是位于盆腹腔中的腹膜外器官。睾丸通过腹股沟管从腹腔移至阴囊中，男性和女性都有腹股沟管。腹股沟管一般是闭合的，但在盆腔壁睾丸通过的位置比较薄弱，容易导致腹股沟疝。

睾丸间质细胞分泌雄性激素——睾酮。青春期（12~14岁）之前睾丸的结构相对简单。但在青春期，间质细胞增多、增大。这时精子开始形成。

附睾是精子最终成熟之所。附睾呈新月形，位于睾丸的后上方。感染或创伤发生时，可能阻塞附睾，导致不孕。

输精管是附睾管的延续，向上至精囊，终端与连接睾丸的神经和血管相连。这些结构及其被膜构成精索。输精管和精索向上通过腹股沟管进入腹腔，再向下进入盆腔，经过输尿管和膀胱后面，到达前列腺。平滑肌包裹输精管，有助于精子通过输精管。

尿道是尿液和男性精液的通道。尿道分为3部分：前列腺部（穿过前列腺的部分）、膜部（穿过尿生殖膈的部分）和海绵体部（穿过尿道海绵体的部分）。

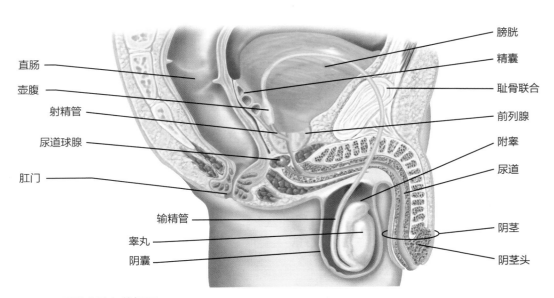

图10-56　男性盆腔矢状切面

精囊是长椭圆形的囊状腺体，位于输精管附近。精囊的短管与输精管相连形成射精管，射精管穿过前列腺，终于尿道。

前列腺由腺体组织和肌组织构成，大小和形状与核桃相似。前列腺位于膀胱底部，耻骨联合的后面，包裹着尿道前列腺部和 2 条射精管。20~30 条前列腺小管分泌前列腺液进入尿道前列腺部。

尿道球腺是一对球形小腺体，位于尿道膜部附近。青壮年的尿道球腺大小如豌豆，随着年龄增长逐渐变小。2 个尿道球腺延伸至阴茎底部的尿道海绵体部。

阴囊被结缔组织隔膜分为两半，每侧均有睾丸、附睾及精索的阴囊段。阴囊表皮下面是一层浅筋膜（疏松结缔组织）和一层皮肌（称为肉膜肌）。腹部肉膜肌和提睾肌对调节睾丸温度至关重要（有助于精子生成）。它们在气温低时将睾丸拉近身体，气温高或锻炼时使睾丸远离身体。

思考

如果患者因为良性或恶性疾病而出现前列腺肥大，那么他会出现什么症状？

阴茎由 2 条阴茎海绵体和 1 条尿道海绵体构成，充血后阴茎硬挺勃起。阴茎是男性性交器官，在男性将精子送至女性体内时发挥重要作用。

女性生殖系统

女性生殖系统由内生殖器（卵巢、输卵管、子宫、阴道）、外生殖器和乳腺构成。内生殖器在盆腔内，位于膀胱和直肠之间。女性生殖器官由许多韧带固定在各自的位置上（图 10-57）。

卵巢借卵巢系膜连于阔韧带，另外 2 条连接卵巢的韧带是卵巢悬韧带和卵巢固有韧带。卵巢动脉、静脉和神经跨越悬韧带，通过卵巢系膜进入卵巢。卵巢外部的皮质较厚，内部的髓质疏松。皮质中分散着许多卵泡，每一个卵泡都含有一个卵母细胞。

输卵管是输送卵母细胞的肌性导管，位于子宫阔韧带的上缘。每一根输卵管开口于腹膜腔，卵巢排出的卵母细胞由此进入输卵管。卵母细胞进入输卵管后，通过纤毛和平滑肌蠕动收缩进行运输。

子宫的大小、外形与中等大小的梨相似，较大较圆的一端向上，输卵管子宫口以上的隆凸部分为子宫底。较窄的部分朝下，称为子宫颈。子宫体位于子宫底和子宫颈之间（图 10-58）。将子宫固定在位置上的韧带有子宫阔韧带、子宫圆韧带和子宫骶韧带。

阴道是女性性交器官，在性交时与阴茎接触。阴道从子宫延伸至体外，也是排出月经和分娩胎儿的通道。阴道的平滑肌层使得阴道可以扩大或伸长。阴道口覆盖一层薄膜，称为处女膜。处女膜的小孔

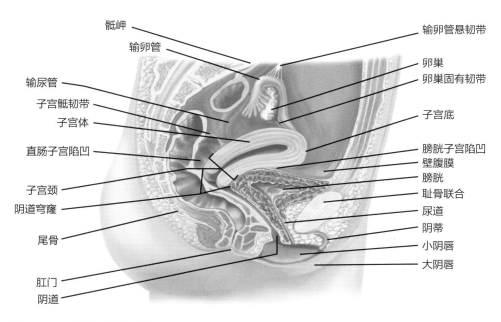

图 10-57 女性盆腔矢状切面

在初次性交时会被撑开，在过度锻炼时也有可能穿孔或撕裂。

外生殖器称为外阴，包括阴道前庭和周围的组织结构（图10-59）。阴道前庭是阴道和尿道开口的地方，与小阴唇相邻。阴蒂很小，位于两侧小阴唇汇合处。小阴唇左右两侧有2片皮肤隆起，称为大阴唇。大阴唇在耻骨联合上方前部汇合，形成阴阜。大多数时候，2片大阴唇相互接触，将阴道前庭下的深层结构掩藏。

会阴由会阴肌划分为2个三角形区域。前方为尿生殖区，包括外生殖器，后面的肛区包括肛门开口。阴道口和肛门之间的区域称为产科会阴，分娩时产科会阴有时会撕裂。

乳腺分泌乳汁，位于乳房中。女性和男性的乳房都有隆起的乳头，乳头周围有色素较深的环形皮肤区，称为乳晕。乳头对触觉刺激敏感，在性交时会突起。乳晕表面一般由许多小隆起，因为乳晕的下面有许多乳晕腺。乳晕腺的分泌物保护哺乳时乳头和乳晕免于损伤感染。

女性乳房在青春期（12~13岁）受雌激素和孕激素的影响开始增长，成年女性的乳腺由15~20个乳腺叶构成，乳腺叶又细分为若干乳腺小叶上面覆盖有脂肪组织。每个乳腺叶有一根输乳管，输乳管又细分成更小的导管。这些导管的末端扩张，形成输乳管窦，哺乳时分泌乳汁（图10-60）。

第6节　特殊的感觉器官

感觉器官机体感受外界各种刺激的器官。人体有4种感觉器官：嗅觉、味觉、视觉及听觉和平衡觉器官（目前认为触觉是一般感觉，由遍布全身的几种神经末梢构成，不限于某一个特定区域）。

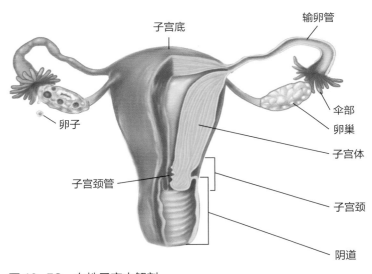

图10-58　女性子宫内解剖

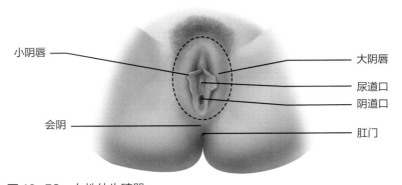

图10-59　女性外生殖器

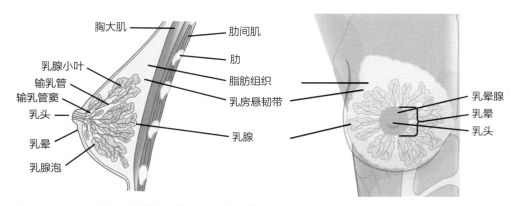

图 10-60　右乳的血液供应、乳腺和导管系统

图中标注：
胸大肌、乳腺小叶、输乳管、输乳管窦、乳头、乳晕、乳腺泡、肋间肌、肋、脂肪组织、乳房悬韧带、乳腺、乳晕腺、乳晕、乳头

嗅觉器官

嗅觉神经纤维的嗅觉感受器位于鼻腔上部的黏膜中（图 10-61）。鼻腔大部分区域参与呼吸，只有一小部分用于嗅觉。

嗅觉神经元的树突延伸至鼻腔上皮表面，形成小囊泡。小囊泡上含有长纤毛，位于上皮表面的一层薄黏液膜上。嗅觉细胞受空气中的分子刺激，产生神经冲动并通过嗅球和嗅束中的嗅觉神经传递。嗅束的冲动进入丘脑和大脑的嗅觉中枢，大脑将神经冲动解读为具体的气味。

嗅觉刺激的准确机制目前尚不清楚。嗅觉感受器十分敏感，即便是轻微的气味也能感受到，但感受器也容易疲劳。嗅觉系统能快速地适应刺激。也就是说，嗅觉系统在接触某种气味短时间后就不再能感受到气味。处置化学物质泄漏事件时必须考虑到这一点（见第 56 章）。

味觉器官

味觉是舌、软腭、腭垂和食管上部多种神经的功能，包括面神经（Ⅶ）和吞咽神经（Ⅸ）。味觉主要感受酸味、咸味、甜味和苦味。这些味道舌的所有部位都可以感受到，舌的两侧比中间部位更敏感[4]。

味蕾对每一种主要感觉都很敏感。成年人平均每周更新 2000~4000 个味蕾。大多数味蕾位于舌的特定区域，也有一些位于腭、唇、喉、呼吸道平滑肌和胃肠道。味蕾的感觉细胞和相关的神经纤维负责将特定的味道感知信息传递给大脑。损伤、药物、口腔感染和衰老可能导致味觉改变。

视觉器官

视觉器官包括眼球、眼副器（眼睑、眼睫毛、泪腺等）、视神经、视神经束和视神经通路。视神经（Ⅱ）将冲动从眼球传达至脑，在脑中产生视觉印象。动眼神经（Ⅲ）将冲动从大脑传至眼部肌肉，收缩瞳孔，移动眼球。

思考

为什么检查神经时要重点检查眼？

眼球解剖

眼球壁由 3 层膜构成：纤维膜（包括巩膜和角膜）、血管膜（包括脉络膜、睫状体和虹膜）和神经膜（视网膜）（图 10-62）。

巩膜为乳白色纤维膜，厚而坚韧，有助于维持眼球形态，保护眼睛内部结构，为眼部肌肉提供附着点。角膜与巩膜相连，内无血管，无色透明，有折光作用。

血管膜包含丰富的血管。血管膜中与巩膜相连的部分是脉络膜，血管膜的前部是睫状体和虹膜。睫状体内有睫状肌，可改变晶状体的曲度。睫状体是产生房水的地方。虹膜为有颜色的圆盘形薄膜，主要由围绕瞳孔的平滑肌构成。光通过瞳孔进入眼球，虹膜通过控制瞳孔的大小调节入眼光线的量。

视网膜分为 2 层。外层由色素上皮细胞构成，内层为神经层，由 3 层神经细胞构成。神经层包括接受光刺激的视细胞（视杆细胞和视锥细胞）和双极细胞、节细胞。视锥细胞感受强光和辨别颜色。

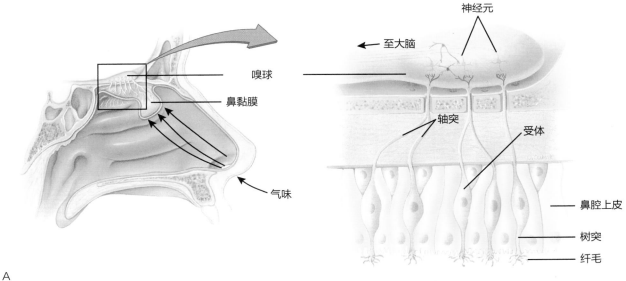

A

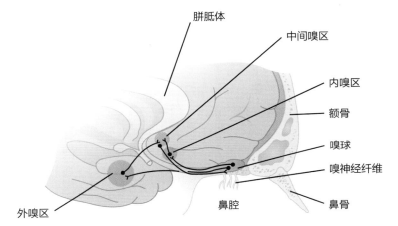

B

图 10-61 嗅觉器官结构。A. 鼻区的中矢状切面，显示主要嗅觉器官结构的位置；B. 大脑的嗅觉中枢，气体分子刺激鼻黏膜上皮的嗅细胞，嗅觉信息沿着嗅球和嗅束的神经传导到大脑的嗅觉中枢

资料来源：McCance KL，Huether SE. Pathophysiology: *The Biologic Basis for Disease in Adults and Children.* 5th ed. St. Louis，MO：Mosby；2005

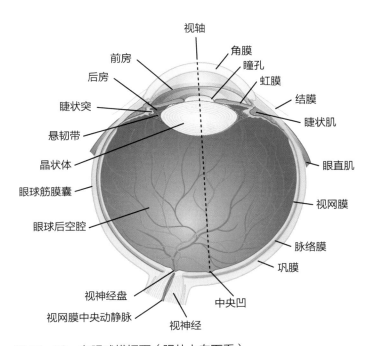

图 10-62 左眼球横切面（眼从上向下看）

眼房构造

眼房是位于角膜和晶状体之间的腔隙。晶状体通过韧带悬吊在 2 个眼房之间。2 个眼房分别是前房和后房。前房充满眼房水，有助于维持眼内压，折射光线，还有为后房提供营养的作用。后房在虹膜后面、晶状体前面。玻璃体为晶状体和视网膜之间的无色透明胶状物质。玻璃体有屈光作用，还有支撑视网膜和维持眼内压的作用。

眼副器

眼副器为眼球提供保护、润滑和运动作用，并有助于眼球发挥功能。眼副器包括眼睑、结膜和泪器等。眼睑可调节入眼光线的量，也可防止异物进入眼球。人每分钟眨眼 25 次，将眼泪分散于眼球，起润滑作用。结膜为一层覆盖眼睑内部和巩膜外部的透明黏膜。

泪腺位于眼眶上壁外侧，分泌泪液，有湿润眼球表面、润滑眼睑、洗洗异物的作用。泪液中含溶酶体，具有杀菌作用。

大多数的泪液从眼球表面蒸发了。多余的泪液集中于眼的内下方，经泪小管 2 条汇入泪囊，泪囊延伸至鼻泪管（图 10-63）。

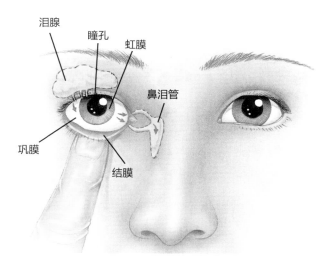

图 10-63　泪器

听觉和平衡觉器官

听觉器官分为 3 部分：外耳、中耳和内耳（图 10-64）。外耳与中耳只参与听觉，但内耳不仅参与听觉，还参与平衡觉。前庭蜗神经（Ⅷ）传递听

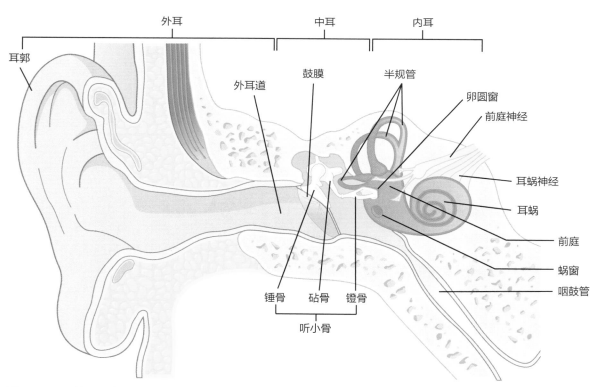

图 10-64　外耳、中耳和内耳

觉和平衡觉。

外耳包括耳郭、外耳道和鼓膜。外耳道长有毛囊和耵聍腺，分泌耵聍。外耳道和鼓室被鼓膜分隔开。

中耳由鼓室、咽鼓管和乳突窦和乳突小房构成。鼓室是颞骨内含气的不规则小腔，内有听小骨。听小骨（锤骨、砧骨和镫骨）由鼓膜向前庭窗传递声波的振动。中耳通过膜覆盖的蜗窗和前庭窗连接到内耳。另外有 2 个无被膜覆盖的开口提供了中耳空气流动的通道。一个通往乳突窦和乳突小房；另一个为咽鼓管，通往咽。

咽鼓管可调节鼓室内的气压，维持鼓膜内外侧气压平衡。儿童咽鼓管较短，细菌可以更容易地沿咽鼓管侵入鼓室。儿童和成年人之间的这种差异是造成儿童更易发生耳痛和耳朵感染。

内耳内有感觉器官，用于听觉和平衡觉。它由一系列结构复杂的管道系统组成，分为骨迷路和膜迷路。骨迷路是由骨密质构成的骨性管道，分为前庭、耳蜗、半规管 3 个部分。前庭和半规管主要参与平衡；耳蜗参与听觉。听觉感受器位于耳蜗内，被称为螺旋器（科蒂器）。在青壮年中，耳朵能感受到的声波频率范围为 20~20000 Hz。

在骨迷路内的膜性管道和囊，称为膜迷路，骨迷路内充满了内淋巴。膜迷路和骨迷路之间的空间充满了外淋巴。内淋巴和外淋巴与脑脊液相似。

思考

内耳疾病患者除了有痛感和听力受损外，还有什么其他症状？

总结

- 救护员必须学习人体解剖学，这样救护员才能根据身体部位对患者进行评估，同时也有助于救护员与医疗救护队其他成员进行良好沟通。
- 解剖学姿势是身体直立、手掌和足尖朝向前方的姿势。
- 方向术语常用作解剖学术语表示，如上和下、前和后、左和右。这些术语常用来表示患者，而不是检查者。人体的结构可用假想的平面，即解剖平面进行区域划分。
- 人体的附肢带区域包括四肢，中轴区域包括头部、颈部、胸部和腹部。
- 腹部通常分为 4 个象限：右上、右下、左上和左下。
- 人体有三大腔：胸腔、腹腔和盆腔。
- 胸腔包括气管、食管、胸腺、心、大血管、肺及包围它们的腔和膜。腹盆腔也由膜包裹，内含器官和血管。
- 细胞膜包围细胞质，是细胞的外壳。细胞器位于细胞质中，具有特定的功能，使细胞正常工作和运转。细胞核是由膜包被的大型细胞器，控制着细胞质中其他细胞器的活动。
- 除生殖细胞外，人体所有的细胞都通过有丝分裂增殖。
- 人体许多器官主要由 4 种组织构成：上皮组织、结缔组织、肌组织和神经组织。上皮组织覆盖于人体表面，形成组织结构。结缔组织由相互独立的细胞通过细胞间质连接而成，这种细胞间质也称为细胞外基质。肌组织具有收缩性，控制人体的运动。神经组织具有传导电信号的功能，电信号也称为动作电位。
- 系统是一群功能相关的器官组合。人体的 11 个主要系统是皮肤系统、骨骼系统、肌肉系统、神经系统、内分泌系统、血液循环系统、淋巴系统、呼吸系统、消化系统、泌尿系统和生殖系统。
- 皮肤系统由皮肤及毛发、指（趾）甲、腺体等附属结构组成，起到防止损伤、体液丢失、感染和调控体温的作用。
- 骨骼系统由骨及软骨、肌腱、韧带等相关结缔组织构成，具有支持和保护和运动功能。
- 肌肉系统的三大功能是运动、保持姿势和产生热量。

- 神经系统和内分泌系统是人体主要的调节系统。通过将神经冲动从一处传至另一处，神经系统快速传递信号。通过无导管腺体释放化学物质到血液中，内分泌系统缓慢地传递信号。
- 心和心血管系统负责全身的血液循环。血液具有许多重要的功能：运送营养物质和氧气至组织，将二氧化碳和代谢产物从组织运走；将内分泌腺分泌的激素送至目标组织；在调节体温和体液平衡中发挥重要作用；保护身体不受细菌和异物的侵害。
- 淋巴系统由淋巴、淋巴细胞、淋巴结、扁桃体、脾和胸腺构成。淋巴系统具有 3 个基本功能：维持组织中的液体平衡，吸收消化道中的脂肪等物质，在人体的免疫系统中发挥重要作用。
- 呼吸系统和心血管系统的器官将氧气送至细胞，将二氧化碳从细胞运送至特定部位，排出体外。呼吸道的起始部是鼻腔，向下延伸依次是鼻咽、口咽、喉咽和喉。声门裂以下是下呼吸道和肺，包括气管、支气管树、肺泡和肺。
- 消化系统为人体提供供水、电解质等营养物质。胃肠道是不规则形状的管道，相关的附属器官（主要是各种腺体）分泌液体进入消化管。
- 泌尿系统同其他人体系统协作，清除血液中的废物，维持恒定的体液总量和成分，进而维持内环境的稳定。泌尿系统由肾、输尿管、膀胱和尿道构成。
- 男性生殖系统的功能是生成精子，将精子授予女性。女性生殖系统的功能是生成卵母细胞、接受精子、受孕、妊娠和分娩。男性生殖系统由睾丸、附睾、输精管、尿道、精囊、前列腺、尿道球腺、阴囊和阴茎构成。女性生殖系统由内生殖器（卵巢、输卵管、子宫、阴道）、外生殖器和乳腺构成。
- 感觉器官是机体感受外界刺激的器官。人体有 4 种特殊感觉器官：嗅觉、味觉、视觉及听觉和平衡觉器官。

参考文献

［1］Ball JW, Dain JE, Flynn JA, Solomon BS, Stewart RW. *Seidel's Guide to Physical Examination*. 8th ed. St. Louis, MO: Elsevier; 2014.

［2］Patton KT, Thibodeau GA. *Anatomy and Physiology*. 9th ed. St. Louis, MO: Saunders/Elsevier; 2013.

［3］VanPutte C, Regan J, Russo AF, Seeley RR. *Seeley's Anatomy and Physiology*. 11th ed. New York, NY: McGraw-Hill; 2017.

［4］How does our sense of taste work? US National Library of Medicine PubMed Health website. https://www.ncbi.nlm.nih.gov/pubmedhealth/PMH0072592/. Accessed February 12, 2018.

推荐书目

An online examination of human anatomy and physiology. Get Body Smart website. https://www.getbodysmart.com/. Accessed December 28, 2017.

Gould B, Dyer R. *Pathophysiology for the Health Professions*. 5th ed. St. Louis, MO: Elsevier/Saunders; 2014.

InnerBody website. http://www.innerbody.com. Accessed December 28, 2017.

McCance K, Huether S. *Pathophysiology*: *The Biologic Basis for Disease in Adults and Children*. 7th ed. St. Louis, MO: Mosby; 2015.

SEER training modules: cancer registration and surveillance modules. US Department of Health and Human Services, National Institutes of Health, National Cancer Institute website. https://training.seer.cancer.gov/modules_reg_surv.html. Accessed December 28, 2017.

Web anatomy. University of Minnesota website. http://msjensen .cbs.umn.edu/webanatomy/. December 28, 2017.

（高永艳，郭静，李胜男，杨帅，郭雪芬，译）

第 11 章

病理生理学的基本原理

美国 EMS 教育标准技能

病理生理学

整合了所有人体系统的病理生理学知识。

学习目标

完成本章学习后，紧急救护员能够：

1. 描述细胞环境的一般特点，以及维持水电解质平衡的机制；
2. 概述水电解质平衡的病理生理学改变，以及它们对人体功能的影响；
3. 描述如何治疗液体平衡失调和电解质紊乱患者；
4. 描述人体维持酸碱平衡的机制；
5. 概述酸碱平衡的病理生理学改变；
6. 描述如何治疗酸碱平衡紊乱患者；
7. 描述细胞适应、损伤、瘤形成、老化或死亡时细胞和组织发生的变化；
8. 列举细胞损伤对局部和全身功能的影响；
9. 描述低灌注的原因、对人体造成的影响和代偿机制；
10. 描述炎症和免疫机制应对细胞损伤或抗原刺激的方法；
11. 解释免疫状态改变和炎症是如何对人体功能产生不利影响的；
12. 描述压力对人体应对疾病或创伤的影响；
13. 描述疾病发生的影响因素；
14. 描述遗传病和家族病对人体功能的影响。

重点术语

酸：在水能分离出氢离子的化合物。

酸碱平衡：人体内各种体液保持适宜的酸碱度的生理状态。

酸中毒：碱性物质原发性减少或酸性物质原发性增多的病理状态。

主动转运：一种需要能量和载体蛋白使分子逆浓度梯度穿膜的转运方式。

有氧的：与空气或氧气存在有关的。

后负荷：心肌收缩必须克服的阻力，也称为体循环血管阻力。

醛固酮：肾上腺皮质分泌的类固醇激素，可调节血液中的钠和钾平衡。

碱中毒：碱性物质原发性增多或酸性物质原发性减少的病理状态。

变应原：刺激人体产生 I 型超敏反应的物质，又称过敏原。

变态反应：机体对曾经接触过且已产生抗体的变应原的超敏反应。

α 肾上腺素受体：肾上腺素受体之一，能与去甲肾上腺素结合。该受体激动的效应是血管收缩。

铵离子：一价阳离子，用 NH_4^+ 表示。

无氧的：与无氧有关的。

过敏反应：接触抗原时发生的危及生命的超敏反应。

血管紧张素Ⅰ：在肾素作用下由血管紧张素原转变而来的，可转变为血管紧张素Ⅱ。

血管紧张素Ⅱ：一种强力血管收缩剂，可促进抗利尿激素的分泌。

血管紧张素转换酶：人体肾素-血管紧张素系统的一种关键酶，通过将血管紧张素Ⅰ转化为血管紧张素Ⅱ，可维持体液平衡，促进动脉血管收缩。

阴离子：带负电荷的离子。

抗体：人体分泌的能与相应抗原（表位）特异性结合的具有免疫功能的球蛋白。

抗原：能刺激机体免疫系统产生特异性免疫应答，并与相应的免疫应答产物（抗体）发生特异性结合的物质。

无尿：无法排尿、无法生成尿液或每日尿量少于 100 mL 的状态。

反射消失：无反射发生的神经系统病症。

动静脉吻合：连接微动脉和微静脉的血管通道，使血液不通过毛细血管即可从动脉流向静脉，也称为动静脉短路。

腹水：含有蛋白质和电解质的大量液体在腹腔内异常积聚。

动脉粥样硬化：一种常见心血管病，特点是脂类物质在大中型动脉血管内膜形成黄色的块状。

心房钠尿肽：血压升高时从心房释放的肽类激素，通过增加尿量降低血压，进而减少血流量。

萎缩：器官、组织或细胞体积变小的过程。

自身免疫：机体对自身组织或细胞（自身抗原）抗原产生免疫应答的现象。

自溶：细胞或组织被自身所含有的酶消化的现象。

B 淋巴细胞：负责协调抗体介导的免疫。

菌血症：细菌侵入血液，但无明显临床症状。

碱基：可与酸结合形成盐的化合物。

β 肾上腺素受体：肾上腺素受体之一。该受体激动的效应为心脏兴奋、骨骼肌血管和冠状动脉血管扩张、支气管扩张。

碳酸氢盐：碳酸氢根离子与金属阳离子结合生成的化合物，是机体内二氧化碳最主要储存和运输形式。

二价阳离子：含有两个正电荷的离子。

肉毒中毒：摄入了含有肉毒梭菌产生的外毒素的食物而引起的急性中毒，可致命。

毛细血管：连接微动脉和微静脉的交织成网状的微细血管。

衣壳：包被在病毒核酸外的蛋白质外壳。

碳酸：二氧化碳溶于水形成的溶液。

碳酸酐酶：可催化二氧化碳与水结合形成碳酸的酶。

心输出量：一侧心室每分钟射入动脉的血液量。

载体介导转运：物质借助某种载体逆浓度梯度跨膜运动。

载体分子：在一侧与细胞膜外侧溶质结合的蛋白质，可将溶质转运至另一侧。

泻药：加速排便的药物。

阳离子：带正电荷的离子。

中枢神经系统缺血反应：氧气含量过低、二氧化碳含量过高、延髓 pH 值过低时，血管收缩导致的血压上升。

趋化因子：参与炎症反应的一种小的分泌蛋白，具有吸引白细胞移行到感染部位的作用。

补体系统：细菌表面的蛋白质群，可直接消灭细菌或帮助中性粒细胞（血液中的）和巨噬细胞（组织中的）吞噬消灭细菌。

浓度梯度：浓度差在空间上均匀递减。

先天性：出生即有、不需要后天因素作用的生物性状。

皮质醇：人体内天然生成的类固醇激素。

细胞色素：肝脏中的一种蛋白质，在药物解毒过程中发挥重要作用。

脱水：体液总量明显减少，病因可能是持续发热、腹泻、呕吐、酸中毒等。

糖尿病：糖类、脂肪和蛋白质代谢紊乱并长期高血糖为表现的代谢性疾病，主要原因是胰岛素分泌和作用缺陷。

自由扩散：溶液中的溶质从高浓度区域流至低浓度区域，促使溶质在液体中均匀分布。

异型增生：增生的上皮细胞含有异型性细胞，并有组织结构改变。

节律障碍：节律偏离正常。

水肿：过多的液体积聚在组织间隙，致使组织肿胀。

内毒素： 某些细菌细胞壁包含的毒素，尤其存在于革兰氏阴性菌。

外毒素： 由细菌分泌的能产生毒性效应的蛋白质。

细胞外液： 机体细胞外的液体，包括血浆和组织间液。

易化扩散： 借助载体，物质顺浓度差通过细胞膜的过程。

糖酵解： 葡萄糖在一系列特异酶的催化下，降解为丙酮酸或乳酸的过程，降解过程不需要氧气。

血液透析： 利用人工半透膜将废物从血液中清除的过程，用于治疗急性或慢性肾衰竭。

血红蛋白： 血液中红色含铁的蛋白质，负责输送氧气。

氢离子： 氢原子失去一个电子形成的阳离子。

高钙血症： 血清钙浓度高于正常值上限的病理生理状态。

高钾血症： 血清钾浓度高于正常值上限的病理生理状态。

高镁血症： 血清镁浓度高于正常值上限的病理生理状态。

高钠血症： 血清钠浓度高于正常值上限的病理生理状态。

高渗性脱水： 失水多于失钠的脱水类型。

增生： 细胞数量增加，并伴有组织或器官体积增大的过程。

超敏反应： 机体对特定抗原持续刺激或同一抗原再次刺激而发生的病理性免疫反应。

高渗溶液： 比血浆渗透压高的溶液。

肥大： 由细胞体积增大而导致的器官体积增大。

低钙血症： 血清钙离子浓度低于正常值下限的病理生理状态。

低钾血症： 血清钾离子浓度低于正常值下限的病理生理状态。

低镁血症： 血清镁离子浓度低于正常值下限的病理生理状态。

低钠血症： 血清钠离子浓度低于正常值下限的病理生理状态。

低磷血症： 血清磷浓度低于正常值下限的病理生理状态。

低渗性脱水： 失钠多于失水的脱水类型。

低灌注： 血流灌注量减少，导致正常组织和细胞功能所需的氧气和营养物质供给不足，可能引起休克。

低渗溶液： 渗透压低于血浆的溶液。

低氧血症： 血液中氧含量下降的现象。

免疫应答： 机体抗原刺激的应答过程。

梗死： 血管阻塞导致组织因缺氧死亡。

炎症反应： 机体对创伤或抗原的防御反应，包括肿痛、瘙痒、潮红、发热和功能障碍。

组织间液： 人体血管外、细胞之间的体液。

细胞内液： 人体细胞内的体液。

缺血： 维持组织器官正常代谢所需的血液供应不足。

同种免疫： 由同种抗原引起的免疫。

等渗： 渗透压与细胞外液渗透压相等的状态。

等渗性脱水： 失水同时伴有失钠，且二者丢失的比例大体相同。

酮体： 肝脏内脂肪酸分解生成乙酰乙酸、β−羟丁酸及丙酮三种中间代谢产物的统称。

三羧酸循环： 一个由一系列酶促反应构成的循环反应系统，在该反应过程中，首先由乙酰辅酶与草酰乙酸缩合生成含有 3 个羧基的柠檬酸，再经过若干反应，最终重新生成草酰乙酸。

乳酸： 乳酸盐。

乳酸酸中毒： 动脉血乳酸浓度明显升高，并伴有代谢性酸中毒的一种病理生理状态。

白细胞增多： 血液中白细胞数量异常升高的现象。

乏力： 自觉疲惫、肌肉无力的感觉。

肥大细胞： 结缔组织中通过释放其分泌颗粒内含物质，导致超敏反应的细胞。

载体介导转运机制： 转运分子将大的水溶性分子或带电荷分子从细胞膜的一侧运向另一侧的机制。

膜通透性： 生物膜允许特定的溶质进出细胞的能力。

化生： 一种分化成熟的细胞被另一种成熟分化细胞代替的现象，是机体的一种适应性表现。后一种细胞不是常规类型。

后微动脉： 小的外周血管，管壁散布着成群的平滑肌纤维，位于小动脉和真毛细血管之间。

多器官功能障碍综合征：重病或创伤后同时或连续出现 2 个或 2 个以上系统或器官功能不全，不能维持内环境稳定。

坏死：细胞或组织由于疾病或创伤死亡的现象。

负反馈机制：在内外环境变化时，使系统回到稳定状态的机制。

瘤形成：细胞的异常生长，可以是良性的，也可以是恶性的。

非电解质：在水溶液中不发生电离反应的物质。

少尿：成年人每日尿量少于 400 mL 的状态。

渗量：表示溶液渗透压的单位。

渗透作用：溶剂通过渗透膜从低浓度溶液扩散到高浓度溶液中。

水中毒：机体摄入水过量，以致水在体内潴留，导致细胞水肿。

感觉异常：无外界刺激的情况，自觉身体某部位有不舒适或难以忍受的异样感觉，如麻木感、刺痛感等。

分压：单一气体施加的压力。

病理生理：人体功能异常和疾病。

pH 值：氢离子浓度的负对数值。

吞噬作用：吞噬细胞摄取固体物质（如其他细胞、细菌、坏死组织和异物）的过程。

凹陷性水肿：组织间液积聚过多，按压时出现凹陷的水肿形式。

多尿：成年人每日尿量大于 2.5 L 的状态。

毛细血管后括约肌：毛细血管静脉端的平滑肌，可调节通过毛细血管的血流。

毛细血管前括约肌：毛细血管动脉端的平滑肌，可调节通过毛细血管的血流。

前负荷：舒张末期心室承受的容量负荷。

肾素：肾小球旁细胞合成、储存、分泌的一种蛋白水解酶，使血管紧张素原转变成血管紧张素 I，进而影响血压。

肾素-血管紧张素-醛固酮系统：肾素、血管紧张素、醛固酮系统相互关联构成的调节系统，可调节血压、水和电解质平衡。

呼吸性酸中毒：动脉血二氧化碳分压升高、碳酸浓度上升、pH 值下降等一系列病理生理改变。

呼吸性碱中毒：动脉血二氧化碳分压降低、碳酸浓度降低、pH 值升高等一系列病理生理改变。

Rh 因子：存在于人体红细胞内的抗原物质，不含 Rh 因子为 Rh 阴性。

半透膜：某些溶剂和溶质可以通过而有些溶剂和溶质无法通过的膜。

休克：有效循环血量急剧减少及组织血液灌注不足，导致重要器官功能障碍和细胞损害的病理过程，也称为低灌注。

溶质：溶解于溶液中的物质。

斯塔灵假说：英国生理学家斯塔灵提出的水通过毛细血管壁出入机制的假说。

每搏输出量：一次心搏中由一侧心室射出的血液量。

T 淋巴细胞：主要负责细胞免疫调节的淋巴细胞。

手足搐搦：以手足肌肉痉挛、颤搐收缩为表现的临床综合征。

体循环血管阻力：血液在血管中流动须克服的阻力，又称后负荷。

全压：在气体混合物中，所有气体所产生的压力的总和。

类毒素：由于变性或化学修饰而失去毒性的毒素，但仍然具有抗原活性。

毒性：病原体引起受体生物组织结构或功能损伤的能力。

第 10 章介绍了人体的解剖结构和功能，本章讨论病理生理学 —— 人体功能的病理变化。救护员需要理解疾病的生理学原理，这有助于救护员判断病情和提供适宜的救护干预。

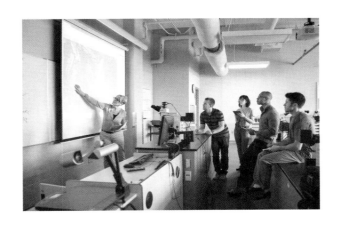

括细胞膜（将细胞彼此隔开，将细胞的内环境同外环境隔开）、细胞核（包裹化学物质和遗传物质）和酶（调节生物化学过程的蛋白质）。形态和功能相近的细胞和细胞间质一起构成具有一定形态和生理功能的组织。人体的基本组织有 4 种：

- 上皮组织；
- 结缔组织（包括血液组织）；
- 肌组织；
- 神经组织。

人体的细胞生活在一个主要由水组成的液体环境中。体液对于人体是必不可少的，因为它是所有代谢反应的载体。人体的健康状态取决于体液的总量和组成成分。细胞内液和细胞外液被细胞膜分隔（图 11-1）。

细胞内液和细胞外液

细胞内液存在于所有人体细胞内，占人体总体重的 40%。细胞外液是细胞外的液体，包括组织间液、血浆、淋巴液和脑脊液，占人体总体重的 20%。

注意

本章主要介绍概述病理生理学，并对疾病过程进行进一步讨论。

第 1 节　细胞生理学回顾

细胞是高级生命形式的结构和基本功能单元。所有的细胞都具备一些共同的重要结构和成分，包

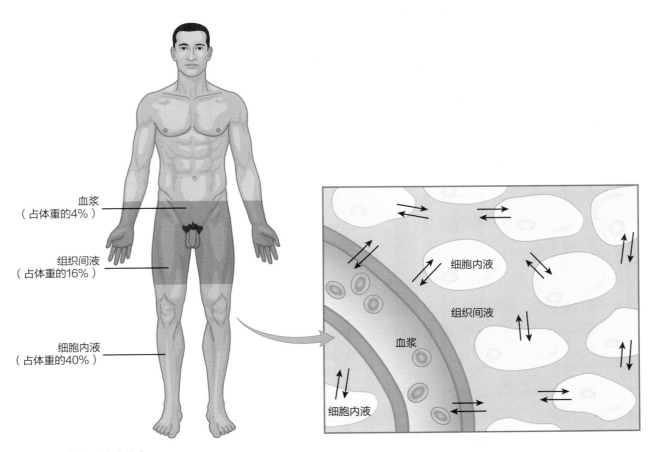

血浆
（占体重的4%）

组织间液
（占体重的16%）

细胞内液
（占体重的40%）

细胞内液

组织间液

血浆

细胞内液

图 11-1　人体的体液分布

年龄变化与体液占比

　　人体主要由水组成。事实上，水占成年人总体重的50%~60%。总体水的比例和总量因年龄而异。例如，新生儿总体水占体重的80%；而到了儿童时期，总体水下降到体重的60%~65%，并且随着年龄的增长而进一步下降（表11-1）。老年人总体水下降到体重的45%~55%，增加了脱水和电解质紊乱的风险（见第48章）。

表 11-1　总体水占体重的比例			
体格	成年男性（%）	成年女性（%）	婴儿（%）
正常	60	50	70
偏瘦	70	60	80
肥胖	50	42	60

细胞内液和细胞外液的流动

　　体液不断在细胞内外流动。为了保持体液和内环境稳定，人体通过渗透作用、扩散作用和转运进行调节。

渗透作用

　　人体要维持正常的功能，分子必须能够在细胞内或细胞间移动。细胞膜将体液分成细胞内液和细胞外液，水能自由地通过细胞膜。细胞膜还能根据溶质的大小、形状、电荷和化学性质调节溶质的流动，这些膜被称为半透膜。半透膜上的通道允许溶质通过。对某些溶质而言，通道始终开放，但有时根据细胞的组成成分，通道也会关闭。因为细胞膜有调节溶质流动的作用，细胞得以维持稳态（内环境的稳定状态）。

　　渗透作用是水分子从低浓度溶液穿过半透膜扩散至高浓度溶液中（图11-2）。渗透作用可以阻止盐等物质在2种不同浓度溶液之间移动。阻止液体穿过半透膜的压力称为渗透压，渗透压在维持细胞内液和外液平衡中必不可少。渗透压取决于2个因素：细胞膜两侧微粒的数量和分量；这些微粒的膜通透性。

　　当一个活细胞被置于溶质浓度高于细胞内溶质浓度的溶液中，这一溶液被称为高渗溶液。在这种

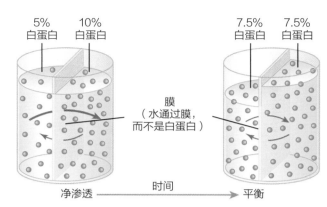

图11-2　渗透作用是溶剂分子通过半透膜的运动。水可以通过图中的膜，但白蛋白不能通过。由于5%白蛋白中的水分子相较于10%白蛋白中的更多，因此从浓度低的溶液中进入浓度高的溶液中的水分子多于相反的方向，如左图的大箭头所示。换言之，渗透是朝着浓度更高的方向。跨膜渗透一直持续至两侧溶液的浓度达到平衡

注意

　　气体的渗透压由溶解气体（如氧气、氮气、二氧化碳）和水的分压产生。在混合气体中，所有气体产生的混合压称为全压，单一气体产生的压力称为分压。我们通常把字母"P"放在气体名称前表示混合气体中某一个气体产生的分压（如氧气的分压为PO_2，二氧化碳的分压为PCO_2）（见第15章）。

情况下时，渗透压使水向细胞外流动，引起细胞脱水、萎缩，甚至死亡。

注意

　　电解质能够离解成带电荷的成分，即正离子和负离子。带正电荷的离子称为阳离子，带负电荷的称为阴离子。钠离子是细胞外液中最多的阳离子，维持细胞外液的渗透平衡。钾离子是细胞内液中最多的阳离子，维持细胞内液的渗透平衡。人体内也有非电解质，如糖类和尿素。

　　当活细胞被置于溶质浓度小于细胞内溶质浓度的溶液中，这一溶液被称为低渗溶液。渗透压使水从溶液中进入细胞，导致细胞膨胀，甚至有可能破裂（溶解）。

　　当细胞被置于溶质浓度与细胞内溶质浓度相同的溶液中，这一溶液被称为等渗溶液。在等渗溶液中，水分子不会流动（图11-3和框11-1）。

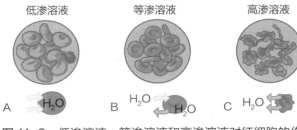

低渗溶液　　　等渗溶液　　　高渗溶液

A　H_2O　　B　H_2O　H_2O　　C　H_2O

图 11-3 低渗溶液、等渗溶液和高渗溶液对红细胞的作用。A. 低渗溶液，离子浓度低，引起细胞膨胀溶解；B. 等渗溶液，离子浓度相当，细胞形状不变；C. 高渗溶液，离子浓度高，引起细胞收缩

扩散作用

扩散是溶液中所有原子、分子或离子持续不断运动的结果，是分子或离子从高浓度流向低浓度的过程（图 11-4）。高浓度的区域比低浓度的区域有更多的溶质颗粒，溶质颗粒从高浓度区域移动到低浓度区域直到达到平衡状态。

溶质的浓度在溶液中的某一处可能高于另一处，这意味着存在浓度梯度。溶质会顺着浓度梯度扩散，直到达到平衡。某些营养物质和某些废物通

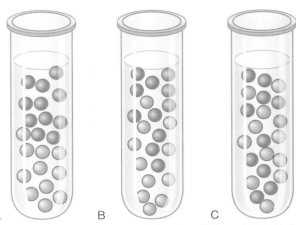

A　　　　B　　　　C

图 11-4 扩散作用　A. 溶液（红色，代表一种类型的分子）在另一种溶液（蓝色，代表第二种类型的分子）上层。浓度梯度的存在有利于红色分子进入蓝色溶液，因为蓝色溶液没有红色分子。同样，浓度梯度的存在也有利于蓝色分子进入红色溶液，因为红色溶液没有蓝色分子。B. 红色分子顺浓度梯度进入蓝色溶液，蓝色分子顺浓度梯度进入红色溶液。C. 红色和蓝色分子均匀分布在整个溶液中。即使红色和蓝色分子继续移动，平衡仍然存在。这意味着没有净移动发生，因为不存在浓度梯度

框 11-1　液体疗法

静脉治疗是基于高渗、低渗和等渗溶液的性质。

低渗溶液

低渗溶液的溶质浓度低于正常细胞。当低渗溶液注入正常水合的患者体内时，溶液中的水渗入细胞。含有葡萄糖的低渗溶液可为患者提供能量。含钠溶液可补充盐和水。它们被用来给患者补充水分，防止脱水。2.5% 的葡萄糖溶液和 0.45% 的氯化钠溶液均为低渗溶液。虽然 5% 的葡萄糖溶液是等渗溶液，但它又可用作低渗溶液。这是因为溶质（葡萄糖）很快被代谢成二氧化碳和水。

等渗溶液

等渗溶液的溶质浓度与大多数正常细胞相同。当等渗溶液注入正常水合的患者时，水既不会从细胞中渗出，也不会进入细胞。相反，水停留在血管内。临床中通常给予等渗溶液来补充细胞外液。因为细胞外液可能因为失血或严重呕吐而耗尽。对于氯离子损失等于或超过钠离子损失的患者，可以应用等渗溶液。0.9% 的氯化钠溶液和乳酸盐林格液均为等渗溶液。

高渗溶液

高渗溶液的溶质浓度高于正常细胞内液溶质浓度。当高渗溶液注入正常水合的患者时，它会从细胞中吸取水进入血管。甘露醇、碳酸氢钠和 50% 的葡萄糖均为高渗溶液。这些溶液可用于治疗脑水肿（甘露醇）、代谢性酸中毒（碳酸氢盐）和严重低血糖（50% 的葡萄糖）。以往研究表明，一些高渗溶液［如右旋糖酐和氯化钠（浓度分别为 3% 和 7.5%）］有助于创伤后恢复血容量。最新的证据表明，在一般创伤患者中使用高渗氯化钠溶液，无论是否使用右旋糖酐，都没有任何益处。

资料来源：Metheny NM. Fluid and Electrolyte Balance. 5th ed. Burlington, MA: Jones & Bartlett Learning; 2012; Udeani J. Hemorrhagic shock treatment and management. Medscape website. http://emedicine.medscape.com/article/432650-treatment. Updated May 27, 2015. Accessed February 1, 2018; and de Crescenzo CD, Gorouhi F, Salcedo ES, Galante JM. Prehospital hypertonic fluid resuscitation for trauma patients: a systematic review and meta-analysis. *J Trauma Acute Care Surg*. 2017;82(5):956-962.

过扩散进出细胞。维持细胞内某些物质的浓度的关键是扩散作用。

思考

将葡萄干在一杯水中放置 1 个小时会发生什么变化呢？为什么会发生这种变化呢？对于葡萄干的内部而言，水是低渗溶液、高渗溶液还是等渗溶液？存在浓度梯度吗？

载体介导转运机制

一些重要的分子（如葡萄糖）无法通过扩散作用进入细胞，并且某些产物（如某些蛋白质）也无法通过扩散作用进入细胞。载体介导转运机制在运输水溶性大分子或带电荷分子中发挥着重要作用。载体介导的转运利用了载体分子。例如，膜转运蛋白在膜的一面结合溶质分子，发生形状改变，通过细胞膜后，在另一面释放溶质分子（图 11-5）。

载体介导转运可分为 2 种：主动转运和易化扩散。主动转运可逆浓度梯度运输物质，将物质从低浓度区域运送至高浓度区域。在这一过程中，细胞需要消耗能量。主动转运的速度快于扩散。

易化扩散是借助载体将物质从高浓度区域转运至低浓度区域，转运的方向和浓度梯度一致。和主动转运一样，易化扩散的速度快于单纯扩散。但和主动转运不一样的是，易化扩散不需要消耗能量。易化扩散的动力来自浓度梯度。

细胞质和组织间液的流动

由于压力变化，血液和细胞间液之间会进行液体交换。这些变化发生在毛细血管的动脉端和静脉端。人体有大约 100 亿条毛细血管。人体内功能细胞与毛细血管的距离不超过 20~30 μm。

毛细血管网的解剖学

毛细血管是一个内皮细胞构成的薄壁管。毛细血管没有结缔组织或平滑肌，结缔组织和平滑肌会影响水和溶质的转运。血液从小动脉进入毛细血管网，再通过毛细血管网进入小静脉。离小动脉最近的毛细血管的末端是小动脉毛细血管。离小静脉最近的毛细血管末端是小静脉毛细血管。营养物质和新陈代谢最终产物在毛细血管中进行交换。

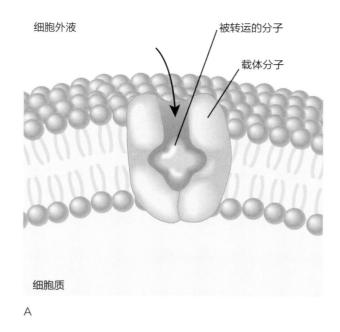

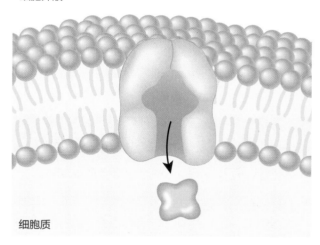

图 11-5 载体分子介导的易化扩散。A. 载体分子在细胞膜的一边与分子结合；B. 分子在细胞膜的另一边被释放

小动脉直接通向毛细血管。在某些组织，小动脉连接后微动脉，后微动脉连接毛细血管。大多数组织有 2 种不同的毛细血管：真毛细血管和通血毛细血管。血液可能从后微动脉流至连接小动脉和小静脉的通血毛细血管，绕过真正的毛细血管。血液持续流过通血毛细血管。体液从通血毛细血管再次进入真毛细血管。

某些组织的毛细血管有小的环形平滑肌。这些平滑肌环绕在毛细血管的近端和远端，称为毛细血管括约肌，动脉端的括约肌为毛细血管前括约肌，静脉端的括约肌为毛细血管后括约肌。毛细血管括约肌通过开合毛细血管的入口和出口来控制毛细血管的血流。真毛细血管内血流不均匀。它取决于小动脉的收缩状态和毛细血管前括约肌、后括约肌（如果存在）。

有些毛细血管是血液和组织之间气体和物质交换的场所，通过这些毛细血管的血液称为营养性血流。绕过毛细血管从动脉进入静脉的血液称为非营养性血流。足底、手掌、末节指骨和甲床天然存在动静脉吻合（动静脉短路），这些动静脉吻合对于体温调节十分重要。一些证据表明，毛细血管括约肌上游存在动静脉吻合[1]。

交感神经纤维支配除了毛细血管、毛细血管括约肌和大多数后微动脉之外的所有血管。血管的交感神经支配血管收缩纤维和血管舒张纤维。血管收缩纤维在调节血流中最重要。在健康人体的正常血液循环过程中，当动脉血压足够时，小动脉是开放的（虽然有一些血管舒缩音），动静脉吻合关闭，大约20%的毛细血管在任何时候都是开放的（图11-6）。

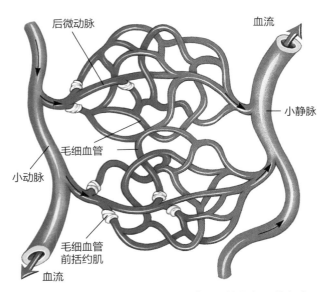

图11-6 微循环。毛细血管括约肌（环形结构）调节小动脉到毛细血管的血液流动（箭头代表血流的方向）

毛细血管壁扩散。组织细胞并不直接和血液进行物质交换，组织间液在其中扮演着"中间人"的角色。营养物质必须先通过毛细血管壁，扩散进入组织间液，然后才进入细胞。二氧化碳和乳酸等新陈代谢最终产物必须先通过细胞膜，进入组织间液，才能扩散至细胞质。

在毛细血管的小动脉端，使体液流出毛细血管的力量比吸收体液进入毛细血管的力量更大。在毛细血管的小静脉端，情况刚好相反，因此从静脉端进入毛细血管的体液更多。流体静力压和渗透压是体液流动的动力，流体静力压（由心搏产生）使水离开毛细血管的动脉端。渗透压的来源是蛋白质（主要是白蛋白），它们太大，难以通过毛细血管壁，这种压力称为胶体渗透压。

在毛细血管的静脉端，流体静力压较低。毛细血管中的蛋白质浓度轻微上升，这是因为液体流出小动脉端，引起血浆蛋白浓度升高，胶体渗透压增高。几乎所有通过小动脉端离开毛细血管的体液通过静脉端重新进入毛细血管，剩余的体液进入毛细淋巴管，最终进入体循环。体液跨毛细血管壁的流动称为净过滤，斯塔灵假说提出了计算方法[2]：

$$净过滤 = 促过滤力 - 抑过滤力$$

促过滤力包括毛细血管流体静力压和细胞间胶体渗透压，抑过滤力包括血浆渗透压和细胞间流体静力压。

毛细血管前括约肌的舒缩可使体液通过毛细血管壁。括约肌扩张时，毛细血管中的压力升高，使体液进入组织间液。当毛细血管前括约肌收缩时，毛细血管中的压力下降，体液进入毛细血管（图11-7）。

毛细血管和膜通透性。体液穿过毛细血管壁的一个关键因素是毛细血管膜的完整性。膜通透性的改变可能使血浆蛋白渗出到细胞间隙中。由此产生的间隙渗透压的增加改变了斯塔灵假设所定义的关系，导致水渗透进入细胞间隙，导致组织水肿。

水运动的变化

水肿是体液在细胞间隙积聚的结果。任何出现体液净流出毛细血管进入细胞间隙的疾病均可能引起水肿。出现水肿并不一定意味着体液过量。

水肿的病理生理

体液在细胞间隙正常流动与下面4个因素有关：
1. 过滤血液中的体液的毛细血管流体静力压；
2. 血浆蛋白施加的胶体渗透压，将细胞间隙的体液吸入血管；
3. 毛细血管的通透性，决定了体液通过毛细血管壁的难易程度；

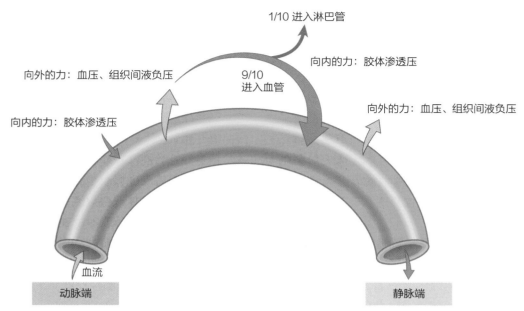

1/10 进入淋巴管

向外的力：血压、组织间液负压

向内的力：胶体渗透压

9/10 进入血管

向内的力：胶体渗透压

向外的力：血压、组织间液负压

血流

动脉端

静脉端

图 11-7 小动脉端和静脉端毛细血管内外的总压差。在小动脉端，力的总和使体液从毛细血管进入组织；在静脉端，力的总和吸引体液进入毛细血管。有 9/10 的体液从小动脉端离开毛细血管，在静脉端重新进入，而剩余 1/10 进入毛细淋巴管

4. 淋巴管通道畅通，可以收集一些被血液静力压挤出毛细血管的体液，并将体液送回血液循环系统。

当这 4 个因素中的任何一个发生变化，水运动都会发生变化。导致水肿机制：流体静力压增加，血浆胶体渗透压降低，毛细血管通透性增加，淋巴管阻塞。

毛细血管流体静力压升高。 静脉阻塞、水钠潴留可引起流体静力压升高。静脉阻塞时，毛细血管的流体静力压过高，导致体液进入细胞间隙。引起静脉阻塞和水肿的原因有血栓性静脉炎、慢性静脉疾病（肝静脉或胆管阻塞）、四肢衣物过紧和长时间站立等。

水钠潴留可引起循环体液量增加（体液过量）和水肿。充血性心力衰竭和肾衰竭均与水钠潴留有关。

血浆胶体渗透压下降。 血浆白蛋白浓度下降导致血浆胶体渗透压下降，体液进入细胞间隙。这种情况通常是由肝脏疾病或蛋白质缺乏型营养不良引起的。

毛细血管通透性升高。 毛细血管通透性升高引起体液过量并进入细胞间隙。这种情况一般与变态反应有关，与创伤引起的炎症和免疫反应也有关系。例如，烧伤或挤压伤等创伤均会引起毛细血管通透性升高，毛细血管流体渗透压下降，而体液渗透压升高，引起水肿。

淋巴管阻塞 当淋巴管因感染而被阻塞或被手术切除时，蛋白质和体液在细胞间隙积聚，影响体液返回细胞间隙和进入体循环的正常通路，引起淋巴管周围水肿。引起淋巴管阻塞的原因有恶性肿瘤、寄生虫感染和淋巴切除术。

水肿的临床表现

水肿可发生在局部，也可发生在全身。局部水肿一般局限于创伤部位或某一器官。例如，创伤部位可能是扭伤的脚踝，水肿的器官可能是脑或肺。脑、肺或喉等器官水肿可能危及生命。

全身水肿波及的范围更广，但在人体相对独立的部位最为明显。长时间站立或坐姿之后，一般首先在腿部或脚踝发现水肿，长时间卧床也会引起骶骨和臀部水肿。全身水肿一般会引起体重增加、肿胀，一般与潜在疾病有关。在工业国家，引起全身水肿的疾病包括心脏病、肾脏疾病和肝脏疾病。在发展中国家，最常见原因是营养不良和寄生虫病[3]。用手指按压水肿组织（如脚踝或胫骨）时，体液被推至一边，被按压部位的凹陷要很久才能恢复，称为凹陷性水肿（框 11-2）。体液在腹膜腔积聚称为腹水。

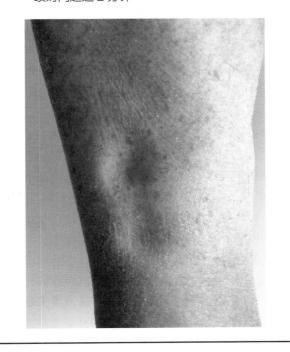

框 11-2　凹陷性水肿

+1　皮肤轻微凹陷，没有明显变形，凹陷迅速消失
+2　皮肤没有明显变形，凹陷在 10~15 秒内消失
+3　皮肤出现明显变形，按压产生的凹陷持续时间超过 1 分钟
+4　皮肤出现明显变形，按压产生的凹陷较深，持续时间超过 2 分钟

思考

脚踝扭伤水胀时应采取休息、冰敷、压迫和抬高等方法。为什么这些方法能减少组织水肿？

水平衡、钠和氯

钠离子浓度变化导致渗透梯度，水顺着渗透梯度流动，因此钠平衡和水平衡密切相关。

水平衡

水平衡由抗利尿激素调节。抗利尿激素和口渴感有助于调节水平衡。抗利尿激素的释放归因于血浆渗透压升高。此外，循环血容量下降、静动脉压降低也会引起抗利尿激素释放。血浆胶体渗透压升高刺激下丘脑神经元（渗透压感受器），进而引起口渴感；同时促进脑垂体后叶释放抗利尿激素。

抗利尿激素释放后，水从肾小管和集合管中被吸收重新进入血浆，引起尿液量降低。此外，随着水被吸收，血浆胶体渗透压下降至正常。容量感受器和压力感受器（存在于心和大血管中）在体液过度流失时（如呕吐、腹泻或多汗）也能促进抗利尿激素释放。

注意

容量感受器和压力感受器是对体液量和压力敏感的神经末梢。容量感受器位于左心房、右心房和胸部血管。压力感受器位于主动脉、肺动脉和颈动脉窦。

钠平衡和氯平衡

钠离子是细胞外液主要的阳离子。氯离子是细胞外液主要的阴离子。二者结合呈电中性。氯离子浓度的变化与钠离子浓度变化成正比。钠离子同氯离子和碳酸氢盐共同调节渗透压，维持水平衡。

钠平衡是由醛固酮（肾上腺皮质分泌的一种激素）调节的。醛固酮的分泌由钠水平下降引起。钾水平上升也会引起醛固酮分泌。醛固酮促进肾远端小管重吸收钠和分泌钾。

肾素由肾分泌。当循环血容量下降或水钠平衡被破坏时，肾分泌肾素。血管紧张素 I 在肾素作用下形成，随后在血管紧张素转化酶的作用下变成血管紧张素 II。血管紧张素 II 是一种有效的血管收缩剂，促进抗利尿激素的分泌，导致钠和水被重新吸收，引起全身血压上升。这种调节水钠平衡的机制称为肾素 - 血管紧张素 - 醛固酮系统（图 11-8）。

心房钠尿肽也可以促进肾脏排钠、排水。心房钠尿肽是心房细胞分泌的激素，通过促进肾清除钠离子，调节水钠平衡。

钠、氯和水平衡的变化

在健康人体内，稳态平衡机制长期维持着水摄入与排出的平衡。人体主要通过 2 个途径摄入水：饮水和食用含水食物；新陈代谢中食物中的氢氧化后形成水。人体通过肾排尿、通过大肠排便、通过皮肤排汗、通过呼吸排气、通过眼泪和唾液排水。人体水平衡可出现 2 种变化：如果失水量超过摄入水量，则水不足，称为脱水；如果摄入水量超过失水量，则水过量，称为水中毒。

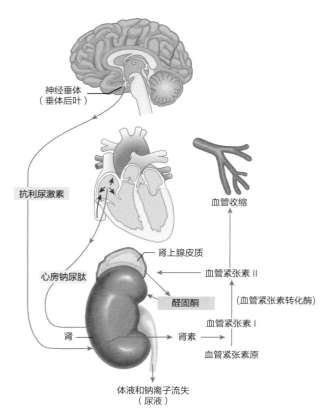

图 11-8 影响血浆容量的 3 个机制。抗利尿激素和肾素-血管紧张素-醛固醇系统有助于储水和增加血浆容量；心房利钠肽的作用正好相反，促进排水，使血浆容量下降

脱水

脱水分为 3 种情况：等渗性脱水是失钠和失水的比例大体相同，高渗性脱水是失水多于失钠，低渗性脱水是失钠多于失水。

思考

认真分析脱水的原因，回顾您所掌握的解剖学和生理学知识。您认为哪些年龄段的人群脱水的概率最高？为什么？

等渗性脱水。等渗性脱水的原因包括：
- 水和电解质流失：
  - 呕吐或腹泻；
  - 过量使用泻药；
  - 存在瘘管；
  - 胃肠道吸收；
  - 多尿；
  - 发热；

- 多汗；
- 液体向第三间隙流动[4]。
- 液体摄入量减少：
  - 食欲减退；
  - 恶心；
  - 无法摄入水分；
  - 抑郁。

等渗性脱水的体征和症状包括：
- 皮肤和黏膜干燥；
- 舌干裂；
- 少尿（成年人每日尿量 < 400 mL）；
- 无尿（成年人每日尿量 < 100 mL）；
- 体重急剧下降（流失于第三间隙除外）；
- 直立性低血压（患者站立时收缩压下降 >20 mm Hg）；
- 脉搏加快；
- 毛细血管充盈延迟；
- 血尿素氮升高；
- 意识水平下降（晚期）；
- 婴儿囟门凹陷。

治疗等渗性脱水时，如果患者有休克的体征，需要静脉注射等渗溶液（溶液的溶质浓度等于血液内溶质的浓度，通常使用 0.9% 的氯化钠溶液或乳酸盐林格液）[4]；如果没有休克的体征，可以让患者饮水或口服液体补液。

注意

当损伤、炎症或缺血导致毛细血管通透性的变化时，就会出现第三个间隙。髋部骨折、大手术、烧伤、肠梗阻、腹部器官炎症、脓毒症、胰腺炎或腹水等会导致大量的液体从血管转移到液体不能发挥正常身体功能的部位，如体腔、肠道或发炎组织。这种转移不会降低体液内液体总量。但问题是渗漏的液体是不起作用的。

高渗性脱水。高渗性脱水的原因包括：
- 过量使用或误用利尿药；
- 在无水分消耗的情况下继续摄入钠；
- 失水多于失钠；
- 严重水泻。

高渗性脱水的体征和症状包括：
- 黏膜干燥；
- 面部皮肤干红；

- 剧渴；
- 少尿或无尿；
- 体温升高；
- 精神状态改变。

治疗高渗性脱水通常采用液体疗法。治疗一般从等渗液体开始，因为患者常常缺钠和缺水，水供应更是缺少（患者的等渗液体相对低渗）。高钠血症脱水的补液应缓慢进行（常 2 天以上），以避免脑水肿[5]。

低渗性脱水。引起低渗性脱水的原因包括：

- 利尿药的使用；
- 多汗（与热有关的疾病）；
- 失盐性肾病；
- 摄水量增加（如过度使用水灌肠）。

低渗性脱水的体征和症状可能包括：

- 腹部或肌肉痉挛；
- 惊厥；
- 脉搏加快；
- 多汗；
- 发绀。

低钠血症脱水的治疗方法是静脉补液（如 0.9% 的氯化钠溶液或乳酸盐林格液）。有时也会给予高渗溶液（如低钠血症引起癫痫发作时）。

证据显示

脱水

美国伊利诺伊州消防协会的研究人员在 3 小时的消防训练前后检测了消防员的水合状况。他们研究了唾液检测在评估消防员水合状况方面的作用。他们比较了 35 名消防员的体重与尿液颜色、比重、渗透压和唾液渗透压的变化。他们发现，受试者平均失去了（1.1 ± 0.8）kg（1.4%）的体重。在体重下降超过 2% 的 9 人中，有 7 人在开始训练时就出现脱水；需要摄入 2200 mL 的液体来弥补消防队员在训练开始时流失的水分。便携式血清渗透压检测仪得到的结果与水合状态的相关性比尿液检测更强。研究人员得出结论，消防员应该在训练前补充水分。他们建议进一步研究检测方法，如唾液检测。

资料来源：Horn GP, DeBlois J, Shalmyeva I, Smith DL. Quantifying dehydration in the fire service using field methods and novel devices. *Prehosp Emerg Care*. 2012;16(3):347–355.

水中毒

过度水合作用会增加体内的水分，导致溶质浓度下降。水中毒的原因可能是由于静脉输液过多、心力衰竭、肾衰竭、库欣综合征或肝硬化。水中毒的体征和症状包括：

- 呼吸过速；
- 眼睑水肿；
- 腹水；
- 四肢水肿；
- 多尿（在一定时间内大量排尿）；
- 颈静脉怒张；
- 胸腔积液；
- 洪脉；
- 体重急剧增加；
- 肺水肿（如严重）。

水中毒的治疗方法，通常包括使用利尿药、限制水和钠的摄入。具体采用哪一种方法要看病因。在某些情况下，只能采用一种方法。当出现重度低钠血症与过度水合（血清钠水平低、惊厥或意识改变）有关时，可能需要给予高渗氯化钠溶液。

电解质紊乱

除了水平衡和钠平衡，电解质平衡也可能发生改变。电解质包括钾、钙和镁（表 11-2）。

表 11-2　细胞内液和细胞外液的电解质浓度	
主要的阳离子	**成年人正常范围**
细胞内液	
钾离子（K$^+$）	3.5~5.0 mEq/L
镁离子（Mg$^+$）	1.5~2.0 mEq/L
细胞外液	
钠离子（Na$^+$）	135~145 mEq/L
主要的阴离子	**成年人正常范围**
细胞内液	
磷酸离子（PO$_4^{3-}$）	50~60 u/L
细胞外液	
氯离子（Cl$^-$）	90~108 mEq/L
碳酸氢离子（HCO$_3^-$）	22~30 mEq/L

钾。钾离子是细胞内液中主要的阳离子。人体必须将钾离子水平控制在正常范围，因为正常的钾离子水平有助于维持神经冲动传导、心电功能、骨骼肌收缩及细胞内液酸碱平衡。钾离子流失是无法避免的，但一般为小剂量流失，可通过饮食补充。多余的钾离子一般由肾排出。钾离子平衡紊乱会影响神经肌肉的功能，导致心律不齐，甚至心源性猝死。

低钾血症是血清钾浓度低于正常值低限的病理生理状态。它可能是由摄入食物减少（罕见）、呕吐或腹泻、碱中毒、低镁血症或药物（大多数是利尿药）引起的，但类固醇、β 受体激动药、胰岛素和其他药物也有关系。在美国，低钾血症最常见的原因是使用利尿药。大约 80% 的服用利尿药的患者会出现低钾血症[6]。不服用地高辛的患者可耐受轻度低钾血症。中度至重度低钾血症的体征和症状包括：

- 乏力；
- 骨骼肌无力；
- 心律不齐；
- 反射降低；
- 脉弱；
- 横纹肌溶解综合征；
- 高血压；
- 食欲减退；
- 呕吐；
- 便秘；
- 剧渴（罕见）。

低钾血症的院内治疗方法包括静脉注射或口服钾剂。静脉注射应遵医嘱。

思考

有哪些常见疾病的症状与体液平衡失调和电解质紊乱类似？

高钾血症是血清钾浓度高于正常值上限的病理生理状态。这种情况可能是由急性或慢性肾衰竭、烧伤、挤压伤、严重感染、过度使用钾盐和钾离子从细胞进入细胞外液体的转移引起的（如酸中毒）。可能导致高钾血症的药物包括血管紧张素转化酶抑制药（如赖诺普利）、保钾利尿药（如螺内酯）、β 受体阻断药（如阿替诺尔）、非甾体抗炎药（如布洛芬）等。如果患者的拳头反复紧握和松开，或者

在抽血过程中长时间使用止血带，血清钾水平可能会出现虚高。高钾血症的体征和症状包括：

- 心传导障碍（T 波峰值、心动过缓、室性心律不齐）；
- 易激惹；
- 腹胀；
- 恶心；
- 腹泻；
- 少尿；
- 衰弱（早期症状）和瘫痪（严重高钾血症晚期症状）。

高钾血症的治疗方法包括将钾从细胞外液转移到细胞内液，保护心脏免受影响，或者将钾从体内清除。静脉注射葡萄糖和胰岛素可使钾向细胞内转移。雾化沙丁胺醇与胰岛素联用可通过刺激 β$_2$ 肾上腺素受体促进钾离子向细胞内移动。碳酸氢钠可通过降低细胞外环境的酸度，使钾离子重新进入细胞。钙可保护心脏免受钾离子浓度升高的潜在致命影响，当有心电活动改变或心律不齐时，应给予钙剂。这些措施可以延缓高钾血症的影响，但不会减少体内钾离子的含量。钾离子可以通过静脉输液或使用利尿药随尿液排出。严重高钾血症或肾衰竭患者可能需要进行血液透析。

钙。钙是一种二价阳离子（一种带有 2 个正电荷的离子）。人体它对多种功能非常重要，包括神经肌肉传递、心脏动作电位、细胞膜通透性、激素分泌、骨骼生长和骨化、肌肉收缩（包括平滑肌、心脏和骨骼肌）。平衡饮食可以摄入正常人体所需要的足够的钙。钙通过尿液、粪便和汗水排出。甲状旁腺激素可增加血清钙，而降钙素和骨三醇会减少血清钙的含量。

低钙血症是血清钙浓度异常降低的病理生理状态，可能是由内分泌功能障碍（主要是甲状旁腺功能减退）引起的，也可能是由肾功能不全、胰腺炎、镁平衡失调、碱中毒、酒精中毒、某些药物，钙的摄入减少或吸收不良或脓毒症引起的。低钙血症的另一个原因是维生素 D 缺乏、吸收不良或无法激活维生素 D（这是促进钙吸收的物质）。低钙血症的体征和症状包括：

- 感觉异常（麻木感或刺痛感）；
- 手足搐搦；

- 腹部疼挛；
- 肌肉疼挛；
- 神经兴奋；
- 个性发生改变；
- 异常行为；
- 惊厥；
- 心力衰竭；
- 心电活动异常（QT 间期延长、心律不齐）；
- 喉痉挛；
- 抑郁、精神病。

低钙血症的院内治疗方法包括静脉注射钙剂。后续可口服钙盐和维生素 D 维持。

高钙血症是血清钙浓度异常升高的病理生理状态。高钙血症的主要原因是癌症和甲状旁腺功能亢进。少数病例与利尿药治疗、制动和过量服用维生素 D 有关（如治疗骨质疏松症）。钙可以沉积在各种身体组织中，包括许多器官，如骨骼、胃肠道、中枢神经、肾、神经肌肉和心血管系统。高钙血症的体征和症状包括：

- 肌肉张力下降；
- 深腱反射减少；
- 肾结石；
- 排尿增多；
- 食欲减退、恶心、呕吐；
- 精神状态改变、惊厥、昏迷；
- 骨痛；
- 心律不齐；
- 高血压。

治疗高钙血症的方法包括治疗基础疾病，补液以促进排钙和药物治疗，以降低钙水平。院内治疗重度高钙血症最常用的方法包括给予 0.9% 的氯化钠溶液。心力衰竭或肾功能不全患者可能需要血液透析。

注意

血液中的磷酸盐水平也会发生变化，引起低磷血症或高磷血症。低磷血症是指血清磷酸盐含量过低，病因可能是营养不良、糖尿病、脓毒症和酒精中毒。高磷血症是指血清磷酸盐含量过高，病因可能是肾衰竭磷酸盐摄入量过高和内源性磷转移等。

资料来源：Metheny NM. *Fluid and Electrolyte Balance*. 5th ed. Burlington, MA: Jones & Bartlett Learning; 2012.

镁。与钙一样，镁也是一种二价阳离子，能激活多种酶。镁几乎遍布全身：40%~60% 分布于肌肉和骨骼中，30% 在细胞中，1% 在血清中[7]。镁由肾排出。镁对神经系统的生理作用类似于钙。

低镁血症是血清镁浓度低于正常值下限的病理生理状态。酒精中毒、糖尿病酮症酸中毒、吸收障碍、饥饿、腹泻、多尿、利尿药使用，以及导致低钙血症和低钾血症的疾病，均有可能引起低镁血症。低镁血症的特点是中枢神经系统和心血管系统的兴奋性增加。

低镁血症的体征和症状包括：

- 肌肉震颤；
- 共济失调；
- 眩晕；
- 抑郁；
- 精神病；
- 惊厥或肌阵挛；
- 恶心或呕吐；
- 腹泻；
- 深反射亢进；
- 心律不齐（QT 间期延长导致心脏停搏）。

治疗有明显症状的低镁血症的方法包括静脉注射含有镁的溶液。应给予硫酸镁治疗与低镁血症相关的尖端扭转型室性心动过速。尖端扭转型室性心动过速是心室心律不齐的一种类型。

高镁血症是血清镁浓度高于正常值上限的病理生理状态。高镁血症少见，主要发生在肾功能不足的患者中。服用大量含镁药物时也会患上高镁血症，如泻药（柠檬酸镁、硫酸镁）和抗酸药（如氢氧化镁）。高镁血症会引起中枢神经系统抑制、严重肌无力和反射消失。此外，高镁血症还可能引起心律不齐，进而导致猝死。高镁血症的体征和症状包括：

- 木僵；
- 精神错乱；
- 肌无力；
- 呼吸肌麻痹。

高镁血症最有效的治疗方法是血液透析，4 个小时左右即可使血清镁水平恢复正常。也可通过注射给予钙剂，用于拮抗镁离子。静脉注射葡萄糖和胰岛素也可使镁离子重新回到细胞内，在呼吸抑制或心传导缺陷等紧急情况下可给予这种治疗。

酸碱平衡

　　酸是人体正常新陈代谢产生的物质，分为呼吸产生的酸（最终产生二氧化碳）和非呼吸（代谢）产生的酸。碱的作用是在新陈代谢紊乱时使人体的血浆恢复至正常的 pH 值。为了维持正常的生理功能，pH 值必须保持在一个较窄的范围内。人体酸碱平衡的主要调节机制是肺和肾：肺排出呼吸产生的酸，肾排出新陈代谢产生的酸。

pH 值

　　在化学反应中，氢离子是在氢原子失去或获得电子时产生的。失去电荷的氢离子用正号标记（H^+）。获得电荷的氢离子用负号标记（H^-）。酸是释放或提供氢离子的物质。碱（碱性物质）则接收或吸收氢离子。因此，它们可以中和带正电荷的离子。氢离子的浓度用 pH 值表示，这是氢离子浓度的负对数。因此，H^+ 浓度越高，pH 值越低，溶液酸性越强。pH 值的一个微小变化都非常重要：pH 值变化一个单位，酸或碱的强度变化 10 倍。例如，pH 值变化 0.3 个单位（从 7.4 到 7.1），氢离子浓度翻倍（框 11-3）。当存在相等数量的正负离子时，pH 值为 7.0。溶液的酸随着 pH 值的降低而增加。碱度增加，pH 值上升（图 11-9）。

框 11-3　pH 值

　　pH1 溶液的酸性是 pH7 溶液的 100 万倍；
　　pH2 溶液的酸性是 pH7 溶液的 10 万倍；
　　pH3 溶液的酸性是 pH7 溶液的 1 万倍；
　　pH4 溶液的酸性是 pH7 溶液的 1000 倍；
　　pH5 溶液的酸性是 pH7 溶液的 100 倍；
　　pH6 溶液的酸性是 pH7 溶液的 10 倍；
　　pH7 溶液是中性的（蒸馏水）。

缓冲系统

　　由于健康的机体对氢离子浓度的变化很敏感，它试图将细胞外液的 pH 值维持在 7.35 和 7.45 之间。维持酸碱平衡主要是通过 3 种代偿机制实现的：碳酸 – 碳酸氢盐缓冲、肾缓冲和蛋白质缓冲。肺功能对维持酸碱平衡也是必不可少的。这些机制是由 pH

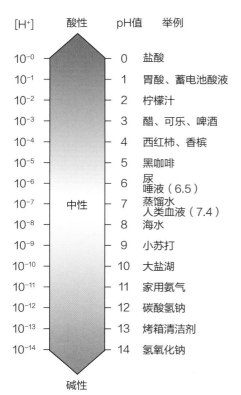

图 11-9　pH 标度。pH 值为 7 被认为是中性的；pH 值小于 7 表示是酸性的（值越小，酸性越强）；pH 值大于 7 表示是碱性的（值越高，碱性越强）。图中列出了代表性物质及其近似的 pH 值

值的变化触发的。它们需要正常的器官功能来有效地维持酸碱平衡。

　　碳酸 – 碳酸氢盐缓冲。碳酸氢盐、二氧化碳和碳酸始终在血液中维持着动态平衡。碳酸氢盐源于血液中的二氧化碳的转运。二氧化碳是细胞呼吸的产物，溶解于血液中，在碳酸酐酶的作用下，形成碳酸；然后大部分碳酸分解成氢离子和碳酸氢盐离子。由于碳酸或碳酸氢钠的作用，这种缓冲必须通过肺或肾实现。因此，可以通过 3 种方式提高或降低 pH 值：通过肾排出或保留碳酸氢钠；通过呼吸系统排出或保留碳酸或二氧化碳；以上两个系统协同作用。在 pH 值维持在 7.4 时，碳酸与碳酸氢盐的正常比例是 1 ： 20。二氧化碳、碳酸和碳酸氢盐的关系可用化学方程式表示：

$$CO_2 + H_2O = H_2CO_3 = H^+ + HCO_3^-$$

　　碳酸氢根可以和阳离子结合，形成碱性的碳酸氢盐（如碳酸氢钠）。碳酸和碳酸氢盐的比例

决定了 pH 值。只要细胞外液中 1 mEq 碳酸对应有 20 mEq 碳酸氢盐，则 pH 值维持在正常范围内。

注意

毫克当量（mEq）是一个测量单位，适用于电解质，表示某物质和 1 mg 氢的化学活性或化合力相当的量：

mEq=（mg× 化合价）/ 分子量

（1m Eq=1/1000 Eq）

碳酸–碳酸氢盐缓冲是由 pH 值的变化触发的。呼吸频率有助于维持这种平衡（图 11-10）。这是细胞外液中最重要的缓冲系统。它能缓冲细胞外液中高达 90% 的氢离子，而对细胞影响不大[8]。

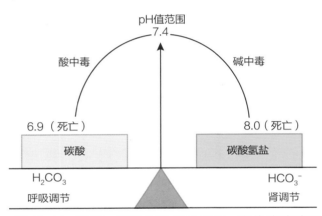

图 11-10 碳酸 – 碳酸氢盐缓冲系统。当体液酸碱平衡时，碳酸氢盐和碳酸的比例一般是 20:1，pH 值为 7.35~7.45

肾缓冲。肾通过 3 种机制维持酸碱平衡：① 重吸收碳酸氢盐；② 逆梯度分泌氢离子，酸化尿液；③ 分泌铵离子（每一个铵离子都带有氢离子）。肾缓慢地调节酸碱紊乱。肾一般需要数小时到几天才能恢复正常的生理状态。

蛋白质缓冲。细胞内和细胞外的蛋白质均带负离子，均可起缓冲作用。然而大多数蛋白质都在细胞内，因此蛋白质主要在细胞内发挥缓冲作用。血红蛋白是细胞内很好的缓冲物质，因为它能与氢离子（形成弱酸）和二氧化碳结合。

氧气释放至周围组织后，血红蛋白与二氧化碳和氢离子结合。血液到达肺部时，血红蛋白和氧气结合，释放二氧化碳和氢离子。释放的氢离子和碳酸氢盐结合，形成碳酸。碳酸分解成二氧化碳和水，肺将二氧化碳排出。因此，在正常的情况下，呼吸有助于维持 pH 值稳定。呼吸中枢对 pH 值变化的敏感度高于对组织内含氧量变化的敏感度。正因为如此，调节呼吸频率的是血液中的二氧化碳含量，而不是组织的需氧量。在 pH 值下降的几分钟内，肺泡通气就会增加，以降低二氧化碳浓度。

注意

碳酸的浓度由肺控制（碳酸是溶解于水的二氧化碳），碳酸氢盐的浓度由肾控制。

肺。呼吸系统的任何问题都会影响酸碱平衡。肺适应 pH 值变化的能力是代偿机制的重要组成[4]。通气通过调节血液中二氧化碳的含量，维持正常的 pH 值。当 pH 值因缺乏碳酸氢盐而下降时，患者就会过度通气以排出二氧化碳（一种酸），提高 pH 值。当碳酸氢盐浓度上升（代谢性碱中毒）时，每分通气量下降，使 pH 值恢复正常水平。肺功能异常可能导致而不是代偿酸碱平衡紊乱。

酸碱平衡紊乱

酸碱平衡主要通过 2 个因素来维持：呼吸因素和代谢因素。任何增加碳酸浓度或降低碱性碳酸氢盐浓度的情况都会导致酸中毒。任何增加碱性碳酸氢盐浓度或降低碳酸浓度的情况都会引起碱中毒。酸中毒意味着 pH 值比正常值更低，碱中毒意味着 pH 值比正常值更高（框 11-4）。此外，患者可能同时有一种以上的疾病（如呼吸酸性中毒和代谢性碱中毒）。当存在 2 种异常时，一种的作用通常是干扰，而另一种的作用是试图代偿。

框 11-4 常见的酸碱指标

正常动脉血 pH 值范围：7.35~7.45（7.40）

正常动脉血二氧化碳分压（PCO_2）范围：35~46 mmHg

正常血清碳酸氢盐（HCO_3^-）浓度范围：22~26 mEq/L

pH 值	PCO_2 范围	HCO_3^- 浓度
7.35~7.45	35~46 mmHg	22~26 mEq/L
↑酸中毒	↓ CO_2=pH 值↑	↓ HCO_3^-=pH 值↓
↓碱中毒	↓ CO_2=pH 值↑	↑ HCO_3^-=pH 值↑

酸中毒

酸的积聚和酸中毒（pH 值低于 7.35）导致 pH 值低于正常值 7.4（pH 值越低，酸性越强）。

呼吸性酸中毒。 原发性呼吸性酸中毒由二氧化碳蓄积引起，导致 PCO_2 升高。二氧化碳蓄积的原因是二氧化碳的生成和排出之间失衡（图 11-11）。呼吸性酸中毒可用化学方程式表示：

$$\downarrow 呼吸 = \uparrow CO_2 + H_2O \rightarrow \uparrow H_2CO_3 \rightarrow \uparrow H^+ + HCO_3^-$$

肺泡通气减少是呼吸衰竭的结果，这可能是由以下原因引起的：

- 神经肌肉损伤，导致呼吸肌无力（如麻醉药过量、呼吸道阻塞、创伤性脑损伤）；
- 阻塞性肺疾病（如哮喘、慢性阻塞性肺疾病、阻塞性睡眠呼吸暂停）；
- 药物（如麻醉药、镇静药、催眠药）；
- 胸壁损伤（如连枷胸、气胸）。

有些患者通气不足的风险增加，并迅速失代偿。这些患者的情况包括病态肥胖、腹部绷带或敷料偏紧、手术后有明显的疼痛，或者因肝硬化或肠梗阻而腹胀[4]。

注意

原发呼吸性酸中毒主要的原因是肺不能高效地排出二氧化碳。

当呼吸系统不再起到纠正酸中毒的代偿作用时，肾必须保留碳酸氢盐，排出更多的氢离子，使 pH 值恢复正常。肾代偿调节缓慢，因此治疗呼吸性酸中毒患者应当采取通过改善通气迅速排出二氧化碳的方法；也可以通过辅助呼吸降低 PCO_2 的方法进行治疗，还可以通过补充氧气纠正低氧血症（可引起酸中毒）。通气建立后，任何可逆的原因，如阿片类药物过量引起的呼吸性酸中毒，都可以得到纠正。

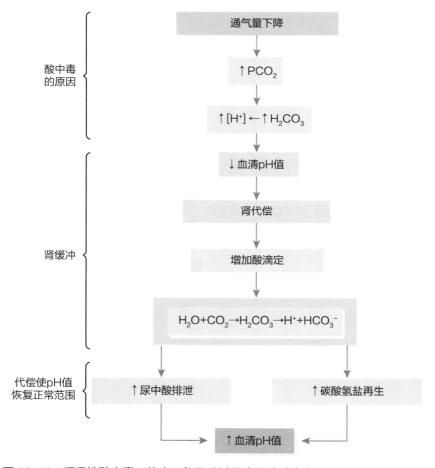

图 11-11　呼吸性酸中毒。体内二氧化碳过量会导致酸中毒

思考

心脏停搏患者刚刚经历了心脏除颤和心肺复苏，他会出现哪种酸碱平衡紊乱呢？如何治疗呢？

注意

呼气末二氧化碳浓度可以反映患者呼吸窘迫的严重程度，还可以提供患者对治疗效果的实时反馈（见第15章、第23章）。

代谢性酸中毒。 代谢性酸中毒的原因是酸蓄积或碱丢失。当人体产生的酸过量时，酸进入细胞外液，消耗一些碳酸氢盐缓冲液。结果是酸增加，可用碱减少（图11-12）。代谢性酸中毒可以用化学方程式表示：

$$\uparrow H^+ + HCO_3^- \rightarrow \uparrow H_2CO_3 \rightarrow H_2O + \uparrow CO_2$$

注意

当人体产生的酸超过人体的缓冲能力时，就会出现代谢性酸中毒。

呼吸系统会立即通过增加呼吸频率和深度来代偿酸中毒，以降低二氧化碳水平，但这会导致代偿性呼吸性碱中毒。当二氧化碳浓度下降时，碳酸的浓度也会下降，使pH值趋向正常。此外，肾排出更多的氢离子以平衡细胞外液中多余的酸。

院前最常见的代谢性酸中毒有乳酸酸中毒、糖尿病酮症酸中毒、肾衰竭引起的酸中毒、摄入毒素引起的酸中毒及腹泻脱水。

• **乳酸酸中毒。** 当大量细胞缺氧时就会发生乳

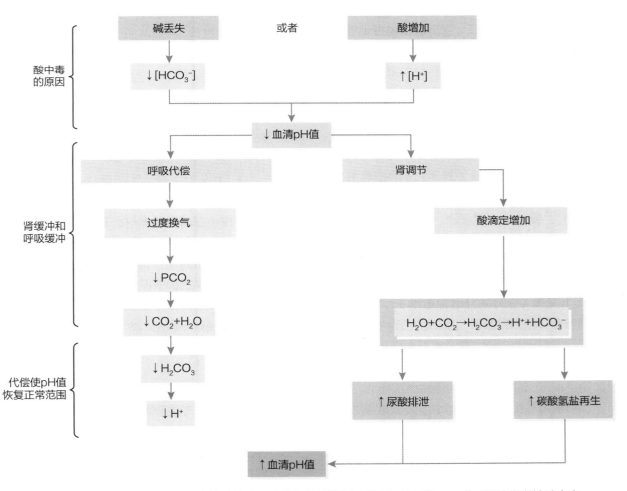

图11-12 代谢性酸中毒。随着代谢产生的酸过量，碳酸氢盐被消耗，氢离子被释放，导致原发性代谢性酸中毒

资料来源：McCance KL，Huether SE. *Pathophysiology: The Biologic Basis for Disease in Adults and Children.* 6th ed. St. Louis，MO: Mosby; 2010.

酸酸中毒，进而导致从有氧代谢到无氧代谢的转变。无氧代谢的最终产物是乳酸。乳酸释放氢离子，变成乳酸盐，引起全身酸中毒。正常情况下，肝会将乳酸盐重新变成葡萄糖，或者乳酸盐氧化变成二氧化碳和水。当乳酸的产生速度大于代谢速度时，就会发生乳酸酸中毒。全身乳酸酸中毒最常见的原因有剧烈运动（如癫痫发作）、大肌肉或器官缺血（如肠系膜缺血）和休克等。与乳酸酸中毒相关的并发症包括心脏收缩力降低、外周血管对儿茶酚胺反应降低、血压下降和休克等。

思考

有一次您跑得过快以致肌肉痉挛，体内发生了什么酸碱变化？您的机体是如何代偿这些酸碱变化呢？

乳酸酸中毒的治疗方法包括重建组织灌注和恢复心输出量。这样肝可以通过将乳酸代谢成二氧化碳和水来再生碳酸氢盐。也可以多补水以支持血液循环和优化氧合。乳酸酸中毒的治疗往往取决于潜在原因的识别和纠正。

- **糖尿病酮症酸中毒。**酮症酸中毒多是糖尿病的并发症。酗酒的人也会发生酒精酮症酸中毒。糖尿病酮症酸中毒一般是由于患者未服用充足的胰岛素。在机体对胰岛素需求增加时也会发生酮症酸中毒。例如，发生感染或创伤时，机体需要更多的胰岛素。细胞吸收葡萄糖时，胰岛素必不可少。葡萄糖利用率下降时，脂肪酸被代谢，产生酮体，释放氢离子。酮体过高时，会超出机体缓冲系统的代偿能力，导致酸中毒和血液 pH 值下降。院前救护糖尿病酮症酸中毒患者通常给予 0.9% 的氯化钠溶液（见第 25 章）。
- **肾衰竭引起的酸中毒。**肾根据需要重吸收或排出碳酸氢盐或氢离子，以维持酸碱平衡，使 pH 值保持恒定。肾衰竭会不同程度地影响肾的代偿机制。患有中度或重度肾衰竭的患者往往有轻度到中度的酸中毒。肾衰竭患者无法有效排出酸性代谢产物，导致酸中毒。而这些酸性代谢产物是正常新陈代谢的产物。
- **摄入毒素引起的酸中毒。**摄入某些毒素会引起代谢性酸中毒，如乙二醇、甲醇和水杨酸

盐（阿司匹林的成分）。这些毒素会导致某些毒性代谢产物的形成，进而导致酸碱平衡紊乱，如代谢性酸中毒和代偿性呼吸性碱中毒。摄入毒素后往往需要灌洗胃肠，但同时也需要血液透析、服用利尿药以促进排泄，以及应用某些抗酸药或解毒药。
- **腹泻引起的酸中毒。**长期和频繁的腹泻会导致碳酸氢盐和液体流失，氯离子浓度上升，引起代谢性酸中毒。这种情况会因脱水而加重，导致休克。

注意

在少尿的肾衰竭患者中，静脉输液可能导致水中毒。

碱中毒

碱中毒（pH 值高于 7.45）导致血液和体液的 pH 值高于正常的 7.4（pH 值升高表示酸性变弱）。

呼吸性碱中毒。通气过度时 PCO_2 下降，引起呼吸性碱中毒（图 11-13）。呼吸性碱中毒可以用化学方程式表示：

$$\uparrow 呼吸 = \downarrow CO_2 + H_2O \rightarrow \downarrow H_2CO_3 \rightarrow \downarrow H^+ + HCO_3^-$$

当由于过度呼出二氧化碳导致血液中缺乏碳酸时，血液 pH 值会上升。为了维持平衡，肾必须排出碳酸氢盐并保留氢离子，使 pH 值恢复正常。治疗呼吸性碱中毒的目的是纠正导致通气过度的基础疾病。如果患者使用呼吸机，可以调整设置以减少每分通气量。虽然焦虑情绪会导致通气过度，但许多患者发现病情严重时仍会变得焦虑。如果焦虑情绪是导致通气过度的原因，应该提供镇静措施，使患者能够缓慢呼吸和控制呼吸。

注意

呼吸性碱中毒症是由通气过度引起的。通气过度会降低肺泡的 PCO_2，进而降低血液中的 PCO_2。

代谢性碱中毒。原发性代谢性碱中毒（罕见）的原因通常是氢离子丢失、摄入大量可吸收的碱性的碳酸氢钠（小苏打）或碳酸钙（抗酸药），或者静脉注射过量的碱（如静脉注射碳酸氢钠）。内分

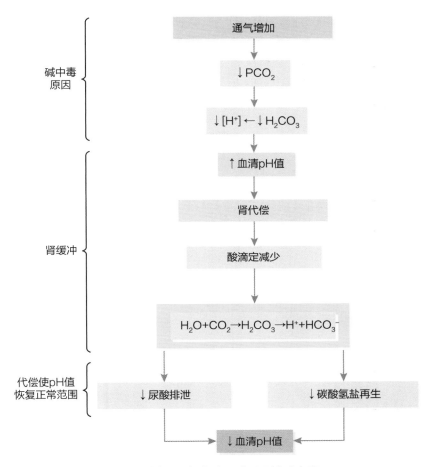

图 11-13 呼吸性碱中毒。缺乏二氧化碳导致呼吸性碱中毒

泌方面的问题（如醛固醇增多症或库欣综合征及使用利尿药）也许是一个诱发因素（图 11-14）。代谢性碱中毒可用化学方程式表示：

$$\downarrow H^+ + HCO_3^- \rightarrow \uparrow H_2CO_3^- \rightarrow H_2O + CO_2$$

氢离子丢失可能是由呕吐（盐酸丢失）、胃肠减压或肾通过尿液排出氢离子增加造成的。发生呕吐时，胃酸（如盐酸）丢失，液体也消耗过多。

长期过量使用利尿药或肾上腺皮质激素，可导致肾重新吸收钾离子并增加氢离子排泄。再加上钾离子从细胞转移到血液中交换氢离子，可以引起碳酸氢盐净值增加，导致代谢性碱中毒[4]。

起初，呼吸系统试图通过保留二氧化碳进行代偿，患者出现代偿性呼吸酸中毒。但是由于血氧不足，这一机制受到限制（通气不足导致 PCO_2 升高，PO_2 下降，从而加快呼吸）。

治疗代谢性碱中毒的关键在于消除病因。如果血容量不足应当给予等渗溶液。血钾过少则通过补充钾剂进行治疗。

混合性酸碱平衡紊乱

许多疾病可以引起混合性酸碱平衡紊乱，如各种类型的休克。休克患者往往同时存在呼吸改变和代谢改变，这是因为维持酸碱平衡的呼吸功能和代谢功能发生了病理生理变化（框 11-5 和表 11-3）。

混合性酸碱平衡紊乱包括：
- 呼吸性酸中毒合并代谢性酸中毒；
- 代谢性酸中毒合并呼吸性碱中毒；
- 呼吸性酸中毒合并代谢性碱中毒；
- 呼吸性碱中毒合并代谢性碱中毒。

对于酸碱平衡这一问题，救护员应当注意以下几点。

1. 正常的 pH 值是 7.4。pH 值下降意味着酸性增强，pH 值升高意味着酸性变弱。

2.酸碱平衡包括2类：呼吸性因素（二氧化碳）和非呼吸性因素（代谢）。

3.呼吸性酸中毒的原因是呼吸不足导致血液和体液中二氧化碳含量升高，治疗呼吸性酸中毒的方法是改善通气，降低二氧化碳水平。而呼吸性碱中毒的原因是通气过量。

4.代谢性酸中毒的原因是低灌注。治疗代谢性酸中毒的方法是重新建立组织灌注和恢复心输出量。

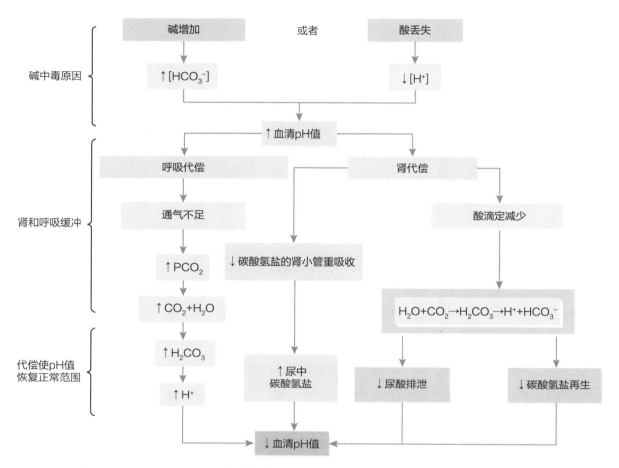

图 11-14　代谢性碱中毒。碳氢酸过量引起代谢性碱中毒

框 11-5　酸碱测定和其他实验室检查

血气分析

测量血气值有2个目的：一是确定患者氧合状态是否良好，二是确定患者的酸碱状态。大多数情况下，血气分析是用从肝素化注射器采动脉血样本进行测量（见附录 B）。血气分析多采用动脉血样本，因为动脉血样本提供的信息能够更直接地说明肺部给血液提供氧和消除二氧化碳的能力。

酸碱测定

患者的酸碱状态是通过动脉血的 PCO_2 和 pH 值来评估的。pH 值表明酸碱状态。PCO_2 数值表明是呼吸性酸中毒还是碱中毒。例如，它可以显示肺泡通气不足或通气过度是否存在。表 11-3 总结了酸碱平衡紊乱中发生的变化。

目前，救护员不大可能在院前环境中进行血气分析。脉氧仪可持续评估动脉血氧饱和度。呼气末二氧化碳监测仪测量呼出的二氧化碳，可以间接地测量血液中的二氧化碳水平，并帮助确定患者是否可能有原发性呼吸性酸中毒或碱中毒，或者正在代偿代谢性酸碱平衡紊乱。

表 11-3 酸碱平衡紊乱

pH 值	最初的化学变化	原发性酸碱平衡紊乱	代偿反应	变 化
<7.4	↑ PCO_2	呼吸性酸中毒	代谢性碱中毒	↑ HCO_3^-
>7.4	↓ PCO_2	呼吸性碱中毒	代谢性酸中毒	↓ HCO_3^-
<7.4	↓ HCO_3^-	代谢性酸中毒	呼吸性碱中毒	↓ PCO_2
>7.4	↑ HCO_3^-	代谢性碱中毒	呼吸性酸中毒	↑ PCO_2

代谢性碱中毒比较少见。

5. 机体总是试图维持血液正常的酸碱度。当出现酸碱平衡紊乱时，机体会通过肺和肾代偿。

第2节 细胞和组织的变化：损伤和疾病

某些概念对于理解疾病发生过程至关重要。其中一个概念是细胞和组织对损伤的反应，包括结构和功能的变化。细胞和组织结构和功能的变化可能是由细胞适应、损伤、瘤形成、衰老和死亡引起的。

细胞的适应性

细胞会适应环境（图 11-15），以逃避和保护自己免受伤害。这种适应很常见，是细胞对生理条件变化的反应。在许多情况下，适应可使细胞更有效地"工作"。因此，我们很难区分病理反应和对条件变化的适应。细胞有重要的 5 种适应性变化：

1. 萎缩（细胞体积变小）；

2. 肥大（细胞体积增大）；

3. 增生（细胞数量增多）；

4. 化生（从一种细胞类型变化成另一种类型，

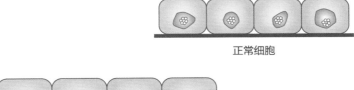
正常细胞

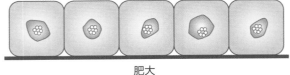
肥大

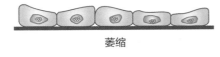
萎缩

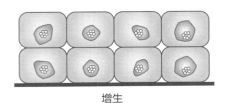
增生

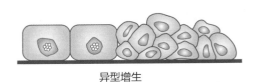
异型增生

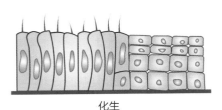
化生

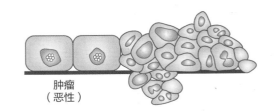
肿瘤
（恶性）

图 11-15 细胞的适应性变化

能更好地耐受不良环境；或者变成不平常的细胞形式）；

5. 异型增生（成熟细胞发生不良变化）。

萎缩是指细胞的体积变小，对正常功能产生不良影响。所有组织均可发生萎缩，但骨骼肌、心、第二性器官和脑最易发生萎缩。细胞萎缩的原因有使用率下降、慢性炎症、营养不良或饥饿、激素或神经刺激不足及血液供应不足。长期石膏固定后引起骨骼肌萎缩就是细胞萎缩的例子。在某些情况下恢复正常功能后萎缩可逆转。

肥大是指细胞体积增大，但细胞数量并不增加。随着细胞体积增大，相应的器官也增大。肥大的原因是细胞需要承担大负荷的工作量。举重运动员硕大的肌肉、妊娠时子宫增大及青春期性器官发育属于正常的或生理性肥大。典型的病理性肥大如心脏肌肥大和肾肥大（有时也是生理性的）。

思考

肌肉细胞发生萎缩、肥大和增生时，肌肉力量会发生什么变化？

增生是指细胞数量异常增多，引起组织或器官的体积增大。增生可能是病理性的，也可能是正常的适应机制，促使某些器官再生（代偿性增生）。胼胝（俗称"老茧"）的形成就是典型的代偿性增生。另一个典型例子是良性前列腺增生。病理性增生如子宫内膜肥厚，可导致经期流血过多。增生和肥大常常合并发生。

化生是指细胞变成另一种细胞类型的方式，也可看成是正常组织细胞被耐受恶劣环境条件的细胞替代的适应现象。吸烟导致支气管内壁发生变化就是化生的例子——正常的纤毛上皮细胞被非纤毛鳞状上皮细胞替代。鳞状上皮细胞更能抵抗刺激（戒烟后支气管化生可以逆转）。子宫颈慢性炎症也可导致化生。

异型增生是指成熟细胞的异常改变。这时，细胞的大小、形状、颜色、与其他细胞的关系出现异常。异型增生被认为是癌前病变，诱因往往是慢性刺激或炎症。异型增生往往发生在上皮组织，不是真正的细胞适应，而是不典型增生。

细胞损伤

许多生理过程会破坏细胞。细胞损伤的机制是复杂的。特定部位的损伤往往是某一病理过程的特征。一般来说，如果细胞由于以下因素无法维持稳态，则会发生细胞损伤：

1. 缺氧性损伤；
2. 自由基引起的损伤；
3. 化学伤害；
4. 感染性损伤（如细菌、病毒）；
5. 免疫和炎症损伤；
6. 遗传因素；
7. 营养失调；
8. 物理因子。

缺氧性损伤

缺氧性损伤是最常见的细胞损伤。引起缺氧性损伤的原因是空气中氧气含量降低、血红蛋白丢失、血红蛋白功能改变、红细胞数量下降、呼吸系统或心血管系统疾病、外部挤压、中毒或细胞色素（肝脏中的一种蛋白质，重要的解毒物质）丢失。缺氧性损伤一般是动脉粥样硬化（动脉狭窄）和血栓形成（动脉完全堵塞或静脉有血块）的结果。持续缺血会引起梗死或细胞死亡（见第 21 章）。动脉粥样硬化和血栓形成是心肌梗死和卒中的首要原因[9]。

注意

细胞需要充足的氧气。没有氧气，细胞无法产生充足的能量支持物质交换。缺乏氧气也会导致细胞肿胀。

自由基引起的损伤

将氧气还原成水的化学过程需要几个步骤。在这个过程中会产生对细胞有毒的中间化学物质（超氧化物、过氧化氢和羟自由基）。这些自由基可以与细胞膜内的糖类、脂类和蛋白质形成化学键，并对它们产生损伤。自由基的危害包括破坏细胞膜、细胞器和细胞。人体有一些机制可以清除少量的自由基。但最好的防御是尽量减少自由基的产生[7, 10]。

化学损伤

许多化学物质可以破坏细胞，如重金属（铅）、一氧化碳、乙醇、药物和复杂的毒素。某些化学物质（如箭毒和氰化物）直接损伤细胞。某些化学物质在代谢时会产生影响细胞的毒素，如四氯化碳（CCl_4）。

损伤从生化反应开始。这种反应发生在有毒物质和细胞之间。一些药物和毒素（如水杨酸盐、某些毒液）会影响细胞膜。它们之间的反应会破坏细胞膜，导致通透性增加、细胞肿胀和不可逆的细胞损伤（见第31章）。一氧化碳等毒素主要影响线粒体中的细胞色素系统，终止氧化代谢。而有些毒素影响遗传物质（化疗药物损伤的主要靶点是遗传物质）。

感染性损伤

微生物（如细菌和病毒）的毒性取决于它们在人体内存活和繁殖的能力。微生物致病性取决于它们是否具备以下能力：

- 入侵和摧毁细胞；
- 攻克人体防御系统；
- 产生毒素；
- 引起超敏反应。

细菌。细菌的存活和生长取决于人体的免疫系统，也取决于细菌抵御人体免疫机制的能力（见第27章）。人体内有许多细菌存活并繁殖，产生毒素，损伤或破坏细胞及组织。毒素有2种形式：**外毒素**（由细菌分泌或排出的毒素）和**内毒素**（某些细菌细胞壁内含有的毒素）。

细菌被噬菌体识别后即释放外毒素。噬菌体携带制造毒素的遗传物质。外毒素具有高度特异性，在细菌生长的过程中作为代谢产物释放。一些链球菌会产生外毒素。肉毒梭菌（引起肉毒中毒）也会产生外毒素。

注意

类毒素是修饰后失去毒性毒素，可用作疫苗，促使人体产生抗体。最知名的类毒素是破伤风类毒素，由破伤风毒素制成。

内毒素是复杂的大分子，存在于某些细菌的细胞壁内。使用抗生素进行治疗，或者细胞壁分解时，细胞释放内毒素。产生内毒素的典型细菌有淋病奈瑟球菌和脑膜炎奈瑟菌（分别引起淋病和脑膜炎）。内毒素不会刺激人体产生强抗体，因此无法研制出抗内毒素细菌的疫苗。为了对抗这些细菌，人体利用了一群被称为补体系统的蛋白质。这些蛋白质包裹细菌，然后直接杀灭细菌，或帮助中性粒细胞或巨噬细胞消

灭细菌。网状内皮系统（由脾、淋巴结、肝、骨髓、肺和肠道的免疫细胞组成）和淋巴系统共同协作，清除免疫系统对抗入侵生物体时产生的废物。

生成内毒素的细菌被称为热原细菌，这是因为它们可以激活炎症反应，并通过释放膜毒素直接产热。在炎症过程中，白细胞从骨髓中被释放出来。这就是发生感染后白细胞计数上升的原因。炎症也会增加毛细血管的通透性，使杀灭细菌的物质从毛细血管迁移到感染部位（见第27章）。发热是由内生致热源（作用于下丘脑的体温调节中枢的蛋白质）引起的，这些蛋白质由巨噬细胞或被吸引到创伤处的循环白细胞释放。

思考

使用解热药治疗发热会使人体排出引起发热的毒素吗？

初次接触毒素发生免疫反应并不常见，一般是在患者第二次接触毒素时发生超敏反应，引发炎症反应。有的时候，炎症反应的结果导致患者死亡，细菌却存活下来。例如，补体系统可以导致血液凝结，引起血小板聚集，进而堵塞血管。

内毒素过度激活补体系统带来的后果是阻塞肺部的小血管，并在身体其他部位的小动脉形成小血块。幸运的是，这种危及生命的反应并不时常发生。更为重要的是，补体系统的作用一般是有效抵御细菌毒素，并不伤害机体。

注意

当机体的防御系统失效，微生物在血液中繁殖时，会发生菌血症。菌血症会导致败血病（一种严重的全身性感染，病原体存在全身血流中）。内毒素（以及参与炎症反应的许多蛋白质）引起血管舒张，降低血压，减少氧气供应，进而导致休克。菌血症的其他炎症反应症状包括寒战、发热和意识程度改变。菌血症也会引发红疹或红线（红线是淋巴管炎的症状）。

思考

发生脓毒性休克时，细胞膜通透性增加，液体可以更加自由地流出血管。这对心输出量有何影响？

病毒。病毒引起许多人类疾病，包括普通感

冒、流感、水痘、天花、肝炎、疱疹和 AIDS，这是 HIV 感染的结果。病毒是细胞内的"寄生虫"，与细菌的致病机制非常不同（图 11-16）。病毒缺乏可以让细菌细胞和其他类型的细胞快速生长和繁殖机制。它们只能通过进入宿主组织的活细胞来繁殖。它们经常杀伤宿主细胞。病毒一般由**蛋白质外层**（**衣壳**）和被包裹的核酸构成，无细胞器，因此也没有新陈代谢。病毒不产生外毒素或内毒素。

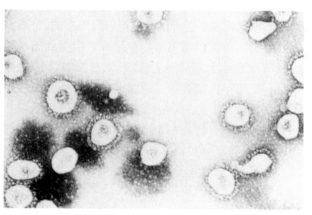

图 11-16 冠状病毒颗粒

病毒利用宿主细胞的蛋白质进行自我复制。人们认为，细胞通过部分细胞膜将病毒颗粒包裹起来，进而吞噬病毒颗粒。一旦进入细胞，病毒就会失去衣壳并开始复制病毒的核酸。有些病毒导致细胞破裂，另一些在不破坏细胞的情况下进行复制。

衣壳使病毒颗粒能够抵抗吞噬作用。尽管病毒通常会引起非常强烈的免疫反应。病毒可以迅速对宿主细胞或组织造成永久性和致命的损伤，而不管宿主的免疫抑制状态如何。狂犬病、天花和流感是具有高度传染性的病毒性疾病，发病率和病死率都很高。

注意

吞噬作用是细胞吞噬固体物质的过程。被吞噬的物质包括其他细胞、细菌、坏死组织碎片和异物。

病毒感染预防容易但治疗难。疫苗被证明是预防病毒性疾病的最佳方法（框 11-6）。病毒性疾病根据被感染细胞的类型和位置，可产生不同的症状。因此，某些病毒引起呼吸系统疾病（如流感），其他病毒引起胃肠炎、中枢神经系统疾病（如乙型脑炎、狂犬病）或肝脏疾病（肝炎）。

框 11-6　流感疫苗

人类流感病毒主要分为 3 种类型：甲型、乙型和丙型。美国大部分流感的暴发都由甲型流感和乙型流感病毒引起。这些病毒每隔几年就变异一次。这些变异使病毒能够逃避免疫系统的攻击。即使一个人以前感染过流感病毒，情况也是如此。每年，病毒学家和流行病学家分析来自南半球的培养物（那里发生流感季节正是北半球的夏天）。他们试图确定哪些菌株可能出现在即将到来的流感季节，并利用这些信息来研制有效的疫苗。如果预测的毒株发作，那些接种过疫苗的人发生流感风险将降低 50%~60%。据估计，流感疫苗在 2015—2016 年阻止了 71000 例住院。疫苗接种后大约需要 2 周，人体才能产生抗体（见第 27 章）。

资料来源：Centers for Disease Control and Prevention, National Center for Immunization and Respiratory Diseases. Influenza（Flu）. Centers for Disease Control and Prevention website. https://www.cdc.gov/flu/index.htm. Updated 2017. Accessed December 4, 2017.

免疫和炎症损伤

细胞膜由于直接接触免疫和炎症反应中的细胞和化学成分而受损。这些成分包括吞噬细胞（单核细胞、中性粒细胞和巨噬细胞）和抗体、淋巴因子、补体和蛋白酶等物质（见第 27、第 33 章）。如果细胞膜受到损伤，或者转运机制（将钾离子移入细胞，钠离子移出细胞）开始失去作用，细胞内液增加，导致细胞肿胀。如果肿胀继续，细胞最终可能破裂。

有害的遗传因素

遗传性疾病是由染色体异常或基因缺陷引起的。这种基因缺陷可能是遗传性的（如镰状细胞贫血），也可能是基因突变（如导致癌症的突变）引起的。某些遗传性疾病能够改变细胞的结构和功能，如亨廷顿病和肌营养不良（见第 32 章）。

注意

先天异常是指出生时即有的异常。尽管先天异常在出生时就已存在，但可能在出生后很久才被发现。

有害的营养失衡

细胞需要充足的必需营养物质来完成正常的功能。如果必需营养物质不能从饮食中获得并送入细胞，那么细胞就可能发生病理性变化。摄入过量的营养物质也会对细胞造成损害。有害的营养失衡会导致蛋白质-能量营养不良、肥胖症、高血糖症、维生素 C 缺乏症（坏血病）和佝偻病。

有害的物理因子

许多物理因子可对细胞和组织造成损害。可能对细胞或组织造成损伤的物理因子如下：

- 极端温度（如低温和高温损伤）；
- 大气压的变化（如爆炸伤害、减压病）；
- 电离辐射（如辐射损伤）；
- 非电离辐射（如无线电波、微波）；
- 光照（如视力损伤、皮肤癌）；
- 机械应力（如噪声引起的听力损失、过度使用综合征）。

细胞损伤的表现

受损细胞在外形和结构上表现出各种异常。这些被称为形态学异常，其中最常见的两种异常是细胞肿胀和脂肪变性。细胞损伤可表现为局部症状和全身症状[7]。

细胞表现

在受损细胞（以及一些健康细胞）中，有几种物质蓄积，如液体和电解质、甘油三酯（脂类）、葡萄糖、钙、尿酸、蛋白质、黑色素和胆红素。这些物质通常存在于人体的某些细胞中。然而，这些物质的异常蓄积可能导致细胞损伤。此外，受损细胞可能仍然蓄积过量的水、钠离子或钙离子，这会导致损伤加剧。如果水、钠离子或钙离子继续积聚，细胞就会永久受损。

巨噬细胞从受损细胞摄取碎片。一些巨噬细胞存在于血液中，另一些则存在于组织中（如肝和脾）。吞噬细胞迁移到受损组织，吞噬死亡细胞和异常的细胞外物质。随着更多的吞噬细胞迁移到受伤的组织吞噬代谢产物，受影响的组织开始肿胀。

网状内皮系统的固定巨噬细胞的吞噬作用导致肝大或脾大。许多与各种代谢产物蓄积（淀粉样变）或异常细胞（溶血性疾病）有关的疾病都属于这种情况。

细胞肿胀。受损伤细胞肿胀是由于细胞膜的变化，使钾离子迅速从细胞中渗出来，而钠离子和水进入细胞。细胞内钠离子浓度上升导致渗透压增加，所以更多的水进入细胞中。如果肿胀影响到某一器官中的所有细胞，器官的重量就会增加并肿胀。细胞肿胀通常是可逆的。

> **注意**
>
> 炎症与细胞肿胀有关。无论感染、创伤，还是自身免疫反应都是如此。炎症常伴有发热。

脂肪变性。当代谢脂肪的酶受损或负荷过重时可发生脂肪变性，此时脂肪在细胞内蓄积。这一情况在肝细胞中尤为常见（脂肪肝），因为肝细胞积极参与脂肪的新陈代谢。肝代谢和脂肪分泌对机体的正常功能至关重要，如果这 2 个功能出现缺陷，将会导致严重的病理变化。酗酒是脂肪肝的常见病因。脂肪肝通常是肝硬化的前兆。

全身表现。细胞损伤会引起多种全身表现，包括发热、萎靡不振、食欲改变、心率改变、白细胞计数异常升高（白细胞增多）及疼痛。细胞外液检测可能发现受损细胞或组织释放的细胞酶。

细胞死亡和坏死

如果细胞受到无法修复的损伤，就会死亡。细胞死亡后不久，细胞核和细胞质开始发生结构性变化。溶酶体（一种含有消化酶膜囊）的膜开始破裂，释放溶酶体酶消化细胞。细胞核收缩、溶解或破成碎片（框 11-7）。

坏死是指由损伤或疾病引起的细胞或组织死亡。它也可以是由细胞自溶引起的。不同类型的坏死往往发生在不同的器官或组织中。坏死的类型可能表明细胞损伤的原因。坏死的变化需要几个小时才会出现。坏死细胞结构和染色特点在组织学检查中很容易识别。

框 11-7 正常细胞的衰老和死亡

细胞衰老和死亡是常见的变化。它们是细胞生命周期本来就有的功能。随着细胞老化，它的功能衰退也更容易受到环境中有害因子的影响。随着损伤继续，细胞失去了自我修复的能力。随着时间的推移，它们开始出现功能障碍。免疫细胞发生这种变化则导致免疫力下降和传染病的风险增加。由于免疫力下降和各种细胞恶性转化的发生率增加，恶性肿瘤随着年龄的增长而增加。白发、肌肉质量减少、绝经、动脉硬化、记忆和视力障碍及关节炎都是细胞衰老的结果。

第 3 节 低灌注和休克

低灌注是指组织和器官的血液和营养物质供应减少。如果低灌注时间过长或遍及全身，就会进展为休克，从而导致永久性的细胞功能障碍和死亡。低灌注可能是由一些疾病和创伤造成的。

发病机制

低灌注通常是心输出量减少的结果。心输出量减少，如果时间过长，会导致休克（细胞水平的缺氧）、多器官功能障碍综合征和其他与细胞代谢受损相关的疾病。

心输出量下降

心输出量是指心室每分钟排出的血液总量。心输出量是器官灌注的关键，由几个因素决定：收缩强度、收缩速度和静脉回心的血量（前负荷）。

注意

心输出量取决于每搏输出量（一次心搏中一侧心室排出的血液量）。例如，心室每分钟收缩 64 次，每次收缩排出 70 mL 血液，则心输出量是每分钟收缩次数乘以每搏输出量，心输出量为 4.48 L/min。

代偿机制

正常或病理状态下，机体通过代偿机制来调节血压和心输出量，以防止低灌注，其中包括许多负反馈机制。负反馈机制是指所有能够使系统趋于稳定的机制。许多负反馈机制对维持心输出量和组织灌注的过程至关重要。这些负反馈包括压力感受器反射、化学感受器反射、中枢神经系统缺血反应、激素调节机制、组织液再吸收和脾血排出（见于动物中，但在人体中少见）。

压力感受器反射。压力感受器（图 11-17）是在心脏和大血管中发现的感受压力的神经末梢。它们负责将血压和心输出量保持在正常范围内。正常血压会对血压感受器产生恒定的低水平刺激。当血压超出正常范围时，压力感受器感受到的刺激就会增加（框 11-8）。压力感受器会做出反应，纠正这种异常。如果动脉血压升高，压力感受器反射的作用是降低血压。同样，如果动脉血压下降，压力感受器反射的作用是增加血压[11]（图 11-17A）。

当压力感受器感受的刺激因动脉血压下降而停止时，负反馈机制会触发几种心血管反应（框 11-8）。迷走神经（副交感神经）刺激减少，交感神经反应增加。交感神经冲动的增加导致体循环血管阻力的增加，也导致心率和每搏输出量的增加。交感神经反应也会引起全身小动脉血管收缩，从而缩小血管的管腔。当静脉收缩时，血液进入中央循环。这种转变，再加上皮肤、肌肉和内脏血管的收缩，有助于维持重要器官的灌注。这些外周血管的收缩会导致低血容量休克患者所表现出的皮肤苍白、冰冷的特征。

注意

体循环血管阻力是指体循环（小动脉、微动脉、微静脉、静脉）对血流的阻力。后负荷是左心室收缩以泵出血液受到的压力。

注意

感受器会在 1~3 天内适应周围环境的压力。因此，它们并不能长期调节平均血压。

化学感受器反射。当低动脉压导致低氧血症、酸中毒时，外周化学感受器细胞受到刺激。这些细胞存在于颈动脉体和主动脉体中，此处的血液供应丰富。当 PO_2 或 pH 值降低，化学感受器细胞刺激延髓的血管舒缩中枢。同时，呼吸频率和深度增加以帮助消除多余的二氧化碳，保持酸碱平衡。化学感受器（图 11-17B）更多地参与调节呼吸，而不是心率、心律或血压。但是，在严重的低血压或酸

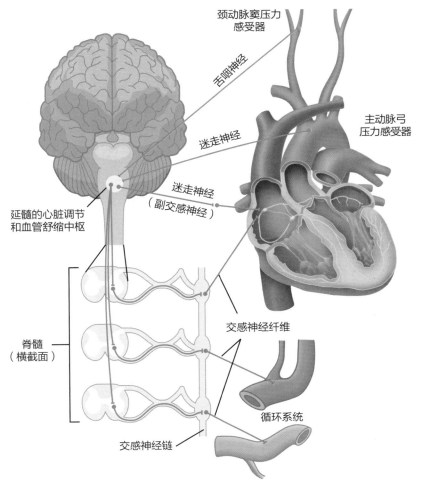

图 11-17A. 压力感受性反射。颈动脉窦和主动脉弓的压力感受器检测血压的变化。冲动被传导到心脏调节和血管舒缩中枢。副交感神经系统可降低心率；交感神经系统可以增加心率和每搏输出量。交感神经系统也会收缩和舒张血管

框 11-8　压力感受器对血压变化的反应：交感神经系统

压力感受器（图 11-17A）通过 2 种方式维持血压和心输出量。这 2 种都是负反馈机制。压力感受器在动脉压升高时降低血压在动脉压降低时升高血压。正常的血压对动脉壁起拉伸作用，使压力感受器感受恒定的低频率刺激。压力感受器感受的血压变化范围为 60~180 mmHg。压力感受器的产生冲动通过迷走神经和舌咽神经颈动脉窦支传递到舌咽神经。在那里，

它们抑制延髓的血管收缩中枢，刺激迷走神经中枢。这些冲动导致外周循环系统的血管舒张，还会导致心率和收缩强度的下降，进而降低动脉压。

当低血压刺激压力感受器时，对心脏的影响包括增加收缩强度和速度。对外周血管的影响包括小动脉收缩、血管缩小和体循环血管阻力增加。

中毒期间，化学感受器会引起血管收缩。这种血管舒缩刺激的结果是引起外周血管收缩。

中枢神经系统缺血反应。当流向延髓血管舒缩

中枢的血液量减少时，可导致缺血。此时血管舒缩中枢的神经元兴奋、动脉血压升高，这一过程被称为中枢神经系统缺血反应。交感神经导致血管强烈收缩，甚至使动脉压升高持续时间长达 10 分钟，有

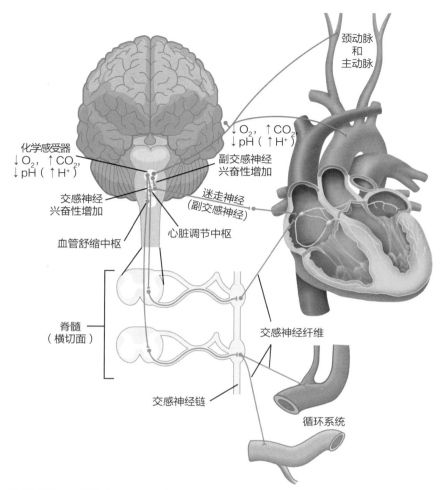

图 11-17B. 化学感受器反射。延髓、颈动脉和主动脉体中的化学感受器自动检测血氧、二氧化碳或 pH 值的变化。冲动被传导到延髓。相应地,血管舒缩中枢可通过交感神经系统引起血管收缩或扩张;在紧急情况下,心脏调节中枢可通过副交感神经系统和交感神经系统调节心脏泵血活动

时血压能达到 200 mmHg。如果缺血时间超过几分钟,迷走神经中枢被激活,引起外周血管舒张和心动过缓(心率减慢)。和化学感受器反射一样,中枢神经系统缺血反应仅在紧急情况下发挥作用,只有动脉血压低于 50 mmHg 时才被激活。

激素调节机制。一些激素也通过负反馈机制调节动脉压,如肾上腺髓质机制、肾素-血管紧张素-醛固酮机制和血管升压素机制。

- **肾上腺髓质机制。**当交感神经对心和血管的刺激增强时,肾上腺髓质刺激也增强。肾上腺髓质分泌的激素是肾上腺素和去甲肾上腺素。这 2 种激素对心血管系统的作用类似于交感神经系统,使心率加快、每搏输出量增加和血管收缩增强。

- **肾素-血管紧张素-醛固醇机制。**如前文所述,肾素是一种酶,可以改变血浆蛋白质血管紧张原的结构,产生血管紧张素 I,它又被血管紧张素转换酶变成血管紧张素 II(活性血管紧张素)。

注意

血管紧张素转换酶抑制药是阻止血管紧张素 I 变成活性血管紧张素 II 的药物,因此可以降低血压、减轻心脏压力。抑制药包括巯甲丙脯酸(卡托普利)、乙丙脯氨酸(依那普利)和苯丁酸赖脯酸(赖诺普利)。

血管紧张素 II 会引起小动脉血管收缩,在静脉中收缩的幅度较小。这种血管收缩导致体循环血管阻力升

高，静脉回流的血量增多、血压升高。血管紧张素 II 还可以刺激醛固酮释放，作用于肾，保留钠离子和水。

肾素–血管紧张素–醛固酮系统是循环性休克时血压升高的重要调节机制。在出血性休克导致血容量过低时，这一机制需要 20 分钟才能激活，持续时间约 1 小时。

思考

您正在评估患者的桡动脉脉搏。您能评估出哪些代偿变化来呢？

- **血管升压素机制**。血压下降或血浆中溶质浓度上升，刺激下丘脑神经元，这会导致垂体前叶分泌血管升压素或抗利尿激素增加。抗利尿激素直接作用于血管，在血压快速下降的几分钟内引起血管收缩。抗利尿激素还可以促进水的重吸收，减少尿液的产生，有助于维持血容量和血压。

注意

心房钠尿肽也可通过负反馈机制调节动脉压，在心房压力上升时释放。心房钠尿肽促进尿的生成，排尿后血容量下降，心房压力随之下降。心房钠尿肽是唯一能降低血容量和血压的激素。

组织液重吸收。血容量较低时，动脉低血压、小动脉收缩和静脉压降低可使毛细血管血压（流体静力压）降低。这种减少促进组织间液重新回到血管内。出血时，大量的组织间液可能会重吸收进入血液循环。

脾血排出。一些血液流经脾后，继续通过微循环。它被储存在一个叫作静脉窦的地方。静脉窦可储存 300 mL 以上的血液。血液突然减少时，压力变化导致交感神经系统刺激静脉窦收缩。收缩可以将多达 200 mL 的血液排到静脉循环中，以恢复血容量或血液循环压力。

休克的类型

休克是指细胞水平的缺氧，可根据主要原因分类（框 11-9）。虽然这些分类是不同的，但可能 2 种或 2 种以上的休克可能同时出现。

证据显示

美国得克萨斯州萨姆–休斯顿堡的研究人员评估了利用呼气末二氧化碳数据追踪血容量减少的能力。他们招募了 50 名健康志愿者，并将他们安置在一个产生下肢负压（LBNP）的装置中，以重新分配血量到下肢，并模拟躯干中央（动静脉）失血。测量不同失血量时的生命体征，包括平均动脉压、每搏输出量呼气末二氧化碳等指标。研究人员发现，除呼吸频率外，所有指标都随着 LBNP 的增加而下降。每搏输出量和呼气末二氧化碳与失血量密切相关。他们的发现受到个体呼气末二氧化碳基线数据等的影响。他们认为失血期间应该监测呼气末二氧化碳下降趋势而不是呼气末二氧化碳的绝对值，这样有助于评估患者的变化。

资料来源：McManus JG, Ryan KL, Morton MJ, Rickards CA, Cooke WH, Convertino VA. Limitations of end–tidal CO$_2$ as an early indicator of central hypovolemia in humans. *Prehosp Emerg Care*. 2008; 12（2）: 199–205.

注意

前负荷或后负荷的增加或每搏输出量的减少可导致容量超负荷和肺水肿。这反过来又会减少组织灌注，影响细胞代谢（见第 21 章）。

- 低血容量性休克常由出血引起，也可能是由严重脱水引起的。这 2 种情况都会导致血容量急剧下降。
- 心源性休克是指尽管有充足的循环血容量，但心脏泵血功能衰退，不能提供足够的组织灌注。
- 神经源性休克最常见于脊髓损伤，并伴有交感神经调节的血管舒缩张力的丧失。
- 梗阻性休克的原因是血液流入或流出心脏时发生阻塞（如心脏压塞、张力性气胸）。

框 11-9 常见的休克分类

低血容量性休克
心源性休克
梗阻性休克
分布性休克
- 神经源性休克
- 过敏性休克
- 脓毒性休克

- 分布式休克发生于体循环血管阻力下降时，会导致血容量减少。这是严重的炎症（如过敏反应或脓毒症）最常见的反应。

无论是哪种类型的休克，主要问题都是细胞水平上氧气供应不足。

多器官功能障碍综合征

多器官功能障碍综合征（MODS）是指 2 个或多个器官或系统逐步衰竭，往往发生在严重疾病或创伤后[12-13]。脓毒性休克是 MODS 的常见病因。无论病因是什么，休克持续一段时间后都可能发生 MODS（见第 35 章）。

病理生理

任何触发身体炎症反应的过程（如创伤、脓毒症、烧伤损伤）都可能引发 MODS。MODS 开始于血管内皮损伤，这是由内毒素和炎症介质释放到血液循环中引起的。当血管内皮受损时，通透性增大，并使液体和细胞渗漏到组织间隙，导致低血压和低灌注。炎症介质的释放激活 3 个主要的酶级联反应：补体级联反应、凝血级联反应和激肽释放酶 / 激肽级联反应。

血浆蛋白级联系统负责介导炎症反应。每个系统由一系列非活性酶（酶原）组成。这些非活性酶被转化为活性酶。这种作用启动了一个级联反应，其中活性酶的底物（在化学反应中被酶改变的物质）是系统的下一个组分。补体级联系统激活吞噬细胞，诱导内皮炎症发展和损伤。由于内皮损伤，无法控制凝血，导致微血管血栓的形成和组织缺血。激肽释放酶 / 激肽系统激活后释放缓激肽（一种有效的血管扩张剂），这有助于降低体循环血管阻力。

这 3 个系统综合作用的结果是高炎症和高凝状态，导致水肿形成，心血管不稳定（低血压）和凝血异常。这些炎症过程改变了全身血流和单个器官血流的正常途径。其结果是一种高动力性循环，心血管系统通过高于正常水平的心输出量来应对体循环血管阻力的降低。它还表现为通过静脉回心脏的血量增加。血液在一些部位毛细血管床分流。毛细血管通透性的改变使间质水肿形成，导致向组织输送的氧气减少。此外，毛细血管被微小的血块和炎症细胞团块所阻塞，由此产生的缺血导致 MODS。

在休克时，帮助保持血容量的激素反应可使机体进入高代谢（分解）状态，改变糖类、脂肪和脂质代谢，以满足能量增加的需求。随着时间的推移，交感神经驱动和高动力循环对心脏产生了巨大的需求，结果是氧气和能量供应枯竭。输送到细胞的氧气减少、高代谢和相关的心肌抑制造成了氧气供求的不平衡。这种不平衡很快就会导致组织缺氧、细胞酸中毒和细胞功能受损。最后，多器官开始衰竭（框 11-10 和图 11-18）。对 MODS 并没

框 11-10 量化评估 MODS 的严重程度

器官衰竭或功能障碍是一个过程，而不是一个急性事件。器官功能障碍是从轻微到严重持续发展的。严重程度可能随着时间的推移而变化。器官衰竭通常在休克发作后最初的几天到几周内发生。目前有多种评分工具来量化评估器官功能障碍的严重程度。最常用的工具之一是序贯器官衰竭评估（SOFA）评分。SOFA 评分的目的是通过量化脓毒症患者的严重程度以评估其器官衰竭。SOFA 评分针对 6 个器官系统——呼吸系统、凝血系统、肝、心血管系统、中枢神经系统和肾。每天根据临床表现和诊断标准评分 0~4 分，0 分表示正常，4 分表示严重。正如可能预期的那样，较高的 SOFA 评分与较高的病死率有关。

一项研究表明，在感染患者中，SOFA 评分为 12 分有 50% 的病死率，随着 SOFA 评分上升病死率也上升。2016 年，美国重症医学会倡议以 SOFA 评分定义脓毒症综合征。SOFA 评分也被用来评估心搏骤停和严重创伤后器官功能障碍的严重程度。

资料来源: Vincent JL, Moreno R, Takala J, et al. The SOFA (Sepsis-related Organ Failure Assessment) score to describe organ dysfunction/failure. On behalf of the Working Group on Sepsis-Related Problems of the European Society of Intensive Care Medicine. *Intensive Care Med.* 1996; 22: 707-710; inger M, Deutschman CS, Seymour CW, et al. The Third International Consensus Definitions for Sepsis and Septic Shock (Sepsis-3). *JAMA.* 2016; 315 (8): 801-810; Seymour CW, Liu VX, Iwashyna TJ, et al. Assessment of Clinical Criteria for Sepsis for the Third International Consensus Definitions for Sepsis and Septic Shock (Sepsis-3). *JAMA.* 016; 315 (8): 762-774; Cour M, Bresson D, Hernu R, Argaud L. SOFA score to assess the severity of the post-cardiac arrest syndrome. Resuscitation. 2016; 102: 110-115; and Ulvik A, Kvåle R, Wentzel-Larsen T, Flaatten H. Multiple organ failure after trauma affects even longterm survival and functional status. *Crit Care.* 2007; 11 (5): R95.

有特别有效的治疗方法。早期发现、早期干预至关重要。

细胞代谢障碍

几乎所有的细胞活动都需要能量。细胞膜的主动转运要消耗大量的细胞能量，维持细胞内正常体液和电解质成分。腺苷三磷酸（ATP）和其他高量磷酸分子为细胞发挥功能提供能量。在健康的人体中，大部分的细胞代谢是有氧代谢。当机体对能量的需求超过有氧代谢的供给能力时，就会出现无氧代谢。但是无氧代谢供应的能量只占有氧代谢的一小部分（无氧代谢每一葡萄糖分子产生 2ATP，而有氧代谢每一葡萄糖分子产生 36ATP）。仅靠无氧代谢无法满足机体的能量需求。

葡萄糖是产能的关键"燃料"，是细胞缺氧时（如休克）唯一能使用的能源。在缺氧状态下，葡萄糖代谢分解成乳酸和丙酮酸，产生 2 个 ATP 分子。如果存在氧气（有氧代谢），丙酮酸进入三羧酸循环。三羧酸循环是将丙酮酸分解成二氧化碳和水的

一系列反应（图 11-19）。三羧酸循环产生 ATP 的效率是糖酵解（将葡萄糖分解成乳酸的过程）的 18 倍。无氧时无法进行三羧酸循环，无氧时产生 ATP 的效率不高，因此无氧代谢时，糖酵解的速度必须提高，才能满足人体的能量需求，这就导致乳酸增多和代谢性酸中毒。

当代谢产物（和氢离子）继续在组织蓄积时，它们会刺激血管扩张。这种血管扩张与激素调节的毛细血管前括约肌收缩相反，降低了机体通过维持正常大小的血管腔以保持重要组织灌注的能力。毛细血管后括约肌对组织代谢产物的血管扩张作用更有抵抗力，在毛细血管前括约肌扩张后很长时间内仍保持收缩。这一作用增加了毛细血管静水压，导致液体从血管间隙流失到组织间隙。此外，无氧代谢产生的能量不足以影响细胞维持细胞膜上正常的钠钾差异的能力。细胞内钾离子渗漏出细胞，而钠离子进入细胞内。这种异常的钠钾差异会导致细胞肿胀和跨膜电位降低，能量产生进一步受到影响。最后，细胞受到不可逆转的损伤。

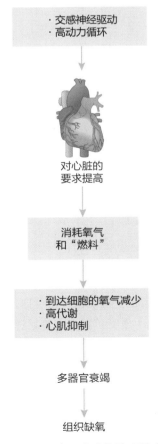

图 11-18 多器官功能障碍综合征

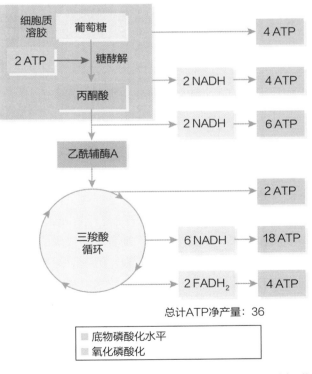

总计ATP净产量：36

- 底物磷酸化水平
- 氧化磷酸化

FADH$_2$：黄素腺嘌呤二核苷酸二核苷酸递氢体；NADH：烟酰胺腺嘌呤二核苷酸的还原态

图 11-19 三羧酸循环

第4节　自我防御机制

人体抵御疾病和伤害的第一道防线是外部屏障，包括皮肤及消化道、呼吸道和泌尿生殖道的黏膜。这些结构在内部器官和环境之间形成屏障（见第 27 章）。当它们被破坏时，化学物质、异物或微生物便可以进入细胞和组织。第二道和第三道防线随后被启动。第二道、第三道防线分别是炎症反应和免疫反应。

炎症反应

炎症是机体对细胞损伤的局部反应。炎症反应可由物理、化学损伤引起，也可由微生物感染引起。当微生物入侵时，炎症反应这道防线激活。炎症反应试图通过消灭微生物，阻止病原体进一步入侵。一般而言，炎症反应为机体提供保护，是有益的。但是如果炎症反应持续存在，或者指向宿主自己的抗原，那么就会损害健康组织。

注意

抗原（一般是蛋白质）是一种可以刺激抗体产生的物质，与抗体发生特异反应。特定的抗体结合特定的抗原。抗体识别和中和抗原，有助于机体消除抗原。

炎症反应的阶段

炎症反应分为 3 个独立的阶段：细胞对损伤的反应、血管对损伤的反应和吞噬作用。

细胞对损伤的反应。细胞受损时，代谢发生改变。细胞受损最常见的后果是细胞的有氧代谢和 ATP 生成过程受损，导致能量储备过度损耗，钠钾泵不能有效工作。钠离子蓄积时，细胞开始肿胀，细胞器也同样肿胀。肿胀伴酸中毒加重，导致酶功能受损，也会导致细胞膜进一步受损。随着时间推移，细胞器的膜开始渗漏，溶酶体释放水解酶，进一步促进细胞破损和自溶。随着细胞内容物被酶溶解，周围组织发生炎症反应。

血管对损伤的反应。细胞受损后，发生局部充血（器官血流增多），因为周围的小动脉、小静脉和毛细血管扩张。相应地，渗透压升高、毛细血管

通透性增强，导致液体从血管渗出，进入组织间隙，造成水肿。白细胞（尤其是中性粒细胞和单核细胞）开始在血管内皮聚集。由于趋化因子（吸引白细胞到炎症部位的化学物质）的释放，白细胞很快迁移至受损的组织。

吞噬作用。如前文所述，吞噬作用是白细胞吞噬、消化和破坏病原体的过程。游离的巨噬细胞负责清除受损部位的死亡细胞及其他碎片。胞内吞噬是指吞噬细菌和死亡细胞的残片（发生在组织受到入侵的部位）。如果感染累及全身，吞噬作用可以扩展至整个大循环。胞内吞噬作用促进溶解白细胞的物质释放。白细胞和死亡的微生物、蛋白质和体液结合，形成炎性渗出物。炎性渗出物是与细菌感染相关的炎症反应的产物，可以是浆液性渗出物（如水疱）、纤维素性渗出物（如大叶性肺炎）或脓性渗出物。如果渗出物含有血液，则称为血性渗出物。

思考

发热、潮红、疼痛和肿胀等症状是由什么病理生理学炎症反应引起的？

肥大细胞

肥大细胞是一种粒细胞，广泛分布于结缔组织。肥大细胞的细胞质充满含有血管活性胺（组胺和 5- 羟色胺）和趋化因子的小颗粒。组织受损时，肥大细胞发生炎症反应释放小颗粒。肥大细胞脱颗粒是受到物理创伤（热损伤或机械创伤）、化学物质（如毒素、蛇毒和蜂毒）或超敏反应的刺激，也有可能是补体成分发挥作用的结果。

局部和全身对急性炎症的反应

急性炎症有局部和全身反应（图 11-20）。局部反应包括血管变化（血管扩张和血管通透性增加）和形成渗出物。全身反应包括发热、白细胞增多和循环血浆蛋白水平升高。局部反应表现为发热、潮红、压痛、肿胀和疼痛。

对慢性炎症的反应

慢性炎症一般持续 2 周或更长时间，一般是由

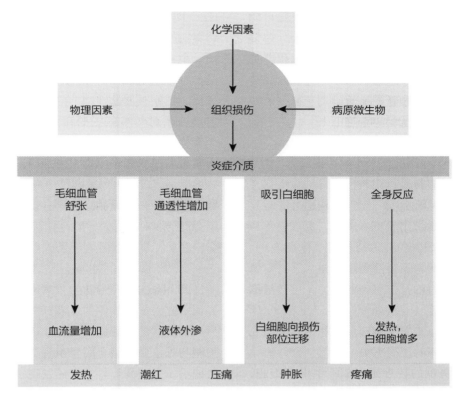

图 11-20 炎症反应

资料来源：Crowley L. *Introduction to Human Disease.* 3rd ed. Boston，MA：Jones and Bartlett Publishers；1992：67.

注意

全身炎症反应综合征标准

1992 年（2016 年修订）引入了全身炎症反应综合征（SIRS）的概念，以表征对传染性或非传染性来源的非特异性损伤的临床反应。SIRS 诊断标准与其他筛查工具（如 SOFA 等）联用可识别脓毒症、脓毒症休克、不良结局风险增加的患者。SIRS 诊断标准：

- 发热或体温高于 38℃或低于 36℃；
- 心率超过 90 次 / 分；
- 呼吸频率超过 20 次 / 分或 PCO_2 小于 32 mmHg；
- 白细胞计数异常（白细胞增多、白细胞减少或带状贫血）。

SIRS 评估指标对紧急医疗服务（EMS）人员非常有用，因为 4 个指标中的 3 个不需要特殊的仪器设备来测定。目前仍然没有评估工具可以帮助救护员在实验室检查结果出来之前识别可能有更大风险或不良的感染。然而，一些 EMS 机构向接收医疗机构发出 SIRS 警报，以便在患者到达医疗机构之前调用适当的资源。

资料来源：Kaplan L. Systemic inflammatory response syndrome. Medscape website. ttps：//emedicine.medscape.com/article/168943-overview. Updated September 13，2017. Accessed February 2，2018；Bone RC，Balk RA，Cerra FB，et al. Definitions for sepsis and organ failure and guidelines for the use of innovative therapies in sepsis. The ACCP/SCCM Consensus Conference Committee. American College of Chest Physicians/Society of Critical Care Medicine. *Chest.* 1992；101（6）：1644-1655；Willoughby J，Damodaran A，Belvitch P. Diagnostic differences between SOFA scores and SIRS criteria in an ICU cohort. *Am J Resp Crit Care Med.* 2017；195：A1918. http://www .atsjournals.org/doi/abs/10.1164/ajrccm-conference.2017.195.1_MeetingAbstracts.A1918. Accessed February 2，2018；and Tusgul S，Carron P-N，Yersin B，Calandra T，Dami F. Low sensitivity of qSOFA，SIRS criteria and sepsis definition to identify infected patients at riskof complication in the prehospital setting and at the emergency department triage. *Scand J Trauma Resusc Emerg Med.* 2017；25：108.

由持续的急性炎症反应转变而来的。这种反应可能是由异物（如木屑、玻璃）导致的细菌污染、持续感染或持续暴露于抗原引起的。如果炎症过程严重或持续时间长，机体试图修复或更换受损的组织。机体产生结缔组织纤维和新的血管，用于修复。如果组织受损面积大，就会形成瘢痕组织。

免疫应答

皮肤和炎症反应是机体用来保护自己免受伤害的 2 种防御机制（见第 26 章）。它们均通过非特异性机制对每一种刺激做出反应。然而，免疫应答是针对特定的病原体的。免疫力可能是生来就有的，也可能是后天获得的。获得性免疫是暴露于特定的抗原或病原体而获得的抵抗感染的能力，可通过疫苗接种（免疫）获得。

获得性免疫进一步分为体液免疫和细胞介导免疫。体液免疫与抗体的产生有关。抗体结合并清除异物。细胞介导免疫的特点是形成一组淋巴细胞，攻击和破坏异物（见第 27 章）。细胞介导免疫是机体对病毒、真菌、寄生虫和一些细菌的最佳防御。它也是机体排斥移植器官的机制。

思考

哪种免疫可以使您免于感染肝炎、猫白血病和水痘？

注意

免疫系统受年龄影响。婴儿的免疫系统并不成熟，依靠从母体获得抗体抵御疾病。随着年龄的增长，免疫系统的细胞的功能逐渐减退。老年人更容易生病，因为老年人免疫系统清除异常细胞的能力较弱。

免疫应答的诱导

如前文所述，抗原是与免疫系统发生反应的物质。例如，抗原可以和淋巴细胞及抗体反应。抗原可以是分子，也可以是分子复合物。免疫原是一种特殊的抗原类型，可以引诱抗体形成（某些抗原不是免疫原，因为不能诱导免疫应答）。抗原分子成为免疫原必须达到以下要求：

・对宿主而言是异物；

・分子量较大；

・分子结构复杂；

・数量较多。

免疫应答是在异物被从炎症部位清除后触发的。吞噬细胞消化病原体后，抗原物质出现在细胞表面。抗原被淋巴细胞上的受体识别为异物，然后启动一系列事件，以破坏或中和抗原。其中包括 2 个发生于淋巴细胞的主要变化。一些淋巴细胞分化为浆细胞（来源于 B 淋巴细胞），产生抗体；另一些淋巴细胞分化为致敏淋巴细胞（T 淋巴细胞），能够直接与外来抗原相互作用，以破坏或中和它（见第 26、第 27 章）。

血型抗原

20 世纪初，研究人员发现人的血液存在个体差异。研究人员将供体的血液分成血浆和红细胞，与另一位供体的血液样本混合。研究人员发现，当红细胞与外来血浆结合时会出现 2 种情况：红细胞凝集或不发生改变。科学家还发现了 2 种不同的凝集素（红细胞表面的抗原物质）。根据红细胞表面的抗原的类型，人体血液分为 4 种不同的血型：A、B、AB 和 O 型血（图 11-21）。

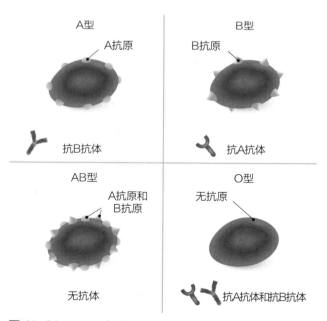

图 11-21　ABO 血型。A 型血的红细胞有 A 表面抗原，血浆中有抗 B 抗体；B 型血的红细胞有 B 表面抗原，血浆中有抗 A 抗体；AB 型血的红细胞既有 A 表面抗原也有 B 表面抗原，但血浆中不含有抗体；O 型血的红细胞不含 ABO 表面抗原，但血浆中不含有抗 A 抗体和抗 B 抗体

注意

免疫耐受是指免疫系统通过阻止淋巴细胞和抗体识别自身抗原（与非自身抗原相对）后允许自身抗原在体内存在。

证据显示

一项研究调查在危重症患者在转运过程中接受院前输血的情况。研究人员对2004—2012年从现场或其他机构运送来的患者的记录进行了回顾性分析。研究纳入1440名在转运过程中接受了输血的患者，其中75%是疾病（最常见的是消化道出血），只有25%是创伤。最常用的血液制品是红细胞（62%），其次是新鲜冷冻血浆（17.5%）。输血患者中，30天病死率为22.5%，需要急诊手术者占27%。47%的患者在医院住院后再次进行输血。研究人员发现，输注的红细胞量与较高的发病率和病死率有关。

资料来源：Mena-Munoz J, Srivastava U, Martin-Gill C, Suffoletto B, Callaway CW, Guyette FX. Characteristics and outcomes of blood product transfusion during critical care transport. Prehosp Emerg Care. 2016; 20（5）: 586–593.

A型血液的血浆中有抗B抗体，因此它会凝集B型血液；B型血液中的血浆中具有抗A抗体，因此它会凝集A型血液；AB型血液的血浆中没有抗体，因此这种血型的人可以接受4种血型中的任何一种；O型血液中同时具有抗A和抗B抗体，但无抗原，因此可以输给任何血型的患者。

Rh 因子

在20世纪40年代末，人类血液中的另一个决定因子：Rh因子被发现。首字母缩写"Rh"取自研究中使用的实验动物——恒河猴（rhesus）。研究人员发现，当把一只恒河猴的血液被注射到兔子体内时，兔子的免疫系统就会产生抗体。当把兔子的血浆样本与人的红细胞样本混合时，人的红细胞通常会凝集（Rh阳性）。大约85%的美国人的血液为Rh阳性。Rh阳性和Rh阴性血液不相容会导致有害的免疫反应（例如，通过输血或分娩）。在不同人群中，ABO血型和Rh血型的占比不同（表11-4）。

表 11-4 ABO 和 Rh 血型（%）

血型	高加索人	非裔美国人	拉丁美洲	亚洲
O 阳性	37	47	53	39
O 阴性	8	4	4	1
A 阳性	33	24	29	27
A 阴性	7	2	2	0.5
B 阳性	9	18	9	25
B 阴性	2	1	1	0.4
AB 阳性	3	4	2	7
AB 阴性	1	0.3	0.2	0.1

资料来源：Learn about blood types. American Red Cross website. http://www.redcrossblood.org/learn–about–blood/blood–types.html. Accessed February 2, 2018.

第 5 节　免疫和炎症反应的区别

免疫应答通常有保护作用，保护人体免于有害微生物和其他有害物质的侵害。但有时免疫应答可能会引起不适，甚至产生不良后果。

超敏反应：变态反应、自身免疫和同种免疫

超敏反应是机体对特定抗原持续刺激或同一抗原再次刺激而发生的病理性免疫应答，如变态反应、自身免疫和同种免疫。变态反应是指接触环境中的

变应原后发生的超敏反应。同种免疫是对来自同一物种的其他个体的抗原产生的免疫应答。自身免疫是机体针对自身组织或细胞（自身抗原）产生的免疫应答。3 种应答中，变态反应最常见，也是对生命威胁最小的（见第 26 章）。

自身免疫和同种免疫是某些疾病的病因，如以下疾病：

- 格雷夫斯病（毒性弥漫性甲状腺肿）；
- 类风湿性关节炎；
- 重症肌无力；
- 免疫性血小板减少性紫癜；
- 系统性红斑狼疮；
- 多发性硬化。

超敏反应机制

超敏反应可能立即发生，也可能延迟发生。对于速发超敏反应，一旦再次接触病原体，血清中的抗体触发抗原抗体反应。轻度反应表现包括瘙痒和荨麻疹，重度反应表现包括呼吸窘迫和过敏反应（见第 26 章）。

迟发超敏反应是细胞介导免疫的产物。人体接触细菌、寄生虫等微生物后发生此类超敏反应。迟发超敏反应需要几个小时至 2 天才会出现，在几天后最为严重。对移植组织的反应就属于迟发超敏反应。

IgE（免疫球蛋白 E）反应。抗体或免疫球蛋白是浆细胞在抗原刺激下生成的物质。人体会产生 5 类不同的免疫球蛋白（框 11-11）。IgE 占血清抗体的比例不足 1%，是速发超敏反应（I 型）的主要原因。I 型反应是由与肥大细胞或嗜碱性粒细胞相结合的 IgE 介导的。抗原与肥大细胞或嗜碱性粒细胞相结合的 IgE 发生反应时，这些细胞立刻释放一系列化学介质进入细胞外间隙。反应的靶器官和表现各不相同，如荨麻疹、发热、哮喘和危及生命的过敏反应（见第 26 章）。

免疫和炎症反应缺陷

免疫和炎症反应缺陷是指自我防御机制失灵，未能发挥正常的功能。缺陷的原因可能是原发性的，也可能是获得性的。原发性免疫缺陷是遗传性的，而获得性免疫缺陷是后天获得，比较常见。获得性

框 11-11　免疫球蛋白的类型

IgG（免疫球蛋白 G）

IgG 占血清抗体的 70%~75%，在血液中的含量最多，也存在于组织液，是参与二次免疫应答的主要抗体。IgG 是唯一可以穿过胎盘的免疫球蛋白，可为新生儿提供短期免疫。

IgM（免疫球蛋白 M）

IgM 占血清抗体的 5%~10%。大多数抗 A 或抗 B 抗体属于 IgM 类。IgM 是急性感染初期最早出现的球蛋白，可刺激 IgG 升高，并与补体结合。

IgA（免疫球蛋白 A）

IgA 占血清抗体的 15%，分布于血液、眼泪和唾液等分泌物中，以及呼吸道、消化道和泌尿生殖系统中。IgA 与黏膜中的蛋白质结合，保护机体表面免受微生物侵袭。

IgE（免疫球蛋白 E）

IgE 占血清抗体的比例不足 1%，分布于某些组织中和嗜碱性粒细胞、肥大细胞的细胞膜上。IgE 是速发超敏反应发生的原因。

IgD（免疫球蛋白 D）

IgD 占血清抗体的比例不足 1%。IgD 准确的生物学功能尚不清楚。

注意

超敏反应分为 4 种类型：I 型（IgE 介导的过敏反应）、II 型（组织特异性反应）、III 型（免疫复合物介导的反应）和 IV 型（细胞介导的反应）（见第 12、第 27 章）。

免疫缺陷可由感染引起，如 AIDS、癌症（尤其是白血病）、使用免疫抑制剂和衰老。免疫缺陷一般是由淋巴细胞功能障碍引起，虽然也可能由中性粒细胞功能障碍引起。目前有很多研究寻找免疫缺陷的替代治疗（框 11-12）。

原发性免疫缺陷

原发性免疫缺陷是基因决定的，通常在婴儿期和儿童期表现为反复的或严重的感染。这些缺陷按免疫系统有缺陷、缺失或部分有缺陷来分类[14]。

框 11-12　免疫缺陷的替代疗法

静脉注射抗感染抗体（免疫球蛋白）
细胞和组织移植
成分输血
生物疗法（如单克隆抗体）
基因疗法

获得性免疫缺陷

导致获得性免疫缺陷的因素（框 11-13），可分为以下几种：

- 营养缺乏（如热量或蛋白质摄入严重缺乏）；
- 医源性缺陷（由某种形式的医学治疗引起的缺陷）；
- 由创伤导致的缺陷（如细菌感染、烧伤）；
- 应激性缺陷（免疫功能抑制）；
- 获得性免疫缺陷综合征。

框 11-13　导致获得性免疫缺陷的因素

- 年龄增长
- 酒精性肝硬化
- 感觉缺失
- 糖尿病
- 唐氏综合征
- 免疫抑制治疗
- 婴儿出生时免疫系统不成熟
- 感染［如妊娠时母体风疹（先天性）、妊娠时母体巨细胞病毒感染，以及麻疹、麻风和结核病］
- 恶性疾病（如霍奇金淋巴瘤、白血病和骨髓瘤）
- 营养不良
- 妊娠
- 镰状细胞贫血
- 手术创伤或情绪受挫导致的应激

注：免疫力会随着年龄的增长而下降。部分原因是与年龄相关的变化和疾病，如糖尿病、慢性肾脏疾病及某些药物的使用等，会破坏免疫力。这在老年人群中比较常见。

注意

获得性免疫缺陷综合征（AID）是目前广为人知的获得性免疫系统功能障碍。HIV 会引发 AIDS。如果不能获得抗逆转录病毒药物，患者会死于机会性感染和恶性肿瘤。这种疾病首次发现于 1981 年。从那时起，它就成为一个全球性的健康问题。2015 年，估计全球有 3670 万人感染 HIV（见第 28 章）。

资料来源：HIV/AIDS. Global Health Observatory（GHO）Data. World Health Organization website. http://www.who.int/gho/hiv/en/. Accessed February 2，2018.

思考

您的亲朋好友中是否有人因获得性免疫缺陷而患病。具体是哪种缺陷造成的？这种缺陷可以预防吗？

第 6 节　压力与疾病

持续的情绪或心理压力可以导致生理疾病，主要是认知、情绪和行为障碍。越来越多的证据表明压力和疾病之间有联系，心理神经免疫学应运而生。心理神经免疫学是研究情绪状态、中枢神经系统和免疫系统之间的联系的学科（图 11-22）。

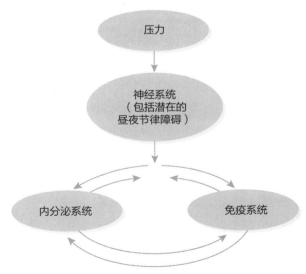

图 11-22　情绪状态、中枢神经系统和免疫系统的相互作用

压力下神经内分泌系统的调节作用

　　压力可激活交感神经系统，促使肾上腺释放儿茶酚胺（包括肾上腺素、去甲肾上腺素和多巴胺）至血液中（表11-5）。与此同时，下丘脑刺激垂体释放抗利尿激素、催乳素、生长激素和促肾上腺皮质激素。促肾上腺皮质激素反过来刺激肾上腺上皮释放皮质醇（表11-6）[15]。

表 11-5　儿茶酚胺对生理状态的影响	
器　官	**影　响**[a]
脑	血流量增加，葡萄糖代谢增加
心血管系统	收缩速度和力度增加，外周血管收缩
肺	氧供应增加，支气管扩张，通气增加
肌肉	糖原分解增加，收缩加剧，骨骼肌血管扩张
肝	葡萄糖生成增加，糖异生增加，糖原分解增加，糖原合成减少
脂肪组织	脂肪分解增加，脂肪酸和甘油增加
皮肤	血流量减少
骨骼	葡萄糖摄入和利用下降（胰岛素释放减少）
胃肠道和泌尿生殖管	蛋白质合成减少
淋巴组织	蛋白质分解增加（淋巴组织收缩）

[a] 有些反应需要糖皮质激素（如皮质醇）参与。

资料来源：McCance K，Huether S. *Pathophysiology：The Biologic Basis for Disease in Adults and Children.* 7th ed. St. Louis，MO：Elsevier；2014.

表 11-6　皮质醇对心理状态的影响	
功能或系统、器官	**影　响**
糖类和脂类代谢	降低葡萄糖的摄入和利用，促进肝细胞内糖异生，增强其他激素对糖异生的促进作用，促进脂肪分解
蛋白质代谢	增强肝内的蛋白质合成，抑制肌肉、淋巴组织、脂肪组织、皮肤和骨骼的蛋白质合成（包括免疫球蛋白合成），增加血浆中的氨基酸含量，促进肝脏脱氨基
炎症反应	减少循环系统中的嗜酸性粒细胞、淋巴细胞和单核细胞，促进骨髓释放多形核白细胞，减少炎症部位白细胞蓄积，延缓组织愈合，允许去甲肾上腺素的血管收缩作用
脂肪代谢	促进四肢的脂肪分解，以及面部和躯干的脂肪生成
免疫保护	降低淋巴组织的组织集聚（如减少蛋白质合成），减少循环系统中淋巴细胞、嗜酸性粒细胞、嗜碱性粒细胞和巨噬细胞，抑制白介素–1和白介素–2的生成，进而抑制细胞介导的免疫和热原的释放
消化功能	促进胃液分泌
排尿功能	促进尿液分泌
结缔组织	降低结缔组织中成纤维细胞的增殖（延缓组织愈合）
肌肉	维持骨骼肌和心肌的正常收缩和最大输出
骨骼	抑制骨的形成
血管系统和心肌功能	维持血压稳定，增加小动脉对肾上腺刺激的收缩反应，增强心肌功能
中枢神经系统	调节认知功能和情绪功能（虽然机制仍然不明），辅助调节睡眠–觉醒周期

资料来源：McCance K，Huether S. *Pathophysiology：The Biologic Basis for Disease in Adults and Children.* 7th ed. St. Louis，MO：Elsevier；2014.

儿茶酚胺

儿茶酚胺主要通过 2 类受体发挥作用，这 2 类受体为 α 肾上腺素受体和 β 肾上腺素受体。这 2 类受体可进一步分为 α_1 受体、α_2 受体、β_1 受体和 β_2 受体。

- α_1 受体为突触后受体，位于效应器官（如血管、骨骼肌）。α_1 受体的主要作用是刺激血管和平滑肌收缩。α_2 受体存在于神经末梢突触前膜，作用是抑制去甲肾上腺素，从而发挥负反馈机制。
- β_1 受体位于心肌，β_2 受体主要位于支气管和动脉血管的平滑肌。β 受体具有一系列功能：能促进心肌收缩，舒张支气管及骨骼肌、脑和心的血管，促进糖原分解。

肾上腺素可激活 α 受体和 β 受体（表 11-7）。去甲肾上腺素主要激活 α 受体（见第 13 章）。

皮质醇

皮质醇（氢化可的松）分泌后进入血液循环，可动员细胞代谢所需的物质。皮质醇的主要代谢作用是促进糖异生，也可以通过抑制组织对葡萄糖的利用使血糖上升。皮质醇还可以充当免疫抑制剂，减少淋巴细胞（尤其是 T 淋巴细胞）的分泌。这反过来又会引起细胞免疫力下降。

皮质醇可以阻止巨噬细胞在炎症部位聚集，通过稳定溶酶体膜减少吞噬作用。这种免疫细胞活性降低可能是有益的，因为它可以阻止免疫应答造成的组织损伤。皮质醇的作用是有益的还是破坏性的取决于 2 个因素，即压力的类型和暴露于压力源的时间。

免疫系统的作用

许多免疫系统疾病是由压力引起的（表 11-8），但是致病机制仍然不明。一般认为，免疫系统、神

表 11-7　α 受体和 β 受体的生理活动

受　体	生　理　活　动
α_1 受体	促进糖原分解、平滑肌（血管、泌尿生殖道）收缩
α_2 受体	促进平滑肌舒张（胃肠道）、平滑肌收缩（某些血管壁），抑制脂肪分解，抑制肾素释放，影响血小板凝聚，减少胰岛素分泌
β_1 受体	促进脂肪分解、心肌收缩（心率升高、收缩力度增强）
β_2 受体	促进肝糖异生、肝糖原分解和肌糖原分解，增加胰岛素、胰高血糖素和肾素释放，促进平滑肌（支气管、血管、泌尿生殖道、胃肠道）舒张

资料来源：McCance K，Huether S. *Pathophysiology*：*The Biologic Basis for Disease in Adults and Children.* 7th ed. St. Louis，MO：Elsevier；2014.

表 11-8　压力相关疾病

器官或系统	疾　病	器官或系统	疾　病
心血管系统	冠状动脉病、高血压、卒中和心律不齐	胃肠系统	溃疡、肠易激综合征、腹泻、恶心呕吐和溃疡性结肠炎
肌肉	紧张性头痛、肌肉收缩性背痛	泌尿生殖道	多尿、阳痿、性冷淡
结缔组织	类风湿性关节炎、结缔组织炎症	皮肤	湿疹、神经性皮炎、痤疮
肺系统	哮喘（超敏反应）、花粉症（超敏反应）	内分泌系统	糖尿病、闭经
免疫系统	免疫抑制或免疫缺陷、自身免疫性疾病	中枢神经系统	疲劳、嗜睡、暴饮暴食、抑郁、失眠、学习和记忆功能障碍

资料来源：McCance K，Huether S. *Pathophysiology*：*The Biologic Basis for Disease in Adults and Children.* 7th ed. St. Louis，MO：Elsevier；2014.

经系统和内分泌系统通过复杂的通路进行交互。此外，它们也可能会受到压力相关因素的影响。

压力、压力管理和疾病的相互关系

如前所述，压力导致的损伤取决于压力源的性质、强度和作用时间，还受到个人感知压力的方式和压力管理能力的影响。识别压力的症状、使用压力管理技巧对维持良好的健康来说非常重要。压力管理的方法包括冥想、锻炼和意向引导等。对健康的人而言，这些方法有助于预防压力导致的生理和心理疾病。

第 7 节　遗传和家族性疾病

人们天生就有某种疾病的遗传倾向。某些疾病（如血友病和镰状细胞贫血）的遗传学病因已经被发现（见第 32 章）。患者要么没有遗传倾向性，要么携带疾病基因或患有疾病。其他疾病（如关节炎、糖尿病和高血压）虽然和遗传有关，但也和环境因素有很大的关系。研究人员正努力通过控制环境因素来减少遗传病发病率或降低其严重程度。

致病因素

致病因素可以简单地归结为遗传因素或环境因素，但其实遗传因素和环境因素之间有着密切的联系（框 11-14）。例如，没有环境因素时基因因素也不会产生作用，而环境因素对不同的人发挥不同的作用。相反地，环境因素相同时，人们的基因组成却各有不同。因此，遗传因素和环境因素的交互作用十分复杂。

框 11-14　基因选择中的环境影响

导致镰状细胞贫血的基因在疟疾高发地区更为常见。镰状细胞贫血患者的红细胞成镰刀状，可堵塞毛细血管。这种病往往是致命的，但镰状细胞携带者中只有不到 1% 的红细胞是异常的。这些人并不会因为镰状细胞贫血而死，他们抵御疟疾的能力比不携带者更强。因此，携带镰状细胞反而是具有保护作用的，镰状细胞的广泛存在也是自然选择的结果。

遗传因素

遗传遵循遗传概率法则。这是因为染色体对是随机排序进入卵子和精子的。人类含有 10 万个基因，因此变异的范围非常大，可能发生不同类型的遗传病，如单个基因变异或整个染色体变异。

染色体在包装形成过程中有时会发生错误，导致染色体重排。全染色体异常会导致唐氏综合征或特纳综合征等疾病。最常见的是，染色体上只有一个基因传给下一代，产生功能异常的蛋白质。正是这种基因缺陷导致镰状细胞贫血和血友病。有些疾病可能是多个基因和多个因素引起的，但是它们仍然具有较强的遗传性。这一类型的疾病包括冠状动脉病、高血压和癌症。

注意

遗传基因是不可改变的，但作用方式（基因表达）会受到环境因素的影响，如食物、药物和有害物质暴露（框 11-14）。

社会和环境因素

许多常见的慢性病可能是受到遗传因素和环境因素的共同影响而产生的（表 11-9、表 11-10）。重要的社会和环境因素包括：

- 微生物暴露和免疫反应；
- 个人习惯和生活方式；
- 化学物质；
- 自然环境；
- 社会心理环境。

表 11-9　社会和环境因素影响疾病的发生

因　素	举　例
微生物暴露和免疫反应	细菌 病毒 真菌 原虫 传播媒介（如昆虫和动物） 变应原
个人习惯和生活方式	吸烟 体育锻炼 饮食摄入 无保护措施的性行为

续表

因　素	举　例
化学物质	毒物 污染物 药物和物质滥用 溶剂、烟雾 污染物
自然环境	气候 辐射 物理创伤 地理位置（如阳光照射、海拔高度） 社区（如水和食物供应）
社会心理环境	家庭状况（如丧亲、丧失、地位改变） 压力 应对技能 社会隔绝 社会习俗

预防疾病的目标是发现致病的遗传因素、社会和环境因素，从而帮助易感人群改变某些社会和环境因素，减少患病风险。科学家普遍认为健康取决于 5 个因素（图 11-23）。

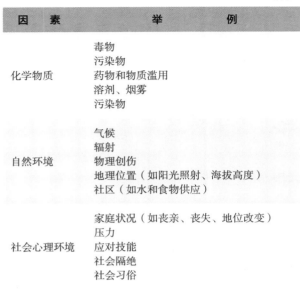

图 11-23　健康的社会决定因素

资料来源：National Center for HIV/AIDS，Viral Hepatitis，STD，and TB Prevention. NCHHSTP social determinants of health: frequently asked questions. Centers for Disease Control and Prevention website. https://www.cdc.gov/nchhstp/socialdeterminants/faq.html. Updated March 21, 2014. Accessed February 2, 2018.

1. 基因和生物学特征（如性别、年龄）；
2. 健康行为（如饮酒、注射毒品、无保护措施的性行为、吸烟）；
3. 社会环境或社会特征（如社会歧视、收入、种族）；
4. 自然环境或总体生态环境（如居住环境、人群密集程度）；
5. 保健和医疗服务（如有无高质量的医疗服务，有无医疗保险）。

年龄和性别

年龄和性别对遗传病的发病有影响，在多基因缺陷引起的疾病中尤其如此。多基因疾病中多个基因和环境因素共同作用，导致与年龄相关的新陈代谢疾病。这就是心脏病、高血压和癌症往往发生在 40 岁以上人群的原因。

性别与性激素或解剖学差异引起的疾病有关，如乳腺癌和睾丸癌。生活方式和生活环境异常也对性别相关疾病有一定影响。性别、生活方式和生活环境共同作用导致的疾病包括吸烟男士更容易患肺癌和冠状动脉病。

分析疾病风险

流行病学研究疾病发生率和分析疾病的风险因素。疾病发生率用于描述疾病的发生情况，风险因素是指患病的倾向。

疾病发生率

3 个指标常用来评估疾病对社会的影响，即发病率、患病率和病死率。发病率是指特定人群单位人数在指定时间内出现的新病例，指定时间一般是一年[16]。患病率是指特定人群单位人数患某病的人数（新旧病例）。病死率是指患某病的人群单位人数在指定时间内死亡的人数，指定时间也常常是一年[17]。

风险因素分析

人群中存在某种风险因素是发病率上升的根本原因。有的疾病有致病风险因素，有的疾病有非致病风险因素。消除致病风险因素可延缓或预防疾病，非致病风险因素有助于预测人们患病的概率，但是对疾病没有直接影响（图 11-24）。风险因素不能准确预测某一个人是否会生病，只是表明某一个人患病的概率。

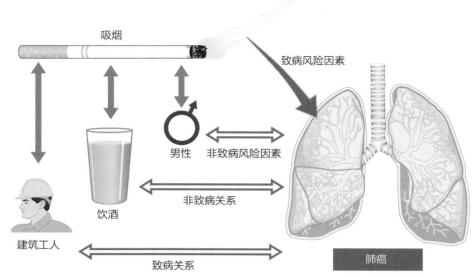

图 11-24　致病和非致病风险因素和相互关系

风险因素的综合效应和相互作用

若干个风险因素相互作用时，风险因素的个别影响会被显著放大。例如，某些风险因素独立存在时不会致病或致病的概率很低，但如果另一个风险因素同时介入时，则致病风险增大。

家族性疾病倾向

有的家庭成员比一般人群更容易患上某些疾病（家庭性疾病）。通常，家族性疾病风险因素是遗传因素或某些环境因素，如肺病和心脏病等疾病，致病原因是吸烟或摄入高脂肪食物等。

思考

您有多少心脏病的风险因素？其中哪些是遗传因素？哪些因素可以通过改变生活习惯或环境消除？

衰老和年龄相关疾病

年龄增长是许多疾病的危险因素，如心脏病、卒中和癌症。这一风险因素可能是遗传、社会和环境因素共同作用的结果。与年龄有关的疾病，如龋齿和脓毒性咽喉炎，在低年龄组人群中更为常见；退行性疾病（如关节炎）在老年人群中更为常见。通过检查各年龄组主要死亡原因，可以发现年龄与相关疾病之间的相关性（图 11-25）。

常见的家族性疾病和相关的风险因素

高风险人群可以采取许多措施来避免家族性疾病（表 11-10）。虽然基因成分无法改变，但人的生活方式和环境是可以改变的。例如，肥胖会引发多种疾病，而肥胖是遗传因素和环境因素共同作用的结果。

排名	<1岁	1~4岁	5~9岁	10~14岁	15~24岁	25~34岁	35~44岁	45~54岁	55~64岁	≥65岁	总计
1	先天异常 4825	意外伤害 1235	意外伤害 755	意外伤害 763	意外伤害 12514	意外伤害 19795	意外伤害 17818	恶性肿瘤 43054	恶性肿瘤 116122	心脏病 507138	心脏病 633842
2	妊娠 4084	先天异常 435	恶性肿瘤 437	恶性肿瘤 428	自杀 5491	自杀 6947	恶性肿瘤 10909	心脏病 34248	心脏病 76872	恶性肿瘤 419389	恶性肿瘤 595930
3	婴儿猝死综合征 1568	凶杀案 369	先天异常 181	自杀 409	凶杀案 4733	凶杀案 4863	心脏病 10387	意外伤害 21499	意外伤害 19488	慢性下呼吸道疾病 131804	慢性下呼吸道疾病 155041
4	孕期并发症 1522	恶性肿瘤 354	凶杀案 140	凶杀案 158	恶性肿瘤 1469	恶性肿瘤 3704	自杀 6936	肝疾病 8874	慢性下呼吸道疾病 17457	脑血管疾病 120156	意外伤害 146571
5	意外伤害 291	心脏病 147	心脏病 85	先天异常 156	心脏病 997	心脏病 3522	凶杀案 2895	自杀 8751	糖尿病 14166	阿尔茨海默病 109495	脑血管疾病 140323
6	胎盘脐带膜 910	流感和肺炎 88	慢性下呼吸道疾病 80	心脏病 125	先天异常 386	肝病 844	肝病 2861	糖尿病 6212	肝病 13278	糖尿病 56142	阿尔茨海默病 110561
7	细菌性脓毒症 599	败血症 54	流感与肺炎 44	慢性下呼吸道疾病 93	慢性下呼吸道疾病 202	糖尿病 798	糖尿病 1986	脑血管疾病 5307	脑血管疾病 12116	意外伤害 51395	糖尿病 79535
8	呼吸窘迫 462	围产期 50	脑血管疾病 42	脑血管疾病 42	糖尿病 196	脑血管疾病 567	脑血管疾病 1788	慢性下呼吸道疾病 4345	自杀 1739	流感和肺炎 48774	流感和肺炎 57062
9	血液循环系统疾病 428	脑血管疾病 42	恶性肿瘤 39	流感与肺炎 39	流感与肺炎 184	HIV感染 529	HIV感染 1055	败血症 2542	败血症 5774	肾炎 41258	肾炎 49959
10	新生儿出血 406	慢性下呼吸道疾病 40	败血症 33	败血症 33	脑血管疾病 166	先天异常 443	败血症 829	肾炎 2124	肾炎 5452	败血症 30817	自杀 44193

图11-25 各年龄组十大死亡人数及原因（美国，2015年）

资料来源：Centers for Disease Control and Prevention. Data Source: National Vital Statistics System, National Center for Health Statistics, CDC. Produced by: National Center for Injury Prevention and Control, CDC using WISQARS™.
www.cdc.gov/injury/images/lc-charts/leading_causes_of_death_age_group_2015_1050w740h.gif. Accessed December 4, 2017.

表 11–10 常见的家族性疾病和相关的环境风险因素	
疾　病	**环境风险因素**
免疫系统疾病	
哮喘和其他变态反应	宠物皮屑、蟑螂、灰尘、花粉、霉菌等过敏原，烟草烟雾暴露，感染（个别肺炎、呼吸道合胞病毒）
癌症	
乳腺癌	肥胖，久坐不动，摄入高脂肪食物，酗酒，激素变化，30 岁之前未生育，激素疗法
结直肠癌	纤维摄入不足，摄入高脂肪食物过多
肺癌	吸烟，环境污染物，空气污染，肺部辐射，β 胡萝卜素缺乏
内分泌疾病	
1 型糖尿病	病毒性感染，天气寒冷，早期节食（母乳喂养者少见）
2 型糖尿病	肥胖，摄入高糖低纤维食物，久坐不动，长期暴露于农药和污染的空气
心血管疾病	
冠状动脉病	久坐不动，酗酒，吸烟，肥胖，压力，血压升高，血脂和胆固醇升高
心肌病	感染，酗酒，吸毒
二尖瓣脱垂	感染
高血压和卒中	饮食中高盐、高脂肪，久坐不动，肥胖，吸烟，酗酒
肾病	
痛风	肥胖，高嘌呤饮食，铅和药物（利尿药、水杨酸、烟酸、左旋多巴、环孢霉素）暴露
肾结石	肥胖，高盐、高蛋白或低钙饮食，酗酒，水摄入不足，使用药物（噻嗪类利尿药、血管紧张素转换酶抑制药、抗高血压药）
胃肠病	
吸收障碍	
溃疡性结肠炎	与 10 岁之前切除阑尾，使用非甾体抗炎药（布洛芬、阿司匹林）呈负相关
克罗恩病	吸烟，节食及抗生素、非甾体抗炎药的使用
胃溃疡	非甾体抗炎药的使用，感染，肿瘤
胆石	高脂肪饮食，肥胖，节食，快速减轻体重，久坐不动，用药（部分抗生素、噻嗪类利尿药、雌激素）
肥胖	高脂肪、高糖、高热量饮食，久坐不动，疾病（库欣病、多发卵巢综合征），使用药物（类固醇、某些抗抑郁药）
神经肌肉疾病	
多发性硬化	病毒，可能与维生素 D 缺乏、吸烟有关
阿尔茨海默病	晚年精神刺激减少，头部创伤，心脏病，卒中
精神病	
精神分裂症	可能与进展性创伤，在城市环境长大，属于少数群体（第一或第二代移民）及使用大麻有关
抑郁症	慢性病，慢性疼痛，使用药物（某些抗高血压药、激素、抗溃疡药、抗结核药、治疗帕金森病的药物、免疫调节药和精神治疗药）

总结

- 水分对人体的重要性主要体现在 2 个方面：第一，人体水分是新陈代谢活动发生的介质；第二，精确调控体液量和组成成分对健康非常重要。水根据钠离子浓度变化所建立的渗透梯度移动。因此钠离子平衡和水平衡密切相关。

- 体液平衡存在 2 种异常状态。如果摄入的水超过失水，那么水过量，称为水中毒；如果失水超过摄入的水，那么水不足，称为脱水。

- 除了体液平衡，电解质平衡（除了钠离子平衡）也可发生改变。这些电解质包括钾、钙和镁。电解质紊乱可损害神经肌肉功能，甚至引起心律不齐。

- 治疗等渗性脱水的方法包括静脉注射等渗溶液，偶尔使用低渗溶液替代治疗。治疗低渗性脱水的方法包括静脉注射 0.9% 的氯化钠溶液或乳酸盐林格液，有时也会给予高渗溶液（如低钠血症引起癫痫发作时）。治疗体内水中毒应对症治疗，如限制水的摄入、使用利尿药或 0.9% 的氯化钠溶液（如有低钠血症）。

- 院内治疗低钾血症的方法包括静脉注射或口服钾剂。治疗高钾血症的方法包括限制钾离子摄入、静脉注射葡萄糖和胰岛素、雾化沙丁胺醇碳、酸氢钠或钙剂。

- 治疗低钙血症的方法包括静脉注射钙剂。治疗高钙血症的方法包括治疗基础疾病、补液以促进排钙和药物治疗。

- 治疗低镁血症的方法通常包括静脉注射硫酸镁。治疗高镁血症最有效的办法是血液透析，也可给予钙剂以拮抗镁离子。

- 人体对氢离子浓度（pH 值）变化十分敏感，正常的细胞外液的 pH 值维持在 7.35 和 7.45 之间。维持酸碱平衡主要是 3 个代偿机制实现的：碳酸 – 碳酸氢盐缓冲、肾缓冲和蛋白质缓冲。

- 当生成的酸的量超过人体的缓冲能力时，就会发生代谢性酸中毒。院前救护中最常见的 4 种代谢性酸中毒是乳酸性酸中毒、糖尿病酮症酸中毒、肾衰竭引起的酸中毒和毒素引起的酸中毒。代谢性酸中毒的治疗的重点在于消除病因。

- 失去氢离子是代谢性碱中毒的病因，可由呕吐（氢离子丢失）、胃肠减压或肾排泄氢离子至尿液引起。治疗的重点在于消除病因。如果血容量不足，应给予等渗溶液进行治疗。

- 呼吸性酸中毒由二氧化碳蓄积引起，导致 PCO_2 升高。这种疾病一般是由于通气不足导致二氧化碳的产生和排出之间失衡。治疗呼吸性酸中毒包括改善通气，加快二氧化碳排出。

- 通气过度可能会降低 PCO_2，进而导致呼吸性碱中毒。治疗呼吸性碱中毒的重点在于纠正导致通气过度的基础疾病。

- 救护员要了解疾病的发生过程，就必须了解细胞和组织应对损伤的结构及功能。细胞适应、损伤、肿瘤、年老和死亡都可能引起细胞和组织的变化。

- 受损细胞的外形或大小可能异常。细胞损伤在细胞和全身均有表现。

- 某些因素会导致疾病。这些因素大致可分为遗传因素和环境因素。二者也有密切联系。

- 低灌注是指组织或器官血液供应不足，病因是心输出血减少长时间低灌注会导致休克、多器官功能障碍综合征等疾病。维持心输出量和组织灌注的负反馈机制包括压力感受器反射、化学感受器反射、中枢神经系统缺血反应、激素调节机制、组织液再吸收和脾血排出。

- 外部屏障是人体抵御疾病和损伤的第一道防线，包括皮肤和消化道、呼吸道和泌尿生殖道黏膜。当这些屏障被破坏后，化学物质、异物或微生物就能进入细胞和组织，这时第二道和第三道防线启动，包括炎症反应（第二道防线）和免疫反应（第三道防线）。外部屏障和炎症反应应对的是非特异性生物，免疫反应应对的是特异的病原体。

- 免疫反应通常是保护性的，保护身体免受有害微生物和其他有害物质的伤害。有的时候这些反应时会引起不适，甚至是有害的，如超敏反应、自身免疫。

- 许多免疫相关疾病与压力相关，但是引起疾病的机制尚不明确。一般认为免疫系统、神经系统和内分泌系统通过复杂通路进行交互，受到压力相关因素的影响。

- 引起疾病的因素是复杂的，包括遗传因素、环境因素或二者兼有。年龄增长和男性也是疾病的风险因素。

参考文献

［1］Jacob M, Chappell D, Becker BF. Regulation of blood flow and volume exchange across the microcirculation. *Crit Care*. 2016; 20（1）: 319.

［2］Sherwood L. *Human Physiology*. 9th ed. Boston, MA: Cengage Learning; 2016.

［3］How the other half dies: the major causes of death and disease in developing countries. International Medical Volunteers Association website. http://www.imva.org/pages/deadtxt.htm. Accessed February 2, 2018.

［4］Metheny NM. *Fluid and Electrolyte Balance*. 5th ed. Sudbury, MA: Jones and Bartlett Learning; 2012.

［5］Kim SW. Hypernatemia: successful treatment. *Electrolyte Blood Press*. 2006; 4（2）: 66‐71.

［6］Garth D. Hypokalemia in emergency care. Medscape website. http://emedicine.medscape.com/article/767448–overview. Updated April 5, 2017. Accessed February 2, 2018.

［7］McCance KL, Huether SE. *The Biologic Basis for Disease in Adults and Children*. 7th ed. St. Louis, MO: Elsevier; 2014.

［8］Infusion Nurses Society. *Journal of Infusion Nursing*: *Infusion Therapy Standards of Practice*. Norwood, MA: INS; 2016.

［9］American Heart Association. *Atherosclerosis*. Dallas, TX: American Heart Association; 2017.

［10］Fridovich I. Oxygen toxicity: a radical explanation. *J Exp Biol*. 1998; 201（Pt8）: 1203–1209.

［11］VanPutte C, Rean J, Russo AF, Seeley RR. *Seeley's Anatomy and Physiology*. 11th ed. New York, NY: McGraw Hill; 2017.

［12］Tilney NL, Bailey GL, Morgan AP. Sequential system failure after rupture of abdominal aortic aneurysms: an unsolved problem in postoperative care. *Ann Surg*. 1973; 178（2）: 117–122.

［13］Bone RC, Balk RA, Cerra FB, et al. Definitions for sepsis and organ failure and guidelines for the use of innovative therapies in sepsis. The ACCP/SCCM Consensus Conference Committee. American College of Chest Physicians/Society of Critical Care Medicine. *Chest*. 1992; 101（6）: 1644–1655.

［14］Fernandez J. Overview of Immunodeficiency Disorders. MSD Manual website. http://www.msdmanuals.com/professional/immunology–allergic–disorders/immunodeficiency–disorders/overview–of–immunodeficiency–disorders. Updated August 2016. Accessed February 3, 2018.

［15］McVicar A, Ravalier JM, Greenwood C. Biology of stress revisited: intracellular mechanisms and the conceptualization of stress. Stress *Health*. 2014; 30（4）: 272–279.

［16］Bonis PAL. Glossary of common biostatistical and epidemiological terms. UpToDate website. https://www.uptodate.com/contents/glossary–of–common–biostatistical–and–epidemiological–terms?source=search_result&search=prevalence&selectedTitle=1~150. Updated February 22, 2016. Accessed February 3, 2018.

［17］Dicker RC, Coronado F, Koo D, Parrish RG. Frequency measures. In: CDC, ed. *Principles of Epidemiology in Public Health Practice*. 2nd ed. Atlanta, GA: Centers for Disease Control and Prevention; 2011.

推荐书目

Hsieh A. A delicate balance: understanding acid–base issues in EMS patients. EMS1.com website. https://www.ems1.com/ems–products/Capnography/articles/276334048–A–delicate–balance–Understanding–acid–base–issues–in–EMS–patients/. Published June 15, 2017. Accessed February 3, 2018.

Lazenby R. *Handbook of Pathophysiology*. 4th ed. Lippincott Williams & Wilkins; 2011.

Long B, Koyfman A. Clinical mimics: an emergency medicine– focused review of sepsis mimics. *J Emerg Med*. 2017; 52（1）: 34–42.

Shane B, Hales M. *Principles of Pathophysiology*. New South Wales, Australia: Pearson; 2012.

（张承英，刘万芳，李胜男，周小双，彭碧波，译）

第12章

生命发展

美国 EMS 教育标准技能

生命发展

集成了生命发展的系统知识。

学习目标

完成本章学习后，紧急救护员能够：

1. 描述刚出生婴儿、新生儿期、婴儿期、幼儿期、学前期、学龄期、青春期、青年期、中年期和老年期等各个阶段的正常的生命体征和机体特征；

2. 熟悉婴儿期、幼儿期、学前期、学龄期、青春期、青年期、中年期和老年期等各个阶段的心理特征；

3. 解释兄弟姐妹竞争、同龄人关系等因素对儿童心理发展的影响；

4. 讨论老年人面临的生理和心理问题。

重点术语

青春期：13~18 岁。

高龄：75 岁以上。

依赖：婴儿与家庭成员和看护者之间身体和情感上的紧密联系。

巴宾斯基反射：一种反射活动，触摸新生儿足底外侧缘时，大脚趾向上弯曲而其他脚趾呈扇形张开的反应。

认知发展：从童年直至成年认知活动的发展，包括记忆、解决问题和决策。

青年期：19~40 岁。

衰弱：一种老年综合征，表现为乏力、行动迟缓、虚弱、体重减轻和体力活动减少。

婴儿：1 个月至 1 岁的儿童。

老年期：61~75 岁。

初潮：月经第一次来潮。

中年期：41~60 岁。

绝经：卵巢功能衰退，月经完全停止。

莫罗反射：婴儿受声音惊吓时做出的正常反应，如伸展双腿、双臂做出拥抱的手势等。一般出生半年后消失。

新生儿：不足 1 个月的婴儿。

刚出生婴儿：出生几个小时的婴儿。

抓握反射：一种正常的婴儿反射，触摸婴儿手掌时，婴儿会自动紧握手指。

被动免疫：机体被动接受抗体等而获得的免疫能力；婴儿通过胎盘接受母体抗体而获得的免疫能力。

牙周病：发生于牙周围组织的疾病。

学前儿童：3~5 岁的儿童。

青春期：生殖系统开始发育的阶段。

生殖成熟：一个人具备生殖能力的时期。

觅食反射：触碰或抚摸婴儿脸颊或嘴角边缘的时候，婴儿向刺激源头转头，并张嘴开始吮吸。

学龄期：6~12 岁。

自我意识：个体对自己各个方面的看法，包括人格特质、身体特点、能力、价值观、目的和角色。

自尊：一个人对自我价值的全面评估。

分离焦虑：婴幼儿与主要看护者分开时产生的紧张、不安的情绪。

吸吮反射：用乳头或奶瓶触碰婴儿的嘴唇时，婴儿不由自主地吮吸。

性情：一个人的行为方式，与环境交流的方式，是儿童发展人际关系的基础。

末期衰退：一种理论，认为在没有痴呆的情况下，老年人的认知能力整体或逐渐下降。

幼儿：1~2 岁的儿童。

救护员为所有年龄段人群提供救护。通常患者的主诉与他所属年龄段人群的一般的生长发育特点直接相关，因此救护员学习和了解不同年龄段人群的生理和心理发展是十分重要的。

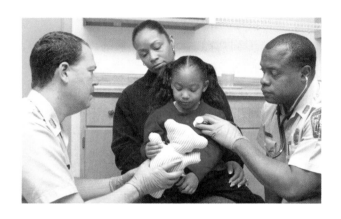

注意

EMS 教育标准对年龄段划分和生长发育的特点进行了总体说明。这些说明可能与本书的描述略有不同。本书规定的年龄段划分为：婴儿（出生至 1 岁）、学步儿童（1~3 岁）、学前儿童（3~5 岁）、学龄儿童（6~12 岁）、青少年（13~18 岁）、青年（20~40 岁）、中年（41~60 岁）和老年（61~75 岁）、高龄（75 岁以上）。

资料来源：American Heart Association. *Pediatric Advanced Life Support*. Dallas，TX：American Heart Association；2015.

第 1 节　刚出生婴儿

刚出生婴儿是指出生后几个小时的婴儿（图 12-1）。新生儿是指出生不足 28 天的婴儿。婴儿是指 28 天至 1 岁的儿童。

生命体征

在出生后的 30 分钟，刚出生婴儿的心率是 100~200 次 / 分；1 岁时，心率平均 120 次 / 分。出生时呼吸频率一般是 40~60 次 / 分，出生后几分钟内降至 30~40 次 / 分，1 岁时呼吸频率一般是 25 次 / 分。出生时平均收缩压为 70 mmHg，1 岁时升至 90 mmHg。婴儿时期正常的体温范围是 36.7~37.8℃。

思考

为什么要将刚出生婴儿、新生儿和婴儿三者区分开来？

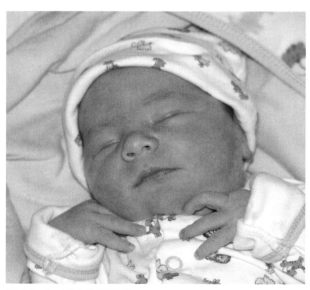

图 12-1　刚出生的婴儿

体重

足月的刚出生婴儿体重一般为 3~3.5 kg。头部占体重的 25%，头围与胸围相等。出生后几天，由于细胞外液的排出，婴儿的体重可能会减少 5%~10%。到第 2 周时，体重逐渐恢复，超过出生时的体重。虽然个别婴儿体重增长的速度较快，大部分婴儿体重增长的速度是每周 140~168 g。婴儿出生的第 1 个月，体重增长通常呈稳定的上升曲线（每天增长 30 g，4~6 个月后体重可翻倍，9~12 月后体重达到出生时的 3 倍）。每隔几周测量一次体重是了解婴儿生长发育情况的好办法。

思考

救护患者时，应根据婴儿头部的大小注意哪些问题？

心血管系统

婴儿出生后身体会发生某些变化，以应对离开子宫后的环境。例如，婴儿的心血管系统开始脱离母体的血液循环系统开始运行，静脉导管、动脉导管和卵圆孔收缩。这些结构是胎儿血液循环特有的结构，在出生 1 年后永久闭合，导致体循环血管阻力上升，并且引起主动脉、左心室和左心房压力升高。此外，肺血管阻力下降。这是因为婴儿开始呼吸后，肺开始扩张，肺动脉压、右心室压力和右动脉压力降低（见第 46、第 47 章）。婴儿出生后 1 年，左心室逐渐变得强壮。

呼吸系统

胎儿的肺充满液体。分娩过程中，胸腔受到挤压，肺液被排出。婴儿开始吸气后，剩下的肺液通过淋巴循环和肺循环被吸收。婴儿最初的强烈呼吸打开了肺泡，使接下来的呼吸更为容易。胸壁主要的支持来自肌肉，而不是骨骼。这些附属肌肉并不成熟，容易疲劳。呼吸时正常使用这些肌肉也会使婴儿血液中乳酸堆积（乳酸酸中毒），此外，肺泡和支气管之间侧支通气减少，因为新生儿的肺泡较少。

注意

婴儿和幼儿都是腹式呼吸，通过膈肌的舒缩产生正常的呼吸。这种呼吸会持续至 7 岁，此后开始胸式呼吸。

婴儿的呼吸道短而窄，相较于成年人也不稳定。出生后 1 个月内主要通过鼻子呼吸。当发生感染或应激情况时，婴儿呼吸频率加快，迅速失去热量和体液。

神经系统

健康的新生儿可对许多刺激做出响应与反射（表 12-1），有些反射对他在子宫外的生活至关重要，如呼吸反射和觅食反射。其他重要的反射由压

表 12-1　婴儿反射

反射种类	测试方法	正常的表现
巴宾斯基反射	检查者轻轻地抚摸新生儿的足底	脚趾向外和向上伸展
莫罗反射	在婴儿附近发出尖锐的响声	幼儿伸展双臂和双腿，展开手指，然后拥抱自己
抓握反射	检查者把一个物体或一个手指放在婴儿的手掌上	手指在物体或手指周围弯曲
觅食反射	检查者轻轻地触摸婴儿的脸颊或嘴唇附近	婴儿的头转向刺激源，嘴巴撅起
踏步反射	检查者将婴儿直立，双脚接触坚实的表面	婴儿做类似于走路的踏步动作
吸吮反射	使婴儿的嘴与乳房或奶瓶接触	婴儿的嘴唇开始吸吮
紧张性颈反射	将婴儿置于仰卧位	婴儿转动头部，然后头部转向身体一侧的手臂和腿伸展

注：巴宾斯基反射是婴幼儿的一种正常反应。然而，对于年龄较大的儿童或成人，这可能表明大脑或脊髓受损（见第 40 章）。

力或不适引起，如呼吸道阻塞可引起婴儿打喷嚏或咳嗽，面部刺激可引起婴儿的嘴唇做出吸吮的动作（吸吮反射），转头和嘴唇向触摸方向移动（觅食反射）。婴儿哭泣可能是饥饿、疼痛、炎热或寒冷引起的，有些反射看上去没有实用目的，在出生后最初几个月后逐渐消失，如巴宾斯基反射、莫罗反射和抓握反射。

睡眠被认为对保持和发挥大脑的正常功能很重要。新生儿平均每天睡眠 16~18 小时。睡眠和觉醒在 24 小时内均匀分布。这种睡眠会逐渐减少到每天 14~16 小时，夜间集中睡眠时间 9~10 小时。到了 4 个月大的时候，婴儿通常会睡一整夜，但很容易被唤醒。

出生后第 1 年，婴儿的生理和心理方面发育较快。在此期间，大脑和神经系统逐渐成熟。为了给大脑生长留出空间，后囟（左右顶骨和枕骨形成的三角形间隙）未闭合，直到大约 3 个月大。前囟在出生后 9~18 个月逐渐闭合。前囟通常与颅骨表面平齐或略低于颅骨表面，是充分闭合的良好指标。前囟可能因为脱水而低于颅骨水平，并出现凹陷（图 12-2）。到 1 岁时，神经发育基本成熟；肌肉已经成熟到婴儿可以借助外力完全独立站立或行走（图 12-3）。

骨骼肌肉系统

婴儿出生时，唯一的硬骨是手指骨。随着长骨骼的生长，激素作用于长骨两端骨骺的软骨，使钙盐沉积，软骨被硬骨取代。随着新的骨组织在骨骼上形成，骨骺板变长，骨骼增厚。影响骨骼生长的因素包括遗传因素、生长激素和甲状腺激素的分泌、营养状态和儿童的一般健康状态。

在婴儿，肌肉重量占到整个骨骼肌肉系统的25%。婴儿运动控制能力的发展从头至脚，从人体中心至边缘，因此婴儿应当在坐立之前就能抬头，在行走之前就能爬行[1]。相较于成年人而言，婴儿的手臂和腿的比例相对更小。随着生长发育，手臂和腿的比例逐渐发生变化（图 12-4）。

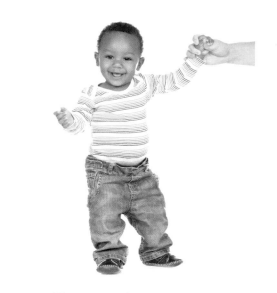

图 12-3　婴儿

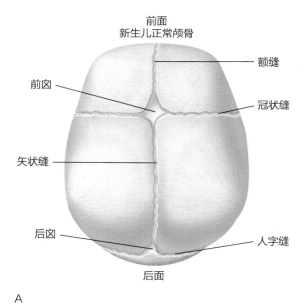

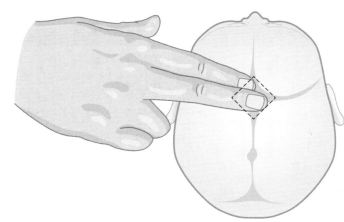

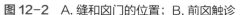

图 12-2　A. 缝和囟门的位置；B. 前囟触诊

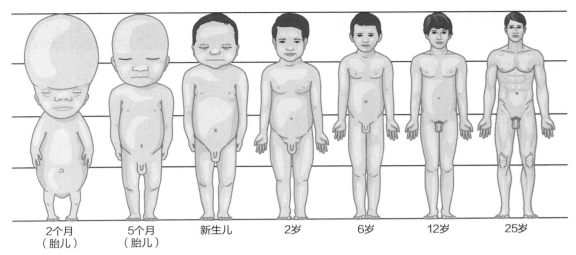

| 2个月
（胎儿） | 5个月
（胎儿） | 新生儿 | 2岁 | 6岁 | 12岁 | 25岁 |

图12-4 身体比例随生长发育的变化

资料来源：McKinney ES et al: *Maternal child nursing*, ed 3, St Louis, 2009, Saunders.

免疫系统

婴儿出生时即有被动免疫能力，在自身抗体产生前保护自己免于疾病困扰。这种被动免疫能力来源于母亲的抗体，婴儿通过胎盘获得抗体。如果婴儿是母乳喂养，那么抗体通过母乳传递。被动免疫能力可在出生后维持6个月，此后婴儿必须接种疫苗以对抗疾病（如百日咳、白喉和破伤风）（见第47章）。

新陈代谢

婴儿的基础代谢率远高于年龄更大一些的儿童或成年人。婴儿单位体重需要消耗的液体、热量、矿物质和维生素更多。婴儿呼吸系统和皮肤系统排出的水分多于其他儿童，因此也更容易发生脱水，患冷热相关疾病的风险更高。

婴儿生长发育的里程碑事件

婴儿时期的生长发育取决于遗传和环境之间的相互作用，了解生长发育情况应当与生长发育参照标准比较。框12-1列出了出生至12个月的生长发育里程碑事件。

心理发展

看护者（一般是母亲）和婴儿之间的关系是婴儿心理发育的重要因素，是婴儿主要的安慰来源，也是婴儿应对环境压力（如害怕、疼痛和焦虑）的主要方式。社会心理发展理论拥护者艾里克·埃里克森（Erik Erikson）认为，生命的发展是基因和环境交互作用的结果[2]。他的理论认为，生命的发展要经历许多阶段。每一阶段的标志是一个必须解决的危机。根据他的理论，最关键的危机阶段是婴儿期（＜1.5岁），即信任对不信任阶段[2]。这个阶段的基础是婴儿对两件事的认识：一是周围环境是安全的、可预测的；二是原因和结果可预测。例如，父母的照看充满温暖与爱意，但如果不是这样，婴儿就会产生不信任感。这种照看方式上的不一致，往往会导致信任与不信任之间的对立。

性情

性情是一个人行为方式的表征，表现为人与环境交互的方式。儿童的性情及成年人给出的反应是儿童早期社交的基础（早期社交是指儿童与他人和环境的互动）。婴儿早期的互动及生长发育的变化，会促成以下几种关系的发生：

- 出生后几周内，婴儿不会关注成年人的外貌，除非在喂食婴儿时；
- 从第4周开始，婴儿开始与成年人互动，出现情绪反应，见到或看到成年人（尤其是女性）时明显变得兴奋；
- 第2个月开始，婴儿出现更为复杂和敏感的反应，包括对母亲微笑或发出声音，交流时出现肢体动作；
- 3个月时，婴儿开始有社交的需要。这种需要持续增长，直到2岁末或3岁初，这个时候儿童开始渴望与同龄人互动。

框 12-1　生长发育的里程碑事件（出生至 12 个月）

了解生长发育情况应与生长发育参照标准进行比较。

1 个月
能够把手放在视野范围内或口中
手紧握成拳头
能够辨别某些声音

2 个月
眼睛能够追随物体
能够辨认熟悉的脸庞

3 个月
用手将物体放入口中

4 个月
吞咽时流口水
伸手要人抱

5 个月
可以不进食而睡一整晚
体重增长至出生时的 2 倍
有可能开始长牙齿

6 个月
可以在宝宝餐椅上直坐
发出单节的音（如 ma、mu、da、li）

7 个月
害怕陌生人
快速地从哭变为笑

8 个月
对"不"字做出反应
可以独立坐着

9 个月
对他人的愤怒有反应
可以独立站起来
吸吮、咀嚼和撕咬物体

10 个月
辨听自己的名字
爬行

11 个月
试图独立行走
被限制行为时情绪低落

12 个月
借助外力可以行走
体重达到出生时的 3 倍

随着婴儿长大，他的社交活动变得越来越复杂。婴儿与家人之间形成密切的关系，称为依恋。例如，4 个月时婴儿开始感知辨认家人，他眼睛会追随母亲；9 个月的时候，婴儿在离开母亲时会哭泣，这一现象被称为分离焦虑。

与亲近的人分开（如与父母分开）可引起一系列行为。首先是抗议（包括大声哭闹、极度不安、拒绝所有成年人），其次是绝望（哭闹不止、行动不积极、退缩），再次是默然（对环境重新燃起兴趣，但只是一种远远的围观，即便在母亲回来后也无法改善）。有些心理学家认为，依恋心理贯穿人的一生。在儿童接受检查评估时，父母应当抱住他，这样做有两个目的：第一，儿童和父母不会太焦虑；第二，儿童不哭闹时检查评估更容易实施。

第 2 节　幼儿期与学龄前期

一般认为 1~2 岁的儿童是幼儿，3~5 岁的儿童是学龄前儿童（图 12-5）。

生命体征

幼儿的心率一般是 80~130 次 / 分，学龄前儿童的心率一般是 80~100 次 / 分，二者的呼吸频率平均是 20~30 次 / 分。幼儿的收缩压一般是 70~100 mmHg，学龄前儿童一般是 80~100 mmHg，二者的正常体温是 36~37.6℃。

人体系统概述

幼儿期和学龄前期，儿童的身体系统发生诸多变化：

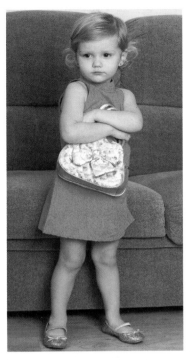

图 12-5 学龄前儿童

- 心血管系统。毛细血管床变得更加成熟，更有助于人体的热调节。血红蛋白水平接近成年人。
- 呼吸系统。幼儿和学龄前儿童的耳、鼻和喉部结构与婴儿类似。婴儿患严重呼吸系统疾病的风险极大，幼儿和学龄前儿童在托儿所和学前班中更容易感染呼吸系统疾病，但这并不表明幼儿和学龄前儿童有潜在疾病。随着年龄增长，学龄期的主要呼吸肌从腹部转到胸部。
- 神经系统。髓鞘形成（神经细胞成熟）开始于妊娠晚期，并持续至 10~12 岁。髓鞘使神经冲动得以快速传导，有助于认知发展。但其实 2 岁时儿童神经系统已经基本发育完全，脑的重量约是成年人的 90%，视力达到 20/30，听力一般在 3~4 岁成熟。
- 骨骼肌肉系统。肌肉质量和骨密度增加，大多数儿童 2 岁时已经可以以正常的步伐行走。幼儿和学龄前儿童已经具有精细动作技能（如用铅笔涂画、堆积木）。
- 免疫系统。被动免疫在幼儿和学龄前儿童不再有效，因此他们更容易患轻微的呼吸系统疾病和胃肠道疾病。

- 内分泌系统。内分泌系统变得更加成熟，生长激素、胰岛素和皮质类固醇分泌增加。幼儿和学龄前儿童的体重每年增加 2.9 kg。
- 肾系统。2 岁时肾发育已经相当成熟，这时候许多儿童基本能控制大小便。尿比重是测量肾脏的浓缩功能的指标，幼儿和学龄前儿童浓缩尿液的能力与成年人相当。

心理发育

2 岁时，儿童已经形成了特殊的性格特点、情绪、喜好和厌恶。3 岁时，他们掌握了基本的语言技能，并且这种技能训练一直贯穿儿童期。幼儿和学龄前儿童开始意识到男女之分，并模仿相同性别的人。框 12-2 列出 1~5 岁儿童社交性发展的里程碑事件。

注意

幼儿好动，注意力持续时间短暂。在这个年龄阶段，他们面临跌倒、窒息、行人或机动车碰撞和烧伤的风险。就像婴儿一样，许多幼儿不会直接表达痛苦或恐惧的感觉。幼儿经常有一些具有安慰作用的特殊物品，如毯子或特殊玩具。在可能的情况下，允许幼儿在评估时和转运途中携带这类物品。

框 12-2 1~5 岁儿童社交性发展的里程碑事件

1~3 岁
- 可以将两个单词连起来
- 可以说一些短语
- 听从指令
- 指身体部位
- 玩玩具时会做象征游戏
- 可以脱衣服

3~5 岁
- 可以说出姓名
- 辨别颜色
- 不熟悉的人可以听懂他们的话
- 可以说出较短的完整句子和问题
- 可以说出朋友的名字
- 开始可以接受与主要看护人分离
- 在其他儿童在场的情况也可以单独玩耍
- 更加自信
- 在适当的时候表现出同情（如其他孩子受伤时）
- 喜欢倾听并讲故事

思考

与幼儿或学龄前儿童相处时应使用安慰性和平和的语言。想象一下一名 3 岁儿童听到"我要给你一枪"或"你会挨打"会有什么反应？

同伴关系

同伴关系给儿童提供了关于家庭之外的世界的信息，并使儿童接触到其他类型的家庭。在幼儿和学龄前年龄组中，年龄相近的人形成了同伴纽带。这些关系通常是在游戏中建立起来的。游戏可能包括探索一个新的玩具、表演童话故事等。游戏还可以培养孩子玩简单游戏和有规则的竞技游戏的能力。这些经历可以促进幼儿解决问题的技能和认知能力发展。与他人游戏有助于培养人际关系。

影响社会心理发展的其他因素

其他关键因素可对幼儿和学龄前年龄组的社会心理发展产生显著影响。其中 2 个因素是父母离婚和攻击或暴力行为。

在美国，约 50% 的婚姻以离婚告终[3]。有几个因素决定了离婚对幼儿和学龄前儿童的影响。这些因素包括儿童的年龄、认知能力、社会能力和对父母的依赖程度或独立性。幼儿对父母离婚的常见反应包括抑郁、退缩、害怕被抛弃，以及害怕父母不再爱他们。父母识别和回应孩子需求的能力对于帮助孩子应对离婚带来的影响是很重要的。

注意

饮酒或使用其他药物可能是影响儿童行为的负面因素。在家庭环境中滥用药物或酒精会增加虐待儿童的风险。虐待儿童不限于父母的虐待，但父母虐待占 80%。虐待也可能是由保姆、亲戚或熟人施加的。虐待发生在每一个社会经济层面，往往是由家庭压力大（如失业、婚姻问题、慢性病、贫困）造成的。

资料来源：Children's Bureau, Administration for Children and Families, US Department of Health and Human Services. Child maltreatment: 2015. Administration for Children and Families website. http://www.acf.hhs.gov/programs/cb/research-data-technology/statistics-research/child-maltreatment. Updated October 12, 2017. Accessed January 6, 2018.

接触暴力行为可能会增加儿童对这种行为的接受程度。例如，一些儿童经常看带有暴力色彩的电视节目或电子游戏。这些儿童可能会模仿他们看到的行为。因此，父母为幼儿和学龄前儿童选择节目要特别注意这一问题。

第 3 节 学龄期

6~12 岁儿童处于学龄期。学龄期儿童的心率 70~110 次 / 分，呼吸频率 20~30 次 / 分，收缩压 80~120 mmHg，平均体温 37℃（图 12-6）。

注意

学龄儿童更加独立，开始参与体育活动，受伤往往与骑自行车或轮滑运动有关。受伤的原因往往是未佩戴合适的防护装备。

人体系统概述

儿童在学龄期的生长比婴儿期、幼儿期和学前期缓慢，学龄期儿童每年增高 6.6 cm，大部分机体功能达到成年人的水平。学龄儿童有几个重要的生长发育里程碑（框 12-3）。

- **神经系统**。10 岁时，约 95% 的颅骨生长已经完成。随着神经系统和骨骼肌肉系统生长，学龄儿童的技能和能力差异越来越大。大脑左半球和右半球的功能均在发展。儿童集中注意力和学习能力也在这个年龄段开始发展。

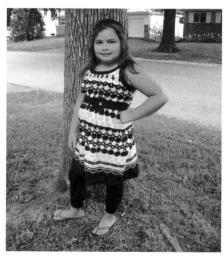

图 12-6 学龄儿童

框 12-3 学龄儿童生长发育的里程碑事件（6~12 岁）

生理发展

- 体重增加，肌肉增加多于脂肪，力气变大
- 心脏因运动（如扔、跳、跑）增强
- 女孩在 8~13 岁会经历一个生长发育高峰，而男孩在 13~15 岁时生长发育飞快
- 身体发生变化，意味着即将进入青春期
- 头和身体的比例逐渐与成年人接近
- 眼睛发育和功能成熟
- 恒牙开始出现
- 左利手或右利手开始固定

认知、社交和情绪发展

- 家庭允许儿童自我管理，家长的监管减少
- 父母与孩子相处的时间减少
- 儿童的道德思辨能力增强
- 儿童逐渐了解死亡这一概念
- 青春期一开始性欲逐渐增强
- 在忠诚和互助的基础上，开始形成友谊
- 学习给予、接受和分享等社交技能

· **生殖系统**。进入青春期时，生殖系统开始发育，原因是体内性激素水平升高，表明青春期开始。不论男性还是女性，在外部性征开始出现之前，激素水平就已经开始升高了。每个人青春期的时间各有不同，一般而言，女孩（8~13 岁）的青春期比男孩早 2 年（13~15 岁）。

· **淋巴系统**。淋巴系统在对抗疾病和感染中发挥着重要作用。儿童的淋巴系统在生长发育过程会发生许多变化，进入青春期后生长发育放缓。在青春期之前，学龄儿童的淋巴细胞比率较成年人更高。

心理发育

6~12 岁时，儿童开始关注外面的世界，逐渐脱离家庭。此时，他们与他人交流的机会增多，开始将自己与他人进行比较，形成自我意识。有些情况会使他们感到压力，影响自尊。自尊往往受外部因素（如在同龄人中的受欢迎程度、被拒绝的经历、来自家人朋友的心理支持）的影响，在学龄期的前几年比后几年更高。低自尊对以后的发展有不利的影响。

心理发展因人而异，有些儿童看上去更成熟，有些儿童看上去不成熟。在这个阶段，儿童的行为取决于他的情绪及与他人相处的经历，甚至有可能仅取决于发生的日期。此外，学龄儿童开始面临日常生活中的挑战。害怕新环境（如上学）、同龄人竞争等都是这个年龄段儿童常见的压力来源。

根据人的生活经历，道德标准开始形成。对学龄儿童而言，行为控制开始从外界（如父母关于对错的理解）转向内心。来自内心的控制帮助这些儿童做出道德的选择。

许多理论尝试对道德发展做出解释。科尔伯格（Kohlberg）认为道德发展分 3 个层次，6 个阶段，从 4 岁开始一直到成年。这 3 个层次是年龄相关的发展层面：前习俗道德水平、习俗道德水平和后习俗道德水平（框 12-4）[4]。大多数专家认为，关心、爱护和积极的教导在道德教育中发挥重要作用。

证据显示

美国纽约市的研究人员进行了一项回顾性研究，以确定救护员对出生至 17 岁儿童体重估计的准确性。他们比较了院前患者救护报告中估计的体重和在医院测量的体重。排除不符合要求的记录后，对 199 份记录进行分析。纳入患者的平均年龄为（9.8 ± 5.9）岁。救护员准确估计了 164 名（占 82.4%）的体重；估计的体重与实际体重的偏差在（10.8 ± 10.5）kg 范围内。在 35 个（占 17.6%）体重估计不准的记录中，有 16 个被低估。该研究缺乏说服力，不能做出结论性的声明；对 9 岁或 9 岁以下及出现癫痫或心搏骤停的患者的体重估计似乎不那么准确。

资料来源：Lim CA，Kaufman BJ，O'Connor J，Cunningham SJ. Accuracy of weight estimates in pediatric patients by prehospital emergency medical services personnel. *Am J Emerg Med*. 2013；31（7）：1108-1112.

第 4 节 青春期

13~18 岁为青春期，处于这个阶段的人为青少年（图 12-7）。青少年的心率一般为 55~105 次 / 分，呼吸频率 12~20 次 / 分，收缩压 100~120 mmHg，体温 37℃。青春期是生长发育的最后阶段，器官迅速增长，包括心、肾、脾和肝。血液检查的各项指标与成年人接近（见第 31 章），皮脂腺活动使皮肤变硬，骨骼和肌肉的生长在为期 2~3 年的突发生长期基本完成（图 12-7）。

框 12-4　科尔伯格的道德发展理论

前习俗道德水平（4~10岁）

4~10 岁时，儿童主要为了避免被罚、获得满足感而对文化控制做出响应。这一水平包含 2 个阶段：

- **阶段 1——惩罚和服从**：为了避免被罚，儿童遵守规则和命令，儿童对道德准则并不关心。
- **阶段 2——工具性的相对主义**：仅仅是出于自身利益，儿童遵守规则。他们懵懂地认识到对他人的公平正义，但这也是出于满足自身，互惠互利的意识开始发挥作用（如你帮我挠背，我也要帮你挠背）。

习俗道德水平（10~13岁）

10~13 岁时，儿童渴望得到他人和社会的认可。他们不仅顺从他人，还积极支持社会的标准。这一水平包含 2 个阶段：

- **阶段 3——乖孩子心理**：儿童寻求他人的认可，开始通过目的判断行为（如她打算好好表现）。
- **阶段 4——法律和秩序心理**：儿童关注权威，热衷维持社会秩序，正当的行为就是"履行职责"。

后习俗道德水平（13岁以上）

这是真正的道德（发自内心的道德规范）形成的年龄。人们不需要根据他人的标准来做道德决定。这些决定是根据良知而做出的。这一水平包括下面 2 个阶段：

- **阶段 5——人们根据法律和契约做道德决定**：这意味着最好的价值观是法律支持的价值观，因为整个社会都认可这些价值观。如果人们的需要与法律冲突，那么人们会设法改变法律。
- **阶段 6——良心决定对错**：人们的行动不是因为恐惧、认可的需要或法律要求，而是基于人们内心认定的对错标准。

资料来源：Kohlberg L. A cognitive-developmental analysis of children's sex-role concepts and attitudes. In: MacCoby E, ed. *The Development of Sex Differences*. Stanford, CA: Stanford University Press; 1966.

在青春期，生殖系统逐渐成熟。女性青春期的第一个外部特征是乳房的发育，乳头变成乳房芽，几个月后阴毛和腋毛开始生长，乳房变大。乳房芽出现 2 年，体脂达到体重的 18%~20% 时，女性开始初潮。内分泌系统也发生改变，开始释放促性腺激素、黄体生成素和卵泡刺激素。这些激素可以促进雌激素和孕激素的产生。孕激素影响乳房的生长和经期，雌激素促进第二性征的生长，如皮下脂肪在胸部、大腿和臀部堆积，阴毛生长。雌激素还会促进子宫内膜的形成。

注意

2015 年，15~19 岁的女性生育了近 23 万名婴儿。较前一年下降了 8%。少女怀孕会给母亲和婴儿带来更多的健康风险。少女往往得不到及时的产前护理，因此她们患妊娠高血压及并发症的风险更高。这些婴儿早产和低出生体重的发生率较高。

资料来源：Division of Reproductive Health, National Center for Chronic Disease Prevention and Health Promotion. Reproductive health: teen pregnancy. Centers for Disease Control and Prevention website. https://www.cdc.gov/teenpregnancy/about/index.htm. Updated May 9, 2017. Accessed January 7, 2018; National Institutes of Health, US Department of Health and Human Services. Teenage pregnancy. MedlinePlus website. https://medlineplus.gov/teenagepregnancy.html. Updated December 6, 2017. Accessed January 7, 2018.

在男性，促性腺激素促进睾丸分泌睾酮。睾酮促进男性第二性征的发育，如阴囊的颜色和质地发生改变，睾丸体积变大。伴随着这些变化，阴茎开

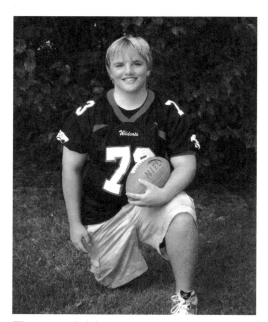

图 12-7　青少年

始变大，与成年人类似，阴毛开始生长。在14岁左右，男孩首次在手淫或睡眠时发生遗精。青春期晚期和青年早期出现的第二性征包括声音变粗、脸部长胡须、腋下长毛，有的还出现胸毛。

第二性征发育在男性和女性中都出现在青春期快速生长的末期。在身体快速生长之前一般体脂先行升高，后降低再升高。女性的胸部、大腿和臀部储存的脂肪较男性更多。男性在21岁之前身高平均增加20 cm。女性身高增加较男性并不显著，基本在18岁之前就完成了。在青春期快速生长的阶段，手和脚先行生长，手臂和大腿开始变长，肩部变宽，最后躯干开始生长，上颌和下颌也开始增长，因此短时间内容貌发生较大的变化，这一现象在男孩中尤其显著。

心理发育

除了生理变化，青春期的心理发育通常也会呈现显著特征（框12-5）。青少年开始尝试不同的身份，形成成年人的性格，往往与父母在学校、利益、着装、卫生、宵禁等问题上产生分歧，因为青少年开始表现自己的独立性。由于这些分歧，大多数青少年逐渐与父母疏远；与此同时，他们的情感逐渐向同龄人靠近。与其他同样在尝试不同身份的人结交，可能会导致酗酒、吸毒、纵欲、极端行为和穿衣怪癖。14~15岁时，反社交的行为达到高峰。

青春期的男性和女性都非常在乎自己的形象，时常与同龄人攀比。他们关心体重、体味、痤疮和头皮屑，而这些症状都是激素变化导致的。青少年（尤其是女孩）可能会执迷于减肥，吃流行餐以保持身材，所以青少年容易出现进食障碍，导致贪食症、食欲缺乏、厌食症和重度抑郁。事实上，青少年患抑郁症和自杀比其他年龄段的人更常见。

思考

采访青少年和他们的父母时，最好分别进行。您认为为什么要这么做呢？

框12-5 青少年心理发育（13~18岁）的特征

以下特征可能因人而异。此外，一些特征可能会受发育中一些因素的影响。

13~14岁
- 开始意识到自身
- 情绪波动
- 发展亲密关系
- 与父母关系疏远
- 兴趣和穿着受同龄人影响
- 表现出工作能力
- 交同性朋友
- 开始注重隐私
- 初潮
- 可能开始抽烟、喝酒
- 开始具备抽象思维能力

14~17岁
- 开始关注自我
- 过分关注形象和对异性的吸引
- 审视个人和内心的体验
- 将性欲和冲动转换成创造性活动（如诗歌、写作、音乐）
- 形成性欲和激情
- 选择榜样
- 表现出制定目标的能力

17~18岁
- 形成自我认知
- 情绪更为稳定
- 幽默感增强
- 对工作感到自豪
- 对他人表现出持续的兴趣和关心
- 表现出对未来的忧虑
- 形成明显的性倾向
- 对成年人行为逐渐表现出兴趣
- 接受社会规范和文化传统
- 制定目标，并按计划完成

注意

　　很多青少年学习驾驶汽车。在这个年龄段的人群中，车祸是死亡的主要原因。自杀和杀人是美国青少年死亡的其他主要原因。根据美国 CDC 的数据，这些杀人案件和大约 40% 的自杀案件都涉及枪支。1999—2015 年，青少年因吸毒过量，特别是阿片类而死亡的人数增加了 1 倍多，1999 年每 10 万中有 1.6 人，而 2015 年每 10 万人中有 3.7 人。

资料来源：Heron M. Deaths: leading causes for 2014. Natl Vital Stat Rep. 2016;65(5):1–96; Hedegaard H, Warner M, Miniño AM. Drug overdose deaths in the United States, 1999–2015. NCHS data brief, no 273. Hyattsville, MD: National Center for Health Statistics; 2017.

第 5 节　青年期

　　青年期是指 19~40 岁（图 12-8）。这一年龄段人群的生命体征：心率 60~100 次 / 分，呼吸频率 12~20 次 / 分，收缩压 90~140 mmHg，体温 37 ℃。在 18~26 岁，男性和女性正处在身体生长发育高峰。生活习惯和生活规律也在此时养成。身体系统处于最佳功能状态。这也是最有可能怀孕的年龄段。然而，衰老化过程已经开始。衰老的一些表现（如反应迟缓、听力丧失、视力缺陷）在这一阶段逐渐变得明显。

　　在青年期，人体的健康状况往往取决于生活方式和身体素质。意外伤害是这一年龄段人群死亡的主要原因[5]。

心理发育

　　青年期爱的能力已经形成，既包括男女之爱，也包括感情之爱。此外，新组成的家庭面临新的挑战和压力。此年龄段人群的工作压力最高，但即使如此，青年期因心理问题导致的健康问题比其他阶段更低。大多数人将他们的注意力集中在职业和家庭，具体包括：

- 选择伴侣；
- 学习与婚姻伴侣共同生活；
- 抚养小孩；
- 管理家务；
- 找到兴趣相投的社交圈；
- 找到适合成年人的休闲活动；
- 选择安全稳定的职业；
- 设立并维持一定的经济标准。

第 6 节　中年期

　　中年期是指 41~60 岁（图 12-9）。此年龄段人群的体征与青年期类似，人体系统持续高效运作。但是，衰老所带来的心理和生理变化在这个阶段更加明显，如开始出现心血管疾病，听力和视力衰退，有可能患上牙周病，体重越来越难以控制，也容易患上癌症[5]。对女性来说，绝经一般发生在 45~55 岁，意味着她们不再具有生殖能力。

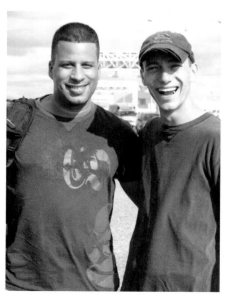

图 12-8　青年期

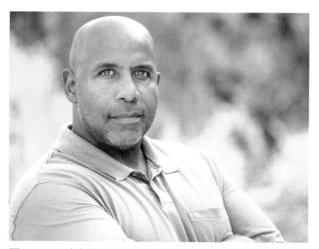

图 12-9　中年期

心理发展

中年期通常是获得社会和职业认可的最佳时期。然而，由于这一阶段发生的心理变化，中年人往往会关注"社会时钟"。对于实现人生目标，中年人可能会感到有时间压力。这一年龄段人群的压力还包括赡养父母的经济负担和责任。另一个压力源是对已经搬出并独自生活的成年子女的担忧。当最后一个孩子离开家时，许多父母会感到沮丧或失落（空巢综合征），而另一些人则会感到自由，并享受更多的自我实现机会。

某些中年人会经历中年危机，并因此做出一些突然的甚至是不理智的改变，这是因为健康状况恶化、衰老带来的面容衰老或与配偶的性生活水平降低。但是大多数中年人将这些问题看作是生命中的挑战，而不是威胁。这些挑战包括：帮助孩子成长为有责任的快乐成年人，接受并适应父母老去，接受中年期的生理变化。

你知道吗

在大约 3% 的美国家庭中，祖父母和他们的孙辈生活在一起。在大多数（67%）这样的家庭中，祖父母是家中儿童的主要看护者。

资料来源：Ellis RR，Simmons T. Coresident grandparents and their grandchildren：2012. Population characteristics. US Census Bureau website. https://www.census.gov/content/dam/Census/library/publications/2014/demo/p20-576.pdf. Published October 2014. Accessed January 7，2018.

第 7 节　老年期

老年期是指 61~75 岁（图 12-10）。这一年龄段人群的生命体征取决于他们的健康状况。此外，生命体征受到通常发生在这一阶段的身体系统生理变化的影响。一个人的寿命取决于健康状况、遗传因素和其他因素。癌症、心脏病和慢性阻塞性肺疾病是这一年龄段人群死亡的主要原因[5]。此外，老年人比年轻人服用更多的处方药和非处方药，增加了有害药物相互作用和滥用的风险。

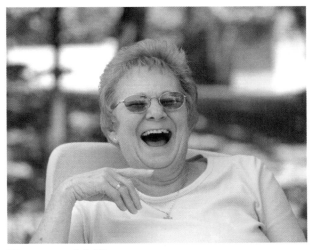

图 12-10　老年期

你知道吗

根据《2013 年美国老龄化与健康状态报告》，美国有 7200 万人（占 1/5）2030 年将达到 65 岁或 65 岁以上。到 2050 年，美国老年人口将达到 8900 万人。

资料来源：Centers for Disease Control and Prevention. *The State of Aging and Health in America 2013*. Atlanta，GA：Centers for Disease Control and Prevention，US Department of Health and Human Services；2013.

人体系统概述

老年人的身体系统变化各不相同（图 12-11 和框 12-6），器官与器官之间、功能与功能之间也有差异（见第 49 章）。有些变化十分巨大，有些变化逐步发生，有些功能在老年时仍然保持良好。这种差异性在许多人体系统中可以看到。例如，心输出量下降和糖类代谢能力下降在早期就十分明显，皮肤质感和头发颜色发生于整个老年期，神经传导速度和红细胞生成速度在老年晚期才开始下降。

心理发展

社会对年龄的不同态度，可以增强或降低老年人的自我价值感。有些文化认为老年人睿智，有些文化认为老年人是负担。对于退休后乐享生活、身体健康的老年人而言，老年是幸福美满的时光。对另一些人而言，老年意味着是沉重的经济负担、生理挑战和心理问题。

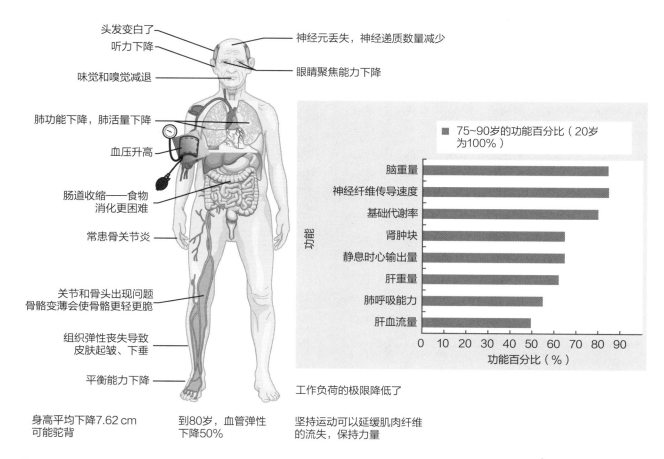

图 12-11   老年期的身体变化：一位 75 岁老年人最典型的衰老特征

经济负担

大多数老年人开始接受并适应退休后的生活，也适应了经济收入减少。但是，他们面临新的问题。例如，有些老年人必须支付医药费，建立新的生活安排。约 95% 的老年人在家生活，并不住在养老院或社会福利机构。不管是哪一种生活安排，对老年人和他们的家庭来说，都是沉重的负担。住在家里的老年人可能需要住家医疗救护，日常生活也需要他人的照护。住在福利机构的老年人可能需要持续的养老照护等。这些情况，加上医疗保险、处方药和其他医疗保健等费用，都是经济负担。这对于那些做好退休计划的老年人而言也是如此。2015 年，美国约有 420 万老年人生活在贫困线以下，290 万居民年龄在 65 岁以上的家庭存在食品安全问题[6]。

证据显示

2010 年，加拿大新斯科舍省的研究人员对该省所有院前患者的病历进行了回顾性分析。研究纳入 63076 个急救病例（成年人），其中 48.6% 的人年龄在 65 岁以上。在转运和未转运的患者中，最常见的原因是跌倒。在转运的老年人中，最常见的疾病是心血管疾病（占 13.7%）、呼吸系统疾病（占 13.5%）、外伤（占 15.9%）和胃肠道疾病（占 13.4%）。未转运的患者占 12%。值得注意的是，无转运事件的现场时间增加了 30%。因为这些结果与在美国发现的结果是相似的，研究人员认为他们的发现将有助于提醒卫生系统；这一年龄段人群需要替代服务。

资料来源：Goldstein J，Jensen JL，Carter AJ，Travers AH，Rockwood K. The epidemiology of prehospital emergency responses for older adults in a provincial EMS system. *Can J Emerg Med*. 2015；7（5）：491–496.

框 12-6　老年期的生理变化

心血管系统
· 血管壁增厚，外周血管阻力增加
· 至 80 岁，血管弹性下降 50%
· 器官血供下降
· 压力感受器敏感度下降，血压升高
· 心脏负荷增加，导致心脏肥大，二尖瓣和主动脉瓣发生变化，心肌弹性下降
· 心脏对运动的反应能力下降
· 心脏起搏细胞的数量下降，导致节律障碍（不能很好地耐受心动过速）
· 功能血容量和血小板计数下降
· 红细胞数量在老年晚期下降
· 铁离子水平低

呼吸系统
· 口、鼻和肺部的功能发生变化
· 肺部功能下降，肺活量下降
· 膈肌和胸腔壁弹性下降
· 肺泡一直暴露于污染物，扩张肺泡的能力下降
· 血液携带氧气的能力下降
· 由于胸壁和骨骼功能的退化，咳嗽时感到无力

神经系统
· 神经元丢失，神经递质数量减少
· 味觉减弱，嗅觉减弱
· 痛觉减弱
· 运动觉衰退
· 视力下降

· 反应速度下降
· 听力改变
· 睡眠觉醒节律紊乱

骨骼肌肉系统
· 肌肉被纤维组织取代
· 进行性骨质流失，骨骼和关节出现问题
· 平衡能力越来越差
· 常患骨关节炎
· 椎间盘收缩，导致身高下降，弯腰驼背

胃肠系统
· 唾液和胃酸分泌减少
· 胃肠蠕动和分泌物减少
· 食管括约肌无力，肠内括约肌异常
· 缺乏维生素和矿物质
· 肝的变化影响某些药物和食物的代谢

内分泌系统
· 葡萄糖代谢和胰岛素分泌减少
· 甲状腺分泌三碘甲状腺原氨酸的能力下降，皮质醇分泌减少 25%
· 垂体腺的功能下降约 20%

肾系统
· 失去约 50% 的肾单元
· 肾小球滤过率下降
· 电解质平衡和水平衡受到破坏
· 排尿频率降低和尿液量减少

思考

老年患者的家中有哪些线索可以表明他正面临经济负担？

认知和情绪挑战

除了与衰老相关的生理问题和相关的健康后果外，老年人还面临认知挑战（如认知能力下降）及情感挑战（如伴侣的死亡）。

衰老并不总是会导致脑功能的下降。然而，某些情况会导致认知能力丧失。这些疾病包括血液循环系统疾病和老年人常见的一些疾病（如帕金森病）。短期记忆、学习、注意力和判断能力的下降是老年人比较关心的一个重要问题和抑郁的原因。

认知能力下降。 对认知能力下降的研究表明，年龄与认知在几个方面有密切的联系。这一研究引出了末期衰退的理论[7]。

末期衰退是指在没有痴呆的情况下，认知能力的整体或逐渐下降。这种衰退包括心理技能的衰退，如语言能力、空间推理和感知觉速度，这些都不是衰老过程中的常规表现。这种衰退可能出现在死亡前 15 年，可能与早期心脏病、身心锻炼不足及无法检测到的痴呆有关[8]。

末期遽降是指认知障碍的发展加速，这可能是由一个人有意识或无意识地感觉到死亡即将来临[9]。这种想法可能会导致该老人从死亡前 5 年至前几周开始退出正常生活。末期遽降可能会表现出明显的情绪或精神功能的变化或身体的反应。它也可能与疾病（如癌症）有关。

伴侣的死亡。 伴侣的死亡可能是生活中最有压力的事件。一个人应对伴侣死亡或即将死亡的方式取决于几个因素，包括个人的文化背景或宗教观点、

死亡的原因和时间、与死者的关系、死者在生前的生活质量及朋友、家人和组织的支持。大多数人在面对死亡和死亡时都会表现出各种各样的情绪，一般是从最初的拒绝到最终的接受（见第 2 章）。

第 8 节　高龄

随着寿命的延长，形成了一个代表 75 岁以上老年人的新类别，这一类被称为高龄。心脏病是这个年龄段人群死亡的主要原因，其他常见原因包括阿尔茨海默病、痴呆症，以及卒中[10]。

在这个群体中，衰老过程仍在继续。社会功能和机体的变化会导致这个年龄段的人逐渐失去独立性。对许多高龄老人来说，进入照护机构或其他护理机构可能会增加他们的孤独感和对他人的依赖。老年痴呆的发病率也随着年龄的增长而增加。在这段时间里，他们开始接受死亡和考虑临终安排，其中可能包括准备遗嘱，让家人知道他们希望接受或拒绝医疗服务（见第 6 章）。

虚弱

在 85 岁及 85 岁以上老年人中，约有 25% 的人患有这种综合征。其表现是感觉疲惫、动作放慢、虚弱、不正常的体重减轻（一年体重减少 >4.5 kg），以及体力活动减少。这些体征和症状随着时间的推移而发展。被诊断为虚弱的老年人的健康状况更差，他们发生跌倒、事故后残疾、住院和死亡的风险更大[11, 12]。

总结

- 刚出生婴儿是出生几个小时的婴儿。新生儿是从出生到 1 个月的婴儿。婴儿是 1 个月至 1 岁的儿童。
- 新生儿通常重 3~3.5 kg。婴儿体重通常在 9~12 个月增加 2 倍。婴儿的头部重量约占总体重的 2/5。
- 出生时，胎儿血液循环特有的结构会萎缩，通常在 1 岁时永久闭合。在婴儿最初次呼吸中，肺液被排出。婴儿呼吸肌和肺泡发育不全。
- 婴儿出生时即具有与呼吸、进食和压力或不适有关的保护反射。
- 出生时，前囟、后囟开放。骨的生长发生在骨骺处。
- 出生时，婴儿可通过接受母乳获得被动免疫能力。
- 看护者是婴儿心理社会发展的主要因素。
- 性情是一个人行为方式的表征，表现为一个人如何与环境交互。
- 幼儿是 1~2 岁的儿童。学龄前儿童是 3~5 岁的儿童。
- 幼儿和学龄前儿童的血红蛋白水平接近成年人，脑的重量约为成年人的 90%，肌肉质量和骨密度增加。2 岁时可以行走，运动技能得到很好的发展。幼儿和学龄前儿童能控制大小便。
- 同伴关系、父母离婚和接触暴力会影响儿童的心理发展。
- 学龄儿童是指 6~12 岁儿童。此时身体生长速度减缓，但大脑功能和学习能力迅速发展。
- 青春期是指 13~18 岁。这个年龄段的人骨骼和肌肉质量的生长发育几近完全，生殖系统逐渐成熟。青少年往往会出现一些情绪波动，也可能表现出反社会行为。
- 青年期是指 19~40 岁。此时生活习惯已经养成。身体各系统处于最佳功能状态。
- 成年期是指 41~60 岁。衰老的生理特征在这个年龄段表现得较为明显。女性更年期发生在这一阶段。
- 老年期是指 61~75 岁。身体各系统的变化因人而异，但衰老带来的全身性变化变得明显。这个年龄段的一些成年人可能面临经济、生理和情感方面的挑战。
- 高龄是一个新的年龄类别，是指 75 岁以上。

参考文献

［1］Leifer G, Fleck E. *Growth and Development Across the Lifespan.* 2nd ed. St. Louis, MO: Elsevier; 2013.

［2］Erikson E. *Childhood and Society.* 2nd ed. New York, NY: WW Norton; 1963.

［3］Marriage and divorce. American Psychological Association website. http://www.apa.org/topics/divorce/. Accessed January 8, 2018.

［4］Kohlberg L. A cognitive–developmental analysis of children's sex–role concepts and attitudes. In: MacCoby E, ed. *The Development of Sex Differences.* Stanford, CA: Stanford University Press; 1996.

［5］National Vital Statistics System, National Center for Health Statistics, Centers for Disease Control and Prevention. Ten leading causes of death by age group, United States—2015. Centers for Disease Control and Prevention website. https://www.cdc.gov/injury/wisqars/pdf/leading_causes_of_death_by_age_group_2015-a.pdf. Accessed January 8, 2018.

［6］Economic security for seniors facts. National Council on Aging website. https://www.ncoa.org/news/resources–for–reporters/get–the–facts/economic–security–facts/. Accessed January 8, 2018.

［7］Palmore E, Cleveland W. Aging, terminal decline, and terminal drop. *J Gerontol.* 1976; 31（1）: 76–81.

［8］Mozes A. Mental skills can decline years before dying. *Washington Post* website. http://www.washingtonpost.com/wp–dyn/content/article/2008/08/27/AR2008082702464.html. Published August 27, 2008. Accessed January 8, 2018. Chapter 12 Life Span Development 3459781284560435_CH12_0327_0346.indd 345 16/07/18 10: 33 AM

［9］MacDonald SW, Hultsch DF, Dixon RA. Aging and the shape of cognitive change before death: terminal decline or terminal drop? *J Gerontol B Psychol Sci Soc Sci.* 2011; 66（3）: 292–301.

［10］World Health Organization, Global Health Observatory Data. Top 10 causes of death: situation and trends; 2015. World Health Organization website. http://www.who.int/gho/mortality_burden_disease/causes_death/top_10/en/. Accessed January 8, 2018.

［11］Xue QL. The frailty syndrome: definition and natural history. *Clin Geriatr Med.* 2011; 27（1）: 1–15.

［12］Fedarko NS. The biology of aging and frailty. *Clin Geriatr Med.* 2011; 27（1）: 27–37.

推荐书目

Feldman RS. *Development Across the Life Span.* 8th ed. London, UK: Pearson; 2018.

Kahn JH, Magauran BG, Olshaker J. *Geriatric Emergency Medicine.* New York, NY: Cambridge University Press; 2016.

Kail RV, Cavanaugh JC. *Human Development: A Life-Span View.* 3rd ed. Boston, MA: Cengage Learning; 2016.

Kuther T. *Lifespan Development: Lives in Context.* Thousand Oaks, CA: Sage Publications; 2017.

Torpy JM, Lynm C, Glass RM. Frailty in older adults. *JAMA.* 2006; 296（18）: 2280.

（陈巧，郭静，陈星，赵秋莉，孙秀明，译）

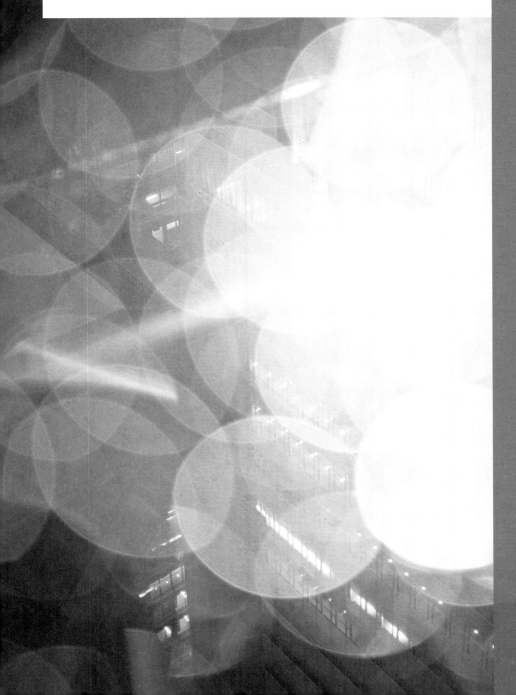

药理学

第三部分

第 13 章

药理学原理与急救药物

美国 EMS 教育标准技能

药理

结合药理学的系统知识来制订治疗计划，以处理紧急情况并改善患者的整体健康状况。

药理学原理

- 药物安全（见第 14 章）
- 药物立法
- 药物名称
- 管控药物
- 药代动力学
- 药物存储和安全性
- 自主神经系统药理学
- 药物代谢和排泄
- 药物作用机理
- 药物作用的 3 个阶段
- 药物反应
- 药物相互作用
- 药物毒性

学习目标

完成本章学习后，紧急救护员能够：

1. 定义术语"药物"；
2. 辨别药物的 4 种名称；
3. 掌握与救护员相关的药物标准、法律和监管机构；
4. 讨论影响药物吸收、分布和清除的因素；
5. 了解各种给药途径的特征；
6. 描述药物如何与效应器官发生反应达到治疗效果；
7. 列举影响药物相互作用的因素；
8. 描述救护员了解药物使用说明的责任；
9. 区分药物剂型；
10. 列举给孕妇、儿童和老年患者用药时应注意的问题；
11. 概述服用影响神经系统、心血管系统、呼吸系统、内分泌系统和胃肠道系统的药物的作用和注意事项。

重点术语

吸收：药物分子从用药部位进入人体血液循环的过程。

乙酰胆碱：广泛分布于人体组织中的神经递质，主要功能是调节神经系统突触的活动。

肾上腺素的：与自主神经系统的交感神经纤维有关的，利用肾上腺素或类肾上腺素物质作为神经递质。

激动剂：与受体结合并引起预期反应的药物。

α肾上腺素受体：一种肾上腺素受体，可对去甲肾上腺素和各种阻断药做出反应。

拮抗药：抑制或抵抗其他药物效果或正常的、过度活跃的生理机制引起的不良后果的药物。

抗胆碱药：阻断乙酰胆碱受体，从而抑制副交感神经冲动传递。

β肾上腺素受体：一种肾上肾素受体，可对肾上腺素和各种阻断药做出反应。

生物半衰期：人体代谢或清除一半药量所需的时间。

生物转化：药物发生化学反应，转变成代谢产物的过程。

血脑屏障：由中枢神经系统的毛细血管壁和周围的神经胶质膜构成，功能是阻止或延缓化合物从血液进入中枢神经系统。

血液凝固：简称凝血，是指形成纤维蛋白凝块的过程，凝住血小板、血细胞和血浆。

化学名：根据化学命名规则对化学结构的精确命名。

胆碱能的：与副交感神经系统作用有关，或者与刺激或抑制副交感神经系统药物有关的。

禁忌证：某种具有药效的药物在某些疾病状态下服用会产生不良后果，这些疾病即为该药的禁忌证。

管制药物：1970年美国颁布的《综合药物滥用预防与控制法案》（即《管制药物法案》）中规定的药物。

累积效应：某种药物多次服用，或者吸收的速度快于排泄或代谢的速度时发生的累加效应。

分布：药物通过血流进入人体各个组织，最终到达作用部位的过程。

药物：通过口服或注射到肌肉、血管和体腔内的物质，或者局部应用以治疗或预防疾病的物质。

药物相互作用：两种或两种以上药物同时应用时所发生的药效变化，即产生协同（增效）、拮抗（减效）作用。从而增强或降低药物的疗效。

药物-蛋白质复合物：药物与蛋白质（白蛋白）结合而形成的复合物。

药物受体：细胞的一部分（通常是酶或蛋白质分子），能与药物分子结合而产生效应。

肌张力障碍：肌张力发生局部或弥漫性改变，导致肌肉痉挛疼痛，固定姿势异常，运动行为怪异。

半数有效量：使50%服用药物的人产生阳性反应时的剂量。

效应器：对来自中枢神经系统的神经冲动做出反应的组织或器官，如肌肉或腺体。

内啡肽：大脑分泌的几种肽类，与吗啡一样具有缓解疼痛的作用。

排泄：通过肾排出毒性或失活代谢产物的过程，肠、肺、乳腺、汗腺、唾液腺也参与排泄过程。

首关代谢：在进入体循环之前，药物随血液从门静脉进入肝脏时发生的首次生物转化。

通用名：官方确定的药物名称。

特发性：因未知的病因引起的。

特异反应：个体对药物的异常或特异反应。

负荷剂量：在治疗开始时为了尽快达到目标药物浓度而给予的剂量，通常大于维持剂量。

维持剂量：在治疗范围内为维持稳态的血药浓度，常多次重复服用或静脉滴注的药物剂量。

神经递质：从突触前神经元释放的进行信息传递的化学物质。

非选择性β受体阻断药：阻断β_1和β_2受体的药物。

官方名：《美国药典》和《美国国家药品集》指定的药名，列于官方出版物上，一般与通用名相同。

罕用药：专门治疗罕见病的药物。

肠外的：不经肠道给药的。

部分重吸收：肾小管通过被动扩散再吸收药物或代谢物质。

药剂学：研究药物配制的科学。

药理学：研究药物与机体间相互作用规律的科学。

药代动力学：研究人体在一段时间内如何代谢药物，包括吸收、分布、生物转化和排出过程。

安慰剂：一种非活性物质或小剂量的无害物质，用于药物实验研究，比较非活性物质与实验药物的效果。

胎盘屏障：位于胎盘中母体部和子体部之间的，将母体血和子体血隔离开来的保护性生物膜。

增效作用：两种药物同时服用时，一种药物增加另一种药物的效果。

选择性β受体阻断药：阻断β₁受体或β₂受体的药物。

相加作用：两种药物联合使用时的效果等于两种药物单独使用时的效果总和。

协同作用：两种药物联合使用时的效果大于两种药物单独使用时的效果总和。

迟发性运动障碍：一种潜在的难以逆转的神经系统疾病，特点是脸部、四肢和躯干的肌肉不自主的重复运动。

治疗作用：药物的效果。

治疗指数：药物半数致死量与半数有效量的比值，是药物安全性指标。

有效浓度范围：产生药效且毒性最低的血浆药物浓度范围。

耐受性：之前小剂量产生的药效现在需要大剂量才能产生相同效果的生理反应。

商标名：药物的商标名，由生产药物的药品公司命名。

不良反应：药物对机体造成的有害和损伤作用。

药理学是指预防、诊断和治疗疾病的药物科学，研究生命系统和化学分子之间的相互作用。救护员必须充分了解药物及其作用才可开具药物，以确保患者治疗效果最佳，并且降低对患者的潜在伤害。

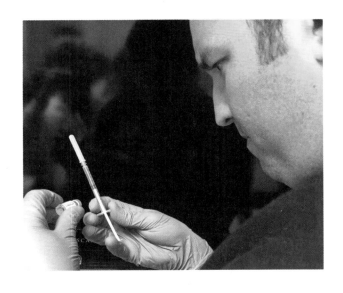

注意

本章介绍的药物信息基于最新的医学文献临床规范。虽然我们竭尽全力确保准确、全面，但如果内容与实际有出入有错误和遗漏使读者误解，本书作者、编辑、医疗顾问和出版商概不负责。救护员应当遵守当地医疗指导指定的指南。

第1节　药理学的历史

药理学的发展可追溯至公元前10000～公元前7000年[1]。新石器时代人类就已经开始种植草药，但那时的人们是否知道这些草药具有治疗效果仍是未解之谜。《圣经》中提到了一些药物，如树胶、香料、精油，甚至还有麻醉药。到了中世纪，草药被广泛地用作助消化药、泻药和利尿药（图13-1）。

化学药物的概念起源于17世纪。17世纪和18世纪使用的某些制剂今天仍在使用，鸦片（吗啡）就是一个典型例子。19世纪，人们对药物剂量有了较为准确的研究，推动了生产药物的制造设备的产生。此外，人们对药物的作用也有了更为准确的了解。20世纪和21世纪药物的重大发现（如胰岛素、抗生素和纤维蛋白溶解药）对糖尿病、细菌感染和心血管疾病等常见病产生了重要的影响。

由于人们疾病预防意识的提高，现代卫生保健和药剂学也在发生变化。卫生保健行业和制药产业积极开发新药、新的治疗方法或预防方法，防止老年病、常见病，以延长寿命。美国联邦政府鼓励制药公司研发利润较低的药物。这种药物通常是罕用药，用于治疗罕见慢性病，如血友病、麻风病、库欣综合征和抽动秽语综合征。

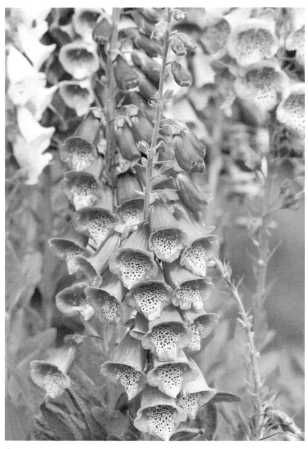

A

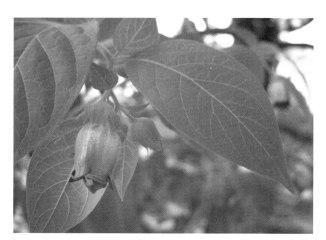

B

图 13-1 A. 洋地黄；B. 颠茄。前者含有地高辛，后者含有阿托品

注意

孤儿药是指专门用于治疗罕见病（孤儿病）的药物。赋予某一种疾病和为治疗这种疾病而研制的药物以孤儿地位属于公共政策问题。这些将会带来了医学上的突破。由于药物研发费用极高，没有政府支持某些医疗进步的实现几乎是不可能的。

试验性药物是指正在研究中，还没有被美国食品药品监督管理局（FDA）批准在美国销售的药物。患者接受这些药物最常见的方式是参加临床试验。在临床试验之外接受试验性药物必须满足特定的标准。一般来说，这些药物是免费提供的。

药物名

药物指口服及注射到肌肉、血管、体腔内或局部应用以治疗预防疾病的物质[2]。药物主要由 5 种来源：植物（生物碱类、糖苷、树胶和精油）、动物和人类、矿物质或矿物质产品、微生物和实验室制造的化学物质（框 13-1）。

药物名称有以下 4 种：化学名、通用名、商品名和官方名。

1. 化学名。化学名是对药物的准确描述，包括药物的化学成分和分子结构。
2. 通用名。也称为**非专有名**，常常是化学名的缩写形式，比化学名更常用。通用名是美国 FDA 批准的名称。
3. 商品名：也称为**品牌名**或**专有名**，是制药公司注册的商标名。商品名是专有名词，首字母大写。商品名一般由药物的首家制造商规定。
4. 官方名：药物的官方名后面一般附有《美国药典》（United States Pharmacopeia）的首字母缩写词 "USP" 或《美国国家药品集》（National Formulary）的首字母缩写词 "NF"。这 2 个首字母缩写词表明这种药物包含在这 2 本官方药典或药品集里面。大多数情况下，官方名与通用名相同。

下面以一种药物举例说明这 4 种名称。
化学名：（-）17-烯丙基-4，5α-环氧基-3，14-

资料来源：Access to investigational drugs. National Cancer Institute website. https://www.cancer.gov/cancertopics/factsheet/therapy/investigational–drug–access.Reviewed August 4, 2009. Accessed December 13, 2017.

框 13-1 药物及其来源举例

植物来源
- 地高辛
- 硫酸吗啡
- 硫酸阿托品

动物和人类来源
- 肾上腺素
- 胰岛素
- 促肾上腺皮质激素

矿物质和矿物产品来源
- 氯化钙
- 碘
- 铁离子
- 碳酸氢钠

微生物来源
- 青霉素
- 链霉素

实验室制造的化学物质
- 地西泮
- 利多卡因
- 咪达唑仑

《护理药物参考》（框 13-2）。救护员应当了解这些书籍和其他的急救药物手册的内容。网络也是获取药理学信息的重要途径。此外，网络上最新的研究发现也能提供某些药物研究和治疗的具体信息。

你知道吗

获得美国 FDA 的批准是药物研发过程的最后一步。第一步是在实验室里测试新药。如果测试结果是可靠的，制药公司或赞助商必须申请 FDA 批准在人体上测试该药物，即申请新药临床试验（IND）应用。

一旦 IND 被批准，就可以开始临床试验了。临床试验是确定药物的安全性和药物对人体的作用的研究。临床试验完成后，制药公司可向 FDA 提交新药申请或生物制剂许可申请（BLA）。FDA 会对申请进行仔细审查，如果该药物被证明安全和有效的，就会通过审批。

二羟基吗啡喃 –6 酮盐酸盐；

通用名：盐酸纳洛酮；

商品名：苏诺；

官方名：盐酸纳诺酮 USP。

药物信息来源

不少书籍对各种药物的配制和使用进行了介绍，如《美国医学会药物评估》《美国医院处方服务药物信息》《药物包装说明》《医师桌面参考》和

药物标准和法律

1906 年前很少对药物使用进行监管，药物常常由游医、药店、邮递公司、合法或非法的医师售卖或开具，药物成分也无须注明。事实上，那时许多药物含有鸦片、海洛因和酒精，这对服用的人可能会造成伤害。

1906 年，美国国会通过《纯食品与药品法案》，旨在保护公众免于贴有虚假标签的药物或掺假药

框 13-2 药物参考

《**美国医学会药物评估**》介绍了药物组、剂量、开具处方和药物用法，并对与 FDA 规定有出入的临床药物应用进行了介绍。

《**美国医院处方服务药物信息**》由美国医院药剂师协会出版，以专著的形式概述了美国每一种药物（批准的和未批准的）。该书定期更新，所有医院的药房和急诊科均配备。该书被认为是最可靠的药物信息来源。

《**药物包装说明**》收集药物的包装所附的文字说明，介绍药物如何使用。这些说明对新药而言十分重要，医护人员应当阅读这些说明以熟悉药物的使用

方法。

《**医师桌面参考**》由美国医疗经济公司每年出版，简明扼要地介绍药物信息，包括 FDA 批准的适应证、禁忌证和不良反应。除了通过几个交叉 – 参考的指引提供产品信息，该参考还通过展示常用处方药实际大小、颜色的图片，帮助辨别药物。

《**护理药物参考**》每年出版，介绍药物和静脉注射治疗时需要考虑的问题、不良反应、预防措施、相互作用和禁忌证。

物的侵害。该法案禁止药品使用虚假的或误导性的声明，限制销售容易滥用的药物（表 13-1），规定《美国药典》和《美国国家药品集》为药品的官方标准文件，赋予联邦政府执行这些标准的权利。1980

年，美国药典委员会将《美国国家药品集》购买下来，使《美国药典》成为美国唯一的官方用药标准。除《美国药典》外，还有其他一些药物标准和法律（框 13-3）。

表 13-1 管控物质		
特　点	**开药条件**	**举　例**
Ⅰ级		
极有可能导致滥用 无医疗应用，仅用于研究、分析或教学 可能导致严重依赖	要求有批准文件	海洛因、大麻、3，4-亚甲二氧基甲基苯丙胺，麦角酸二乙酰胺、甲喹酮，佩约特掌
Ⅱ级		
极有可能导致滥用 应用于医疗 可能导致严重的生理或心理依赖	必须持有书面处方（医师签名） 无书面处方时，只有急救才可以应用（急救时开具的药量要根据处方而定） 不允许重新配药；药物容器上必须有警示标签 a	安非他明、可卡因、右旋安非他明、芬太尼、氢可酮（每剂少于 15mg 的复方制剂）、氢吗啡酮、哌替啶、美沙酮、甲基苯丙胺、哌甲酯、羟考酮
Ⅲ级		
滥用可能性小于Ⅰ和Ⅱ级 应用于医疗 可能导致中度或轻度生理依赖或高度的心理依赖	要求有书面或口头处方 处方有效期 6 个月 期间加开药物不得超过 5 次 药物容器上必须有警示标签 a	合成代谢类固醇、氯胺酮、睾酮，以及每剂可待因含量低于 90 mg 的制剂
Ⅳ级		
滥用可能性小于Ⅲ级 应用于医疗 可能导致轻度生理或心理依赖	要求有书面或口头处方 处方有效期 6 个月，期间加开药物不得超过 5 次 药物容器上必须有警示标签 a	阿普唑仑、卡立普多、地西泮、劳拉西泮、喷地佐辛（与纳洛酮联用）、丙氧芬，对乙酰氨基酚（与丙氧氮联用）、曲马多、唑吡坦
Ⅴ级		
滥用可能性小于Ⅳ级 应用于医疗，可能导致轻度生理或心理依赖	有处方和无处方均可	阿塔凝胶、地芬诺辛（与阿托品联用）、地芬诺酯、普瑞巴林，以及含有低于 200 mg 或 100 mL 可待因的制剂

a. 警示标签必须这样写："警告：联邦法律禁止将这种药物给予患者以外的任何人"。
资料来源：Drug Scheduling. United States Drug Enforcement Administration website. https://www.dea.gov/druginfo/ds.shtml. Accessed March 23, 2018.

1912 年： 美国国会通过《雪莉修正案》，禁止具有欺骗性的治疗声明。

1914 年：《哈里森麻醉品法案》通过，以控制麻醉品的销售，抑制药物上瘾或依赖。

1938 年： 1937 年出现 100 多例因磺胺乙苷醇溶液致死事件，使《食品、药品和化妆品法案》得以通过。该法案中有一项条款旨在禁止未进行检测的新药上市。此外，该法案要求药品标签必须列出药物制备过程中使用的所有成分，以及使用说明。

1952 年：《杜汉 - 亨弗瑞修正案》对 1938 年通过的法案进行了修订，限制处方药的销售。处方药必须附有"警告：联邦政府禁止无处方使用此药"。

1962 年：《科夫沃 - 哈里斯法修正案》要求新药批准使用前必须证明安全性和有效性。

1970 年：《综合药物滥用预防与控制法案》（也称为《管控物质法案》）是 1914 年《哈里森麻醉品法案》的新版本，根据管控物质的使用和滥用风险对它们进行分类，从 I 级（滥用风险最高）至 V 级（滥用风险最低）（表 13-1）。

注意

1970 年，美国通过《管控物质法案》。法案中规定的物质均属于管控物质，如鸦片及其衍生物、致幻剂、镇静剂和兴奋剂。个人拥有管控物质是非法行为，只有获得有效的处方或医嘱时才可拥有，在治疗时也可以使用管控物质。州立机构具有授予使用管控物质和其他处方药的权利，但这些机构必须服从联邦政府。救护员和其他医护人员应当熟悉所在州有关药物使用与储存管理的法律。违反该法案将处以罚款或监禁，或者并处。

药物监管机构

1937 年 7 月，美国缉毒局（DEA，美国司法部下属机构）成为美国唯一法定的药物执法机构。现在还有其他药物监管机构。

- **美国食品药品监督管理局（FDA）：** 美国 FDA 负责执行联邦政府 1938 年颁布的《食品、药品和化妆品法案》，可以没收违法商品，起诉相关违法人员。
- **美国公共卫生服务局：** 美国 DHHS 的下属机构，负责监管生物制品，包括病毒、治疗用血清、抗毒素及用于防止伤病的类似制品。此外，它还负责对这些制品的生产及制造商进行检查并颁发许可证。

思考

新闻中常常报道特效药。这些在其他国家可以购买在美国却没有上市的特效药，并没有获得美国 FDA 的批准。为什么美国 FDA 不会自动批准在国际市场上已经证实有效的药物呢？

- **美国联邦贸易委员会：** 联邦政府中直接对美国总统负责的机构，在药物方面的主要职责是打击针对公众的虚假广告。
- **加拿大药品管制：** 加拿大国家健康与福利部下属的健康保护局负责制定和执行《食品和药品法案》《专有或专利药品法案》和《麻醉品管制法案》。
- **国际药品管制：** 国际社会对毒品管制始于 1912 年在荷兰海牙举办首届鸦片大会。该次会议通过多种国际条约，强制政府管制麻醉品。1961 年，这些条约被合为一个文件，即《麻醉药品单一公约》。该公约最终于 1964 年开始生效。后来国际麻醉品管制委员会成立，负责监督各国政府执行该条约的情况。

第 2 节　药物的一般性质

药物在体内作用的方式多种多样，有些作用是我们希望的（治疗效果），有些作用则不是，甚至是有伤害性的（不良反应）。药物之间也会相互作用，产生一些不常见的、难以预测的后果（药物过敏反应）。此外，药物的作用是多方面而非单方面的。

注意

救护员必须进行全面的患者评估，获得相关的就医或用药史，并且必须认识对症用药的重要性，这样有助于根据评估情况为患者实施现场诊断。全面了解药物作用及药物相互作用，救护员才能开具正确的药物以控制病情或治疗疾病。

应当注意的是，药物并不赋予组织或器官新的功能，而是改变现有的功能。药物作用是通过药物和体内组织（通常是受体）之间相互的生物化学作用实现的。与受体相互作用产生效应的药物称为激动剂，与受体结合但不激发反应的药物称为拮抗剂。框 13-4 介绍一些药理学术语。

为了发挥药物的药效，药物首先必须进入体内，然后到达作用部位并达到适宜的浓度。这个过程受药物活动 3 个阶段的影响：药剂相、药代动力相和药效相。

药剂相

药剂学是研究药物制剂、处方设计、制备工艺、质量控制和合理应用的综合性应用技术的学科。其中一个研究主题是药物剂型（固体或液体）如何影响药代动力和药效。所有药物必须溶于液体，穿过细胞膜才能被吸收。溶出度指固体药物摄入后被溶解进入溶液的速度。溶出度越高，药物吸收越快。

药代动力相

药代动力学是定量研究药物在生物体内吸收、分布、代谢和排泄规律的学科。吸收、分布、代谢和排泄均影响患者对药物的反应。

药物吸收

吸收是指药物分子从用药部位进入体血液循环的过程。药物的理化性质部分取决于药物吸收的速率和程度，而速率和程度又取决于药物穿过细胞膜的能力。药物通过被动扩散和主动运输实现跨细胞膜转运（见第 11 章），大部分药物通过被动扩散进入细胞，但某些药物需要载体协助才能穿过细胞膜。

吸收从用药部位开始。吸收的速度和程度取决于以下几个因素[3]。

- **药物穿过的吸收面（细胞膜）的性质**。药物穿过单层细胞（如肠上皮）的速度比穿过若干层细胞（如皮肤）的速度更快。此外，吸收处的表面积越大，吸收越快，药物起效越快。例如，小肠的吸收表面积很大，而胃的吸收表面积较小。
- **用药部位的血流**。丰富的血液供应可以促进药物吸收，贫乏的血液供应则不利于药物吸收。例如，血流量减少的患者对肌内注射药物无反应，因为血液循环越慢，药物吸收越慢。相反地，静脉注射能够快速地使药物进入血液循环系统，并被充分吸收到达靶组织。

框 13-4 药理学术语

拮抗作用：两种药物联合使用的效应小于它们分别使用的效应。

禁忌证：药物不适宜应用于某些疾病、情况或特定的人群。

累积效应：长期使用药物后，药物在血液和器官中累积，导致产生毒性。这种情况往往出现在服用若干剂量的药物或当吸收速率快于排泄或代谢的速率。

抑制剂：抑制机体功能或活性的物质。

药物变态反应：多次接触同一种药物后形成的免疫机制，是一种全身过敏反应。

药物依赖：长期应用某种药物后，机体对这种药物产生强烈的生理性和精神性的需求和依赖。

药物相互作用：两种或两种以上药物同时应用时所发生的药效变化，即产生协同（增效）、拮抗（减效）作用。

特异反应：由药物引起的一类异常或特殊反应（占所有药物反应的 25%~30%），一般认为是遗传性酶缺陷或特殊生理变化引起的，导致药物代谢异常或药物的生理作用的改变。

增效作用：一种药物可以增效另一种药物的作用，同时使用时效果增强。

促进剂：增强机体功能或活性的药物。

相加作用：两种药物联合使用的效果等于每种药物单独使用效果的总和。

协同作用：两种药物联合使用的效果大于两种药物分别使用时效果的总和。

治疗作用：符合用药目的，能够防治疾病的药理作用。

耐受性：机体连续多次用药后机体的生理反应降低，需要增加剂量维持治疗效果。

不良反应：药物对机体造成的有害和损伤作用。

- **药物的溶解性**。药物溶解性越高，则吸收越快。例如，脂溶性药物比水溶性药物（或溶于等渗氯化钠溶液中的药物）溶解更慢。
- **药物所在环境的 pH 值**。溶液中的药物以离子（带电荷）或非离子（不带电荷）的形式存在。非解离型药物是脂溶性的，但容易扩散穿过细胞膜。解离型药物是非脂溶性的，一般不会穿过细胞膜。大多数药物在给药后不会充分解离；相反地，他们在离子和非离子形式之间达到平衡。解离程度取决于药物是酸性的还是碱性的。酸性药物（如阿司匹林）在胃等酸性环境中不会解离，因此在胃中容易吸收。在同样的酸性环境中，碱性药物往往容易，不容易被胃黏膜吸收；如果该药物存在于碱性环境中，那么结果刚好相反。
- **药物浓度**。药物浓度越高，越容易吸收。在某些情况下，必须先服用暂时超过药品排出能力的负荷剂量（大剂量），这样可迅速使受体处达到治疗剂量，然后给予维持剂量（小剂量），以代替排出的药量，因此，负荷剂量与分布容积（体型是重要的因素）相关，与排出能力关系不大，而维持剂量刚好相反。
- **剂型**。药物吸收可以通过药物剂型加以改变。例如，将一种活性药物与缓释药物或阻碍消化的物质结合。

给药途径

给药途径影响药物起效的速率，也影响治疗效果。给药途径可归纳为以下 4 类：

- 经肠道（药物经胃肠道吸收）；
- 非肠道（药物不经胃肠吸收）；
- 经呼吸道（药物通过呼吸道或气管导管进入体内）；
- 局部给药（药物经皮肤或黏膜吸收）。

给药途径对药物吸收的影响非常大，不同给药途径的吸收速率不同（表 13-2）。

经肠道途径。药物经胃肠道吸收称为经肠道途径（框 13-5）。经肠道途径可以是口服、直肠用药或胃管。经肠道给药是最安全、最方便、最经济的方式，但也是最不可靠、最慢的路线，因为胃肠道

环境处于持续变化状态中（如内容物、情绪和生理活动等的变化）。经肠道途径有 4 种吸收形式：口腔吸收、胃部吸收、小肠吸收和直肠吸收。

表 13-2　不同给药途径的吸收速率比较	
途　径	**吸收速率**
胃肠道	慢
舌下	快
皮下	慢
肌肉	中等
静脉	即刻
气管	快
骨髓腔	即刻
肺	快
皮肤	中等
鼻	快

框 13-5　经肠道途径给药的急救药物
活性炭 阿司匹林

- **口腔吸收**。口腔含有丰富的血液供应，但药物很少由口腔吸收。某些药（如硝酸甘油，以及某些激素）是口腔吸收的。这些药经舌下或颊给药时，快速溶于唾液中，被口腔黏膜吸收。胃肠道以上部位吸收的药物进入体循环，会绕过胃肠液和肝脏。胃和小肠吸收的药物经过门静脉，进入肝脏，进行首关代谢。首关代谢使有效药物在到达体循环前减少。舌下给药是将药物置于舌头下面，药片或喷剂溶解于唾液中，一般几分钟后即可起效。经口腔给药也可以将药物置于牙和颊黏膜之间，起效也比较快[4]。

思考

硝酸甘油喷雾剂对老年患者来讲，可能比片剂更有效。你认为为什么会这样？

- **胃部吸收**。胃也有丰富的血液供应，但并不是药物吸收的重要部位。药物在胃内存在的时间各异，取决于胃内的 pH 值和胃动力。如前所述，口服的酸性药物一般不会解离，容易被吸收进入体循环。相比之下，碱性药物在胃中解离，难以吸收。改变胃排空速率可以影响药物吸收的速率和程度，许多药物需要空腹时用大量的水服下，以确保快速进入小肠。还有些药物可能刺激胃，因此一般在吃饭时服用。

- **小肠吸收**。小肠有充足的血液供应，吸收表面积大于胃部。大多数药物吸收发生在小肠的上部，小肠液呈碱性，这可以促进碱性药物的吸收速率。长时间接触使药物吸收时间更长，肠动力增强（如腹泻）使药物接触小肠黏膜的时间缩短，因此使药物吸收减少。

- **直肠吸收**。直肠的表面积不大，但充满血管，因此也可以吸收药物。直肠给药的吸收效果并不确定，因为直肠内容物、局部药物刺激和药物滞留的不确定性。50% 经直肠的药物吸收后会绕过肝脏，因此经直肠的药物的肝脏首关代谢低于口服药。

思考

急救中直肠给药一般为抗惊厥药。您认为为什么直肠途径优于口腔途径或静脉途径？

非肠道途径。注射给药是一种非肠道途径（框 13-6）。

- **皮下注射**。皮下注射是指将药物注射至皮下进入真皮下的结缔组织或脂肪。皮下注射只能小剂量（≤ 0.5 mL），以防引起组织不适。皮下注射吸收速度缓慢，作用持久。

- **肌内注射**。肌内注射是指将药物注射至骨骼肌组织。肌内注射吸收的速度比皮下注射更快，因为肌肉组织的血流量更大。

- **静脉注射**。静脉注射是指将药物直接注入血管中，省去了吸收过程，因此起效迅速。多数情况下，静脉注射药物必须缓慢进行，以预防不良反应。

框 13-6 　以非肠道途径给药的急救药物
腺苷
胺碘酮
阿托品
50% 葡萄糖
地西泮
苯海拉明
多巴胺
肾上腺素
芬太尼
劳拉西泮
咪达唑仑
吗啡
纳洛酮
昂丹司琼
缩宫素（催产素）
碳酸氢钠
维拉帕米

- **皮内注射**。皮内注射是指将药物注射至表皮层下，主要用于过敏试验和局部麻醉，药物无法进入体循环。

- **骨髓腔内注射**。骨髓腔内注射是指将药物注入儿童和成年人的骨髓腔。通过长骨的各种静脉渠道，液体或药物迅速进入中央循环。骨髓腔内注射从注射到进入体循环的时间与静脉路线相等[5]。所有急救药物均可通过骨髓腔内注射途径给药[6]。

- **气管内给药**。一般来说，气管内给药必须经过气管导管，通过肺部的毛细血管使药物进入肺泡和被全身吸收。气管导管给药一般用于静脉注射或骨髓腔内注射无法使用的情况。使用气管内给药途径药物有纳洛酮、阿托品、血管升压素、肾上腺素和利多卡因。气管内给药时，用药量应当是静脉注射的 2~2.5 倍（用 10 mL 0.9% 的氯化钠溶液稀释）[7]。

注意

气管内给药的药物有一个简便的记忆法，即 N-A-V-E-L，这 5 个字母分别代表纳洛酮、阿托品、血管升压素、肾上腺素和利多卡因。

经呼吸道途径。经呼吸道途径是指以气体或气雾（气溶胶）吸入的方式给药。最常用的吸入药物是支气管扩张药（框13-7）。但肺循环还可以吸收许多其他药物，如用于镇痛的氧化亚氮/氧气。

框13-7　经呼吸道途径给药的急救药物
沙丁胺醇（舒喘灵） 亚硝酸戊酯 外消旋肾上腺素 左旋沙丁胺醇 间羟异丙肾上腺素 氧化亚氮/氧气 氧气

由于肺泡表面积巨大，含有丰富的毛细血管网络，因此肺泡吸收药物十分迅速。支气管扩张药和类固醇药物可以通过吸入装置（如雾化器）给药（见第14章）。雾化器将药物推进肺囊，在局部发挥药效。偶尔药物也会带来不良反应，如心率加快（心动过速）。

局部给药——皮肤。大多数情况下，用于皮肤和黏膜的药物会被迅速吸收（框13-8）。只有脂溶性化合物能通过皮肤吸收。皮肤对多数水溶性复合物起屏障作用。为了防止不良反应，药物应用于完整的皮肤表面。按摩皮肤可促进药物吸收，因为按摩可以扩张毛细血管，增加局部血流量。

框13-8　局部给药的急救药物
利多卡因（凝胶） 硝酸甘油软膏

局部给药——鼻腔。如第10章所述，鼻黏膜内布满着血管，通过鼻腔给药可以使药物快速吸收进入血液和脑脊液，从而使药物浓度达到治疗水平，有效治疗痉挛、疼痛、血糖过低、阿片类药物过量和其他病症（框13-9）。鼻腔给药可以极大地减少针刺伤的风险。某些患者可以通过鼻腔接种疫苗，如流感减毒活疫苗、活体流感病毒疫苗（见第14章）。

框13-9　经鼻腔途径给药的急救药物
地西泮 右美托咪啶 芬太尼 胰高血糖素 氟哌啶醇 氯胺酮 酮咯酸 利多卡因 劳拉西泮 咪达唑仑 纳洛酮

药物分布

药物分布是指药物跟随血液流动，到达人体的各个组织，最终到达作用部位。药物进入血液循环系统后快速分布到全身。药物分布的速度取决于毛细血管对药物分子的通透性。

如前所述，脂溶性药物很容易穿过毛细血管膜进入大多数组织和液体腔隙。非脂溶性药物需要更多的时间到达作用部位。心输出量和局部血流量也会影响药物进入组织的速度和程度。一般而言，药物首先分布至血流供应充足的器官，如心脏、肝脏、肾脏和脑。随后，药物进入血流供应较少的组织，如肌肉和脂肪。

药物储囊。药物可能在某些部位集聚，与特定的组织结合后形成储囊。随着血清药物浓度下降，与组织结合的药物从储囊释放至血液，维持血清中药物的浓度（药物可持续释放），在受体处持续产生药理作用。形成药物储囊的2个过程是与血浆蛋白结合和与组织结合。

随着药物进入血液循环系统，药物黏附于血浆蛋白（主要是白蛋白），形成药物-蛋白质复合物。药物和白蛋白结合的紧密程度影响药物作用的强度和持续时间。白蛋白分子体积较大，无法通过血管膜扩散。因此，与白蛋白结合的药物无药理活性，蛋白质成为循环药物储囊。游离型药物（未与蛋白质结合的药物）的含量与药物-蛋白质复合物成比例关系，是唯一具有生物活性的成分。随着游离型药物从体内清除，药物-蛋白质复合物解离，释放更多的药物，替代被代谢或排泄的游离型药物。这个过程可用下面的等式表示：

游离型药物 + 血浆蛋白 = 药物–蛋白质复合物

白蛋白和其他血浆蛋白是结合位点。但两种药物可以争夺同一个结合位点，互相取代，因此这种争夺会导致严重的后果。例如，服用抗凝血药物华法林的患者可能还需服用奎尼丁。奎尼丁有可能代替某些血浆蛋白质结合的抗凝血药物，产生毒性作用，造成大出血。

药物的结合能力还受到其他因素的影响，如血浆蛋白（如白蛋白）的浓度、蛋白结合位点的数量、药物对蛋白的亲和性、机体内环境的酸碱度。各种疾病（如肝病）会改变人体代谢药物的能力，这些变化的原因是血浆白蛋白水平下降和肝代谢减少，导致更多游离型药物分布至组织部位（游离型药物比例增加，药理反应增强）。

另一种"药物蓄积"发生在脂肪组织和骨骼中，脂溶性药物对脂肪组织有很高的亲和力，药物在此处储存。脂肪组织的血流量少，是药物的稳定储存点。有些脂溶性药物在给药后可以在体脂中保存 3 个小时，还有些药物（如四环素）对骨组织的亲和性异常得高，在吸收进骨晶体表面后在骨内累积。

思考

四环素一般不得给孕妇服用，因为它会影响婴儿的牙齿发育造成。为什么四环素会影响牙齿发育？

影响药物分布的屏障。血脑屏障和胎盘屏障是具有保护性的膜，阻止某些药物进入某些部位。

血脑屏障碍由一层毛细血管内皮细胞组成。细胞沿着进入中枢神经系统的血管紧密排列形成连续性的无膜孔的毛细血管壁。这种特殊的结构允许脂溶性药物分布至脑和脑脊液。这些药物包括全身麻醉药物和巴比妥类药。而难溶于脂肪的药物（如抗生素）难以通过屏障，因此不能进入脑组织。

胎盘屏障由数层生物膜构成，将母体和胎儿的血液分开。像血脑屏障一样，许多非脂溶性药物不能通过胎盘屏障，因此胎盘屏障可为胎儿提供保护。但是，胎盘屏障仍然允许某些非脂溶性药物通过，如类固醇、麻醉药和某些抗生素。这些药被孕妇服用，会对胚胎、胎儿或新生儿造成不良影响。

生物转化

药物被机体吸收和分布后，进行生物转化，最后通过肾脏排泄。生物转化（代谢）是药物发生化学结构改变，生成代谢产物（小分子）的过程。生物转化的目的一般是将药物"解毒"，使其失去活性。肝脏是主要的药物代谢器官，其他的代谢器官或组织有血浆、肾、肺和小肠黏膜。

通过消化道吸收的口服药物一般在进入体循环之前先到达肝脏，大部分药物在这里代谢后进入体循环。这个过程称为首关代谢。首关代谢降低了分布至全身的药物。肝脏的初步生物转化会对某些药物造成影响，因此需要大剂量给药或非肠道给药（静脉注射或肌内注射），以便绕过肝脏。

不同的人代谢药物的速度不同。例如，肝病、肾病或心血管疾病的患者药物代谢时间长；婴儿代谢功能差、老年人代谢功能减退，他们的生物转化速度缓慢。如果药物代谢延迟，则可能发生药物蓄积，产生药物累积效应，因此救护员应降低给这些患者的剂量（尤其是维持剂量）（图 13-2）。

排泄

排泄是指清除毒性或无活性的代谢产物。肾脏是主要的排泄器官，肠道、肺、乳腺、汗液和唾液腺也参与排泄。

经肾排泄。有的药物通过尿液排出但基本未发生改变，有的药物则作为原物质的代谢产物排出体外。经肾排泄有 3 种机制：被动肾小球滤过、主动肾小管分泌和部分重吸收（图 13-3）。

被动肾小球滤过是一个简单的滤过过程，滤过速度可以通过肾小球滤过率（GFR）测量（见第 10 章）。GFR 是两肾所有肾单位每分钟过滤的总量（一般以毫升表示）。肾小球滤过药物的效能还取决于血浆中游离型药物的浓度。游离型药物和水溶性代谢产物由肾小球滤过，而与血浆蛋白紧密结合的药物不能通过肾小球。

过滤后脂溶性复合物被肾小管重新吸收，再次进入体循环。水溶性复合物未被吸收，因此被排出体外。由于游离型药物和结合型药物之间的比例关系，游离型药物从血液中滤出时，结合型药物从结合位点释放至血浆中。药物排泄的速度和生物半衰

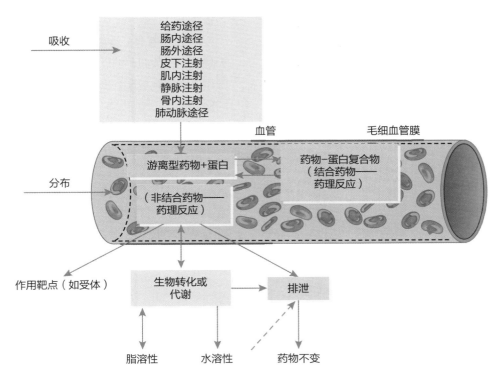

图 13-2 药物作用的药代动力相，由吸收、分布、生物转化和排泄构成。只有游离型药物能够被吸收和分布至作用部位，以及生物转化和排泄。药物-蛋白质复合物是结合型药物，因为药物分子巨大，因此陷于血管中作为药物储存点

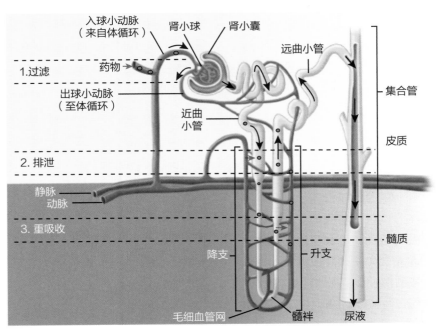

图 13-3 药物排泄过程

期取决于结合型药物释放的速度。

思考

你在肾透析中心收治了一位胸痛和意识下降的患者。哪些药物可以安全使用？哪些应该避免？哪些药物需要减少剂量？

主动肾小管分泌发生在肾小管。游离型药物可以在这里转运，或者穿过近曲小管从血液中分泌，或者沉积在尿液中。肾小管分泌的药物可与其他的药物争夺同一主动转运过程，如胺碘酮（可达龙）和地高辛（拉诺辛），前者可以减少后者清除的速度（术语"清除"是指肾脏完全清除药物），这种竞争的结果是血浆内第二种药物的浓度上升。

部分重吸收是指药物通过被动扩散在肾小管被再吸收。肾小管尿液的 pH 值影响重吸收程度，碱性尿液中弱酸性物质容易被排，而在酸性尿液中排泄较慢，这是因为弱酸性物质在碱性尿液中发生解离，但在酸性尿液中不会解离。对弱碱而言，情况正好相反。例如，尿液的 pH 值升高时，弱酸性药物（如呋塞米、阿司匹林）的重吸收下降，清除率上升；但是尿液的 pH 值下降时，弱碱性药物（如安非他明、三环类抗抑郁药）的清除率上升。

一般来说，肾完全排出或几乎完全排出的物质可通过与肾小球滤过类似的人工过程清除，这个过程称为血液透析（见第 28 章）。血液透析可用于清除许多物质，但清除与组织或蛋白质结合程度较高的药物却并不十分有效，对作用迅速的毒素也无效。

经肠道排泄。 药物随胆汁排泄流出肠道。肝代谢后的代谢产物随胆汁进入十二指肠，最后随粪便排出体外。某些药物被血液重新吸收，进入肝脏，随后经肾排泄。

经肺排泄。 某些药物通过肺排泄，如全身麻醉药、易挥发酒精和吸入性支气管扩张药。某些因素影响药物经肺清除，如呼吸的速度和深度、心输出量。深呼吸和心输出量增加（增加肺血流量）促进药物排泄，但是疾病或创伤时会出现呼吸功能受损、心输出量减少，延长药物经肺排泄的时间。

经汗液和唾液排泄。 汗液不是重要的药物排泄方式，但是药物经汗液排泄却会引起各种皮肤反应，使汗液变色。经唾液进入口腔的药物一般被吞咽下去，清除方式和其他口服药一样。某些静脉注射药物能排入唾液，使人们感到口腔内有药味，如腺苷和氯化钙[8]。

经乳汁排泄。 许多药物及其代谢产物通过乳腺排入母乳中。因此，哺乳期的妈妈服药时须遵医嘱。通常建议在喂乳后立即服用处方药，从而降低对婴儿的伤害。

影响药物作用的因素

许多因素可以改变人体对药物治疗的反应，如年龄、体重、性别、病理状态、遗传因素、心理因素、环境和服药时间。救护员应当考虑这些因素，以及个体的反应。救护员还必须考虑药物治疗可能导致的并发症。

年龄。 一般而言，儿童和老年患者对药物的敏感性最高。儿童的敏感性高是因为肝和肾发育尚未成熟。老年患者则是因为肝和肾功能减退，从而影响排泄和代谢的效率。老年患者身患多种疾病，可能对药物有难以预料的反应。儿童用药一般应根据体重或体表面积调整剂量（见第 48 章）。

体重。 许多药物应根据体重给药。体重和患者的药物浓度之间存在间接关系（如患者越重，药物浓度越低）。成年人平均药物剂量根据 50% 的人口所需的药物剂量而定的。这些人口仅包括年龄 18~65 岁、体重约为 68 kg 的人，因此体重不足 68 kg 者、年龄小于 18 岁的儿童应根据体重来决定适宜的剂量。

性别。 药物作用于男性和女性的效果并不一致，一部分原因是二者体型不同。女性的体重一般比男性小，因此服用标准剂量时药物浓度更高。女性和男性体内脂肪和水分的比例也不同，因此药物分布也有差异。

环境。 影响情绪和行为的药物容易受患者所在环境和性格的影响。例如，感觉缺失会影响患者对药物的反应。物理环境也会影响药物的作用。例如，极端气温和海拔变化会提高机体对某些药物的敏感度。

思考

您可以改变救护车的环境。您认为应该如何改变救护车的环境，以促进镇痛药对患者的作用？

服药时间。如前所述，胃肠道有无食物会影响机体对药物耐受和吸收的方式。其他影响药物活性和机体反应的因素包括个人的生物节律（如睡眠–觉醒周期和昼夜节律，见第 2 章）。

病理状态。疾病、创伤或症状的严重程度也会影响机体对药物的敏感度。疾病或创伤可以影响所需药物的类型和数量。此外，血液循环功能、肝功能或肾功能障碍也会影响药物药理作用的发挥和药物清除。

遗传因素。遗传可以改变某些人对药物的反应，如遗传性疾病、遗传性酶缺陷或遗传性受体位点敏感度异常。遗传异常的表现可能是特异反应（对某种药物的特殊反应），也有可能被误认为是药物过敏。

心理因素。患者对药物的信任会对药物的效果产生巨大的影响。例如，如果患者觉得药物有效的话，那么安慰剂（如糖丸）和药物会产生同样的效果。反过来，患者对药物的不信任会减弱药效。这时，救护员应当告诉患者药物是有效的并且何时起效，从而增强药物的作用。

药效相

药效相是指药物如何作用于活的生命体，包括根据作用部位药物浓度观察到的药理学反应。如前所述，药物并不赋于组织或器官新的功能，而是改变现有的功能。大多数药物作用是药物和各种受体之间化学反应的结果，最常见的形式是药物—受体相互作用（框 13-10）。

药物—受体相互作用

一般认为药物与受体结合产生药效。根据这个理论，药物分子的特异部分（活性位点）选择性地和某些分子结构（细胞表面或细胞内的反应位点）结合或相互作用，从而产生生物学效应。细胞的反应位点就是受体。

药物和受体的关系与钥匙和锁的关系类似（图 13-4）。药物代表钥匙，受体代表锁。药物与受体匹配时，可产生最好的效果。药物被吸收后离开血液，分布至含有受体位点组织中，与受体结合并引起预期生理反应的药物称为激动剂；相反地，与受体结合阻止生理反应或其他药物与受体结合的

框 13-10　药物—受体相互作用相关术语

亲和力：药物结合或附着在特定受体的倾向。
激动剂：与受体结合启动预期反应的药物。
拮抗剂：对另一种药物的药效产生抑制作用的药物。
疗效：药物因为与受体结合而激发某种生物活性的能力。
非竞争性拮抗剂：与受体结合，可使激动剂失活，导致激动剂无论浓度高低均无效（非竞争性拮抗剂的效应不可逆）。
部分拮抗剂：与激动剂竞争相同受体的药物（拮抗剂一般与激动剂的结构类似）。

药物称为拮抗剂。

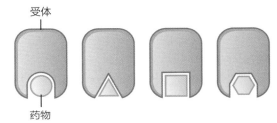

受体

药物

图 13-4　药物和受体的关系类似于钥匙和锁的关系。受体与药物作用的位置上有固定的形状，符合这个形状的药物可以与受体结合并发生反应。

药物反应评估

院前救护中一般可以通过观察药物的具体生理表现的影响评估药物治疗的反应，如服用抗高血压药后测量血压、服用镇痛药后观察疼痛缓解的程度。

每种药物有各自的吸收、分布、生物转化和排泄的速度，因此某些药物的疗效不能仅根据患者的反应进行评估。例如，茶碱、地高辛和苯妥英必须在作用位点达到一定浓度才能起效。组织中的药物浓度一般与血液中药物浓度成正比，因此可以通过血液中药物浓度进行评估。血液或血清中的药物浓度一般可以表征能产生预期疗效的组织药物浓度范围。

血浆药物水平变化趋势（框 13-11）表明血浆中药物浓度和药物疗效在一定时间内的关系（图 13-5），变化趋势取决于药物吸收、分布、生物转化和排泄的速度。

大多数药物的有效浓度范围是产生药效同时毒

性最低的血浆药物浓度，获得有效浓度的剂量（负荷剂量和维持剂量）因人而异，这是因为它们受到年龄、体重、性别、病理状态、遗传因素和心理因素等的影响。在大多数患者，有效浓度范围的剂量产生药效的可能性较高，产生毒性的可能性较低，但是某些患者对有效浓度范围内的剂量不能产生反应，还有些患者会发生药物毒性。

生物半衰期

生物转化和药物排泄的速度决定药物的半衰期。生物半衰期是指药物在体内代谢或浓度下降 50% 的时间。例如，注射 100 mg 药物，半衰期 4 小时，那么 4 小时内将清除 50 mg，因此第 1 个 4 小时清除 50 mg，第 2 个 4 小时清除 25 mg，以此类推。药物在体内经历了 5 个半衰期后就可以认为已经在体内清除干净了。

思考

腺苷是一种静脉注射的抗心律失常的药物，半衰期只有 1~3 秒，那么这个简短的半衰期对给药速度和频率有何影响呢？

药物半衰期在确定给药频率时非常重要。对于半衰期短的药物（如 2~3 小时），必须频繁给药，以维持治疗有效药浓度；而对于半衰期长的药物

框 13-11	血浆药物水平相关术语

作用时间： 药物开始作用到药物停止作用的时间。

负荷剂量： 为了快速达到具有治疗效果的血浆药物浓度，患者服用的初始剂量。

维持剂量： 维持稳定的治疗所需的血浆药物浓度而服用的药物剂量。

最低有效浓度： 产生药效的最低血浆药物浓度。

起效时间： 服用药物到产生药效的时间。

血浆药物浓度峰值： 服用某一剂量药物后血浆药物的最高浓度。

作用终止： 药物停止作用。

有效浓度范围： 产生药效且毒性最低的血浆药物浓度范围（最低有效浓度和毒性之间的范围）。

毒性水平： 血浆中药物产生严重不良反应的浓度。

（如 12 小时），给药频率较低。肝功能或肾功能异常的患者代谢药物的半衰期会延长，因此需要降低药物剂量，或者者延长给药间隔时间。

治疗指数

治疗指数（TI）是表征药物安全性的指标，由 2 个因素的比值表示。第一个因素是半数致死剂量（LD_{50}），是指实验室动物试验致死率 50% 的药物剂量；第二个因素是半数有效剂量（ED_{50}），是指

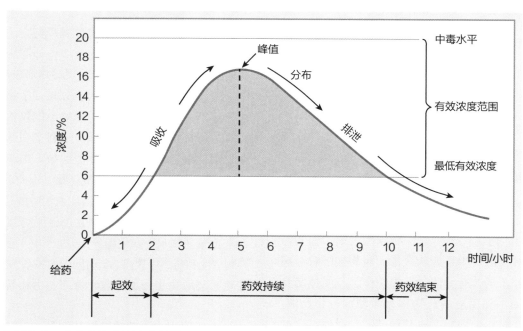

图 13-5 血浆药物水平变化趋势

实验室动物试验有效率 50% 的药物剂量。治疗指数的计算公式如下所示：

$$TI = \frac{LD_{50}}{ED_{50}}$$

TI 的范围越宽，则药物越安全；TI 范围越窄，则意味着有效水平和致命水平之间的药物浓度范围差较小，因此容许的误差范围较小，容易服错剂量，造成毒性。这个比值越接近 1，则治疗指数越窄，那么服用这种该药物的风险越大。某些药物（如地高辛）有效剂量和致命剂量之间的差距较小，而另一些药物（如纳洛酮）的有效剂量和致命剂量之间的差距较大（图 13-6）。

第 3 节 药物相互作用

许多因素影响药物相互作用，如肠道吸收、血浆蛋白结合的竞争、生物转化、受体位点的作用、肾排泄和电解质平衡发生改变。并不是所有的药物相互作用都是危险的，有些是有益的。

救护员应当了解常见的药物相互作用，在联合用药时应当注意药物配伍禁忌。下面的药物具有显著的相互作用：

- 抗凝血药；
- 三环类抗抑郁药；
- 单胺氧化酶抑制药；
- 安非他明；
- 洋地黄糖苷；
- 利尿药；
- 抗高血压药。

以下因素对药物作用具有影响：

- 药物引发的食物和营养物质吸收不良；
- 食物引发的药物吸收不良；

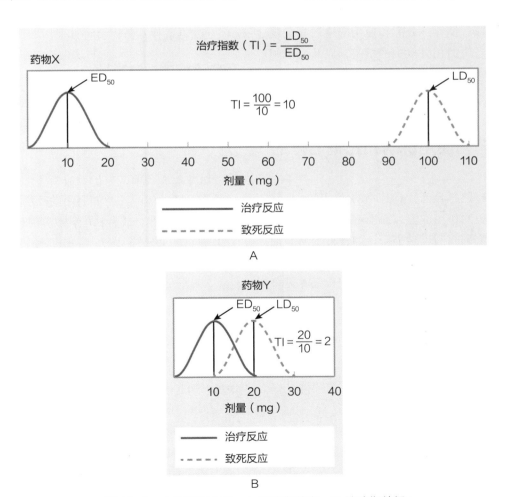

图 13-6 血浆药物水平。A. 治疗指数高；B. 治疗指数低

- 影响食物或药物代谢的酶发生变化；
- 饮酒；
- 吸烟影响药物代谢或排泄；
- 食物引起药物排泄发生改变。

注意

葡萄柚和葡萄柚汁可以抑制肝药酶的活性，减慢药物的代谢，使药物在血液中的浓度提升 1000%。受此影响的急诊药物有维拉帕米和咪达唑仑。

某些药物互不相容。例如，氯化钙与碳酸氢钠混合后会发生沉淀（或结晶）。

第 4 节 药物剂型制剂和药品储存

药物和药物制剂有多种（框 13-12），每一种都有适应证、优点和劣点。本章将详细介绍药物制剂。

药物的获取、储存、分配和使用应遵循相关规则。救护员应当遵循相关机构的指南，以及当地和州政府颁布的法规。救护员必须认识到温度、光线、湿度和保质期等因素会影响药物效力和疗效。

第 5 节 药物使用说明和药物治疗的注意事项

救护员应当熟悉自己开具药物的使用说明，然而他并不能将药物作用的方方面面都记下来，因此救护员应当经常翻阅药理学书籍（如各种手册和袖珍指南），必要时须咨询医学指导。救护员对用药安全性和有效性负有法律、道德和伦理责任（见第 14 章）。救护员必须做到以下几点：

- 应用药物时采取适当的预防措施；
- 观察并记录药物的效果；
- 随时更新知识，了解病理学的发展变化；
- 和医疗救护团队的其他成员建立并维持良好的协作关系；
- 了解药代动力学；
- 仔细评估患者，明确药物适应证和禁忌证；
- 询问患者病史，并记录有关信息：处方药名称、强度、每日剂量，非处方药，维生素，替代药物治疗（如顺势疗法药物、草药），药

物过敏或药物不良反应；
- 严格遵守药品管理规定或指南，咨询网络医学指导。

药物使用说明包括很多内容。

- **药品名**：一般是通用名和商品名，有时也包括化学名。
- **分类**：药物所属类别。
- **作用机制**：药代动力学和药物作用的方式。
- **适应证**：美国 FDA 批准的药物使用条件。
- **药代动力学**：机体内药物的吸收、分布、生物转化、排泄，以及起效时间和持续时间。
- **不良反应**：药物引起不良效果。
- **剂量**：给药的量。
- **用法**：如何给药。
- **禁忌证**：在哪些情况下服用药物会带来不良后果。
- **注意事项**：药物对儿童、老年人、孕妇等特殊群体会带来怎样的影响。
- **储存条件**：药物如何储存。

药物治疗的注意事项

给孕妇、儿童或老年患者用药时必须考虑一些特殊情况，有时要进行相应调整。

孕妇

给孕妇用药前，救护员应当考虑预期的效果和对胎儿可能的风险。孕妇服用的药物可能会穿过胎盘屏障伤害胎儿，或者在母乳喂养时传递给新生儿。美国 FDA 已经制定标准，列出对胎儿有害的药物（框 13-13）。

儿童患者

新生儿、婴儿和儿科人群用药要考虑药代动力学。

年龄。由于不同器官系统生长发育的差异，药物对婴幼儿的作用难以确定。

思考

儿童和新生儿患者使用的药物剂量存在差别，一般与体重有关。治疗剂量错误可能是致命的。在争分夺秒的危急情况下，您如何确保给药剂量准确呢？

框 13-12 药物的各种剂型

口服制剂
液体

水溶液：物质溶于水和糖浆中。

水悬浮液：固体颗粒悬浮于液体中。

乳状液：用乳化剂使脂肪或油脂溶于液体中。

醑剂：挥发性药物酒精溶液。

酊剂：由药物、芳香物质和甜料配成的酒精溶液。

酊剂：将生药溶解于酒精中制成的药剂。

液体提取物：植物或蔬菜浸于高浓度酒精中而得到的液体提取物。

浓浆提取物：蒸发液体后所得到的具有药理作用的浆液或干燥药物。

固体

胶囊：用可溶性外壳（通常由明胶制成）包裹的液态或干燥颗粒状药物。

片剂：药物与辅料混合后压制成的固体制剂，外形是小碟状。

糖锭或喉片：在口中缓慢溶解的药片。

粉剂或颗粒：松散的或成型的药物，用水或不用水均可服下。

注射用制剂

安瓿：用玻璃容器密封的液体注射药物。

瓶装药物：用橡胶塞子堵住的玻璃容器，内装液体或粉剂。

药筒：与特定注射装置一起使用的单剂量注射用药。

静脉输液（悬挂在床边的输液架上）

柔软的塑料袋（25~250 mL）：用于连续输注补液，无论是否有药物。

间歇性静脉输注：通常是在小塑料袋（25~250 mL）中加入药物进行辅助静脉注射。采用借道静脉输液法，通过辅助导管给药，与主要静脉输液分开悬挂，通常持续 20~120 分钟。

肝素或盐水锁：不需要静脉注射溶液，而直接在端口进行静脉给药。

外用制剂

搽剂：澄清或混悬的液体制剂，涂抹，用于润滑。

乳液：乳状制剂，具有保护、润肤、冷却、收敛、止痒或清洁作用。

软膏：一种半固体药物，用于局部保护、舒缓、收敛，或透皮给药对全身起作用（硝酸甘油、东莨菪碱、雌激素）。

糊剂：主要用于皮肤保护的厚药膏。

膏药：具有黏性、保护性或舒缓作用的固体制剂。

乳霜：含有水基和油基的乳液。

气雾剂：药物溶于含有抛射剂的挥发性液体中，借抛射剂的压力呈雾状喷出。

黏膜用制剂

眼、耳、鼻用滴剂：含或不含凝胶剂的水溶液。

局部滴注药物水溶液：通常用于局部作用，但偶尔用于全身（灌肠、冲洗、漱口、喷喉）。

气溶胶喷雾剂、吸入剂：药物的水溶液，以液滴形式输送到靶膜，如支气管树（支气管扩张药）。

鼻腔药物：一种对生物利用度低、相对分子质量大的药物（如肽、类固醇和疫苗）的替代给药途径。

泡沫：气溶胶药物粉末或含推进剂的挥发性液体的溶液（避孕用阴道泡沫）。

栓剂：通常是药物混合在坚硬但有延展性的基质中，制成一定形状的固体制剂（可可脂以便于插入体腔，如直肠或阴道）。

其他药物输送系统

皮内植入物：含有少量药物颗粒，被植入皮内的药丸。这种设计允许药物缓慢地渗入组织，通常被用来管理激素，如睾酮或雌二醇。

微型泵系统：通过皮带连接或植入的小型泵，通过针头连续稳定地输送药物（胰岛素、抗癌化疗药物、阿片类药物、抗痉挛药物）。

膜给药系统：载药膜被注入眼睛以提供稳定的药物流（毛果芸香碱或皮质类固醇）。

吸收。婴儿和儿童吸收药物和成年人类似。影响药物吸收的一个因素是肌内或皮下注射部位的血流量。血流量一般由患者的心血管功能决定。某些生理疾病会减少肌肉和皮下组织的血流量，如休克、血管收缩和心力衰竭。婴儿臀部小肌肉量少，血管灌注不足，因此药物吸收更加复杂。对于口服药物，胃肠道功能障碍会影响药物吸收。

液体和混悬液在胃肠道液中快速扩散，因此比片剂或胶囊吸收更快。肠道蠕动增加（如腹泻）、胃肠道的酶活性降低，往往会降低口服或直肠所给药物的总体吸收。

分布。大多数药物分布在体液中，因此总体水和细胞外液量增加可以促进药物分布。与成年人比较，婴儿体内总体水的比例更高，婴儿的细胞外液与细胞内液比率也更高。治疗新生儿时需使用较高剂量的水溶性药物才能达到有效浓度。

框 13-13　妊娠药物分级

美国 FDA 根据给胎儿带来的风险的等级，将药物进行分类。

A 类：对照研究未发现对女性妊娠早期胚胎造成影响，也没有证据表明在妊娠晚期有不利影响。

B 类：动物生殖研究并没有发现对胎儿有影响，但没有对孕妇进行对照研究；或者动物生殖研究表明有不良影响（除生育能力下降外），但对照研究没有证明在妊娠早期有不良影响，也没有证据表明在妊娠晚期有不利影响。

C 类：动物研究表明对胎儿有不利影响，但对女性没有进行对照研究，或者对动物和女性均未进行相关研究。只有当药物的疗效超过给胎儿带来的风险时才能应用这类药物。

D 类：有足够的证据表明这类药物给胎儿带来风险，但是对孕妇是有益的。例如，在孕妇出现危及生命的病症而安全药物无法使用或效果不佳时，可以使用这类药物。这类药物标签的警告栏中必须有风险提示。

X 类：动物或人类研究表明这类药物可以导致胎儿畸形，或者有证据表明对胎儿造成不利，孕妇使用这类药物的风险明显高于获益。这类药物也禁止应用于备孕的女性。药物标签的"禁忌证"一栏必须有风险提示。

妊娠与哺乳期标识规则（PLLR）于 2015 年 6 月 30 日生效。PLLR 需要更改处方药标签呈现的信息内容和方式，帮助卫生保健提供者评估效益与风险，并为孕妇和哺乳期母亲提供咨询，帮助他们做出明智的决策。PLLR 删除了 A、B、C、D 和 X 类这种风险分级。当信息过时时，PLLR 还要求对标签进行更新。图 13-7 比较了当前的处方药标签和新的 PLLR 标签要求。

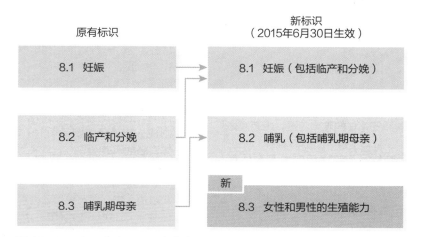

图 13-7　1979 年与 2015 年妊娠、哺乳期标识规则比较

Courtesy of U.S Food & Drug Administration.

资料来源：Lyons A，Petrucelli R. *Medicine: An Illustrated History*. New York，NY：Abradale Press；1987.

另一个影响药物分布的关键因素是药物与血浆蛋白的结合率。一般来说，婴儿体内的药物与血浆蛋白结合率较低，因此血浆中游离型药物的浓度升高，从而产生较大药效或毒性。婴儿的血脑屏障远不如成年人有效，药物更容易进入脑组织。

生物转化。调节新陈代谢的各个肝酶系统成熟的时间并不一致，因此婴儿代谢药物的能力不强，肝代谢的药物会产生毒性。此外，许多婴儿用药在体内被肾清除的速度缓慢，体内半衰期较长。因此，救护员必须根据婴儿的年龄和体重来调整用药剂量。

清除。新生儿肾小球滤过速度远低于其他年龄段的人，因此肾清除药物的速度十分缓慢。1 岁后婴儿的肾排泄功能才逐渐成熟。在此之前，有些药物会因为肾脏系统尚未成熟而延迟排出，可能会导致血浆中药物浓度升高，作用时间也更长。

老年患者

随着年龄增长，许多人对药物的反应会发生重大变化。与衰老相关的、对药代动力学产生影响的因素包括患有多种疾病的风险，需要同时使用好几种药物。此外，营养问题、药物代谢能力下降及用药依从性不高都会影响药效。

年龄。人体的大多数重要的器官系统功能从青壮年时期开始下降。老年人功能减退的速度并不快于青年和中年，而是他们的生理储备更少。生理功能（肾小球滤过率、心功能、最大通气量）减退一般认为 45 岁开始，肾功能减退对用药和药物清除的影响最大。

吸收。目前关于药物吸收随年龄变化的证据不多，但是与年龄相关的疾病可影响某些药物的吸收，如营养物质摄入改变、处方药服用增多（如抗酸药和泻药）和胃排空速度变化。胃酸减少、胃蠕动放缓会对药物吸收造成影响，导致弱酸性药物溶出和吸收的速度难以预测。

分布。老年人的身体组成会发生许多变化，如瘦体重、总体水下降和体脂率上升。人血清白蛋白（与许多药物结合，尤其是弱酸性药物）水平一般也会下降，影响药物分布，减少药物与蛋白质结合，从而使血液循环中的游离型药物增多。因此，在老年患者，游离型药物的结合率会发生明显改变。

生物转化。肝代谢药物的能力并不是随着年龄增长而持续下降，但是老年人常见疾病会对肝功能造成损害，如充血性心力衰竭。肝从创伤（如酒精性肝病或病毒性肝炎）中恢复的能力也同样下降。

一般认为，老年人代谢某些药物的速度较慢，这是因为老年人肝脏的血流量减少，从而导致药物累积产生毒性。救护员给肝脏疾病患者反复应用肝代谢药物（如利多卡因）时必须多加小心。严重营养不良的老年患者也有可能存在肝功能不全。

清除。肾功能是人体清除药物的重要因素。肾功能自然减退会随着年龄增长而发生，一般是由于肾单位流失和血流量下降造成的，二者都会导致肾小球滤过率下降。由于充血性心力衰竭引起肾血流量下降和肾功能减退，进而导致许多药物的半衰期延长，有可能在体内蓄积到致毒水平。其他一些可以逆转的疾病（如脱水）也可导致肾清除药物的功能进一步下降。

药物服用方面的问题。很多老年患者不按照医嘱服药，这可能是故意为之也有可能是无意为之，但对急救药物的应用影响较小。救护员还是必须了解影响老年患者用药的因素，这一点非常重要，因为不遵医嘱用药会导致疾病。以下是几个常见的不

遵医嘱或错误用药的原因：

- 药物费用高会导致固定收入的患者不遵医嘱，老年患者可能不按时服用处方药，或者在急救情况下拒绝药物治疗；
- 老年患者不遵医嘱可能是由于忘记或不明白该如何服用，尤其是当患者需要服用多种处方药且服药间隔各不相同时；
- 有些老年患者可能因为症状已经消失，而忘记需要服用整个疗程的药物；症状消失往往是患者停止治疗最常见的原因；
- 自行用药中的错误可能是由视力障碍造成的；
- 不遵医嘱也可能是患者故意的。患者可能由于过去的经历或药物不良反应而拒绝服用某种药物。救护老年患者时必须仔细询问用药史，救护员应当记住患者有权利拒绝用药。

第 6 节　作用于神经系统的药物

许多药物的作用取决于它们所影响的自主神经系统的分支，以及药物是促进还是抑制这些分支。救护员应该了解药理学相关的神经系统的解剖学和生理学知识，以及神经系统药物（框 13-14）。

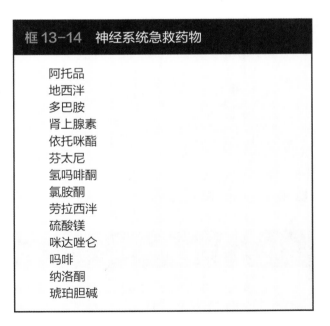

框 13-14　神经系统急救药物

阿托品
地西泮
多巴胺
肾上腺素
依托咪酯
芬太尼
氢吗啡酮
氯胺酮
劳拉西泮
硫酸镁
咪达唑仑
吗啡
纳洛酮
琥珀胆碱

中枢神经系统由脑和脊髓构成，是接收神经冲动的位点（图 13-8）。周围神经系统由脑神经、脊髓神经和它们的分支（中枢神经系统之外的神经）构成，将机体部分与中枢神经系统连起来。躯体神

经系统控制有意识的自主功能，如骨骼肌和皮肤的感觉神经元。自主神经系统主要由运动神经构成，控制平滑肌、心肌和腺体等的活动。

周围神经系统（感觉）接收人体的刺激，中枢神经系统解读这些刺激，周围神经系统（运动）对刺激做出反应。内脏传入和传出神经纤维共同构成自主神经系统。躯体传入和传出神经纤维则构成躯体神经系统，因此自主神经系统和躯体神经系统可被看作是周围神经系统的分支（框 13-15）。

周围神经系统的自主神经分支

周围神经系统的自主神经包括交感神经和副交感神经。2 种神经元细胞体处于中枢神经系统的不同区域。这 2 种神经纤维由不同水平处的脊髓发出：交感神经纤维从脊髓的胸腰段发出，副交感神经纤维从脑干和脊髓的骶段发出。

交感神经系统和副交感神经系统对效应器官的作用往往具有拮抗性质。也就是说，其中一个抑制某种功能，另一个则是促进这种功能。一般来说，

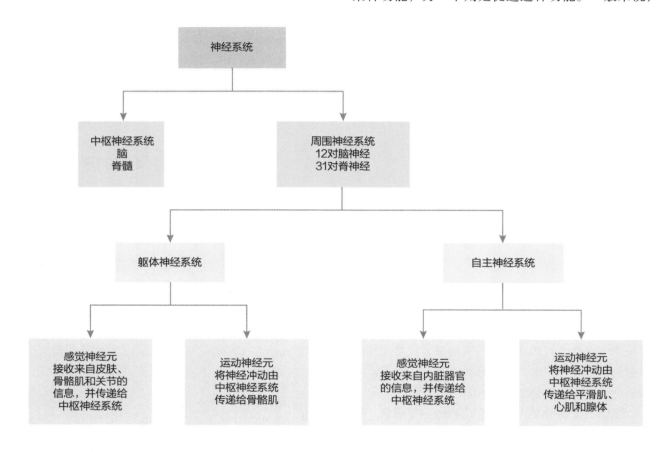

图 13-8　神经系统的组成和功能

框 13-15　自主神经系统的解剖学和功能术语

自主神经系统的解剖学和功能术语使用时常常可以互换，如交感神经和拟肾上腺素、副交感神经和拟胆碱能。拟副交感神经的和拟交感神经的是指模拟或产生类似于二者功能的效果，副交感神经病变和交感神经病变意味二者的正常激活被阻断。

解剖学术语	功能术语	主要神经递质
交感神经	拟肾上腺素能	去甲肾上腺素
副交感神经	拟胆碱能	乙酰胆碱

交感神经系统具有兴奋作用，帮助机体应对压力和紧急状况。交感神经系统一般长时间作用于机体大部分区域。相反，副交感神经系统抑制肌肉活动，在非紧急状况下发挥作用，积蓄能量，保护机体，活跃比较局限，持续时间较短。交感神经系统和副交感神经系统同时活动，但是在某一时间，交感神经系统或副交感神经系统起主导作用。

交感神经系统和副交感神经系统构成的自主神经系统可以视为二元神经链。该链存在于中枢神经系统和效应器官之间，由位于中枢神经系统的节前神经元和位于周围神经系统的节后神经元构成。连接节前神经元和节后神经元结构称为突触，节前神经纤维连接中枢神经系统和周围神经系统的神经元细胞体。节后神经纤维连接神经节和效应器官。许多交感神经节位于脊髓附近，还有的位于脊髓和效应器官之间。副交感神经节位于效应器官附近或内部。所处位置不同是交感神经和副交感神经响应范围不同的解剖学原因。

神经化学传导

神经纤维之间通过神经递质传递信息。神经递质由突触前神经纤维的神经元释放。这些神经递质随即跨过突触，在一个叫作受体的地方被下一个神经元接受（神经递质只和后突触膜上能够辨认神经递质的受体结合）。神经递质随即失活或被前突触神经元吸收。

在交感神经系统和副交感神经系统中，节前神经纤维和突触连接处的神经递质是乙酰胆碱。副交感神经节后神经纤维和效应器细胞连接处的神经递质也是乙酰胆碱。释放乙酰胆碱的纤维称为胆碱能纤维。自主神经系统所有的节前神经元和副交感神经系统所有的节后神经元均为胆碱能神经元。

注意

　　所有节前神经纤维有相同的神经递质——乙酰胆碱。

交感神经节后神经纤维和效应器细胞之间的神经递质是去甲肾上腺素，属于儿茶酚胺类化学物质。释放去甲肾上腺素的纤维称为肾上腺素能纤维。大多数交感神经节后神经元是肾上腺素能神经元，也就是说它们释放去甲肾上腺素，但也有少数是胆碱能神经元。自主神经系统的作用取决于神经节释放

的神经递质和受体效应器细胞之间的相互作用。例如，交感神经兴奋某些器官，但抑制另一些器官。同样地，副交感神经刺激兴奋某些器官，但抑制另一些器官。

交感神经系统和副交感神经系统持续活动。但大多数器官主要由其中一种神经系统控制。

注意

　　节后神经元有 2 种不同的神经递质：所有的副交感神经节后神经元释放乙酰胆碱至靶组织，大多数交感节后神经元释放去甲肾上腺素至靶组织。

自主神经系统神经冲动的传导

自主神经系统的交感神经和副交感神经都有许多受体。神经递质和受体的多样性解释了对交感神经系统和副交感神经系统刺激（兴奋或抑制）的不同反应。

交感神经系统有烟碱受体或毒蕈碱受体（图 13-9）。烟碱受体存在于骨骼肌的神经肌肉接头处，也存在于副交感神经系统节后神经元。毒蕈碱受体存在于心肌和平滑肌的神经肌肉接头处，也存在于腺体和交感神经系统的节后神经元。激活烟碱受体的药物一般不会激活毒蕈碱受体。二者之间的差异在药物治疗中十分重要。例如，当乙酰胆碱结合烟碱受体时会发生兴奋性反应，当乙酰胆碱结合毒蕈碱受体时会发生兴奋性或抑制反应，具体哪一种反应取决于受体所在的靶组织（表 13-3）。当乙酰胆碱与心肌中的毒蕈碱受体结合时，心率减慢；当它与胃肠道平滑肌中的毒蕈碱受体结合时，平滑肌收缩速度加快和幅度增大。阿托品阻断毒蕈碱受体位点，但对烟碱受体无影响，因此阿托品影响心率但不会导致心脏停搏，而箭毒（烟碱受体阻断药）则会导致心脏停搏。

注意

　　烟碱受体和毒蕈碱受体为 2 种胆碱受体。前者开始反应迅速，持续时间短，具有兴奋性，与自主神经系统的交感神经和副交感神经的节前神经元有关。后者开始反应缓慢，持续时间长，可能产生抑制作用，也可能产生兴奋作用。这些受体与神经肌肉接头处有关。肾上腺素受体主要有 α 受体、β 受体，都具有兴奋和抑制作用。

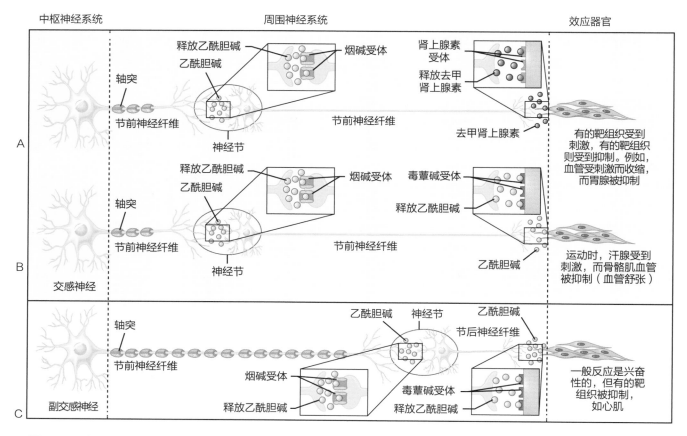

图 13-9 烟碱受体、毒蕈碱受体和肾上腺素受体在自主神经系统中的位置及它们的靶组织，烟碱受体存在于交感神经和副交感神经系统的节后神经元的细胞体中。A. 肾上腺素受体存在于大多数由交感神经支配的靶组织；B. 有些交感神经的靶组织有毒蕈碱受体；C. 所有的副交感神经的靶组织都有毒蕈碱受体

表 13-3 乙酰胆碱的烟碱受体和毒蕈碱受体作用位点

作用位点	毒蕈碱作用	烟碱作用
心血管		
血管	舒张	收缩
心率	减慢	加快
血压	下降	升高
胃肠道		
张力	增加	增加
蠕动	增加	增加
括约肌	松弛	无
腺体分泌	唾液腺、泪腺、肠道和汗腺分泌增多	先刺激，然后抑制唾液腺和支气管分泌
其他		
骨骼肌	无	兴奋
自主神经节	无	兴奋
眼	瞳孔收缩	无
	对光适应能力下降	无
阻断剂	阿托品	筒箭毒碱
总结	上述效果随剂量增加而增加	增加剂量会抑制效果并导致受体阻断

思考

假设患者食用了含有毒蕈碱的蘑菇，那么他的脉率会发生什么变化呢？有什么明显的胃肠道症状吗？最后，瞳孔大小会有什么变化呢？

对于交感神经系统而言，主要有 2 种受体类型，即 α 肾上腺素受体和 β 肾上腺素受体。去甲肾上腺素可与 2 种受体分子结合并激活它们，但是对 α 受体的亲和力更高。肾上腺素由肾上腺髓质分泌。肾上腺素对 2 种受体的亲和力相同。在包含 2 种受体的组织中，往往是一种受体比另一种受体更多，因此量多的一种受体的作用更明显。2 种受体都具有兴奋或抑制作用。例如，β 受体在心肌中具有兴奋作用，两种受体在肠道平滑肌中都具有抑制作用（表 13-4）。

表13-4 靶组织的自主神经支配		
器官	**交感神经的作用** [a]	**副交感神经的作用** [a]
心脏		
肌肉	速度加快和力量增强（b）	速度减缓（c）
冠状动脉	舒张（b）[b] 与收缩（a）[b]	舒张（c）
全身血管		
腹部	收缩（a）	无
皮肤	收缩（a）	无
肌肉	舒张（b，c）和收缩（a）	无
肺、支气管	舒张（b）	收缩（c）
肝脏	释放葡萄糖至血液中（b）	无
骨骼肌	分解糖原为葡萄糖（b）	无
代谢	促进（a，b）	无
腺体		
肾上腺	释放肾上腺素和去甲肾上腺素（c）	无
唾液腺	血管收缩，生成少量黏稠分泌物（a）	血管舒张，生成大量稀薄黏液（c）
胃腺	抑制（a）	促进（c）
胰腺	抑制（a）	促进（c）
泪腺	无	分泌（c）
汗腺		
局泌汗腺	大量的水样分泌物（c）	无
顶泌汗腺	黏稠的有机分泌物（c）	无
肠道		
肠壁	张力减小（b）	蠕动增加（c）
括约肌	张力增加（a）	张力减小（c）
胆囊和胆管	舒张（b）	收缩（c）
膀胱		

续表

器　官	交感神经的作用 [a]	副交感神经的作用 [a]
膀胱壁	舒张（b）	收缩（c）
括约肌	收缩（a）	舒张（c）
眼		
睫状肌	舒张，有助于远视（b）	收缩，有助于近视（c）
瞳孔	舒张	收缩（c）
立毛肌	收缩（a）	无
血液	促进凝结（a）	无
男性性器官	射精（a）	勃起（c）

[a]（a）由 α 受体介导；（b）由 β 受体介导；（c）由胆碱受体介导。
[b] 正常情况下，由于心脏组织对氧气的需求增加，交感神经刺激导致冠状动脉的血流量增加。然而，在离体冠状动脉的实验中，交感神经刺激通过 α 受体作用，导致血管收缩。β 受体对交感神经的刺激相对不敏感，但可以被药物激活。

作用于自主神经系统的药物

　　神经系统和内分泌系统协调控制机体的功能。它们有 3 个共同的特点：利用大脑的高级整合功能、影响机体远端的功能、广泛应用负反馈机制（见第11 章）。它们主要的区别是信息传递方式不同。

　　内分泌系统主要依靠化学物质，借助血液里的激素传递信息。激素并不是针对某一个特定的器官，而是通过扩散影响许多细胞和器官。神经系统主要依靠神经纤维传递电信号。化学冲动仅携带在神经细胞和效应器细胞之间传递的信号，只影响少量细胞。

分类

　　自主神经系统药物模拟或抑制自主神经系统的交感神经和副交感神经（框 13-15）。这些药物可分为以下 4 类：

　　1. 拟胆碱药（拟副交感神经药），模拟副交感神经系统的作用；

　　2. 抗胆碱药（副交感神经阻断药），抑制副交感神经系统的作用；

　　3. 拟肾上腺素药（拟交感神经药），模拟交感神经系统或肾上腺髓质的作用；

　　4. 抗肾上腺素药（交感神经阻断药），抑制交感神经系统或肾上腺髓质的作用。

　　拟胆碱药。如前文所述，乙酰胆碱在交感神经系统和副交感神经系统中扮演着重要的作用。作用主要表现在 2 方面：一是对神经节、肾上腺髓质和骨骼肌产生兴奋作用（烟碱作用），二是对心肌、平滑肌和腺体的节后神经末梢产生兴奋作用（毒蕈碱作用）。影响烟碱或胆碱受体位点的药物是神经节兴奋药和神经节阻断药。

　　拟胆碱药（胆碱酯类）可与突触后膜上的胆碱能受体直接作用，或者通过抑制破坏乙酰胆碱酯酶而发挥间接作用，这种抑制作用导致乙酰胆碱累积，使得各个效应部位的反应时间更长、更激烈。拟胆碱药物的治疗价值较低，大多数情况下，它们未当作急救药物使用，但毒扁豆碱是个例外，它可用于治疗阿托品类药物中毒（见第 33 章）。起间接作用的拟胆碱药物用于治疗重症肌无力（见第 32 章），可提高肌肉神经接头处乙酰胆碱的浓度，增强肌肉的力量和功能。

　　抗胆碱药在急救中可发挥很多作用。这类药抑制乙酰胆碱的毒蕈碱样作用，因此可以降低乙酰胆碱对效应器官的影响。

　　在紧急救护中最有名的抗胆碱药是阿托品。阿托品是一种颠茄生物碱，具有拮抗剂的作用，通过占据毒蕈碱受体位点，阻止或减少毒蕈碱对乙酰胆碱的反应。大剂量的阿托品可扩张瞳孔，抑制眼睛对光调节，通过抑制胆碱能作用提高心率。阿托品的合成替代物只用于解痉，如用于治疗胃和十二指肠溃疡。这类药物有盐酸双环维林和格隆溴铵。

拟肾上腺素药。拟肾上腺素药的作用与神经递质类似，可分为3种：直接作用、间接作用和双重作用（直接和间接）。

人体含有3种天然存在的儿茶酚胺：肾上腺素、去甲肾上腺素和多巴胺。肾上腺素主要用于急救，由肾上腺髓质释放；去甲肾上腺素是一种重要的神经递质；多巴胺是肾上腺素和去甲肾上腺素的前体。多巴胺在中枢神经系统某些部位发挥神经递质的作用。人工合成儿茶酚胺和3种内源性儿茶酚胺是肾上腺素、去甲肾上腺素、多巴胺和多巴酚丁胺。

儿茶酚胺的作用取决于与 α 受体和 β 受体直接作用的能力。α 受体的 2 个亚型是 α_1 受体和 α_2 受体。α_1 是突触后受体，位于效应器官，主要是刺激平滑肌收缩，在血管中会导致血压升高。α_2 受体存在于突触前和突触后神经末梢，受到刺激时，突触前受体抑制去甲肾上腺素进一步释放。与 α_1 受体一样，α_2 突触后受体会刺激血管收缩，提高血管阻力，导致血压升高。

根据对药物的反应，β 受体分为 β_1 受体和 β_2 受体。但是这种分类也有解剖学上的区别，β_1 受体主要位于心脏，β_2 受体主要位于支气管和动脉血管的平滑肌。β 受体促进心脏功能，扩张支气管，舒张骨骼肌、脑和心脏的血管，促进糖原分解（将糖原分解成葡萄糖）（表 13-5）。

表 13-5 自主神经系统神经受体的作用

效应器官或组织	受体	拟肾上腺素能作用	拟胆碱能作用
眼、虹膜			
辐状肌	α_1	收缩（瞳孔散大）	无
括约肌		无	收缩（瞳孔缩小）
眼、睫状肌	β_2	舒张，有助于远视	收缩，有助于近视
泪腺	无	无	分泌
鼻咽腺	无	无	分泌
唾液腺	α_1	分泌钾离子和水	分泌钾离子和水
	β	分泌淀粉酶	无
心脏			
窦房结	β_1	心率加快	心率减慢，迷走神经阻断
心房	β_1	收缩增强，传导速度加快	收缩减弱，动作电位持续时间缩短
房室结	β_1	自律性和传导速度增加	自律性和传导速度降低
传导系统	β_1	自律性和传导速度增加	—
心室	β_1	收缩性增强	—
冠状动脉	α_1、β_2	收缩或舒张	舒张
皮肤和黏膜	α_1、α_2	收缩	舒张
骨骼肌	α_2、β_2	收缩或舒张	舒张

续表

效应器官或组织	受体	拟肾上腺素能作用	拟胆碱能作用
脑	α_1	收缩（轻微）	无
肺	α_1、β_2	收缩或舒张	无
肠系膜	α_1	收缩	无
肾	α_1、β_1、β_2	收缩或舒张	无
唾液腺	α_1、α_2	收缩	舒张
静脉、全身	α_1、β_2	收缩或舒张	无
肺部			
支气管肌肉	β_2	舒缓	收缩
支气管腺	α_1、β_2	分泌减少或增加	促进
胃			
蠕动	α_1、β_2	降低（一般而言）	增加
括约肌	α_1	收缩（一般而言）	舒张（一般而言）
分泌	无	抑制	促进
肝	α、β_2	糖原分解和糖异生	糖原合成
胆囊和胆管	无	舒张	收缩
胰			
腺泡	α	分泌减少	分泌
胰岛细胞	α_2、β_2	分泌减少或增加	无
肠道			
蠕动和张力	α_1、β_1、β_2	减少	增加
括约肌	α_1	收缩（一般而言）	舒张（一般而言）
分泌	α_2	抑制	促进
肾上腺髓质	无	无	分泌肾上腺素和去甲肾上腺素
肾			
肾素分泌	α_1、β_1	增加或减少	无
输尿管			
蠕动和张力	α_1	增加（一般而言）	增加

续表

效应器官或组织	受体	拟肾上腺素能作用	拟胆碱能作用
膀胱			
逼尿肌	β_2	舒张（一般而言）	收缩
三角体和括约肌	α_1	收缩	舒张
男性性器官	α_1	射精	勃起
皮肤			
立毛肌	α_1	收缩	无
汗腺	α_1	局部分泌	全身分泌
脂肪细胞	α_2、β_1（β_3）	抑制或促进脂解作用	无
松果体	β	合成褪黑素	无

注意

区分和记忆 β 受体的生理功能的小窍门：人有一个心脏（β_1 受体作用的地方）和两个肺（β_2 受体作用的地方）。

去甲肾上腺素主要作用于 α 受体，引起血管收缩。肾上腺素作用于 α 受体和 β 受体，既可促进血管舒张，又可引起血管收缩，这取决于靶组织中的 α 受体和 β 受体的数量。下面是最重要的 α 受体和 β 受体的作用。

1. α 受体的作用：
   ▪ 皮肤和内脏的小动脉收缩，导致血压上升，血液分流至心脏和脑；
   ▪ 瞳孔扩大；
   ▪ 肠道舒缓。
2. β 受体的作用：
   ▪ 心率加快，收缩增强；
   ▪ 供应骨骼肌的小动脉舒张；
   ▪ 支气管舒张；
   ▪ 子宫松弛。

起间接作用的拟肾上腺素药融发儿茶酚胺类肾上腺素和去甲肾上腺素的释放作用于受体，从而激活 α 受体和 β 受体。起双重作用的拟肾上腺素药物既有直接作用，也有间接作用，如麻黄碱。

抗肾上腺素药可分为 α 受体阻断药和 β 受体阻断药。α 受体阻断药抑制儿茶酚胺收缩血管的作用，

用于治疗特定高血压患者。当去甲肾上腺素或多巴胺渗出或溢出进入组织时，它也可用于预防组织坏死。在院前救护中，这种药物的应用有限。

注意

所有具有 α 受体效应的药物应当通过静脉注射装置给药。装置必须妥善插入静脉，避免药物溢出，引发组织坏死。

β 受体阻断药的临床应用更广，常用于紧急救护，在效应位点抑制 β 受体的作用。β 受体阻断药分为选择性 β 受体阻断药和非选择性 β 受体阻断药，前者阻断 β_1 受体和 β_2 受体，后者阻断 β_1 受体和 β_2 受体位点。前者也称为心脏选择性 β 受体阻断药，因为它主要抑制心脏 β_1 受体。这类药物有美托洛尔和阿替洛尔。这些药物用于治疗高血压，也用于治疗疑似心肌梗死和高危不稳定心绞痛。

非选择性 β 受体阻断药阻断支气管和血管光滑肌的 β 受体，如抗心绞痛、抗高血压药物纳多洛尔和普萘洛尔，抗高血压药拉贝洛尔（拉贝洛尔还具有阻断 α 受体的功能）。

思考

医师一般不会为有哮喘病史的患者应用普萘洛尔等非选择性 β 受体阻断药，请解释原因。

麻醉性镇痛药和拮抗剂

麻醉性镇痛药可以缓解疼痛，而麻醉药拮抗剂可以逆转某些麻醉性镇痛药的效果。疼痛包括 2 个方面的要素：即痛感（涉及神经通路和大脑）和对疼痛的情绪反应（受患者焦虑水平、疼痛经历、年龄、性别和文化的影响）。框 13-16 列出了疼痛的分类。

阿片类药物是含有鸦片的一类合成药物，具有类似鸦片或吗啡的药理性质。吗啡是鸦片中主要的生物碱。阿片类药物与大脑和其他器官阿片受体结合，改变患者对疼痛的感知及对疼痛的情绪反应。阿片类镇痛药包括吗啡、可待因、氢吗啡酮、哌替啶、芬太尼、美沙酮、羟考酮、氢可酮和丙氧芬。

框 13-16　疼痛的分类

急性疼痛：突发性疼痛，治疗后缓解（如急性心肌梗死、急性阑尾炎、肾绞痛和创伤等带来的疼痛）。

慢性疼痛：持续或反复的疼痛，难以治疗（癌症和类风湿性关节炎）。

牵涉性疼痛：内脏器官病变时，在体表一定区域产生的疼痛感觉的现象（如心肌梗死导致的手臂疼痛）。

躯体痛：骨骼肌、韧带、血管或关节处的疼痛。

浅表疼痛：皮肤或黏膜处的疼痛。

内脏痛：平滑肌或器官系统处的深处疼痛，一般难以定位。

注意

内啡肽是机体自身产生的阿片类物质，由脑垂体和下丘脑在运动、兴奋、疼痛和高潮时产生，与阿片类药物类似，通过与阿片受体结合产生镇痛作用，进而阻断疼痛。内啡肽也能使人产生幸福感，是天然的镇痛药，与其他药物共同作用后效果更强。

阿片类镇痛药会产生恶心呕吐、便秘、尿潴留、直立性低血压、呼吸抑制和中枢神经系统抑制等不良反应。这些不良反应可通过严格给药和密切监测避免。

阿片类镇痛药拮抗剂可使镇痛药离开受体位点，从而阻断阿片类镇痛药的作用（如呼吸抑制和镇静）。纳洛酮、纳曲酮和纳美芬均为阿片类镇痛药拮抗剂。

注意

卡芬太尼是一种人工合成的阿片类药物，用于大象和其他大型哺乳动物，因为它的药效是吗啡的 1 万倍，是芬太尼的 100 倍。它作为海洛因出售，已经造成了大量的过量死亡。这是 EMS 和其他急救人员应该特别关注的问题，因为它可以通过皮肤吸收或被急救人员吸入，导致严重的疾病（见第 33 章）。

资料来源：DEA issues carfentanil warning to police and public. US Drug Enforcement Administration website. https://www.dea.gov/divisions/hq/2016/hq092216.shtml. Published December 22, 2016. Accessed December 13, 2017.

阿片类激动–拮抗剂既有镇痛作用也有拮抗作用，一般认为具有类似吗啡的药效和不良反应。这类药物，如喷他佐辛、纳布啡、丁丙诺啡可竞争性拮抗某些受体，但在其他阿片类受体位点产生不同程度的激动作用。这类药物与阿片类镇痛药相比，造成依赖的可能性较小，戒断症状也不如阿片受体激动药显著。

非麻醉性镇痛药

非麻醉性镇痛药作用于周围神经系统，干扰组织受损时释放的局部介质的作用。这些介质刺激神经末梢引起疼痛。使用非麻醉性镇痛剂时，受损组织神经末梢受到的刺激减少，这有别于麻醉性镇痛药作用于中枢神经系统水平作用的机制。典型的非麻醉性镇痛药有酮洛酸（非甾体抗炎药物，具有镇痛作用），还有环氧合酶抑制剂和布洛芬、萘普生和对乙酰氨基酚等非甾体抗炎药。

思考

救护员在救护车上选择使用非麻醉性镇痛药而不使用麻醉性镇痛药，这是为什么？

麻醉药

麻醉药是中枢神经系统抑制剂，对神经组织的作用是可逆的。麻醉方式主要分为 3 种：全身麻醉、区域麻醉和局部麻醉。全身麻醉通过静脉注射或呼吸道吸入实现，是最常见的麻醉方式。区域麻醉通过局部注射麻醉药物实现，在神经干附近或具体的位置（如脊髓传导阻滞）等位置注射麻醉药。局部麻醉也是通过注射麻醉药阻断手术部位周围区域而达到镇痛的效果（如小型创伤修复）（框 13-17）。

抗焦虑药、镇静催眠药和酒精

抗焦虑药、镇静催眠药和酒精的药理作用类似。抗焦虑药用于减少忧虑、紧张、焦虑或恐惧感。

镇静药和催眠药是抑制中枢神经系统的药物，具有镇静效果，并有助于睡眠（框 13-18）。镇静药和催眠药之间主要的差别主要在于对中枢神经系统的抑制程度不同。例如，小剂量使用时称为镇静药，大剂量用于助眠时称为催眠药。因此，同一种物质既可以是镇静药，也可以是催眠药，具体是哪一种取决于使用的剂量。

如前文所述，酒精具有镇静催眠药或抗焦虑药的作用，是药物滥用和依赖的主要来源。

脑干中散布着一群称为网状结构的核。网状结构和神经通路组成网状激活系统（见第 10 章），在与睡眠−清醒周期中发挥重要作用。借助这些神经通路，网状激活系统接收来自感官和内脏的信号，随后将这些信号传至更高级的大脑中枢。网状激活系统决定机体对环境的感知，因此也管理着机体对环境的反应。抗焦虑药、镇静催眠药和酒精都是通过抑制网状激活系统而发挥作用的。

分类

治疗焦虑、帮助睡眠的原型药物有 2 类：苯二氮䓬类和巴比妥类。苯二氮䓬类是目前最常用于治疗焦虑和失眠的药物。巴比妥类过去常常使用，用途广泛，如镇静和麻醉等。

苯二氮䓬类。苯二氮䓬类药物于 20 世纪 60 年代开始用于治疗焦虑症，目前是临床上应用最广的处方药，部分原因在于苯二氮䓬类治疗指数比较大。口服过量时很少致死或致病，只有和酒精等其他中枢神经系统抑制剂共同服用时才有可能[9]。苯二氮䓬类一般是通过与大脑皮质和边缘系统的特异受体结合（大脑皮质和边缘系统共同控制情绪行为）发挥作用的。这类药物脂溶性强，广泛分布于人体组织中。它也和血浆蛋白高度结合（结合率一般大于 80%）苯二氮䓬类是Ⅳ类药，因为它们有滥用的风

险。常见的苯二氮䓬类处方药有阿普唑仑、氯硝西泮、地西泮、氟西泮、咪达唑仑、劳拉西泮和替马西泮。

思考

在肩关节脱位复位时，为什么选择使用苯二氮䓬类药物而不使用麻醉药？

框 13-17　麻醉药举例

吸入性麻醉药
气体
　环丙烷
　氧化亚氮 / 氧气
挥发性液体
　氟烷
　甲氧氟烷
　安氟醚
　异氟醚
　七氟醚
　地氟醚

静脉麻醉药
短效巴比妥类
　硫喷妥钠
　硫戊巴比妥钠
　美索巴比妥钠
非巴比妥类
　依托咪酯
　芬太尼
　舒芬太尼
　阿芬太尼
　异丙酚
解离性麻醉药
　氯胺酮
抗精神病麻醉药
　氟芬合剂（依诺伐）

局部麻醉药
表面型
　苯佐卡因
　氯乙烷
　利多卡因
　丁卡因
可注射型
　利多卡因
　普鲁卡因

框 13-18 睡眠的生理学

睡眠由 2 种交替出现的不同时相组成：快速眼动（REM）睡眠和非快速眼动（non-REM）睡眠。人们睡眠时先经历快速眼动睡眠，随后经历非快速眼动睡眠的 4 个阶段。在快速眼动睡眠期间，人经常做梦，眼球快速转动，此时的心率、血压和呼吸变得不规律。在非快速眼动睡眠期间，人们逐渐丧失意识，肌肉松弛，血压、心搏和呼吸频率开始减缓。大脑发送信号至手臂、大腿等大肌肉，使他们停止运动。此时处于"睡眠麻痹"状态。第一个快速眼动睡眠持续近 10 分钟，整个周期一般是每晚 4~5 次。每一个周期约 90 分钟。随着夜深，快速眼动睡眠周期变长，非快速眼动睡眠周期变短，最后一个快速眼动睡眠周期约为 1 个小时。

注意

氟马西尼是一种特异的苯二氮䓬类受体拮抗剂，有助于逆转苯二氮䓬类药物所致的镇静和晕厥[10]（见第 33 章）。

资料来源：Rosen P, Barkin R. *Emergency Medicine: Concepts and Clinical Practice*. 8th ed. St Louis, MO: Mosby; 2014.

巴比妥类。巴比妥类药物曾经是最常用的镇静催眠处方药，但是现在已经被苯二氮䓬类替代。根据作用的时长，巴比妥类药物可分为 4 类：超短效、短效、中效和长效。起效时间和持续时间取决于药物的脂溶性和结合蛋白质的能力。超短效巴比妥类药物一般是静脉注射，作用迅速，几秒钟即可产生麻醉作用。典型的超短效巴比妥类药物是硫喷妥钠。

短效巴比妥类药物在短时间内（10~15 分钟）即可见效，于短时间内达到峰值（3~4 小时）。这一类药物很少用于治疗失眠，更常用于麻醉前镇静，以及和其他药物共同作用治疗身心障碍。典型的短效巴比妥类药物有戊巴比妥和司可巴比妥。

中效巴比妥类药物起效时间为 45~60 分钟，6~8 小时达到峰值。对比短效和中效巴比妥类药物，患者反应类似。典型的中效巴比妥类药物有异戊巴比妥和仲丁巴比妥。

长效巴比妥的起效时间超过 60 分钟，10~12 小时达到峰值，用于治疗癫痫和其他慢性神经性疾病（见第 25 章）。此外还用于治疗中度焦虑症患者。典型的长效巴比妥类药物有甲苯比妥和苯巴比妥。

各种镇静催眠药。前面所述的各种药物并不包括所有的抗焦虑药和镇静催眠药，事实上，还有许多抗焦虑药和镇静催眠药不属于以上类别。相较于苯二氮䓬类，它们与巴比妥类药物更加相似，因为它们一般作用时间更短。典型的镇静催眠药有水合氯醛、右佐匹克隆和唑吡坦。除了以上药物，抗组胺药羟嗪也有明显的镇静效果，依托咪酯是另一种非巴比妥类催眠麻醉药，是气管插管术和心脏复律前使用的药物。

酒精摄入与醉酒行为

酒精是一种常见的中枢神经系统抑制剂，具有镇静、助眠和麻醉的作用。此外，酒精可以增强其他药物的镇静催眠效果，包括所有的中枢神经系统抑制剂、抗组胺药、吩噻嗪、麻醉镇痛药和三环类抗抑郁药。酒精与其他药物联合使用时，有可能导致昏迷或死亡。血液中酒精含量用 mg/dL 量化。根据酒精摄入量和血液中酒精含量可以判断醉酒行为（见第 34 章）。

抗惊厥药

抗惊厥药用于治疗惊厥发作性疾病，其中最常见的惊厥发作性疾病是癫痫。癫痫是一种慢性中枢神经系统疾病，原因是大脑灰质神经元放电异常导致患者突然失去意识或意识混乱。癫痫在人群中的发生率为 0.5%~1%，其中的 50% 病因不明（原发性或特发性癫痫）。继发性癫痫与创伤、感染、脑血管疾病等有关（见第 25 章）。

抗惊厥药的作用机制是抑制引发癫痫发作的神经元的兴奋性，并抑制负责放电扩散的神经元。抗惊厥药被认为可改变钠离子、钾离子或钙离子穿过神经膜的运动，从而降低对进入的电刺激或化学刺激的反应。苯二氮䓬类还可以刺激中枢神经系统中主要的抑制性神经递质，许多癫痫患者需要终身服药来控制癫痫发作。

目前，控制癫痫发作的药物有几种，选择药物要考虑癫痫发作的类型（全面性发作、局灶性发作等，见第 24 章）。此外，选择药物还要考虑患者的耐受性和对处方药的反应。框 13-19 对抗惊厥药进行了分类。

框13-19 抗惊厥药分类

巴比妥类
  苯巴比妥

苯二氮䓬类
  氯硝西泮
  地西泮
  劳拉西泮

乙内酰脲类
  磷苯妥英
  苯妥英

琥珀酰亚胺类
  乙琥胺
  唑尼沙胺

其他
  卡马西平
  双丙戊酸钠
  加巴喷丁
  拉莫三嗪
  硫酸镁
  托吡酯
  丙戊酸
  左乙拉西坦

中枢神经系统兴奋药

中枢神经系统兴奋药根据作用的位置进行分类：大脑、延髓和脑干、下丘脑边缘区。所有的中枢神经系统兴奋药通过阻断抑制性神经元兴奋及相应神经递质的活性，或者促进兴奋性神经递质的生成来发挥兴奋作用。一些常见的中枢神经系统兴奋药是减食欲药和安非他明。

减食欲药

减食欲药是食欲抑制药，用于治疗肥胖。它通过对下丘脑边缘区产生直接的兴奋作用而发挥作用，对神经系统的其他区域也有这种效果。典型的减食欲药有苯甲曲秦和马吲哚。

胃肠道脂肪酶抑制药（或脂肪阻滞剂）是一类新型药物，可以阻断约30%的膳食脂肪被吸收。有时，这类药物可以配合减少膳食热量摄入，治疗肥胖。典型的胃肠道脂肪酶抑制药是奥利司他。

你知道吗

以前苯氟拉明和芬特明被联合用于治疗肥胖，但1997年后，该联合用药退出市场，因为联用可导致严重的并发症，如致命性的原发性肺动脉高压和心脏瓣膜病。

安非他明

安非他明可以刺激大脑皮质和网状激活系统，增强警觉性和对环境的反应。安非他明主要用于治疗注意缺陷与多动障碍（ADHD）、注意力缺陷障碍（ADD）和发作性睡病。大多数情况下，ADHD多发于儿童和青少年，特点是无法长时间集中注意力，行为冲动（见第35章）。

发作性睡病患者的特征是过度嗜睡，白天睡眠增多，偶见睡眠麻痹。治疗这些疾病的药物有甲基苯丙胺、阿得拉、右旋安非他明片剂和酏剂。治疗ADHD和ADD的非安非他明类中枢神经系统兴奋药有哌甲酯、阿托西汀和匹莫林。矛盾的是，安非他明等兴奋药对ADHD患者有镇静作用。这些药物也是通过增加神经递质多巴胺的水平来发挥这种作用的。

心理治疗药物

心理治疗药物有抗精神病药、抗抑郁药和锂剂，用于治疗精神病和情感障碍，尤其是精神分裂症、抑郁症和躁狂症（见第35章）。

中枢神经系统与情绪

乙酰胆碱、去甲肾上腺素、多巴胺、5-羟色胺和单胺氧化酶等神经递质对情绪有重要的影响（图13-10）。这些化学物质水平的变化与情绪和行为变化有关。药物治疗可以暂时改变行为，从而达到缓解症状。

注意

乙酰胆碱由中枢神经系统释放至脑脊液中。去甲肾上腺素和多巴胺有广泛的抑制效果，对睡眠和觉醒、情感和记忆功能有影响。5-羟色胺对情绪和行为有影响。单胺氧化酶可以使多巴胺和5-羟色胺失活，后面二者都是在紧张情绪状态下产生的。

抗精神病药

抗精神病药的主要作用是治疗精神分裂症，为目前唯一可以明确治疗精神分裂症的药物。抗精神病药还有其他的适应证。这类药物用于治疗抽动秽语综合征和控制老年痴呆伴阿尔茨海默病患者的行为。抗精神病药可有效阻断中枢神经系统特定区域的多巴胺受体。抗精神病药一般可分为以下几类：

- 吩噻嗪衍生物：氯丙嗪、硫利达嗪、氟奋乃静；
- 丁酰苯衍生物：氟哌啶醇；
- 二氢吲哚酮衍生物：吗茚酮；
- 二苯并氧氮䓬类衍生物：洛沙平；
- 噻吩并苯二氮䓬类衍生物：奥氮平；
- 不常用药：氯氮平、利培酮。

某些患者长期使用某些抗精神病药后出现多巴胺受体反应超敏，导致迟发性运动障碍和肌张力障碍。迟发性运动障碍是一种可能无法逆转的神经系统疾病，特征是脸部、四肢和躯干肌肉不自主的节律运动。其他特征包括脸痉挛、口-舌-颊三联症、捕蝇舌征和身体左右摇摆。肌张力障碍的特征是局限性或全身性肌肉张力改变。这种疾病会导致肌肉痉挛、异常姿势和异常运动模式，对于肌张力障碍患者，可给予苯海拉明。

抗抑郁药

抗抑郁药用于治疗感情障碍（心境障碍），包括抑郁症、躁狂症和情感高涨。三环类抗抑郁药、选择性5-羟色胺再摄取抑制药和单胺氧化酶抑制药是治疗抑郁症的处方药，锂剂是治疗躁狂症的处方药（见第34章）。

注意

抑郁症可以是内源性的，也可以是外源性的。外源性抑郁症是人们对失落和失望的反应。这种抑郁症是正常的，一般是暂时的，无须药物治疗即可复原。内源性抑郁症往往持续6个月或更长时间，特征是缺乏外因，有可能是基因或生化变异的结果。这了内源性抑郁症一般需要服用抗抑郁药。

三环类抗抑郁药。三环类抗抑郁药，如去甲替林和阿米替林通过提高去甲肾上腺素和5-羟色胺2种神经递质的水平来治疗抑郁症。过度服用这些药物可导致心律失常和心血管塌陷（见第33章）。

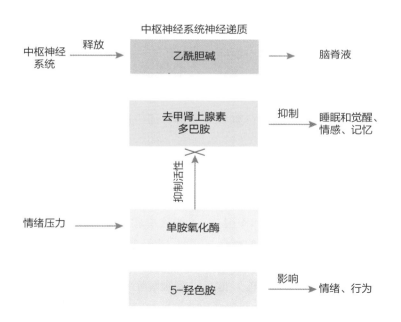

图 13-10　脑内神经递质及其对情绪的影响

思考

　　三环类抗抑郁药会增加去甲肾上腺素水平，那么过量服用会有什么不良反应呢？

选择性 5- 羟色胺再摄取抑制药。选择性 5-羟色胺再摄取抑制药可以阻止 5-羟色胺的重吸收和再摄取，使其更多地进入大脑。这些药物具有不良反应，如导致失眠、头痛和腹泻。但选择性 5-羟色胺再摄取抑制药没有其他抗抑郁药的不良反应，如三环类抗抑郁药导致的口干舌燥和服用单胺氧化酶抑制药强制要求的饮食禁忌。常见的选择性 5-羟色胺再摄取抑制药包括氟西汀、舍曲林、帕罗西汀、艾司西酞普兰、氟伏沙明和西酞普兰。

单胺氧化酶抑制药。单胺类物质，尤其是去甲肾上腺素和 5- 羟色胺一般认为是引起抑郁症和躁狂症的元凶。单胺氧化酶存在于神经细胞中，在情绪紧张的状态下产生，负责在神经细胞内代谢去甲肾上腺素。常见的单胺氧化酶抑制药包括异卡波肼、苯乙肼和反苯环丙胺。单胺氧化酶抑制药也可用作抗高血压药。

注意

　　精神科使用的单胺氧化酶抑制药是脑单胺氧化酶 2 种类型的不可逆抑制药，目前已经很少使用，因为它们有可能和膳食中的酪胺及拟肾上腺素药物和 5-羟色胺发生危险反应。

资料来源：Goldman L, Schafer AI. *Goldman-Cecil Medicine*. 25th ed. Philadelphia, PA: Elsevier Saunders; 2016.

锂剂。锂离子是一种与钠离子密切相关的阳离子，二者均可通过细胞膜主动转运，但是锂离子泵出细胞的效率不如钠离子，因此在细胞中蓄积，进而导致细胞内钠离子浓度下降，可改善躁狂症。此外，锂离子可以增强 5-羟色胺的作用，降低去甲肾上腺素和多巴胺的水平，也可以阻断多巴胺受体超敏反应的发展，避免了长期服用抗精神病药的不良反应。碳酸锂用于治疗躁狂症，如双相情感障碍。锂剂的治疗指数的范围较窄，因此毒性反应较为普遍。

治疗中枢神经系统神经肌肉功能障碍的药物

　　多巴胺和乙酰胆碱失衡会引起一些运动障碍，其中 2 种最常见的是帕金森病（包括帕金森综合征）和亨廷顿病。

帕金森病

　　帕金森病是一种慢性致残疾病，特征是随意肌僵硬，手指和四肢颤抖。帕金森病常见于 60 岁以上的人群，偶见于年轻人[10]。患急性脑病、一氧化碳或金属中毒及服用违禁药品容易导致帕金森病。该病是由多巴胺水平过低所致。帕金森综合征的症状与帕金森病类似，但发病原因不明（特发性的），但有可能是服用抗精神病药导致的，因为抗精神病药会阻断多巴胺受体（如氟哌啶醇、甲氧氯普胺和吩噻嗪）。帕金森病常见的症状如下：

- 面部表情僵硬（帕金森病的面具脸）；
- 摇头晃脑；
- 静止状态下肢体震颤；
- 手指搓丸样动作；
- 曳行步态；
- 躯干前屈；
- 无姿势反射。

亨廷顿病

　　亨廷顿病是一种遗传病，特征是进行性痴呆，肌肉不自觉抽搐。与帕金森病一样，亨廷顿病与多巴胺、乙酰胆碱等神经递质失衡有关。

抗胆碱药

　　抑制或阻断乙酰胆碱受体的药物称作抗胆碱药，它们通过恢复脑内多巴胺-乙酰胆碱平衡而发挥作用。常见的抗胆碱药包括苯托品（片剂或注射剂）、盐酸普罗吩胺和异丙托溴铵。还有一种常见的抗胆碱药是多奈哌齐，用于治疗轻中度阿尔兹海默病患者。

影响大脑中多巴胺的药物

　　3 种药物影响大脑中的多巴胺：释放多巴胺的药物、提高大脑多巴胺水平的药物和多巴胺激动剂（框 13-20）。左旋多巴是一种可以提高大脑多巴胺水平的药物，是目前治疗多巴胺-乙酰胆碱失衡导致的运动障碍的首选药。

框 13-20 影响大脑中多巴胺的药物
金刚烷胺
溴隐亭
卡比多巴-左旋多巴
左旋多巴
培高利特

单胺氧化酶抑制药

目前已发现 2 种单胺氧化酶抑制药。第一种是单胺氧化酶 A，可以代谢去甲肾上腺素和 5-羟色胺；第二种是单胺氧化酶 B，可以代谢多巴胺。司来吉兰是单胺氧化酶 B 的选择性抑制剂，可延缓多巴胺的分解。司来吉兰一般与左旋多巴联合使用，因为前者可以增强后者治疗帕金森病的功能（使用司来吉兰可以使左旋多巴的剂量减少）。

骨骼肌松弛药

骨骼肌收缩是由乙酰胆碱传递过程引起的。正如自主神经节传导受药物影响一样，骨骼肌收缩也受药物影响。骨骼肌松弛药可以分为中枢性肌松药、直接作用肌松药和神经肌肉阻断药。

中枢性肌松药

中枢性肌松药用于治疗肌肉痉挛。它们通过抑制脑和脊髓的中枢神经而发挥作用。典型的解痉药包括卡立普多、环苯扎林和地西泮。

直接作用肌松药

直接作用肌松药直接作用于骨骼肌，使肌肉松弛，减少肌肉收缩。丹曲林是典型的直接作用肌松药。

神经肌肉阻断药

神经肌肉阻断药可产生完全的肌肉松弛和麻痹。作用原理是药物与乙酰胆碱的烟碱受体在神经肌肉接头处结合，从而阻断神经肌肉的神经传递。根据使用阻断药的类型和数量，神经传递阻断的时间不定。

神经肌肉阻断药有时在气管插管前用来使肌肉完全麻痹（见第 15 章），缓解喉部肌肉痉挛，抑制手足搐搦，治疗电休克疗法引起的抑郁症，使呼吸机可以控制患者呼吸。这类药物可能导致完全麻痹，因此必须帮助患者呼吸，密切观察通气和氧合的有效性（这些肌松药不能抑制疼痛或癫痫发作）。典型的神经肌肉阻断药有罗库溴铵、维库溴铵和琥珀胆碱。

注意

神经肌肉阻断药分 2 类：除极化型和非除极化型。除极化型（如琥珀胆碱）在神经肌肉接头处自我替代，与乙酰胆碱的受体结合，起效迅速，作用持续时间短，是气管插管的首选药。非除极化型在神经肌肉接头处与乙酰胆碱的受体结合，不会开启肌膜的除极化。非除极化型（如罗库溴铵）比除极化型起效时间更长，作用持续时间也更长。

第 7 节 作用于心血管系统的药物

心脏有许多相互连接的纤维或细胞，它们构成了两个心房和两个心室的壁。有些细胞专门负责传导电冲动，有些细胞的主要功能是收缩，但所有的细胞都是通过血管（冠状动脉血管）获得营养。可根据应用效果对心脏药物分类。框 13-21 和框 13-22 分别列出了心血管系统用药及心血管系统药理学术语。

强心苷

强心苷是天然存在于植物中的一类具有强心作用的化合物，含有糖类分子，与水结合后，糖类分子变成糖-活性物质复合物。糖苷通过阻断细胞膜中的某些离子泵，间接提高钙离子相对于收缩蛋白的浓度。一个重要的强心苷是地高辛，用于治疗心力衰竭和心动过速（见第 21 章）。

洋地黄糖苷以 2 种不同的方式影响心脏。第一，它可以增加心脏收缩的力度，称为正性肌力作用；第二，它对心脏的电生理性质有双重影响，即适度负变时性作用（引起心率轻微减缓）和重度负变导作用（降低冲动的传导速度）。

许多服用强心苷的患者会发生不良反应，这是

视障碍、心律失常、心率变缓伴有不同程度的传导阻滞（见第 21 章）。

注意

致心律失常是由抗心律失常药引起严重心律失常。所有的抗心律失常药都有不同程度的导致心律失常作用。序贯使用若干种抗心律失常药使这种失常加剧。一般来说，最好不要使用一种以上的抗心律失常药（除非确有必要）。

强心苷的毒性与剂量有关。其他药物（如利尿药）也会增加强心苷的毒性，导致患者心律失常。心律失常包括心动过缓、心动过速，甚至是心室纤颤。对服用这些药物的患者要密切监测。治疗洋地黄中毒的方法有纠正电解质紊乱、中和游离药物和使用抗心律失常药。血钾过低会增加地高辛毒性。

抗心律失常药

抗心律失常药用于治疗和预防心律失常。抑制心律失常的药物可直接作用于细胞膜（如血管升压素），也可间接作用于细胞（美托洛尔），或二者直接作用与间接作用同时存在。

心律失常的病因较多，如缺血、缺氧、酸中毒、碱中毒、电解质紊乱、过度接触儿茶酚胺、自主神经系统的影响、药物毒性、瘢痕或病变组织。心律失常是冲动形成障碍、冲动传导障碍或二者兼而有之。

分类

抗心律失常药可根据对心肌的基本作用方式分类。虽然属于同类的药物并不总是产生相同的作用，但是几乎所有抗心律失常药都有抑制自律性的功能。

注意

当地药物指南和规定可为救护员提供帮助和指导。制定这些药物指南的目的旨在使救护员知道在哪些情况下可以使用哪些药物。救护员可以参考这些指南和规定而无须咨询医疗指导，如特异性心传导障碍患者服用的抗心律失常药，心脏停搏患者使用的一线急救药。

框 13-21 心血管系统急救药物

治疗心律失常的药物
　　腺苷
　　胺碘酮
　　阿托品

β 肾上腺素受体阻断药
　　阿替洛尔
　　美托洛尔

钙通道阻滞药
　　地尔硫䓬
　　维拉帕米

其他
　　多巴胺
　　利多卡因
　　镁
　　普鲁卡因胺

改善心输血量和调节血压的药物
　　氯化钙
　　地高辛
　　多巴酚丁胺
　　多巴胺
　　肾上腺素
　　硝酸甘油
　　去甲肾上腺素
　　血管升压素

框 13-22 心血管系统药理学术语

变时性：变时性药物对心率有影响。如果加快心率（如肾上腺素），则称为正变时性；如果降低心率（如地尔硫䓬），则称为负变时性。

变导性：变导性药物作用于心脏的传导系统，进而影响传导速率。如果药物加快传导速率，则称为正变导性（如异丙肾上腺素和苯妥英）；如果药物降低传导速率称为负变导性（如维拉帕米和腺苷）。

变力性：变力性药物增强心脏收缩的力度，称为正变力性。典型的正性肌力药有地高辛、多巴酚丁胺和肾上腺素。降低心脏收缩力度的药物称为负性肌力药，如美托洛尔。

因为强心苷的治疗指数较窄。不良反应可能与神经系统、视觉、胃肠道、心脏或精神有关，但症状一般不确定，很容易误认为病毒性疾病。强心苷最主要的不良反应是厌食、恶心或呕吐、视觉模糊、色

Ⅰ类药。Ⅰ类药为钠通道阻滞药，可降低传导速度。根据钠通道阻断的程度，Ⅰ类药可进一步划分亚型（Ⅰa、Ⅰb 和 Ⅰc）。Ⅰa 类药物包括奎尼丁、丙吡胺和普鲁卡因胺；Ⅰb 类药物可以降低传导速度，或者对传导速度没有影响，如利多卡因；Ⅰc 类药物可明显降低传导速度，仅用于危及生命的室性心律失常。典型的Ⅰc 药物是氟卡尼。

思考

服用地高辛或普萘洛尔的患者发生休克的症状与一般患者有什么区别？

Ⅱ类药。Ⅱ类药为 β 肾上腺素受体阻断药，可以降低肾上腺素对心脏的刺激。典型的Ⅱ类药物是美托洛尔。

Ⅲ类药。Ⅲ类药可导致钾通道阻断，增强收缩能力。与其他抗心律失常药不同，Ⅲ类药物并不会抑制自律性，对传导速度也没有影响。这些药物一般可以治疗被阻断冲动再次发作导致的心律失常。典型的Ⅲ类药物是胺碘酮。

Ⅳ类药。Ⅳ类药也称为钙通道阻滞药。它阻断钙通过心肌和光滑肌细胞的细胞膜。这一作用可以抑制心肌和光滑肌收缩，降低自律性，在某些情况下还可以降低传导速度。典型的钙通道阻滞药包括维拉帕米和地尔硫草。

其他。还有一些抗心律失常药物通过其他或未知的机制发挥作用。这些药物有时被归为 Ⅴ 类，包括腺苷、地高辛和硫酸镁。

抗高血压药

在美国，高血压影响了 7500 万名成年人[11]。高血压与卒中、脑出血、心肾衰竭和冠心病高发有直接关系。

许多抗高血压药准确的作用机制尚不明确，理想的抗高血压药具有以下功能：

· 保持不同体位的血压正常；

· 在不影响脑组织灌注或血流供应的情况下维持或改善血流；

· 降低心脏的负荷；

· 无不良反应；

· 可长期服用，耐受性好。

分类

典型的抗高血压药包括利尿药、交感神经阻断药、血管扩张药、血管紧张素转换酶抑制药、钙通道阻滞药和血管紧张素 Ⅱ 受体阻断药。

利尿药。利尿药是治疗高血压的首选药物，一般与其他抗高血压药同时使用。利尿药会促使过量的盐和水由肾从体内排出，使血浆和细胞外液量降低，从而降低前负荷和每搏输出量。体液减少对小动脉的大小有直接影响，导致血压下降，心输出量减少，随后体循环血管阻力降低，从而使血压降低。

噻嗪类药物是降压效果较好的利尿药。许多抗高血压药会引起钠离子和水潴留，但是噻嗪类药物可以和其他药物联合使用，从而预防这一不良反应。典型的噻嗪类利尿药是氢氯噻嗪。

袢利尿药是强力短效药，可以抑制髓袢中钠离子和氯离子的重吸收，并导致钾离子过度流失，促进钠离子和水的排泄增加。袢利尿药比其他抗高血压药的不良反应更少，但是也有可能导致低钾血症和重度脱水。袢利尿药一般用于肾功能不全的患者，或者不能服用其他利尿药的患者。

注意

许多药物都是通过肾排泄，因此药物可能在肾功能不全的患者（急慢性肾衰竭）体内积蓄。这些患者往往需要改变药物剂量和服药间隔，还需要改变饮食并限制液体摄入。

保钾药和其他利尿药联合使用时是一种有效的抗高血压药，因为它在促进钠离子和水排出时可以保留钾离子，用于治疗服用利尿药导致的低钾血症或服用其他利尿药不适的患者。保钾药也用于治疗某些水肿性疾病（如肝硬化伴腹水）。

交感神经阻断药。交感神经阻断药可分为 β 受体阻断药和 α 受体阻断药。β 受体阻断药用于治疗心血管疾病，包括疑似心肌梗死、高危不稳定型心绞痛和高血压。这类药物是通过降低心输出量和抑制肾素分泌降低血压起作用的。β 受体阻断药与肾上腺素共同争夺 β 受体位点，抑制组织和器官对 β 受体的反应。典型的 β 受体阻断药包括：

· β_1 受体阻断药（心选择性）：醋丁洛尔、阿替洛尔、美托洛尔；

- β₁ 受体和 β₂ 受体阻断药（非选择性）：拉贝洛尔、纳多洛尔、普萘洛尔。

α 受体阻断药是通过改变交感神经系统而发挥作用，是有效的抗高血压药。动脉压受到心脏、血管和肾等器官生理机制的影响，交感神经兴奋会增加心率和心肌收缩的力度，收缩小动脉和小静脉，促进肾释放肾素。阻断交感神经兴奋可以降低血压。

α 受体阻断药分为具有中枢作用的和具有外周作用的，作用机制尚不明确。一般而言，大多数 α 受体阻断药都有多个作用位点。典型的 α 受体阻断药如下：

- 具有中枢作用的 α 受体阻断药：盐酸可乐定、甲基多巴、盐酸哌唑嗪；
- 具有外周作用的 α 受体阻断药：多沙唑嗪、酚妥拉明、酚苄明、特拉唑嗪。

血管扩张药。血管扩张药直接作用于小动脉、静脉或二者的平滑肌壁，可以降低体循环血管阻力，因此可以降低血压，从而刺激交感神经系统，激活压力感受器反射。这反过来可以加快心率，增加心输出量和肾素。抑制交感神经反应的药物一般与血管扩张药同时服用。

除了用作抗高血压药，某些血管扩张药也可以治疗心绞痛（缺血性胸痛）。例如，硝酸盐可以扩张静脉和动脉，对静脉的扩张作用可以导致静脉池，减少回流至心脏的血液量，因此可以减少左心室舒张末期压力和血流量（见第 21 章）。心室壁张力降低有助于减少心肌对氧的需求，还可以缓解心肌缺血引起的胸痛。血管扩张药分为小动脉扩张药、小动脉与静脉扩张药。典型的血管扩张药包括：

- 小动脉血管扩张药：肼苯哒嗪、米诺地尔；
- 小动脉与静脉扩张药：硝普钠、硝酸盐及亚硝酸盐类、亚硝酸戊酯吸入剂、硝酸异山梨醇、硝酸甘油舌下片、硝酸甘油软膏、静脉注射用硝酸甘油。

血管紧张素转换酶抑制药。如第 11 章所述，肾素–血管紧张素–醛固酮系统在维持血压及钠离子和体液平衡中发挥着重要作用。该系统失调可以导致高血压、水肿和充血性心力衰竭。此外，肾损伤时，无法通过正常的反馈机制调节肾素的释放，从而导致血压升高。

血管紧张素 II 是一种强力血管收缩剂，可提高血压并促进醛固酮的释放。醛固酮可引起钠离子和水潴留，使血管紧张素 I 转换成血管紧张素 II（这个过程由 ACE 引发）及肾素 – 血管紧张素 – 醛固酮系统受到抑制，血压下降。典型的 ACE 抑制药有卡托普利、依那普利、贝那普利、福辛普利、赖诺普利和喹那普利。

钙通道阻滞药。维拉帕米、阿洛地平、非洛地平和地尔硫䓬等钙通道阻滞药可抑制血管平滑肌的收缩，因此可降低体循环血管阻力。通过同一机制，钙通道阻滞药还可以扩张冠状动脉血管。钙通道阻滞药在治疗高血压、降低心脏需氧量、增加供氧量等方面发挥重要作用，从而可以纠正心绞痛的病因。这一类药物中每一种具体的药物扩张冠状动脉血管（和外周血管）或抑制心收缩下降的能力不同。

血管紧张素 II 受体阻断药。血管紧张素 II 受体阻断药是一类新型的抗高血压药，抑制肾素 – 血管紧张素 – 醛固酮系统的效果比 ACE 抑制药更彻底。通过选择性地抑制血管紧张素 II 受体的作用（包括血管收缩、肾小管钠离子吸收、醛固酮释放、促进中枢神经系统活动、促进周围神经系统活动），它可以降低血压。对于无法适应 ACE 抑制药不良反应（如干咳）的患者，血管紧张素 II 受体抑制药是同样可以降低收缩压和舒张压的，但在治疗充血性心力衰竭、糖尿病肾病和动脉粥样硬化等血管疾病等方面的效果还在研究当中。典型的血管紧张素 II 受体阻断药包括坎地沙坦、厄贝沙坦、氯沙坦、奥美沙坦、替米沙坦和缬沙坦（图 13-11）。

第 8 节 作用于血液的药物

出血和血栓属于止血功能异常。对救护员来说，了解影响凝血的药物、纤维蛋白溶解药使用和血液成分及使用至关重要。

抗凝血药

如第 10 章所述，血小板是血液中细小的细胞碎片，对凝血有重要的促进作用。凝血是使血小板、血细胞和血浆形成不可溶的纤维蛋白的过程，最终结果是形成血凝块或血栓。异常的血栓形成是心肌梗死（冠状动脉血栓）和卒中（脑血管血栓）的主要原因（见第 21 章）。

血栓形成可发生在静脉和动脉系统中。静脉系

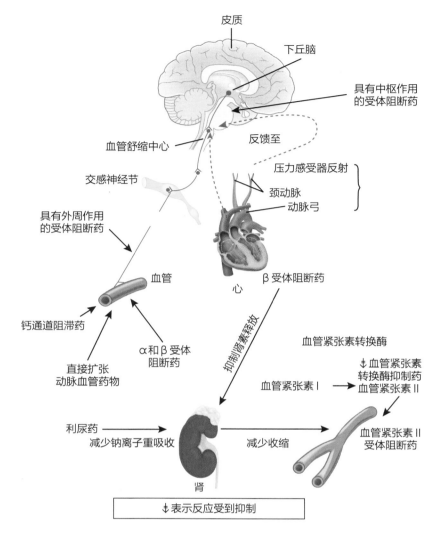

皮质

下丘脑

具有中枢作用
的受体阻断药

反馈至

血管舒缩中心

压力感受器反射

颈动脉

交感神经节

动脉弓

具有外周作用
的受体阻断药

心

β受体阻断药

血管

血管紧张素转换酶

钙通道阻滞药

α和β受体
阻断药

抑制肾素释放

⇕血管紧张素
转换酶抑制药
血管紧张素Ⅱ

直接扩张
动脉血管药物

血管紧张素Ⅰ

利尿药

减少钠离子重吸收

减少收缩

血管紧张素Ⅱ
受体阻断药

肾

⇕表示反应受到抑制

图13-11　抗高血压药作用位点

统的血栓有肺栓子和深静脉血栓。血栓形成的3个主要风险因素是血液瘀滞、局部创伤和高凝状态。血液瘀滞（血流降低）的原因是长时间制动或静脉功能不全，是卧床患者深静脉血栓发生率增高的原因。局部创伤引起凝血级联反应，导致动脉和静脉血栓。高凝状态是指血液变得异常浓稠，增加血管中纤维蛋白复合物的形成，是服用避孕药的女性深静脉血栓发生率升高的原因，也是许多家族血栓性疾病的重要原因（见第21章）。

　　动脉血栓一般与动脉粥样硬化斑块、高血压和血液湍流（损伤血管内皮细胞）有关，内皮受损会引起血小板在动脉系统中黏附凝集。动脉血栓主要由血小板构成，但也包括促成凝血过程的化学物质（尤其是纤维蛋白原和纤维蛋白）。动脉血栓往往造成心肌梗死和卒中。

注意

　　血小板黏附、活化和聚集导致动脉血栓形成，是急性冠脉综合征（急性心肌梗死）重要的发病机制。研究表明，给予糖蛋白Ⅱb/Ⅲa受体拮抗药可降低斑块破裂导致的缺血性并发症。这些药物可抑制血小板上的糖蛋白受体，并有助于阻止血小板聚集。在院内治疗再灌注患者时，这些药物可与阿司匹林、肝素和β受体阻断药同时服用。典型的糖蛋白Ⅱb/Ⅲa受体拮抗药包括阿昔单抗、依替巴肽和替罗非班。

影响凝血的药物

　　影响凝血的药物可分为抗血小板药、抗凝血药和纤维蛋白溶解药。每一种药物在凝血过程的不同阶段发生作用。

抗血小板药。干扰血小板凝集的药物称为抗血小板药，有时可作为预防措施用于有发生动脉血栓形成风险的患者，也可用于心肌梗死和卒中患者。对于某些心瓣膜疾病、心脏瓣膜假体和各种心内分流结构（允许血液从心脏一部分流至另一部分的通道）的患者，也可给予抗血小板药。最常用的口服抗血小板药有阿司匹林、双嘧达莫、氯吡格雷、替格瑞洛和噻氯匹定；抗血小板新药有普拉格雷、坎格雷洛。

抗凝血药。抗凝血药用于预防血管内血栓形成，可以减少凝血，一般用于预防术后血栓栓塞，也用在急性冠脉综合征患者血液透析和再灌注过程中（见第21章）。抗凝治疗是一种预防血栓形成的措施，对已经形成的血栓或血栓引起血液供应不足导致的组织缺血无直接作用。抗凝治疗最大的不良反应是大出血和出血并发症。典型的抗凝血药物有华法林和肝素。肝素必须通过注射给药。

几种新型口服抗凝血药已经出现。虽然价格非常昂贵，但患者发现它们比华法林更方便。与华法林不同的是，它们的效果不受食物的影响，患者也不需要经常进行血液检测来确保有效性。

Xa因子抑制剂可阻断凝血因子Xa，以防止血栓的形成。它们被用于预防深静脉血栓形成和肺栓塞，并降低心房颤动患者卒中的风险。Xa因子抑制剂包括阿哌沙班、依度沙班、磺达肝癸钠和利伐沙班[12]。目前，美国FDA还没有批准用于这些抗凝血药的逆转剂。

证据显示

一项回顾性研究评估了EMS人员对头部创伤老年患者应用抗凝血和抗血小板药物的情况。研究人员选取美国加利福尼亚州萨克拉门托县5家急救机构和11家医院的2110名患者为研究对象。研究人员发现，院前和院内使用华法林的记录较为一致，但直接口服抗凝血药（达比加群、利伐沙班和阿哌沙班）或其他血小板的应用不一致。他们得出结论：使用这些药物在有头部创伤的老年患者中很常见；然而，其中一些用药并没有记录在患者报告中。考虑到使用这些药物的患者发生外伤性颅内出血的风险增加，这方面有必要改进。

资料来源：Nishijima DK, Gaona S, Waechter T, et al. Do EMS providers accurately ascertain anticoagulant and antiplatelet use in older adults with head trauma? *Prehosp Emerg Care*. 2017; 21（2）: 209–215.

注意

天然肝素及衍生物、低分子肝素均可用于预防静脉血栓栓塞，也可用于治疗静脉血栓形成、肺栓塞和急性心肌梗死。肝素还可以用于冠状动脉旁路移植术、血管手术和冠状动脉血管成形术的患者，以及冠状动脉支架的患者和凝血障碍的患者。

天然肝素一般只在医院应用，通过静脉给药，需要实验室监测。低分子肝素（如依诺肝素）可通过静脉给药或根据体重调节剂量后皮下给药，无须实验室监测，因此可在院外或家里用药。低分子肝素在院前环境中可给予某些缺血性胸痛和心肌梗死患者（见第21章）。

资料来源：Hirsh J, Warkentin TE, Shaughnessy SG, et al. Heparin and low-molecular-weight heparin mechanisms of action, pharmacokinetics, dosing, monitoring, efficacy, and safety. *Chest*. 2001; 119: 64S–94S.

达比加群是一种凝血酶抑制剂，用于预防心房颤动患者卒中，预防髋关节置换术后深静脉血栓形成和肺栓塞。药物伊达赛珠单抗可在需要时逆转达比加群的作用[13]。

纤维蛋白溶解药　纤维蛋白溶解药通过促进纤维蛋白的溶解，在血栓形成后将其溶解。急性心肌梗死患者的症状出现不足12小时，并且首次接诊后90分钟内无法行经皮冠状动脉介入治疗时，采用纤维蛋白溶解疗法[14]。纤维蛋白溶解疗法已经成为治疗卒中患者的首选治疗方法，治疗目的是重建血流，预防缺血和组织死亡。纤维蛋白溶解疗法也用于急性肺栓塞、深静脉血栓和外周动脉闭塞。典型的纤维蛋白溶解药有阿尼普酶、阿替普酶、瑞替普酶、链激酶和替奈普酶（见第21章）。

思考

纤维蛋白溶解药具有溶解血凝块的能力，可以逆转心肌梗死和卒中的严重后果。那么为什么不将纤维蛋白溶解药给予每一个疑似上述疾病的患者？

促凝血药

血友病（见第31章）是一组遗传性出血疾病的统称。血友病患者缺乏一种凝血因子，轻微损伤后流血持续不止。出血可以发生在关节处、尿道，偶尔也见于中枢神经系统。血友病A是经典的血友病，由缺乏Ⅷ因子引起。血友病B的病因是缺乏Ⅸ复合因子。治疗血友病的有效方法是替代疗法，用于补充缺失的凝血因子，如Ⅷ因子、Ⅸ因子和抗抑制物凝血复合物。

注意

凝血因子是指血浆中包含的 13 种蛋白质，共同作用形成血块。

止血药

止血药可以加速血液凝固，从而减少失血。全身性止血药（如 6-氨基己酸和氨甲环酸）可抑制纤维蛋白溶解，一般用于控制术后失血。局部止血药（如明胶海绵）用于控制外科手术和牙科手术中的毛细血管失血。

止血药用于院前救护和战争中的医疗救护。止血粉、作战纱布（高岭土浸渍纱布）、包裹沸石粒的纱布可从血液中吸收血浆，从而缩短凝血时间。美军战伤救护委员会推荐高岭土浸渍纱布作为唯一的止血药，因为它是最有效和最安全的（见第 37 章）[15]。

血管扩张药

血管扩张药用于治疗由病理性或生理性阻塞引起的周围血管疾病（如动脉硬化）。这些药物通过增加黏度、改善红细胞变形和增加组织携氧能力来改善血液流动。血管扩张药的一个例子是己酮可可碱。

纤维蛋白溶解抑制药

氨甲环酸是一种纤维蛋白溶解抑制药，可以防止血栓溶解。该药最初用于牙科治疗方案，以减少凝血障碍患者的出血。美军研究使用氨甲环酸来减少战场伤后出血[15]。民用研究目前正在进行中。早期研究结果表明，接受该药物的患者对血液制品的需求减少[16]。美国急诊医师学会对此建议，在特定情况下应慎用[17]。

血液和血液成分

健康的人体中血液及其成分始终保持平衡，但出血、烧伤和脱水等疾病会破坏这种平衡，需要进行替代治疗（见附录）。

掌握血液成分异常改变的原因和治疗方法非常重要。一般首选的治疗方法是输入缺少的血液成分。替代治疗输入的成分包括以下几种：

- 全血（红细胞和血浆，不常用）；
- 红细胞（无血浆的红细胞）；
- 新鲜冰冻血浆（无红细胞或血小板）；
- 血浆扩容剂（葡聚糖）；
- 血小板；
- 冷凝蛋白（多种凝血因子）；
- 纤维蛋白原（存在于新鲜冰冻血浆和冷凝蛋白中）；
- 白蛋白；
- 丙种球蛋白。

调血脂药

高脂血症是指血浆中脂类的含量过高，与胆固醇和甘油三酯升高有关。该病在动脉粥样硬化的发展中有很大作用，因此在服用调血脂药的同时应配合饮食调节和锻炼，从而控制血脂水平（框 13-23）。

框 13-23　调血脂药

他汀类药物
阿托伐他汀
非诺贝特
氟伐他汀
吉非贝齐
洛伐他汀
普伐他汀
辛伐他汀
瑞舒伐他汀

其他药物
考来维仑
依泽替米贝
非诺贝特
非诺贝酸
烟酸

第 9 节　作用于呼吸系统的药物

可能需要药物治疗的呼吸系统疾病与感染和阻塞性呼吸道疾病有关。本节讨论的药物包括支气管扩张药、黏液促动药、氧气和其他呼吸系统用药（框13-24）。

作用于 α 受体、β₁ 受体和 β₂ 受体的效果。

呼吸系统包括所有参与氧气和二氧化碳交换的结构。呼吸道任何部位的狭窄都可能是药物治疗的适应证。涉及呼吸系统的紧急情况通常是由可逆因素引起的，如哮喘、肺气肿合并感染和呼吸道异物阻塞（见第15章）。

支气管管壁上有平滑肌纤维，可直接影响呼吸道的管径。支气管平滑肌由自主神经系统支配。迷走神经的副交感神经纤维通过释放乙酰胆碱刺激支气管平滑肌。这种神经递质与细胞膜上的毒蕈碱受体相互作用，产生支气管收缩。

交感神经纤维主要通过释放肾上腺素和去甲肾上腺素影响肺部的 β₂ 受体。肾上腺素通过血液循环系统到达肺部，与 β₂ 受体相互作用，使平滑肌松弛，支气管扩张。因此，β₂ 受体在调节支气管肌张力方面发挥重要作用（虽然 β₁ 受体也存在于支气管平滑肌中，但与 β₂ 受体的比例是 1:3）。

支气管扩张药

支气管扩张药是治疗哮喘、慢性支气管炎和肺气肿等阻塞性肺疾病的主要手段，可分为拟肾上腺素药、抗胆碱药和黄嘌呤衍生物，大部分是通过雾化器或喷雾器吸入给药（见第23章）。

拟肾上腺素药

拟肾上腺素药（肾上腺素受体激动药）根据对受体的选择性可进行分类：非选择性肾上腺素受体激动药激动 α 受体、β₁ 受体和 β₂ 受体。非选择性 β 受体激动药激动 β₁ 和 β₂ 受体。选择性 β₂ 受体激动药主要作用于肺部的 β₂ 受体（支气管平滑肌）。框13-25总结了用作支气管扩张药的拟肾上腺素药

非选择性肾上腺素受体激动药激动 α 受体和 β 受体。α 受体激动，减少血管收缩，从而缓解黏膜水肿；β₂ 受体激动，引起支气管扩张和血管扩张。β₁ 受体激动的不良反应包括心率加快和收缩力增强。β₂ 受体激动的不良反应包括肌肉震颤和中枢神经系统兴奋。典型的非选择性肾上腺素受体激动药包括非处方的肾上腺素喷雾剂和肾上腺素吸入溶液。消旋肾上腺素吸入溶液也是一种非选择性肾上腺素受体激动药，主要用于治疗与哮吼有关的上呼吸道肿胀（见第23章）。

非选择性 β 受体激动药对 β₂ 受体不具选择性，因此具有广泛的效果。这类药物目前已不推荐用于

治疗哮喘[18]。典型的非选择性 β 受体激动药包括肾上腺素、麻黄碱和乙基去甲肾上腺素（每一种药都有 α 活性），以及异丙肾上腺素吸入溶液和异丙肾上腺素喷雾剂。

选择性 β2 受体激动药可减轻 β1 受体激动药对心脏的不利影响，高血压、心脏病或糖尿病患者对这类支气管扩张药的耐受性更好。典型的 β2 受体激动药包括沙丁胺醇、左旋沙丁胺醇、吡布特罗、比托特罗、沙美特罗、福莫特罗和异他林。

注意

有些支气管扩张药作用迅速，而有些只能缓解症状。如果患者声明已经使用过吸入药，那么有必要询问患者使用的是何种吸入药。

抗胆碱支气管扩张药

异丙托溴铵是一种吸入式支气管扩张药。它是一种抗胆碱药，能阻断乙酰胆碱附着在平滑肌细胞上的毒蕈碱受体上。这会使细支气管平滑肌松弛，引起支气管扩张。

黄嘌呤类药物

黄嘌呤类药物包括咖啡因、茶碱和可可碱，可使平滑肌（尤其是支气管光滑肌）舒张，兴奋心肌和中枢神经系统，提高膈肌收缩力，增加肾灌注，促进排尿。茶碱复合物的作用取决于茶碱的浓度，因为茶碱是活性成分。茶碱制品的吸收速率和药效各不相同，氨茶碱、双羟丙茶碱是含茶碱的制剂。茶碱制剂不是治疗哮喘等急性反应性呼吸道疾病的首选药，这是因为它们不良反应大、起效缓慢。

其他呼吸系统药物

许多药物可用于治疗哮喘和其他阻塞性肺病，如色甘酸钠等预防哮喘的药物，二丙酸倍氯米松、地塞米松等皮质类固醇气雾剂，孟鲁司特和扎鲁司特等抗白三烯药，异丙托溴铵和格隆溴铵等毒蕈碱受体拮抗药。这些药物可减少呼吸系统对各种刺激的变态反应和炎症反应，也可对支气管平滑肌产生作用。在紧急救护情况下，静脉注射类固醇（如甲基强的松龙）可降低炎症反应，增强通气。

黏液促动药

黏液促动药的作用是通过改变呼吸道分泌物的理化性质，使其沿着支气管树移动，从而可以很容易地从体内清除。慢性肺疾病患者需要经常服用黏液促动药，这有助于清理呼吸道。典型的黏液促动药有稀释剂（水、0.9% 的氯化钠溶液）、气雾剂和祛痰药或化痰药。

注意

黏液是一种正常的分泌物，由黏膜表皮细胞生成。而痰是一种异常的黏性分泌物，由下呼吸道的黏膜分泌。

氧气和各种呼吸系统用药

氧气主要用于治疗组织缺氧和低氧血症。氧气是无色、无气、无味的气体，对于维持生命不可缺少（见第 15 章）。

直接呼吸兴奋药

直接呼吸兴奋药直接作用于延髓呼吸中枢，增加呼吸的速度和深度。相比于机械通气而言，直接呼吸兴奋药治疗呼吸衰竭和药物引发的呼吸衰竭时效果更差。典型的直接呼吸兴奋药是多沙普仑。

反射呼吸兴奋药

氨通过吸入方式给药，可用作反射呼吸兴奋药。有毒气体有时可用于治疗晕厥。这类气体刺激喉部和胃部的感觉神经受体，神经受体将信息传到大脑的控制中心，刺激呼吸。由于氨存在损伤肺部和恶化呼吸系统疾病的风险，故不再用于常规的紧急救护。

呼吸抑制药

呼吸抑制药包括阿片类和巴比妥类药物。呼吸抑制是这类药物常见的不良反应，很少特意用来抑制呼吸速度和深度。

镇咳药

咳嗽是机体驱逐有害物质的防御性反射。咳

嗽可以排出呼吸道内的刺激物或分泌物，也有可能是干咳（空气干燥和受到刺激）。当咳嗽迁延不愈或是由潜在的疾病引发的，可以使用镇咳药治疗。框 13-26 列出一些麻醉性和非麻醉性镇咳药。

抗组胺药

组胺是一种几乎存在于所有组织中的化学物质，在皮肤、肺和胃肠道中的含量最多。人体暴露于某种抗原（如花粉或被昆虫叮咬等）时，就释放组胺，导致局部血流增加，毛细血管通透性增强，组织水肿。此外，组胺会使支气管平滑肌收缩。

组胺和其他化学物质引起的变态反应包括血管水肿、湿疹、鼻炎、荨麻疹和哮喘等局部反应。引起的全身反应则有可能导致严重过敏反应（见第 26 章）。

框 13-26　麻醉性和非麻醉性镇咳药
麻醉性镇咳药 　　可待因 **非麻醉性镇咳药** 　　苯佐那酯 　　右美沙芬

抗组胺药与组胺争夺受体位点，因此可以抑制组胺的作用。组胺受体有 2 种：H_1 受体（主要作用于血管和支气管）和 H_2 受体（主要作用于胃肠道）。除了阻断组胺的某些作用，抗组胺药也有抗胆碱能作用或类似阿托品的作用，导致心动过速、便秘、眩晕、嗜睡和抑制分泌。大多数抗组胺药也有局部的麻醉作用，因此可以缓解过敏反应引起的皮肤刺激。抗组胺药主要的临床应用是变态反应，但有时也可用于控制晕车、镇静或镇吐。典型的抗组胺药有茶苯海明、苯海拉明、羟嗪、异丙嗪，以及氯雷他定、西替利嗪和非索非那定等新型的 H_1 受体阻断药。

5-羟色胺

5-羟色胺是一种天然存在于血小板、大脑与肠道细胞中的血管收缩剂，对平滑肌和神经具有几种药理作用。5-羟色胺不作为药物给药，但对其他药物和某些疾病有重要的作用，有助于修复受损血管，促进平滑肌收缩，充当中枢神经系统的神经递质，对睡眠、疼痛感知和某些精神病也有影响。

选择性 5-羟色胺再摄取抑制药

选择性 5-羟色胺再摄取抑制药是阻止 5-羟色胺在大脑中被吸收（再摄取）的药物，使更多的 5-羟色胺可用。它主要影响 5-羟色胺的水平，而不影响其他神经递质的水平。这些药物也被称为 5-羟色胺抗抑郁药。用于缓解中度至重度抑郁症和焦虑症的症状。选择性 5-羟色胺再摄取抑制药包括西酞普兰、艾司西酞普兰、氟西汀和舍曲林。

5-羟色胺拮抗剂

5-羟色胺拮抗剂抑制机体对 5-羟色胺的反应和羟色胺对其他药物和疾病的影响。特异性 5-羟色胺可阻止平滑肌收缩、血管收缩，抑制大脑中 5-羟色胺的作用。某些 5-羟色胺拮抗剂用于治疗血管性头痛和变态反应性疾病，典型的 5-羟色胺药拮抗剂包括赛庚啶、麦角酸二乙酰胺。

第 10 节　作用于消化系统的药物

如第 10 章所述，消化系统由消化道、胆管系统和胰组成，主要功能是为机体提供水、电解质及细胞需要的其他营养物质。治疗消化系统的药物分为 2 类：作用于胃的药物和作用于下胃肠道的药物。在紧急状况下，消化系统用药仅限于恶心或呕吐（框 13-27）。

框 13-27　消化系统的急救药物
活性炭 苯海拉明 羟嗪 甲氧氯普胺 昂丹司琼 丙氯拉嗪 异丙嗪

作用于胃的药物

需要药物治疗的胃病包括胃酸过多、胃酸过少、胃溃疡、恶心、呕吐和胃动力过强。

抗酸药

抗酸药可缓冲或中和胃酸，缓解胃酸过高症状，如胃溃疡、胃炎、食管炎、胃灼热和食管裂孔疝。常见的非处方抗酸药包括盖胃平和碳酸二氢铝钠。

抗胃肠气胀药

抗胃肠气胀药抑制气体在胃肠道内形成。积气是憩室炎、溃疡、结肠痉挛和结肠激惹的常见病因（见第 28 章）。抗胃肠气胀药有时和抗酸药同时使用。典型的抗胃肠气胀药是二甲硅油。

助消化药

助消化药可以通过在小肠内释放少量的酶来促进胃肠道消化功能。典型的助消化药包括胰酶和胰脂肪酶。

催吐药和镇吐药

呕吐一般是一种非自主反应，由延髓的呕吐中枢控制。呕吐可能是对情绪、疼痛或平衡障碍（运动疾病）的继发反应，或者是胃肠道或大肠黏膜受到了刺激，或者是药物与毒素（如阿片类药物和洋地黄）刺激化学感受器引发的。

催吐药。 催吐药可引发呕吐，目前已很少用于治疗药物过量和中毒。典型的催吐药包括阿扑吗啡和吐根糖浆。

镇吐药。 用于治疗恶心和呕吐的药物包括抗组胺药、乙酰胆碱受体阻断药和多巴胺受体阻断药等，在恶心或呕吐发生前服用效果更好。例如，用于治疗晕车或眩晕的药物应在乘车前 30 分钟服用。常见的抗吐药包括东莨菪碱、茶苯海明、苯海拉明、羟嗪、美克洛嗪、异丙嗪、丙氯拉嗪和昂丹司琼。

黏膜保护剂

黏膜保护剂是保护细胞免受损伤的药物，与其他药物一起使用，通过保护胃黏膜来治疗消化性溃疡。典型的细胞保护剂是硫糖铝和米索前列醇。

注意

大麻素类是从植物大麻提取的药物，用于预防接受化疗的癌症患者呕吐。典型的大麻素类药物包括屈大麻酚和大麻隆。这些药物使用大麻活性成分合成的衍生物。

证据显示

美国加利福尼亚州的研究人员对昂丹司琼经静脉注射、肌内注射或口服途径给药的效果进行了前瞻性研究。在 6 个月的数据收集过程中，他们对 2071 例发生恶心呕吐的急救患者给予昂丹司琼（64 % 给予静脉注射，4 % 给予肌内注射；33 % 口服给药）的效果进行了评估。8 名患者出现不良反应。恶心评分下降幅度最大的是静脉注射组，其次是肌内注射和口服给药组。他们认为在院外用昂丹司琼治疗恶心是安全有效的。

Salvucci AA, Squire B, Burdick M, Luoto M, Brazzel D, Vaezazizi R. Ondansetron is safe and effective for prehospital treatment of nausea and vomiting by paramedics. *Prehosp Emerg Care.* 2011: 15（1）；34–38.

H_2 受体阻断药

如前所述，组胺的作用通过 H_2 受体介导的。组胺与胃酸分泌相关。H_2 受体阻断药阻断 H_2 受体，减少胃酸分泌和胃酸含量。典型的 H_2 受体阻断药包括西咪替丁、雷尼替丁和法莫替丁。

质子泵抑制剂

质子泵抑制剂用于治疗胃食管反流病，短期治疗反流性食管炎和维持反流性食管炎治疗的效果，有部分药物被批准可以和抗生素联合使用，用于治疗幽门螺杆菌（与十二指肠溃疡有关）。质子泵（钾离子–腺苷三磷酸酶系统）是胃壁细胞分泌盐酸的最终通道，质子泵抑制剂通过抑制胃壁细胞的作用来减少盐酸的分泌。此外，胃的酸碱度也发生改变。典型的质子泵抑制剂包括艾司奥美拉唑、兰索拉唑、奥美拉唑、泮托拉唑和雷贝拉唑。

作用于下消化道的药物

便秘和腹泻是 2 种常见的下消化道疾病，均需要药物治疗，包括泻药和止泻药。

泻药

泻药可促进排便。它的作用是疏通肠道，软化粪便，使粪便通过。需要使用泻药的情况包括：

- 便秘；
- 神经性疾病（如多发性硬化或帕金森病）；
- 妊娠；
- 直肠疾病；
- 药物中毒；
- 外科手术和内镜检查。

泻药有各种类型，很多无须开具处方即可购买。典型的泻药包括盐类泻药（硫酸镁、镁乳）、刺激性泻药（双醋苯啶、蓖麻油）、容积性泻药（聚卡波非钙制剂、欧车前亲水胶）、润滑性泻药（液状石蜡）、粪便软化剂（磺琥辛酯钠、甘油栓剂）和灌肠药（聚乙二醇、乳果糖）。老年人和饮食失调的人常定期或过量使用泻药，滥用泻药可导致永久性肠损伤和电解质紊乱。

止泻药

止泻药用于治疗排便次数异常。急慢性腹泻常见的原因包括细菌或病毒感染、服用药物、饮食不当或疾病（如尿崩症和炎性肠病）。治疗腹泻的药物包括：

- 吸附药：次水杨酸铋；
- 抗胆碱药：颠茄；
- 阿片类药：镇痛药、可待因；
- 其他：地芬诺酯、洛哌丁胺。

第 11 节　作用于眼和耳的药物

药物治疗有时被用于可能威胁视觉和听觉的眼和耳的急性、亚急性和慢性疾病。

作用于眼的药物

治疗眼病的药物包括抗青光眼药、扩瞳药与睫状肌麻痹药、抗感染药 / 抗炎药和局部麻醉药。

抗青光眼药

青光眼是一种眼部疾病，眼内的液体压力异常升高（见第 22 章），导致眼内小血管堵塞或视神经纤维受到挤压，从而引起神经纤维受损，失去部分或全部的视力。青光眼在 60 岁以上人群中比较常见。在美国，15% 的成年人失明是由青光眼引起的[19]。降低慢性青光眼压力的药物包括拟胆碱药物和抗胆碱酯酶药。有些药可以扩张瞳孔，有些则可以收缩瞳孔，还有一些（如乙酰唑胺）可以减少房水的分泌。如果这些药物治疗没有起效，可能需要进行手术。早期诊断青光眼后可以通过药物控制。医师建议 35 岁以后每 2 年进行一次青光眼检查。

扩瞳药和睫状肌麻痹药

扩瞳药和睫状肌麻痹药是局部用药，可促进瞳孔扩张，适应光线，用于治疗炎症，缓解眼痛。这些药物在常规眼科检查和眼外科手术时都可以使用。典型的药物包括阿托品滴眼液、盐酸环喷托酯滴眼液、后马托品滴眼液、肾上腺素和羟甲唑啉。

> **思考**
>
> 您正在救护一名老年患者。假如您不知道他使用了扩瞳滴眼液，您为患者实施体检后会得出什么结论呢？

抗感染药 / 抗炎药

抗感染药和抗炎药用于治疗结膜炎、睑腺炎和角膜炎（细菌感染引起的角膜炎症）等疾病。典型的抗感染药 / 抗炎药包括杆菌肽、氯霉素、红霉素和纳他霉素。

局部麻醉药

局部麻醉药用于预防外科手术和眼科检查产生的疼痛，还用于治疗某些眼部创伤（如角膜擦伤），一般起效快（20 秒），持续时间 15~20 分钟。典型的药物包括丙美卡因和丁卡因。其他的眼部药物包括滴眼液和润滑液（湿润眼睛）、灌洗液和抗过敏药（缓解瘙痒、流泪和红肿等症状），大部分药物无须开具处方即可购买。

作用于耳部的药物

治疗外耳道疾病的药物包括抗生素、类固醇 / 抗生素复合制剂，以及其他制剂。这些药物包括：

- 治疗感染的抗生素：氯霉素、硫酸庆大霉素。
- 类固醇/抗生素复合制剂（治疗表面细菌感染）：硫酸新霉素/硫酸黏菌素 B/ 氢化可的松、硫酸新霉素/黏菌素/氢化可的松。
- 其他制剂（治疗耵聍堆积、炎症、疼痛、真菌感染和其他）：异丙醇硼酸、含有三乙醇胺、三氯叔丁醇的丙二醇溶液。

内耳道感染或严重听力受损的患者在医师诊断后可能需要使用具有全身效应的抗生素，预防并发症（见第 22 章）。

第 12 节　作用于内分泌系统的药物

内分泌系统是人体除神经系统外的另一个重要的机体功能调节系统。机体各个部分的信号通过血液中的激素传送至远端。激素是天然的化学物质，由内分泌腺（无导管腺体）分泌至血流后发挥作用。内分泌腺包括脑垂体、甲状腺、甲状旁腺、肾上腺、胸腺、胰腺、睾丸和卵巢。各个内分泌腺分泌的激素共同调节人体生理过程，包括：

- 消化道的分泌和蠕动；
- 产生能量；
- 细胞外液的组成和量；
- 适应（如环境适应和免疫）；
- 生长发育；
- 生殖和哺乳。

内分泌系统用药也很多（框 13-28）。

框 13-28　内分泌系统的急救药物
地塞米松 右旋糖酐（50%、25%、10%） 胰高血糖素 胰岛素 甲基强的松龙 缩宫素

作用于脑垂体的药物

如第 10 章所述，脑垂体前叶和后叶分泌的激素对于调节机体其他激素的分泌至关重要。有些药物对脑垂体前叶和后叶功能有影响（框 13-29）。

框 13-29　影响脑垂体前叶和后叶的药物
作用于脑垂体前叶的药物 　用于治疗生长激素缺乏引起的儿童生长不足： 　基因人生长激素 　生长激素 **作用于脑垂体后叶的药物** 　用于治疗抗利尿激素缺乏引起的尿崩症： 　血管升压素

作用于甲状腺和甲状旁腺的药物

甲状腺激素调节代谢的速度，对人们正常生长和发育非常重要。甲状旁腺激素调节血液中钙离子的浓度，它动员骨钙入血，促进肠道对钙离子的吸收，调节肾排出钙离子。

甲状腺疾病包括甲状腺肿、甲状腺功能减退（甲状腺激素缺乏）和甲状腺功能亢进（甲状腺激素过量）。甲状旁腺疾病包括甲状旁腺功能减退和甲状旁腺功能亢进。框 13-30 列出了治疗以上疾病的药物（见第 25 章）。

框 13-30　作用于甲状腺和甲状旁腺的药物
作用于甲状腺的药物 　用于治疗甲状腺功能减退并预防甲状腺肿的药物： 　甲状腺素 　碘剂 　左甲状腺素 **作用于甲状旁腺的药物** 　用于治疗甲状旁腺功能亢进的药物： 　维生素 D 　钙补充剂

作用于肾上腺皮质的药物

肾上腺皮质主要分泌 3 种类固醇激素：糖皮质激素（皮质醇）、盐皮质激素（主要是醛固酮）和性激素。皮质醇可提升血糖水平，消耗组织蛋白，并抑制炎症反应。盐皮质激素调节水钠平衡。性激素包括雌激素、孕激素和睾酮，男性和女性分泌的性激素均较少，在正常情况下对生理过程的作用较少。

框 13-31 列举了作用于肾上腺皮质的药物。两种肾上腺皮质疾病是艾迪生病（原发性慢性肾上腺皮质功能减退）和库欣病（肾上腺皮质功能亢进）（见第 25 章）。

框 13-31　作用于肾上腺皮质的药物

糖皮质激素
　　倍地米松
　　地塞米松
　　甲基强的松龙
　　氟羟强的松龙

盐皮质激素
　　醋酸脱氧皮质酮
　　氟氢可的松

皮质激素抑制药
　　氨鲁米特
　　美替拉酮

作用于胰腺的药物

如第 10 章所述，胰腺既是一种外分泌腺，也是一种内分泌腺。外分泌腺部将激素分泌至导管，为小肠提供消化液。内分泌部由胰岛构成，分泌直接进入血液循环系统的激素。

胰腺分泌的激素

胰腺分泌的激素在调节血液循环系统某些营养物质的浓度方面具有重要作用。胰腺分泌 2 种激素：胰岛素和胰高血糖素。

胰岛素是调节糖代谢的主要激素。一般来说，胰岛素增强肝脏、脂肪组织和肌肉吸收和利用葡萄糖的能力。暂时不用的葡萄糖储存在骨骼肌、肝脏和其他组织中，这种被储存起来的葡萄糖称为糖原。

胰高血糖素主要作用于肝脏，但对骨骼肌和脂肪组织也有一定影响。一般来说，胰高血糖素刺激肝脏分解糖原，释放葡萄糖进入血液。胰高血糖素还能抑制肌肉和脂肪细胞吸收葡萄糖。这两种激素的平衡作用保护机体免受高血糖和低血糖的影响。

框 13-32 列出了作用于胰腺的药物。

框 13-32　作用于胰腺的药物

胰岛素制剂
速效
　　赖脯胰岛素
　　门冬胰岛素

短效
　　常规制剂（优泌林 R、诺和灵 R）

中效
　　中性鱼精蛋白锌胰岛素（优泌林 N、诺和灵 N）
　　低精蛋白锌胰岛素（优泌林 L、诺和灵 N）

长效
　　地特胰岛素
　　甘精胰岛素

口服降血糖药
　　格列美脲
　　格列吡嗪
　　格列本脲
　　二甲双胍
　　吡格列酮

联合用药
　　格列本脲 / 二甲双胍
　　格列吡嗪 / 二甲双胍
　　二甲双胍

促血糖升高药
　　葡萄糖
　　二氮嗪
　　胰高血糖素
　　口服葡萄糖

第 13 节　作用于生殖系统的药物

作用于生殖系统的药物主要用于恢复和保持体内性激素的稳态。这类药物还用于避孕、提高生育能力或增强性功能。

作用于女性生殖系统的药物

作用于女性生殖系统的药物包括人工合成和天然形成的物质，如激素、口服避孕药、促排卵药治疗不孕症的药物。

女性性激素

卵巢主要分泌 2 种性激素：雌激素和孕激素。

补充雌激素可治疗雌激素缺乏和乳腺癌，预防绝经后女性骨质疏松（这一点尚存争议）。孕激素可用于治疗激素失衡、子宫内膜异位和某些癌症，恰当使用时还可预防怀孕。

口服避孕药

口服避孕药是最有效的避孕方式，是人工合成的雌激素和孕激素的混合物，抑制排卵（见第 30 章）。目前市场上有多种避孕药，正确服用预防怀孕的效果可接近 100%。

你知道吗

紧急避孕是避孕失败或无保护性行为后采用的避孕方式，不能常规使用。紧急避孕药分别含有雌激素和孕激素，或二者兼而有之。72 小时内服用紧急避孕药可以减少妊娠的概率，这些药物经美国 FDA 批准可以在 17 岁以上的女性中应用。

资料来源：FDA's decision regarding plan B: questions and answers.US Food and Drug Administration website. https://www.fda.gov/Drugs/EmergencyPreparedness/Bioterrorism andDrugPreparedness/ucm109795.htm. Updated December 7, 2015. Accessed January 26, 2018.

促排卵药和不孕不育药

女性无排卵称为停止排卵。这种情况在异常出血或不孕不育的女性患者可能是病理性的。该病的治疗药物包括促性腺激素、甲状腺制剂、雌激素及合成药。可促进排卵的药物有枸橼酸氯米芬。

注意

女性分娩过程中会使用某些药物以增加（缩宫素）或减少（利托君）宫缩。在院前紧急情况下，缩宫素可用于控制生产后的大出血（见第 45 章）。

作用于男性生殖系统的药物

男性性激素是睾酮，对维持男性性征和正常生长发育非常重要。

睾酮治疗用于治疗激素缺乏（如睾丸衰竭）、阳痿、青春期发育延迟、女性乳腺癌和贫血等。治疗剂量和疗程取决于诊断、患者年龄、不良反应。典型的

口服睾酮药是甲基睾酮。

影响性行为的药物

性欲会受到心理、社会和生理因素的影响。这些因素的负面影响是男性和女性性欲下降，以及男性阳痿。

降低性欲和性满足的药物

有些药物可以干扰交感神经兴奋性，有时还会导致性功能障碍。有些药物可以干扰负责唤起性欲的神经系统机制（直接和间接）。这类药物包括抗高血压药、抗组胺药、解痉药、镇静药、抗抑郁药、酒精和巴比妥类药。

增加性欲和性满足的药物

为了避免药物引起性功能障碍，患者可以在医师指导下停止服用某些药物。此外，患者可以服用增强性欲和性满足的药物。增强性功能的药物包括左旋多巴、他达拉非、伐地那非和枸橼酸西地那非。

注意

服用他达拉非、伐地那非或枸橼酸西地那非的患者 24~48 小时内禁止服用硝酸甘油或硝酸盐／亚硝酸盐，因为联合用药可以导致血压急剧下降，危及生命。抗生素、西咪替丁和某些抗高血压药也会给服用增强性功能药物的患者带来不良反应[17]。救护员在应用上述药物时应当询问患者是否在服用增强性功能的药。

资料来源：Jones & Bartlett Learning. *2017 Nurse's Drug Hand-book*. 16th ed. Burlington，MA: Jones & Bartlett Learning; 2017.

第 14 节　用于治疗肿瘤的药物

肿瘤是指局部组织细胞增生形成的新生物，可能是恶性的或是良性的。所有类型的癌症都属于恶性肿瘤。虽然癌症可能发生在人体的任何部位，但主要发生在肺、乳腺、结肠直肠和前列腺[20]。

抗肿瘤药

抗肿瘤药（框 13-33）用于化疗中，旨在防止恶性细胞增加。这些药物并不会直接杀死肿瘤细胞，而是通过各种机制干预细胞繁殖或复制。

注意

只有接受过相关培训的医师才有应用抗肿瘤药的资格，因为这些药物有细胞毒性。

框 13-33 抗肿瘤药[a]

阿霉素
5-氟尿嘧啶
氮芥
氨甲蝶呤
链佐霉素
顺-二氯二氨络铂
卡氮芥
苯丁酸氮芥
环磷酰胺
苯丙氨酸氮芥
三苯氧胺
干扰素

---

[a] 癌症类型不同，用药不同。

抗肿瘤药是非选择性的。它们对人体的正常健康细胞也有害，不良反应包括感染、出血、恶心、呕吐、肠功能改变。这些药物的短期毒性对肺、心血管、肾和皮肤造成影响。

第 15 节 用于治疗感染性疾病和炎症的药物

感染和炎症是人体抵御创伤和外来入侵的 2 种防御手段。感染和炎症可以用抗生素、抗真菌药和抗病毒药物来控制。

抗生素

抗生素可杀死或抑制微生物的生长，用于治疗局部或全身感染。抗生素通过干扰细菌细胞膜的功能或细胞代谢功能，破坏细菌的细胞壁。常见的抗生素有青霉素类、头孢菌素类，以及大环内酯类、四环素类、氟喹诺酮类抗生素和其他类型的抗生素（如甲硝唑和大观霉素）。抗生素对细菌的毒性多于对患者的毒性，但有些抗生素还引起超敏反应，可能导致过敏患者死亡（见第 26 章）。

注意

随着时间的推移，某些最初对抗生素敏感的细菌会对抗生素产生耐药性，形成躲避药物作用的方法。不加节制的使用和误用抗生素会导致细菌产生耐药菌株。这会使患者感染耐药性微生物后的治疗变得更加复杂。

青霉素类

青霉素对革兰氏阳性菌和某些革兰氏阴性菌均有效（框 13-34），可用于治疗许多感染性疾病，如扁桃体炎、咽炎、支气管炎和肺炎。常见的青霉素类包括阿莫西林、氨苄西林、双氯西林和青霉素 V 钾。青霉素可以导致严重的过敏反应。

框 13-34 革兰氏染色

革兰氏染色是一种碘基染色法，用于鉴别各种细菌。常见的革兰氏阳性菌有葡萄球菌、链球菌和肺炎球菌。常见的革兰氏阴性菌有淋球菌和脑膜炎球菌。

头孢菌素类

头孢菌素（和相关制剂）与青霉素类似，但是对革兰氏阳性菌和革兰氏阴性菌均有效。头孢菌素广泛用于治疗耳、喉和呼吸道感染，还用于治疗泌尿系感染。泌尿系感染的致病菌一般是对青霉素耐药的细菌。头孢菌素类药物包括头孢唑啉、头孢噻吩、头孢氨苄和头孢噻肟。对青霉素过敏的人中也有一部分也对头孢菌素过敏。但最近的研究表明，对头孢菌素和青霉素同时产生过敏反应的概率小于 2%[21]。使用新一代头孢菌素，这种反应的概率几乎为零。

大环内酯类

大环内酯类抗生素（红霉素）用于治疗皮肤、胸部、喉部和耳部感染，也可用于治疗百日咳、军团病和肺炎（见第 28 章）。大环内酯类抗生素有红霉素、乙酰螺旋霉素、琥乙红霉素等。此外，阿奇霉素和克拉霉素也属于大环内酯类抗生素。

四环素类

四环素类抗生素对许多革兰氏阴性菌和革兰氏阳性菌均有效（广谱）。四环素类抗生素一般用于治疗痤疮、支气管炎、梅毒、淋病和某些肺炎。常见的四环素类抗生素包括地美环素、多西环素和四环素。四环素类抗生素可使生长的牙齿变色，因此一般不给予 12 岁以下的儿童或妊娠妇女。

思考

解释抗生素和微生物之间的作用机制与锁和钥匙有什么相似之处？

氟喹诺酮类

氟喹诺酮类抗生素是治疗某些人类胃肠道感染疾病的首选药，尤其是由弯曲杆菌或沙门菌引起的食源性疾病。也可用于治疗尿道感染、骨关节感染、某些肺炎和其他人类疾病。常见的氟喹诺酮类抗生素包括环丙沙星、加替沙星和左氧氟沙星。

抗真菌药和抗病毒药

人类既可被细菌感染，也可被真菌和病毒感染。

抗真菌药

某些真菌始终存在于人体某些部位，如口腔、皮肤、肠道和阴道，但对人体无害，这是因为细菌和它们之间的竞争使得它们无法大量繁殖。免疫系统的作用也会抑制它们大量繁殖。长期服用抗生素（抗生素破坏细菌竞争）、疾病导致免疫抑制（如感染 HIV）和服用皮质类固醇与免疫抑制药的人更容易感染真菌。真菌感染可以大致分为表层感染、皮下感染和深部感染（框 13-35）。常见的抗真菌药包括托萘酯、氟康唑和制霉菌素。约 50 种真菌可致病，有时甚至可致命。

抗病毒药

迄今为止，还没有药物能够有效治疗感冒等轻微的病毒感染疾病。其实，对于病毒感染，可用的药物少之又少，这是因为病毒感染后出现症状较晚，患者不能及时就医，这使得患病后难以用药物治疗。

某些病毒感染不严重（如疣），但有些会导致流感、狂犬病、AIDS 和癌症等严重疾病（表 13-6）。

框 13-35　真菌感染分类

表层感染

　　念珠菌病（鹅口疮）：累及生殖器官、口腔内部、阴道和三角区

　　癣（包括环癣、脚癣、股癣）：累及身体外部

皮下感染

　　足菌肿：在热带国家常发

　　孢子丝菌病：刺破或抓破处真菌孢子生长

深部感染

　　曲霉病

　　芽生菌病

　　念珠菌病（从发病部位传播至食管、尿道及其他内脏位置）

　　隐球菌病

　　组织胞浆菌病

表 13-6　常见的病毒和病毒性疾病

病毒家族	疾　　病
乳多泡病毒	疣
腺病毒	感冒疮、生殖器疱疹、水痘、带状疱疹、先天性异常（巨细胞病毒感染）
细小核糖核酸病毒	脊髓灰质炎、甲型肝炎和乙型肝炎、呼吸道感染、心肌炎、鼻病毒感染（普通感冒）
披膜病毒	黄热病、脑炎
正黏病毒	流感
副黏病毒	流行性腮腺炎、麻疹、风疹
冠状病毒	普通感冒
棒状病毒	狂犬病
逆转录病毒	AIDS、退行性脑病、潜在癌症

已有许多药物已被证实具有抗病毒能力，但是几乎所有的抗病毒药在抑制特定的病毒感染细胞的同时也会伤害未被感染的细胞。常见的抗病毒药包括阿昔洛韦和伐昔洛韦，它们对疱疹病毒感染有效。齐多夫定、拉米夫定或双汰芝（含齐多夫定和拉米夫定）也经常使用，目前用于治疗 HIV 感染。奥司

他韦、帕拉米韦和扎那米韦是治疗季节性流行性感冒的抗病毒药物[22]。

注意

如果在疾病早期服用一些抗病毒药物，可以缩短流感病毒感染后症状持续的时间。这些药物包括奥司他韦和扎那米韦。这些药物对一些甲型和乙型流感病毒有效。其他药物包括金刚烷胺和金刚乙胺。这些药物对甲型流感病毒有效（见第 27 章）。

蛋白酶抑制药

蛋白酶抑制药作用的完整机制尚不清楚，但是它们可以抑制急慢性感染细胞中逆转录病毒（如HIV）的复制（逆转录病毒是核糖核酸病毒，进入宿主细胞）。这种药物的不良反应包括恶心、呕吐、头痛、乏力、发热和流感症状。常见的蛋白酶抑制药包括茚地那韦、利托那韦和沙奎那韦。

注意

美国 CDC 不再建议对接触过可能含有 HIV 的体液的医护人员使用蛋白酶抑制药。这些药物被取消是因为它们的不良反应阻碍了许多患者完成全部治疗。目前多采用抗病毒药物联合用药。

资料来源：Kuhar DT, Henderson DK, Struble KA, et al. Up–dated US Public Health Service guidelines for the management of occupational exposures to human immunodeficiency virus and recommendations for postexposure prophylaxis. *Infect Control Hosp Epidemiol*. 2013; 34: 875–92.

其他的抗微生物和抗寄生虫药物

许多药物可用于治疗非典型微生物感染（如肺结核和麻风）和寄生虫或昆虫媒介感染（如滴虫病和疟疾）。框 13-36 列出了这些药物及其分类。

注意

疟疾在热带地区仍然十分猖獗，难民、移民和游客可将此病带入美国。AIDS 患者的肺结核感染率呈上升趋势，流浪人员、吸毒人员和服用免疫抑制药的人员感染肺结核的人数也在逐步上升。

抗炎症和非甾体抗炎药

抗炎药和非甾体抗炎药用于减轻疼痛、退热和减轻炎症反应。非甾体抗炎药在世界范围内广泛使用。在美国，每年要开出超过 7000 万份非甾体抗炎药的处方。包括非处方药在内，仅美国每年就会用掉超过 300 亿剂的非甾体抗炎药。

炎症

炎症是机体对生理创伤、生化异物、外科手术、辐射和电击的一种防御机制。不论引起炎症的原因是什么，炎症反应都是类似的。例如，如果组织感染细菌或受伤，就会释放或激活化学物质，促进血管扩张，增加血流（局部发热、发红），将吞噬细胞和白细胞带到炎症处，限制感染区域，阻止感染的扩散。最后，吞噬细胞对炎症处进行清理，受损组织得到修复。

炎症既可以是局部的，也可以是全身的。局部炎症发生在身体的某一特定区域，症状包括发红、发热、肿胀、疼痛和功能障碍。全身炎症发生在人体的许多部位。除了在炎症处发生的局部症状外，红骨髓还会生成和释放大量中性粒细胞，促进吞噬，刺激热原发热，严重者血管通透性增加，从而导致血容量减少。抗炎症药可分为解热镇痛药和非固醇类抗炎药，许多药物同时具有以上 2 种药物的效能。

解热镇痛药

解热药是减少发热的药物。机体的体温调节中枢位于下丘脑前部（被称为人体恒温调节器）。一般来说，下丘脑中枢的调节点为 37℃。炎症反应发生时，热原由吞噬白细胞释放，从而产热。解热镇痛药是通过逆转热原对下丘脑的作用，使下丘脑的调定点恢复正常。镇痛作用主要是通过阻断外周疼痛受体，阻止其活化。常见的解热镇痛药包括：

- 对乙酰氨基酚；
- 阿司匹林 / 乙酰水杨酸（阿司匹林胶、拜耳阿司匹林等）；
- 阿司匹林（缓冲剂）（如百服宁、苏打水泡腾片等）。

框 13-36　抗微生物和抗寄生虫药物

抗疟药
　　磷酸氯喹
　　羟氯喹
　　阿托伐醌/氯胍
　　奎宁（与多西环素、四环素或克林霉素联用）
　　甲氟喹

抗结核药
　　异烟肼
　　利福平
　　利福布汀
　　利福喷丁
　　乙胺丁醇
　　吡嗪酰胺

抗阿米巴药
　　依米丁
　　双碘喹啉
　　巴龙霉素

抗蠕虫药
　　乙胺嗪
　　甲苯咪唑

抗原生动物药
　　甲硝唑

抗麻风菌药
　　氯法齐明
　　氨苯砜

头孢菌素
　　头孢氨苄
　　头孢唑啉
　　头孢克洛
　　头孢罗齐
　　头孢呋辛
　　头孢曲松
　　头孢地尼
　　头孢吡肟

氟喹诺酮类
　　环丙沙星
　　左氧氟沙星
　　莫西沙星

青霉素
　　阿莫西林
　　氨苄西林
　　双氯西林
　　青霉素 G
　　青霉素 V

非甾抗炎药

阿司匹林是许多非甾体抗炎药的原型。此外，一些新药也开发出来了，同阿司匹林一样具有镇痛、退热和抗炎症作用，一般用于患有各种炎症的患者（如类风湿性关节炎），也可用于对阿司匹林不耐受的患者。此外，这些药还可以用于治疗关节疼痛（有炎症或无炎症），如骨关节炎、腰痛和痛风。应当注意的是，与阿司匹林一样，其他非甾体抗炎药物可以降低血小板的活性，从而导致消化道出血。长期使用非甾体抗炎药[23]（见第 32 章）。

注意

痛风是一种与血液高尿酸有关的代谢疾病，特征是急性关节疼痛、水肿等。治疗方法是服用尿酸促排药、秋水仙碱、糖皮质激素和非甾体抗炎药。

非甾体抗炎药是通过抑制特定的酶，阻碍前列腺素（促进炎症和疼痛的物质）的生成。常见的非甾体抗炎药包括：

· 阿司匹林；
· 二氟尼柳；
· 布洛芬；
· 吲哚美辛；
· 萘普生；
· 舒林酸；
· 酮咯酸。
· 环氧合酶-2 抑制剂（COX-2 抑制剂），如塞来昔布；伐地昔布。

第 16 节　作用于免疫系统的药物

免疫系统由免疫器官、免疫细胞和免疫分子构成，可抵御异物对人体的侵犯。免疫系统的器官包括脾、扁桃体、淋巴结和胸腺（图13-12）。

治疗免疫系统疾病的药物

免疫抑制药

免疫抑制药通过抑制淋巴细胞的生成和活性降低免疫系统的活性。免疫抑制药一般应用于移植手术后，防止对异体组织的排斥。在其他治疗无效时，也用于防止自身免疫疾病进一步发展。常见的免疫抑制药包括抗排斥药（用于器官移植），抗肿瘤药和皮质类固醇。

思考

救护员必须了解意识水平不佳的患者是否正在服用免疫抑制药。为什么？

免疫调节药

免疫调节药是促进免疫系统效能的药物。作用机制是激活免疫防御或改变对异常刺激的生物反应。这类药物包括预防某些传染病的疫苗，如干扰素（用于治疗丙型肝炎等病毒感染性疾病和某些癌症）和齐多夫定（用于治疗 AIDS）。有些免疫调节药可增强疫苗的作用，因此常常被添加到疫苗中（见第28章）。

血清和疫苗

血清是血液凝固时从血液中分离出来的透明液体，含有盐、葡萄糖和蛋白质。血清中还含有抗体，可预防感染。被微生物感染的人（或动物）的血清通常含有抗体，因此将血清注射到他人体内可以预防该微生物感染，这正是被动免疫的机制（见第

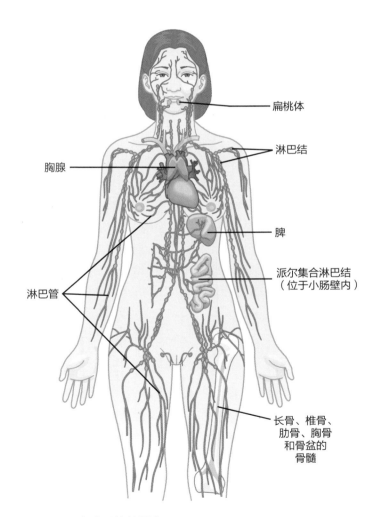

图 13-12　免疫系统的器官

28 章）。

注意

2 种主要的免疫是被动免疫和主动免疫。被动免疫是将抗体注射到人体内，抗体起效快，但效期短。主动免疫是促进机体产生自身抗体，可提供更持久的免疫力。

疫苗中含有不会致病的灭活微生物或被修饰的微生物（减毒活性微生物），使人体产生特异性免疫能力。这种免疫主要针对细菌毒素、病毒或细菌（主动免疫）。后期感染原侵入人体时，免疫系统迅速产生抗体，破坏感染原或毒素。常见的减毒活疫苗包括麻疹、腮腺炎、风疹、黄热病和脊髓灰质炎疫苗。白喉和破伤风疫苗含有灭活细菌毒素，霍乱、伤寒症、百日咳、狂犬病、乙型肝炎病毒、流感和索尔克脊髓灰质炎疫苗中含有灭活微生物（见第 28 章）。

你知道吗

免疫球蛋白

免疫球蛋白（IG）是从人体血浆中提取的无菌溶液，含有抵御致病感染原的免疫球蛋白（或抗体）。抗体是血浆中对抗感染原的物质。感染发生时，机体产生抗体来对抗感染原，保护机体再次暴露于相同感染原时不会发病。人们使用免疫球蛋白是利用他人的抗体来预防疾病，这种保护是暂时性的，不应当与免疫接种相混淆，免疫接种可以提供更长时间的保护。

特异性免疫球蛋白从含有高水平巨细胞病毒、乙型肝炎病毒、狂犬病病毒、破伤风病毒等抗体的供体提取。注射免疫球蛋白后可以在体内维持几个月，注射 3 个月后保护作用消失。如果暴露于疾病的风险持续存在，那么应该继续注射免疫球蛋白。

资料来源：*Canadian Immunization Guide: Part 5-Passive Immunization.* Government of Canada website. https://www.canada.ca/en/public-health/services/publications/healthy-living/canadian-immunization-guide-part-5-passive-immunization.html?wbdisable=true.Updated November 2013. Accessed January 26, 2018.

总结

- 药物是指通过口服、肌内注射、静脉注射、体腔注射或局部应用以治疗或预防的药物。
- 药物有 4 种名称，即化学名、通用名、商品名和官方名。
- 美国缉毒局是美国唯一合法的禁毒执法机构，其他管理机构包括美国 FDA、美国公共卫生服务局、美国联邦贸易委员会。加拿大国家健康和福利部下属的健康保护局是加拿大的药物执法机构。国际麻醉品管制委员会是国际禁毒机构。
- 药物不能赋予组织或器官新的功能，只能改变现有的功能。与受体相互作用产生效应的药物称为激动剂，与受体结合但不激发反应的药物称为拮抗药。
- 药代动力学是研究机体如何吸收、分布、代谢和排泄药物的学科。
- 药物达到药理活性的程度部分取决于药物吸收的速率和程度，而吸收又取决于药物穿过细胞膜的能力，而这与取决于细胞膜的性质、血流、药物溶解性、药物所在环境的 pH 值、药物浓度和药物剂型。
- 给药途径影响药物吸收，可分为经肠道、非肠道、经呼吸道和局部给药。
- 分布是指药物随血流进入人体各种组织，最终到达作用位点。药物被吸收和分布后，机体排出大量的药物。肾是主要的排泄器官，但肠道、肺、乳腺、汗液和唾液腺也参与排泄。
- 血脑屏障和胎盘屏障可影响某些药物的分布。
- 许多因素可改变机体对药物治疗的反应，如年龄、体重、性别、服药时间、病理状态、遗传因素和心理因素。
- 许多药物作用是化学反应的结果，即药物和受体在体内进行相互作用。最常见的药物作用形式是药物—受体相互作用。

- 许多因素可影响药物相互作用，如肠道吸收、与血浆蛋白结合的竞争、生物转化、受体位点的作用、肾排泄和电解质平衡发生改变。
- 救护员对药物的安全性和有效性负责。其实，他们对所应用的每种药物都要负责，在法律、道德和伦理上都负有责任。
- 救护员应当全面了解药物的特点，包括药药品名、分类、作用机制、适应证、药代动力学、不良反应、剂量、用法、禁忌证、注意事项和储存条件。
- 儿童、孕妇和老年患者服药时必须考虑他们的特殊情况，有时需要进行相应调整。
- 自主神经系统药物模拟或抑制神经系统的交感神经和副交感神经，可分为4类：拟胆碱药（拟副交感神经药）、抗胆碱药（副交感神经阻断）药物、拟肾上腺素药（拟交感神经药）和抗肾上腺药（交感神经阻断药）。
- 麻醉性镇痛药可以缓解疼痛，镇痛药拮抗剂可逆转某些镇痛药的效果。在人体周边组织受损时，非麻醉性镇痛药干预局部释放的介质的作用，这些介质可刺激神经末梢产生痛感。
- 麻醉药是中枢神经系统抑制剂。它对神经组织的作用可逆转。抗焦虑药用于减少忧虑、紧张、焦虑或恐惧感。镇静催眠药也是抑制中枢神经系统的药物，具有镇静的效果，也可以促进睡眠。酒精是一种常见的中枢神经系统抑制剂，具有镇静、催眠和麻醉的作用。
- 抗惊厥药用于治疗惊厥发作性疾病，尤其用于治疗癫痫。
- 所有的中枢神经系统兴奋药都有兴奋作用，作用原理是阻断抑制性神经元或其受体的作用，或促进兴奋性神经递质的生成。
- 心理治疗药物包括抗精神病药、抗抑郁药和锂剂，均用于治疗精神疾病和情感障碍，尤其是精神分裂症、抑郁症和躁狂症。
- 帕金森病等运动障碍疾病的病因是多巴胺和乙酰胆碱失衡，抑制或阻断乙酰胆碱受体的药物称为抗胆碱药。3种药物可影响大脑中多巴胺水平：释放多巴胺的药物、提高大脑多巴胺水平的药物和多巴胺激动剂。

- 骨骼肌松弛药可分为中枢性肌松药、直接作用肌松药和神经肌肉阻断药。
- 心脏病用药可根据对心肌的作用方式分类。强心苷用于治疗充血性心力衰竭和心动过速，抗心律失常药用于治疗和预防心律失常。治疗心律失常的药物可直接作用细胞膜（利多卡因）或间接作用于细胞（美托洛尔）。4类抗心律失常的药物分别是钠通道阻滞药、β受体阻断药、钾通道阻滞药和钙通道阻滞药。
- 抗高血压药用于降低血压，有6种类型：利尿药、交感神经阻断药（或拟交感神经药）、血管扩张药、钙通道阻滞药、血管紧张素转换酶抑制药和血管紧张素Ⅱ受体阻断药。
- 血管扩张药用于治疗周围血管疾病。这些疾病的原因是病理性或生理性阻塞（如动脉粥样硬化），而血管扩张药可促进血流到达缺血组织。
- 影响凝血的药物可分为抗血小板药、抗凝血药和纤维蛋白溶解药。抗血小板凝集的药物称为抗血小板药或抗血栓药。抗凝血药治疗旨防止血管内形成血栓，原理是减少凝血。纤维蛋白溶解药可溶解血栓，作用原理是促进纤维蛋白的溶解。
- 血友病是一类遗传性出血疾病，由于缺乏凝血因子而致病。补充缺失的凝血因子有助于治疗血友病。
- 止血药可加速血液凝固，减少失血。全身性止血药控制术后失血，原理是抑制纤维蛋白溶解。局部止血药用于控制毛细血管出血，用于控制外科手术和牙科手术失血。
- 失血或血液成分缺失的首选治疗方法是补充缺失的血液成分。替代治疗输入的血液成分包括全血（少见）、红细胞、新鲜冰冻血浆、血浆扩容剂、血小板、冷凝蛋白、纤维蛋白原、白蛋白或丙种球蛋白。
- 调血脂药应与饮食调节与锻炼配合控制血脂水平，如胆固醇和甘油三酯的水平。
- 支气管扩张药是治疗哮喘、慢性支气管炎和肺气肿等阻塞性肺疾病的主要手段，可分为拟肾上腺素药、抗胆碱药和抗胆碱黄嘌呤衍生物。
- 黏液促动药用于清除呼吸道分泌物、过多的黏液和痰。

- 氧气主要用于治疗组织缺氧和低氧血症。
- 直接呼吸兴奋药物直接作用于延髓的呼吸中枢，增加呼吸的速度和深度。
- 某些疾病会使咳嗽迁延，或者导致咳嗽，此时可使用镇咳药。
- 抗组胺药的主要用于变态反应，也可用于治疗晕车，或者用作镇静药和镇吐药。
- 治疗消化道系统疾病的药物可分为作用于胃和作用于下消化道的药。抗酸药可缓冲或中和胃酸，抗气胀药抑制气体在胃肠道内形成，助消化药促进胃肠道消化功能。治疗恶心、呕吐的药物包括抗组胺药、乙酰胆碱受体阻断药和多巴胺受体阻断药等药物，它们的作用机制尚不明确。
- 黏膜保护剂等药物用于治疗消化性溃疡，是保护胃黏膜。H_2受体阻断药阻断H_2受体，减少胃酸分泌和胃酸含量。质子泵抑制剂通过抑制胃壁细胞的作用来减少盐酸的分泌。
- 下胃肠道的2种常见病需要药物治疗：便秘和腹泻。常见的治疗药物是泻药和止泻药。
- 治疗眼疾的药物包括抗青光眼药、扩瞳药、睫状肌麻痹药、抗感染药/抗炎症药和局部麻醉药。
- 治疗耳部疾病的药物包括抗生素、类固醇/抗生素复合物和各种制剂。
- 内分泌系统调节人体的各个功能，许多药物作用于脑垂体前叶和后叶、甲状腺和甲状旁腺及肾上腺皮质。
- 胰腺激素在调节血液循环系统某些营养物质的量上发挥重要作用。胰腺分泌2种激素：胰岛素和胰高血糖素。其中任何一个是失衡都需要药物治疗，旨在纠正代谢失常。口服

降糖药有助于通过多种机制降低血糖。

- 影响女性生殖系统的药物包括激素（雌激素、孕激素）、口服避孕药、促排卵药和不孕不育药等合成或天然药物。
- 男性性激素是睾酮。睾酮对维持男性性征和正常生长发育非常重要。
- 抗肿瘤药用于癌症化疗，防止恶性细胞增多。
- 人们可被细菌、真菌和病毒感染。
- 抗生素用于治疗局部或全身感染，包括青霉素类、头孢菌素类、大环内酯类、四环素类、氟喹诺酮类药物及各种抗生素制剂。
- 常见的抗真菌药包括托萘酯、氟康唑和制霉菌素。
- 治疗病毒感染的药物较少。阿昔韦洛是抗病毒药，可有效对抗疱疹病毒感染，齐多夫定也是一种抗病毒药，目前用于治疗HIV感染。
- 治疗炎症及其症状的药物可分为解药镇痛药和非甾体抗炎药，许多药物具有以上2种药物的效能。
- 免疫抑制药降低免疫系统的活性，作用原理是抑制淋巴细胞的产生和活性，一般在移植手术后服用，有助于预防对异体组织的排斥；在其他治疗无效时，也用于抑制自身免疫性疾病的发展。
- 免疫调节药是增强免疫系统效能的药物，作用原理是激活免疫防御或改变对异常刺激的生物反应。
- 血清中含有免疫物质，即抗体。血清注射入体内后，抗体可预防微生物感染。这是被动免疫的机制。疫苗由灭活或被修饰的微生物制成，人体接种后可产生免疫能力，从而抵御致病细菌毒素、病毒或细菌（主动免疫）。

参考文献

[1] Lyons A, Petrucelli R. *Medicine: An Illustrated History*. New York, NY: Abradale Press; 1987.

[2] O'Toole M, ed. *Mosby's Medical, Nursing, and Allied Health Dictionary*. 10th ed. St Louis, MO: Elsevier; 2017.

[3] McKenry L, Salerno E. *Mosby's Pharmacology in Nursing*. 22nd ed. St Louis, MO: Mosby; 2005.

[4] US Department of Health and Human Services, Food and Drug Administration, and Center for Drug Evaluation and Research. Guidance for industry: orally disintegrating tablets. Food and Drug Administration website. https://www.fda.gov/downloads/Drugs/.../Guidances/ucm070578.pdf. Published December 2008. Accessed January 26, 2018.

[5] Buck M. Intraosseous administration of drugs in infants and children. *Pediatr Pharm*. 2006; 12（12）.

[6] Tay ET. Intravenous access. Medscape website. http://reference.

medscape.com/article/80431−overview. Updated April 12, 2017. Accessed January 26, 2018.

［7］ *Guidelines 2000 for Cardiopulmonary Resuscitation and Emergency Cardiovascular Care*. International Consensus on Science. Dallas, TX: American Heart Association; 2000.

［8］ Gahart B, Nazareno AR. *2018 Intravenous Medications: A Handbook for Nurses and Health Professionals*. 34th ed. St Louis, MO: Mosby; 2018.

［9］ Mowry B, Spyker D, Brooks DE, Zimmerman A, Schauben JL. 2015 Annual Report of the American Association of Poison Control Centers' National Poison Data System（NPDS）: 33rd Annual Report. *Clin Toxicol*（*Philadelphia*）. 2016; 54（10）: 924−1109.

［10］ Beard JD, Steege AS, Ju J, Lu J, Luckhaput SE, Schubauer−Bergan MK. Mortality from amyotrophic lateral sclerosis and Parkinson's disease among different occupational groups—United States, 1985−2011. *Morb Mortal Wkly Rep*. 2017; 66（27）: 718−722.

［11］ National Center for Chronic Disease Prevention and Health Promotion, Division for Heart Disease and Stroke Prevention. High blood pressure facts. Centers for Disease Control and Prevention website. https://www.cdc.gov/bloodpressure/facts.htm. Updated November 30, 2016. Accessed January 26, 2018.

［12］ Connors JM. Antidote for factor Xa anticoagulants. *N Engl J Med*. 2015; 373: 2471−2472.

［13］ Jones & Bartlett Learning. *2017 Nurse's Drug Handbook*. 16th ed. Burlington, MA: Jones & Bartlett Learning; 2017.

［14］ American Heart Association. *Advanced Cardiac Life Support*. Dallas, TX: American Heart Association; 2016.

［15］ Davids NB, Mabry RL. Hemorrhage control. In: Cone DC, Brice JH, Delbridge TR, eds. *Emergency Medical Services: Clinical Practice and Systems Oversight*. Vol 1. 2nd ed. West Sussex, UK: John Wiley & Sons Ltd; 2015.

［16］ Neeki MM, Dong F, Toy J, et al. Efficacy and safety of tranexamic acid in prehospital traumatic hemorrhagic shock: outcomes of the Cal−PAT Study. *West J Emerg Med*. 2017; 18（4）: 673−683.

［17］ Fischer PE, Bulger EM, Perina DG, et al. Guidance document for the prehospital use of tranexamic acid in injured patients. *Prehosp Emerg Care*. 2016; 20（5）: 557−559.

［18］ US Department Health and Human Services, National Institutes of Health, National Heart Lung and Blood Institute. *Guidelines for the Diagnosis and Management of Asthma*（*EPR-3*）. National Heart Lung and Blood Institute website. https://www.nhlbi.nih. gov/files/docs/guidelines/asthsumm.pdf. Published October 2017. Accessed January 26, 2018.

［19］ Goldman L, Schafer AL. *Goldman-Cecil Medicine*. 25th ed. Philadelphia, PA: Elsevier Saunders; 2016.

［20］ Worldwide data. World Cancer Research Fund International website. http: //www.wcrf.org/int/cancer−facts−figures/worldwide− data. Accessed January 26, 2018.

［21］ Bhattacharya S. The facts about penicillin allergy: a review. *J Adv Pharmaceutical Technol Res*. 2010; 1（1）: 11−17.

［22］ Centers for Disease Control and Prevention, National Center for Immunization and Respiratory Diseases（NCIRD）. Influ− enza antiviral medications. Centers for Disease Control and Prevention website. https://www.cdc.gov/flu/professionals/antivirals/summary− clinicians.htm. Updated October 26, 2017. Accessed January 26, 2018.

［23］ American Heart Association News. Non−steroidal anti− inflammatory drugs Q&A. American Heart Association website. http: //news.heart.org/nsaids−qa/. Accessed January 26, 2018.

推荐书目

Brunton L, Chabner B, Knollmann B. *Goodman and Gilman's Pharmacological Basis of Therapeutics*. 12th ed. New York, NY: McGraw−Hill; 2016.

Bledsoe B, Claydon D. Prehospital *Emergency Pharmacology*. 7th ed. New York, NY: Pearson; 2011.

（梁艳，范中晓，杨宇，陈金宏，译）

第 14 章

静脉通路与药物应用

美国 EMS 教育标准技能

药理

结合药理学的系统知识，制订治疗计划，以处理紧急情况并改善患者的整体健康状况。

药物管理

- 给药途径
- 自我给药
- 同伴给药
- 协助 / 管理患者用药
- 在救护员的执业范围内，对患者使用药物

学习目标

完成本章学习后，紧急救护员能够：

1. 掌握药物剂量的计算方法；
2. 正确计算药物的给药量；
3. 列举安全给药的保障措施；
4. 描述发生用药错误时救护员应采取的措施；
5. 列举非肠道给药期间的无菌措施；
6. 介绍肠道给药和非肠道给药的技术；
7. 计算输注药物或静脉输液的速率；
8. 描述安全开启静脉输液的步骤；
9. 掌握与静脉通路相关的并发症和不良反应；
10. 描述安全开启静脉通路的步骤；
11. 描述安全开启骨髓腔内输液的步骤；
12. 解释黏膜给药、透皮给药、吸入给药和气管内给药的技术；
13. 掌握儿童患者给药的特殊问题和注意事项；
14. 描述获取静脉血液样本的技术；
15. 描述安全外置污染物和锐器的方法。

重点术语

空气栓塞：大量空气进入血液循环系统而形成的气泡，阻塞血管形成的栓塞。

导管碎片栓塞：静脉导管破碎或脱离，阻塞血管而形成的栓塞。

蜂窝织炎：一种广泛累及皮肤和皮下组织的弥漫性急性化脓性炎症，常见症状是局部发热、红肿、压痛，偶见发热、乏力、寒战和头痛。

栓子：引起血管堵塞的血凝块或某些不溶性物质。

外渗：血液、血清或淋巴浸渗到血管外组织的现象。

血肿形成：注射或插管处血液或体液凝集，形成肿块。

渗透：液体进入组织的过程。

医学灭菌：清除或破坏病原体或被感染物质的过程。

坏死：组织或细胞死亡。

静脉炎：静脉的炎症，通常伴有血栓形成，也称为血栓静脉炎。

肺栓塞：肺动脉及其分支被血栓或其他类型的

栓子（如脂肪、空气、肿瘤）堵塞导致肺循环受阻的一组疾病或临床综合征。

脓毒症：由细菌等病原微生物侵入机体引起的全身炎症反应综合征。

血栓栓塞：血栓从形成处脱落进入血液中，将

血管堵塞的疾病。

血栓形成：血管腔内形成血块的过程。

透皮给药：将药物涂布或敷贴于皮肤表面的一种给药方法。

通过静脉安全地给药和应用处方药是专业救护员必须掌握的技能。本章介绍给药技能，重点介绍救护员通过药物救治患者的责任。

第1节 计算药物剂量

紧急救护时，救护员必须计算成年人和儿童患者的药物剂量、注射速度及药液和稀释液的浓度。本节介绍常用的计算药物剂量的方法。这些方法在医学界普遍应用。

计算方法

计算方法必须准确可靠。为了计算药物剂量，救护员应做到以下几点：

- 将所有的剂量单位转换成统一的单位体系；
- 检查计算得出的药物剂量，确认是否合理；
- 始终使用一种剂量计算方法。

剂量单位转换

大多数急救药物制剂不需要转换单位，这是因为大多数药物包装和服用时都是以毫克（mg）来计量的。但有些药物（如多巴胺）包装时以毫克计算，但服用时以微克（μg）计量，此时必须转换单位。转换单位必须在计算药物剂量前完成。

例：假设您要以 800 μg/min 的速度给予多巴胺，而现有条件是 200 mg 的药物溶于 250 mL 的溶液中。这时应先将 800 μg 转换成 0.8 mg，这样二者的剂量单位就相同了。

思考

在上例中，假设您未能将 800 μg 转换成 0.8 mg，那么给药剂量是过多还是过少呢？

剂量评估

许多急救药物的包装量是成年人的剂量，救护员必须确认计算得出的结果是否合理。

计算方法

很多时候，药物剂量计算几乎可以靠直觉进行，这是因为许多药物的包装量就是成年人一剂的量。但是，不论药物剂量看上去多么简单，救护员也不能凭直觉计算。下面介绍 3 种常用的计算方法。

方法 1：基本公式

$$\frac{D}{H} \times Q = X$$

在这个公式中，D 表示需要的剂量，H 表示现有的剂量，Q 表示测量单位或体积单位，X 是最终给药的剂量。这是最简单的一个公式，几乎适用所有急救药物剂量计算。

例：救护中需要 25 mg 的苯海拉明注射液，而现有的药剂是 50 mg 苯海拉明溶于 10 mL 的药液中，这时应该怎样计算给药的剂量呢？利用方法 1 的公式，计算过程如下：

$$\frac{25 \text{ mg}}{50 \text{ mg}} \times 10 \text{ mL} = X$$

$$\frac{25}{5} \times 1 \text{ mL} = X$$

$$5 \times 1 \text{ mL} = X$$

$$X = 5 \text{ mL}$$

方法 2：比率与比例

采用方法 2 时，必须首先建立等式，确保等式两边测量单位相同（如 mg：mL=mg：x mL），x 表示求解的量。

方法 2 的公式可以表示为：

现有剂量：现有体积 = 目标剂量：目标体积

例：您将需要 40 mg 的呋塞米，而现有的药剂是 100 mg 苯海拉明溶于 10 mL 的溶液中，那么您需要多少毫升溶液？利用方法 2 的方法，计算过程如下：

$$100 \text{ mg} : 10 \text{ mL} = 40 \text{ mg} : x \text{ mL}$$

$x = 4$ mL。

方法 3：量纲分析

量纲分析适用于复杂的药物剂量计算，是将基本的量纲单位进行几次转换，直到所有的单位变成同一单位（如 mg）的计算方式。量纲分析的基础与基本公式一样，但是无须记忆。所有的转换因素都放在一个等式中，并用乘号分开。

例：您需要 0.8 mg 的纳洛酮，而现有剂量是 0.4 mg 的纳洛酮溶于 1 mL 的溶液中，那么您需要多少毫升溶液？计算步骤如下。

步骤 1：建立等式，将目标剂量的单位放在等号的左边，将已知因素放在等号的右边，确保右边的符号与左边一致。

$$\text{mL} = \frac{1 \text{ mL}}{0.4 \text{ mg}} \times \frac{0.8 \text{ mg}}{1}$$

步骤 2：将分子、分母相同的单位消除，尽量将分数去除：

$$\text{mL} = \frac{1 \text{ mL}}{0.4 \text{ \sout{mg}}} \times \frac{0.8 \text{ \sout{mg}}}{1}（\text{mg 可以消除}）$$

步骤 3：将分子和分母分别相乘，再用分子除以分母，得到结果：

$$\text{mL} = \frac{0.8 \text{ mL}}{0.4} = 2 \text{ mL}$$

计算婴幼儿药物剂量

某些婴幼儿药物的剂量应根据儿童与成年人的体重比例进行药物配比，另一些药物则以极低的剂量给药，这是因为儿童代谢药物的能力较差。一般来说，儿童服用的药物总量很少会超过成年人的剂量（见第 13 章）。

院前紧急救护情况下，救护员利用辅助手段（图表、袖珍指南等）或咨询医疗指导来确定药物剂量。最准确的儿童药物剂量是根据儿童的体表面积计算得出的。最明智的做法是在给儿童用药前请他人再次检查药物剂量。

注意

救护员必须得到医疗指导的授权才能用药。从职业要求和法律规定 2 个方面看，救护员有责任遵循所有的患者治疗指南、政策和程序。这些政策规定明确了药物管理的具体要求，包括药物储存和药物供应。

第 2 节 开具药物

不论应用何种药物，安全都是第一位的。

安全考虑和程序

救护员给患者用药时应当遵循以下事项：

- 确保医师下达的医嘱都被充分理解，并重复医嘱内容请医师确认，明确药物的名称、剂量和给药途径；如果医嘱不明确，或者对医嘱有疑问，请医师重复医嘱内容；
- 在急诊科或其他病区，确保每次用药都有书面或电子医嘱；
- 验证患者臂带或标签上的姓名，并扫描标签（进行电子记录备案）；
- 确认患者对药物不过敏；
- 严格遵循药品管理的各项要求，确保正确的患者在正确的时间，通过正确的途径，获得正确的药物及正确剂量；
- 准确、完整地记录用药情况。

此外，救护员在给药时应遵循以下指引：

- 关注程序，切勿分心（包括准备药品时）；
- 养成阅读药物标签的习惯，并在给药前至少与医嘱核对 3 次：在把药物从药箱或药房取出时，给药前准备药物时，在给患者用药之前（在药品包装被丢弃之前）；
- 确认给药途径，因为一些药物可以通过几种途径给药，如肌内注射或静脉注射；
- 确保标签上的信息与医嘱相匹配；
- 不要从无标签的容器或标签不清晰的容器中取药；
- 如果不确定药物剂量，请同事帮忙检对一下，或者联系医师进行核查；
- 小心处理多剂量小瓶，并采用无菌操作，以避免药物被浪费或污染；
- 当准备一个以上的注射药物时，应立即给注射器贴上标签；
- 切勿使用未贴标签而且是由其他人准备的药物；切实担负起准确和正确用药的责任；
- 切勿使用过期的药物，也不要使用看起来不正常的药物；
- 如果患者或同事对药物或剂量表示怀疑或关切，请重新检查；在每个人都确信无误之前不要给药（切记：患者有权拒绝用药）；
- 仔细监测患者有无不良反应，给药后至少监测 5 分钟（肌内注射的药物和口服药物可能需要更长的监测时间）；
- 记录所有给予的药物，包括药物的名称、剂量，以及给药的时间和途径；当记录非肠道给药情况时，请注意注射部位；记录患者的反应，包括不良反应和预期效果；
- 遵循政府和当地紧急医疗服务（EMS）机构有关退回和处置未使用药物的规定。

反复核对药物

越来越多的研究关注院前用药错误的发生频率。令人震惊的是，这些错误中有许多是在给儿童用药时发生的[1]。院前紧急救护节奏快，环境嘈杂，光线昏暗，这使得计算剂量、量取药物

和正确给药更具挑战性。

为了减少用药错误的发生率，许多机构实施了安全用药交叉查对规定（图 14-1）。每次给药时都应遵循此规定。这个规定是由美国堪萨斯州的塞奇威克县 EMS 公司建立的。

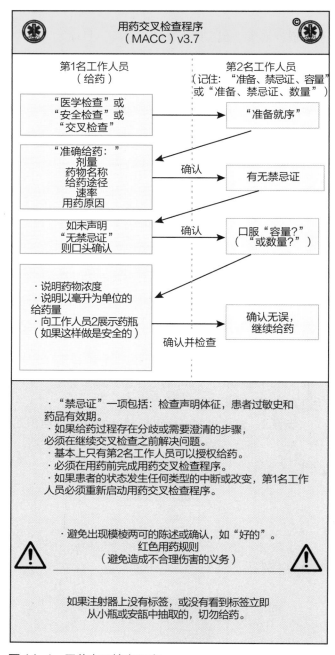

图 14-1 用药交叉检查程序

资料来源：Misasi P. The Medication Administration Cross-Check© (MACC) User's Manual. Wichita-Sedgwick County EMS System. March 2012. https://kansasemstransition.files.wordpress.com/2012/08/macc-user-manual-v2-0.pdf.

注意

一名患者使用后，应丢弃多剂量药瓶。应始终遵循无菌操作技术规范。

思考

你的临床导师递给你一个没有标签的装有药物的注射器，告诉你进行肌内注射。你该怎么做？

用药错误

用药错误时有发生。在美国，每年约 150 万人（住院患者和在家治疗的患者）误服药物或使用药物的剂量不正确，其中有 7000 人因此而死亡[2]。用药错误常见的原因包括：

- 写错药物剂量；
- 药物剂量计算不准确；
- 给药途径错误；
- 药物用给错误的患者；
- 给患者应用错误的药物。

如果发生用药错误，那么救护员应当采取以下措施：

- 承担责任；
- 迅速联系医师；
- 评估和观察患者的用药反应；
- 根据当地和州政府的药物管理政策和医疗指导机构的规定记录用药错误；
- 纠正个人行为，避免以后发生类似的错误；
- 遵循 EMS 机构病历书写和质量改进的程序。

注意

大多数注射药物都是以质量浓度（mg/mL 或 µg/mL）表示的，只有少量药物（如肾上腺素）以比率或比例表示。但用第 2 种方式表示容易出现错误。分析原因：一是药剂师可能不知道或不了解两种表示方式之间的差别（如 1：1000 或 1mg/mL，1：10000 或 0.1mg/mL）；二是以千计的数容易混淆，因为后面有多个零（如乍看之下 1000 和 10000 类似）。肾上腺素给药时救护员应当特别小心，必须坚持请另一名同事再次确认给药剂量和途径的做法，避免危及生命的用药错误。

第 3 节 医学无菌技术

医学无菌技术是指清除或杀灭致病菌或感染物。医学无菌技术采用的是一种"清洁"技术，包括卫生措施、清洁剂、灭菌剂、消毒剂和隔离场所。

注意

无菌技术是指防止一切微生物侵入机体和保持无菌设备和无菌区域不被污染的操作技术和管理方法。清洁技术的重点是只杀灭或抑制病原体（并不是破坏所有形式的生命体）。

灭菌剂与消毒剂

灭菌剂与消毒剂都是化学物质，用于消灭特定种类的微生物。它们对细菌、真菌、病毒和耐药的细菌菌株并不是很有效（框 14-1 和表 14-1）。消毒剂只用于非生命体，对活组织有毒性。灭菌剂只用于活组织，需要稀释，以预防细胞损伤。有些化学物质既有灭菌的作用，也有消毒的作用，如酒精和含氯化合物。

目前，氯己定是大多数情况下血管通路的首选杀菌剂，因为它作用迅速，能杀死革兰氏阳性菌、革兰氏阴性菌和真菌，而不产生耐药性。氯己定使用时常溶于含有乙醇的溶液中，使细菌快速持续减少。

框 14-1 灭菌剂和消毒剂

灭菌剂
　　氯己定
　　聚维酮碘
　　醇（异丙基、乙基或丙醇）

消毒剂
　　邻苯二甲醛
　　戊二醛
　　过氧化氢（7.5% 溶液）
　　过氧乙酸

资料来源: Accini S. Top ten disinfectants to control HAIs. Hospital Management website. http://www.hospitalmanagement.net/features/featureppc-disinfectants-hai-globaldata/. Published May 14, 2012. Accessed January 10, 2018.

表 14-1　救护设备迷灭菌和消毒 [a]

杀灭的微生物	方　法	用　处
灭菌		
各种形式的微生物，包括大量的细菌孢子	压力蒸汽灭菌、环氧乙烷气体灭菌、干热灭菌或长期浸泡在美国环境保护署（EPA）批准使用的化学消毒剂中（例如，6~10 小时或根据制造商的说明）。注意：液体化学消毒剂应仅用于不能用热消毒的器械	穿透皮肤或与身体正常无菌部位接触的仪器或设备（如手术刀、针头）。使用一次性侵入性器械无须重复消毒程序
高水平消毒		
除细菌孢子外各种形式的微生物	热水巴氏杀菌（80℃~100℃，30 分钟），或暴露于在 EPA 注册的化学消毒剂，但接触时间短（10~45 分钟或根据制造商的说明）除外	与黏膜接触的可重复使用的器械（如喉镜叶片、气管导管）
中水平消毒		
结核分枝杆菌、细菌繁殖体、大多数病毒、大多数真菌，但不是细菌孢子	在 EPA 注册过的医院消毒用化学灭菌剂，标签上声称有结核菌活性；市售的硬表面灭菌剂；或含有至少 500 ppm 游离氯的溶液（相当于普通家用漂白剂按 1:100 的比例稀释）	仅与完整皮肤接触的器械（如听诊器、血压袖口、夹板），以及明显被血液或带血体液污染的仪器设备。必须清洗表面可见的污垢，然后再使用灭菌剂
低水平消毒		
大多数细菌、一些病毒、一些真菌，但不是结核分枝杆菌或细菌孢子	注册过的医院消毒剂（没有声明结核菌活性的标签）	在没有可见血液污染的情况下，进行常规的清洁或清除污垢
环境消毒		
	任何用于环境用途的清洁剂或消毒剂	已被弄脏的环境表面，应进行清洁和消毒（如地板、木制品、救护车座位、台面）

[a] 为了确保任何消毒或灭菌过程的有效性，必须首先彻底清洗所有设备和仪器上可见的污垢。

第 4 节　给药中的标准预防措施

标准预防措施（见第 27 章）是医疗救护中的感染控制方法，以防止传染源向医务人员、患者和存在暴露风险的公众传播。标准预防措施适用于所有患者，无论是疑似或确认感染。给药前，救护员应当遵循手卫生程序[3]、手套佩戴程序。气管内用药或血液、体液有可能喷溅时要佩戴面罩。

注意

洗手是减少传播风险最关键的一步。洗手保护医护人员和患者。如果没有肥皂和水，应该使用消毒凝胶、泡沫或湿巾。

第 5 节　肠道给药

肠道给药是指通过胃肠道给药和吸收药物，有口服、胃管给药和直肠给药等方法。

口服途径

口服是最常用的给药方法。在口服前，患者应保持直立或坐位。丸剂、片剂或胶囊应放在患者口中，用足够的水吞咽，以确保药物到达胃部。一些口服药物，如昂丹司琼，被放置在舌头上，无须用水溶解。如果患者不能吞咽或没有有效的吞咽反射，则不应口服药物。

许多口服药物是固体或液体形式的（框 14-2）。如果药物是悬浮液，应在服用药物前彻底摇匀瓶中的药液。未按单位剂量包装的药物应用药杯、药滴管或注射器计量。

思考

临床中有哪些情况无法口服给药？请分析原因。

框14-2 固态和液态口服药物的剂型

- 囊片（囊形糖衣药片）
- 胶囊
- 缓释胶囊
- 锭剂
- 丸剂
- 片剂
- 酏剂
- 乳剂
- 悬浮液
- 糖浆

注意

口服溶解药（或崩解药）越来越受欢迎。这些药物以片剂形式存在。放在舌头上几秒钟就溶解了。这种特性加快了药物的起效时间，消除了对水的需要，并降低了窒息的风险。吸收开始于口腔，并在胃肠道继续。镇吐药昂丹司琼常通过这种途径给药。

胃管给药

大多数可以口服的药物也可以通过胃管给药。口胃管通过口腔进入食管和胃。鼻胃管通过鼻和食管进入胃。利用此途径给药前，救护员应确保导管位置正确（见第28章）。这可以通过吸取胃内容物，检查酸性（pH值为0~4）确认。确认导管正确插入后，便可通过插管给药，然后加入少量水（约30mL）。水将药物冲下，有助于保持导管的畅通。急诊中活性炭通过胃管给药。

注意

使用传统的上腹部区听诊方式检查插管是否正确有时候并不可靠。2种被认可的胃管确认方法是X线摄片和检测抽吸液的pH值。

资料来源：Lemyze M. The placement of nasogastric tubes. *CMAJ*. 2010; 182（8）: 802.

直肠给药

有些药物（如栓剂）通过直肠给药（框14-3），（图14-2）。在无法建立血管通路时，有些药物也可通过直肠给药。可通过直肠给药的急救药物包括地西泮和劳拉西泮。

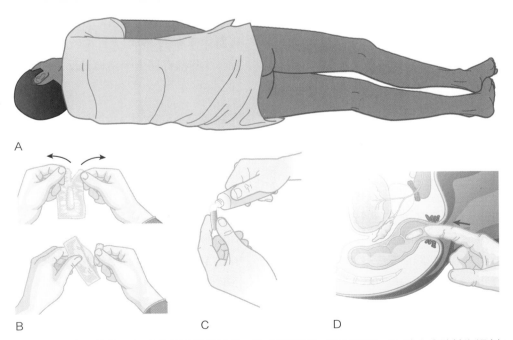

图14-2 直肠给药。A. 患者侧卧位并遮盖；B. 打开包装，取出栓剂；C. 涂上水溶性润滑剂；D. 轻轻向体内插入栓剂约3cm，使其穿过内括约肌

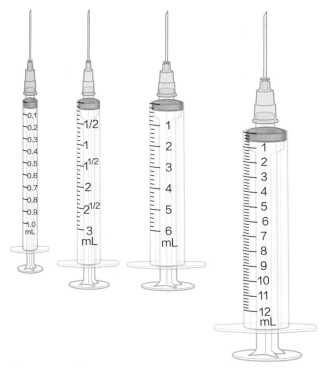

针。肌内注射通常使用 25~51 mm 长的 19G 或 21G 针，偶尔使用 16G 或 18G 针。

图 14-3 注射器类型

框 14-3　直肠给药的操作程序 ᵃ

1. 儿童用药时，须限制儿童行动。尽量使儿童处于膝胸卧位或侧卧位，臀部和膝关节屈曲；

2. 将药物吸入注射器，移去针头（因为吸收不完全，需要稍大的剂量，应咨询医疗指导）；

3. 将涂抹了润滑剂的注射器插入，穿过外括约肌，对准皮肤和黏膜交界处上方直肠壁；

4. 将药液注入直肠；

5. 用手挤压臀部并配合手法，使药物留存在直肠内。

―――――――――――――――――――

ᵃ 虽然该操作程序是针对儿童的，但也适合成年人。

第 6 节　非肠道给药

非肠道给药是在胃肠道外的地方给药，通常是注射给药。非肠道给药包括皮内注射、皮下注射、肌内注射、静脉注射和骨髓腔内注射。另外还有透皮给药。

注意

非肠道给药在某些情况下十分危险，这是因为注射的药物一般无法撤回。此外，由于皮肤破损，还有一定的感染风险。非肠道给药的潜在风险还包括给药时的疼痛、蜂窝织炎或脓肿形成、组织坏死、组织脱落、神经损伤、疼痛迁延和骨膜炎（骨表面结缔组织炎症）。采用无菌技术，确保药物剂量准确，找到合适的注射部位，以合适的速度给药，都有助于降低风险。

注射用器械

注射器和针头

注射器和针头的选择取决于 3 个因素：① 给药途径；② 药液特征（如水剂还是油剂）；③ 药液量。常用的注射器由一次性塑料制成，容积从 1 mL 到 60 mL 不等，刻度梯度有 0.1 mL、0.5 mL 和 1 mL 等。

图 14-3 显示了用于准确测量不同药液体剂量的注射器。针长度为 10~76 mm 或更长；针规范围从 12G（大腔）到 30G（小腔）。小腔针通常用于皮内注射。皮下注射通常用长 16 mm 长的 23G 或 25G

2000 年，美国国会通过《医护人员针刺伤防护法案》，修订了《血源性病原体标准》，对安全使用医疗器械提出建议。第二年，OSHA 修订《血源性病原体标准》，推荐无针输液系统和注射器安全装置。这些都有助于预防血液暴露和针头造成的创伤（框 14-4）。

非肠道给药容器

注射给药的药物一般有 3 种包装方式：即单剂量安瓿、多剂量药瓶和预充式注射器。单剂量安瓿是玻璃容器，装有一剂注射用药。多剂量药瓶是玻璃容器，带有橡胶塞，可供多次注射药物。一般而言，多剂量药瓶用于单个患者。多次使用一个药瓶而没有采用适当的无菌技术可能导致乙型肝炎和丙型肝炎病毒感染和暴发[4]。

准备注射用药时，救护员应当选择合适的针头和注射器。注射器的大小必须和药液的量成比例。从安瓿或药瓶中抽取药物时，救护员应按照 3 个步骤操作。

1.组装注射器。

2.计算给药量。

3.使用多剂量药瓶时（图 14-4）：

· 用乙醇溶液清洁橡胶塞；

· 将注射器中的空气推入药瓶中（预防瓶中形成真空，真空使药液难以抽取），抽取目标药液量，将注射器从瓶中抽出；

· 轻轻地推注射器活塞，将药液中的空气排出。

4.使用安瓿时（图 14-5）：

· 轻轻地敲打或晃动安瓿，将药液从安瓿颈部摇下；

· 用消毒棉片或消毒纱布将安瓿颈部包住，保护手指；

· 抓住安瓿，掰掉顶部（安瓿颈部受到外力容易断裂）；

· 仔细将 18G 过滤针头或过滤吸管插入药液中，不得接触安瓿的边缘，将药液吸入注射器；

· 仔细移除过滤针头或过滤吸管，装上注射用针头；

· 轻轻地推注射器活塞，排出空气。

混合药物。如果两种相容的药物混合后剂量在可接受范围内，那么可以把它们混合成一剂药物。例如，布托啡诺和羟嗪就可以联用。混合药物时须

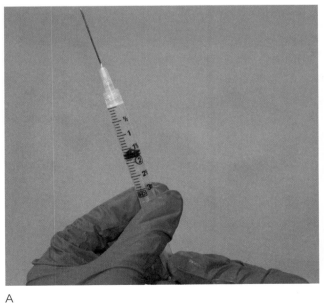
A

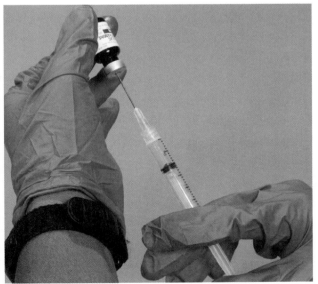
B

图 14-4 从瓶中抽取药物。A. 将药液量等体积的空气吸入注射器；B. 将空气推入药瓶；再将药物吸入注射器

遵守无菌操作的要求。对药物联用有疑问时需咨询医疗指导，也可以参考相应的文献，如药物配伍表。救护员混合药物时应按照以下步骤操作。

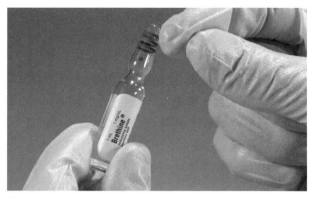

A

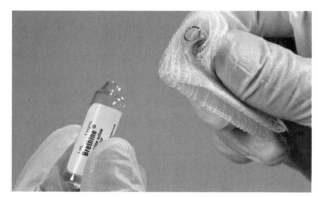

B

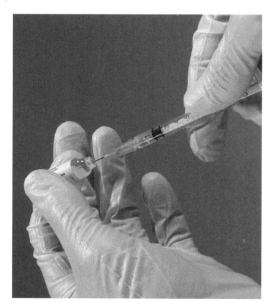

C

图 14-5　从安瓿中取出药物。A. 轻击安瓿；B. 用纱布包裹安瓿颈部，然后掰掉；C. 使用过滤吸管或过滤针从安瓿中抽取药物

1. 选取一支注射器来混合药物。
2. 吸入相当于第一种药物剂量的空气，将空气推入瓶 A，确保针头不接触药液，撤出针头。
3. 吸入相当于第二种药物剂量的空气，将空气推入瓶 B，从瓶 B 中吸取所需剂量药液。
4. 在注射器上装一支新的无菌针头，插入瓶 A。注意不要推活塞或将药液挤入瓶中。
5. 从瓶 A 中吸取所需的药液量。
6. 给注射器换上新的无菌针头，然后给药。

注意

　　某些药物是干粉剂，在给药前必须重新配制。此类药物有胰高血糖素。救护员应仔细阅读制造商提供的说明，按要求稀释。在吸取药物前，将稀释液和粉剂在密闭的瓶中混合。有些药物的粉剂和稀释液是分装在 2 个瓶子中的。

　　预充式药物注射器。有些制造商生产预充式药物注射器（图 14-6）。这种注射器的使用和给药方式不同。救护员应当熟悉所属 EMS 机构使用的设备。预充式药物注射器的使用简便、快捷。

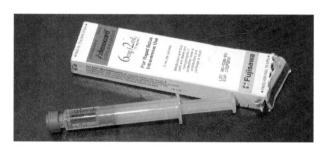

图 14-6　预充式药物注射器

1. 计算给药量。
2. 将注射器和药筒的保护帽取下。
3. 将药筒拧入注射筒。
4. 轻轻地推注射器的活塞，排出空气，然后给药。

注射部位的准备工作

　　运用无菌技术清洁注射部位周围的皮肤，具体步骤如下。

1. 用合适的清洁剂彻底清洁注射部位，清除污垢、死皮和其他污染物。
2. 使用氯己定制剂时，需上下擦拭皮肤，再左右擦拭皮肤；如果使用其他制剂的话，需多次从里至外以画同心圆方式擦拭注射部位。

3. 等待注射部位干燥。

皮内注射

皮内注射是指将药液注射到皮肤表皮之下或皮肤表层。与皮内注射和皮下注射不同（图14-7），皮内注射常常用于过敏试验或注射局部麻醉药。皮内注射一般用 1 mL 注射器，注射量一般小于 0.5 mL。皮内注射最常用的部位是前臂的内侧面。

皮内注射按照步骤操作（图14-8）。

1. 选择注射部位，清洁皮肤表面。

2. 用一只手紧绷皮肤。

3. 用另一只手握住注射器（针头倾斜），与注射部位皮肤表面呈 10° ~15° 角。

4. 轻轻向皮肤内插入针头，直到斜面完全在皮肤表面以下，注射药物（皮内注射一般会产生小风团样改变，类似于蚊子叮咬）。

5. 撤出针头，妥善处置注射器。

皮下注射

皮下注射是将药物注射到皮下组织（图14-9）。

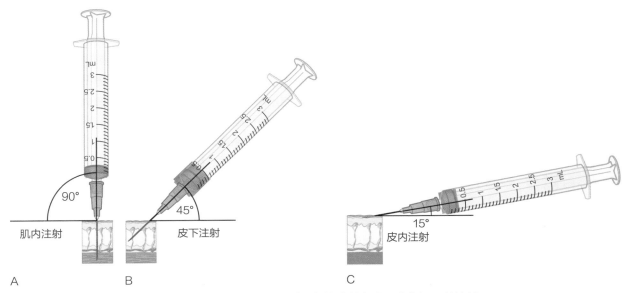

图14-7 肌内注射（A）、皮下注射（B）和皮内注射（C）的注射角度和药物沉积的比较

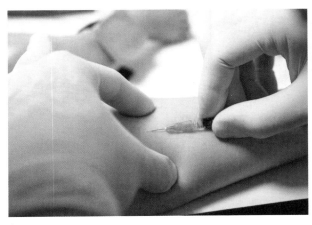
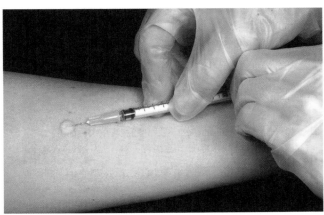

图14-8 皮内注射。选择注射部位，清洁皮肤。A.斜面向上，以15°角刺入针头；B.注射产生的风团样改变

注射量一般少于 0.5 mL，使用 13 mm 或 16 mm、23G 或 25G 的针头。院前紧急救护环境中，最常应用皮下注射的药物是肾上腺素。

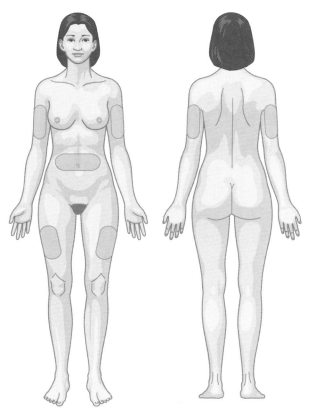

图 14-9 皮下注射的注射部位

皮下注射按照以下步骤操作（图 14-10）。

1. 选择注射部位，清洁周围皮肤。
2. 轻轻提捏注射部位，提起皮下组织。
3. 针头倾斜，以 45° 角快速刺入皮肤。
4. 轻轻往回抽活塞，如果回抽没有回血，即可推注药液。
5. 注射完毕后，以刺入针头的角度抽出针头，用无菌棉球或棉签压迫注射部位。

肌内注射

肌内注射要穿过表皮组织和皮下组织，在肌肉组织给药。如果药物刺激性太强而不能皮下注射，或者需要更大剂量或吸收更快时，则采取肌内注射（采取肌内注射也有可能产生刺激作用）。大肌肉群（如臂肌）肌内注射一次最多接收 5 mL 药液。

选择肌内注射的针头主要考虑 4 个因素：① 注射部位；② 组织状况；③ 患者体型；④ 药物性质（小口径针用于稀薄溶液，大口径针用于悬浮液和油性药液）。由于肌肉层位于真皮层之下，一般使用长针（一般是 38 mm、19 G 或 21 G）。肌内注射的步骤和之前介绍的皮内注射和皮下注射一样（图 14-11），但是针头刺入时呈 90° 角，并且肌肉要拉紧，而不是捏紧。刺入针头后，轻轻回抽活塞，若无回血，即可推注药液。

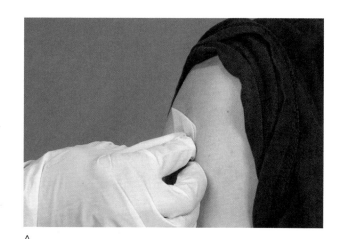

A

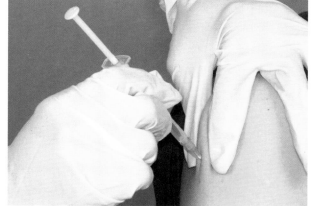

B

图 14-10 皮下注射。A. 清洁皮肤；B. 提捏皮肤，刺入针头，回抽无回血则缓慢推注药液，注射完毕后妥善处置针头和注射器

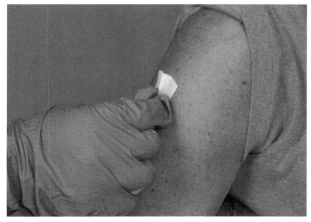

A

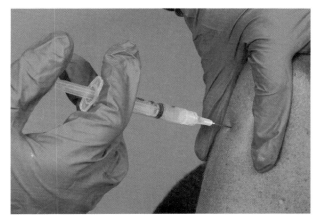

B

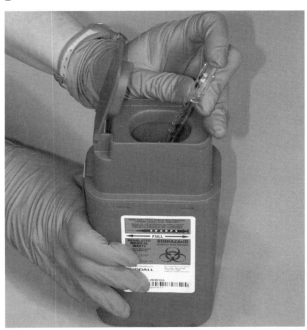

C

图14-11 肌内注射。A.选择注射部位,清洁皮肤;B.将皮肤拉紧,刺入针头,先回抽,若无回血,再缓慢推注药液;C.将用过针头和注射器分别放在相应的容器中

注意

美国 CDC 建议在推荐的部位肌内注射免疫接种时,不要进行抽回血。同时建议在对 2 岁以下儿童肌内注射疫苗时使用股外侧肌;如果 2 岁以上,有足够的肌肉,可以使用三角肌。

资料来源:National Center for Immunization and Respiratory Diseases. Vaccine administration. Centers for Disease Control and Prevention website. https://www.cdc.gov/vaccines/pubs/pinkbook/vac-admin.html. Updated September 8, 2015. Accessed January 10, 2018.

肌内注射最常用的部位是三角肌、臀肌(背臀部)、股外侧肌、股直肌和臀部腹侧肌肉。三角肌位于上臂,呈底在上尖向下的三角形(图14-12)。三角肌主要用于小剂量疫苗注射,这是因为三角肌较小,只能容纳小剂量注射(小于 1 mL)。三角肌注射也不适用 1 岁以下婴儿。在三角肌注射时,必须小心避开桡神经。患者应当坐直或平躺,放松肌肉。

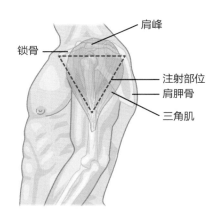

图 14-12 三角肌呈倒置的三角形

背臀部由几块臀肌构成,其中臀中肌最常用于注射。背臀部通过 2 种方法划分区域:第一种,将臀划分为 4 个象限,注射部位在外上象限;第二种,找出髂后上棘和股骨大转子,在二者之间画一条虚构的线,注射部位位于虚构线的上方和外侧(图14-13)。3 岁以下儿童不得在此部位注射,因为他们的肌肉并未发育完全,并且此部位靠近坐骨神经(人体最大的神经),有一定风险。发育完全的大肌肉最多可容纳 5 mL 注射液,但有的时候超过 3 mL 也会造成患者不适。在背臀部注射时,患者应取俯卧位,足趾应向内,放松肌肉。

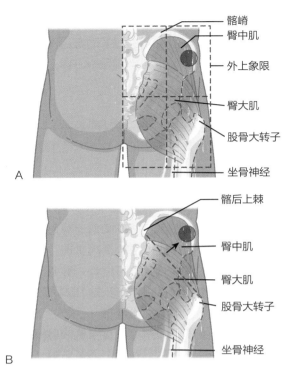

图 14-13 背臀部区域划分有 2 种方法。A. 将臀部划分为 4 个象限，注射部位在外上象限；B. 找出髂后上棘和股骨大转子，在二者之间画一条虚构的线，注射部位位于虚构线的上方和外侧

大腿股外侧肌和股直肌并排，救护员在辨认标志时，应当将一只手放在患者的大腿上部，另一只放在大腿的下部。两只手中间的部分是大腿三等分的中间部分，也是大腿肌肉三等分的中间部分（图 14-14）。股外侧肌位于中线外侧，是儿童首选注射部位。股外侧肌在所有的患者中发育良好，且累及的大血管和神经较少。股直肌位于三等分中间部分的中线，由于容易触及，常用于自我注射。患者年龄不同、肌肉大小不同，可接受的注射量不同。成年人最多可接受 5 mL 的注射量。注射时患者应当坐直或取仰卧位，并放松肌肉。

当患者仰卧或侧卧时可以触及臀部腹侧肌肉。救护员应用手掌触摸股骨大转子，示指指向髂前上棘，其他 3 根手指伸向髂嵴。在手指形成的"V"形中心进行注射（图 14-15）。该注射部位可用于所有患者，是理想注射部位，因为它没有大的神经或脂肪组织。成年人最多可接受 5 mL 的注射量。

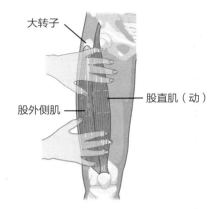

图 14-14 股外侧肌和股直肌注射部位确认方法。将一只手放在患者大转子下方，另一只手放在膝关节上方。两只手之间的部分是大腿肌肉三等分的中间部分，股直肌位于大腿前部，股外侧肌位于外侧

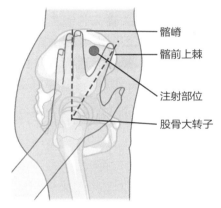

图 14-15 臀部腹侧肌肉注射部位的确认方法。将一只手的手掌放置在股骨的大转子上，两根手指做出"V"形的手势，示指从大转子伸向髂前上棘，其他 3 根手指从大转子伸向髂嵴，注射部位位于"V"形的中央

注意

一些肌内注射药物（如异丙嗪）应该注射到大肌肉中。在这种情况下，医护人员应选择腿部或臀部注射。

静脉注射

静脉注射使药液直接进入体循环，有 3 个目的：① 输入液体；② 输入药物；③ 获得检测样本。静脉途径将药直接送入血液循环中，从而绕过了所有的药物吸收障碍。

注意

许多儿童害怕静脉注射和建立血管通路时的疼痛。目前有几种方法可以减轻疼痛（除非因患者的身体状况而禁用）：

- 对于正在接受注射的 12 个月以下婴儿给予母乳喂养；
- 注射前，给婴儿滴几滴至半茶匙的糖液；
- 快速完成注射；
- 注射前和注射过程中，以中等强度摩擦或抚摸注射部位周围的皮肤，有助于减轻 4 岁及以上儿童的疼痛感（成年人也适用）；
- 让家长 / 看护人与孩子说笑或播放音乐，分散孩子的注意力。

资料来源：National Center for Immunization and Respiratory Diseases. Vaccine administration. Centers for Disease Control and Prevention website. https://www.cdc.gov/vaccines/pubs/pinkbook/vac-admin.html. Updated September 8, 2015. Accessed January 10, 2018.

思考

成年人选择上肢静脉注射有什么好处？

计算静脉输液滴速

要计算静脉输液滴速，救护员必须知道 3 个要素：一是输液量；二是输液时间（以分钟为单位）；三是输液器每毫升药液的滴数（gtt）（滴系数）；然后使用下面的公式计算每分钟滴数：

$$每分钟滴数（gtt/min）= \frac{输液量（mL）× 滴系数（gtt/mL）}{输液时间（min）}$$

例如： 你要在 90 分钟内给患者注射 250 mL 0.9% 的氯化钠溶液。你使用的输液器每毫升输出 10 滴药液。利用上面的公式计算每分钟滴数：

$$每分钟滴数（gtt/min）= \frac{250\ mL × 10\ gtt/mL}{90\ min} =$$

$$\frac{2500\ gtt}{90\ min} = 27.7\ gtt/min ≈ 28\ gtt/min$$

注意

紧急救护中最常用的 2 种静脉输液器是微滴管和宏滴管。微滴管以 60 gtt/mL 的滴系数输送药液；宏滴管以 10 gtt/mL、15 gtt/mL 或 20 gtt/mL 的滴系数输送药液。

思考

什么时候使用微滴管比较好？什么时候使用宏滴管比较好？

计算静脉给药速率

救护员可能需要通过持续静脉输液的方式给药。计算正确的给药速率对避免给药过量或给药不足至关重要（框 14-5 和框 14-6）。为了正确计算和给予连续输注的处方药，救护员必须知道 3 个要素：一是给药速率，二是每毫升溶液中药物的浓度，三是静脉输液器的滴系数；然后使用下面的公式计算每分钟滴数：

$$每分钟滴数（gtt/min）=$$

$$\frac{给药速率（mg/min）× 滴系数（gtt/mL）}{药物浓度（mg/mL）}$$

框 14-5 "时钟"法计算给药速率

可视化时钟可以帮助救护员计算静脉给药物速率。如果一种药物在溶液中的浓度为 4 mg/mL，则使用微滴管，每 60 滴输送 1 mL 溶液，（1 分钟内输送 60 滴），则每 60 滴溶液将输送 4 mg 药物。想象一个时钟，其中 4 mg 和 60 滴对应时钟上 12 点的位置，你可以计算出每分钟 15 滴对应 1 mg/min 的给药速率，每分钟 30 滴将对应 2 mg/min 的给药速率，每分钟 45 滴对应 3 mg/min 的给药速率。如果使用微滴管，你可以使用相同的方法计算任何一种药液给药速率。

利多卡因"输液钟"

- 将 2 g 利多卡因与 500 mL 的 5% 葡萄糖溶液或 0.9% 的氯化钠溶液混合，则药液浓度为 4 mg/mL。
- 给药速率为 2~4 mg/min。
- 使用微滴（60 gtt/mL）给药时，利多卡因给药速率可以通过时钟法计算出来：

60 gtt/min = 4 mg/min

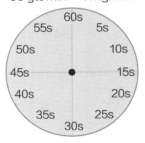

30 gtt/min = 2 mg/min

例如： 你要以 3 mg/min 的速率给予普鲁卡因胺。你在 250 mL 的 5% 葡萄糖溶液中加入 1 g 普鲁卡因胺。输液器以 60 gtt/mL 的速率输送药液。每分钟要输出多少滴？先计算 1 mL 溶液中药物的浓度：

$$1 \text{ g}=1000 \text{ mg}$$
$$1000 \text{ mg} \div 250 \text{ mL}=4 \text{ mg/mL}$$

使用上面的公式计算每分钟滴数：

$$每分钟滴数（gtt/min）=\frac{3 \text{ mg/min} \times 60 \text{ gtt/mL}}{4 \text{ mg/mL}}=45 \text{ gtt/min}$$

框 14-6 计算多巴胺给药速率的简便方法

多巴胺是一种非常常用的药物，计算出这种药物的准确剂量，即使是最优秀的数学家也会望而却步。以下是使用滴系数为 60gtt/mL 的静脉输液器和标准药物混合物（如 400 mg/250 mL 或 800 mg/500 mL，二者的浓度均为 1600 μg/mL）计算多巴胺给药速率的快捷方式。

公式：

$$每分钟滴数（gtt/min）=$$
$$\frac{每分钟单位体重剂量（μg/kg/min）}{1600 \text{ μg/mL}} \times$$
$$\frac{}{体重（kg）\times 60 \text{ gtt/mL}}$$

举例：

你要给体重 75 kg 的患者每分钟使用 5 μg/kg 的多巴胺。

$$\frac{5 \text{ μg/kg/min} \times 75 \text{ kg} \times 60 \text{ gtt/mL}}{1600 \text{ μg/mL}}=14 \text{ gtt/min}$$

静脉输液

院前紧急救护环境中，静脉输液往往是通过四肢上的外周静脉。如果手臂无大面积或严重创伤，那么应使用上肢静脉（某些 EMS 机构建议颈部或上喉部受伤时不要通过上肢静脉注射）。如果上肢无法注射时，要通过下肢注射。院前紧急救护常用的静脉滴液包括 0.9% 的氯化钠溶液、乳酸盐林格液、葡萄糖溶液。0.9% 的氯化钠溶液和葡萄糖溶液常用作置换液，也可用于给药。

静脉导管类型

静脉导管主要有 3 种类型：① 空心针（蝶形针）；② 空心针上的留置塑料导管（图 14-16）；③ 通过空心针插入的留置塑料导管（很少用于院前紧急救护）。

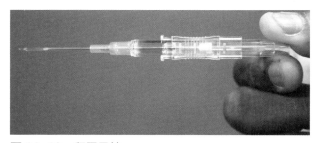

图 14-16 留置导管

院前紧急情况下，静脉注射补液不建议使用蝶形针，因为这种情况下难以固定针头。如果给儿童患者输液时能够充分固定针头，那么可使用蝶形针，有时可通过使用固定板或其他固定设备达到固定针头的效果。院前紧急救护时，更建议使用静脉留置针，比较容易获得，患者感觉也更舒服。

外周静脉输液

外周静脉输液的常用部位是手背和手臂，包括肘前窝。其他部位是下肢的大隐静脉和颈部的颈外静脉，但这些部位发生栓塞和感染的概率较高。图 14-17~ 图 14-19 显示外周静脉插管的部位和技术。

选择静脉穿刺部位需要考虑的另一个因素是患者的临床状态。外周静脉插管、四肢损伤或疾病会影响静脉穿刺。此类情况包括创伤、局部感染、透析造瘘和乳房切除术史。

外周静脉插管的步骤如下。

1. 如果患者意识清楚，应向他解释给药步骤及静脉输液的必要性，评估并确认患者情况。
2. 组装静脉输液装置：
   - 检查药物是否溶解、药液澄清度、有无颗粒物等和保质期，不得使用浑浊、过期或疑似污染的药液；
   - 准备微滴管或宏滴管装置，确保导管不缠绕，两端有保护罩，流量调节阀靠近药液

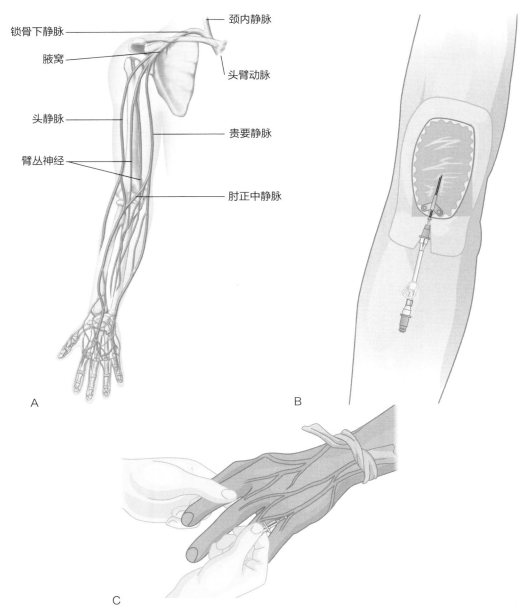

锁骨下静脉

腋窝

头静脉

臂丛神经

颈内静脉

头臂动脉

贵要静脉

肘正中静脉

A

B

C

图14-17　A. 上肢静脉；B. 肘前静脉穿刺；C. 手背静脉穿刺

袋并夹紧（图14-20A），采用无菌技术将输液器设置连接到药液袋（图14-20B）。微滴管通常用于精确的药物输注或小容量输注，宏滴管通常用于补液。

3. 夹紧导管，挤压输液器上的储液囊，直到它充满一半。然后打开流量调节阀，排尽导管中的空气，确保所有大的气泡都被排掉（图14-20C）。关闭流量调节阀（图14-20D）。

4. 选择导管。使用大口径导管（14~16G）进行液体置换；使用小口径导管（18~20G）

保持静脉通路开放，可用于维持水合，必要时用于静脉给药。

5. 准备其他用品：
   ▪ 清洗皮肤的消毒剂；
   ▪ 无菌敷料或4 cm×4 cm规格的纱布垫；
   ▪ 胶带（剪成长条形）；
   ▪ 处理血液样本的注射器和离心机；
   ▪ 止血带。

6. 戴上手套，保护患者和救护员。

7. 选择穿刺部位（图14-21A）。如果选择上肢穿刺，请将患者的手臂固定，在肘窝的上

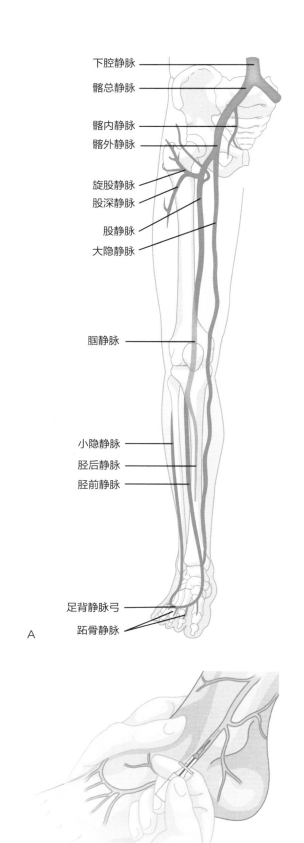

图 14-18 A. 大隐静脉；B. 大隐静脉穿刺

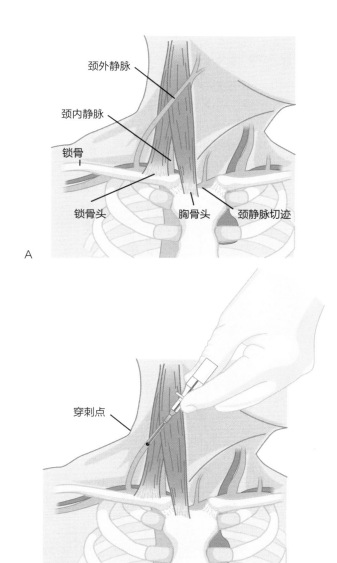

图 14-19 A. 颈外静脉解剖；B. 颈外静脉穿刺

方绑上止血带（止血带的松紧应控制在可以阻塞静脉血管，但不能阻止动脉血液流动）。选择静脉时，应先看手背部和前臂（除非另有要求），选择笔直且容易穿刺的静脉。前臂优于手背部，因为这样手可以活动，插管后更容易固定。如需第二次穿刺，那么第二次穿刺应当与第一次的穿刺点靠近，因此第一次必须选择最合适的远端静脉。避免靠近关节的静脉，因为在关节处难以固定，同时也要避免靠近损伤区域的静脉。如果选择了大隐静脉，那么首先在内踝附近选择穿刺点。穿刺颈外静脉时，让患者取仰卧位，头部转向对侧。

8. 穿刺前，清洁穿刺周围区域（图 14-21B）。采用无菌技术充分清洁穿刺点，清除污垢、死皮、血液和其他污染物，等待穿刺点干燥。

9. 在穿刺点周围施加压力或张力，以固定静脉位置。针头斜面向上刺入皮肤，以 35°~45° 角从侧面或直接从上方进入静脉（图 14-21C）。将针头和导管推进约 3~6 mm，超过第一次遇到回血时针头的位置。将导管滑过针头并进入静脉（图 14-21D）。不要用手指触摸导管。在固定导管的同时，取出针头，将针头放入锐器盒中。在导管近端施加压力，

以防止血液溢出。如果需要，用注射器或真空采血管获取血液样本。

10. 松开止血带并连接静脉导管（图 14-21E）。打开流量调节阀，以规定的滴速开始输注液体（图 14-21F）。检查有无渗漏。

11. 用封闭敷料覆盖穿刺部位，以确保无菌通路畅通（图 14-21G）。固定针管和导管。导管移动可能增加发生静脉炎的风险，并导致病原体沿导管向静脉迁移。

12. 记录输液过程。

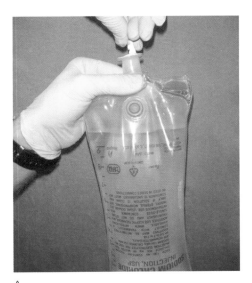

A

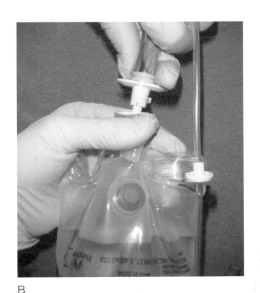

B

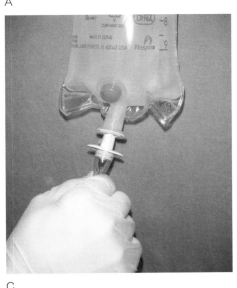

C

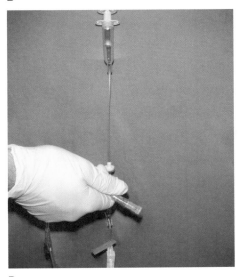

D

图 14-20 静脉输液装置。A. 确保选择正确的滴注装置（微滴管或宏滴管）；B. 拆下药液袋末端的保护罩，将针拧入输液袋口；C. 夹紧导管，挤压输液器上的储滴管，直到它充满一半，然后打开流量调节阀，排尽导管中的空气；D. 转动流量调节阀，控制溶液流速或设定滴速

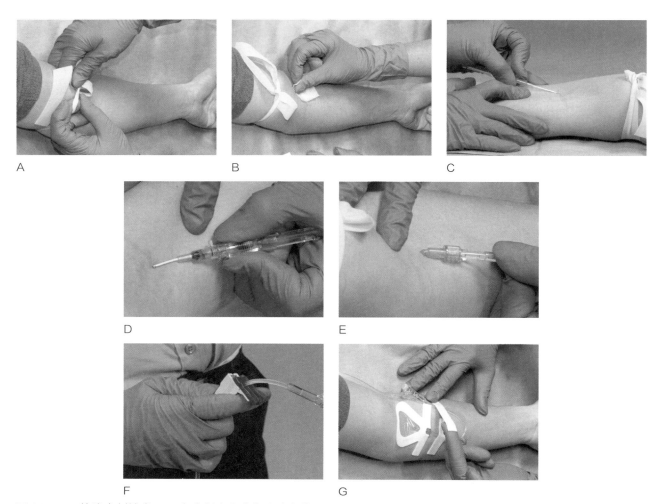

图 14-21　静脉穿刺技术。A. 在穿刺点上方绑上止血带，选择静脉；B. 消毒注射部位；C. 固定静脉位置，将针头从侧面或上方刺入静脉；D. 将导管滑过针头并进入静脉时，导管发出"呼"的一声；E. 固定导管时，将针头取出放入锐器盒；松开止血带，连接静脉导管；F. 打开流量调节阀，调整至规定的滴速开始输液；G. 使用敷贴固定导管，确保针头丢弃在指定的容器里

你知道吗

检查静脉输液故障排除

如果药液流通不畅或完全停止流动了，那么救护员在放弃这一穿刺点之前应先尝试修复。排除故障应该先检查患者，然后是静脉输液器。下面是一些常见的问题和解决方案。

1. 确保已经移除止血带。如果止血带还在，将它移去。

2. 患者穿刺点以上的关节可以弯曲时，将四肢复位或用板子固定。

3. 患者压迫静脉注射导管和静脉注射导管打结时会影响流速，此时应将重新安置患者。将导管盘成环形以防止打结。

4. 确保流量调节阀和其他夹钳开放，必要时调节，重新计算滴速。

5. 导管尖端可能紧贴静脉壁，此时应轻轻地重新放置导管。

6. 用于固定的胶带太紧，会导致滴速太慢，如有必要应重新安置。

7. 当静脉导管远远低于穿刺点时，重力作用可导致滴速降低，此时应将静脉导管放置在高处。

8. 静脉药液袋位置不够高，此时应将药液袋至少提高 0.9 m。

如果这些措施没有解决药液流动的问题，那么移除静脉通路。如果可能，在另一只手臂选择静脉穿刺点。如果穿刺点肿胀或向外渗出液体，那么移除输液管。

静脉输液并发症

美国每年售出 3.3 亿根静脉导管[5]。静脉输液是治疗急性病和癌症、外科手术、麻醉和创伤中十分重要的手段，但静脉输液也会引起并发症。潜在的并发症包括局部并发症、全身并发症、渗漏和空气栓塞。

注意

超过 85% 的住院患者在院前接受过静脉输液治疗。为了防止卷入医疗事故纠纷，医院的医护人员必须记录以下信息：

- 导管的类型、长度和规格；
- 穿刺的日期和时间；
- 尝试穿刺的次数和位置；
- 静脉输液引起的并发症；
- 静脉名称；
- 用于穿刺点的敷贴；
- 患者在穿刺过程中的表现；
- 患者对穿刺过程的评价；
- 实施穿刺的人员的名称。

资料来源：Iyer PW, Levin BJ, eds. *Nursing Malpractice*. 3rd ed. Tucson, AZ: Lawyer & Judges Publishing; 2007.

局部并发症

局部并发症包括血肿形成、血栓形成、蜂窝织炎、静脉炎、组织脱落和坏死。

- 血肿形成是指血液或体液在穿刺点凝集。如果血肿体积不大，可自行消退，一般不需要外科手术、引流或其他治疗。
- 血栓形成是指血管内形成血块，发生于血管受伤时。某一位置的血块可脱落变成血栓栓塞，进入血液循环系统。
- 蜂窝织炎是一种严重的结缔组织细菌感染，与皮肤和皮下组织严重炎症有关。注射或插管后正常的皮肤菌群可引起蜂窝织炎，表现为皮肤红肿、发热和压痛，可扩散至人体的其他部位，一般使用抗生素治疗。
- 静脉炎是指静脉发生炎症，一般发生在静脉插管后。如果导管太粗，静脉血管太小，或者在静脉中留置的时间超过 48 小时，容易发生静脉炎。静脉炎可引起局部红肿与发热。静脉炎可增加静脉血管凝血的风险，一般使用抗炎药物治疗。
- 组织脱落和组织坏死是由某些静脉药物（如 50% 葡萄糖、碳酸氢钠、肾上腺素、地高辛、多巴胺、异丙嗪等）渗漏造成的。组织脱落和坏死可通过选择大小合适的静脉来预防，给药前、给药中、给药后应密切观察穿刺点有无反应和导管是否通畅。

全身并发症

全身并发症包括脓毒症、肺栓塞、导管碎片栓塞和动脉穿刺。

- 脓毒症是一种血液细菌感染，由使用污染的器械、消毒不合格或静脉输液时间过长引起。脓毒症的症状包括体温高于 38℃ 或低于 36℃、大量出汗、恶心呕吐、腹泻、腹痛、心动过速、血压过低、白细胞计数增加、精神状态异常。一般使用广谱抗生素治疗（见第 31 章）。
- 肺栓塞是指肺动脉及其分支被血栓或其他类型的栓子阻塞引起一组疾病或临床综合征，也有可能是由通过静脉导管进入的气泡引起的（空气栓塞）的。肺栓塞的症状包括突发胸痛、呼吸短促、心动过速、血压过低。救治方法：将患者置于高浓度氧气中，连接心电监测仪，并应转给医师进行诊断治疗（见第 23 章）。
- 导管碎片栓塞发生在静脉导管插管时，如果导管碎裂，就会出现栓子随血液流动的情况。如导管插入在弯曲部位，静脉输液时通过导管再次插入针头也容易导致碎片栓塞。症状包括穿刺点剧痛、胸痛和心动过速。如怀疑导管栓塞时，应当立即停止静脉输液，触诊静脉导管尖所在部位，在该部位上端使用止血带，防止碎片进一步移动。
- 大部分动脉位于组织深层，但是也有的位于表层。静脉穿刺时无意伤及动脉时，可导致导管中心出现搏动的鲜血。动脉不适合给药，此外，动脉受损可引起动脉血滋养区域的血液供应减少。动脉受损时，应移除导管，压迫穿刺点最少 5 分钟（如果患者正在接受抗凝治疗，那么压迫时间不得少于 10 分钟）。建立新的静脉通路，并将发生的情况详细记录在患者救护报告中。

注意

　　神经、肌腱、韧带均有可能在静脉输液时受损，原因包括救护员操作技术不佳或缺乏解剖学知识。如果神经受损，患者可能有剧痛、麻木和电击痛。神经、肌腱和韧带损伤有可能是暂时的，也有可能是永久的。发生这类情况时，应移除静脉导管、建立新的静脉通路，并记录在案。

渗透

　　渗透可能发生在针头或导管移位时或血液、体液从导管漏出进入组织（溢出）时，也有可能发生在多次静脉血管穿刺的情况下。出现外渗时，患者通常有如下症状：

- 穿刺点皮肤冰冷；
- 穿刺点肿胀，伴有疼痛或不伴有疼痛；
- 血流不畅。

　　如果怀疑发生外渗时，救护员应当将药液袋放低，检查血液是否流回管道（无回流时说明发生外渗）。出现以上任何一种症状，都应停止静脉输液（框14-7）。尽快移除针头或导管，使用敷料压迫穿刺点，选择新的穿刺点再次输液。此外，应记录这次事件。如果存在外渗的可能，不得将药液注入静脉通路。

框14-7　停止静脉输液

停止静脉输液、移除静脉的导管步骤如下：
1. 戴上手套；
2. 仔细地移除胶带和敷料；
3. 关闭滴注器，停止滴液；
4. 将无菌纱布覆于穿刺点，用一只手轻轻按压，另一只手直接以刺入的角度快速抽出导管，检查导管是否完好；
5. 用力按压穿刺点2~5分钟，防止出血或肿胀；
6. 用绷带包扎穿刺点；
7. 妥善处置所有装置。

注意

　　针头不得通过导管再次刺入皮肤。如果静脉导管插管没有成功，应移除导管，使用新的静脉导管。中断静脉输液时，应当检查导管是否完好，有无断裂。

空气栓塞

　　空气栓塞不常发生，但一旦发生，往往是致命的。人体静脉血管可以承受的空气体积为200~300 mL。然而，即使只有小体积空气，动脉空气栓塞也会引起器官缺血或梗死[6]。

　　空气栓塞是气体通过导管进入血液引起的。导管经过血液循环系统时发生空气栓塞的风险最高。空气可以在导管插入时进入血液循环，也可发生在导管断开以更换溶液或增加新的延长管时（框14-8）。随后的泵血过程中，心脏中会出现气泡。如果大量气体进入心室，可阻止血液流动，引起休克。空气栓塞的症状包括血压下降、呼吸困难、发绀、脉搏加快、意识消失。当怀疑发生空气栓塞时应采取以下措施：

1. 关闭导管；
2. 让患者向左侧卧，头向下（如果空气进入心室。这个体位可使空气存于右心室，远离右心室流出道）；
3. 检查导管是否漏气；
4. 给予患者高浓度氧气；
5. 通知医疗指导。

　　静脉输液管道意外断开可导致空气栓塞，这种情况可能发生在移动患者的过程中。确保输液管道连接良好可最大限度地降低空气栓塞的风险。此外，药液袋用完立即更换。

框14-8　更换药液袋

　　有时静脉注射的药液袋需要更换，救护员应提前做好准备，按照以下步骤进行更换：
1. 关闭流量调节阀，一只手倒提输液袋，拔出针头，扔掉旧的输液袋；
2. 快速将针头插入新的输液袋中。确保滴管中的液体达到滴管容量的1/3~1/2；
3. 轻敲或轻弹输液器，使气泡（如果存在）上升，从输液管上升至滴管中；
4. 排出气体后，移除针头，调整滴速；
5. 记录更换药液的时间。

静脉给药

　　药物可以注射或输液方式通过静脉途径直接进入血管系统。静脉输液借助一个事先建立的静脉通路、肝素或生理盐水锁及植入式输液港，也可以借助无菌针头或蝶形针直接将药物送入静脉。静脉给药是指将药物添加到静脉注射液（如 0.9% 的氯化钠溶液）中后再进行输注。另一种方法是将药物稀释后推注或通过一种药液控制装置（滴定管、输液泵等）给药（图 14-22）。有的时候药物通过已有的穿刺点输注。

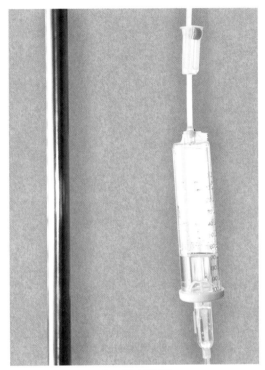

图 14-22　一种药量控制装置

　　静脉注射一般是小剂量给药，又被称为静脉推注或静脉团注。静脉注射给药时（图 14-23），必须用无菌技术清洁注射端口或无针头端口，再将药物缓慢地注入（一般 1~3 分钟）。注射的速率取决于药物的种类和患者的反应。大多数静脉导管有单向阀门，防止药液回流。如果找不到这样的阀门，那么穿刺点上方的导管在给药时应当夹紧或停止输液。注射后再继续输液。

　　静脉输液给药有多种形式。将药物加入药液袋时应按照以下几个步骤操作（图 14-24）：

1. 计算加入药液袋中的药物量；
2. 用注射器吸取药物，如果使用的是预充式注射器，那么应注意注射器内的药物量和将要使用的剂量；
3. 用无菌技术清洁药液袋的橡胶套；

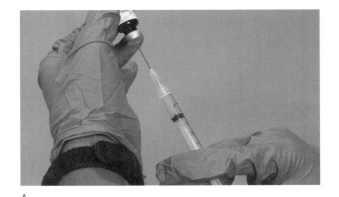

A

B

C

D

图 14-23　静脉给药。A. 抽取正确的药物量；B. 清洁注射端口；C. 将注射器尖端插入端口，捏住导管，注入药物；D. 以规定的滴速开启静脉输液，观察患者的反应

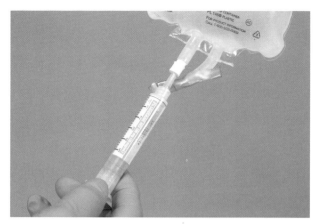

图 14-24 将药物添加至药液袋

4. 刺破橡胶套（如果使用针头的话），将药物注入药液袋；

5. 取出针头，丢弃针头和注射器，轻轻摇晃药液袋，将药物和溶液混合；

6. 在药液袋的标签上写上所添加药物的名称和量，药液袋中药物最终的浓度，配制药液的日期和时间，配制药液的救护员的姓名；

7. 计算滴速，以每分钟滴数表示。

许多药液控制装置比手动设置滴速更为准确。这些设备常常用于儿童或需要精确给药的成年人，给药过快易引起毒性的药物（如抗心律失常药、血管升压素）也适合采用这种输液方法。这些装置包括电子流动速率调节阀（工作原理是通过磁激活金属球阀控制液体流动），以及输液泵（工作原理是逆压力梯度对管道或液体施加压力）（图 14-25）。救

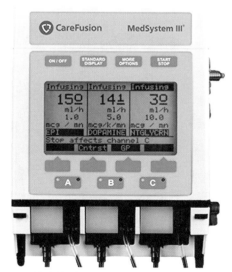

图 14-25 静脉输液泵

护员应当遵循制造商的指导，使用前熟悉这些仪器。

间断输液需要一个借道静脉输液装置将药液袋串联悬挂，并与主要装置相连（图 14-26）。大多数间断输注稀释药液（利多卡因和多巴胺除外）的总输注时间为 20 分钟或 30 分钟至 1 小时。具体的时间取决于药物和患者的反应。间断输液时救护员应当按照以下步骤操作：

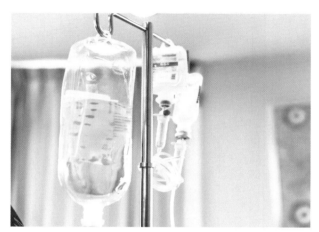

图 14-26 借道静脉输液装置

1. 使用用药交叉检查程序准备处方药物，大声读出并确认给药信息，然后将药物添加到二次静脉输注的溶液中；

2. 排尽二次静脉输液导管中的空气，如果导管无针头，请连接 25 mm、18G 的针头；

3. 清洁主输液管的用药端口，在保持无菌的同时插入借道静脉输液导管；

4. 用胶带将针头（如有）或小心地将导管固定到用药端口；

5. 以每分钟滴数计算二次输液的滴速；

6. 夹住主输液管，应用借道静脉输液管给药。打开借道静脉输液导管路的流量调节阀，调整滴速，借道静脉输入药物完毕，重新开始打开主输液管；

7. 不要撕去药液袋上贴着药物标签；

8. 对患者进行监测，记录药物对患者的作用。

另一种静脉给药装置是药物泵，主要供需要在家缓慢注射药物的患者使用，如正在接受化疗、自控镇痛和使用胰岛素的患者。药物泵可用于皮下给药、静脉给药，在某些情况下可进入硬膜外腔给药，也可以附在植入式血管装置上（框 14-9）。

框 14-9 植入式血管装置

肝素或盐水锁

肝素或盐水锁是一种外周静脉插管技术，没有附加静脉管道（图 14-27），可轻易进入外周静脉，用于短期给药，也常用于门诊的静脉治疗（如化疗）。套管装有 0.9% 的氯化钠溶液 0.5~1 mL，防止不用时发生凝血阻塞，有时也用肝素代替氯化钠溶液。

进入外周静脉前，用注射器抽取 4 mL 的 0.9% 的氯化钠溶液。处方药或药液输注前后使用无菌技术，用 2 mL 的 0.9% 的氯化钠溶液冲洗管道。静脉治疗后，注入 0.5~1 mL 的肝素或 3 mL 的 0.9% 的氯化钠溶液，封管。

中心静脉血管通路装置（CVAD）

CVAD 分 4 种：非隧道式导管、隧道式导管、经外周静脉置入中心静脉导管和植入式输液港（图 14-29）。CVAD 的末端位于腔静脉。如果末端进入动脉，可能发生并发症。非隧道式 CVAD 通过皮肤进入锁骨下静脉，在急救情况下也可插入。隧道式 CVAD 是手术室或放射室中插入下腔静脉的硅胶导管，可保存数年。经外周静脉置入中心静脉导管一般通过肘部静脉置入，用于短期治疗（最多 6 个月）。由于这种导管比其他 CVAD 导管更长，因此有时难以快速抽血或注入液体。

救护员可能接受过或没有接受过 CVAD 操作训练。在现场尝试进行此操作之前，应确认获得此操作技能的认证。

大多数 CVAD 的容积为 1~3 mL，抽血、给药或静脉输液时需注意不要引入空气，否则可能导致空气栓塞。隧道式导管、非隧道式导管或经外周静脉置入中心静脉导管按以下步骤插入：

1. 准备相关器械（选用 10 mL 或更大的注射器，小注射器可导致高压，进而损坏导管）；
2. 抽取 0.9% 的氯化钠溶液 3~5 mL（至少为导管容积的 2 倍）；
3. 戴上手套，使用无菌操作技术；

4. 向患者解释操作流程；
5. 用夹钳夹紧导管（有的导管有内置的阀门，无须夹紧）；
6. 用聚维酮碘擦拭穿刺点，等待干燥；
7. 连接注射器，松开导管，抽取 5 mL 血液（如果血抽不出来，那么不要使用导管）；
8. 更换夹钳；
9. 将装有 0.9% 的氯化钠溶液的注射器与导管连接，移除夹钳后冲洗（压力不要过大）；
10. 更换夹钳，移除注射器；
11. 将静脉输液管与导管连接，确保输液管内没有空气；
12. 移除夹钳，开始输液；
13. 捆扎输液管和导管的连接处，开始输液或给药。

植入式输液港

植入式输液港是一种可通过外科手术置于体内的中心静脉输液装置（图 14-29），小腔或小袋上方有自动封闭的隔膜。每次使用植入式输液港时，必须使用针头刺破皮肤。常规的针头可破坏输液港，此时需要立即手术，因此应使用专门的无损伤针头。患者情况稳定时，不要在救护车上接入植入式输液港。如果隔膜被刺破或输液港受到感染，则需要通过外科手术进行替换。接入植入式输液港按以下步骤操作：

1. 触诊，定位输液港；
2. 采用无菌操作技术清洁穿刺点，先用乙醇擦拭，再使用聚维酮碘擦拭；
3. 感觉输液港的边缘，用一只手固定输液港；
4. 用无损伤针头刺入皮肤和输液港隔膜，直到接触输液港的后部；
5. 抽血以确认位置正确；
6. 用 0.9% 的氯化钠溶液冲洗，连接静脉输液管（确保不含空气）；
7. 用透明敷料覆盖无损伤针头，开始输液。

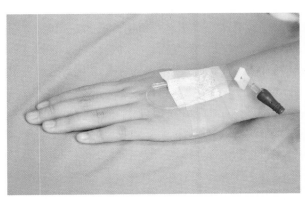

图 14-27 盐水锁

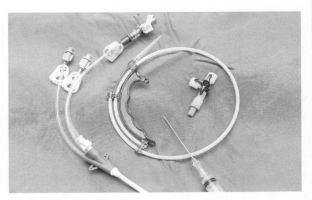

图 14-28 三腔装置

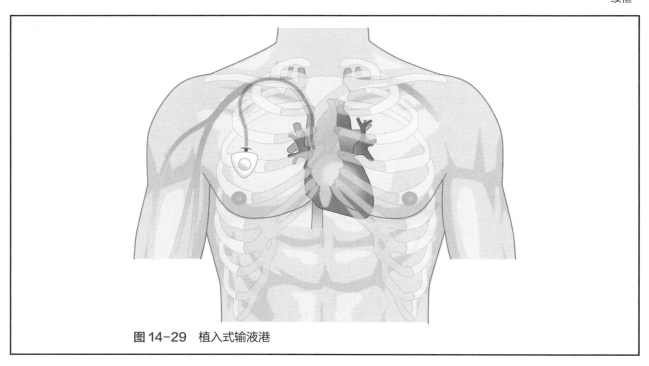

图 14-29 植入式输液港

注意

为了防止损坏中心静脉导管，救护员应当做到：

- 使用夹钳夹住硅胶导管做成的夹袖；
- 避免使用剪刀或其他锐器；
- 评估注射端口时只能使用小口径针（22~25G），长度小于 25 mm；
- 给药动作要轻柔（不得强行推药）。

骨髓腔内给药

研究表明，骨髓腔内注射对儿童和成年人而言均相对安全有效[7]。通过骨髓腔内给药，药液可快速从长骨的骨髓腔进入血窦，再穿过大静脉和导静脉，最后进入血液循环系统。0.9% 的氯化钠溶液、乳酸盐林格液、葡萄糖、血浆、血液和多数高级生命支持药物可通过这一给药路径快速注入（图 14-30）。骨髓腔内给药后应再用至少 5 mL 0.9% 的氯化钠溶液冲洗导管，以确保药物进入中央循环。

骨髓腔内注射一般用于外周静脉插管困难，而药物需要进入血管通路时[7]，如心跳呼吸骤停和外周血管塌陷（如发生休克、大创伤或烧伤时）。骨髓腔内注射还可用于血管通路因肥胖、水肿因受阻的患者。

注意

骨髓腔被骨性结构包围。在无骨创伤的情况下，骨髓腔保持开放状态，即便在外周静脉血管塌陷时也是如此。

骨内注射前穿刺部位的选择因患者和病情而异。许多 EMS 机构选择在胫骨前内侧面结节下方穿刺。儿童的替代部位是股骨（穿刺部位在外侧髁上方）、肱骨头（许多医疗机构首选的穿刺点）。在成年人中，替代部位有胸骨（胸骨切口以下）、胫骨、内侧踝、肱骨头。成年人的骨头比儿童的骨头更难穿透。

无论穿刺部位在何处，骨髓穿刺都需要特殊的穿刺设备，使骨髓穿刺针安全地通过皮层刺入长骨的骨髓中。市售的骨髓穿刺设备包括骨注射枪（BIG）、库克一次性骨髓穿刺针、EZ- 骨髓穿刺设备（图 14-31）。救护员在使用这些设备时应严格遵循制造商的建议。

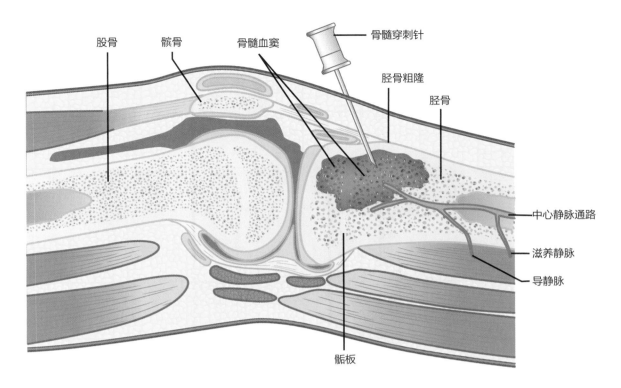

图 14-30 建立骨髓腔给药通路

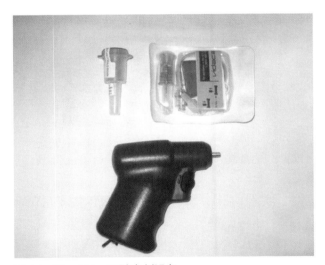

图 14-31 EZ- 骨髓穿刺设备

骨髓腔内注射的用物

- 灭菌剂；
- 胶带；
- 骨髓穿刺针或市售穿刺枪；
- 延伸导管；
- 静脉注射管（儿科注射套）；
- 静脉注射药液（由医疗指导制定）；
- 压力注射袋或输液泵。

注射技术

在胫骨进行骨髓腔内注射按如下步骤操作：

1. 戴上手套，以保护自己和患者。
2. 选取穿刺部位（图 14-32A）；
3. 清洁穿刺部位（图 14-32B）；
4. 准备穿刺针头并固定穿刺部位（图14-32C），以适当的角度将针刺入，远离骺板，把针推进骨膜；
5. 通过拧动（或借助特定设备），推进针头，直到它穿透骨髓（通常能感觉到阻力减小和轻微的爆裂感）（图 14-32D）；
6. 移除探针并将妥善处置（图 14-32E）；
7. 用注射器注入 0.9% 的氯化钠溶液或抽吸，以确保针头已妥善放置，同时评估是否有渗漏；
8. 用胶带或固定装置固定针头。附加一个延伸导管，以减少骨髓穿刺针晃动和渗漏的风险；
9. 连接标准导管，并按医嘱调节药液输注压力（图 14-32F）；
10. 用敷料覆盖穿刺点；
11. 对患者进行监护，并记录整个过程。

禁忌证

- 骨折处或邻近骨折处；
- 四肢创伤；
- 蜂窝织炎；
- 烧伤；
- 先天性骨病。

潜在并发症

技术性并发症

- 放置不当导致骨膜下外渗；
- 刺穿骨髓腔的后壁，导致软组织发生外渗；
- 骨髓凝结导致注射缓慢。

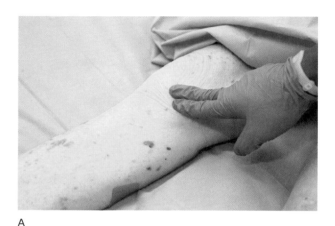

A

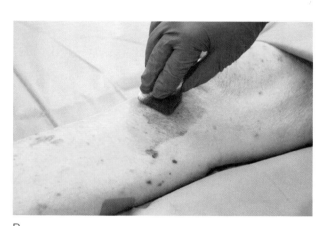

B

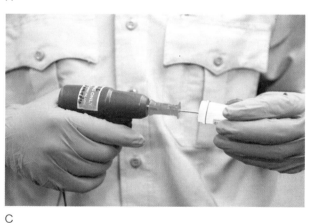

C

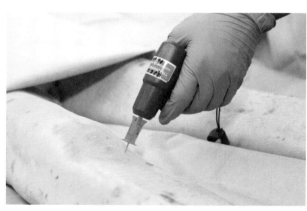

D

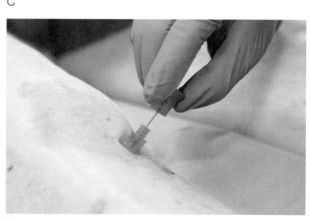

E

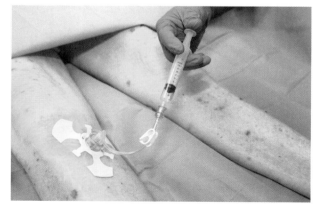

F

图 14-32 骨髓腔内输注。A. 选取穿刺部位；B. 清洁穿刺部位；C. 将针头连接到 EZ- 骨髓穿刺枪上，并拆下保护帽；D. 固定穿刺部位，以 90°角推进针，直到感觉到爆裂感，然后移除探针；E. 从导管中取出探针；F. 将注射器和延伸导管连接到穿刺针上，用 0.9% 的氯化钠溶液冲洗，确保妥善放置

全身性并发症

骨髓穿刺设备是短期急救设备，一般在注射24小时内移除，防止发生以下全身性并发症：

- 骨髓炎（发生率低于0.6%，一般是由注射时间过长导致的）；
- 脂肪栓塞（罕见）；
- 穿刺部位轻微骨髓炎（一般在2~3周内消失）；
- 感染（与其他注射技术相比发生率较低）；
- 骨折。

第7节 黏膜给药

体腔表面有覆盖着厚厚黏液的薄膜。舌下腺、颊部和鼻组织的黏膜为急诊用药提供了良好的场所。与口服相比，它们有一个优点，即可以快速、无创地进入体循环中。此外，通过黏膜表面给药的药物不会在肝脏中进行首关代谢。容易附着于黏膜或穿透黏膜下表面的药物适合这种给药途径[8]。在紧急救护中，舌下、颊部和鼻黏膜常用于给药。

舌下用药

最常用的舌下用药是硝酸盐（如硝酸甘油），用于治疗心绞痛。紧急救护中的舌下用药还有治疗焦虑症的劳拉西泮、治疗充血性心力衰竭的卡托普利。

舌下用药应放置于舌下溶解，药物被吸收前不得喝水。如果患者不小心将药片吞下，则药效减弱，并且起效慢。应当注意的是，老年人分泌唾液减少，因此吸收缓慢，药效不确定。

颊部用药

颊部用药要置于患者的脸颊和牙龈之间，溶解后可达到药效。和舌下用药一样，患者在颊部用药时也不得饮水。葡萄糖胶体制剂是一种典型的通过颊部给药的急救药物。颊部给药不得用于意识不清的患者，也不得用于无法吞咽或无吞咽反射的患者。

鼻内用药

在过去的10年里，雾化鼻内用药在紧急救护中的使用越来越多。通过这种途径给药有一些好处。例如，这种途径无须用针，消除针刺伤的风险，在移动的救护车或救援车辆中可以安全地使用鼻内用药。对于有暴力倾向的患者、儿童及难以建立静脉通路的

患者，可能会首选经鼻给药。通过这种途径给予的药物会迅速作用于大脑，因为它们被吸收的地方靠近大脑。它们也不会通过肝脏进行首关代谢（就像口服药物一样），因此它们在血清中的浓度仍然很高。

只有分子容易被吸收并穿过脂膜的药物（亲脂性药物）才能通过这种途径给药。许多紧急药物被批准用于经鼻给药，包括地西泮、芬太尼、胰高血糖素、氟哌啶醇、利多卡因、劳拉西泮、咪达唑仑、氯胺酮和纳洛酮。任何可能引起血压降低的药物都不应通过鼻内给药，除非已经建立了静脉通路。

经鼻给药也有一定的局限性。最重要的是，并不是所有的药物都可以通过这种途径给药。此外，如果患者出现鼻塞或鼻黏膜受损，药效也会受到影响。只有小剂量的药物可以经鼻给药：理想的给药量是0.3 mL，但每个鼻孔最多可以给药1 mL。给药量应平分，每个鼻孔给药量为总药量的一半。

经鼻给药所需的装置

用于经鼻给药的装置必须能够将药物雾化成细雾状，以便能散布到鼻腔中进行吸收。有多种市售装置可用于雾化药物。

大多数救护员使用装有药物的注射器和鼻雾化器进行鼻内给药（图14-33）。当鼻内用药由非专

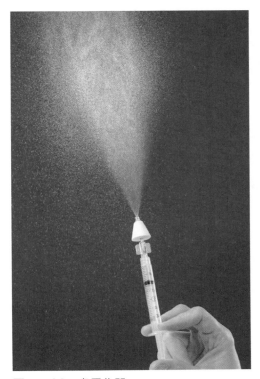

图14-33 鼻雾化器

业人员或患者家属给予时，通常使用市售雾化给药装置。这些装置预先填充药物，并连接到雾化器以便于使用（图14-34）。这些装置的成本远远高于药物本身的成本。

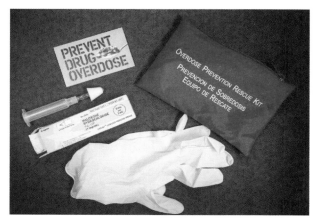

图14-34 预先填充纳洛酮的给药装置（使用鼻雾化器），用于治疗阿片类药物过量

经鼻给药技术

经鼻给药将药物置于鼻腔黏膜层（图14-35）。经鼻给药按以下步骤操作。

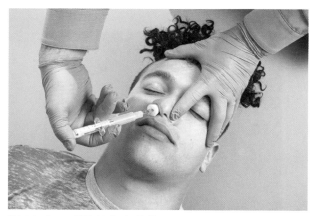

图14-35 纳洛酮经鼻给药

1. 计算药物剂量，并考虑适当加量，因为给药装置中通常会残留药物[9]。
2. 将雾化器安装在注射器上并固定。
3. 将雾化器牢牢地放在一个鼻孔内，对准同侧耳朵的顶部。
4. 用另一只手扶住患者的头顶，使其固定不动。
5. 轻快地推注射器，使剂量减少一半。

6. 将雾化器放在另一个鼻孔，用力推注射器，注射剩下的一半剂量。如果不用力推注射器，药液可能会滴或流下鼻咽，而不会雾化成雾状分布在鼻腔黏膜上。

证据显示

一项研究调查了美国5个县内9个高级生命支持救援机构的药物运送和储存办法，然后进行评估。研究总共发现了38个药物安全问题：16个被认为是高风险，14个是中度风险，8个是低风险的。发现的问题包括过期药品、容器标签问题、在同一隔间存放的不同药物容器外观相似，已结晶的液体与预混合药物一起在输液袋旁边。研究人员得出结论，了解这些问题的性质有助于改进工作，从而降低用药错误的可能性和患者受到伤害的风险。

资料来源：Kupas DF, Shayhorn M, Green P, Payton TF. Structured inspection of medications carried and stored by emergency medical services agencies identified practices that may lead to medication errors. *Prehosp Emerg Care*. 2012; 16（1）: 67–75.

第8节　透皮给药

透皮给药是指通过皮肤吸收给药。以这种方式应用的药物包括局部用药、眼科用药和耳部用药。

局部用药

除了各种润肤剂和抗生素软膏外，最常见的透皮急诊用药是硝酸甘油。目前有2种局部用硝酸甘油制剂：硝基软膏和硝酸甘油贴，可用在上臂的清洁干燥区或胸部的无毛区。硝基软膏以羊毛脂—凡士林为基底，用量以1 cm递增，用特殊的试纸来测量。硝酸甘油贴的背面有黏合剂（图14-36），硝酸甘油呈固体或半固体状态。救护员粘贴或移除这些药物时应当始终佩戴手套，防止无意中吸收到这些药物。透皮给药的药物起效慢，作用时间长。

芬太尼、东莨菪碱、可乐定和雌激素等药物也有贴剂，在患病期间可能对患者造成不利影响。救护员应当会识别不同类型的贴剂，并在必要的时候移除它们。贴剂常用于耳后、胸部、后背、臀部和上臂。

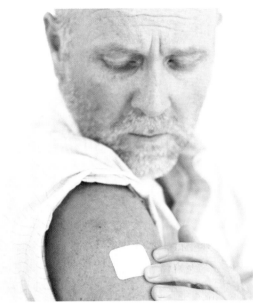

图14-36 粘贴硝酸甘油贴

眼科用药、鼻部用药和耳部用药

眼科用药通常呈滴剂或软膏的形式。使用这些药物时，患者应该躺下或坐下头向后仰。救护员用一只手固定患者的头部，用另一只手的拇指或手指轻轻地拉下下眼睑。药物应用在下眼睑的结膜囊，而不是眼球上（图14-37）。

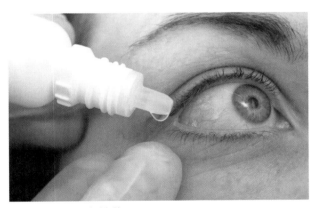

图14-37 眼部给药

滴鼻剂作用于鼻组织（而不是人体系统）。滴鼻时让患者躺在床上，头部位于床沿，将滴鼻剂滴入每个鼻孔。救护员应嘱患者不要长时间擤鼻涕，以便药物吸收。经鼻给药时，救护员应让患者保持头部直立或向后仰，并堵住一个鼻孔，然后挤压雾化器喷头，向另一个鼻孔释放雾化药物。抗过敏药和减充血药是通过这一途径给药的。

耳部用药通常呈滴剂形式。患者应平卧，患耳在上。对于3岁以上的儿童或成年人，救护员应轻轻地抓住耳朵顶部向上和向后拉，使外耳道变直，然后滴入规定数量的滴剂。对于3岁以下的儿童中，耳朵向下向后拉直。患者应保持在患耳在上约10分钟，以使药物分散。为了防止滴液污染，滴管尖端不得与耳道接触。给药后在耳道中放置一个棉球，避免药液渗出，流到面部。

第9节 吸入性药物

除了氧气和氧化亚氮外，还有其他几种药物也可以通过吸入给药，如支气管扩张药、皮质类固醇、抗生素和黏液促动药。

气雾剂是分散在气体或液体中的液态或固态微粒。雾化治疗的效果取决于悬浮于气体或液体中的微粒数量、氧气或气体流动的速率、微粒大小（微粒的直径）、输出量和患者的呼吸频率和深度。快速浅呼吸会减少到达或滞留肺深部支气管的微粒数量。相较于其他给药途径时，吸入给药具有一定优势，如起效快，全身性不良反应较少。

产生气雾剂的装置称为雾化器。间歇性正压呼吸装置在院内使用，院外使用的装置包括定量雾化吸入器和手持雾化器。手持雾化器的工作原理是挤压空气或氧气，并通过流量计调节。

定量吸入器

定量吸入器是最常用的雾化治疗装置（图14-38），使用方便，每挤压一次药筒便送出定量的药物。定量吸入器一般用于患者自己治疗哮喘。通过定量吸入器给药的药物有异丙托溴铵和沙丁胺醇。

救护员通过这一途径给药时应按以下步骤操作：

1. 大声读出并确认信息；
2. 从定量吸入器的药罐（药物容器）上取下喷口和保护盖；
3. 将罐柄伸入喷口的孔中；
4. 充分摇晃罐柄和喷口；
5. 将定量雾化器靠近患者嘴巴（喷口向下），指导患者呼气，尽量将肺中的气体排出；
6. 将喷口放入患者的口中，让患者轻轻地含着喷口，喷口压住舌头。患者深吸气2~3秒后，快速按下药罐并松开；

7. 让患者屏气 5~10 秒再呼气；

8. 按程序重复这一过程。

大多数通过吸入方式给药的药物都通过雾化室给药，这方便对儿童和有问题的患者给药。例如，有些患者可能需要额外的时间吸收药物，还有些患者可能缺乏协调，还有些患者可能过于焦虑，或者缓慢而深吸药物的能力不够。贮雾器方便患者吸入药物，不要求呼吸与挤压贮雾器精确同步。如果贮雾器与定量吸入器一起使用，如果贮雾器是新的或一周或更长时间没有使用，则按照制造商的指南对其进行初始化。指导患者深呼吸但不要让垫片发出声音。

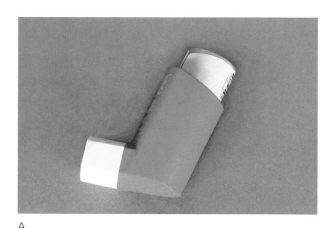

A

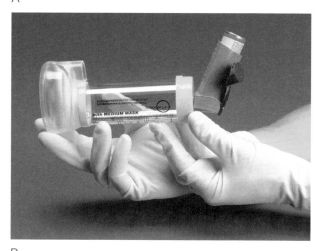

B

图 14-38 A. 定量吸入器；B. 带贮雾器（或垫片）的定量吸入器

思考

如果患者没有正确操作雾化吸入器，那么给药会发生什么变化呢？

手持雾化器

手持雾化器是吸入给药的另一种装置。各种制造商生产一次性雾化器套件。该套件通常包括管口或面罩、氧气管和储液管（图 14-39）。适合雾化治疗的药物包括沙丁胺醇、消旋肾上腺素、异丙托溴铵、左旋沙丁胺醇和奥西那林。

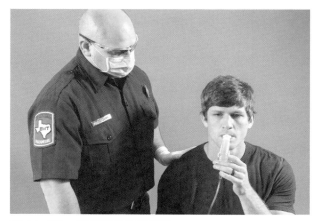

图 14-39 用手持雾化器给药

通过雾化器给药的具体程序可能略有不同，这取决于患者是否耐受通过管口或面罩。管口周围必须密封，所以要求患者在治疗过程中能够配合。

使用手持雾化器给药时，救护员应按以下步骤操作。

1. 使用无菌技术，将处方药与规定量的 0.9% 的氯化钠溶液混合，然后注入雾化器。一些药物以单位剂量包装，并配有固定量的稀释液（通常为 0.9% 的氯化钠溶液）。

2. 将雾化器连接到管口上，并将其与输送非湿润氧气（低氧患者）或压缩空气的导管连接起来。如患者不能使用管口，可使用雾化面罩。

3. 根据制造商的建议调整氧气流量计（通常为 4~6 L/min），以产生稳定、可见的气雾。这个流量通常会产生稳定的雾，不会浪费太多的药物。流量越高，用药量越大。如果使用面罩，也应根据制造商的建议调节氧气流量（通常为 6~8 L/min，以防止呼出的二氧化碳在面罩中的蓄积）。

4. 当薄雾可见时，开始治疗。让患者用嘴慢慢地深吸气。嘱患者在呼气前屏气 3~5 秒，以确保气雾剂颗粒在气管支气管树沉积。应连续吸入和呼出，直到药液用尽。重复治疗频率通常不会高于每15~20分钟一次（通常最多3次治疗）。然而，治疗严重哮喘可能需要持续给予雾化β受体激动药，具体根据患者的反应而定。

患者必须配合雾化治疗，跟随指示深呼吸，以促进药物吸收。如果患者无法充分吸入药物，或者支气管痉挛严重，应考虑通过另一种途径给药。对于人工通气患者，可通过将药物放置在袋罩装置或呼吸机的通气回路中给予雾化器吸入治疗。调节氧气流量很重要。如果提供太少或太多的流量，药物将不会雾化为能穿透到作用部位的颗粒大小。

在雾化治疗过程中，患者的心率可能会发生显著的变化或出现心律失常。如果发生这些情况，应停止治疗，并联系医师，以获得进一步的指示。在雾化治疗期间，救护员应避开药物蒸气流。

第 10 节　气管内给药

气管内给药也是一种给药途径，在静脉通路或骨髓腔内给药通路无法建立而其他途径又不合适时可采取这一途径（气管内给药效果难以确定，并且效率比静脉注射或骨髓腔内注射更低，因此气管内给药时必须增加剂量）。气管内给药的急救药物包括纳洛酮、阿托品、血管升压素、肾上腺素和利多卡因。气管内给药时，救护员按以下步骤操作（图14-40）：

1. 确保气管插管位置正确（见第15章）；

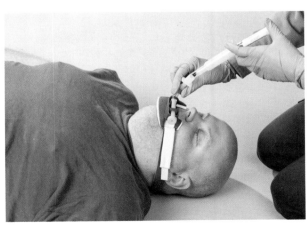

图 14-40　气管内给药

2. 确保患者肺部氧合和通气良好；
3. 确保药物剂量是静脉给药时的 2~2.5 倍，用 10 mL 0.9% 的氯化钠溶液稀释（或准备 10 mL 0.9% 的氯化钠冲剂）；
4. 排出气管导管内的空气，深入导管内将药物注入，或者直接注入导管内，随后用 0.9% 的氯化钠溶液冲洗；
5. 通过 1~2 台呼吸机恢复通气，确保药物进入肺支气管树（可促进吸收）；
6. 观察患者治疗效果，有无不良反应。

第 11 节　儿童患者的特殊问题

对婴儿和儿童给药有时十分困难，在急救情况下尤其如此。以下方法有助于婴儿和儿童给药。

- 尝试与儿童建立积极的关系，接受儿童的恐惧和焦虑行为，这是他们的自然反应。
- 诚实地告知儿童打针吃药确实是让人难受或痛苦的事。
- 如果合适的话，允许儿童协助给药（如握住药杯或将药物放入口中）。
- 对婴儿或儿童口腔给药时，应以半仰卧姿抱住儿童（或让父母抱住儿童）。将口服注射器或给药装置置于舌旁，慢慢地注入药物，使儿童多次少量吞咽。
- 必要时使用温和的身体约束手段，但需要对儿童就此进行解释。
- 尽可能寻求父母或监护人的协助。
- 非肠道给药时，需要固定注射点，并快速注射。4岁以上的儿童需要多人抱住，哪怕儿童承诺"不会乱动"。
- 记住以下一点：儿童年龄越小，那么允许的犯错空间更小。

第 12 节　获取血液样本

院前获取静脉血液样本一般是为了检测血糖和院内实验室检测。如果可能，血液样本应当在建立静脉通路时，药液输入前获取。如果需要抽血检测血清钾，应避免让患者握拳，握拳会使静脉更加充盈或增加血流量，造成血钾水平虚高。

证据显示

美国密歇根州的研究人员采用定量（横截面、观察性）和定性研究设计结合的方法进行研究。在这项研究中，他们评估了院前救护员在模拟照顾精神状态改变、癫痫发作和呼吸停止的儿童时的表现。研究人员发现了救护员在呼吸道管理、给氧、血糖测量、心肺复苏和药物管理方面的错误。地西泮给药的错误率为47%，咪达唑仑给药的错误率为60%。用药错误的原因包括体重估计不正确、布雷斯洛（Broselow）急救尺使用不正确、剂量回忆不准确、压力下计算剂量问题、剂量转换错误、容积测量不准确、预充的注射器使用不当，也没有和同事核对剂量。根据这些结论，他们提出了14项建议，以减少儿科患者护理中的错误。

资料来源：Lammers R, Bryrwa M, Fales W. Root causes of errors in a simulated prehospital pediatric emergency. *Acad Emerg Med*. 2015; 19（1）: 37–47.

从静脉穿刺部位获取血液样本时，救护员应当按以下步骤操作：

1. 事先准备好所有用物；
2. 轻压静脉穿刺点上方，防止血液从静脉导管中流出；
3. 在稳定穿刺点的同时，将真空采血管（表14-2）连接静脉导管；
4. 获得血液样本后，连接静脉输液器开始输液；
5. 轻轻翻转样本收集管 3~4 次，以防止凝血；
6. 在样本收集管上标注患者的名字及获取的日期和时间。

思考

为什么不能在输液部位采集静脉血样本？

表 14-2　血液样本收集管的类型和抽血的顺序

为了防止样本收集管的添加物污染其他样本收集管，必须按照特定的顺序抽血，称为抽血顺序。以下是多管抽血的抽血顺序：

1. 黄盖子或黄瓶：无菌/血液培养
2. 宝蓝色：微量金属分析，贴红色标签
3. 浅蓝色凝血管（如果只做凝血实验并使用蝶型导管时，抽取收集管中的空气）
4. 红色（无添加剂）
5. 红色胶体分离管（斑点盖子或"老虎斑纹"盖子）
6. 绿色（肝素）
7. 绿色/灰色斑点的 PST 血浆分离胶管（肝素）
8. 紫罗兰/紫色盖子或粉色（乙二胺四乙酸）
9. 灰色盖子（草酸/氟化物管）

颜色	添加剂/防腐剂	对血液样本进行	备注
绿色	肝素	电解质，葡萄糖；心肌酶	翻转样本收集管数次。肝素可以防止血液凝固而不会杀死细胞
灰色	草酸/氟化物	血液中的酒精、乳酸、空腹葡萄糖	
紫色	乙二胺四乙酸（EDTA）抗凝剂	血细胞计数、血红蛋白、血细胞比容、红细胞沉淀率、糖化血红蛋白 A1c、T8 细胞（用于检测 HIV）	翻转样本收集管几次，防止凝血（不要摇）。用乙二胺四乙酸管采集样品，全血血液学检测
浅蓝色	枸橼酸钠	凝血酶原时间、活化部分凝血活酶时间、纤维蛋白原水平、D-二聚体	样本收集管必须完全充满，翻转多次，防止凝血。枸橼酸钠管主要用于对采集样品进行凝血研究。对于有出血问题的患者（如腹部、脑部和其他部位），经常需要进行这样的检测
红色	无	血清、肝脏（功能）和其他酶、药物浓度、血库相关检验	不用翻转样本收集管，因为目的就是要血液凝集。一些公司生产带有凝血活化剂的管，加速凝血以进行凝血速度检测
黄色	玻璃颗粒（加快凝血过程）	所有免疫学检查	有凝血激活剂的管

资料来源：University of Michigan Health System, Department of Pathology. Blood bank: FAQs. University of Michigan website. https://www.pathology.med.umich.edu/blood-bank/faq. Accessed January 12, 2018. Specimen collection. Becton, Dickinson and Company website. http://www.bd.com/en-us/offerings/capabilities/specimen-collection. Accessed January 12, 2018.

使用针头和注射器采取血液样本的步骤如下（图14-41）：

1. 在选定的穿刺点上绑上止血带；
2. 清洁穿刺点；
3. 使用18G或20G针头、10 mL或12 mL的注射器刺入静脉；
4. 匀速平稳地向后抽拉活塞，获取血液样本；
5. 获取样本后，松开止血带，取出针头，压迫穿刺点；
6. 快速将血液样本转入相应的样本收集管，不要将多余的血液注入样本收集管（每一个收集管的真空量即为所需的血液量）；
7. 如果不想让血液凝集，轻轻翻转样本收集管3~4次；
8. 在样本收集管上贴上患者的姓名及获得样本的日期和时间。

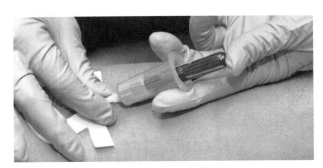

图14-41 采取血液样本

第13节 污染物和锐器的处置

针头和其他锋利的物体会伤害到救护员和其他人。它们也可能是肝炎病毒或HIV的传染源。美国CDC建议在处理前不要将针头加盖、弯曲或折断。相反，它们应该与注射器完好无损地丢弃在特殊的容器（锐器盒）中，这种容器有明显的标识（图14-42）。这种容器应该是防刺和防漏的。当内容物达到容器容量的3/4时，容器应根据处置受污染物品和锐器的政策丢弃。

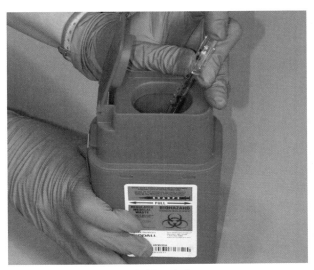

图14-42 将针头丢弃在锐器盒中

总结

- 救护员应当选择准确、可靠的药物计算方法，为此应做到以下几点：将所有的剂量单位转换成统一的单位体系评估计算得出的药物剂量是否合理；始终使用同一种计算方法。
- 许多药物剂量计算可凭直觉进行，但救护员决不能凭直觉计算剂量。计算方法包括基本公式、比率和比例、量纲分析。
- 安全是给药的首先要考虑因素。救护员必须保证正确的患者在正确的时间通过正确的给药途径接受正确剂量的正确药物。

- 给药时可能会发生错误，此时救护员应当对自己的行为负责，立即咨询医疗指导，评估并观察患者服药后的效果，按照当地、各州和医疗指导的要求记录用药错误。此外，救护员还必须改正错误，防止日后再犯类似的错误。
- 医学无菌技术采用的是一种"清洁"技术，包括卫生措施、清洁剂、灭菌剂、消毒剂和隔离场所。
- 肠道给药通过胃肠道给药和吸收药物，有口服、胃管给药和直肠给药等方式。非肠道给药不经过肠道，一般是注射给药，包括皮内给药、皮下给药、肌内给药、静脉给药和骨髓腔内给药。另外还有透皮给药。

- 在院前紧急情况下，输液首选四肢外周静脉注射。
- 静脉输液可导致几种并发症，包括局部并发症、全身并发症、渗漏和空气栓塞。
- 骨髓腔内给药的药物通过骨髓腔进入血窦，随后进入大静脉和导静脉，再进入体循环。儿童骨髓腔内给药的首选穿刺部位是胫骨前内侧面结节下方。骨髓腔内注射的穿刺部位还包括胫骨、肱骨和胸骨（成年人）。
- 有些药通过黏膜或皮肤吸收。经黏膜给药的药物包括舌下用药、颊部用药、鼻内用药。透皮给药的药物包括局部用药、鼻部用药、眼科用药和耳部用药。
- 除氧气和氧化亚氮外，还有几种药物均通过

吸入给药，包括支气管扩张药、皮质类固醇、抗生素及黏液促动药。这些药物可以通过定量吸入器或手持雾化器给药。

- 在无法建立静脉通路或骨髓腔内给药通路，而其他途径又不适合的情况下，可采用气管内给药。但这种途径药效难以确定。通过这种途径给药的药物包括纳洛酮、阿托品、血管升压素、肾上腺素和利多卡因。
- 有时给婴儿和儿童用药十分困难，在急救情况下尤其如此。年龄越小，允许犯错的空间越小。
- 如果可能，静脉血液样本应当在建立静脉通路后、静脉输液前获取。如果没有静脉通路，可使用针头和注射器（或真空针头和套筒）获取血液样本。
- 美国 CDC 规定针头丢弃前不要加盖、弯曲或折断。相反地，针头应当和注射器一起丢弃在有明显标识的锐器盒中，锐器盒必须防刺、防漏。

参考文献

［1］ Hoyle JD Jr, Crowe RP, Bentley MA, Beltran G, Fales W. Pediatric prehospital medication dosing errors: a national survey of paramedics. *Prehosp Emerg Care.* 2017; 21（2）: 185–191.

［2］ Institute of Medicine. *Preventing Medication Errors.* Washington, DC: National Academies Press; 2007.

［3］ Centers for Disease Control and Prevention. Handwashing: clean hands save lives. Centers for Disease Control and Prevention website. https://www.cdc.gov/handwashing/index. html. Updated December 8, 2017. Accessed January 12, 2018.

［4］ Institute for Safe Medication Practices. ISMP safe practice guidelines for adult IV push medications. Institute for Safe Medication Practices website. http://www.ismp.org/Tools/guidelines/ivsummitpush/ivpushmedguidelines.pdf. Published 2015. Accessed January 12, 2018.

［5］ Hadaway L. Short peripheral intravenous catheters and infections. *J Infusion Nurs.* 2012; 35（4）: 230–240.

［6］ McCarthy CJ, Behravesh S, Naidu S, Oklu R. Air embolism: practical tips for prevention and treatment. *J Clin Med.* 2016; 5（93）.

［7］ Weiser G, Hoffmann Y, Galbraith R, Shavit I. Current advances in intraosseous infusion: a systematic review. *Resuscitation.* 2012; 83: 20–26.

［8］ Mitra AK, Kwatra D, Vadlapudi AD. *Drug Delivery.* Burlington, MA: Jones & Bartlett Learning; 2015.

［9］ Teleflex. MAD Nasal: intranasal mucosal atomization device. Teleflex website. http://www.lmaco.com/sites/default/files/940699–000001_MADNasal_UsageGuide_Sheet_1605_V2.pdf. Published 2016. Accessed January 12, 2018.

推荐书目

Brown M, Mulholland J. *Drug Calculations: Ratio and Proportion Problems for Clinical Practice.* 10th ed. St. Louis, MO: Mosby/Elsevier; 2016.

McKenna KD. The top 10 things you need to know to reduce medication errors. EMS Reference website. https://www.emsreference.com/articles/article/top–10–things–you–need–know–reduce–medication–errors. Updated November 27, 2015. Accessed January 12, 2018. Plumlee R. EMS develops process to reduce medication errors. *Wichita Eagle* website. http://www.kansas.com/news/article1114743.html. Updated May 5, 2013. Accessed January 12, 2018.

（郭静，喻慧敏，邓霜霜，潘振静，译）

呼吸道

第四部分

第 15 章　呼吸道管理、呼吸和人工通气

第 15 章

呼吸道管理、呼吸和人工通气

美国 EMS 教育标准技能

呼吸道管理、呼吸及人工通气

将解剖学、生理学和病理生理学的复杂知识整合到评估中，以制定和实施治疗计划，目标是确保各年龄段的患者呼吸道通畅、机械通气充分及呼吸充足。

呼吸道管理

- 呼吸道解剖
- 呼吸道评估
- 确保呼吸道畅通的技术

呼吸

- 呼吸系统解剖
- 呼吸生理与病理生理学
  ▪ 肺通气
  ▪ 氧合
  ▪ 呼吸作用
  ▪ 外呼吸
  ▪ 内呼吸
- 评估和管理通气
- 补充氧气疗法

人工通气

评估和管理通气
- 人工通气
- 每分通气量
- 肺泡通气量
- 人工通气对心输出量的影响

学习目标

完成本章学习后，紧急救护员能够：

1. 描述呼吸道和呼吸系统的解剖结构；
2. 区分呼吸、肺通气、外呼吸和内呼吸的概念；
3. 解释通气和呼吸的原理；
4. 解释血液中和肺内气体分压与大气压的关系；
5. 描述肺循环；
6. 了解体内气体的转运和交换过程；
7. 掌握呼吸系统的自主调节、神经调节和化学调节；
8. 讨论呼吸道阻塞的评估与管理；
9. 解释儿科患者呼吸道和通气问题评估与管理的特点；
10. 描述吸入性肺炎的风险因素和预防措施；
11. 概述呼吸道与呼吸的评估方法；
12. 描述补充氧气的适应证、禁忌证及操作技术；
13. 讨论各种通气方法的适应证、禁忌证、并发症和应用；
14. 描述人工通气和机械通气的适应证、禁忌证、并发症及操作技术；
15. 确认气管内和气管周围气道装置位置正确的技术手段。

重点术语

辅助呼吸肌：辅助呼吸运动的肌肉，包括斜角肌、胸锁乳突肌、颈部和喉部的深层肌肉、颈后部肌群和背部肌肉、胸大肌、胸小肌及腹部肌肉。

肺泡：肺内空气与肺毛细血管之间发生气体交换的微小气囊。

解剖无效腔：口、鼻至终末细支气管无气体交换功能的无效腔。

长吸中枢：脑桥中兴奋吸气活动的中枢结构。

肺不张：一个或多个肺段或肺叶的含气容积或含气量减少的病理改变。

大气压：我们周围环境中气体的压力，随海拔不同大压力不同。海平面的大气压是 760mmHg。

正压通气：用呼吸机提供高于大气压的通气压力进行机械通气。

波尔效应：二氧化碳分压升高和／或氢离子浓度增高时引起红细胞内血红蛋白氧亲和力下降的现象。

玻意耳定律：一种气体定律，假设温度恒定，气体的压力与体积呈反比。

二氧化碳描记图：监测呼出二氧化碳浓度方法。

气管隆嵴：最下面的气管软骨向下向后的突出物，是左右主支气管分叉的部位。

顺应性：肺和胸腔随压力变化扩张的难易程度。顺应性越好，扩张越容易。

持续气道正压通气：对于有自主呼吸的患者，在呼吸周期中给予持续的正压气流，使气道保持正压的机械通气。

道尔顿定律：又称为分压定律，是指混合气体产生的总压强等于其中各种气体分压的总和。

膈肌：呈穹隆形的扁薄阔肌，将胸腔和腹腔分隔开。

扩散：液体中的固体或颗粒物质从高浓度的区域向低浓度的区域转移，直到液体中固体或颗粒物质分布均匀。

呼气：呼出气体，通常是一个被动的过程。

补呼气量：平静呼气末再用力呼气所能呼出的气量。

外呼吸：氧气和二氧化碳在肺泡与肺毛细血管之间进行交换的过程。

拔管：拔除气管内插管的过程。

菲克定律：器官的需氧量等于器官的耗氧量加上器官携带的氧气量。该定律可用于评估心输出量。

咽反射：触碰软腭或咽后部而引起的神经反射。

亨利定律：在恒定温度下，溶解在液体中的气量与该气体在该液体平衡时的分压成正比。

肺牵张反射：肺扩张或萎陷引起的吸气抑制或兴奋的反射。

低碳酸血症：动脉血中二氧化碳分压低于正常水平的病理状态。

低氧血症：血液中氧含量不足，动脉血氧分压低于正常值范围下限。

缺氧：组织中氧含量降低的状态。

低氧驱动：动脉血氧分压降低刺激颈动脉体引起呼吸加强的过程。

代偿性过度通气：为提高胸膜腔内压并降低冠状动脉灌注压而产生的过度通气。

吸气：将气体吸入肺中的动作。

补吸气量：平静吸气末再用力吸气所能吸入的气量。

肋间肌：包括肋骨之间的肋间内肌和肋间外肌。肋间肌收缩可抬高肋骨，增加胸廓的前后径和左右径。

内呼吸：氧气和二氧化碳在毛细血管内的红细胞和组织细胞之间进行交换的过程。

肺内压：肺泡内气体的压力。

胸膜腔内压：胸膜腔内的压力。

左主支气管：气管在气管隆嵴处分出两个主支气管，位于左侧为左支主气管。

肺小叶：每一个细支气管连同它的分支和肺泡形成的结构。

下呼吸道：声门下的气体通道。

纵隔：胸腔正中、两肺之间的复杂结构。由多种器官、结构和结缔组织组成。纵隔内的器官包括心脏、血管、气管、食管、淋巴组织和淋巴管。

每分通气量：1 分钟内吸进或呼出的气体总量。每分通气量等于潮气量乘以呼吸频率。

氧合血红蛋白：与氧结合的血红蛋白。

气体分压：气体混合物中的某一种气体分子单独运动产生的张力。

膈神经：包括支配、膈肌、胸膜的运动神经，以及支配纵隔和胸膜的感觉神经。

生理无效腔：解剖无效腔和肺泡无效腔的总和。

呼吸调整中枢：脑桥中对吸气中枢具有抑制作用的神经元。

呼气末正压：机械通气时呼气末气道压力大于零的状态。

压力梯度：由于大气压、肺内压和胸膜腔内压的不同而产生的压力差。

压力支持：一种自主通气模式，呼吸机以预设的压力值为患者自身呼吸速率提供支持。

肺表面活性物质：一种可以降低肺泡表面张力的脂蛋白，主要作用是保证肺组织的弹性，利于肺泡中的气体交换。

肺通气：肺与外界环境之间的气体交换过程。这一过程将氧气吸入肺里，将二氧化碳排出体外。

奇脉：收缩压异常下降，吸气时收缩压降低超过 10~15 mmHg 的现象。

快速顺序诱导：同时给予有效的镇静药或诱导药和神经肌肉阻断药，旨在 1 分钟之内达到最佳插管条件。

余气量：一次用力呼气末肺内残存的气量。

呼吸：机体组织中氧气和二氧化碳交换的过程。

呼吸膜：肺泡气体和毛细血管血液之间进行气体交换所通过的组织结构。

右主支气管：气管在气管隆嵴处分出两个主支气管，位于右侧的为右主支气管。

次级支气管：从主支气管分支连接到肺叶的气管。

胸骨角：胸骨头与胸骨柄连接处微向前突出的部分，也称为路易斯角。

终末细支气管：支气管不断分支的终末节段。

潮气量：平静呼吸时每次吸入或呼出的气量。

总压力：混合气体中所有气体的分压力之和。

上呼吸道：声门以上的气体通道。

会厌谷：会厌与舌根间的腔隙。

通气：为保证呼吸而使空气进出肺部的机械运动。

通气血流比例失调：肺泡通气血流比例明显高于或低于 0.8 的病理生理状态。

声带：由附着在甲状软骨和杓状软骨之间的 2 条弹性韧带组成，其表面覆盖黏膜。声带的振动形成了声音。

在创伤和其他疾病患者中造成心肺并发症及不必要的死亡的主要原因是错误的呼吸道管理和无效的通气。因此，了解呼吸系统并掌握呼吸道管理及通气方法是院前紧急救护的重要内容。

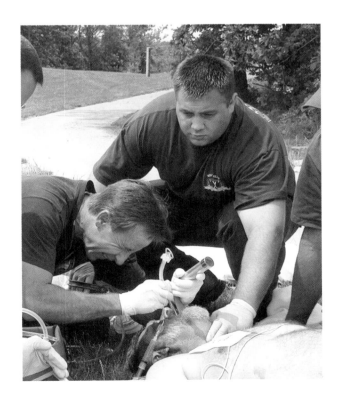

第 1 节　呼吸道解剖

只有正确认识上呼吸道和下呼吸道的结构和功能才能做好呼吸道管理。上呼吸道是指声门上的结构，而声门下的结构称为下呼吸道（框 15-1 和图 15-1）。

框 15-1　上呼吸道和下呼吸道的结构
上呼吸道结构 　鼻咽 　上颌窦、额窦、筛窦、蝶窦 　口咽 　喉咽 　喉
下呼吸道结构 　气管 　支气管树 　肺泡 　肺

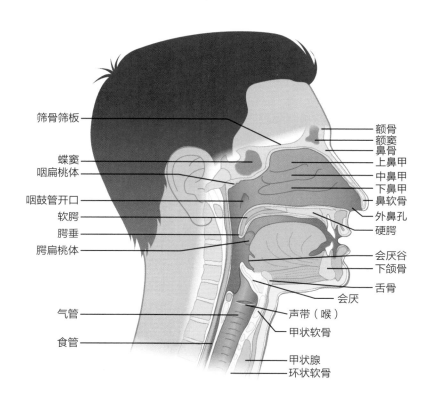

筛骨筛板

蝶窦
咽扁桃体

咽鼓管开口
软腭
腭垂
腭扁桃体

气管

食管

额骨
额窦
鼻骨
上鼻甲
中鼻甲
下鼻甲
鼻软骨
外鼻孔
硬腭

会厌谷
下颌骨
舌骨
会厌

声带（喉）
甲状软骨

甲状腺
环状软骨

图 15-1　上呼吸道的矢状切面

注意

喉咽部重要的解剖标志是会厌谷。会厌谷位于舌根的后方，喉部皱襞和会厌软骨之间。在进行气管内插管暴露出声门时，弯曲的喉镜刀片前端即放在此处。

在观察患者呼吸道时，要注意鼻腔的下方是口腔的上方。

上呼吸道

呼吸道有两个开口，即鼻和口。空气经鼻腔进入鼻咽部，这是咽腔的上部。空气经口腔进入口咽部。腭垂位于鼻咽与口咽部的交界处。口咽部一直延伸到会厌。喉咽部从会厌边缘一直延伸到声门和食管处。喉咽部开口于喉部，位于颈部的前方（图 15-2）。

9 块软骨构成喉的支架。这些软骨靠肌肉和韧带相连，其中 6 块软骨是成对的，3 块是不成对。不成对的甲状软骨是这些软骨中最大的一块，这个结构也被称为喉结。环状软骨是喉部最下面的不成对的软骨，是喉软骨中唯一成环状的软骨。还有一个不成对的软骨是会厌软骨。6 块成对的软骨位于环状软骨和甲状软骨之间形成 3 个柱状结构，分别是杓状软骨、小角软骨和楔状软骨。U 形舌骨位于下颌骨后下方，靠肌肉与下颌骨相连，并对呼吸道起到支撑作用。甲状舌骨膜位于舌骨和甲状软骨之间。甲状软骨和环状软骨之间的纤维蛋白膜是弹性圆锥，又称为环甲膜。喉部还包括真声带和假声带。声带通过控制气流进出肺部而发声（图 15-3）。气管内插管时导管就是通过喉部开放的声门进入气管。喉向上通咽，向下延伸至气管。在喉的两侧各有一个深窝，叫梨状隐窝，异物易在此滞留。

下呼吸道

气管位于食管的前方。气体经喉通过气管进入肺。气管始于环状软骨的下缘，向下在胸骨角水平位置分支为左右主支气管。气管由 16~20 个 U 形气管软骨环构成。这些软骨环的缺口向后，由气管的膜壁封闭，具有一定的舒缩性，这样食物就能够很容易地通过位于气管后的食管。

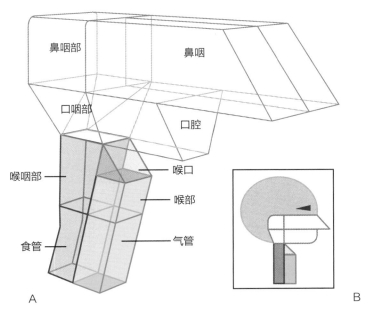

图15-2　颈部结构。A. 概念视图；B. 解剖视图

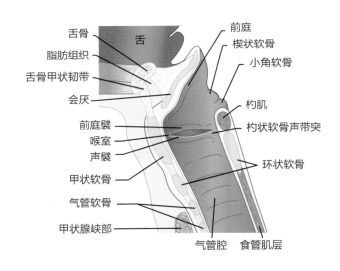

图15-3　声带

注意

相比左主支气管，右主支气管更宽、更短、更陡直。因此，异物阻塞更常发生于右主支气管。右主支气管也是较为常见的主支气管插管部位。

隆嵴是最下面的气管软骨向下并向后的突出物，是右主支气管和左主支气管分叉处形成的纵嵴。隆嵴通常位于两个主支气管分叉的胸骨角（也称为路易斯角）水平位置。

左右主支气管从气管分叉处分开进入两侧的肺组织，形成了支气管树结构。左右主支气管进一步分支形成了次级支气管结构。次级支气管向下再分支形成三级肺段支气管结构和终末细支气管。终末细支气管是没有肺泡的最小的呼吸道结构，它可进一步分为呼吸性细支气管和肺泡管（图15-4）。

肺泡是肺组织的主要组成部分，是呼吸系统的功能单位，同时也是气体交换的场所。左右两肺一共有3亿个肺泡[1]，每个肺泡都被毛细血管网包绕。肺泡中的空气与毛细血管中的血液分隔在呼吸膜两侧。肺泡表面有一层肺表面活性物质。肺表面活性物质是由肺泡细胞产生的脂蛋白，可以降低肺泡表面张力。

注意

支气管也像气管一样由软骨环支撑。随着支气管的分支不断变小，软骨成分逐渐被肌肉代替，直到消失。支气管平滑肌上有 β_2 肾上腺素受体，因此这些肌肉对特定的激素（如肾上腺素）敏感，同样对沙丁胺醇类 β_2 肾上腺素受体药物也很敏感。刺激 β_2 肾上腺素受体可以使支气管平滑肌松弛，导致支气管扩张。

肺是一个巨大的、成对的、有弹性的器官，借肺动脉、肺静脉与心脏相连。左右两肺被纵隔分开。

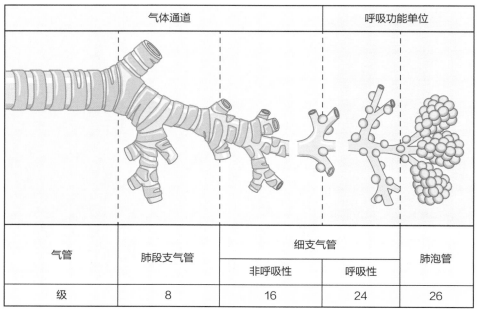

气体通道				呼吸功能单位
气管	肺段支气管	细支气管		肺泡管
		非呼吸性	呼吸性	
级	8	16	24	26

图 15-4　下呼吸道的结构

每个肺形似圆锥，底部与膈肌相贴。左肺比右肺小，分为 2 个肺叶。右肺有 3 个肺叶。每个肺叶又进一步分成肺小叶，左肺有 9 个肺小叶，右肺有 10 个肺小叶。左右两肺均位于独立的胸膜腔内。胸膜分脏层胸膜（内层）和壁层胸膜（外层）2 层。2 层胸膜之间有浆液。这些浆液起到润滑剂的作用，可保证在呼吸过程中 2 层胸膜能够自由滑动。肺的主要功能是呼吸（机体和外界环境之间的气体交换过程）（图 15-5）。

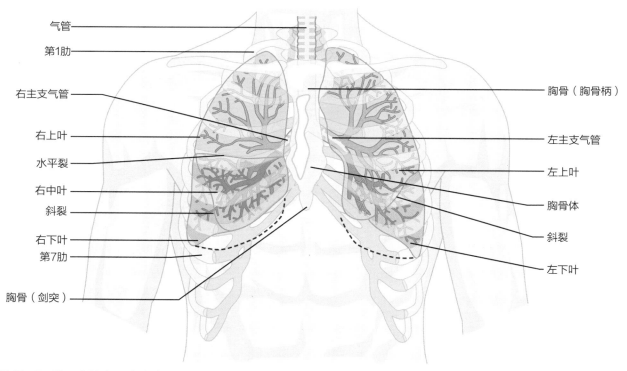

图 15-5　肺。右肺有 3 个肺叶，左肺有 2 个肺叶。叶间裂是肺叶之间的分界线

注意

不要将呼吸与通气混淆。通气是指气体进出肺的机械运动。通气是呼吸的基础。

呼吸道的支撑结构

呼吸道的支撑结构包括胸廓、膈神经和纵隔。

胸廓可以保护重要脏器，还可以防止通气时胸部塌陷。胸廓由胸椎、肋骨、肋软骨和胸骨组成（图15-6）。参与通气的肌肉包括肋间肌和膈肌。肋间肌和辅助呼吸肌只有在剧烈运动和用力呼吸时才会用到，在平静呼吸时不会用到。膈肌在通气中非常重要。膈肌收缩时会向下推挤腹腔脏器，同时肋间肌收缩使肋骨向上向外运动。这些运动都会增加胸腔的容积并且降低胸膜腔内压。

注意

膈神经起源于第3至第5颈神经。在第3颈神经水平或以上的脊髓损伤使胸壁所有肋间肌的膈神经功能消失，使得患者膈肌或胸壁无法收缩。这两个功能帮助患者吸气，产生通气，因此具有这类损伤的患者无法自主呼吸（见第41章）。

膈神经主要由运动神经纤维组成。这些运动神经纤维可使膈肌收缩。同时，膈神经还包含支配纵隔和胸膜的感觉神经纤维。右膈神经的感觉神经纤维还分布到上腹部的一些脏器，如肝和胆囊。右膈神经经头臂动脉和右心房，然后向前穿过右肺根部，通过膈肌裂孔离开胸腔。左膈神经经过左心室的心包进入膈肌。

纵隔内的脏器包括心脏、血管、气管、食管、淋巴组织和淋巴管。纵隔位于胸腔的中部，对呼吸系统起到支撑作用。它位于右侧和左侧的胸膜之间，前界为胸骨，后界为脊柱，上界为胸廓上口，下界为膈肌。纵隔内包含除肺外的所有胸腔脏器（图15-7）。

第2节 呼吸生理学：呼吸的机制

呼吸是氧气和二氧化碳在机体与环境之间交换的过程。氧气是机体产生能量的必需营养物质。二氧化碳是呼吸作用的产物，必须及时排出体外。为保证这一气体交换过程顺利进行，氧气必须能自由地进出肺部。肺通气的过程就是氧气进入肺部、二氧化碳排出肺部的机械过程。

呼吸包含外呼吸和内呼吸2个阶段。外呼吸是

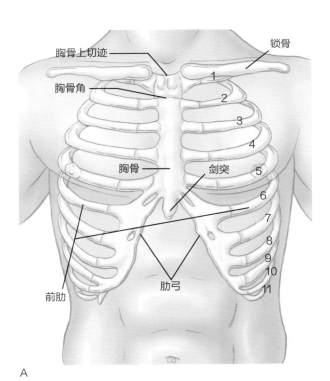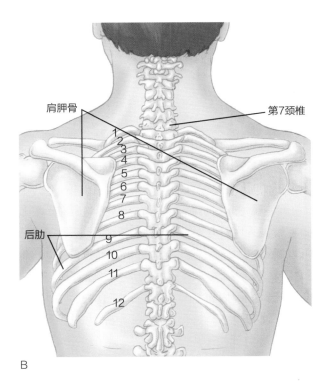

图15-6 胸廓及下部结构。A. 前视图；B. 后视图

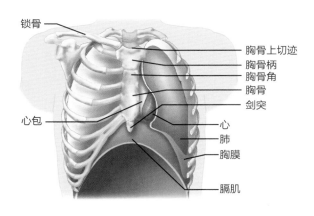

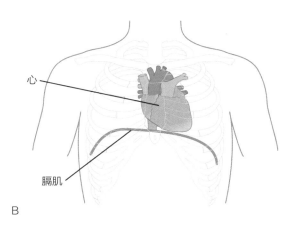

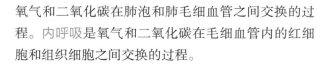

图15-7　A. 纵隔的前视图；B. 心脏的位置

氧气和二氧化碳在肺泡和肺毛细血管之间交换的过程。内呼吸是氧气和二氧化碳在毛细血管内的红细胞和组织细胞之间交换的过程。

思考

列举2种可能损害外呼吸和内呼吸的疾病。

压力变化和通气

气体从压力或浓度高的一侧向压力或浓度低的一侧流动的过程，称为扩散。这意味着气体进入肺部需要压力梯度。这种压力梯度是由大气压、肺内压及胸膜腔内压的差异产生的。

大气压是我们周围环境气体的压力。大气压随海拔高度的变化而变化。海平面的大气压是760 mmHg。肺内压是肺泡内气体的压力，受胸腔大小的影响，一般稍高于或稍低于760 mmHg。在吸气或呼气阶段，肺内压是不同的。胸膜腔内压一般低于大气压（通常为751~754 mmHg），但在咳嗽或用力排便时会超过大气压。

吸气时胸壁扩张，以增大胸腔容量并使肺部扩张。增大胸腔容量可降低胸膜腔内压。玻意耳定律可以解释这种现象。该定律指出，气体的压力与体积成反比。因此，胸腔扩张（由肌肉运动引起的）会降低胸膜腔内压。随着胸腔扩张，胸膜腔内产生负压，使肺扩张。这增加了肺内空间，导致肺内压比大气压力低约1 mmHg。肺内压与大气之间的压力梯度使气体进入肺部。吸气末，胸部和肺泡停止扩张。肺内压与大气压相等，气体不再进入肺部

（图15-8）。

呼气是与吸气相反的过程。呼气时呼吸肌松弛，胸腔和肺弹性回缩，肺内压升高，高于大气压约1 mmHg。这种压力梯度将气体由肺部排出。呼气末，肺内压与大气压相等，气体不再流动，胸腔容积不再减小（图15-9）。

注意

玻意耳定律表明，当气体的压力下降时，体积会增大。反之，当气体的压力增加时，体积减小。简单来说，吸气时，膈肌和肋间肌收缩，胸腔增大，产生负压，气体进入肺内。呼气过程与此相反。

呼吸肌

肺和胸腔的扩张是由膈肌和肋间内肌、肋间外肌的收缩引起的（图15-10）。吸气时，膈肌收缩，膈肌的穹隆变平，胸腔的上下径增大。同时，肋间内肌、肋间外肌也收缩，使肋骨抬高，增加胸腔的前后径和左右径。

思考

胸壁被刀刺伤会对患者呼吸的过程产生什么影响？

通常，呼气是一个被动过程。呼气时，膈肌和肋间内肌松弛，肺组织弹性回缩，胸腔变小（图15-11）。顺应性是指吸气时肺和胸腔扩张的难易程度。顺应性越好，肺和胸廓越易扩张。使肺顺应性降低的疾病（如哮喘、支气管炎、肺水肿等）

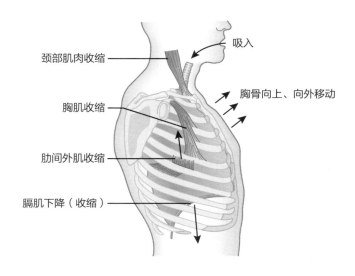

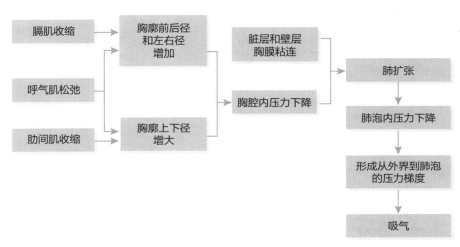

图 15-8 吸气的机制

会增加患者呼吸时的能量消耗。其他疾病（如肺气肿）可以使肺组织的弹性纤维断裂，从而增加肺顺应性。弹性纤维断裂是慢性咳嗽过程中纤维组织过度拉伸的结果。这种患者吸气没有困难，但呼气就比较困难（见第23章）。

呼吸功

健康人正常平静呼吸时需要消耗的能量不足整个机体总能耗的5%[2]。肺表面活性物质丢失（如吸烟）、呼吸道阻力增加（如哮喘）或肺顺应性降低（如囊性纤维化）均会增加呼吸功。这些因素可使呼吸消耗的能量达到机体总能耗的30%[3]。

由于肺泡弹性纤维的弹性回缩力及肺泡壁表面张力，肺泡壁本身就有塌陷的倾向。表面张力是肺

泡膜上的水分子互相吸引而产生的。肺表面活性物质通过与水分子相互作用减少水分子的相互作用，进而降低肺表面张力，阻止肺泡在呼气末塌陷。

肺表面活性物质是一种可以降低肺液体表面张力的脂蛋白。它是由特定的肺泡细胞分泌产生。一旦肺表面活性物质分泌减少（如肺炎），肺扩张需要较高的通气压力。

通常，气道阻力和黏滞性阻力是阻碍气体进出肺部的主要因素。这些气体流动的阻力都是来源于上呼吸道。用鼻呼吸时，鼻腔产生的阻力占气道总阻力的50%。用口平静呼吸时，口、咽、喉和气管产生的阻力占气道总阻力的20%~30%；当通气量增加时（剧烈运动），这一比例可提升至50%[4]。

随着支气管不断分支到肺泡，气道阻力明显减

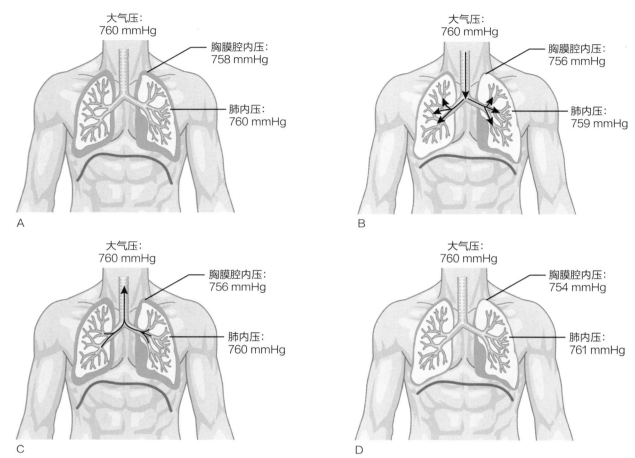

图 15-9 吸气与呼气时的压力变化。A. 呼气末，肺内压与大气压相等，气体不再流动。B. 吸气时，胸膜腔增大，使肺内压下降。此时，外界的大气压为 760 mmHg；肺内压较低，为 759 mmHg，因此空气从体外进入体内。C. 呼气末，外界的大气压与肺内压相等，气体不再流动。D. 呼气时，胸膜腔缩小，使肺内压升高；当肺内压高于大气压时，气体从肺内排出

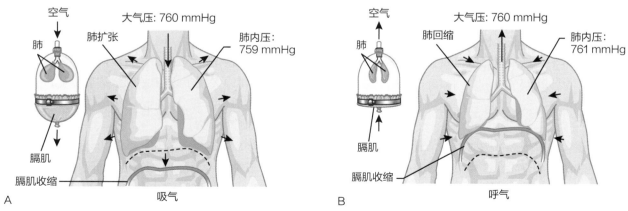

图 15-10 吸气时，膈肌收缩，胸腔容积增大，导致压力下降，使空气进入肺部；呼气时，膈肌向上运动，胸腔容积变小，导致压力升高，使气体从肺部排出

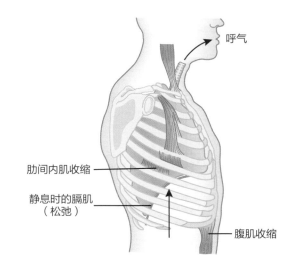

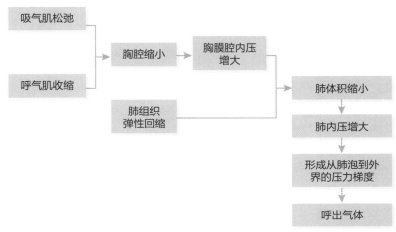

图 15-11 膈肌松弛和肋间内肌收缩可降低胸腔容积，增加肺内压，促使气体排出

少。但呼吸道分泌物的存在或细支气管收缩仍然会增加气道阻力。这些情况可能会单独出现，但多是一起出现，如哮喘的时候。当气道阻力增加时，压力梯度已无法满足通气的需求，这就需要肌肉做功产生更大的压力梯度。

创伤或疾病引起的肺部或胸部的结构改变也会增加有效通气所需的做功。这样就需要借助辅助呼吸肌的作用。辅助呼吸肌包括斜角肌、胸锁乳突肌、颈部和喉部的深层肌肉、颈后部肌群、背部肌肉、胸大肌、胸小肌及腹部肌肉（图 15-12）。

肺容积和肺容量

静息时成年人正常的呼吸频率为 12~20 次/分。吸入气体的 1/5 未进入肺泡进行气体交换，只是存在于上呼吸道和下呼吸道的非呼吸性细支气管中[5]。这一区域被称为解剖无效腔。生理无效腔是解剖无效腔和肺泡无效腔的总和。通常生理无效腔就等同于解剖无效腔，但在一些呼吸系统疾病患者，二者则不尽相同。例如，肺气肿患者的肺泡壁会出现退化，由此可使生理无效腔增大至解剖无效腔的 10 倍（图 15-13）。

肺部所能容纳的最大气量相当于静息时每次吸入气量的 8 倍。肺内的气体也不能被完全排出，即使是用力呼气，肺泡内仍有余气量。余气量更新十分缓慢，最少需要 16 次才能将肺内的余气量完全更新[6]。

潮气量是指正常呼吸时每次吸入或呼出的气量。成年人的潮气量是 500~600 mL。其中 150 mL 存在于解剖无效腔（包括支气管、细支气管等结构）

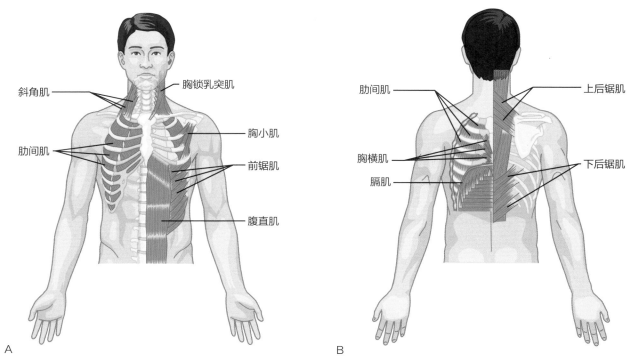

图 15-12 呼吸肌。A. 前视图；B. 后视图

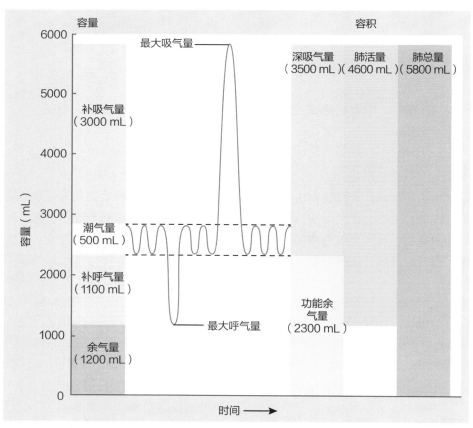

图 15-13 肺容积和肺容量。平静呼吸时的潮气量

注意

肺不张是指肺部分或全部萎陷。这种状况通常是由异物、肿瘤或黏液阻塞导致的，也可以是由机械性压迫（如气胸）所致。肺表面活性物质的缺乏（如肺表面活性物质分泌减少或无活性）也会导致肺不张。持续气道正压通气（CPAP）、双水平气道正压通气（BiPAP）和呼气末正压通气（PEEP）可以防止肺泡塌陷。这些通气治疗方案可以保证呼气末肺内有一定的气量，从而防止肺泡塌陷，减少呼吸窘迫综合征患者的呼吸功。

中，直到下一个呼吸循环才被呼出。因此，在每次吸气时有 150 mL 的空气虽然会进出呼吸道，但不能进入肺泡。救护员通过观察患者胸部的起伏可以间接推测其潮气量。

补吸气量是指平静吸气末再用力吸气所能吸入的气量，通常为 3000 mL。补呼气量是指平静呼气末再用力呼气所能呼出的气量，约为 1100 mL。余气量是指用力呼气后肺内残存的气体，一般为 1200 mL[4]。

潮气量、补吸气量、补呼气量和余气量之和组成了肺可扩张的最大容积。

肺容量是 2 项或 2 项以上肺容积的总和。常见的肺容量有深吸气量、功能（图 15-14）：

- **深吸气量**。深吸气量是潮气量和补吸气量之和。这一指标反映了一个人正常呼气后能够吸进的最大气量（约 3500 mL）。
- **功能余气量**。功能余气量是补呼气量和余气量之和。这一指标反映了在正常呼气末肺内留存的气量（约 2300 mL）。
- **肺活量**。肺活量是指尽力吸气后再尽力呼气所呼出的气量，相当于补吸气量、潮气量和补呼气量之和。肺活量约为 4600 mL。
- **肺总量**。肺总量是肺活量加余气量之和。肺总量约为 5800 mL。

思考

假设患者胸部周围严重烧伤，哪种肺容积最易受到影响？

每分通气量和肺泡通气量

每分通气量是指 1 分钟内吸进或呼出的气体总量。它等于潮气量乘以呼吸频率。例如，一位患者的呼吸频率是 10 次/分，潮气量是 500 mL，那么每分通气量是 5 L。

吸入的部分气体没有到达肺泡，而是留在解剖无效腔，没有参加气体交换。肺泡通气量是指 1 分钟内吸入的气体中进入肺泡并参与气体交换那部分气体的量。肺泡通气量是用潮气量减去无效腔气量，然后乘以呼吸频率：

肺泡通气量 =（潮气量 – 无效腔气量）× 呼吸频率

如果潮气量或呼吸频率其中一个或同时增加，则每分通气量增加。相反，二者中有一个降低或同时降低，则每分通气量减少。救护员必须要通过观察呼吸的深度（潮气量）和呼吸频率来判断患者的呼吸状态。

第 3 节　气压的测量

空气中各种气体的分压共同组成了大气压（道尔顿定律）。大气由各种气体成分组成（表 15-1），分压以 mmHg 来表示。海平面的大气压为 760 mmHg。在海平面干燥空气中，氮占 78.62%。那么氮气的分压就可以用 760 mmHg 乘以 78.62% 求得，即 597 mmHg。氧气占 20.84%，因此氧气的分压（PO_2）等于 760 mmHg 乘以 20.84%，即 159 mmHg（图 15-15）。

肺容量	
潮气量 +补吸气量	补呼气量 +余气量
深吸气量 （3500 mL）	功能余气量 （2300 mL）
补吸气量 +潮气量 +补呼气量	肺活量 +余气量
肺活量 （4600 mL）	肺总量 （5800 mL）

图 15-14　肺容量

表 15-1　各种气体容积百分比和分压	
气　体	浓　度
在大气中	
氮气	597 mmHg（78.62%）
氧气	159 mmHg（20.84%）
二氧化碳	0.3 mmHg（0.50%）
水（蒸气）	3.7 mmHg（6.20%）
在肺泡中	
氮气	569 mmHg（74.9%）
氧气	104 mmHg（13.7%）
二氧化碳	40 mmHg（5.20%）
水（蒸气）	47 mmHg（6.20%）

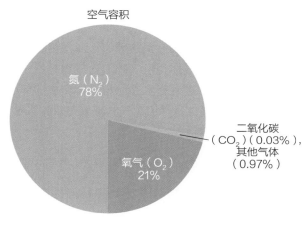

图 15-15　大气中各种气体的分压

注意

　　根据道尔顿定律，任何混合气体的**总压力**是各种气体产生的压力之和，其中每种气体产生的压力为气体分压。气体分压用大写字母 P 表示，如氧气的气体分压用 PO_2 表示，二氧化碳用 PCO_2 表示。

　　当水分子蒸发转化为气体时，产生的分压为水蒸气压（PH_2O）。

　　肺泡内的气体和大气中的气体的成分不尽相同。这是多种因素共同的结果：进入呼吸系统的气体被湿润，肺泡和血液之间氧气和二氧化碳的交换，以及呼气时肺泡内气体不能完全排空。

第 4 节　肺循环

　　肺内气体交换的过程与机体其他组织中发生的气体交换过程相反。当吸入的气体进入肺部时，呼吸系统将氧气输送到血液并清除二氧化碳。含氧量低的血液从全身各处回到心脏，经右心室进入肺动脉，流入肺小动脉，然后流入包绕着肺内数亿肺泡的毛细血管中（图 15-16）。

　　因为吸入的空气，肺泡中充满了高浓度氧分子和低浓度二氧化碳分子。它们具备了气体交换所需的压力梯度。氧分子进入毛细血管，同时二氧化碳分子进入肺泡。此时的血液富含氧气。氧气随血液经肺小静脉流入肺静脉，接着进入左心房、左心室。然后，它通过主动脉流到全身各处。为了给机体组织提供充足的氧气，在正常呼吸的情况下，肺泡 1 天吸入和排空超过 15000 次[7]。

体内气体交换和运输

　　肺内吸收的氧气量是可测量的。它可以通过吸入和呼出空气中氧气量的差来表示。排出二氧化碳的量也可以用类似的方法来确定。

　　新陈代谢是指机体中发生的所有化学变化。在一个具有恒定新陈代谢的健康机体中，组织中二氧化碳的产生与耗氧量之间的关系是固定的。

　　静息时，所有体细胞的总耗氧量约为 200 mL/min，这些细胞也会产生几乎等量的二氧化碳。因为大气中约 20% 的气体是氧气，所以当每分钟吸入 5 L 大气，就相当于每分钟吸入约 1 L 氧气。其中，200 mL 穿过肺泡进入肺部毛细血管。剩余 800 mL 被呼出。进入肺部毛细血管的氧通过循环系统输送到全身各处。在细胞使用必需的氧气后，剩余的氧气随血液返回心脏和肺部。氧气和二氧化碳的交换是通过从低浓度区域向高浓度区域扩散完成的。

扩散

　　气体分子不停地做随机运动。这种运动是由与其他分子的碰撞引起的。如果血液被渗透性屏障隔开，如毛细血管壁或细胞膜，许多气体分子会穿过屏障。高浓度的物质分子撞击和穿过细胞膜的可能性比低浓度的物质分子要大得多。最终，渗透膜两侧的物质分子浓度趋于平衡（图 15-17）。

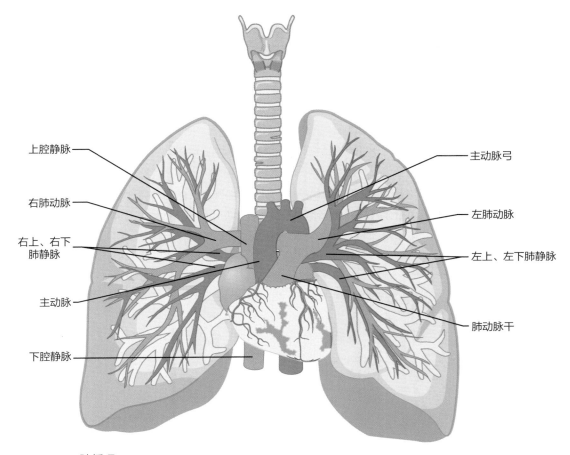

上腔静脉

右肺动脉

右上、右下
肺静脉

主动脉

下腔静脉

主动脉弓

左肺动脉

左上、左下肺静脉

肺动脉干

图 15-16　肺循环

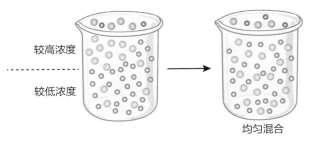

较高浓度

较低浓度

均匀混合

图 15-17　气体分子的随机运动是从较高浓度区域移动到较低浓度区域，直到成为均匀的气体混合物

气体在液体中的扩散是由气体的压力决定的，也是由气体在液体中的溶解度决定的（图 15-18）。当游离气体与液体接触时，溶解在液体中的气体分子数量与气体压力成正比（亨利定律）。当游离气体压力高于溶于液体的气体压力时，更多气体分子溶解在液体中，使游离气体压力等于溶于液体的气体压力。

相反，如果含有高压溶解气体的液体暴露于低压游离气体中，那么气体分子会离开液体进入游离气体，直到压力相等。这是细胞与全身毛细血管之间气体交换的基本规律。因为肺中游离气体的 PO_2 大于血液中的 PO_2，氧气从肺部扩散到血液。血液的 PO_2 大于周围组织的 PO_2，氧气从血液扩散到组织中。

除了压力外，气体的溶解度也是一个因素。气体在液体中的溶解度会影响气体的运动。气体的溶解度决定了在特定压力下通过液体扩散的气体分子的绝对数量。例如，在相同的压力下，一种液体暴露于 2 种不同的气体。由于 2 种气体的溶解度不同，液体中每种气体的分子数量也可能不同。

进入肺毛细血管的血液是通过肺动脉循环至肺部的体循环静脉血。这种血液的 PCO_2 相对较高，PO_2 较低。肺泡比进入肺毛细血管的血液具有更高的氧浓度，因此，氧分子会从肺泡扩散到血液中。而二氧化碳则会从血液进入肺泡，因为血液中二氧化碳的浓度高于肺泡中二氧化碳的浓度（图 15-19）。

流经肺毛细血管的血液由被称为呼吸膜的膜性组织结构与肺泡空气分隔开。呼吸膜由肺泡壁

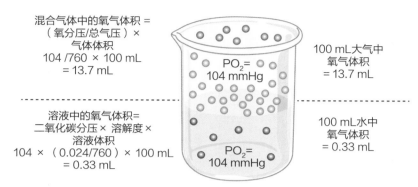

混合气体中的氧气体积 =
（氧分压/总气压）×
气体体积
104 /760 × 100 mL
= 13.7 mL

PO₂=
104 mmHg

100 mL大气中
氧气体积
= 13.7 mL

溶液中的氧气体积=
二氧化碳分压× 溶解度×
溶液体积
104 ×（0.024/760）× 100 mL
= 0.33 mL

PO₂=
104 mmHg

100 mL水中
氧气体积
= 0.33 mL

图 15-18 平衡状态下，液体中的气体浓度是由气体分压和气体在大气压（760 mmHg）和 37℃下的溶解度决定的。在本图中，这些数值与肺泡内的压力有关

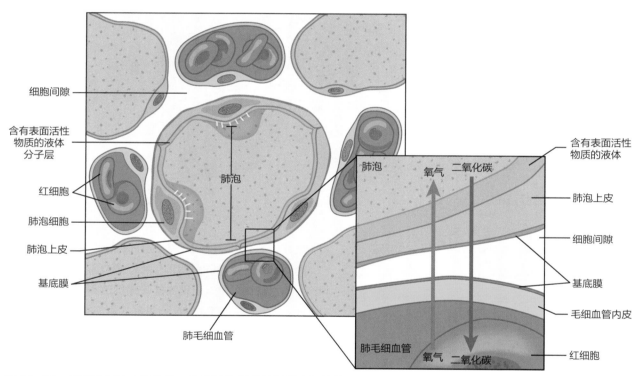

图 15-19 肺部的气体交换结构。每个肺泡都采用新鲜空气持续通气。呼吸膜由肺泡壁（含有表面活性物质的液体分子层、上皮细胞和基底膜）、组织间液和肺毛细血管壁（基底膜和内皮细胞）组成。二氧化碳和氧气这 2 种气体通过呼吸膜扩散

（表面活性物质、上皮细胞和基底膜）、组织间液和肺毛细血管壁（基底膜和内皮细胞）组成。呼吸膜两侧的氧气和二氧化碳分压差导致扩散。氧

注意

氧气和二氧化碳在血浆中不易溶解，因此需要运输载体，如血红蛋白运输氧气，而碳酸氢盐和血红蛋白运输二氧化碳。

气进入血液，二氧化碳进入肺泡。随着扩散的进行，毛细血管血液中 PO_2 水平升高，PCO_2 水平下降。当肺泡和毛细血管中这些气体的分压相等时，气体停止扩散。在健康人中，这种气体交换的速度特别快，以至于离开肺部通过动脉泵出的血液与肺泡具有相同的 PO_2（80~100 mmHg）和 PCO_2（35~40 mmHg）。

气体在毛细血管、肺泡之间的扩散会受到多

方面的影响。一些呼吸系统疾病（如肺气肿）会损坏肺泡壁，使肺泡壁塌陷，形成较少但较大的肺泡。这种变化过程减少了可用于气体扩散的总面积。在其他疾病中，肺泡、毛细血管膜变厚或渗透性变差。这迫使气体分子继续向前移动，扩散速率降低。在这种情况下，液体会积聚在肺泡和肺间质中，迫使气体通过更厚的液体和组织层扩散。

血液含氧量

氧气以 2 种形式存在于血液中：一是物理溶解在血液中，二是与血红蛋白结合。与二氧化碳和氮气相比，氧气难溶于水。在正常肺泡和动脉血 PO_2 为 100 mmHg 时，仅有 0.3 mL 的氧气可以溶解在 100 mL 血液中。相反，红细胞则携带着 197 mL 的氧气（约占 98%）。在红细胞中，氧气与血红蛋白结合，生成氧合血红蛋白（图 15-20）。

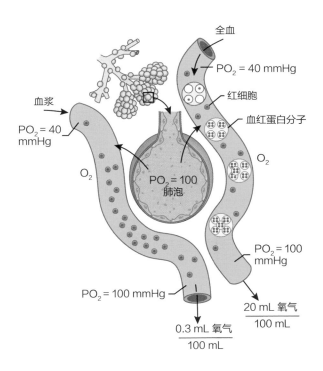

图 15-20　血液的携氧能力。如果血液仅由血浆组成，那么每 100 mL 血液可以运输的最大氧气量仅为 0.3 mL。然而，由于红细胞中的血红蛋白分子可以充当"氧气海绵"，每 100 mL 血液实际上能够携带多达 20 mL 的溶解氧

血红蛋白解离二氧化碳和结合氧气的速度比血浆快 60 倍。当完全转化为氧合血红蛋白时，每个血红蛋白分子可以携带 4 个氧气分子。此时，血红蛋白分子是完全饱和状态。当 PO_2 为 80~100 mmHg 时，血红蛋白接近完全饱和。

当 PO_2 为 10~60 mmHg 时，血红蛋白与氧气结合的程度迅速增加。这是因为当 PO_2 为 60 mmHg 时，约 90% 的总血红蛋白与氧气结合。PO_2 进一步增加仅会使与血红蛋白结合的氧气少量增加。如果 PO_2 略有下降，则氧合血红蛋白量也略有下降，仍然能够为组织提供足够的氧（图 15-21）。

注意

当患者的情况为运动过度或心肺疾病时，身体适应于较高 PO_2 是很重要的。血浆中 PO_2 是决定氧气与血红蛋白结合程度的最重要因素。然而，氧合血红蛋白对血液中的 PO_2 没有影响。只有物理溶解的氧分子才能产生气体压力。血红蛋白分子吸收氧的作用会将血浆中溶解的氧移除。血液仍保持着低水平 PO_2，允许扩散继续进行（图 15-21）。

注意

如果通过动脉血液采样测量的血氧饱和度（SaO_2）是 100%，那么动脉血氧分压（PaO_2）在 80~500 mmHg 内变化。这就解释了自主循环恢复之后维持动脉血氧饱和度在 100% 以下的原因。尽管吸入过多氧气会中毒，但是氧气过少更加危险。

进入肺部的静脉血 PO_2 为 40 mmHg，血氧饱和度 75%。氧气从肺泡扩散（因为肺泡的 PO_2 为 100 mmHg，较高）至血浆，使血浆的 PO_2 升高，促进血红蛋白分子对氧气的吸收。在组织毛细血管中，扩散过程相反。当血液进入毛细血管时，血浆的 PO_2 大于毛细血管周围液体中的 PO_2，导致氧气穿过毛细血管扩散到组织细胞中。

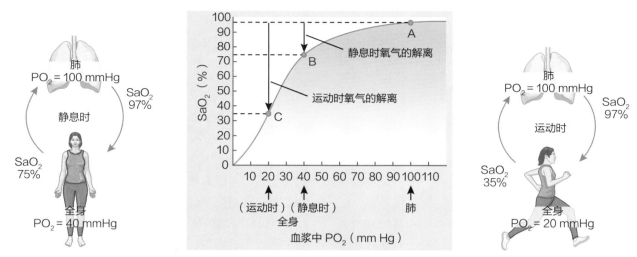

图 15-21　静息和运动时氧气的解离。静息时，完全饱和血红蛋白在达到 PO_2 较低（40 mmHg）的机体组织时，约 25% 的氧气被解离。运动过程中，组织中 PO_2 继续降低（20 mmHg）。因此，完全饱和血红蛋白解离约 70% 的氧气。如图所示，组织中 PO_2（从 B 点到 C 点）的小幅降低大大增加了氧气的解离

注意

　　可用于现场监测血液含氧量和通气有效性的诊断性测试包括脉搏血氧饱和度监测、最大呼气流量测试、呼气末二氧化碳监测。

血液二氧化碳含量

　　人体产生的二氧化碳量是相对恒定的。它受人体代谢率和代谢类型的影响。如果代谢率增加，如运动过程中，就会产生更多的二氧化碳。相反，如果代谢率降低，如睡眠期间，就会产生较少的二氧化碳。某种类型的代谢过程也会导致人体产生的二氧化碳增加。例如，缺氧时发生的无氧代谢，机体缺乏胰岛素时代谢产生酮酸。

　　二氧化碳在血液中以 3 种主要形式运输：血浆、血液蛋白和碳酸氢根离子。与氧气一样，二氧化碳在水中的溶解度也是极低的。血浆中溶解的二氧化碳仅占总运输量的 8%。约 20% 的二氧化碳存在于血液蛋白（包括血红蛋白）中。约 72% 的二氧化碳以碳酸氢根离子的形式存在。当动脉血流经组织毛细血管时，氧合血红蛋白就向组织释放氧气。同时，二氧化碳从组织扩散到血液中。结果，少量的二氧化碳溶解在血浆中。

　　相比血红蛋白与氧结合，无氧血红蛋白更易与二氧化碳结合。因此，一些扩散到红细胞中的二氧

注意

　　患者肺通气的方式可以改变血液的 pH 值，还可以增强或阻碍组织水平的氧合作用。例如，二氧化碳水平很高（导致毛细血管中血液 pH 值下降），血红蛋白与氧气结合不良（血红蛋白氧亲和力低下）。又如，二氧化碳水平较低（导致毛细血管中血液 pH 值升高），则氧气与血红蛋白结合紧密（血红蛋白氧亲和力升高）。pH 值对血红蛋白氧亲和力的影响称为波尔效应（图 15-22 和图 15-23）。

化碳与血红蛋白结合形成氨基甲酰血红蛋白。其余二氧化碳与水反应形成碳酸。然后，碳酸解离形成氢离子和碳酸氢根。与二氧化碳相反，碳酸氢盐在水中很容易溶解。富含二氧化碳的静脉血返回肺部。因为血液中的 PCO_2 比肺泡中的 PCO_2 大，所以二氧化碳从血液扩散到肺泡中，进而从体内排出（图 15-23）。

影响血液氧合的因素

　　在健康机体中，呼吸过程使血液在肺泡、毛细血管中充分氧合。它还可以消除二氧化碳。氧气在机体组织中的运输和利用可以通过菲克原理来描述（这也是一种测量心输出量的方法）。根据菲克原理，肺部输送到血液中的氧气量与机体消耗的氧气量直接相关。氧气的运输和利用应满足

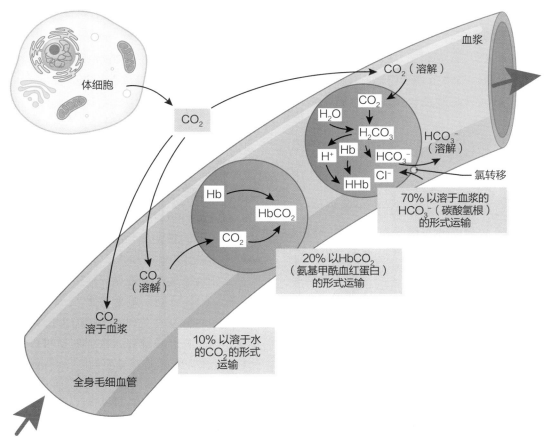

注：Cl⁻，氯离子；CO₂，二氧化碳；H⁺，氢离子；HCO₃⁻，碳酸氢根；H₂CO₃，碳酸；H₂O，水；Hb，血红蛋白；HbCO₂，氨基甲酰血红蛋白；HHb，非电离血红蛋白；O₂，氧气；PCO₂，二氧化碳分压

图 15-22 氧分压（PO₂）和二氧化碳分压（PCO₂）对血液中气体运输的相互作用。全身组织中 PCO₂ 的增加会降低血红蛋白和氧气之间的亲和力。这表现为氧解离曲线右移。解离曲线右移也可能是由血浆 pH 值降低引起的

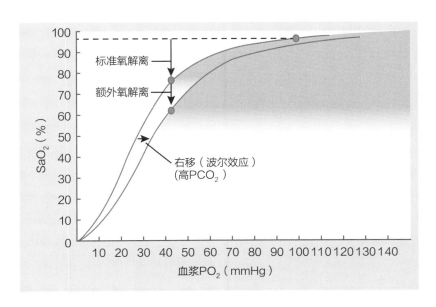

图 15-23 二氧化碳在血液中的运输。二氧化碳溶解在血浆中。其中，一些溶解的二氧化碳进入红细胞，并与血红蛋白结合形成氨基甲酰血红蛋白。另一些溶解的二氧化碳进入红细胞，并与水结合形成碳酸；该过程是由碳酸酐酶催化完成的。然后，碳酸解离形成氢离子（H⁺）和碳酸氢根（HCO₃⁻）。氢离子与血红蛋白结合。碳酸氢根沿浓度梯度扩散至血浆中。当碳酸氢根离开红细胞时，氯离子进入，这种现象称为氯转移，可维持细胞内外电荷平衡

资料来源：Patton KT，Thibodeau GA. *Anatomy and physiology.* 7th ed. St Louis，MO: Mosby；2007.

下列条件。

1. 当血液通过肺泡时，必须有足够的氧气使红细胞上的血红蛋白饱和。这要求患者经呼吸道充分通气、吸入气体中的氧浓度分数较高及减少氧气穿过肺泡—毛细血管膜扩散的阻碍。

2. 红细胞必须循环至组织细胞中。这要求有强大的心脏功能、足够的血流量及适当的血管通道。

3. 红细胞必须能够在肺毛细血管中携带氧气。同时，还必须能够在周围组织细胞释放氧气。这要求正常的血红蛋白水平、携氧红细胞循环至有需要的组织、红细胞无限接近毛细血管以允许氧气扩散，以及理想的酸碱度、温度和其他因素。

低氧血症是指动脉血氧含量降低的状态。它可能会导致组织缺氧（组织水平的氧含量降低）。一些异常情况可能导致血液氧合不足（框 15-2）。

注意

在医疗救护中，吸入气体中的氧浓度分数用数字 0（0%）~1（100%）来表示。例如，正常室内空气的氧浓度分数为 0.21（21%）。氧浓度分数可以通过补氧装置调控。

血液循环障碍

血液循环障碍会影响机体为组织提供营养物质和维持足够的细胞氧合的能力。这些循环障碍可由心脏病、血容量过低和体循环血管阻力问题引起[8]。心率必须能够通过血液循环使组织获得足够的灌注（框 15-3）。可能影响灌注的疾病包括传导障碍、心动过速、心动过缓和使每搏输出量减少的前负荷不足。自主神经系统和影响心脏 α 和 β 受体激动的药物对心脏功能也是很重要的。

框 15-2 影响血液氧合的疾病

呼吸抑制
　　头部损伤
　　中枢神经系统抑制药（麻醉药、镇静药）
呼吸肌麻痹
　　脊髓损伤
　　暴露于有毒物质
　　神经肌肉疾病
气道阻力增加
　　哮喘
　　支气管炎
　　肺气肿
　　充血
肺部和胸壁顺应性降低
　　间质性肺疾病
　　感染（肺炎、肺结核）
　　肺癌
　　结缔组织病
　　慢性肺动脉高压
胸壁异常
　　胸壁损伤（连枷胸）
　　脊柱侧凸
　　焦痂（全层烧伤收缩）

气体交换表面积减少
　　肺气肿
　　肺结核
　　肺炎
　　肺不张
呼吸膜厚度增加
　　肺水肿（由心力衰竭、肺炎、感染引起）
　　肺间质纤维化
通气血流比例失调 a
　　哮喘
　　肺炎
　　肺栓塞
　　肺水肿
　　心肌梗死
　　呼吸窘迫综合征
　　休克
血液输送氧气能力降低
　　贫血
　　血红蛋白变化
　　一氧化碳中毒
　　高铁血红蛋白血症

---

a 未灌注的通气肺泡或未通气的灌注肺泡。

你知道吗

通气血流比例

在呼吸生理学中，通气血流比例（V/Q）是一种用来评估肺泡通气量和肺血流量是否匹配的指标。

肺泡通气量和肺血流量是血氧浓度的主要决定因素。这2个变量的比值对生命至关重要。V/Q可能会受到血液循环障碍的影响，而血液循环障碍可能是由心肺疾病、创伤和全身性疾病引起的。

正常情况下，肺泡通气量约为 4 L/min，肺毛细血管血流量（灌注）约为 5 L/min。因此，正常 V/Q 为 4:5，即 0.8。无通气（V/Q = 0）的部位称为动静脉短路。无灌注（V/Q 无穷大）的部位称为无效腔。V/Q 增加多见于通气大于灌注的疾病（PaO_2 升高、$PaCO_2$ 降低）。这些疾病包括肺栓塞和气胸。V/Q 降低多见于灌注大于通气且血液分流增加的病症。这些疾病包括导致肺泡通气不足的阻塞性肺疾病。

尽管 V/Q 不是院前评估的工具，但是救护员了解肺泡通气量与肺血流量之间的关系是很重要的。同样重要的是，他们应了解通气血流比例失调（如通气肺泡无灌注或灌注肺泡无通气）如何影响呼吸功能受损的患者。

资料来源：Kumar BU. *Handbook of Mechanical Ventilation*. 2nd ed. Philadelphia, PA: Jaypee Brothers Medical Publishers; 2016.

框 15-3　血液循环障碍

影响血管阻力的疾病、影响心输出量的心脏疾病、外伤和全身性疾病，都可能导致血液循环障碍。

血管阻力的变化
　　直立性低血压
　　肿瘤液压
　　流体静力压
　　小静脉和静脉血容量

影响心输出量的心脏疾病
　　心率（心动过速、心动过缓）
　　每搏输出量（前负荷、后负荷）
　　心脏 α 受体和 β 受体兴奋
　　传导障碍
　　充血性心力衰竭

外伤
　　头部、胸部和脊柱创伤
　　失血
　　休克

全身性疾病
　　酸碱平衡紊乱
　　贫血
　　感染
　　肾脏疾病
　　呼吸系统疾病
　　脱水

资料来源：National Highway Traffic Safety Administration. *The National EMS Education Standards*. Washington，DC: US Department of Transportation/National Highway Traffic Safety Administration; 2009.

血容量过低（由出血或脱水导致的）会降低循环至组织的血流量。最后，体循环中的血管阻力（总外周阻力）必须足以维持血压和心输出量。影响总外周阻力的一个因素是血管（功能性毛细血管前小动脉）容量。另一个因素是 α 和 β 受体引起的平滑肌效应。总外周阻力可能会受到缺氧、酸中毒、缓冲系统有效性、温度变化、神经因素和儿茶酚胺的影响。

第 5 节　呼吸调节

呼吸受多种因素影响。呼吸的频率、深度及方式都是救护员需要评估的重要因素。当这些因素中的任何一个出现异常时，救护员需要考虑如何处置。

思考

如果患者持续性深呼吸，迷走神经可能会产生什么效应？

呼吸的自主控制

呼吸主要是一种无意识的过程。然而，在一定的范围内，可以有意识地改变呼吸模式。例如，自发过度通气会导致血液 PCO_2 下降、外周血管舒张、血压下降。过度通气会导致呼出二氧化碳过多，从而出现低碳酸血症，导致脑血管收缩、脑灌注减少、知觉异常（刺痛感）、头晕，甚至会有欣快感。

呼吸也会受到自主呼吸暂停的影响，如儿童屏住呼吸。在这种情况下，动脉血 PCO_2 增加，而 PO_2 降低。随着呼吸暂停的持续，异常水平的 PCO_2 和 PO_2 会触发呼吸中枢。如果意识丧失，则呼吸中枢恢复正常功能。

呼吸的神经控制

吸气肌包括膈肌和肋间肌。它们都是由骨骼肌组成的。除非受到神经冲动的刺激，否则它们不能收缩。负责膈肌运动的膈神经起源于第 3 至第 5 颈神经。11 对肋间神经起源于第 1 至第 11 胸神经。控制这些呼吸肌的神经冲动起源于延髓的神经元，并形成了控制呼吸的不同神经组。这些神经组共同构成了延髓呼吸中枢。吸气和呼气中枢受脑桥、下丘脑、网状激活系统和大脑皮质的影响。该中枢由迷走神经、舌咽神经和躯体神经的冲动传入活动支配（图 15-24）。它还含有化学感受器，会根据 pH 值的变化来调节呼吸。

吸气中枢神经元是自发兴奋的。它们的活动模式是兴奋紧接着抑制，之后又兴奋、抑制。兴奋时，它们沿着脊髓向膈神经和肋间神经传递冲动，刺激吸气肌。头部和脊柱外伤、卒中和一些疾病可能会中断神经控制。

呼气中枢在平静呼吸时不兴奋。控制该中枢活动的准确神经系统机制尚不清楚。然而，当吸气中枢兴奋时，呼气中枢也会受到刺激，如在沉重或费

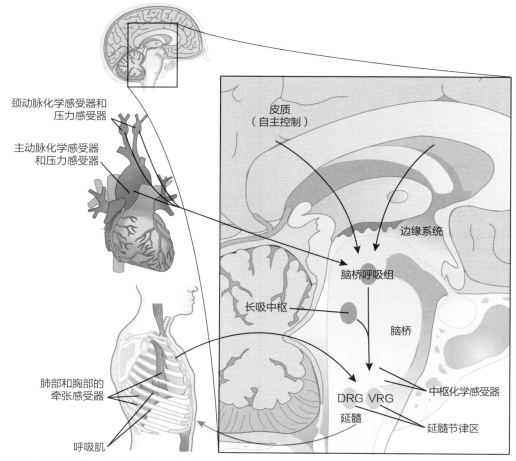

图 15-24　呼吸调节。延髓背侧呼吸组（DRG）和腹侧呼吸组（VRG）代表延髓节律区。脑桥呼吸组（呼吸调整中枢）和脑桥长吸中枢通过神经冲动输入延髓节律区来影响基本呼吸节律。脑干也会接收来自身体其他部位的神经输入；来自化学感受器、压力感受器和牵张感受器的信息能够改变基本呼吸模式，如情绪和感觉输入。尽管具有这些潜意识反射，但是大脑皮质可以在某种程度上无视呼吸的"自动"控制，从而可以进行像唱歌或吹气球这样的活动。黑色箭头显示的是信息流向呼吸中枢。红色箭头表示信息从控制中枢流向驱动呼吸的呼吸肌

注意

延髓的呼吸中枢是双侧的。每侧都是由2组神经元组成的，分别是背侧呼吸组（DRG）和腹侧呼吸组（VRG）。DRG参与呼吸节律的产生，含有吸气神经元，主要负责吸气。VRG既有吸气神经元，又有呼气神经元。VRG在吸气活动中起次要作用。VRG中的神经元在正常平静呼吸过程中不兴奋。当促进肺通气的呼吸驱动大于正常值时，呼吸信号从DRG区域溢出进入VRG，然后VRG驱动呼吸。VRG负责运动过程中对吸气肌和呼气肌的运动控制。这2组神经元共同调节呼吸节律。

力的呼吸过程中。当被激活时，呼气中枢反作用于吸气中枢相对应，以用力的呼气响应用力的吸气。

由吸气中枢和呼气中枢建立的基本呼吸节律具有2种不同的神经机制：肺牵张反射和呼吸调整中枢。

肺牵张反射通过迷走神经抑制吸气并防止肺部过度扩张。迷走神经传递来自胸部和腹部脏器的感觉信息。一些迷走神经纤维结束于支气管壁、细支气管壁和肺壁中的牵张感受器或扩张感受器。当肺扩张刺激到牵张感受器时，信息由迷走神经传递给延髓。延髓产生抑制性冲动，导致吸气停止（肺扩张反射）。吸气停止紧跟着就是肺呼气或肺萎陷。随着呼气持续，牵张感受器不再受到刺激，吸气中枢再次兴奋（肺萎陷反射）。

呼吸调整中枢位于延髓呼吸中枢上方的脑桥中。它对吸气中枢有抑制作用。当吸气中枢的兴奋停止时，来自呼吸调整中枢的抑制性冲动停止，吸气中枢发出冲动再次触发吸气。呼吸调整中枢仅在呼吸困难时才兴奋。它的作用是防止快速呼吸时肺的过度扩张。在平静呼吸时，牵张感受器（肺牵张反射）是节律性呼吸的主要调控机制。

长吸中枢位于脑桥下方。来自该中枢的神经冲动会刺激吸气中枢。在正常呼吸频率下，长吸中枢神经元持续兴奋。但是，当通气的需求增加时，它们的作用就会被呼吸调整中枢掩盖。

思考

脑桥受损患者的呼吸会有什么变化？

呼吸的化学控制

呼吸中枢的活动也受氧气和二氧化碳浓度变化的影响，以及体液（如脑脊液）中的氢离子浓度（pH值）的影响。PCO_2是影响呼吸的主要因素[9]。

延髓的化学感受区具有对二氧化碳浓度变化和pH值变化敏感的神经元。血浆中PCO_2的增加或减少均伴随着pH值的变化。PCO_2增加及其导致的pH值下降会对细胞代谢产生不利影响。因此，必须清除过量的二氧化碳以使pH值恢复正常。例如，当PCO_2增加5 mmHg时，机体会做出反应，通气量增加100%。反过来，PCO_2减少会抑制通气。此时正常代谢产生的二氧化碳蓄积并使PCO_2恢复正常。通过这些适应性措施，PCO_2能够保持在35~45 mmHg的正常范围内（图15-25）。

与pH值和二氧化碳水平相比，氧气对呼吸调节的作用较小。但是，如果动脉血的PO_2水平下降而pH值和PCO_2保持恒定，通气量会增加。

化学感受器会监测动脉血的PO_2。中枢化学感受器位于延髓，外周化学感受器位于颈动脉体和主动脉体。颈动脉体和主动脉体与大血管的动脉血密切接触。因此，它们的血液供应大于耗氧量。此外，它们组织的PO_2与动脉血的PO_2非常接近。颈动脉体和主动脉体的神经纤维进入脑干，与延髓的神经元形成突触，并启动呼吸反应。

二氧化碳浓度和氢离子浓度是呼吸的主要调节器。但是，动脉血的PO_2的降低也会在呼吸调节中起一定的作用。当患者出现低血压时（如休克），动脉血的PO_2可能会降至较低的水平，从而刺激颈动脉体和主动脉体中的感觉感受器。这反过来又导致通气频率及深度增加。这一过程可能会发生在血液的PCO_2无显著变化的情况下。然而，它通常伴随着继发于无氧代谢的代谢性酸中毒[9]。

在高海拔地区，PO_2对呼吸调节起着重要作用。在高海拔地区，大气压很低，也就意味着PO_2很低。这会导致动脉血PO_2下降。PO_2水平低会刺激颈动脉和主动脉。气压过低并不会影响人体排出二氧化碳的能力。通气量的增加（由动脉血PO_2降低引起的）导致血液中二氧化碳水平下降。

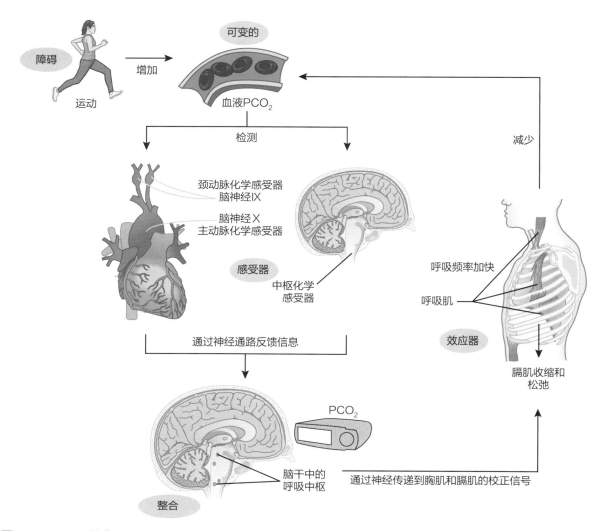

图 15-25 呼吸的负反馈控制。该图总结了血浆中高水平 PCO_2 使呼吸频率增加的反馈回路。运动过程中细胞呼吸增加导致血浆中 PCO_2 升高。这是由大脑中的中枢化学感受器、颈动脉窦和主动脉中的外周化学感受器所检测到的。反馈信息紧接着被传递到脑干中的整合器。为了响应高于设定值的 PCO_2 增加，整合器将神经校正信号发送到作为效应器的呼吸肌。呼吸肌交替收缩和舒张的频率增加，从而增加呼吸频率。随着呼吸速率的增加，二氧化碳排出的速率增加，PCO_2 随之降低，从而使血浆 PCO_2 恢复到其设定值

重度肺气肿或慢性支气管炎患者的 PCO_2 水平长期较高。这些患者可能会依赖于低水平 PO_2 刺激通气（低氧驱动）。在 PCO_2 慢性升高的疾病中，化学感受器对高水平二氧化碳变得不那么敏感。多年来，人们一直认为患者动脉血 PCO_2 的升高伴随氧浓度的增加是低氧驱动减弱的结果，但更有可能是由于霍尔丹效应。正是由于这个原因，慢性阻塞性肺疾病患者应保持血氧饱和度在 88%~92% 所需的最低氧浓度，但是不应害怕引起呼吸抑制而不给补氧[10]。

影响呼吸的其他因素

其他许多因素可能在呼吸调节中发挥作用，如体温、药物和治疗方法、疼痛、情绪及睡眠。

体温升高会影响呼吸中枢神经元。体温升高可能是由发热性疾病或体力活动的增加引起的。体温升高会导致通气量增加。相反，体温下降会降低通气量。一个极端的例子是体温过低。在这种情况下，患者可能会出现呼吸暂停（见第 44 章）。

一些药物，如肾上腺素，能够刺激通气。在应

激事件和剧烈运动中，这些药物通过促进细胞代谢来增加通气。然而，地西泮和吗啡等药物则可能会抑制通气。服用过量麻醉药、苯二氮䓬类或巴比妥类药物的人可能会出现呼吸暂停。

机体任何部位的疼痛都可能会产生对通气的反射刺激，包括胸骨擦伤或冷水淋浴。此外，某些情绪，如大笑或哭泣，也需要增加空气进出肺部的运动。恐惧和愤怒会导致呼吸过速。

随着机体活动和新陈代谢减缓，刺激呼吸中枢的冲动形成也会减缓。活动减少时，通气量也随着减少。

呼吸方式的改变

咳嗽反射和喷嚏反射是2种保护机制。它们的作用是从呼吸道中排出异物或刺激物。通常咳嗽前会进行不同于正常吸气的深吸气（约为2.5 L气体）。然后，声门关闭，胸部肌肉强烈收缩，肺内压急速上升。当肺内压增加到约100 mmHg[11]时，声门突然打开，气体从肺中高速冲出。异物和分泌物从肺中随气体一同排出。

打喷嚏时，气体喷射而出。它可能是由鼻内刺激物、鼻内第5脑神经（三叉神经）的刺激或暴露于强光下引起的。在喷嚏反射时，腭垂下降，软腭被压低，使气体通过鼻腔和口腔。

其他呼吸方式包括叹息和呃逆（这些属于慢性疾病）。叹息是一种缓慢且用力的吸气，然后是长时间的呼气。这种呼吸方式被认为是一种保护性反射，能使肺部过度扩张，并使可能已经萎陷的肺泡（肺不张）再次扩张。呃逆是由膈肌痉挛性收缩引起的，伴有因声门关闭而导致的突发性吸气中断。呃逆并没有任何已知的、有益的生理用途，通常会在一段时间后停止。大多数情况下，它属于正常现象；然而，在极个别的情况下，它也可能提示一种病理状态，如肺部肿瘤或腹部脓肿撞击膈肌。通常，患有这些疾病的患者呃逆时间更长、更频繁。

老年人的特殊问题

呼吸系统疾病会给老年人带来特殊问题。由于年龄的增长，老年人的呼吸功能可能会受到损伤。因衰老而发生的肺部变化会使肺活量降低（图15-26），也会增加生理无效腔。通气血流比例失调也有增加的趋势。这会导致PO₂逐渐降低。肺部的生理学变化体现在多个方面[4]。

1. 通气的机制：
   - 胸壁顺应性降低；
   - 呼吸肌质量和力量降低；
   - 弹性回缩力降低。
2. 灌注、通气和气体交换：
   - 呼吸的均匀性降低，尤其是仰卧位时；
   - 生理无效腔增加；
   - 肺泡表面气体交换减少。
3. 运动能力：
   - 呼吸肌做功能力下降；
   - 通气效率降低。
4. 通气调节：
   - 化学感受器的反应能力下降。
5. 睡眠与呼吸：
   - 通气驱动力减弱；
   - 上呼吸道肌张力减弱；
   - 唤醒反射和咳嗽反射减弱。
6. 肺防御功能：
   - 上呼吸道功能减弱；
   - 黏液纤毛功能降低；
   - 免疫功能下降。

随着年龄的增长，动脉PO_2下降，但动脉PCO_2无显著变化。目前已有多种方法计算老年人预期的PO_2。其中一种方法是假设70岁老年人预期的PO_2为70 mmHg，以此值作为基线，预期的变化是：70

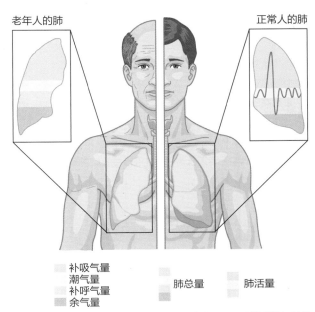

图15-26 肺容积因衰老产生的变化。需要特别注意的是，随着年龄的增长，肺活量减少而余气量增加

岁以后每增加 1 岁，PO_2 下降 1 mmHg，或者 70 岁以前每减少 1 岁，PO_2 上升 1 mmHg。例如，一个 75 岁老年人预期的 PO_2 为 65 mmHg，一位 65 岁老年人预期的 PO_2 为 75 mmHg[12]。

这些变化可能导致老年人呼吸衰竭。因此，无论任何原因造成的呼吸功能损伤的老年患者都应立即接受干预、补氧和通气支持。

第 6 节 呼吸病理生理学

许多疾病都会导致呼吸系统损伤和缺氧（表 15-2）。

表 15-2 导致呼吸系统损伤的疾病

神经支配功能受损
- 药物
- 创伤
- 肌营养不良
- 脊髓灰质炎
- 神经肌肉接头阻断

胸部结构性损伤
- 胸部创伤

支气管收缩
- 呼吸系统疾病
- 吸入毒素
- 过敏反应

呼吸道阻塞
- 感染
- 创伤 / 烧伤
- 异物阻塞
- 过敏反应
- 失去意识（呼吸道张力丧失）

缺氧
- 窒息
- 勒颈
- 环境缺氧

外呼吸（环境因素）
- 海拔高度
- 封闭环境
- 有毒的环境

内呼吸（与肺泡—毛细血管气体交换相关的病理学变化）
- 肺气肿
- 肺水肿
- 肺炎
- 环境 / 职业暴露
- 溺水

通气不足
- 呼吸过速
- 非顺应性肺机械通气
- 横膈膜抬高

肺顺应性降低
- 肺炎
- 囊性纤维化
- 创伤

通气血流比例失调
- 肺水肿
- 肺炎
- 肺不张
- 黏液栓塞导致阻塞
- 肺气肿导致的无效腔通气增加

灌注缺陷
- 肺栓子
- 正常胸部结构被破坏

携氧能力降低伴氧气运输受阻
- 贫血
- 失血
- 溶血毒素

有效循环受阻
- 休克
- 失血
- 外周阻力减弱
- 栓子
- 毛细血管通透性增加

细胞水平的失调
- 酸碱平衡紊乱
- 有毒物质 / 毒素
- 血糖变化
- 激素效应
- 药物
- 缺氧

第 7 节　上呼吸道阻塞

通气不足的一个常见原因是上呼吸道阻塞。在有意识的患者中，这种阻塞通常是由吸入食物、异物或液体（呕吐物、唾液、血液、中性液体）引起的。凡遇到因任何原因而通气不良的患者，救护员可采取的最关键的救生措施是建立和保持呼吸道通畅。这在患者救护中始终是第一位的。在基础生命支持措施中，早期诊断、早期干预和公众教育是预防由呼吸道损伤导致不必要死亡的主要策略。

注意

在呼吸和血液循环中断后 4~6 分钟可能会发生脑损伤。血液循环暂停 6 分钟后，几乎都会发生脑损伤。在短短 10 分钟的血液循环暂停中，脑细胞受到了致命的伤害。

资料来源：Kirino T. Delayed neuronal death. *Neuropathology*. 2000; 20:S95–S97.

呼吸道异物阻塞

在美国，每年约有 4500 人死于呼吸道异物阻塞[13]。立即解除阻塞可能会避免其导致的低氧血症、意识丧失和心肺停搏。**表 15-3** 列出了美国心脏协会推荐的由卫生保健专业人员总结的呼吸道异物阻塞处置方法。

表 15-3　呼吸道异物阻塞的处置

患者情况	目　标	成年人（及 ≥ 1 岁的儿童）	婴儿（＜ 1 岁）
意识清醒的患者	1. 评估：检查有无发绀、无声咳嗽、不能说话或无法呼吸的体征	询问"你是噎住了吗？"以确定患者能否咳嗽或讲话	观察患者是否呼吸困难
	2. 采取行动，解除阻塞	采取膈下腹部冲击法，直到异物排出或患者失去意识。如果患者肥胖或怀孕，或者如果最初的措施无效，则考虑胸部冲击法	给予患者 5 次背部击打。给予患者 5 次胸部冲击，直到异物排出或患者失去意识
失去意识的患者		将患者置于地面并进行胸外心脏按压	
	3. 开始心肺复苏	开始胸外心脏按压。无须检查脉搏	
	4. 2 分钟后给予人工呼吸	使用仰头举颏法开放气道。检查有无异物，如果有异物且容易接近，则用手指取出。尝试人工呼吸 重复步骤 3 和步骤 4，直到阻塞解除或直到可以采取进一步的措施（如使用马吉尔钳或环甲膜穿刺术）	
疑似呼吸道异物阻塞的无意识患者	1. 评估：确定患者有无应答	轻拍患者或轻轻摇晃患者肩膀，喊道"你还好吗？"	轻拍患者或轻轻摇晃患者肩膀
	2. 摆放好患者的体位	以背部支撑头部和颈部，使患者面部朝上，双臂放在身体两侧	
	3. 开放气道，检查呼吸与脉搏	使用仰头举颏法开放气道。确定患者有无呼吸，触诊颈动脉搏动	使用仰头举颏法开放气道，但切忌过度伸展。确定患者有无呼吸，触诊肱动脉搏动
	4. 开始心肺复苏	胸外心脏按压 30 次	胸外心脏按压 30 次（如果有 2 名救援人员，每人按压 15 次）
	5. 尝试通气	每次开放气道时都要检查有无异物。尝试通气	
	6. 准备采取进一步措施	每次开放气道时都要检查有无异物，直到可以采用进一步的措施（如使用马吉尔钳或采取环甲膜穿刺术）	

资料来源：American Heart Association. *Basic Life Support*. Dallas, TX: American Heart Association; 2015.

意识清醒患者呼吸道阻塞

每年约有 3000 例患者死于误吸，其中约 80% 为儿童[14]。花生是一种常常被误吸的食物。然而，在美国，热狗导致的死亡人数最多。还有许多非食物性物品会引起儿童呼吸道阻塞，包括硬币、气球、小玩具零件、笔帽、骰子、安全别针、注射器和弹珠[15]。肉类食品是造成意识清醒的成年人呼吸道异物阻塞最常见的原因。与呛噎相关的因素包括食物过大且咀嚼不良、不合适的义齿等。患者通常为中老年人。

大的食物颗粒和其他异物会阻塞呼吸道，可能会导致下面的肺段通气不足。颗粒的大小决定了呼吸道被阻塞的位置及阻塞的程度。

大多数被误吸的异物位于右主支气管和肺下叶[16]。左主支气管以 45°~60° 角从气管处分支。左主支气管异物阻塞的可能性比右主支气管小，因为它更短、更粗、更垂直。当喉咙或气管完全阻塞时，患者可能会在数分钟内死于窒息。

思考

如何仅用双手来解除呼吸道异物阻塞？

异物可能会导致呼吸道部分或完全阻塞。呼吸道部分阻塞的患者通常可以讲话并且通常能够通过用力咳嗽以排出异物。如果气体交换充足，则救护员不应干预[17]。但应密切监测呼吸道部分阻塞患者。同时，应该鼓励患者坚持自主咳嗽和用力呼吸。如果阻塞仍然存在或气体交换严重受阻（由无声的咳嗽、喘息、呼吸更加困难、空气运动减弱及发绀可以判断），则应作为呼吸道完全阻塞进行治疗。

呼吸道完全阻塞患者无法讲话（失声）、换气或咳嗽。他们通常会用双手抓住脖子（窒息的普遍表现）。这些患者需要救护员立即给予干预。呼吸道完全阻塞会导致低氧血症。它可能导致动脉粥样硬化性心血管疾病患者发生急性心肌梗死。如果不在几分钟内纠正，呼吸道阻塞必然会导致患者心搏骤停。

意识丧失患者呼吸道阻塞

虽然上呼吸道阻塞可能会导致意识丧失和心肺骤停，但无意识状态本身也可能会导致呼吸道阻塞，通常是由于舌头后坐压住口咽[17]。

舌通过口腔底部的肌肉附着在下颌骨上。这些肌肉的正常张力能够保持后咽开放以进行气体交换。如果患者意识丧失或具有神经肌肉功能障碍，这些肌肉松弛可能会导致呼吸道被舌阻塞。舌致呼吸道阻塞在下列情况中是很常见的：

- 心搏骤停；
- 创伤；
- 卒中；
- 酒精中毒、巴比妥类药物中毒或精神药物中毒；
- 肌肉松弛药引起的麻痹；
- 重症肌无力；
- 面骨和鼻骨骨折。

喉痉挛和喉水肿

声带痉挛性闭合通常是由有创的插管技术引起的。它也可能发生在拔管时，如果患者处在半清醒状态，情况尤其如此。喉痉挛最好的治疗方法就是积极通气和用力向上拉下颌。有时还可能需要使用肌肉松弛药。对具有气管内插管的声带施以稳定压力有时能够克服声带痉挛性闭合。

声门组织及声门下组织水肿能够将喉部堵塞。水肿可能是由炎症原因或机械原因引起的，如会厌炎、喉炎、过敏反应、热损伤、勒颈或钝器伤。相关水肿可能会部分或完全阻塞呼吸道。出现这种情况时，需要采取有创的呼吸道管理方法（包括无法插管或通气时考虑采取环甲膜切开术）。

喉破裂

喉部外部创伤最常见的原因是机动车碰撞事故。如果外伤患者在触诊或吞咽时有局限性喉痛、喘鸣、声音嘶哑、言语困难（发音障碍）或咯血（咳嗽时带血）等症状，则应怀疑喉破裂。喉部损伤会导致声带缺乏支撑。这可能导致声带在气管—喉开口处塌陷，阻塞呼吸道。随着咳嗽或吞咽，皮下气肿、吞咽困难（难以下咽）和咽喉不适的症状加剧，这表明喉破裂导致呼吸道阻塞的可能性。救护员应对喉破裂保持警惕，因为喉部水肿可以迅速阻塞呼吸道。

还有一些类型的损伤也可能导致喉破裂，如晾衣绳勒颈和颈部钝性损伤。喉破裂需要快速介入治疗。可能需要采取环甲膜切开术。在喉水肿和出血导致呼吸道完全闭合之前，救护员必须认真评估呼吸道的状态以确定是否需要立即开放气道。

气管损伤

气管损伤罕见但却很严重。气管损伤最常见的部位是环状软骨与第三气管环交界的区域。这种损伤很少单独发生，大多数情况是与周围食管和颈椎的损伤有关。中枢神经系统损伤及腹部和胸部损伤也常伴随着气管损伤（见第 39 章）。

第 8 节　声门下误吸

误吸是指任何非气态异物被吸入肺部。当液体（如呕吐物、唾液、血液或中性液体）进入呼吸道时，通常会发生误吸。根据误吸的类型和程度，误吸可能会引起支气管痉挛、黏液生成、肺不张、pH 值变化（如果吸入物质是酸性的）或咳嗽。预防误吸优先于一切治疗。预防误吸主要是通过控制和维持呼吸道畅通来实现的。救护员应为意识水平逐渐降低的患者可能发生误吸而做好准备。

成年人的平均胃容量为 1.4 L。每 24 小时，胃还会再产生 1.4 L 胃液。胃酸是由胃黏膜中的特殊细胞产生的。在蛋白质分解酶（胃蛋白酶）的协助下，胃酸能够将大块的食物分解为小块食物。呕吐物不仅含有部分被消化的食物颗粒，而且还有酸性胃液。

唾液是一种水状微酸性液体。它是由口腔中的大唾液腺和小唾液腺分泌的。唾液中含有唾液淀粉酶。这种酶有助于分解淀粉。唾液中也含有许多其他物质，包括矿物质（如钠、钙和氯化物）、蛋白质、黏蛋白（黏液的主要成分）、尿素、白细胞及细菌。

采取支持性疗法逆转中性液体（既不是酸性也不是碱性的液体）误吸的后果比逆转酸性液体或碱性液体误吸的后果更容易。然而，中性液体的大量误吸也与高病死率有关。

误吸的病理生理学原理

与误吸高风险有关的 3 种情况：一是意识水平降低或其他神经功能障碍，二是医源性阻塞，三是呼吸道和胃肠道的机械性功能障碍。

意识水平降低可能是由创伤、饮酒或其他药物中毒、癫痫发作、心肺骤停、卒中或中枢神经系统功能障碍引起的。这些情况的共同表现是呕吐反射衰退或丧失、伴有或无饱腹感。呕吐反射是由触碰软腭或后咽引起的正常神经反射。

医源性阻塞（即由诊断或治疗引起的阻塞）是一种常见的机械性阻塞。这种阻塞是由于使用各种装置来控制上呼吸道问题而导致的。例如，移除某些气道装置（移除时有呕吐的风险）、留置鼻胃管（通过食管括约肌的人工切口增加了反流和误吸的风险）和气管插管，这需要对气管外口进行充分密封以防止误吸。

其他可能会导致误吸风险的机械性或结构性问题包括气管造口和食管动力障碍性疾病，如食管裂孔疝和食管反流。头部或颈部肿瘤的放射性治疗也会增加误吸的可能性。其他高风险患者包括肠梗阻患者和胃管喂养患者。

发生呕吐时，误吸的风险都会增加。呕吐是由延髓呕吐中枢控制的。呕吐可能源于胃肠道任何部位的刺激，或者是由内耳平衡功能障碍而引起的。一旦呕吐中枢受到刺激，就会发生下列变化[18]：

1. 深呼吸；
2. 舌骨和喉部抬高，食管上括约肌打开；
3. 喉口关闭；
4. 软腭抬高，后鼻孔闭合；
5. 膈肌和腹部肌肉有力收缩，压迫胃部并增加胃内压力；
6. 食管下括约肌松弛，胃内容物被推入下食管；
7. 如果患者丧失意识或无法保护呼吸道，可能会发生肺部误吸。

肺误吸的后果

肺误吸的严重程度取决于误吸物质的 pH 值、误吸量及误吸物质中是否存在颗粒物质（如食物）和细菌污染。一般认为，当误吸物质的 pH 值在 2.5 及以下时，会发生严重的肺损伤。当 pH 值低于 1.5 时，患者通常会死亡。误吸入严重污染物质的患者的病死率接近 100%。

胃酸（pH 值低于 2.5）对肺部的毒性作用等同于化学烧伤[19]。这些都是严重的损伤，会导致肺部发生变化，如肺泡细胞表面活性物质的分泌被破坏、肺泡塌陷和破坏、肺泡毛细血管被破坏。毛细血管的通透性随着肺泡和支气管充满大量液体而增加。由此产生的肺水肿造成了通气不足、动静脉短路和严重低氧血症。大量液体从血管内转移到肺部也可能会导致严重的低血容量。

注意

持续监测患者的精神状态，使患者保持适当的姿势以便于分泌物排出，给予预防性镇吐药，限制通气压力以防止胃扩张，以及使用抽吸装置和食管或气管插管，可以降低肺误吸的风险。如果存在误吸风险，应提供呼吸道保护。发生误吸后也应立即提供呼吸道保护。

第9节　呼吸道评估的基本参数：通气

呼吸道评估的基本参数是呼吸频率、节律变化。此外，还要识别可能提示呼吸窘迫的呼吸道问题。

频率、节律

成年人静息时的呼吸频率为 12~20 次 / 分。规律性是指稳定的吸气和呼气模式。静息时呼吸应该是不费力的，只有细微的频率或节律变化。

呼吸窘迫患者常常通过直立坐位、头向后倾斜（直立吸气位），或者身体前倾、用手臂支撑（三角架位），或者躺下时头部和胸部稍稍抬高（半坐卧位）来缓解其呼吸困难。这些患者通常要避免平卧或仰卧。

思考

为什么以背部平躺（即仰卧位）最有可能加重呼吸窘迫？

呼吸道问题的识别

呼吸窘迫可能会由上呼吸道或下呼吸道阻塞、通气不足、呼吸肌损伤、通气血液比例失调、气体扩散障碍或神经系统损伤引起。呼吸困难常与缺氧有关。

注意

呼吸衰竭的识别和管理是患者生存的关键。由于缺氧状态下大脑只能耐受几分钟。如果通气不足，一切治疗方法都无济于事。

视诊技术

患者的体征有助于识别呼吸道问题。救护员应该注意患者比较倾向的体位。他们还应该评估患者胸部的起伏情况。呼吸窘迫的其他表现包括：

- 喘息；
- 发绀；
- 鼻煽；
- 缩唇呼气；
- 辅助呼吸肌（呼吸时，肋间间或肋下肌、胸骨上切迹和锁骨上窝）的收缩（图 15-27）。

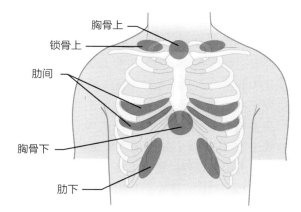

胸骨上　
锁骨上　
肋间　
胸骨下　
肋下　

图 15-27　胸部肌肉收缩的区域

听诊、触诊和叩诊技术

在不使用听诊器的情况下可以通过听呼吸来判断空气运动（图 15-28），或者直接使用听诊器评估双侧肺叶。胸壁触诊有助于确定吸气和呼气时胸壁的运动和有无辅助呼吸肌收缩。叩诊在某些情况下可能是有用的。当呼吸音减弱或胸壁运动不均匀时，这项技术有助于确定胸腔内有无气体或液体（如血液）（见第 19 章）。

呼吸窘迫的其他体征

表明呼吸窘迫的其他体征包括用袋罩装置辅助呼吸或输送氧气时顺应性下降或受阻（常见于哮喘、慢性阻塞性肺疾病和张力性气胸），以及存在奇脉。

病史

获取患者病史以了解呼吸困难的进展和持续时间也有助于确定救护的重点。例如，救护员应询问病症是突发性发作或随着时间的推移而发生。如果

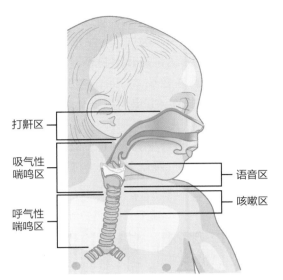

打鼾区

吸气性
喘鸣区

语音区

咳嗽区

呼气性
喘鸣区

图 15-28 大而喘息的鼾声表明扁桃体或腺样体肿大。如果有吸气性喘鸣，提示呼吸道在声门上喉、声带、声门下区域或气管上方水平受损。呼气性喘鸣或喘息，是由下气管或支气管狭窄或塌陷而引起的。吸气和呼气时有呼吸道噪声常提示声带或声门下间隙有障碍物。声音嘶哑或微弱的哭喊声是声带阻塞的表现。如果咳嗽是哮吼性或低沉的，那么应怀疑气管疾病

是随着时间的推移而发生的，那么应该确定持续的时间。救护员也应询问患者是否有任何已知的原因或诱发因素导致呼吸困难，以及呼吸窘迫是否为持续性的或复发性的。在获取患者病史时还应该询问以下问题：

- 怎么样能够缓解病情？
- 怎么样会使病情更严重？
- 有无其他症状（如咳嗽、胸痛、发热）同时发生？
- 是否尝试过药物治疗？
- 患者是否遵医嘱服用了所有的药物并接受了所有的治疗方法？

确定患者之前是否因该病曾接受过评估或住院治

注意

奇脉是指呼吸时正常血压的变化比较大。它被定义为自主吸气时收缩压下降 10 mmHg 及以上。有时它与脉搏强度的变化有关。在哮喘或慢性阻塞性肺疾病患者和心脏压塞（见第 41 章）患者中偶尔会观察到奇脉。奇脉是难以测量的。救护员应该依靠更明显的呼吸窘迫体征和症状做出判断。

疗及是否因呼吸道问题接受过插管也是至关重要的。

呼吸模式的变化

正常情况下，呼吸过程应该是舒适的、有规律的且毫无痛苦的。异常呼吸模式常见于有伤病者（图 15-29 和框 15-4）。辨别呼吸模式能够帮助救护员确定恰当的患者救护方案。

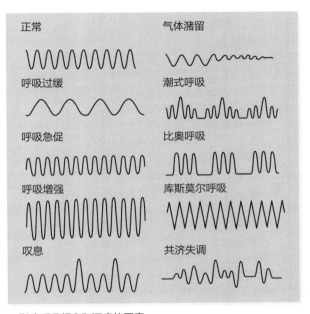

正常　　　　　　　气体潴留

呼吸过缓　　　　　潮式呼吸

呼吸急促　　　　　比奥呼吸

呼吸增强　　　　　库斯莫尔呼吸

叹息　　　　　　　共济失调

影响呼吸频率和深度的因素

下列情况呼吸频率加快，呼吸深度加深	下列情况呼吸频率减缓，呼吸深度变浅
酸中毒 （代谢性） 焦虑 阿司匹林中毒 缺氧 （低氧血症） 疼痛 中枢神经系统病变 （脑桥）	碱中毒 （代谢性） 中枢神经系统病变 （大脑） 重症肌无力 吸毒过量 肥胖（极端）

图 15-29 不同的呼吸模式。在上方蓝色方框的几种模式中，水平轴表示时间，上下波动表示呼吸深度

呼吸不足

当机体无法供给增加的氧气需求或不能维持氧气—二氧化碳平衡时，就会发生呼吸不足。许多因素都会导致通气和呼吸不足，包括感染、创伤、脑干损伤及有害或低氧环境。呼吸功能障碍患者可能会有许多症状、多种呼吸频率和呼吸模式。一些医学专家将通气不足（通常用 PCO_2 来确定）与氧合不足但通气正常区分开，如肺栓塞和肺炎。

框 15-4 异常呼吸模式

濒死呼吸： 通常是呼吸暂停和喘息交替的呼吸状态。

共济失调模式： 一种不规则的呼吸模式，特征是一连串的吸气和呼气。共济失调性呼吸通常与延髓呼吸中枢的结构性或压迫性病变有关。

比奥呼吸： 一种不同深度的不规则呼吸与呼吸暂停（无呼吸）交替的呼吸模式。比奥呼吸常见于颅内压升高的头部创伤患者。

呼吸过缓： 呼吸频率持续低于 12 次 / 分。这种异常呼吸模式可能是胸壁损伤、呼吸衰竭、卒中、肺部感染或麻醉药中毒引起的。然而，呼吸过缓更常见的原因是继发于神经功能障碍的呼吸驱动抑制。

中枢神经源性过度通气： 一种呼吸模式，特征是以约 25 次 / 分为呼吸频率快速且规律地通气。

潮式呼吸： 一种规律的周期性呼吸模式，呼吸频率和深度逐渐增强又逐渐减弱，然后呼吸暂停，二者交替出现。潮式呼吸被认为是大脑皮质功能障碍的表现。虽然一些儿童和老年人会在睡眠过程中以这种模式呼吸，但仍然多常见于病情严重或受伤的患者。

过度通气： 一种持续、快速、深度的呼吸，常常导致呼吸增强。与呼吸过速相比，呼吸增强模式下的呼吸通常更慢更深。原因包括运动、焦虑、代谢障碍（如糖尿病酮症酸中毒）和中枢神经系统疾病。

库斯莫尔呼吸： 一种异常深且非常快速的叹息呼吸模式，表现为糖尿病酮症酸中毒或其他代谢性酸中毒。

呼吸过速： 呼吸频率持续超过 20 次 / 分。在疼痛、恐惧或焦虑的患者中，呼吸过速是很普遍的。造成呼吸过速的其他原因包括肋骨骨折、肺炎、气胸、肺栓塞和胸膜炎。

第 10 节 氧气疗法

氧气疗法是指给予患者的氧气浓度高于环境空气中氧气浓度（21%）。针对具有缺氧症状的各种临床疾病，补充氧气是非常必要的。在监测下安全实施氧气疗法是紧急救护的重要组成部分。氧气疗法的临床目标：一是治疗缺氧，二是减少呼吸做功，三是减少心肌做功。

氧气来源

在院前环境下，最常使用的氧气形式就是纯氧气。纯氧气体通常加压储存在不锈钢或轻合金气罐

中（图 15-30）。《美国药典》对这些气罐进行了颜色编码，以区分各种压缩气体。绿色钢罐分配给各个等级的氧气。不锈钢罐和铝制罐不涂漆。用于紧急救护的氧气罐通常在 13.79~15.17 MPa 的压力下充气。因此，在操作该设备时，安全是至关重要的。在氧气罐内压力为 1.38 MPa 时，大多数氧气罐被认为是"空的"（安全余压）。一般来说，氧气罐内压力小于 3.44 MPa 的气罐就会被认为压力太小无法继续使用（框 15-5）。

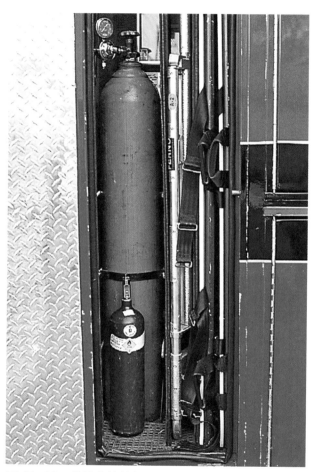

图 15-30 救护车舱外部的氧气罐

框 15-5 计算氧气罐使用时长

计算氧气罐中可用的氧气量。第一步，用氧气罐压力减去安全余压（1.38 MPa）。第二步，将上一步的结果乘以充装系数，得到氧气罐内气体的体积。第三步，气体体积除以每分钟输氧量，即可得出气罐的使用时长。

液氧

液氧是指氧气经加压、降温至一定水平后变成液态形态。但是，在加温时它又会转变成气态。液氧的主要优势是体积显著缩小，储存和运输更为方便。液氧的缺点是比加压氧更贵。另外，对于液氧储存和气罐转移，都有特殊的要求。

调节阀

高压调节阀用于在气罐之间转移气体。治疗用调节阀用于向患者输送安全压力的氧气（图15-31）。为了将氧气安全输送给患者，治疗用调节阀通过调节机制，将逃逸压力由0.34 MPa降至0.20 MPa（"降压"）。

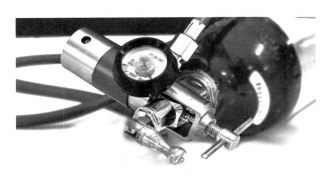

图15-31 治疗用调节阀

流量计

流量计控制输送给患者的氧气量（图15-32）。这类装置连接着调节阀。它们被设置为以固定的速

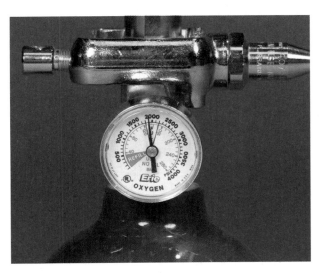

图15-32 流量计

率输送氧气。一些EMS机构会将一次性加湿器安装在流量计上，为来自气罐的干燥氧气提供水分。湿润的氧气对长期吸氧和哮吼、会厌炎或细支气管炎患者是比较理想的氧气来源（见第23章）。

输氧装置

能够自主呼吸的患者可以通过几种不同的输氧装置补氧，包括鼻导管、简易面罩、部分重吸入面罩、非重吸入面罩和文丘里面罩（**表15-4**）。这些装置各有优缺点。

表15-4 输氧装置		
装　　置	每分钟输氧量（L/min）	氧气浓度（%）
鼻导管	1~6	24~44
简易面罩	6~10	35~60
部分重吸入面罩	6~10	35~60
非重吸入面罩	10~15	80~95
文丘里面罩	4~8	24~50

鼻导管

鼻导管（图15-33）通过2个放置在鼻孔中的塑料塞子来输送低浓度氧气。鼻导管不应用于呼吸动力不足、严重缺氧或呼吸暂停的患者。它们也不应该用于主要通过口腔呼吸的患者。通常，患者对鼻导管耐受性良好。但是，标准鼻导管不能输送高容量/高浓度的氧气。**表15-5**列出了近似氧浓度

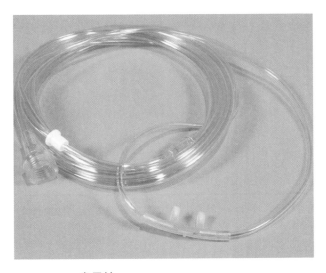

图15-33 鼻导管

与每分钟输氧量的关系。室内空气中的氧浓度约为21%。

表15-5　近似氧浓度与每分钟输氧量	
每分钟输氧量（L/min）	氧气浓度（%）
1	24
2	28
3	32
4	36
5	40
6	44

通过标准鼻导管难以获得大于35%的氧气浓度。这是因为患者在吸氧期间仍通过口腔继续呼吸。口腔呼吸减少了鼻腔吸入的氧气浓度。如果患者的鼻腔被血液或黏液阻塞，那么该装置也无法发挥作用。基于上述原因，鼻导管的使用仅限于能够从低浓度氧气输送中获益的患者，包括一些胸痛患者和慢性肺部疾病患者。标准鼻导管的最大氧流速为6 L/min。

简易面罩

简易面罩（图15-34）是一种柔软的、透明的塑料面罩，适用于患者面部。在吸入期间面罩中的小孔允许大气气体与氧气混合，还允许患者呼出的气体逃逸。浓度为35%~60%的氧气可以通过该装置输送，流速为6~10 L/min。流速低于6 L/min时，面罩中会有二氧化碳蓄积。因此，通过任何面罩输送

注意

高流量鼻导管（HFNC）用于治疗急性呼吸窘迫综合征和呼吸衰竭的治疗。HFNC的设计可为成年人提供高达50~60 L/min的流速，90%~100%的氧气浓度。它们也可以提供一个温和的持续气道正压通气的效果和减少呼吸功，使一些患者避免插管。

资料来源：Beachey W. *Respiratory Care Anatomy and Physiology.* 4th ed. St. Louis, MO: Elsevier; 2018; Nishimura M. High-flow nasal cannula oxygen therapy in adults: physiological benefits, indication, clinical benefits, and adverse effects. *Respir Care.* 2016; 61(4): 529–541.

氧气的流速都应该大于该值。流速超过10 L/min不会提高氧气浓度。所有面罩都必须充分贴合患者的面部，以获得最佳效果，因为泄漏将会降低氧气浓度。

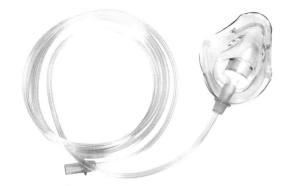

图15-34　简易面罩

部分重吸入面罩

部分重吸入面罩（图15-35）有一个储氧袋。在患者使用面罩前，应该将储氧袋充满。储氧袋有由单向活瓣覆盖的排气口，允许患者呼出的部分气体进入储氧袋并重复使用。其余含有二氧化碳的气体逃逸到大气中。浓度为35%~60%的氧气可以以防止储氧袋在吸气时完全塌陷的流速输送。部分重吸入面罩不宜用于呼吸暂停或呼吸动力不足的患者。与简易面罩一样，使用部分重吸入面罩输送流速超过10 L/min的氧气并不会提高氧气浓度。

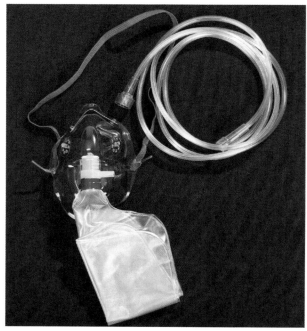

图15-35　部分重吸入面罩

非重吸入面罩

非重吸入面罩（图15-36）的设计与部分重吸入面罩相似。然而，面罩中的活瓣组件会阻止患者呼出气体返回到储氧袋中。非重吸入面罩输送氧气的浓度高达95%。在吸气过程中，流速必须足以使储气袋部分膨胀。严重呼吸窘迫患者可能需要高达20 L/min的流速才能维持储气袋的膨胀。救护员应该确保面罩牢固贴合患者的口鼻。他们也应确保储气袋充气量不少于2/3。非重吸入面罩最常用于需要高浓度氧气输送（10~15 L/min）的患者。与其他面罩一样，它也不宜用于呼吸暂停或呼吸动力不足的患者。

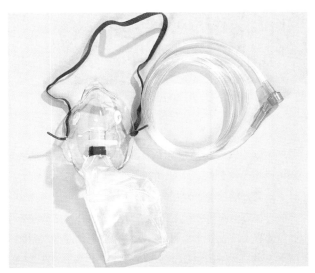

图15-36　非重吸入面罩

思考

如果非重吸入面罩的氧气源被切断会发生什么？

文丘里面罩

文丘里面罩（图15-37）是一种高气流携氧输送装置。氧气经狭窄的孔道进入文丘里面罩时在喷射气流周围产生负压，携带一定量的空气从开放的边缘流入面罩。它能够控制好吸氧浓度。最初，该面罩是为输送浓度为30%~40%的氧气而设计的。现在，它已经可以输送更高浓度的氧气。

以颜色标记的各种规格的射流孔连接在面罩上，用以控制氧气流速。标准的射流孔可提供有

3 L/min、4 L/min、6 L/min的流速。选择不同的流速能够改变输送的氧气浓度。文丘里面罩能够输送浓度为24%~50%的氧气。那些依赖低氧驱动呼吸的患者建议使用文丘里面罩，包括慢性阻塞性肺疾病患者。文丘里面罩的主要优点是它能够精准调节氧浓度分数，还允许救护员对慢性阻塞性肺疾病患者进行滴定式氧疗，从而在补充氧气的同时而不影响低氧驱动。必须要注意合适的氧浓度须与正确的流速匹配。否则，文丘里面罩就不会按要求的氧浓度输送氧气。

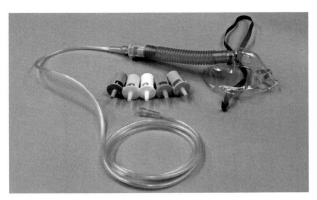

图15-37　文丘里面罩

第11节　扩大患者通气量

一些能够自主呼吸但呼吸困难或呼吸衰竭的患者需要改善空气流动和氧合作用。用于改善患者动脉氧合作用的几种无创正压通气（NIPPV）方法包括持续气道正压通气（CPAP）和双水平气道正压通气（BiPAP）。CPAP和BiPAP在患者自主呼吸时确保正压、减少呼吸功、防止肺不张和允许雾化吸入给药，可改善氧合作用。此外，通过降低患者的前负荷、后负荷和左心室顺应性（部分继发于胸膜腔内压升高），它们对心力衰竭患者产生有益的血流动力学效应[20]。这些方法也可以减少气管插管及与有创人工气道手术相关的风险和并发症。NIPPV的普遍适应证是呼吸困难伴早期呼吸衰竭的意识清楚的患者[21]。CPAP和BiPAP的具体适应证和禁忌证见框15-6。

持续气道正压通气

持续气道正压通气（CPAP）使能够自主呼吸患者的气道在整个呼吸周期保持正压。气道压力的

框 15-6　CPAP 和 BiPAP 的适应证和禁忌证

适应证

急性呼吸窘迫综合征

哮喘

细支气管炎

慢性阻塞性肺疾病

充血性心力衰竭伴肺水肿

囊性纤维化

肺炎

某些神经肌肉疾病

溺水

禁忌证

呼吸骤停

无意识患者或反应迟缓患者

上呼吸道损伤

低血压或休克

面部 / 胸部创伤

气胸

气压性损伤

无法保持面罩密封

造口术或气管切开术

严重心律失常

恶心或呕吐

胃肠道出血或近期接受了胃肠道手术

增加会使气体更好地扩散，也会使塌陷的肺泡再度膨胀，从而改善气体交换并减少呼吸功。CPAP 可以应用于能够（通过气管导管）自主呼吸的患者（有创通气），也可以通过面部或鼻部面罩应用（无创通气）。面罩 CPAP 是通过紧密贴合面部的面罩来提供的，面罩与呼吸机、电池驱动或氧气驱动的呼吸回路相连。该呼吸回路具有固定的或可调节的氧浓度分数值和固定的或可调节的压力阀，可提供 4~20 cmH$_2$O（1 cmH$_2$O = 98.1 Pa）或更大的压力（图 15-38）[21]。在大多数 EMS 机构，正常成年人的 CPAP 设定的压力为 5~10 cmH$_2$O[21]。如果 CPAP 系统发生泄漏会影响效果。

CPAP 除了用于肺水肿患者，也可能有益于呼吸道阻塞性疾病患者（鼻塞式 CPAP 呼吸机供具有睡眠呼吸暂停病史的患者在家中使用）。接受 CPAP 的患者通常很焦虑。在戴上面罩约 5 分钟后，应该观察患者是否有改善的体征和症状，包括呼吸用力减少、讲话更加容易、呼吸频率和心率减缓、动脉血

PO$_2$ 增加。患者很需要从救护员那里得到全面的指导与安慰。使用 CPAP 配合标准药物疗法来治疗肺水肿已被证实能够减少病死率及气管插管的需求[22]。

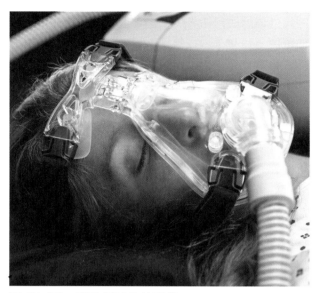

图 15-38　接受 CPAP 的患者

注意

无创通气是指通过无创接口（即鼻罩、面罩或鼻塞）而不是有创接口（如气管内插管）进行正压通气。对于不需要插管的急性呼吸衰竭患者，有时可以采用该方法。在意识障碍或严重低氧血症患者及呼吸道分泌物过量的患者中，禁止采用该方法。无创通气是通过封闭面罩、鼻罩或吹嘴施加正压，采用 CPAP 和 BiPAP 2 种通气支持模式。无创通气的适应证可能包括：

- 慢性阻塞性肺疾病伴肺气肿或支气管炎；
- 肺炎；
- 心力衰竭 / 肺水肿；
  - 急性肺损伤；
  - 急性呼吸窘迫综合征；
  - 哮喘；
- 溺水；
- 肥胖低通气综合征；
- 神经肌肉疾病；
- 胸壁疾病；
- 脊髓损伤引起的呼吸障碍。

资料来源：British Thoracic Society Standards of Care Committee. BTS guideline. Non-invasive ventilation in acute respiratory failure. BMJ Journals website. http://thorax.bmj.com/content/57/3/192. Accessed February 6, 2018.

思考

使用 CPAP 或 BiPAP 来治疗呼吸窘迫可以避免气管内插管，对患者有何益处？

注意

通常患者对 CPAP 耐受性良好。然而，CPAP 可能会对血液循环系统和肺产生不良反应，尤其是在较高压力的情况下。这些不良反应包括静脉回流减少、心输出量减少和肺部气压性损伤。应该密切监测所有患者的体征和症状。如果采取 CPAP，应该从较低压力（5~10 cmH$_2$O）开始，并根据患者的耐受性逐步增加 2 cmH$_2$O 的增量，最大值为 20 cmH$_2$O。呼吸的目标包括呼出潮气量大于 7 mL/kg，缓解呼吸窘迫，血氧饱和度大于 94%，最重要的是患者感觉舒适。

资料来源：Mosesso VN, Jameson AM. Oxygenation and ventilation. In: Cone D, Brice JH, Delbridge TR, Myers JB, eds. *Emergency Medical Services: Clinical Practice and Systems Oversight*. 2nd ed. West Sussex, England: Wiley and Sons; 2015:159–173.

证据显示

来自北美洲和欧洲的一组研究人员进行了一项 Meta 分析，以评估院前 CPAP 和 BiPAP 治疗呼吸衰竭的有效性。在筛选了 2284 篇关于该主题的文献后，发现了 8 篇符合纳入标准（随机或准随机）。其中 7 篇包括能够进行 Meta 分析的个体患者数据。他们发现院前 CPAP 能够降低急性呼吸衰竭的病死率（*OR*：0.41；95%*CI*：0.20~0.77）及插管率（*OR*：0.32；95%*CI*：0.17~0.62）。对 BiPAP 治疗数据的分析没有结论。

资料来源：Goodacre S, Stevens JW, Pandor A, et al. Prehospital noninvasive ventilation for acute respiratory failure: systematic review, network meta-analysis, and individual patient data meta-analysis. *Acad Emerg Med*. 2014;21(9):960–970.

双水平气道正压通气

双水平气道正压通气（BiPAP），也称为双相气道正压通气，结合了压力控制通气和持续气道正压，允许压力在每次呼吸周期中变化。当患者吸气时，压力与 CPAP 相似。当患者呼气时，压力下降，使得呼吸更容易。BiPAP 是通过连在带有两种压力控制装置的无创通气设备上的面罩或鼻罩实现（图 15-39）。BiPAP 呼吸机提供了吸气气道正压（IPAP）与呼气气道正压（EPAP）之间的压差。该压差代表了给予患者的压力支持。一般来说，IPAP 初始设置是 10 cmH$_2$O，EPAP 初始设置是 50 mmH$_2$O[21]。这些设置是根据患者的反应和需要进行调整的。如果 BiPAP 出现泄漏，它的组件可以进行调整以应对泄漏。它允许 IPAP 和 EPAP 设置为可滴定的（可调整的），以达到理想的压力支持范围。在部分由慢性阻塞性肺疾病、肺水肿、肺炎或哮喘引起的呼吸窘迫患者中，BiPAP 可以避免气管内插管。已经证明，BiPAP 比 CPAP 能够更快地改善慢性阻塞性肺疾病急性加重。

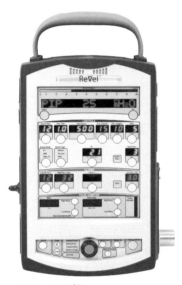

图 15-39　BiPAP 呼吸机

注意

在 BiPAP 中，IPAP 的设定范围为 4~24 cmH$_2$O，EPAP 的设定范围为 2~20 cmH$_2$O。BiPAP 的标准初始设置：IPAP 10 cmH$_2$O，EPAP 5 cmH$_2$O。这些设置考虑了患者耐受范围。当使用 BiPAP 时，必须保持吸气压力始终大于呼气压力，以确保双相流动。

资料来源：Noninvasive airway management techniques: how and when to use them. EB Medicine website. https://www.ebmedicine.net/topics.php?paction=showTopicSeg&topic_id=58&seg_id=1094. Accessed February 6, 2018.

实施 CPAP 的步骤

依据呼吸机及制造商提供指南不同，实施 CPAP 的方法不尽相同。以下介绍常规方法。

1. 根据需要治疗患者的基础疾病。
2. 评估适应证和禁忌证。

3. 让患者保持坐姿或类似的舒适体位。

4. 评估患者治疗前和治疗期间的生命体征和肺部呼吸音。收缩压应大于 100 mmHg。生命体征应每 5 分钟评估一次。

5. 监测心电活动、血氧饱和度和呼气末二氧化碳水平。

6. 向患者解释操作流程。

7. 干预缓解患者的焦虑状态。

8. 根据需要给予指导。

9. 将 CPAP 治疗机与氧源连接，CPAP 初始设置为 5~7.5 cmH₂O。

10. 为患者戴上面罩并检查是否有气体泄漏。如果需要且患者耐受，可以使用头带。

11. 根据医嘱给予雾化药物。

12. 在转运至急诊室的整个过程中，都应该持续给予 CPAP 治疗。但如果患者无法耐受面罩，或者呼吸道需要抽吸或干预，或者呼吸窘迫恶化，或者出现低血压，或者怀疑患者气胸，可能要停止 CPAP 治疗。

注意：如果患者在院前环境下停止 CPAP 治疗，应该考虑间歇正压通气和 / 或气管插管。有些患者在院前环境下需要气管内插管，甚至 CPAP 治疗。下列情况时应考虑气管内插管：

- 精神状态恶化；
- 呼气末二氧化碳水平升高；
- 血氧饱和度下降；
- 进行性乏力；
- 无效潮气量；
- 呼吸骤停或心搏骤停。

呼气末正压通气

与 CPAP 和 BiPAP 一样，呼气末正压通气（PEEP）在呼气末保持呼吸道一定程度的正压。PEEP 适用于已经接受气管内插管和正在接受机械通气的患者。呼气末正压能够保持肺泡开放，并帮助先前塌陷的肺泡重新充气。

在院前环境下，可以通过转运用呼吸机或呼气末正压通气阀提供 PEEP 通气支持。这些通气阀是空心的圆柱体，腔内有弹簧（如勃林格阀或其他特殊的 PEEP 输送装置）（图 15-40）。PEEP 装置连接着袋罩装置的呼气口。通气阀可在 5cm H₂O、10cm H₂O、15cm H₂O 的压力下使用。它通过迫使患

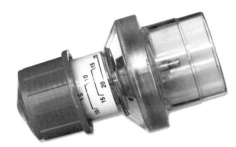

图 15-40 呼气末正压通气阀

者呼气对抗弹簧的张力而产生 PEEP。大多数转运用呼吸机有内置的 PEEP 控制装置。

第 12 节　人工呼吸与机械通气

在院前环境下，救护员可以通过多种方法为患者提供通气支持。这些方法包括人工呼吸（口对面罩、面罩对鼻、面罩对造口）、袋罩装置和自动转运呼吸机。下列有关通气方法的讨论都遵循了美国心脏协会的建议[23]。

注意

在进行人工呼吸时，应始终提供具有隔离保护的通气。

注意

代偿性过度通气是指救护员对心搏骤停患者实施心肺复苏期间存在过度通气。过度通气会导致胸膜腔内压升高，进而导致静脉回流减少和冠状动脉灌注压降低。过度通气对心搏骤停患者有负面影响（见第 21 章）。带有压力敏感阀的阻抗阈值装置可用于限制胸壁受压时空气的流入。阻抗阈值装置也会降低心肺复苏减压阶段的颅内压。降低的颅内压再加上心输出量增加，可能导致脑灌注增加。然而，研究还没有确定阻抗阈值装置对改善预后的相对作用。

资料来源：American Heart Association. 2015 American Heart Association guidelines for cardiopulmonary resuscitation and emergency cardiovascular care. *Circulation*. 2015; 132(18)(suppl 2):S313–S314; Graham R, McCoy MA, Schultz AM, eds. *Strategies to Improve Cardiac Arrest Survival: A Time to Act.* Board on Health Sciences Policy. *Treatment of Cardiac Arrest: Current Status and Future Directions.* Washington, DC: National Academies Press; 2015; Wigginton JG. The inspiratory impedance threshold device for treatment of patients in cardiac arrest. Business Briefing: Long-term Healthcare, 2005. *Emerg Med Rev.* 2005:58–61.

人工呼吸

如前所述，机体吸入气体的氧浓度约为 21%。其中，约 4% 被机体利用，其余的 17% 被呼出。通过人工呼吸进行的通气可以为呼吸功能不全的患者提供足够的氧合。

人工呼吸的优点是不需要设备且可以立即开展。但它也有一些缺点，其中一个缺点是受救护员肺活量的限制（为一个成年人通气大约需要 500~600 mL）。另一个缺点是，与其他补充氧气的方法相比，人工呼吸通过呼出气体输送的氧气量低。此外，救护员可能难以迫使空气通过呼吸道中的阻塞，而且直接体液接触存在传播传染病的风险。人工呼吸技术常见的并发症包括：

- 患者肺部过度充气；
- 胃胀；
- 血液或体液暴露问题；
- 救护员过度通气。

思考

人工呼吸期间，胃胀的 2 种危害是什么？

口对面罩人工呼吸

口对面罩装置用于在人工通气时保护救护员。这种面罩是由一种透明柔软的材料制成的。它有单向阀、细菌过滤器和补氧输送端口等结构（图 15-41）。

这种面罩有多种规格。口对面罩技术具有下列优点：

- 避免直接接触患者的口鼻；
- 相比口对口或袋罩装置，能提供更有效的通气；
- 降低了疾病传播的风险；
- 可输送补充氧气；
- 单向阀避免救护员暴露于患者呼出的气体和痰；
- 易于使用。

操作。面罩可用于具有或不具有自主呼吸的患者（图 15-42）。应用面罩应按照下列步骤操作[23]。

1. 如果认为患者无脊髓损伤，则下压患者额头并抬起颏部。如果患者失去意识，则利用口咽或鼻咽气道。如果怀疑患者脊髓损伤，应采取脊髓损伤预防措施。

2. 将单向阀连接到面罩上。将氧气管连接到进气口，氧气流量为 10~12 L/min。配合氧气补充能够提供更高浓度的氧气。氧气流量为 10 L/min，加上救护员的通气，可以使氧浓度达到 50%。

3. 救护员应位于患者头顶侧（头部操作）或身侧（侧方操作）。清除患者呼吸道内的分泌物、呕吐物及异物。将面罩放在患者面部，形成一个不透气的密闭通道。双手在面罩边缘施压。如果采取头部操作，在保持头部抬高的同时，将双手的示指、中指和环指放在患者下颌处，施加向上的力。如果采取侧边操作，可以用一只手的示指和拇指沿着面罩

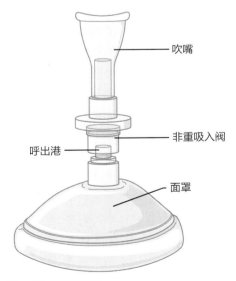

图 15-41 口对面罩装置

吹嘴

非重吸入阀

呼出港

面罩

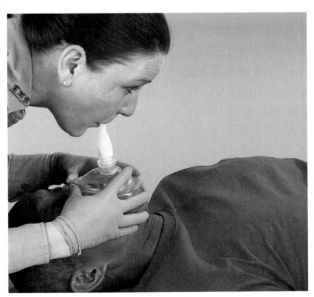

图 15-42 口对面罩通气操作（头部操作）

的边缘施压以密封面罩，并将另一只手的拇指放在面罩的另一侧边缘。在下压额头、抬起下颌的同时，将其余手指靠近患者发根，抬起颏部。

4. 向面罩开口处吹气，观察患者胸部的起伏情况。

5. 将面罩从患者面部移开，允许患者被动呼气。

6. 再吹 1 次（如步骤 4 所述）。

7. 根据需要，继续以 10~12 次 / 分的频率进行人工呼吸（每 5~6 秒呼吸 1 次）。如果使用了高级人工气道装置，则将频率降至 8~10 次 / 分（每 6~8 秒呼吸 1 次）。

口对面罩呼吸能够有效地为患者通气。如果补充氧气与面罩一起使用，则可提供 10~12 L/min 的最小流速。

面罩对鼻人工呼吸

面罩对鼻通气与口对面罩人工呼吸的操作非常类似。面罩对鼻法的特点如下[23]。

- 如果认为患者无脊髓损伤，救护员必须将一只手压在患者额头上保持呼吸道通畅，同时用另一只手关闭患者口腔。如果怀疑患者有脊髓损伤，则应采用双手托颌法。救护员的脸颊应贴紧并封住患者的口。
- 保持患者的鼻部开放。
- 面罩应尽可能地紧紧封住患者的鼻。当仅通过鼻通气时，可能需要一个较小的面罩。
- 在患者被动呼气时，救护员将口从面罩移开，患者张口呼气。此时必须保持头部抬高或双手托颌的姿势。

面罩对鼻通气适用于口腔或下颌骨损伤的患者，也适用于牙齿缺失或使用义齿的患者（这导致口周围的密封不严）。

婴幼儿通气

给婴儿和儿童提供通气支持时，救护员可使用口对面罩及口对鼻技术[23]。

1. 压额提颏，以开放气道。儿童颈部过度伸展可能会阻塞呼吸道。必要时可以采取脊髓损伤预防措施。

2. 在通气过程中，面罩应当紧密贴合婴儿或一岁以下儿童的口鼻。

3. 对准面罩呼气直到其胸部抬起。

4. 当允许被动呼气时，拿走面罩。

5. 以 12~20 次 / 分的频率提供通气（每 3~5 秒呼吸 1 次）。如果使用了高级人工气道装置，将频率降低至 8~10 次 / 分（每 6~8 秒呼吸 1 次）。

6. 每次呼气都超过 1 秒。

7. 确保胸部抬起。

面罩对造口人工呼吸

造口是喉切除术或气管造口术患者颈部的暂时性或永久性手术切口（图 15-43）。这种患者的呼吸道已经被手术切断。喉不再连接气管（框 15-7）。

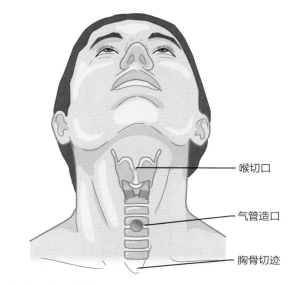

喉切口

气管造口

胸骨切迹

图 15-43　造口

喉切除术形成的造口大且圆，可以看到气管黏膜的边缘附着在皮肤上。气管造口术患者的造口通常直径不超过几毫米。一些气管造口管附带外部装置以允许患者讲话或湿润分泌物（图 15-44）。在尝试抽吸或通气之前，应当移除这些外部装置。

造口和造口管可能会被分泌物、黏液和异物所堵塞，导致通气不足。如果需要清洗，可以用纱布擦拭颈部开口。如果造口管被堵塞，可以取出或抽吸造口管。将无菌抽吸导管通过外部开口伸入气管能够抽吸气管造口管或造口。导管插入气管内不要超过 7~12 cm。一旦气道部分打开，就可以采取口对造口法进行通气（从细菌学角度来看，口对造口通气比口对口法更清洁），方法是通过在造口上部

为喉切除术患者提供护理时，救护员有时可能需要抽吸气管造口管或取出、清洗并更换被黏液阻塞的造口管。喉切除术患者咳嗽的效果较差，黏液栓常常阻塞气管造口管。

抽吸并更换被阻塞的气管造口管按如下步骤操作。

1. 尝试为患者通气。
2. 向气管内注射 3 mL0.9% 的氯化钠溶液。
3. 步骤 2 通常会导致患者咳嗽。如果没有引起咳嗽，则指导患者呼气。
4. 将抽吸导管插入患者气管直至推荐的深度或直到遇到阻力（无负压）。
5. 步骤 4 通常会导致患者咳嗽。如果没有引起咳嗽，则指导患者咳嗽或呼气。
6. 在抽出导管的同时抽吸。

如果无法清洗气管套管，并需要更换气管套管，请按照以下步骤操作。

1. 对相同规格（成人：5mm 或更大）的气管造口管或气管导管进行润滑。大多数患者都有配有备用气管造口管的"应急包"。
2. 松开气管造口的系带或固定装置。
3. 通过将无菌水从气管套管中抽出，从而将气管套管（如果有）放气。
4. 指导患者呼气。
5. 移开气管造口管。
6. 快速且轻柔地插入新的气管造口管，直到其凸缘贴在皮肤上。
7. 移开管芯。
8. 给气囊充气。
9. 确保导管通畅且放置正确。

狭窄（造口自发狭窄）罕见，但可能危及生命。它也使更换气管造口管变得困难或根本不可能。如果存在狭窄的情况，则必须在完全阻塞发生之前放置替换气管造口管或较小的气管导管。

资料来源：American Heart Association. 2015 American Heart Association guidelines for cardiopulmonary resuscitation and emergency cardiovascular care. *Circulation.* 2015; 132（18）（suppl 2）: S313–S314.

使用儿童用的袖珍面罩或通过在造口放置气管导管来保障气道开放。

造口通气方法与其他人工通气方法基本相同。但是，患者的头颈应该呈直线（而不是向后倾斜），同时肩部略微抬高。这种姿势能够保证更加有效的通气。如果患者的胸部没有抬起或听到有空气从患者上呼吸道逸出，则说明这些患者能够通过他们的

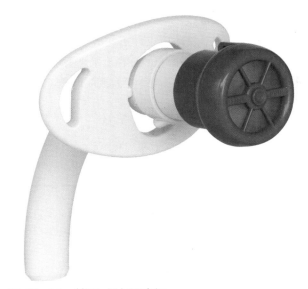

图 15-44 帕西–缪尔语音阀

鼻和口吸入和呼出一些空气。如果发生这种情况，在通气过程中必须夹闭患者的鼻孔并用手掌捂住患者的口。或者，在封闭造口时尝试通过鼻和口通气。需要注意的是，一些气管造口术患者（如喉切除术患者）在上呼吸道和造口之间没有完整的气道路径。试图以这种方式为这些患者通气是不会成功的。

袋罩装置

袋罩装置是由一个带有非重吸入阀的一次性自充气袋组成的（图 15-45）。它们可以与面罩、气管导管或其他有创气道装置一起使用。一个袋罩装置一般具备下列结构[24]：

1. 清理气道的抽吸口；
2. 给药口；
3. 非溢流阀；
4. 呼气末二氧化碳取样的端口；
5. 位于袋背部或储氧袋的氧气进气口；

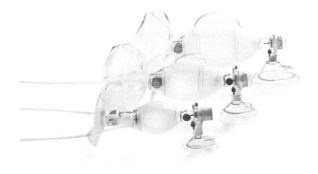

图 15-45 供成年人和儿童一次性和重复使用的袋罩装置

6. 非重吸入阀。

袋罩装置在一般环境条件下和极端温度条件下都能够使用。袋罩装置有供成年人和儿童使用的不同规格。面罩应洁净，以便尽早发现呕吐物。

注意

所有救护员都应熟练地利用袋罩装置为成年人、儿童和婴儿提供给氧和通气支持。

资料来源：American Heart Association. 2015 American Heart Association guidelines for cardiopulmonary resuscitation and emergency cardiovascular care. *Circulation*. 2015; 132(18)(suppl 2):S313–S314.

当袋罩装置受压时，空气通过单向阀输送给患者。在空气输送期间，充气袋的进气口关闭。当充气袋释放气体时，患者呼出的气体通过呼气阀排出。这种设计能够防止患者呼出的气体重新进入袋罩装置。当患者呼气时，空气和储氧袋中的补充氧气将充气袋重新充满。

在保持气道开放的同时，面罩和患者面部之间的空间还需要密封，所以使用袋罩装置是很困难的。两名救护员使用该装置相对容易一些。一个人握住面罩并保持气道开放，另一个人用双手挤压充气袋[25]。

如果使用得当，袋罩装置有许多优点。它可以提供不同的吸气压力和容积，为不同年龄、不同基础疾病的患者充分通气。它可用来辅助浅呼吸患者通气。在极端的环境温度条件下，它也能够充分发挥作用。氧气浓度范围从21%（室内空气浓度）到接近100%（使用补充氧气和储氧袋）都可实现。此外，手动挤压充气袋可以使救护员感觉到患者肺部顺应性，这就是优于机械通气方法之处。

操作

当患者已经有气管内插管或声门上导气装置时，使用袋罩装置进行通气是最好的。如果患者没有插管，可以按照如下步骤使用袋罩装置。

1. 救护员位于患者头顶侧。
2. 如果认为患者无脊髓损伤，压患者额头，使颏部抬起，同时保持患者抬高的头部伸展。如果怀疑患者有脊髓损伤，应该采取保护措施。如果双手托颌法未能成功开放气道，使用仰头举颏的手法。
3. 清除呼吸道内的分泌物、呕吐物和异物。如

果患者失去意识，插入口咽或鼻咽气道装置。面罩下患者的口应一直张开。
4. 与氧气源连接，然后使用高浓度氧气冲刷储氧袋。
5. 将面罩放置在患者脸上并紧紧密封。必须保持下颌前移位。挤压充气袋时，救护员用另一只手在他自己身上（如大腿）挤压充气袋，或者由另一名救护员（如果有）用双手挤压充气袋。应该匀速挤压充气袋。对普通成年人每秒输送500~600 mL氧气，足以见到胸部抬起。

针对儿童的注意事项

婴儿和儿童需要更小的袋罩装置。这些特定规格的装置有助于减少过度充气和气压性损伤的风险。袋罩装置主要用于呼吸骤停的儿科患者。袋罩装置配有鱼嘴式或叶瓣式操作出口阀，不宜用来为自主呼吸的婴儿或儿童提供补充氧气。如果在吸气过程中阀门没有打开，孩子只能将面罩内呼出的气体中吸入。因此，用于足月新生儿、婴儿和儿童通气的袋罩装置最小容积应有450~500 mL[26]。为了在儿童用袋罩装置的储氧袋中维持足够的氧气量，至少需要10~15 L/min的氧气流速（图15-46）。此外，还要避免过度通气，因为过度通气会导致气压性损伤并阻碍静脉回流。有证据表明，儿童用袋罩装置也可以为成年人提供足够的通气量[27]。

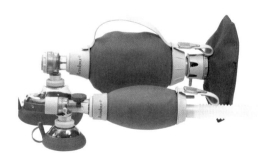

图15-46　儿童用袋罩装置

操作。使用袋罩装置对儿童患者进行人工通气按如下步骤操作。

1. 使用急救尺或通过测量从鼻梁到颏裂的距离，确保面罩贴合。
2. 确保面罩正确放置且密封完好。将面罩置于口鼻上方（不要压到眼睛）。救护员将一只

证据显示

一项研究纳入城市消防 EMS 机构的 50 名 EMS 人员。他们平均有 14.96 年的从业经验。研究的目的是确定他们能否使用足以为成年人患者通气的儿童用袋罩装置提供通气。在各种通气场景下，使用儿童用袋罩装置提供的所有呼吸中仅有 1.5% 低于建议潮气量。当使用儿童袋罩装置时，在推荐范围内的呼吸占比更高（17.5% vs 5.1%，$P < 0.001$）。在每个场景中，儿童用袋罩装置的中位容积是 570.5 mL、664.0 mL 和 663.0 mL，成年人所用的袋罩装置的中位容积是 796.0 mL、994.5 mL 和 981.5 mL。在所有 3 类气道装置中，儿童用袋罩装置提供的中位潮气量较低（$P < 0.001$）。结果显示，使用较小的、儿童用袋罩装置对成年人患者进行通气是可行的。使用儿童用袋罩装置时记录的潮气量与肺保护通气量更为一致。

资料来源：Siegler J, Kroll M, Wojcik S, Moy HP Can EMS providers provide appropriate tidal volumes in a simulated adult-sized patient with a pediatric-sized bag-valve-mask? *Prehosp Emerg Care*. 2017;21(1):74–78.

注意

儿童的扁平鼻梁会使面罩密封变得更加困难。另外，将面罩压在面部可能会导致阻塞。下颌前移位有助于面罩密封，故由两名救护员提供袋罩通气。

手的拇指压在面罩顶端，示指放在颏部（像一个 "C" 形钳）。轻轻用力，将面罩按下，以充分密封。抬起颏的骨突、其余手指放在下颌上，形成一个 "E" 形，以保持气道开放。应避免压迫到颌下软组织。

3. 以 12~20 次 / 分的频率提供通气。
4. 每次输送氧气超过 1 秒。两名救护员要确保每次送气都能见到胸部抬起。
5. 通过观察胸部的起伏、在第 3 肋间隙和腋中线听诊肺部呼吸音，以及检查皮肤颜色或心率改变，评估袋罩通气的效果（见第 19 章）。

思考

如果发现一个没有插管的患者突然通气变得更加困难，你应该怎么做？

自动转运呼吸机

自动转运呼吸机分为定时型、定压型等类型。目前，大多数自动转运呼吸机用于需要呼吸支持的患者的院间转运（见附录）。大多数自动转运呼吸机有一个塑料控制模块。该模块通过管道连接到气源（如空气或不同浓度的氧气，包括浓度为 100% 的氧气）。该控制模块的出口阀通过 1~2 个导管连接至患者端的阀门组件，从而为成年人和儿童输送定量的潮气量。另一种控制模块根据年龄设定呼吸频率。还有一些新模块，可以设定其他参数，如吸气时间。大多数自动转运呼吸机不适用于 5 岁以下儿童。大多数呼吸机都能够提供 40 L/min 的氧气流量。尽管患者呼吸道或肺部顺应性会发生变化，但是氧气流量保持不变。

注意

自动转运呼吸机默认的呼吸频率：成年人 10 次 / 分，儿童 20 次 / 分。如果患者已气管内插管，救护员应该能够调节呼吸频率。

资料来源：American Heart Association. 2015 American Heart Association guidelines for cardiopulmonary resuscitation and emergency cardiovascular care. *Circulation*. 2015; 132(18)(suppl 2):S313–S314.

自动转运呼吸机输送的气量是由手动触发器被按下的时长和自主呼吸患者的自主吸气决定的。大多数呼吸机设计时将吸入压力限制在 60~80 cmH$_2$O。

注意

自主呼吸在吸气时产生胸膜腔内负压，对维持心输出量起着重要作用。它是通过增强静脉回流至心脏来实现的。使用自动转运呼吸机或袋罩装置辅助正压通气的通气在吸气时产生胸膜腔内正压。这样会减少静脉回流，进而减少心输出量。也就是说，心输出量随着气压的增加而降低。救护员应该牢记，辅助通气会减少心输出量，即使是对心脏健康的患者进行辅助通气。当患者通气频率过快或潮气量过大时，这种效应会增大。这对于心搏骤停患者尤其不利。救护员应该考虑使用阻抗阈值设备来调节肺空气的流入。

资料来源：Demestiha TD, Pantazopoulos IN, Xanthos TT. Use of the impedance threshold device in cardiopulmonary resuscitation. *World J Cardiol*. 2010;2(2):19–26.

当达到这个压力时，呼吸机发出警报声并将超出的气体排出，防止造成肺损伤。对插管患者或插入声门上气道装置的患者使用自动转运呼吸机，使救护员有时间去执行其他任务。大多数自动转运呼吸机不宜用于呼吸道阻塞或气道阻力增加（如气胸、哮喘、肺水肿）的意识清醒的患者。

第 13 节　呼吸道管理

如今有许多气道装置。然而，救护员不能忽视基本的呼吸道管理方法。确保呼吸道安全和功能的基本方法可能优于技术难度较大的方法。呼吸道管理应该能从创伤最小的操作向创伤最大的操作快速转换（图 15-47）。救护员在应用这些方法时，应始终佩戴个人防护装备（框 15-8）。

> **框 15-8　个人防护装备**
>
> 美国 CDC 建议，医护人员除了采取预防传染病的基本的个人防护措施外，还应该考虑可能出现血液或其他体液飞溅的情况，佩戴口罩、眼镜及防护服。在呼吸道管理期间，患者通常会呕吐和咳嗽。暴露于血液及其他体液也是有可能的。因此，救护员应该遵守隔离预防规定。

注意

无意识患者缺乏维持气道开放的肌张力和控制力，因此在所有无意识患者的初步评估时必须建立气道和维持气道开放。大多数导致意识丧失的严重损伤也足以导致脊髓损伤。在需要气道装置或通气支持的创伤患者中，应该考虑采取脊髓损伤预防措施。

呼吸道管理的手法

呼吸道管理的手法包括仰头举颏法、双手托颌法和不压额的双手托颌法。当患者有应答时，或者当试图打开患者的口腔遇到阻力时，救护员不应该采取手法打开气道。如果患者有脊髓损伤，那么所有这些操作都是危险的。此外，这些操作都不能防止误吸。

如果怀疑患者有脊髓损伤，开放气道的首选方法是仰头举颏法（图 15-48）。压额是通过一只手放在患者的前额上并用手掌向后压使头部向后仰，然后另一只手的手指放在下颌骨下边并抬起使下颌向前。这些手指支撑着颏部并协助保持头部向后仰的姿势。

如果怀疑患者有脊髓损伤，可用双手托颌法（图 15-49）增加下颌骨向前的位移。救护员双手握住患者下颌的边缘并举起，每只手握住一边。这

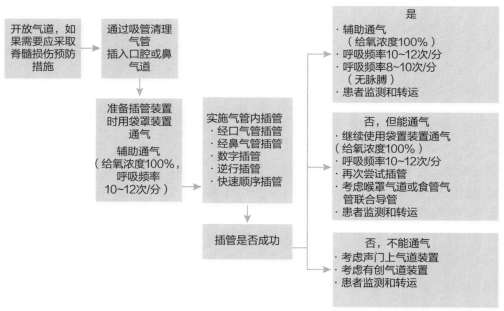

注：急诊气管内插管适应证：救护员不能用袋罩装置给失去意识的患者，或者缺乏保护性反射（昏迷或心跳骤停）的患者充分通气；如果需要多次尝试插管，则在多次尝试间应有一段充分通气的时间。插管位置是否正确应进行验证和确认

图 15-47　高级人工气道管理

使下颌骨向前倾斜，同时头部向后仰。但是，如果救护员无法用双手托颌法开放气道，则应采取仰头举颏法。开放气道始终是首要任务，即使对无应答的伤者也是如此。

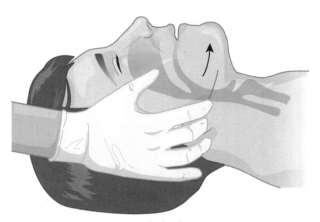

图 15-50　不压额的双手托颌法

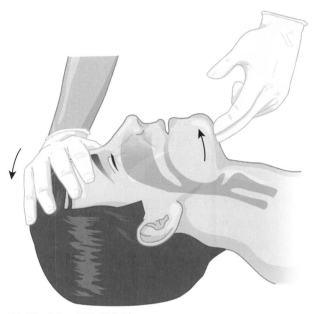

图 15-48　仰头举颏法

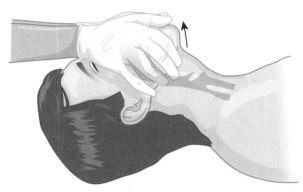

图 15-49　双手托颌法

如果怀疑患者有脊髓损伤，则应采取不压额的双手托颌法（图 15-50）来开放气道。在操作过程中，患者的头部应该保持稳定。此外，颈椎应固定在中央轴线处。然后，应该在颈部没有伸展的情况下进行双手托颌手法。

第 14 节　抽吸

抽吸可用于清除呕吐物、唾液、血液、食物和其他可能阻塞呼吸道或增加肺部误吸可能性的异物。许多因素会致人误吸。因此，每个患者都应该被视为潜在的误吸患者。

抽吸装置

抽吸装置分固定式机械抽吸装置和便携式机械抽吸装置。固定式抽吸装置（图 15-51）大多安装在医院和疗养院的病区，也用于许多急救车中。固定抽吸装置能够提供至少 40 L/min 的进气量。当抽吸管被夹紧时，可以提供超过真空度 300 mmHg 的真空。

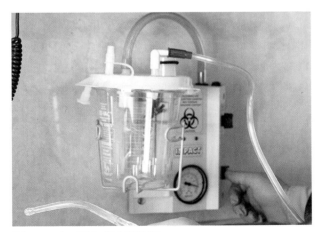

图 15-51　固定式抽吸装置

为了有效抽吸，便携式抽吸装置（图 15-52）应该提供不少于 20 L/min 的进气量。

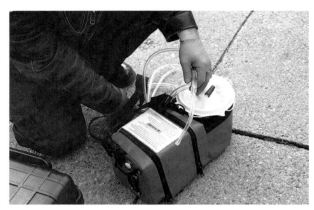

图 15-52　便携式抽吸装置

抽吸导管

抽吸导管用于清除口腔和呼吸道中的分泌物和碎屑。导管大致分为笛口样抽吸导管和扁桃体抽吸导管两大类。

笛口样抽吸导管是一种狭窄的软导管，主要用于气管支气管抽吸，通过气管内插管或鼻咽清除分泌物（图 15-53）。这类导管采用模制端头和侧孔设计，对黏膜造成的创伤最小。导管在插入前应先润滑。用拇指覆盖近端的侧孔以产生吸力。使用无菌技术，救护员将导管推进到预定位置。在抽回导管时，间歇地施力抽吸。

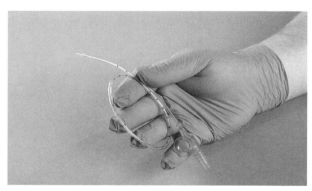

图 15-53　笛口样抽吸导管

扁桃体（杨克氏）抽吸导管是一种硬的咽喉导管，用于清除分泌物、血液凝块及其他来自口腔和咽部的异物（图 15-54）。该装置应在直接可视的情况下小心地插入口腔，然后在抽吸启动时慢慢抽出。

在开始抽吸之前，救护员应该检查所有的装置。针对成年人，抽吸力应设定在 –120~

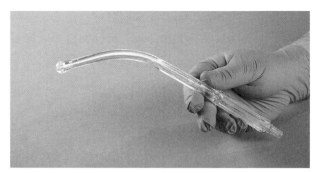

图 15-54　刚性（扁桃体尖或杨克氏）抽吸导管

–80 mmHg。如果可能，在抽吸之前，应该给予浓度 100% 的氧气吸入 2 分钟以上。成人患者的抽吸时间不得超过 10 秒[28]。儿童患者的抽吸时间不得超过 5 秒。如果需要进一步抽吸，应该先再次给予患者吸氧。抽吸可能出现的并发症包括：

- 在抽吸期间，继发于肺容量减少的突发性低氧血症；
- 可能会导致心律失常和心搏骤停的重度低氧血症；
- 可能会增加动脉血压和加重心律失常的呼吸道刺激；
- 咳嗽可能会导致颅内压升高、脑血流量减少并增加脑损伤患者发生脑疝的风险；
- 与迷走神经刺激相关的心动过缓；
- 呼吸道软组织损伤。

气管支气管抽吸

在通过气管内插管进行气管支气管抽吸（图 15-55）之前，必须给予浓度 100% 的氧气吸入 30~60 秒[29]。针对气管抽吸，Y 型管或 T 型管或侧孔应该位于抽吸导管和抽吸开关之间。使用无菌技术，救护员将导管推进到预定位置（隆嵴水平）。在一边旋转导管一边抽出时，救护员通过关闭侧孔间歇地进行抽吸。在整个过程中，救护员应该监测患者的心律。如果出现心律失常或心动过缓，应停止抽吸，然后手动为患者通气和补充氧气。在重新开始抽吸之前，应该再次给予患者浓度 100% 的氧气 30~60 秒。

注意

在抽吸开始之前，有必要向气管内插管内注入 3~5 mL 0.9% 的氯化钠溶液。

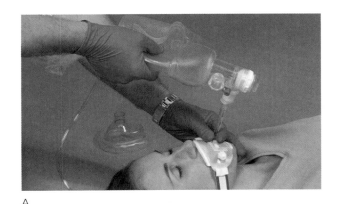

A

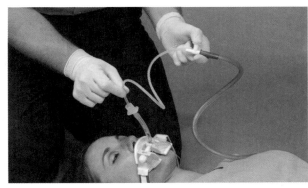

B

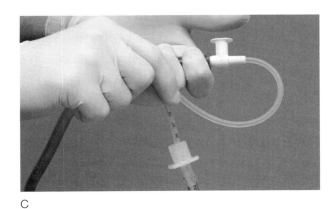

C

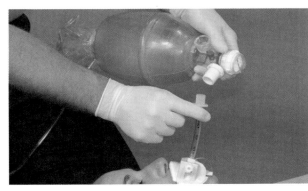

D

图 15-55 气管支气管抽吸。A. 给予患者吸氧；B. 抽吸前，通过气管导管引入抽吸导管；C. 在监测心电活动的同时，一边向外抽吸导管，一边间歇抽吸；D. 给患者通气并重新评估患者的呼吸状态。应该始终使用二氧化碳监测仪来确认气管导管的位置。在抽吸前后，监测气管导管位置

胃胀

　　胃胀是由于胃内积气所致。当胃膨胀时，会压迫膈肌并影响肺部扩张。袋罩通气时可能会感受到阻力。

　　治疗胃胀应该从略微增加袋罩通气的吸气时间开始。然后可以进行抽吸。如果可能，患者应取左侧卧位。不能通过上述方法缓解的胃胀可能需要插入胃管（图 15-56）。

胃管

　　为尚未插管的患者通气，很容易发生胃胀。用于缓解胃胀或呕吐的胃肠减压术就是通过鼻胃管或口胃管实现的。对于食管损伤或患有食管疾病的患者，要慎用胃肠减压术。如果出现食管梗阻，则不应进行胃肠减压。对有面部外伤的患者，不应通过鼻胃管减压。

鼻胃管减压术

1. 让患者做好准备。如果条件允许，使患者保持半坐卧位。

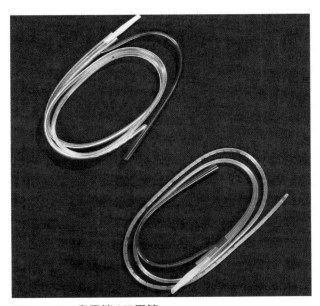

图 15-56 鼻胃管 / 口胃管

▪ 将患者头部置于正中的位置；

▪ 预吸氧并通过动脉血样监测血氧饱和度；

▪ 给予局部麻醉剂（测试是否有变态反应）；

▪ 选择较大的鼻孔。

2. 测量从患者鼻到耳和从耳到剑突的长度，以确定鼻胃管的插入深度。使用利多卡因胶浆或水溶性润滑剂润滑鼻胃管（图15-57）。

3. 顺着鼻孔底轻轻地插入鼻胃管并进入胃部。在插入过程中，让患者吞咽可能有助于将鼻胃管推进食管并防止插入气管。如果患者意识清楚且开始剧烈咳嗽，不要在吸气时推进鼻胃管。

4. 使用手电筒观察后咽，以确保鼻胃管没有盘绕在喉后部。

5. 确认鼻胃管放置位置。

▪ 通过鼻胃管内抽取胃内容物。

▪ 使用pH测试纸检查抽吸物。pH值为1.0~4.0表明鼻胃管置于胃部[30]。

▪ 通过X线片确认鼻胃管位置。

6. 确保鼻胃管固定到位，必要时将其固定在抽吸装置上。

口胃管减压术

1. 按照鼻胃管插入前的准备工作，做好准备。

2. 将口胃管沿口咽的中线插入胃部。

3. 确认口胃管的位置。按照鼻胃固定方法，固定口胃管。

你知道吗

一些医疗机构已不再将听诊作为验证鼻胃管放置位置是否正确的方法，而是用pH测试纸和X线片来确认。抽取胃内容物提供了测量液体pH值的方法和确认鼻胃管尖端在胃肠道中位置的方法。抽吸胃内容物时，将注射器连接到鼻胃管的末端并轻轻将注射器拉回（抽出的内容物通常是浑浊的绿色、灰白色、黄褐色、血红色或棕褐色）。对抽出的胃内容物使用pH测试纸进行检测，酸碱度以1~11表示。与从肠道抽出的内容物（通常pH值大于4）或呼吸道分泌物（通常pH值大于5.5）相比，胃内容物通常具有强酸性（pH值通常为4或更低）。

资料来源：Perry AG, Potter P, Ostendorf WR, Laplante N. *Clinical Nursing Skills and Techniques*. 9th ed. St. Louis, MO: Elsevier; 2018.

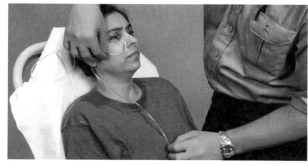

A

B

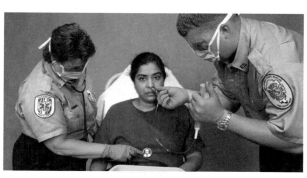

C

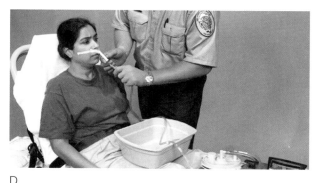

D

图15-57　插入鼻胃管。A. 调整患者的位置，测量从鼻到耳和从耳到剑突的导管长度；B. 润滑鼻胃管并将其插入较大的鼻孔内，将鼻胃管推进合适的深度；C. 通过抽吸检测胃内容物来判断鼻胃管位置是否正确；D. 固定鼻胃管并连接抽吸装置

胃肠减压术并发症。无论选择何种方法，胃肠减压术对患者来说都是很不舒服的。它可能会诱发恶心和呕吐。此外，胃管还会影响面罩的密封性。在插管过程中，它也会影响操作者观察。胃肠减压术的并发症包括鼻外伤、食管损伤或胃损伤、插入气管和胃管阻塞。

第 15 节 呼吸道管理中的机械装置

使用机械装置进行呼吸道管理永远不应耽误人工开放气道。这些装置只有在已经尝试人工开放气道后才能使用。

鼻咽导气管（鼻腔导气管）

鼻咽导气管（图15-58）可用于无意识患者或有意识但无法控制自己呼吸的患者保持气道开放。插入鼻腔导气管可暂时维持气道开放。它可用于癫痫发作或颈椎损伤患者，也可用于经鼻气管内插管之前。此外，它也可为鼻胃管插入提供引导。

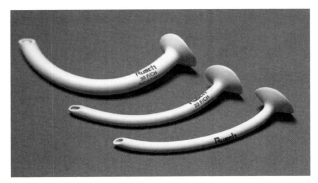

图 15-58　鼻咽导气管

思考

想出 2~3 个必须使用鼻咽导气管患者的具体情况。

性状

鼻咽导气管柔软且易弯。鼻咽导气管有多种规格，适用于婴幼儿和成年人，长度 17~20 cm 不等，内径 12 F~36 F（1F = 1/3 mm）。以下是鼻咽导气管的推荐规格：

- 体型较大的成年人：内径 8~9 mm 或 24 F~27 F；

- 体型中等的成年人：内径 7~8 mm 或 21 F~24 F；
- 体型较小的成年人：内径 6~7 mm 或 18 F~21 F。

确定适合患者的导气管规格时，救护员可以选择与患者鼻尖到耳垂距离等长的导气管（图 15-59）。救护员也可利用急救尺，选择适当的导气管用作儿童气道装置。

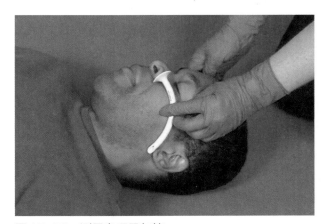

图 15-59　测量鼻咽导气管

鼻咽导气管插入

鼻咽导气管应使用水溶性润滑剂润滑，这有助于缓解导气管通过鼻腔时给患者带来的痛苦。导气管放置于鼻孔中，斜角尖端（用于保护鼻结构）指向鼻中隔。导气管沿着鼻孔底部、顺着鼻腔通道的自然曲线慢慢靠近中线。导气管不应强行插入。如果遇到阻力，稍微转动一下导管可能有助于进一步插入，或者尝试从另一个鼻孔插入（图 15-60）。

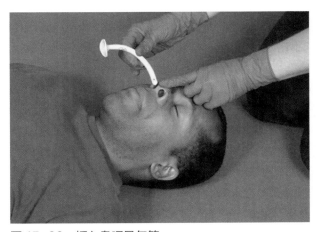

图 15-60　插入鼻咽导气管

插入后，鼻咽导气管位于舌头后面的后咽。如果患者想呕吐，可能是导管刺激到了后咽。此时可能需要移除导气管，或者将其抽出 0.5~1 cm 后重新插入。使用这种导气管时，救护员应该采取仰头举颏法或不压额的双手托颌法来保持下颌骨的位移。

优点

- 具有呕吐反射的清醒或半清醒患者对鼻咽导气管能很好地耐受；
- 鼻咽导气管插入过程较快；
- 因口腔创伤或软组织损伤而无法插入口咽导气管时，可以使用鼻咽导气管。

可能产生的并发症

- 鼻咽导气管太长，可能会进入食管；
- 鼻咽导气管可能会导致有呕吐反射的患者喉部痉挛及呕吐；
- 鼻咽导气管可能会损伤鼻黏膜，引起出血及可能导致呼吸道阻塞；
- 小口径鼻咽导气管可能会被黏液、血液、呕吐物和咽部软组织阻塞；
- 鼻咽导气管无法保护下呼吸道免于误吸；
- 通过鼻咽导气管的抽吸很困难。

口咽导气管（口腔导气管）

设计口咽导气管是为了防止舌阻塞声门。常用于无呕吐反射的无意识或半清醒患者，以及试图咬断气管内插管的患者。

性状

口咽导气管是一种半圆形装置，可使舌远离咽后壁。大多数口咽导气管都是由一次性塑料制成的。最常用的 2 种类型是格德尔（Guedel）导气管和伯曼（Berman）导气管。格德尔导气管采用了管状设计；伯曼导气管则在两侧设计了气道通道（图 15-61）。

与鼻咽导气管一样，口咽导气管也有适用于婴儿到成年人的各种规格。将导气管置于患者脸旁可确定适合患者的规格，测量时使导气管凸缘位于患者的中切牙水平且牙垫平行于患者的硬腭。导气管应该从嘴角延伸至耳垂末端或下颌角（图 15-62）。以下是口咽导气管的推荐型号[26]：

- 体型较大的成年人：100 mm，即格德尔 5 号；
- 体型中等的成年人：90 mm，即格德尔 4 号；
- 体型较小的成年人：80 mm，即格德尔 3 号。

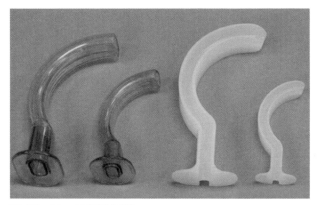

图 15-61　口咽导气管

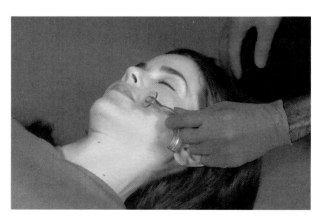

图 15-62　测量口咽导气管

口咽导气管插入

在插入口咽导气管之前，应清除口腔和咽部的所有分泌物、血液或呕吐物。在成年人或年龄较大的儿童中，可倒转或以 90°角插入口咽导气管（图 15-63A）。这种方法可帮助救护员避免插入时勾住患者的舌头。当口咽导气管通过舌尖时，旋转导气管到合适的位置。口咽导气管应该放置在口咽的后壁。

另一种插入导气管的方法推荐用于儿童患者使用（图 15-63B）。该方法也可用于成人患者。使用压舌板或咬牙棒将舌向前并向下移，然后沿着口腔的正常曲线，插入导气管并移动至口咽后部。无论采取何种方法插入导气管，都必须要注意避免对面部和口腔造成损伤。此外，救护员应该确保患者的嘴唇和舌不会夹在牙齿和导气管之间。

思考

为什么婴幼儿使用这种口咽导气管插入方法？

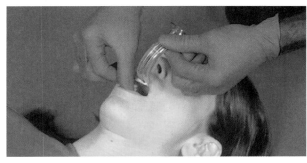

A

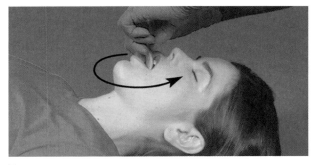

B

图 15-63　A. 倒转并插入口咽导气管；B. 在导气管部分进入后，旋转导气管 180° 以适应舌的外形

救护员可以通过观察胸壁扩张情况来确定导气管是否放置到适当的位置，也可以在通气过程中通过听诊肺部呼吸音来确定。务必牢记：口咽导气管要放置在适当的位置，患者的头部也必须保持恰当的姿势，这样才能确保气道开放。

优点

- 口咽导气管能够确保舌头向前向下，远离后咽；
- 口咽导气管为抽吸提供了方便；
- 癫痫发作时，口咽导气管可作为牙垫，保护气管内插管和人工气道。

可能产生的并发症

即使经验丰富的救护员在管理患者的气道时也会碰到一些问题（框 15-9），这就凸显了现场培训和准备工作的重要性。可能产生的并发症如下：

- 口咽导气管过小可能会掉入口腔，导致呼吸道阻塞；
- 口咽导气管过长可能会将会厌压在气管的入口处，形成完全性呼吸道阻塞；
- 口咽导气管可能会刺激有呕吐反射的患者发生呕吐和喉痉挛；

- 口咽导气管无法保护下呼吸道免于误吸；
- 导气管插入不当可能会使舌头后坠，阻塞呼吸道。

第 16 节　高级人工气道管理

高级人工气道管理包括声门下气道管理和声门上气道管理（框 15-10）。声门下气道管理有气管内插管、盲探插管和经鼻气管插管。声门上气道管理包括喉罩气道、食管气管联合导管、King LT-D 气道和 i-gel 气道。以上管理方法都需要特定的训练。在进行高级人工气道管理之前，救护员必须接受医疗机构的授权或必须按照相关指南进行操作（图 15-64）。救护员也应该意识到这些操作可能会导致长期并发症。即使正确进行这些操作，风险也是存在的。并发症包括误吸、气管狭窄、暂时性吞咽困难和声音改变。

气管插管

对无法维持气道开放的患者，气管插管是最有效的技术。气管插管的适应证包括：

- 救护员无法使用常规方法（口对面罩法、袋罩装置）为无意识的患者通气；
- 患者昏迷、呼吸骤停和心脏停搏；
- 需要延长人工通气时间。

气管插管也有一些优点：

- 气道是独立的，能够防止物质被误吸进入下呼吸道；
- 通气和氧合更容易；
- 气管和支气管的抽吸更容易；
- 正压通气期间防止气体浪费和胃胀；
- 提供了某些药物（如纳洛酮、阿托品、血管升压素、肾上腺素、利多卡因）的给药途径。

描述

常见的气管导管是两端开口的柔性导管（图 15-65）。近端具有一个直径 15 mm 的标准适配器。该适配器可连接至用于正压通气的各种氧气输送装置。插入气管的导管末端是斜切的，以便在声带之间放置。成年人用的导管有一个气囊套，用于封闭气管开口的其余部分。该气囊套能够防止误吸，也可以减少通气过程中漏气。该气囊

框 15-9 困难气道

"困难气道"可以定义为一种临床表现，是指经验丰富的医师进行面罩通气、气管插管都感觉有难度的临床情况。对所有患者进行呼吸道管理前，应检查呼吸道。检查是为了识别可能会表明"困难气道"或潜在的身体特征。救护员应评估有无"困难气道"的特征。

特 征	"困难气道"的体征
上切牙长度	相对较长
上下颌切牙与正常颌骨闭合的关系	覆咬合突出
腭垂可见度	当伸出舌头时，不可见（如大于马兰帕蒂Ⅱ级）
腭的形状	高度拱形或非常狭窄
颈部长度	较短
颈部厚度	较厚
头部和颈部的活动范围	下颌无法触及胸部或延伸颈部

马兰帕蒂分级可表征插管难度

Ⅰ级（软腭、腭垂、咽门、咽腭弓可见）——无困难

Ⅱ级（软腭、腭垂、咽门可见）——无困难

Ⅲ级（软腭、腭垂底部可见）——中度困难

Ⅳ级（仅可见硬腭）——严重困难

下列也可能是"困难气道"的指征：

· 制动的创伤患者
· 病态肥胖患者
· 儿童

· 开颌受限
· 上呼吸道疾病（如血管性水肿、烧伤、颈部损伤、会厌炎）
· 面部创伤
· 喉创伤

如果存在"困难气道"，则需要进行高级人工气道管理（图 15-64）。

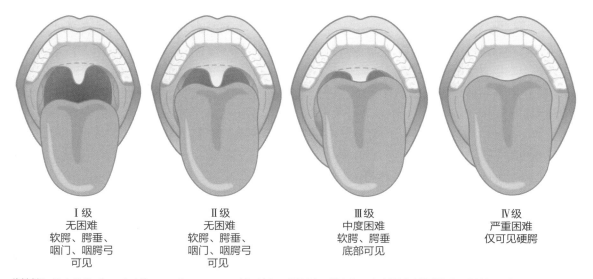

Ⅰ级
无困难
软腭、腭垂、
咽门、咽腭弓
可见

Ⅱ级
无困难
软腭、腭垂、
咽门、咽腭弓
可见

Ⅲ级
中度困难
软腭、腭垂
底部可见

Ⅳ级
严重困难
仅可见硬腭

资料来源：Tariq S, Deshpande J. Preoperative assessment. In: Mclnery TK, Adam HM, Campbell DE, DeWitt TG, Foy JM, Kamat DM, eds. *American Academy of Pediatrics Textbook of Pediatric Care*. Itasca, IL: American Academy of Pediatrics; 2017.

资料来源：Apfelbaum JL, Hagberg CA, Caplan RA, Blitt CD, Connis RT. Practice guidelines for management of the difficult airway: an updated report by the American Society of Anesthesiologists Task Force on Management of the Difficult Airway. *Anesthesiology*. 2013; 118 (2): 251-270.

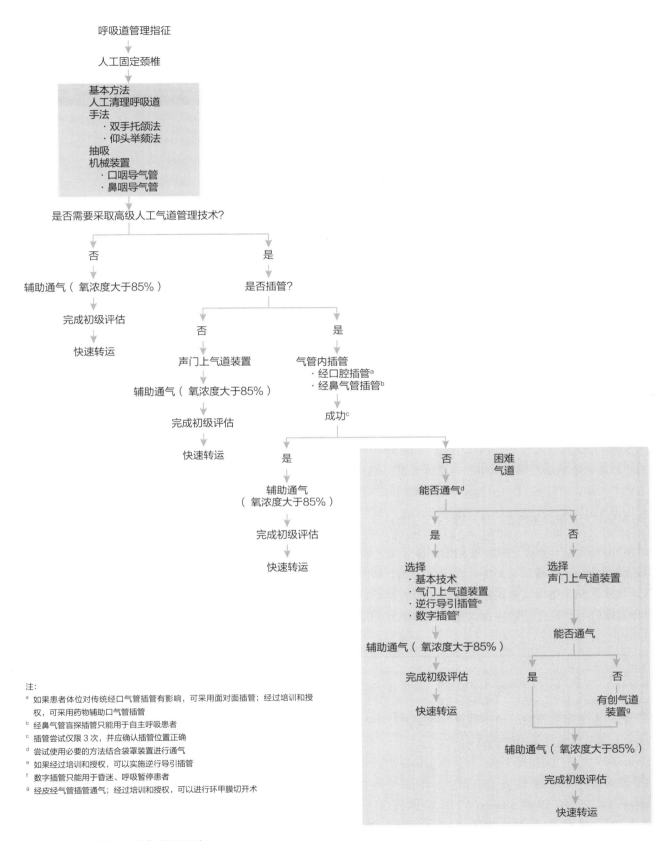

图 15-64 "困难气道"管理程序

资料来源：National Association of Emergency Medical Technicians. *Prehospital Trauma Life Support.* 7th ed.St.Louis，MO：Mosby；2011.

套连在一个小管上。该小管带有一个单向充气阀和适合标准注射器的端口。妥善放置的气管导管及充气的气囊套允许在控制的压力下给予高浓度氧气。

证据显示

美国俄亥俄州辛辛那提市的研究人员进行了一项Meta分析，以确定院前心搏骤停患者接受气管插管与接受声门上气道装置置入的结局是否不同。排除标准包括创伤、儿童、医师或护士插管、快速顺序插管、视频插管及老式气道装置。10项观察性研究评估了超过34000例气管插管患者和41000例声门上气道置入患者。气管插管组的自主循环恢复、入院存活率和神经功能完好存活率显著高于声门上气道装置置入组。两组的出院存活率无统计学差异。

同年，相同研究人员中的一些人得出的结论略有不同。

研究人员从提高心搏骤停生存率登记处（CARES）的数据库中获得了10691例成人患者院前心搏骤停的数据。他们根据患者是否采取气管插管、声门上气道装置置入或无高级人工气道装置，比较了心搏骤停后神经功能完好存活率。他们发现，气管插管组患者的存活率5.4%，声门上气道装置置入组存活率5.2%。与声门上气道装置置入组相比，气管插管组的存活率更高（OR：1.44；95% CI：1.10~1.88）。无高级人工气道装置组的生存率18.6%。与气管插管组和声门上气道装置置入组相比，其存活率明显更高（OR：4.24；95% CI：3.46~5.20）。研究人员强调，对待他们的发现必须考虑研究方法，并且需要进行前瞻性研究来证实他们的结果。

资料来源：Benoit JL, Gerecht RB, Steuerwald MT, McMullan JT. Endotracheal intubation versus supraglottic airway placement in out-of-hospital cardiac arrest: a meta-analysis. *Resuscitation*. 2015;93:20-26; McMullan J, Gerecht R, Bonomo J, et al; CARES Surveillance Group. Airway management and out-of-hospital cardiac arrest outcome in the CARES registry. *Resuscitation*. 2014;85(5):617-622.

注意

一些EMS医学指导更倾向声门上气道管理，而不是声门下气道管理，以确保患者安全。在提供高级人工气道管理时，救护员应遵从相关指南和医嘱。

除了常见的气管导管外，还有一些特殊的气管导管。例如，具有药物端口的导管可用于气管内给药。

框 15-10 高级人工气道管理
声门下气道管理 　气管插管 　盲探插管 　经鼻气管插管 **声门上气道管理** 　喉罩气道 　i-gel 气道 　King LT-D 气道 　食管气管联合导管

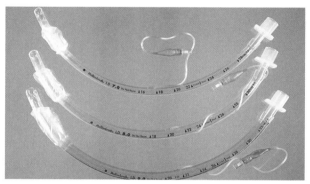

图 15-65　气管导管

气管导管的尺寸

气管导管上的标识表示的是以毫米（mm）为单位的导管内径。导管内径从2.5~10 mm不等。导管长度以厘米表示。推荐使用的气管导管内径尺寸：男性7~8 mm，女性7 mm[23]。导管规格通常简单地记作"6号"或"7号"，而不用毫米标明长度。

婴幼儿用气管导管可带或不带气囊套。8~10岁以下儿童的环状软骨环狭窄。这种狭窄可看作是一种功能性气囊套，能够最大限度地减少环状软骨环处的漏气。因此，对该年龄组的患者，有时可使用脱套的气管导管（见第23章）。

救护员可以使用多种方法来确定婴幼儿用的气管导管的尺寸。1岁以上儿童用的气管导管尺寸可用下面的公式估算[26]。

脱套管：

$$气管导管尺寸（mm）= \frac{年龄（岁）}{4} + 4$$

有套管：

$$气管导管尺寸（mm）=\frac{年龄（岁）}{4}+3.5$$

一种更为可靠的确定气管导管尺寸的方法是使用急救尺（可用于体重 35 kg 以下的儿童）（见第 47 章）。适用于成年人和儿童的气管导管和抽吸导管的规格不同（表 15-6）。

必要设备

在气管插管期间，需要借用喉镜实现声门的可视化。各式各样的喉镜都有一些共同特征。标准喉

表 15-6 气管导管和抽吸导管规格 [a]		
年龄段 / 体重（kg）	气管导管内径（mm）	抽吸导管规格（F）
早产儿（＜1）	2.5	5
早产儿（1~2）	3.0	5 或 6
早产儿（2~3）	3.0~3.5	6 或 8
婴儿（6~9）	3.0（套管） 3.5（脱套管）	8
学步的儿童（10~11）	3.5（套管） 4.0（脱套管）	10
年幼的儿童（12~14）	4.0（套管） 4.5（脱套管）	10
儿童（15~18）	4.5（套管） 5.0（脱套管）	10
儿童（19~23）	5.0（套管） 5.5（脱套管）	10
年长的儿童（24~29）	6.0（脱套管）	10
青少年 / 年轻人（30~36）	6.5（脱套管）	12
成年女性	7（套管）	12 或 14
成年男性	7 或 8（套管）	14

[a] 表中数据是近似值，应该根据临床经验进行调整。
儿童用气管内导管的选择应根据儿童的体型或年龄而定。同时应该准备一个较大和一个较小的导管以应对个体差异。
资料来源：American Heart Association.2010 American Heart Association guidelines for cardiopulmonary resuscitation and emergency cardiovascular care. *Circulation*. 2010；122（18）（suppl 3）：S639–S946.

镜包括一个由塑料或不锈钢材料制成的手柄。手柄内有用于光照的电池，且连接在塑料或不锈钢刀片（镜片）上，远端 1/3 处有一个灯泡。刀片和手柄之间的电接触是在一个称为卡槽的连接点上实现的。刀片的凹槽卡在手柄杆上。当刀片抬起与喉镜手柄呈直角时，刀片卡在指定位置，灯泡亮起（图 15-66）。如果灯泡未亮起可能是由于灯泡和灯泡底座之间接触不良、灯泡损坏或电池故障。其他必要设备包括用于给气囊套充气的 10 毫升注射器、水溶性润滑剂和抽吸装置。

喉镜上可应用 2 种刀片（有各种规格可供选

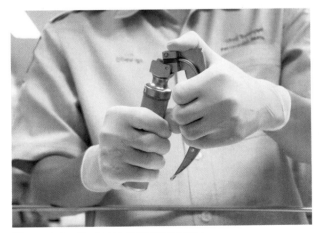

图 15-66 将刀片连接至喉镜手柄上

择）：一种是直刀片，如米勒（Miller）、威斯康星（Wisconsin）或弗拉格（Flagg）刀片（图 15-67）；另一种是弯刀片，如麦金托什（Mac Intosh）刀片（图 15-68）。直刀片的尖端直接应用于会厌以暴露声带，可以更好地显示呼吸道前端和会厌较大的呼吸道。婴儿插管时通常建议使用直刀片。

弯刀片通常置于会厌谷。弯刀片可使舌头移至左侧，以抬高会厌但不触及会厌。刀片类型的选择取决于救护员个人偏好和患者解剖结构。救护员应该掌握使用弯刀片和直刀片的专业知识，因为在有些患者使用其中一种刀片会比另一种更容易插管。但也可能出现仅有一种类型的刀片可用的情况。

思考

询问了解救护员和麻醉医师偏爱哪种喉镜刀片及理由。

在插管之前，可以通过气管导管插入可调控探针（最好有塑料涂层）（图 15-69）。这种探针有助于气管导管的正确放置。探针必须在气管导管的远端缩进 2.5~5 cm，以防止对患者造成伤害。这种设计使探针不会随着气管导管的操作而穿过管腔前进。如果允许探针伸出导管远端，喉、气管或声带的黏膜表面可能会受到损伤。弹性橡胶探条（图 15-70）或导管导入器可用于辅助气管导管放置。它是一种半刚性探针。这种装置可在喉镜下直接置入气管。因为它比气管导管更小、更坚硬，所以它能更容易地穿过声带。"曲棍球棍"式弯曲在探针末端，可以让操作者感受到探针经过气管环时碰到了气管环。然后气管导管通过探条进入气管[31]。

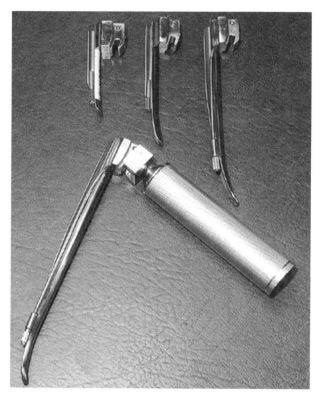

图 15-67 喉镜中使用的几种直刀片

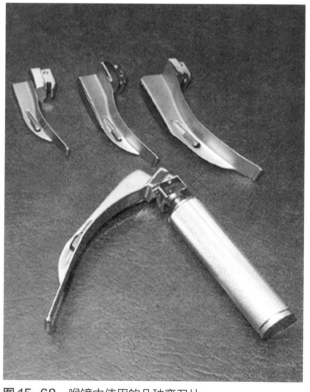

图 15-68 喉镜中使用的几种弯刀片

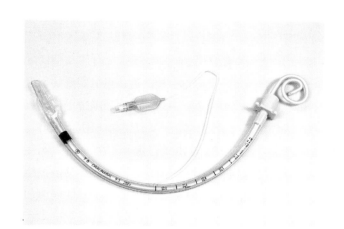

图 15-69 有可调控探针的气管导管

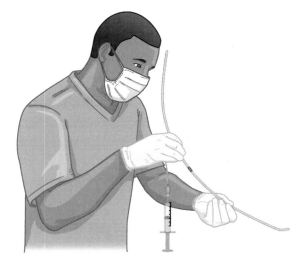

图 15-70 弹性橡胶探条（导管导入器）

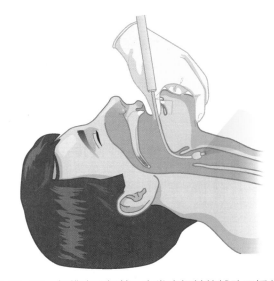

图 15-71 纤维光导插管。在发光探针的辅助下插入气管导管

注意

发光探针也可用于辅助插管，但仅适用于弱光环境，并且只用于成人患者。这种装置远端具有高强度光（图 15-71），可辅助气管导管插管。发光探针也可用于使用其他方法插管后验证其导管位置。气囊套充气后且听诊到肺部呼吸音，则探针可通过气管导管前进。甲状软骨下方有亮光表示插管位置正确。如果探针只产生昏暗的、模糊的光，有可能气管导管误入食管。

光学探针是可拉伸的发光探测棒，类似于其他发光探测棒。它由一个带发光纤维的不锈钢护套和光纤束组成，能够清楚地观察呼吸道。探针可以与独立摄像头和监控系统一起使用，也可以与光学目镜一起使用（图 15-72）。发光探针和光学探针在 EMS 机构中不常使用。

马吉尔钳（图 15-73）是一种圆头剪刀式夹具，也可用于呼吸道管理。它可用于引导气管导管进入喉部并除去一些异物（框 15-11）。

插管准备

在插管前，患者应通过袋罩装置通气。救护员应通过观察患者通气期间胸部的起伏、听诊呼吸音及观察患者的皮肤颜色来评估通气的充分性。插管前应给予患者浓度 100% 的氧气吸氧。在无脉搏的患者中，通气的目的是避免胸外心脏按压中断超过10 秒。应事先准备好通气设备，尽量减少插管中断的时间。理想情况下，插管时不中断胸外心脏按压。如果不行，心肺复苏应该仅在导管通过时暂停。在

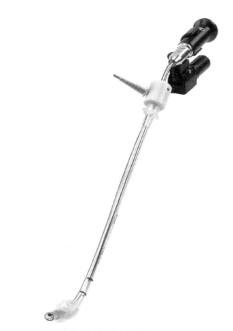

图 15-72 视可尼可视光学探针

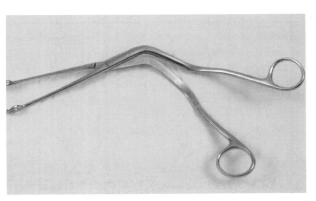

图 15-73 马吉尔钳

框 15-11 直接喉镜下除去异物

只有人工清除异物不成功，才应该尝试直接喉镜检查并使用马吉尔钳清除异物。通过直接喉镜检查从呼吸道中清除异物按步骤操作。

1. 组装喉镜检查需要的装置（准备抽吸装置以防患者呕吐）。
2. 患者仰卧，呈嗅物位（图 15-75），头部伸展。
3. 如果可能，给患者补充氧气。
4. 插入喉镜，观察声门开口和周围结构。
5. 如果看到异物，使用马吉尔钳夹住并从呼吸道中移除。

注：只有在能够直接观察到异物时，才能够尝试使用手术钳取出异物。即便如此，也要谨慎操作，以免造成软组织损伤。

6. 如果患者在 5 秒内恢复自主呼吸，则取出喉镜刀片并持续监测患者。
7. 如果没有恢复自主呼吸，则插入气管导管，给予浓度 100% 的氧气并评估患者的血液循环情况。

如果上呼吸道完全被异物阻塞无法缓解，则可以采用环甲膜穿刺术或经气管喷射通气法。如果可以插到异物以下，那么这些高级人工气道管理方法可以供氧直到能够进行气管插管或气管造口术。

注意

心搏骤停期间，多次或长时间气管插管可能会导致血液循环和氧气输送受损。窒息氧合是指呼吸暂停时氧气被动流入肺泡的过程。出现这种被动运输是因为肺泡吸入氧气和二氧化碳排出速度之间存在差异，造成大量气体从上呼吸道流入肺部。呼吸暂停患者插管前的被动氧合可通过标准鼻导管或高流量鼻导管实现。有研究对这些方法护理危重症的效果进行了研究，发现它们可以降低呼吸暂停患者的缺氧程度。救护员应遵循医疗指导制定的插管方法和程序。

资料来源：Benoit JL, Prince DK, Wang HE. Mechanisms linking advanced airway management and cardiac arrest outcomes. *Resuscitation*. 2015; 93: 124–127; Russotto V, Cortegiani A, Raineri SM, Gregoretti C, Giarratano A. Respiratory support techniques to avoid desaturation in critically ill patients requiring endotracheal intubation: a systematic review and meta-analysis. *J Crit Care*. 2017; 41: 98–106.

导管放置到声带远端后应立即恢复胸外心脏按压。当需要 2 次以上插管时，应在每次插管前给予患者充分的通气以维持氧合和胸外心脏按压。如果患者没有出现心脏停搏，在再次尝试插管之前，应通过其他方式对患者肺部通气氧合 15~30 秒。在尝试插管期间，应持续监测脉搏血氧饱和度及心电图。

在插管前，应检查和测试所有设备。救护员应给气囊充入 5~8 mL 空气，以检查气囊套或进气口是否漏气，确认气管导管气囊套的完整性。喉镜刀片应弯折到位，以检查灯泡是否发亮。应将灯泡固定在灯座中并检查其亮度。

相关解剖结构

气管导管可通过口腔（经口气管插管术）或鼻腔（经鼻气管插管术）进入气管。经口气管插管术最常用。它是借助可视化技术下在声门开口处进行的。经鼻气管插管法基本上是一种盲探（非可视化）技术。插管需要注意的解剖结构有气管、腭垂、会厌和支气管。

- 气管位于颈部正中线，其上端开口于声门。采取经口气管插管时，声带在导管通过时应该是可见的，这样可确保导管进入气管。
- 腭垂悬于软腭中线下方，可作为放置喉镜的参照。
- 会厌位于舌根后面，一般是可见的，抬高时可暴露声门和声带。稍微向后推会厌，对环状软骨施压方便救护员更好地观察气管入口（框 15-12）。

框 15-12 对环状软骨施压的作用

对环状软骨的实心环施加压力（Sellick 操作法）可以阻塞食管，并能在插管时方便观察声带。研究表明，对环状软骨加压会干扰有效通气。在成年人心搏骤停期间通气时，不再建议常规使用此法。并发症包括过度用力造成的喉部创伤和胃部高压不能缓解而引起的食管破裂。

资料来源：American Heart Association. 2015 American Heart Association guidelines for cardiopulmonary resuscitation and emergency cardiovascular care. *Circulation*. 2015; 132（18）（suppl 2）: S313–S314.

气管向前延伸至第 2 肋间隙水平，在此分为左主干支气管和右主干支气管。右主支气管以非常小的角度分支，而左主支气管以 45° ~ 60°角分支。

注意

　　推进过远的气管导管通常会进入右主支气管，绕过并阻塞左主支气管起始端。如果发生这种情况，可能会导致左肺不张和肺功能不全。因此，通过听诊两肺对气管导管位置进行评估是至关重要的。如果气管导管位置正确，两肺的呼吸音强度应该几乎是相等的。即使气管导管位置正确时，某些病理情况（如气胸、血胸、肺切除）也会导致两肺呼吸音强度不等。

经口气管插管

　　在准备经口气管插管时，应让非创伤患者保持嗅物位（图 15-74）。在这种体位，颈部在第 5 和第 6 颈椎处弯曲。头部在第 1 和第 2 颈椎处伸展。这使得口轴、咽轴和喉轴并成一条线（口咽喉轴），从而使咽部可见（图 15-75）。当无创伤因素时，在患者头部下方垫几层毛巾，也可能有用。

　　听诊器、探针和抽吸设备（大口径导管）都应准备好。无论哪种高级人工气道管理，都应该在气管插管前给予患者肺部浓度 100% 的氧气吸入。此外，还应使用血氧饱和度仪对患者进行监测，并准备好二氧化碳浓度检测仪。经口气管插管按如下步骤操作（图 15-76）。

　　1. 救护员位于患者头顶侧。

　　2. 检查患者口腔内是否有分泌物和异物。如有必要，可抽吸口腔和咽部。

　　3. 用右手手指打开患者口腔。牵开患者的嘴唇，以免夹住刀片。可采用手指交叉技术打开患者口腔。该技术是指将右手拇指和示指交叉形成一个"X"形。将拇指放在患者的下切牙上，示指放在患者的上切牙上，利用交叉指压来打开患者口腔。

　　4. 右手抓住患者下颌并向前、向上提拉。移除所有义齿。

　　5. 左手握持喉镜，将刀片插入患者口腔右侧，使舌头移向左侧。将刀片沿中线向舌根处移动，找到腭垂。动作要轻柔，避免对嘴唇和牙齿造成压力。

　　6. 使用弯刀片时，将刀片尖端推入会厌谷（图 15-77）。使用直刀片时，将刀片尖端插入会厌处（图 15-78）。在手柄上施加向

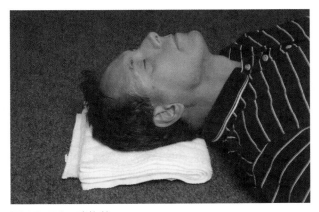

图 15-74　嗅物位

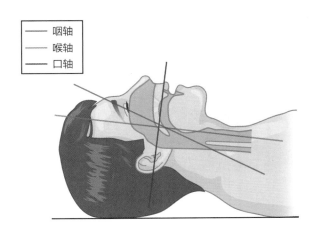

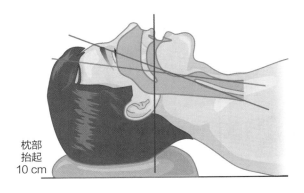

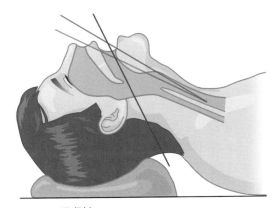

图 15-75　口咽喉轴

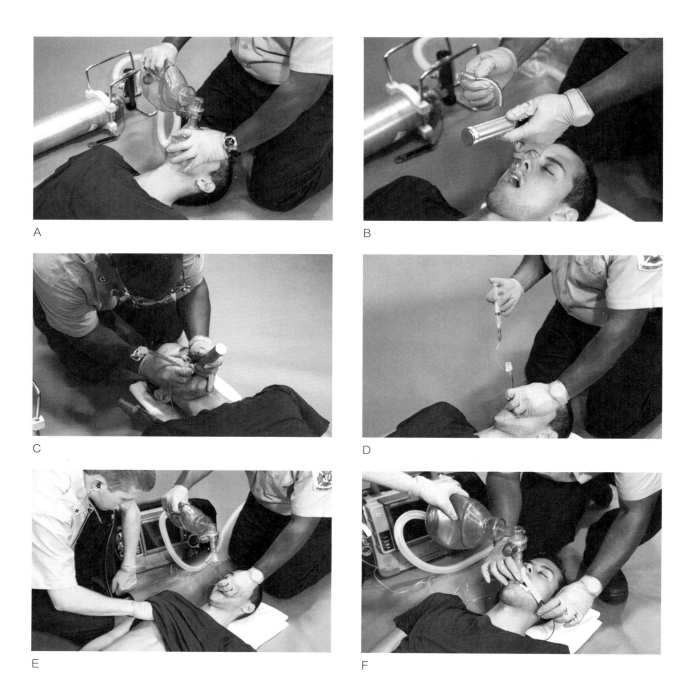

图 15-76 经口气管插管。A. 气管插管前，使用浓度 100% 的氧气为患者的肺部通气；B. 左手握住喉镜，将刀片插入患者口腔右侧，使患者舌头移至左侧；C. 通过右嘴角推入气管导管，并直视它通过声带；D. 为气囊套充 6~7 mL 空气，然后使用机械通气装置为患者肺部通气；E 用两种确认方法确保导管位置正确。应始终使用二氧化碳监测仪来确认气管导管的放置，监测气管导管的位置；F. 确认气管导管位置正确，并通过补充氧气给予患者通气支持。

上的力，抬高会厌使声门暴露出来。切勿使用手柄撬动，也不要将牙齿作为支点。

7. 通过右嘴角向内推气管导管，并直视它通过声带（图 15-79）。如果使用了探针，则应在导管穿过声带进入气管后从导管中取出探针。

8. 看到声带后，确保带有气囊套的导管的近端

已超过声带 1~2.5 cm。然后，导管的尖端应该在声带和隆嵴之间（图 15-80）。在这个位置，患者颈部屈曲或伸展可使导管尖端位移，而无须拔管或将导管尖端移动到主干支气管。在一般成年人中，从牙齿到隆嵴的距离为 27 cm。救护员应在气管插管时检查气

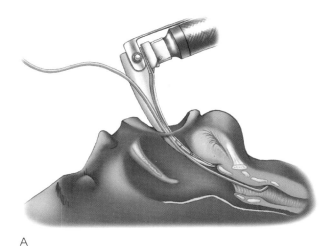

A

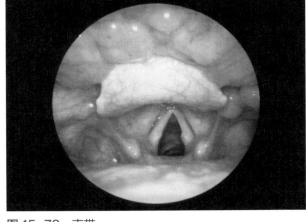

图 15-79 声带

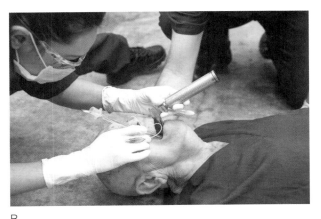

B

图 15-77 A. 如图中弹性橡胶探条所示，喉镜弯刀片尖端进入会厌谷；B. 放松手臂，轻轻推进刀片直到解剖结构可见

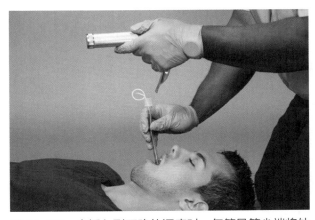

图 15-80 当插入到正确的深度时，气管导管尖端将处在声带和隆嵴之间的中间位置

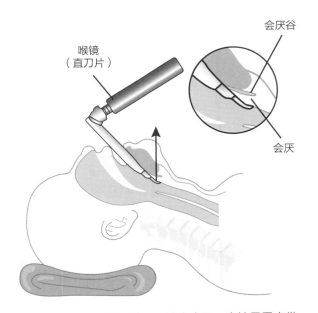

会厌谷

喉镜（直刀片）

会厌

图 15-78 喉镜直刀片用于抬高会厌，直接暴露声带

管导管上的深度标记。在一般成年人中，患者牙齿位于导管上 19~23 cm 标记处，则表明导管放置位置正确。这个深度使导管尖端位于隆嵴上 2~3 cm。在男性，导管平均深度为 22 cm（牙齿位于导管 22 cm 标记处）。在女性，导管平均深度为 21 cm。

9. 为气囊套充 6~7 mL 空气，以检查气管气囊套密封处周围是否漏气[32]。

10. 将导管连接至机械通气装置上并为患者肺部通气。

11. 在通气过程中，通过两种确认方法检查，务必确保导管位置正确[23]。

初级确认方法

首先通过听诊上腹部、腋中区、腋前线和胸左右两侧来确定气管导管位置是否正确。如果听到气过水声或胸部不扩张，则应立即将气囊套放气并移除气管导管。使用浓度 100% 的氧气，让患者肺部氧合 15~30 秒后再尝试气管插管。当确定导管放置在正确位置时，再次确认并标记患者牙齿前端在导管上的位置。使用医用胶带或市售装置将导管固定在患者头部和面部。然后重新听诊肺部，以确保导管没有移位。最后，插入牙垫，防止患者咬住气管导管，阻塞呼吸道。

注意

如果左肺的呼吸音减弱或消失，表明气管导管可能已经进入了右主干支气管，有效地绕过了左主支气管的起始端。如果是这种情况，则应给气囊套放气并将导管撤回 1~2 cm。然后，重新为气囊套充气，并且确认导管的放置位置。

二次确认方法

确定气管导管位置的第二种方法需要使用机械装置。这些机械装置包括呼气末二氧化碳监测仪、食管探测仪和脉搏血氧仪。导管位置的确认方法应包括临床方法和机械方法，不能只依赖于某一种方法。二氧化碳描记图被认为是金标准。气管插管后及每次移动患者后都应立即确认导管位置是否正确。

视频喉镜检查

视频喉镜越来越多地应用于 EMS。视频喉镜适用于经口和经鼻气管插管操作。恰当使用视频喉镜能够改善声门视野，提高插管成功率及减少插管时间。通过光学或视频放大，喉镜的声门可见度得到提高。使用增强型光学喉镜，可在观看视频监视器的同时进行气管插管。像其他高级人工气道管理技术一样，使用这些设备进行气管插管需要特殊的专门培训，并且需要医疗机构的授权。任何符合气管插管标准的患者都可以使用视频喉镜进行插管（图 15-81）[33]。

视频辅助气管插管方法：首先将视频喉镜插入患者口腔，然后进入咽部；在看到声门开口后，通过专门设计的通道或沿着喉镜推进气管导管。通过视频监视器可以看到导管被置于气管内。

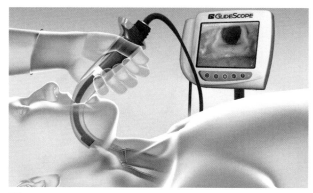

图 15-81 可视喉镜

盲探插管

在喉镜出现之前，插管操作者将手指插入患者口腔，引导气管导管进入气管的。盲探插管在院前救护中并不常见。然而，在呼吸道被大量血液或其他分泌物阻塞的患者中，或者如果设备发生故障，就有可能用到盲探插管。盲探插管也可用于伤者众多、设备短缺的特定的灾难或战争现场。盲探插管按如下步骤操作（图 15-82）。

1. 救护员位于患者的左侧。如果怀疑患者有脊髓损伤，则需要另一名救护员维持脊柱中位内固定。

2. 气管插管前使用浓度 100% 的氧气为患者通气。

3. 使用咬牙棒或其他器械使患者保持张口状态，保护插入的手指。

4. 弯曲导管和探针，组合形成"J"形或曲棍球棒的形状，或者使用弹性橡胶探条[31]。

5. 将佩戴手套的左手中指和示指插入患者口腔。其他手指交替，在患者舌头上"向下走"，使舌头和会厌远离声门开口。

6. 当中指触及被黏膜覆盖的软骨瓣时，说明已经到达会厌。右手持气管导管并向内推进。使用左手示指作为引导。示指紧靠着中指保持导管的位置，引导导管尖端进入声门开口。而另一名救护员对环状软骨施压，以更好观察呼吸道。

7. 一旦气管导管的气囊套穿过插入的手指尖，就应该为气囊套充气，移除探针并验证导管的位置是否正确。

8. 按照前面介绍的方法固定导管。

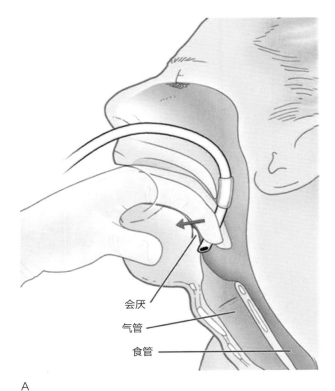

会厌

气管

食管

A

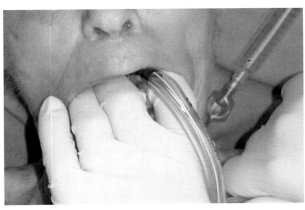

B

图 15-82 A. 人工辅助的经鼻气管内插管；B. 人工辅助的经口气管内插管

资料来源：A.Emergency Medicine Procedures, Second Edition. Eric F. Reichman, PhD, MD. McGraw-Hill Education; B. American Academy of Orthopaedic Surgeons

应经常确认气管导管是否在正确位置。至少在患者移动或病情突然变化时，应重新确认气管导管的位置。

气管插管术后潜在并发症

- 误插入食管；
- 误插入支气管；
- 嘴唇或舌撕裂（经口气管插管）；
- 喉镜造成的牙齿损伤（经口气管插管）；
- 咽部黏膜或气管黏膜撕裂；
- 气管破裂；
- 杓状软骨撕脱伤；
- 声带损伤；
- 呕吐和胃内容物误吸；
- 肾上腺素和去甲肾上腺素释放增加，导致高血压、心动过速或心律失常；
- 迷走神经刺激（尤其是婴儿和儿童），导致心动过缓和低血压；
- 颅脑损伤患者的颅内压升高；
- 插管时间过长导致的缺氧；
- 患者移动时导致的导管移位。

此外，气囊套破裂、充气口故障、充气导管断裂或扭结都可能会导致气囊套故障和空气泄漏。

经鼻气管插管

有时呼吸道手术会选择经鼻气管插管。当喉镜检查困难时，或者当必须限制颈椎运动时，对可自主呼吸的患者可以采取这种方法。适应证包括：

- 颌面外伤；
- 血管性水肿（可能见于过敏反应）；
- 牙关紧闭（见于癫痫持续状态）。

上述情况可能会使口咽喉轴对准困难，影响经口气管插管。值得注意的是，经鼻气管插管是一种盲插操作。由于救护员看不到声带，经鼻气管插管存在放置不当的高风险。

一般情况下，意识清醒患者对经鼻气管插管耐受性优于经口气管插管。此外，经鼻气管插管通常对气管黏膜造成的损伤较少。这是因为相比经口气管导管，经鼻气管导管在气管内随头部运动发生的移动更少。如果时间允许，救护员应该准备血管收缩喷雾和局部麻醉药（如去氧肾上腺素喷雾和利多卡因凝胶），让患者感觉更舒服，同时也可以降低鼻腔出血的风险。如果时间允许，在手术前放置软鼻咽导气管可以看出哪个鼻孔更易插管。这样做也可以压住黏膜，使放置气管导管带来的创伤更小。

注意

对呼吸暂停、面中部骨折或鼻骨折、疑似颅骨底部骨折的患者，禁止经鼻气管插管。

插管

经鼻气管插管的操作程序如下（图15-83）[23]：

1. 选择一个带气囊套的气管导管（比经口插管导管最佳尺寸小1 mm为宜）。准备并检查所

有需要使用的装置（球形气囊套、注射器、抽吸器、听诊器）经鼻气管插管不需要使用探针。这是因为在盲插过程中，探针柔韧性差会增加受伤的风险。

2. 在气管插管前，使用浓度100%的氧气为患

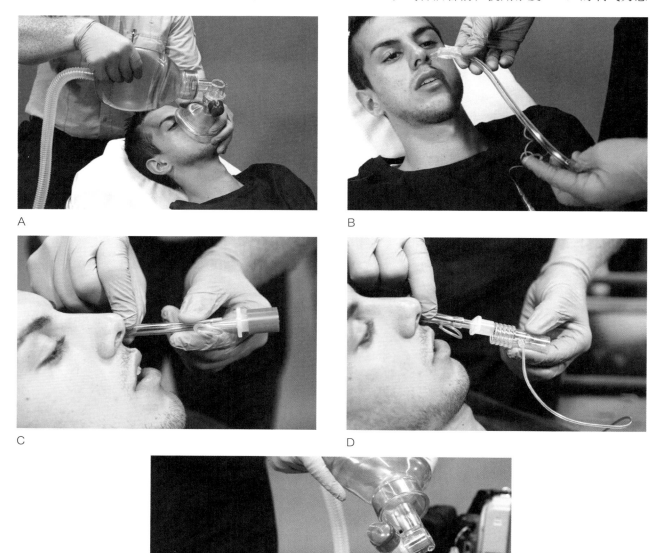

图15-83   经鼻气管插管。A. 在准备和润滑导管的同时为患者吸氧；B. 将导管插入较大的鼻孔内；C. 在插入气管导管的过程中听导管上方的气流；确保患者无法讲话；D. 将呼气末二氧化碳监测仪（最好是波形二氧化碳描记）连接至经鼻气管导管；E. 固定气管导管并监测患者

者通气。

3. 使用水溶性或利多卡因凝胶润滑气管导管。

4. 向着鼻中隔插入具有凸缘的导管。将导管沿着更清晰、更笔直的鼻孔底部推进。如果两个鼻孔都是开放的，首先通过较大的鼻孔推进。如果所选的鼻孔不易通过，那么在选择另一个直径减少 0.5 mm 的气管导管之前，先试试通过另一个鼻孔推进。

5. 站在患者旁边，一只手放在导管上，另一只手的拇指和示指触诊患者喉部。导管的曲度应遵循呼吸道的自然曲线。轻轻地推进导管，同时旋转 15°~30°，直到能够听到最大气流通过导管。可以在气管导管末端放置一个气流监测器以放大气流声。在吸气初始时，轻轻地、迅速地推进导管。可让患者伸出舌头以配合，也可以使用纱布将舌头包起来向前拉伸。颈部弯曲（如果未怀疑脊柱不稳定）和甲状软骨后压可能有助于定位喉部。

6. 从外部观察导管向隆嵴推进的情况。当导管接近气管位置时，可以看到导管上有雾气或凝结水。这是因为患者呼出的气体具有高浓度的水蒸气。当水蒸气暴露于较冷的室内空气时会迅速凝结。然而，导管上的雾气并不一定是导管正确放置的可靠性指标。

7. 插管完成后，确认导管位置是否正确。给气囊套充 6~7 mL 空气，并将导管固定到位。然后，可以用补充氧气给患者通气，或者可以通过机械方式对患者的肺部通气。

8. 如果插管失败，在为患者通气和补充氧气之后撤回导管并重新导入。通过检查和触诊颈部，可以确认导管的位置是否正确。

可能产生的并发症

- 鼻出血；
- 鼻窦炎；
- 迷走神经兴奋；
- 鼻中隔或鼻甲损伤；
- 咽后撕裂伤；
- 声带损伤；
- 杓状软骨撕脱伤；
- 食管插管；
- 如果患者有颅底骨折，会发生颅内置管。

采取脊髓损伤预防措施的气管插管

对疑似脊髓损伤的患者也可采取经鼻或经口气管插管。对这样的患者插管按如下步骤操作：

1. 在进行手动或机械通气时，听诊双肺呼吸音，作为以后听诊呼吸音的基线。

2. 救护员应该从患者一侧用手使其身体呈直线、稳定。救护员把双手放在患者耳朵上，小指在枕骨下方，拇指在上颌窦的位置。在整个插管过程中救护员应该保持中线位置。在患者头部下方放一个薄垫对保持中正、身体呈直线是很有必要的。

注意

为疑似脊髓损伤患者进行气管插管是有风险的，应该按照医疗机构推荐的方法操作。如果救护员选择对疑似脊髓损伤患者进行气管插管，则必须让患者身体呈直线、稳定，并且需要两名训练有素的救护员配合。在这种情况下，视频辅助设备可能会有所帮助。

资料来源：American College of Surgeons. *Upper Airway Management: Advanced Trauma Life Support*. 9th ed. Chicago, IL: American College of Surgeons; 2012.

在一些特殊的环境条件下，救护员可在其他位置、采用其他姿势行气管插管。在一种插管方法中，主救护员应位于患者头顶侧，双腿叉开位于患者肩部和手臂处，患者头部固定在救护员的大腿之间，防止插管期间头部移动。此时，主救护员可能需要向后倾斜以观察声带。在另一种插管方法中，主救护员俯卧在患者头顶侧，另一名救护员（在患者侧边）使患者身体保持直线、稳定（图 15-84）。在

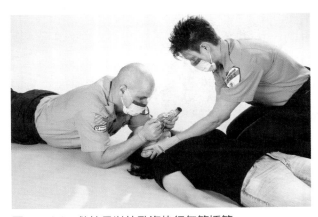

图 15-84 救护员以俯卧姿势行气管插管

某些情况下，还可以采取左侧卧位、跪位、坐位或跨位（图15-85）。

面对面经口气管插管

　　当救护员无法位于患者头顶侧时（如患者处于坐立姿势），可以采取面对面经口气管插管（图15-86）。在这种插管方法中，第二名救护员在患者背后保持患者颈部和头部呈直线、稳定。主救护员采取面对患者的姿势，用左手打开患者的口腔。右手握着喉镜，将刀片按照舌头的自然曲线插入患者口腔。在患者口腔上方的位置看到声带之后，主救护员用左手将气管导管穿过声带。为气囊套充气并移除注射器，然后使用袋罩装置为患者通气。确认导管位置正确之后，将气管导管固定到位。在脊柱运动受限和在面对面的情况下，视频喉镜设备可能有所帮助。

气管拔管

　　通常不在院前环境下移除气管导管。然而，患者可能会对导管不耐受。有时给患者注射镇静剂以提高其耐受性也不可行。在这种情况下，医疗机构可能会建议拔管。如果时间允许，应该首先用浓度100%的氧气给患者肺部通气。为了移除气管导管，救护员应将患者身体倾斜或背向一侧，并按照如下步骤操作。

1. 准备好抽吸装置（在移除气管导管之前，应该抽吸口腔及气囊套上方区域）。
2. 将气囊套完全放空。
3. 在患者咳嗽或呼气时迅速撤掉导管。
4. 评估患者的呼吸状况。
5. 提供高浓度氧气，必要时辅助通气。

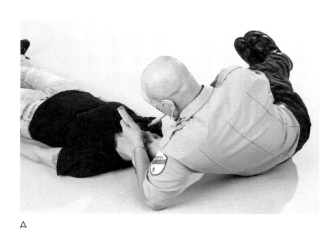

A

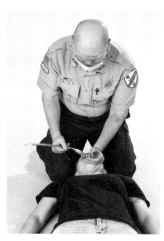

B

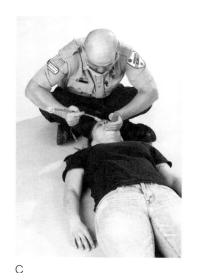

C

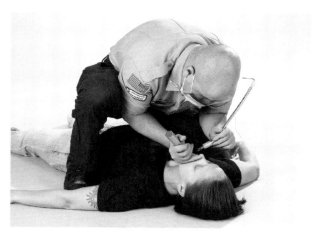

D

图15-85　插管姿势。A. 左侧卧位；B. 跪位；C. 坐位；D. 跨位

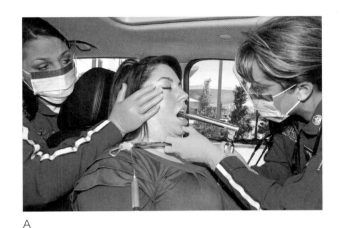

A

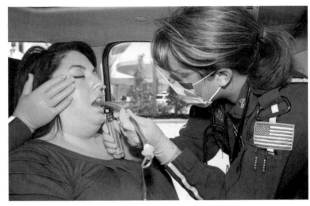

B

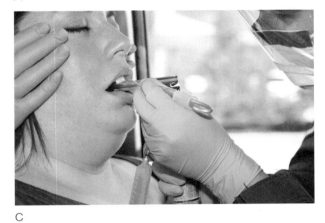

C

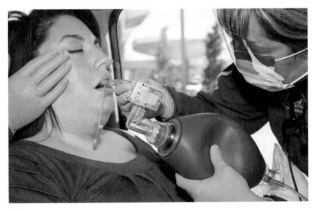

D

图 15-86　面对面经口气管插管。A. 一名救护员保持患者头部稳定。主救护员处在面对患者的位置，并打开患者口腔；B. 右手握住喉镜并将其插入患者口腔；C. 左手将气管导管插入口腔并穿过声带；D. 为气囊套充气，为患者通气并确认气管导管的位置，固定气管导管

注意

意识清醒患者在拔管后立即出现喉痉挛的风险很高。如果出现呼吸窘迫或呼吸衰竭复发，那么很难对他们再次插管。

气管插管的优点

- 提供了完整的气道控制；
- 有助于防止误吸；
- 能够防止胃胀；
- 可以提供正压通气；
- 允许气管抽吸；
- 可以提供高浓度的氧气和大量通气；
- 提供了某些药物的给药途径。

儿童插管的注意事项

儿童插管仍是一个具有争议的话题。有证据显示，儿童院前气管插管的成功率为 81%~83%。然而，在一项大样本分析中，非医师处理的气管插管成功率为 76%[34]。另一项分析显示，在儿童插管期间使用呼气末二氧化碳监测仪的仅有 37%[35]。大多数救护员很少为婴儿或儿童进行插管。因此，研究表明，与袋罩装置通气相比，无论是生存率还是神经系统功能都未得以改善。甚至还会出现更糟糕的结局，延长了现场救援时间[36-37]。

对儿童进行插管，必须考虑儿童呼吸道的解剖学特征[23]。

1. 婴儿的上呼吸道相对较短，舌头却不成比例地大。因此，舌头后坠很容易阻塞呼吸道。此外，儿童患者偏大的舌头也会使喉镜检查更困难。可以让另一名救护员拉开患者的嘴角以便于观察。

2. 在儿童，会厌的形状像希腊字母"Ω"。儿童的会厌比成年人的会厌更窄、更长。所

证据显示

汉森（Hansen）和他的同事回顾了2012年美国EMS信息系统（NEMSIS）中18岁以下儿童的数据，以研究人工气道干预及其成功率。研究纳入美国40个州的950000名儿童患者，约有4.5%接受了气道干预。在这些患者中，1.5%的患者接受了高级人工气道管理（如气管插管、环甲膜切开术、交替气道、CPAP、BiPAP、袋罩装置或其他通气方法）。其中3124例患者进行了气管插管，总成功率为81.1%（95%CI：79.7~82.6）。心搏骤停期间和1~12个月龄的儿童成功率最低。

资料来源：Hansen M, Lambert W, Guise JM, Warden CR, Mann NC, Wang H. Out-of-hospital pediatric airway management in the United States. *Resuscitation*. 2015;90:104-110.

以，使用喉镜刀片是很难控制会厌的。相比成年人，儿童的喉部位于舌根更靠前的位置。它也在舌根下抬高，使观察更加困难。声门开口位于早产儿的第3颈椎水平，足月新生儿的第3至第4颈椎水平，成年人的第5至第6颈椎水平。

3. 在刚出生几个月中，婴儿的声带从后向前倾斜。然而，气管导管经常会缠绕在声带形成的倾斜处。在插管期间，救护员可以通过旋转气管导管或由第二名救护员给予环状软骨施压来缓解该问题。

4. 环状软骨是婴幼儿呼吸道中最狭窄的部分。当儿童长到8~10岁时，声带成为最狭窄的部分，成年后依然如此。

5. 声带与隆嵴之间的距离各异，这个距离与患者的身高有关。出生时，该距离为4~5 cm，6岁时为6~7 cm。在插入气管导管期间，应向前推进导管，直至单侧呼吸音消失（通常是左侧）。然后，慢慢地撤回导管，直至呼吸音恢复，这表明导管尖端正处于隆嵴处。呼吸音恢复后，应将导管再撤回2~3 cm，使其位于隆嵴上方和声带下方的安全距离范围内，然后使用胶带固定导管。

2岁以上儿童气管插管的深度可以通过下面的公式估算：

$$插管深度（cm）= \frac{患者年龄}{2} + 12$$

或者，也可以利用导管内径，通过下面的公式估算[26]：

$$插管深度（cm）= 导管内径 \times 3$$

6. 儿童以膈肌为主要呼吸肌进行通气。他们需要完整的隔膜移动来呼吸。吞咽空气或人工通气引起的胃胀可抑制儿童的呼吸活动。婴儿一直用鼻子呼吸，直到3~5个月龄时。

7. 乳牙在6个月左右开始发育，6~8岁脱落。在经口气管插管过程中或儿童咬住导气管时，乳牙可能会脱落。

救护员都应记住，儿童的呼吸道结构非常脆弱、容易受损。因此，在任何人工气道管理过程中，必须要格外小心，减少伤害。

确认气管导管位置的辅助方法

一些辅助手段常常可以帮助救护员确认气管导管位置是否正确。这些方法包括呼气末二氧化碳监测仪、球囊式或注射器式食管探测仪及脉搏血氧仪。如上所述，确认导管的放置位置需要一种以上的评估方法。

呼气末二氧化碳监测仪

二氧化碳描记是测量呼出气体中二氧化碳浓度的方法。该测量是由呼气末二氧化碳监测仪测得。呼气末二氧化碳监测仪有助于确认气管导管的位置，也能够发现有无误插入食管。这种监测仪能够无创检测肺泡通气、二氧化碳生成量和动脉二氧化碳含量。它们是评估气管导管位置必不可少的辅助手段[23, 26]。一些二氧化碳监测仪也可用于未插管的患者（使用类似鼻导管的装置）。它们也可能有助于评估通气及EMS治疗的有效性。

目前有3种类型的二氧化碳监测仪可用：一次性比色仪、电子二氧化碳监测仪和二氧化碳浓度描记装置。比色仪带有一种对二氧化碳敏感的化学指示器（图15-87）。当检测仪连接到气管导管时，指示器的颜色会随着二氧化碳浓度的升高而发生变化。浓度的升高应发生在气管中而不是食管中。比色仪评估结果记忆方法如下：黄色表明气管导管正确放置于气管中，褐色表明气管导管可能未放置于气管中，紫色表明出现问题了（气管导管未放置于气管中）。但是，比色仪只能提供有限的信息，并

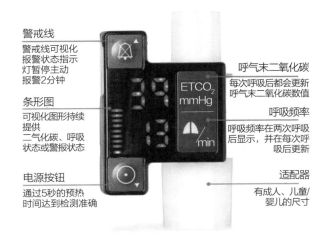

警戒线
警戒线可视化
报警状态指示
灯暂停主动
报警2分钟

条形图
可视化图形持续
提供
二气化碳、呼吸
状态或警报状态

电源按钮
通过5秒的预热
时间达到检测准确

ETCO₂
mmHg

/min

呼气末二氧化碳
每次呼吸后都会更新
呼气末二氧化碳数值

呼吸频率
呼吸频率在两次呼吸
后显示，并在每次呼
吸后更新

适配器
有成人、儿童/
婴儿的尺寸

图 15-87 电子呼气末二氧化碳监测仪

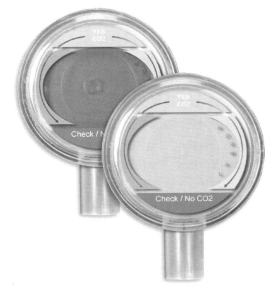

A

且只能在短时间内使用，因为接触分泌物即可失效
（图 15-88）。

注意

比色仪的颜色指示器会受到呕吐物的影响。如果
患者刚饮用了碳酸饮料（如同将气管导管插入食管），
它们也会受到影响。

电子二氧化碳监测仪的检测探头或取样管连接
在高级人工气道装置和通气装置之间。电子二氧化
碳监测仪会显示一个呼气末二氧化碳（浓度或分压）
的数值。

二氧化碳描记是一种监测二氧化碳的方法，它
显示并记录呼气末二氧化碳的数值和动态变化。这
种方法可直观显示患者通气频率、深度和有效性
（图 15-89）。但是它不能反映氧合情况。因为二
氧化碳是新陈代谢的废物，所以二氧化碳描记也间
接反映灌注情况。这在心肺复苏期间是很重要的。
呼气末二氧化碳值下降可能表明胸外心脏按压不够
快或不够深。二氧化碳波形也可提供有关支气管收

注意

心肺复苏期间，心输出量较低。因此，即使当气
管导管在气管中，比色仪可能也无法显示颜色变化。
在这种情况下，应该使用另一种确定导管放置位置的
方法，如食管探测仪。

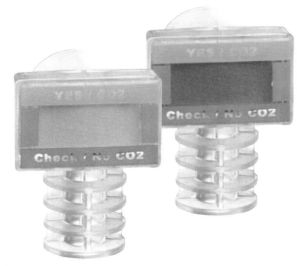

B

图 15-88 用于检测呼气末二氧化碳的比色仪。A. 成人
专用；B. 儿童专用

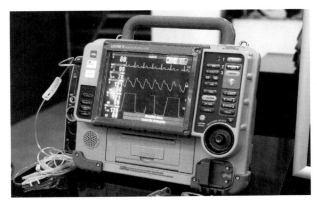

图 15-89 连续显示二氧化碳波形的监测仪

证据显示

沃茨（Wirtz）及同事们对 2003 年 2 月至 2004 年 6 月美国纽约市的 17 家 EMS 机构送达 2 个急诊医疗机构的患者进行了前瞻性调查，以了解未识别出院前气管导管放置不当的发生率。仅有一家机构使用了呼气末二氧化碳监测仪。在研究进行期间，救护员为 132 例患者进行了插管。11 个气管导管插入食管中，1 个放置在喉咽部。此外，15% 的患者在到达急诊医疗机构时发生了右主支气管插管。12 例未被发现误插入食管的患者中，死亡 11 例。

资料来源：Wirtz D, Ortiz C, Newman D, Zhitomirsky I. Unrecognized placement of endotracheal tubes by ground prehospital providers, *Prehosp Emerg Care*. 2007, 11: 213–218.

缩的信息（框 15–13）。当终末细支气管收缩时，二氧化碳波形上方与鲨鱼鳍相似。这一结果与狭窄的呼吸道中空气排空不均匀有关。救护员可以通过二氧化碳波形评估支气管扩张药的治疗效果（见第

注意

二氧化碳描记反映了患者通气情况。因此，它能够快速揭示患者病情发展的趋势，并提供患者呼吸状况减弱的早期预警。二氧化碳描记可用于监测哮喘、充血性心力衰竭、糖尿病、休克、肺栓塞、酸中毒及其他疾病患者的情况。精神状态改变或重症呼吸困难患者的呼气末二氧化碳读数较高可能表明通气不足，并且需要进行气管插管。

框 15–13　二氧化碳波形

监控器屏幕上的二氧化碳波形仅显示 4 秒的信息。波形打印图纸能够"实时"提供同样的信息，并且可能与监视器屏幕的持续时间不同。以下是插管患者和未插管患者的波形示例[a]。

正常范围

PaCO$_2$：35~45 mmHg

二氧化碳描记呼气末二氧化碳：35~45 mmHg
（浓度 4%~6%）

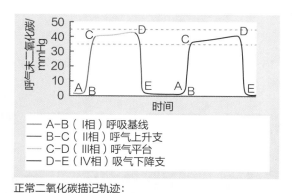

— A-B（I 相）呼吸基线
— B-C（II 相）呼气上升支
— C-D（III 相）呼气平台
— D-E（IV 相）吸气下降支

正常二氧化碳描记轨迹：

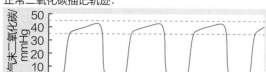

插管患者

针对插管患者，二氧化碳描记可用于：
- 确认气管导管的位置
- 监测或发现气管导管的移动
- 监测血液循环功能的丧失
- 评估心肺复苏时胸外心脏按压的充分性
- 确认自主循环恢复

示例

导管被拔出：

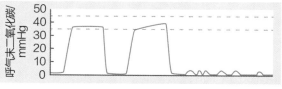

气管导管气囊套有问题或部分阻塞：

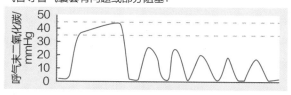

恢复自主循环：

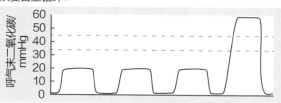

续框

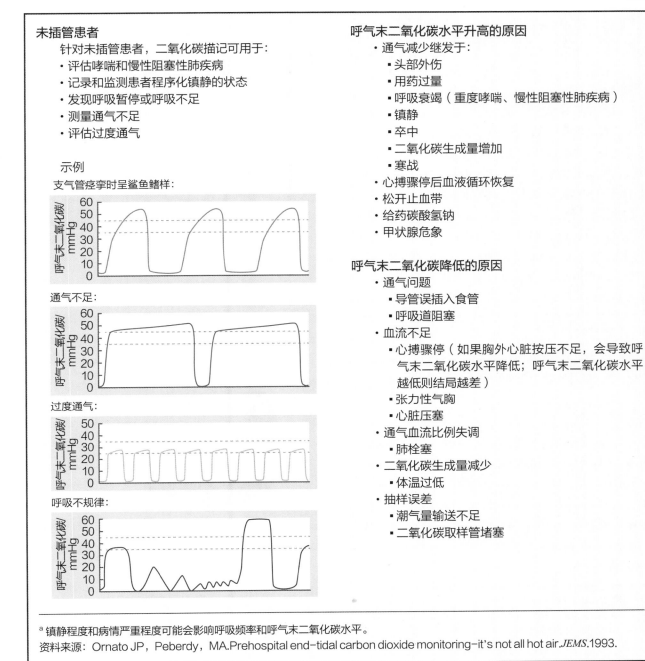

未插管患者

针对未插管患者，二氧化碳描记可用于：
- 评估哮喘和慢性阻塞性肺疾病
- 记录和监测患者程序化镇静的状态
- 发现呼吸暂停或呼吸不足
- 测量通气不足
- 评估过度通气

示例

支气管痉挛时呈鲨鱼鳍样：

通气不足：

过度通气：

呼吸不规律：

呼气末二氧化碳水平升高的原因

- 通气减少继发于：
  - 头部外伤
  - 用药过量
  - 呼吸衰竭（重度哮喘、慢性阻塞性肺疾病）
  - 镇静
  - 卒中
  - 二氧化碳生成量增加
  - 寒战
- 心搏骤停后血液循环恢复
- 松开止血带
- 给药碳酸氢钠
- 甲状腺危象

呼气末二氧化碳降低的原因

- 通气问题
  - 导管误插入食管
  - 呼吸道阻塞
- 血流不足
  - 心搏骤停（如果胸外心脏按压不足，会导致呼气末二氧化碳水平降低；呼气末二氧化碳水平越低则结局越差）
  - 张力性气胸
  - 心脏压塞
- 通气血流比例失调
  - 肺栓塞
- 二氧化碳生成量减少
  - 体温过低
- 抽样误差
  - 潮气量输送不足
  - 二氧化碳取样管堵塞

ª 镇静程度和病情严重程度可能会影响呼吸频率和呼气末二氧化碳水平。

资料来源：Ornato JP，Peberdy，MA.Prehospital end-tidal carbon dioxide monitoring-it's not all hot air.*JEMS*.1993.

23 章）。

气管插管与未气管插管患者都能够获得连续的二氧化碳读数。呼气末二氧化碳值对评估患者状况及干预措施的有效性很有帮助。呼气末二氧化碳有助于发现通气不足、过度通气和气管导管放置不当等问题。救护员必须在转运途中持续监测呼气末二氧化碳，以发现可能会导致不良后果的可预防的问题[38]。

球囊式或注射器式食管探测仪

插管后应立即将食管探测仪（如 Toomey 注射器）连接到气管导管的末端（图 15-90）。当空气从食管中排出时，会形成真空。如果气管导管在食管中，当球囊式探测仪被压缩时，或者当空气由注射器式探测仪抽出时，空气就会从食管中排出。如果气管导管被正确地置入气管中，那么球囊式探测仪就能够很轻易地充满空气，或者拉回栓塞时注射器式探测仪也很容易吸入空气。食管探测仪无法确认声门上气道装置是否正确放置。

证据显示

西尔维斯特里（Silvestri）及同事们在 2002 年对所有进行过院前气管插管并被送至一级创伤中心的成人患者和儿童患者进行了为期 10 个月的前瞻性观察性研究。可以连续进行呼气末二氧化碳监测，但并非所有 EMS 机构都需要使用。在此期间，到达创伤中心的 153 例患者接受了气管插管且符合研究标准。93 例患者（61%）进行了连续呼气末二氧化碳监测，均未发现插管误置。在未进行连续呼气末二氧化碳监测的患者中，13 例患者为误插入食管，1 例患者插入下咽部，误置率为 23%。

资料来源：Silvestri S, Ralls G, Krauss B, et al. The effectiveness of out-of-hospital use of continuous end-tidal carbon dioxide monitoring on the rate of unrecognized misplaced intubation within a regional emergency medical services system. *Ann Emerg Med*. 2005, 45: 497–502.

注意

二氧化碳描记也可用来监测自主循环恢复的早期征象。研究表明，当患者恢复自主循环时，第一征象往往是呼气末二氧化碳水平的突然升高。这种突然升高发生由于血液循环快速从组织中清除未输送的二氧化碳而产生的。同样的，呼气末二氧化碳的突然下降可能表明患者已经失去了脉搏，并且可能需要启动心肺复苏。

资料来源：Kodali BS, Urman RD. Capnography during cardiopulmonary resuscitation: current evidence and future directions. *J Emerg Trauma Shock*. 2014, 7(4): 332–340.

脉搏血氧仪

脉搏血氧仪（图 15-91）有助于确定患者的氧合情况。它们通过测量动脉中红光和近红外光的透射情况，计算得出血液中氧的含量。因为血红蛋白与氧气结合（氧合血红蛋白）或未结合（还原血红蛋白）时，血红蛋白吸收红光和近红外光是不同的。氧合血红蛋白吸收近红外光多于红光，还原血红蛋白吸收红光多于近红外光。脉搏血氧仪通过测量吸收光的差异，间接反映动脉血氧饱和度。

血氧仪探针通常放置在薄层组织区域，如手指、足趾或耳垂。探针的一侧通过动脉发送不同波长的光。另一侧检测红光或近红外光的存在。利用红光和近红外光颜色的平衡，血氧仪能够测量血氧饱和度，并将其显示在监视屏上。

血氧饱和度取决于许多因素，包括 $PaCO_2$、pH 值、温度及血红蛋白是否正常或发生了改变。血氧饱和度正常范围下限为 93%~95%，上限为 99%~100%。一旦血氧饱和度下降至 90%（对应的 PO_2 为 60 mmHg）以下，进一步降低则与氧气含量的显著下降有关（框 15-14）。

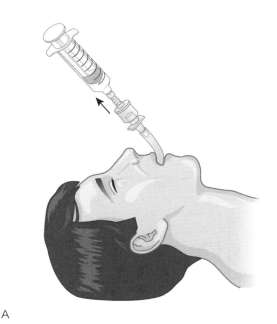

A

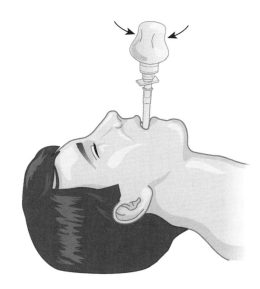

B

图 15-90　食管探测仪。A. 注射器式；B. 球囊式

思考

患者心脏已完全停搏。呼气末二氧化碳监测仪的测量结果是不准确的。此外，血氧仪也不能正常工作。你不确定能否清楚地听到呼吸音。此时，你应该怎么办？

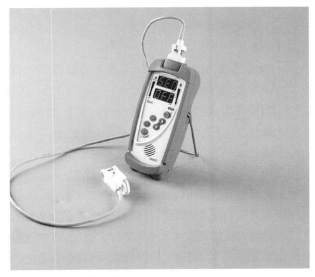

图 15-91　脉搏血氧仪

框 15-14　血氧饱和度和 PO_2

血氧饱和度 90%：PO_2 降至 60 mmHg
血氧饱和度 75%：PO_2 降至 40 mmHg
血氧饱和度 50%：PO_2 降至 27 mmHg

注意

对人工通气和灌注状态进行全面评估还需要血气分析。血气分析可检测 pH 值、$PaCO_2$、碳酸氢盐和碱缺失。

通过脉搏血氧仪得到的数据可能不准确，它们仅仅是监测患者氧合水平的一种辅助工具。可能产生错误读数的情况如下[39]：

- 异常血红蛋白血症，是指血红蛋白与氧以外的化合物（如一氧化碳、高铁血红蛋白、贫血）结合达到饱和；
- 血氧仪传感器探针上的环境光（如日光、荧光灯）；
- 患者移动；

- 低血压；
- 体温过低 / 血管收缩；
- 患者使用血管收缩药；
- 黄疸。

注意

最近的研究表明，在一般呼吸窘迫和其他疾病的情况下，应调节氧气疗法使血氧饱和度水平保持在93%~96%。从 2010 年开始，美国心脏协会推荐，在血氧饱和度低于 94% 时，使用氧气疗法治疗卒中或心肌梗死。对所有呼吸困难或有心力衰竭、休克症状的患者，建议继续给氧。

资料来源：Oost J, Daya M. Respiratory distress. In: Cone D, Brice JH, Delbridge TR, Myers JB, eds. *Emergency Medical Services: Clinical Practice and Systems Oversight*. 2nd ed. West Sussex, England: Wiley and Sons, 2015: 143–158. American Heart Association. 2010 American Heart Association guidelines for cardiopulmonary resuscitation and emergency cardiovascular care. *Circulation*. 2010, 122(18) (suppl 3): S639–S946.

声门上气道装置

声门上气道装置因简单、易操作、易训练、调度速度快而被作为基础生命支持气道装置在院前广泛采用。市场上有几种不同的声门上气道装置，选择哪一种很大程度上取决于培训经历、经验及当地的偏好。EMS 人员经常使用的声门上气道装置包括喉罩气道、i-gel 气道、King LT-D 气道和食管气管联合导管。

喉罩气道

喉罩气道是一种高级人工气道控制装置。当传统的气管导插管不成功时，或者与患者的接触受限，或者可能存在颈部损伤，或者因患者的姿势而无法进行气管插管时，在院前环境中可以使用喉罩[23]。一些喉罩也允许气管导管通过。这种喉罩会使插管更加容易。

注意

喉罩气道无法提供充分的保护来防止误吸。然而，使用这种装置并不经常发生误吸。少数患者不能使用喉罩气道充分通气。此外，对于意识清醒患者和具有呕吐反射的患者，忌用喉罩气道。

性状。喉罩气道有多种规格，从新生儿用的 1 号到成年人用的 5 号不等。喉罩气道由一个可充气的硅胶喉罩、充气导管组成。充气导管为硅胶喉罩的气囊充气（图 15-92）。

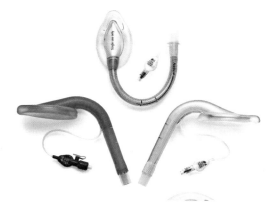

图 15-92　喉罩气道

插管。喉罩气道通过口腔插入咽部。推进喉罩气道，直到感觉到阻力，此时导管的远端部分位于喉咽部。当该装置被正确插入时，喉罩气道上标记的黑线应位于患者上唇的中线。将气囊充气，密封在喉部，并将导管的远端开口放置在声门上方，以提供安全的气道。给气囊充气后，通过观察胸部起伏、听诊双肺呼吸音及使用呼气末二氧化碳监测仪和脉搏血氧仪（在具有灌注节律的患者中）来确认位置是否正确（图 15-93）。喉罩气道的使用需要特殊的培训和医疗机构的授权。在患者移动过程中，喉罩气道可能难以保持，这就使得在患者转运过程中使用喉罩气道比较困难。

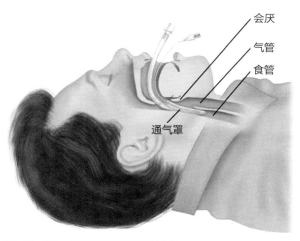

图 15-93　使用喉罩气道的患者

必要的附设装置和用物：
· 水溶性润滑剂；
· 注射器；
· 袋罩装置；
· 氧气源与连接管；
· 抽吸装置；
· 听诊器；
· 一个或多个确认位置装置。

优点：
· 相比气管内插管，喉罩气道不需要过多的技能培训或维护；
· 喉镜和声带可见不是必需条件；
· 插管要求的脊柱移动最小；
· 通过某些喉罩气道仍可行气管插管。

缺点：
· 患者必须无意识且无呕吐反射；
· 并非所有患者都能够使用喉罩气道充分通气；
· 当患者恢复意识或情绪激动时，必须移除气道；
· 喉罩气道并不像气管导管那样能提供避免误吸的防护措施；
· 仅适用于短期使用。

常见禁忌证：
· 存在呕吐反射；
· 食入腐蚀性物质；
· 食管损伤或食管疾病。

i-gel 气道

i-gel 是一种具有软凝胶状无充气气囊的气道装置（图 15-94）。它放置在喉部。插入方式与喉罩气道相同，但是不需要充气。适应证和禁忌证也与喉罩气道相同。有证据表明，i-gel 气道比标准喉罩气道更容易插入，不到 5 秒即可完成[40]。i-gel 气道有 4 种儿童用的规格和 3 种成年人用的规格（框 15-15）。i-gel 气道的绑带必须牢牢固定，以确保在患者转运途中保持 i-gel 气道在位。

King LT-D 气道

King LT-D 气道（喉管）是一种一次性声门上装置，用于正压通气及自主呼吸患者。它是面罩通气和气管插管的替代方法。

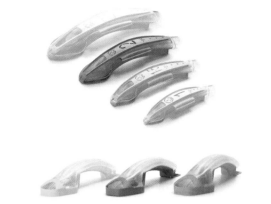

图 15-94　i-gel 气道

框 15-15　i-gel 气道的规格

儿童
　　1.0（粉色）：2~5 kg
　　1.5（浅蓝色）：5~12 kg
　　2.0（灰色）：10~25 kg
　　2.5（白色）：25~35 kg

成人
　　3.0（黄色）：30~60 kg
　　4.0（绿色）：50~90 kg
　　5.0（橘色）：> 90 kg

King LT-D 气道仅一个放置在食管的导管。该导管是弯曲的，近端和远端都有气囊套。与食管气管联合导管一样，大气囊在口咽中充气。同时，较小的气囊套通过与大气囊相同的充气接口，在食管中充气。将袋罩装置连接到导管的近端可进行通气。每次通气时，空气通过导管中气囊套之间的孔排出。某些 King LT-D 气道也为胃肠减压导管提供了通道。King LT-D 具有多种规格，最小的是供体重 12 kg 的患者使用的（图 15-95）。

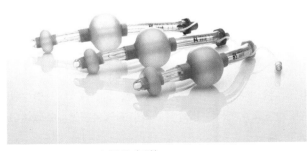

图 15-95　King LT-D 气道

如果两次气管插管都不成功，或者患者无法充分维持呼吸道畅通、精神状态改变（格拉斯哥昏迷量表评分为 8 分或更低）或呼吸功能损伤，应该使用 King LT-D 气道。该装置的首次插入成功率为 85%[41]。使用 King LT-D 气道的禁忌证包括患者身高不足 1.2m、具有完好的呕吐反射、摄入腐蚀性物质及患有已知的食管疾病。图 15-96 显示了 King LT-D 气道的插入。

注意

如果在气管插管之前存在严重的呼吸道问题（如长时间卡夹）或预料到气管插管困难，可以考虑使用 King LT-D 气道。

在气道插入前，应对气囊套进行密闭性检查，然后放气。将润滑剂涂于气道的背面，小心不要阻塞导管上的孔。患者的头部应中立位，注意采取脊髓损伤预防措施。在插入前，给予患者浓度 100% 的氧气。打开患者的口腔，轻轻地将导管推入至患者舌根后。导管的蓝色标定线应该面向患者的下颌。然后，轻轻地推进导管，直到转接器的基座与患者的牙齿或牙龈对齐。使用适量的空气对气道充气。

将袋罩装置与导管上的转接器连接，并进行通气。通气时，救护员轻轻地回撤导管，直到通气顺应性改善。必要时可以调节气囊充气，以保持在最高通气压力下气道密封。通过听诊双肺呼吸音、观察胸部的起伏、监测呼气末二氧化碳及血氧饱和度，确认导管位置是否正确。该装置是安全的，但也应考虑应用牙垫。

在每次移动患者后，或者将患者转交给其他人时，以及在上升或下降超过 305 m 后，都应重新检查 King LT-D 气道的位置。

食管气管联合导管

食管气管联合导管允许食管或气管插管。随着更新、更小、更易插管的气道装置的出现，联合导管的使用在减少。相比 King LT-D 气道，联合导管几乎需要 2 倍时间才能插入[42]。它是一个塑料导管，有 2 个被隔断壁隔开的管腔。其中一个管腔类似气管导管且远端开口。另一个管腔远端被密闭装置阻塞。2 个管腔均使用低压气囊，根据管腔的放置位置封闭气管或食管。气囊之间的管腔一侧也有

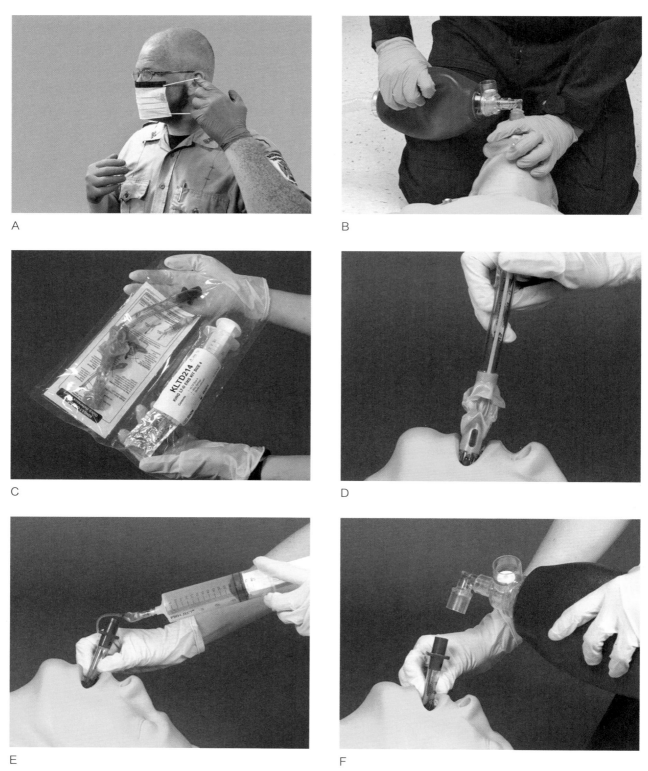

图 15-96 King LT-D 气道的插入。A. 采取标准预防措施；B. 用袋罩装置给予患者浓度 100% 氧气；C. 备齐所需装置，并选择适当尺寸的气道；D. 使患者的头部呈中立位，除非有禁忌证；将润滑过的气道插入口腔中线位置；E. 将导管尖端推进，直至舌根后；使用推荐的空气量或刚好能密封装置的空气量为气囊充气；F. 将导管连接至通气装置上，并确认导管位置是否正确，应用二氧化碳描记确认导管的位置，监测导管的位置

孔，允许通过食管腔通气。在充气时，大的咽部气囊填塞在舌根和软腭之间，使导管固定在适当的位置。由于导管的硬度和弯曲度及咽部的形状和结构，联合导管通常会进入食管。当需要气管插管但不成功或不可用时，联合导管是一种选择。

插管。轻轻地引导联合导管进入食管或气管（图15-97）。插入导管，并达到刻度环与牙齿平齐的深度。这种插管可以在患者的头部没有过度伸展或弯曲的情况下完成，也可以声门不可见的情况下完成。然后，给咽部和远端的气囊充气。这种设计将上气囊上方的口咽和下气囊下方的食管（或气管）隔离开来。通气最初是通过食管腔实现的，这是因为盲探插管插入食管的可能性很大。在此位置，空气流入咽部，经过声门进入气管。救护员可以通过先前介绍的方法确认导管的放置。

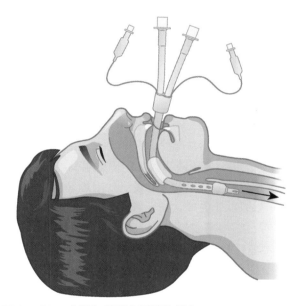

图 15-97　食管气管联合导管的插入

通过食管腔（管腔1）通气。如果不存在呼吸音和胸部起伏，则应通过气管腔（管腔2）进行通气。空气通过该管腔直接进入气管。采取常规方法确认导管位置。

必要的附设装置和用物：
- 水溶性润滑剂；
- 注射器；
- 袋罩装置；
- 氧气源与连接管；
- 抽吸装置；

- 听诊器；
- 呼气末二氧化碳监测仪。

优点：
- 成功率高；
- 相比气管插管，不需要过多的技能培训或维护；
- 插管要求的脊柱移动最小；
- 抽吸很容易。

缺点：
- 患者必须无意识且无呕吐反射；
- 当患者恢复意识或情绪激动时，必须移除气道；
- 识别导管位置比较困难，可能导致通过错误的管腔通气；
- 当导管位于食管中时，不能抽吸气管；
- 应尽快使用气管导管替换该气道；
- 并发症包括上呼吸道出血、食管撕裂伤、食管穿孔和纵隔炎。

常见禁忌证：
- 患者身高不足 1.5 m 或年龄不足 14 岁；
- 摄入腐蚀性物质；
- 食管损伤或食管疾病；
- 存在呕吐反射。

第 17 节　针对高级人工气道管理和通气的药物辅助

有时需要镇静药物用于人工气道管理和通气，以减少患者焦虑、抑制呕吐反射。对有暴力倾向的患者、需要有创人工气道管理但无法忍受插管的患者及焦虑不安的创伤患者可能需要镇静药物。3 种常用于辅助插管的药物有依托咪酯（非巴比妥类催眠药）、氯胺酮（解离性麻醉药）、咪达唑仑（短效苯二氮䓬类药），常与芬太尼（合成阿片类镇痛药）或其他镇痛药物联合使用。镇痛应考虑使用镇静药，因为插管是一个非常痛苦的过程。

用于紧急插管的麻痹药物

虽然还存在争议，但在院前环境中给予适当镇静药物产生的麻痹作用有助于紧急插管。这种情况会应用神经肌肉阻断药。这些药物主要用于有暴力倾向的需要插管的患者。但是下列情况不应使用这些药物：

- 通气困难的患者（如面部胡须较多的患者）；
- 插管困难的患者（如颈部较短且有阻塞物的患者）。

注意

为了插管而麻痹患者具有很大的风险，并且许多 EMS 机构并未授权该操作。即使法律许可，该操作也需要高级培训和医疗机构的授权。

药理学

使用药物促进插管的做法正在增加。但是，大多数 EMS 机构并未授权救护员给予麻痹药物。因为救护员也不具备这种能力。药物辅助插管已被广泛接受。辅助插管的药物通常包括依托咪酯、芬太尼，或者吗啡和咪达唑仑、吗啡和氯胺酮。这些药物能够使患者镇静但不会使患者麻痹。美国急救医师学会、美国创伤外科医师委员会和美国 EMS 医师协会制定的关于药物辅助插管的联合政策承认与该操作有关的优点和潜在危害。这些组织建议对院前实施药物辅助插管进行严格的医疗监督。这种监督包括：关于药物、插管和人工气道管理的培训，质量保证，药物储存的标准化方案，用于持续监测患者以确认患者状态及人工气道正确放置的保障条件；确认恰当使用药物插管的研究[43]。

神经肌肉阻断药会引起骨骼肌麻痹。它们通过在神经肌肉接头处阻断乙酰胆碱与烟碱受体结合来产生麻痹作用。这个接头处是神经末梢和肌肉纤维之间的接触点。当神经冲动经过该接头处时，就会释放乙酰胆碱和其他化学物质，使肌肉收缩。神经肌肉阻断药分为除极化和非除极化 2 类。在患者达到充分镇静之前，不应给予患者神经肌肉阻断药。

除极化阻断药侵入神经肌肉接头处，并与乙酰胆碱受体结合。这些药物使肌膜除极化。因此，它们经常导致肌束震颤（不可控制的肌肉抽搐）。这些药物也可能导致部分肌肉收缩。典型的除极化阻断药是琥珀胆碱。琥珀胆碱起效迅速。在所有的神经肌肉阻断药中，它的作用时间最短。这使得它成为急救气管内插管的首选药物。

非除极化阻断药也会与乙酰胆碱的受体结合。然而，它们阻断神经肌肉接头处乙酰胆碱的摄取而不引发肌肉膜除极化。典型的非除极化阻断药包括维库溴铵和罗库溴铵。相比除极化阻断药，这些药物的起效时间和持续时间更长。

神经肌肉阻断药会产生完全麻痹作用。因此，必须提供通气支持，必须密切监测患者通气和氧合情况，以确保通气和氧合足量。如果患者意识清醒，那么救护员应在给药前解释药物的效果。在给予神经肌肉阻断药之前给予利多卡因可以缓解插管引起的颅内压升高问题（这是一个有争议的话题，研究结果并不一致）[44]。最后，在给予神经肌肉阻断药之前，任何意识清醒的患者都应使用经医疗机构批准的地西泮、依托咪酯、氯胺酮或其他镇静药；神经肌肉阻断药不会抑制疼痛或癫痫发作（表 15-7）。

快速顺序诱导插管

快速顺序诱导（RSI）包括同时给予强效的镇静药或诱导药和神经肌肉阻断药，从而在 1 分钟以内达到最佳插管条件[45]。最常用的阻断药是琥珀胆碱。除了提供最佳插管条件外，RSI 还可以将胃内容物误吸的风险降至最低。在下列情况下应采取 RSI[46]：

- 必须采取紧急插管；
- 胃中有食物或液体，患者误吸的风险较高；
- 预计插管会成功（患者无"困难气道"）；
- 如果插管失败，预计通气会成功。

对心脏停搏或深度昏迷患者，如果需要立即插管，不应采取 RSI。RSI 相关禁忌证包括：存在插管或面罩通气不成功疑虑；面部或喉部明显水肿、创伤或变形；上呼吸道阻塞、会厌炎等[23]。

注意

RSI 不在救护员执业范围之内。在美国大多数州，RSI 都需要经医疗机构的特殊培训、资格认证和授权。

RSI 是一种气管插管技术。一旦操作开始，在无正压通气的情况下，RSI 的特定步骤或操作会引起快速镇静和麻痹。RSI 的目标是在有误吸风险的患者中实现快速最佳的气管插管。该操作旨在将患者从有意识的呼吸状态转变为无意识状态。这种干预是通过神经肌肉麻痹实现的。插管是在没有机械通气的情况下进行的。RSI 的 6 个步骤是准备、预

表 15-7　常用于辅助插管的药物

药　物	成年人剂量（静脉注射/骨髓腔内注射）	儿童剂量（静脉注射/骨髓腔内注射）	适应证	并发症/不良反应
治疗前				
氧气	高浓度 如果可能，辅助通气以达到 100% 的氧浓度	高浓度 如果可能，辅助通气以达到 100% 的氧浓度	所有患者均可接受药物辅助插管	—
利多卡因	1~2 mg/kg	1~2 mg/kg	脑损伤	癫痫发作
镇静诱导				
咪达唑仑	0.1~0.3 mg/kg（最大单次剂量 10 mg）	0.1~0.3 mg/kg（最大单次剂量 10 mg）	镇静	呼吸抑制/呼吸暂停、低血压
芬太尼	2~5 μg/kg	2~5 μg/kg	镇静	呼吸抑制/呼吸暂停、低血压、心动过缓
依托咪酯	0.2~0.4 mg/kg（仅限 1 次剂量）	0.2~0.4 mg/kg	镇静、诱导麻醉	呼吸暂停、低血压、呕吐
氯胺酮	1~2 mg/kg	1~2 mg/kg	解离性麻醉药	高血压、心动过速、分泌物增多、喉痉挛、呼吸衰竭
化学麻痹				
琥珀胆碱	1~1.5 mg/kg	1~1.5 mg/kg（儿童）； 2 mg/kg（婴儿）	肌肉松弛与麻痹（短时间）	高钾血症、肌肉肌束震颤
罗库溴铵	0.6~1.2 mg/kg	0.6~1.2 mg/kg	镇静后麻痹（非除极化）	低血压或高血压
维库溴铵	0.1~0.2 mg/kg	0.1~0.3 mg/kg	镇静后麻痹（非除极化）	低血压

转载自：Ameican Heart Association.*2015 Handbook of Emergency Cardiovascular Care for Healthcare Providers*.Dallas，TX：American Heart Association，2015.

吸氧、预给药、麻痹（镇静）、置管和插管后管理（框 15-16 和框 15-17）。

框 15-16　RSI 的 6 个步骤

1. 准备
2. 预吸氧
3. 预给药
4. 麻痹（镇静后）
5. 置管并确认位置
6. 插管后管理

资料来源：Ameican Heart Association. *2015 Handbook of Emergency Cardiovascular Care for Healthcare Providers*. Dallas, TX: American Heart Association, 2015.

思考

在已经给予麻痹性药物之后，你将如何决定患者是否需要更多的镇静药？

方法

1. **准备：**
   - 评估患者是否插管困难（如马兰帕蒂评分）；
   - 准备药品和装置；
   - 确保患者具有一个或多个通畅的静脉通路；
   - 向患者说明具体步骤。
2. **预吸氧（与准备工作同时进行）：**
   - 给浓度 100% 的氧气，让患者吸氧 5 分钟；
   - 考虑使用脉搏血氧仪。

框 15-17　RSI 的方法

1. 确保所需装置可用：
   - 氧气供应；
   - 袋罩装置；
   - 非重吸入面罩；
   - 带刀片的喉镜；
   - 气管导管
   - 弹性橡胶探条；
   - 手术和替代气道设备；
   - RSI 药物；
   - 置管后固定气管导管的材料或装置；
   - 抽吸装置；
   - 监测仪（呼气末二氧化碳、动脉血氧饱和度、心电图）。
2. 确保至少存在 1 条静脉通路（最好 2 条）。
3. 使用非重吸入式面罩或袋罩装置以浓度 100% 的氧气让患者吸氧，持续 3~4 分钟。
4. 应用心电监测仪和脉搏血氧仪。
5. 如果患者意识清醒，使用镇静药。
6. 如果怀疑或确认存在创伤性脑损伤，可以考虑给予镇静药和利多卡因。
7. 同时使用镇痛药，因为用于诱导或具有麻痹作用的药物通常无法缓解疼痛。
8. 在给予麻痹药物之后，向后推压甲状软骨，以扩大声门开口的视野（喉外操作法）。
9. 气管插管后，立即通过呼气末二氧化碳水平确认导管的位置。在 RSI 期间及之后也需要进行持续性心电监测和脉搏血氧监测。在整个转运途中，需要多次重新确认导管的位置，并且在每次移动患者时都要特别注意导管的位置。

10. 根据需要再次使用镇静药物和麻痹药物，但千万不要单独使用麻痹药物而不使用镇静药物。

操作步骤
1. 组装所需装置。
2. 确保静脉注射（Ⅳ）通路通畅。
3. 如果可能的话，使用浓度 100% 的氧气让患者吸氧 3~4 分钟。
4. 将患者与心电监测仪和脉搏血氧仪连接。
5. 在适当的情况下，给予镇静药（如咪达唑仑）。
6. 在适当的情况下，给予镇痛药（如芬太尼）。
7. 如果怀疑或确诊存在创伤性脑损伤，那么医学指导可能会建议在给予麻痹药物前的 2~3 分钟给予利多卡因。
8. 针对儿童患者，可以在给予麻痹药物前的 1~3 分钟给予阿托品，以减少迷走神经对插管的反应。为此目的而使用阿托品还存在争议。救护员应当遵循医学相关指南。
9. 静脉注射一种短效麻痹药物（如琥珀胆碱）。麻痹和松弛应在 30 秒内出现。对环状软骨施压可能也有所帮助。
10. 插入气管导管。如果首次插管不成功，则再吸氧后再尝试。
11. 确认气管导管位置是否正确。
12. 如果再次气管插管仍然失败，则考虑放置替代或手术气道。
13. 使用长效麻痹药物（如维库溴铵）继续麻痹患者。
14. 可能也需要再次使用镇静药。

注：不同个体的要求存在差异。
资料来源：American College of Surgeons Committee on Trauma. *Prehospital Trauma Life Support*. 8th ed. St Louis, MO: Elsevier, 2016: Ali MS, Bakri MH, Mohamed HA, Shebab H, Taher AI. External laryngeal manipulation done by the laryngoscopist makes the best laryngeal view for intubation. *Saudi J Anaesth.* 2014, 8（3）: 351-354.

---

3. **预给药（插管前 3 分钟）：**
   - 考虑给予利多卡因以防止颅内压升高和喉痉挛；
   - 考虑给予 β 受体阻断药或阿片类药物以减少插管引起的交感肾上腺髓质反应（如血压升高）。

4. **麻痹（同时镇静）：**
   - 给予镇静药和镇痛药（按照治疗方案）使患者丧失意识，实现疼痛控制，紧接着快速推入神经肌肉阻断药；
   - 当患者丧失意识时，监测呼吸道内是否有

呕吐物。一旦阻断神经肌肉，就不会再发生呕吐；
   - 除非患者的血氧饱和度低于 90%，否则不要通气；
   - 在给予琥珀胆碱的 45 秒内，患者会很放松，这时候容易插管。

5. **置管并确认位置：**
   - 实施经口气管插管并确认导管位置。

6. **插管后管理：**
   - 将导管固定到位；

▪开始机械通气；

▪持续监测患者状况。

如果 RSI 不成功并且患者不能进行插管，则应该实施其他气道管理技术（如食管气管联合导管、袋罩装置、环甲状腺切开术）。

注：琥珀胆碱直接使所有运动终板除极化，同时引起肌束震颤和肌束压力升高。术前给予维库溴铵，以 0.01 mg/kg 的剂量给药，可以预防肌束压力升高[45]。

第 18 节　环甲膜穿刺术

环甲膜穿刺术也称为经皮气管内通气和经喉插管通气。在无法应用常规的方法管理气道的患者中，该方法对初步稳定患者状况是很有价值的。对不能经口或鼻插管或呼吸道完全阻塞的患者来说，该方法也可能有用。这是一种临时性操作。在声门水肿、喉部破裂或严重口咽出血而导致呼吸道阻塞时，它能够为患者提供氧气。环甲膜穿刺术需要经特殊的培训和医学指导的授权。在院前环境中，几乎不采用针式环甲膜切开术。

描述

环甲膜穿刺术后可插入声门下气管套管，建立可供吸氧和通气的操作。

必要装置和用物

- 10 mL 或 20 mL 注射器和 12 G 或 14 G 穿刺针导管；
- 无菌棉签；
- 胶带或合适的绷带；
- 高压（207.85~413.70 kPa）供氧装置上的调压阀和压力计（大多数氧气罐和调压阀能够提供 15 L/min 流速或打开时提供 344.75 kPa 的压力）；
- 将高压调节阀连接到手动放气阀上的高压导管（推荐使用长 1.5 m 的导管）；
- 喷射通气不可行时使用管径为 3.0 mm 气管导管适配器（或 3 mL 注射器）和袋罩装置；或者将无活塞的 3 mL 注射器作为环甲膜切开术导管的适配器；

- 通过一个管道连接至导管的放气阀（该放气阀可以通过使用 Y 型或 T 型连接器、按钮装置或一种直接安装在高压导管上的三通阀，或者也可以通过在氧气管上切割出一个孔提供"哨声停止"的效果）。

方法

环甲膜穿刺术按以下步骤操作（图 15-98）。

1. 确保患者保持仰卧位。同时确认环甲膜已经找到（如果怀疑患者有脊髓损伤，那么保持患者身体呈直线、稳定，以便向鼻腔和气管插管）。

2. 用一只手的拇指和中指稳住喉部；用另一只手触诊甲状软骨（喉结）下面的小凹陷，以确定环甲膜的位置。

3. 将注射器的针头通过环甲膜中线以 45° 角向患者的隆嵴方向插入。在插管过程中，向注射器施加负压。空气进入注射器则表明针在气管内。

4. 使导管越过针头向着隆嵴推进，同时移除针和注射器。注意在移除针和注射器时不要扭动导管。将针头放在医用锐器盒中。

5. 握住导管的套筒或将其固定，以防止在通气时意外脱位。从套管的套筒取出氧气管的末端，并将其连接至调压阀。开启放气阀。

6. 观察患者胸部有无起伏及听诊呼吸音。

7. 通气速度为吸气 1 秒及呼气至少 2 秒。

思考

哪种病情会使得环甲膜穿刺术或环甲膜切开术的解剖标志定位困难？

当放气阀关闭时，氧气在压力下被推进气管。将压力调节到使肺部充分扩张的水平。必须要仔细观察患者的胸部。放气阀必须开启以允许呼气。肺部扩张与收缩的比例不同，取决于是否存在上呼吸道阻塞。对于开放的上呼吸道，建议吸呼比为 1∶2[47]。当上呼吸道阻塞时，则可能需要更大的扩张收缩比以防止气压伤（压力过大导致的损伤）[48]。

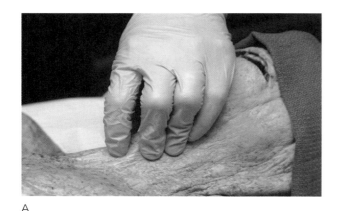

A

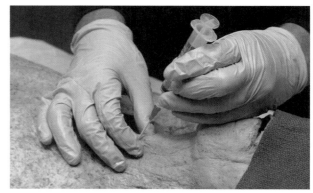

B

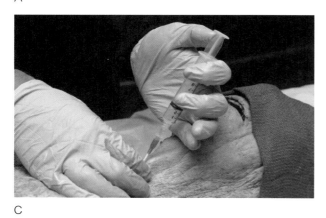

C

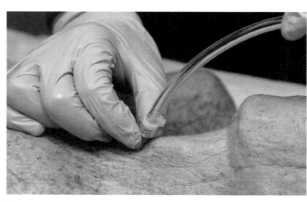

D

图 15-98 环甲膜穿刺术。A. 稳住喉部并识别环甲膜。B. 将注射器的针通过环甲膜中线以 45°角向患者的隆嵴插入。C. 在插入针头的同时，向后拉注射器的活塞。如果空气进入注射器，表明针头在气管内。D. 在推进导管并移除针头和注射器之后，固定导管并将套管套筒内的氧气管末端连接至调压阀。提供放气阀

注意

如果胸部在呼气期间仍然是扩张的，则表明可能存在上呼吸道阻塞。在这种情况下，应该给予更长的呼气时间。如果这样不能产生足够的收缩，则可能需要通过环甲膜在第一根导管旁边插入第二根大口径管。如果胸部仍然扩张，则应行环甲膜切开术。

优势

- 环甲膜穿刺术是微创外科手术；
- 可快速启动；
- 操作简单、成本低廉且有效；
- 插管仅要求最小的脊柱移动。

劣势

- 该方法是一种有创操作；
- 需要持续监测；
- 无气道保护措施；

- 无法有效消除二氧化碳；
- 患者肺部仅能够充分通气 30~40 分钟[49]。

潜在并发症

- 通气期间的高压和积气潴留可能导致气胸；
- 插管位置可能发生出血；如果针头推进过深，可能导致甲状腺和食管穿孔；
- 可能导致通气不足；
- 无法直接抽吸分泌物；
- 可能会发生皮下气肿。

移除

环甲膜穿刺术是一种临时性急救措施。它为采取其他人工气道管理方法争取了时间。只有在经口气管插管或经鼻气管插管成功后，或者在行环甲膜切开术或气管造口术之后，才应该移除导管。移除包括撤回导管和包扎伤口。

第 19 节　环甲膜切开术

在某些 EMS 机构中，救护员被授权可以行外科环甲膜切开术。环甲膜切开术可以迅速实施。它比气管造口术更快速、更容易，比环甲膜穿刺术更可靠。此外，它不需要对颈椎进行手法操作。

描述

当无法通过其他方法进行气道管理时，环甲膜切开术可提供吸氧和通气通道。不应对经口或经鼻气管插管的患者行环甲膜切开术。只在极少数情况下可以进行这种外科手术。环甲膜切开术的相关适应证包括因严重的面部或鼻部损伤而无法经口或经鼻插管、面中部巨大创伤、阻碍充分通气的潜在脊髓损伤、过敏反应、血管性水肿和化学吸入性损伤。与针式环甲膜切开术一样，环甲膜切开术也需要特殊的培训和医疗机构的授权。

> **注意**
>
> 只有当患者不能插管且不能通气时，才考虑环甲膜切开。如果患者不能插管但是可以通气，那么不要切开颈部。

必要的器械和用物

市场上可以购买环甲膜切开术工具套装（图 15-99）。如果没有，则需要下列器械和用物：

- 手术刀片；
- 6 号（首选）或 7 号气管导管或直肠造口管；
- 气管钩（如果有）；
- 灭菌溶液；
- 氧气源；
- 抽吸装置；
- 袋罩装置。

方法

在怀疑有脊髓损伤的患者中，应保证在整个手术过程中线固定。如果可能，应使用乙醇或其他灭菌溶液清洁颈部。环甲膜切开术的具体步骤如下（图 15-100）：

1. 定位颈部的解剖标志。找到甲状软骨膜。
2. 用手术刀在环甲膜水平线处划出一个 2 cm 的

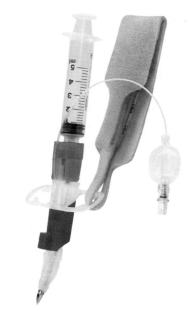

图 15-99　Quicktrach Ⅱ工具套装

垂直切口。插入手术刀手柄并旋转 90°，以增加切口的大小。如果有气管钩，用它拉开切口。
3. 穿过切口置入一个 6 号或 7 号的气管导管或气管造口管。为气囊充气并固定导管以防止导管移位。
4. 用具有最高有效氧浓度的袋罩装置提供通气。
5. 通过听诊双肺呼吸音和观察胸部起伏确定通气是否充分。
6. 通过呼气末二氧化碳水平再次确认导管位置。

潜在并发症

- 手术时间延长；
- 出血；
- 误吸；
- 导管误置；
- 错误的通道；
- 食管穿孔；
- 声带及切口外侧颈动脉和颈静脉血管的损伤（患者必须制动）；
- 皮下气肿。

禁忌证

- 无法找到解剖标志；
- 解剖结构异常（如肿瘤、声门下狭窄）；
- 气管截断；

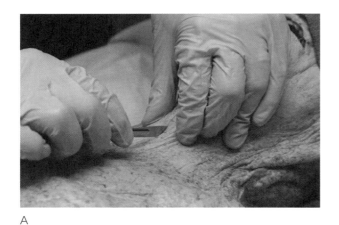

A

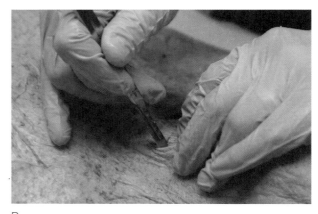

B

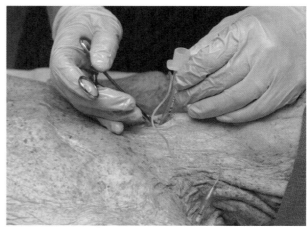

C

D

图15-100 环甲膜切开术。A.通过环甲膜划出垂直切口；B.扭动手术刀的手柄打开切口；C.或者使用手术钳打开切口；D.插入气管导管

· 创伤或感染引起的急性喉部疾病；
· 10岁以下的儿童（针对这些患者，通过环甲

膜穿刺术插入12~14 G导管可能比环甲膜切开术更安全）。

注意

使用较小的气管导管可能容易插入且不会损伤喉部。一旦导管进入气管内，救护员就应该注意导管插入不要过深。

移除

在院前环境中，不应移除在急诊环甲膜切开术中使用的气管导管。

总结

· 上呼吸道起始于鼻子和嘴巴，并延伸至声门开口处。
· 下呼吸道的结构包括气管、左右主干支气管、二级和三级支气管、细支气管、肺的功能单

位——肺泡。
· 肺底位于横膈上。右肺有3个肺叶，左肺有2个肺叶。
· 呼吸肌包括膈肌和肋间肌。

- 膈神经支配膈肌。
- 呼吸是氧气和二氧化碳在机体和环境之间交换的过程。肺通气是指气体进出肺部二氧化碳排出肺部的机械过程。
- 外呼吸是指氧气和二氧化碳在肺泡与肺毛细血管之间交换的过程。内呼吸是指氧气和二氧化碳在毛细血管内的红细胞与组织细胞之间交换的过程。
- 吸气时，胸腔容量增加，胸膜腔内压降低，空气进入肺部。
- 呼气时，胸部肌肉松弛，胸腔和肺容量减小，空气被排出肺部。
- 如果肺表面活性物质减少，呼吸道阻力增加或肺顺应性降低，使呼吸功增加。
- 正常成年人呼吸频率为 12~20 次 / 分。
- 解剖无效腔内无气体交换。生理无效腔包括解剖无效腔和肺泡无效腔。
- 潮气量是指平静呼吸时每次吸入或呼出的气量。
- 呼吸频率乘以潮气量等于每分通气量。
- 大气由各种气体成分组成，其中 78.62% 为氮气，20.84% 为氧气，0.50% 为二氧化碳。
- 当肺毛细血管包绕肺泡，血液中的二氧化碳扩散到肺泡中，氧气扩散到肺毛细血管中。
- 血液中氧气主要由血红蛋白运输。少量氧气会溶解在血浆中。溶解在血液中的氧气量会影响氧气与血红蛋白结合的程度。正常动脉血 PO_2 为 80~100 mmHg。肺部静脉血 PO_2 只有 40 mmHg。因此，氧气很容易从肺泡扩散进入肺毛细血管。
- 呼吸中枢受体液中氢离子浓度（pH 值），而 pH 值又受二氧化碳水平的影响。异常情况下，氧气在呼吸调节中发挥作用。
- 体温、药物、疼痛、情绪和睡眠也会影响呼吸。
- 咳嗽、打喷嚏和叹气等呼吸方式具有保护性。
- 老年人的通气和呼吸会发生变化，导致 PO_2 逐渐下降。
- 呼吸系统损伤和缺氧可由神经支配功能受损、胸部结构性损伤、支气管收缩、呼吸道阻塞、缺氧、环境因素、肺泡—毛细血管气体交换相关的病理学变化、通气不足、肺顺应性降

低、通气血流比例失调、灌注缺陷、携氧能力降低、有效循环受阻或细胞水平的失调而引起。
- 如果上呼吸道阻塞没有及时处置，很快就会导致患者死亡。
- 误吸是指将食物、液体或异物吸入肺部。它会引起呼吸道阻塞和肺泡塌陷伴化学损伤。
- 救护员必须评估患者呼吸的频率、节律变化，并且必须注意患者的体位、肤色和心率。应该获得患者的完整病史。
- 呼吸窘迫可由上呼吸道或下呼吸道阻塞、通气不足、呼吸肌损伤、通气血流比例失调、气体扩散异常或神经系统损伤引起。
- 给予补充氧气能够增加肺毛细血管中的氧含量，缓解缺氧症状。
- 患者可通过各种能够调节给氧浓度的装置补充氧气。
- 救护可通过多种方式为患者提供通气支持，包括人工呼吸（口对面罩、面罩对鼻、面罩对造口）、袋罩装置和自动转运呼吸机。
- 呼吸道管理应该从创伤最小的操作到创伤最大的操作。
- 抽吸用于清除呼吸道中的液体和异物。
- 胃胀会影响通气，并且会增加误吸的风险。插入口胃管或鼻胃管可以缓解胃胀。
- 在进行了人工气道管理后，可以使用机械辅助装置来维持气道开放通畅。鼻咽导气管用于有呕吐反射的患者维持气道开放通畅。口咽导气管用于无呕吐反射的患者维持气道开放通畅。
- 高级人工气道装置包括气管插管及盲探插管，如喉罩气道、i-gel 气道、King LT-D 气道和食管气管联合导气管等。
- 气管插管可给气管直接通气、预防误吸并提供一些药物的给药途径。气管导管可经口或鼻插入（在自主呼吸患者中）。辅助插管的器械包括探针、导管导入器和马吉尔钳。
- 确认气管导管位置是否正确是很有必要的。确认方法包括听诊呼吸音、胃部有无气过水声、使用食管探测仪及测量呼气末二氧化碳

水平和血氧饱和度。

- 喉罩气道和 i-gel 气道盲插到喉咽，适用于无呕吐反射的无意识患者。
- 食管气管联合导管是一种双腔导气管，盲插于无呕吐反射的无意识患者。在大多数情况下，远端管腔位于食管中，咽部气囊充气；允许通过管腔 1 进行通气。在少数情况下，当远端管腔位于气管中时，患者通过管腔 2

进行通气。

- 镇静和疼痛管理常用于人工气道管理和通气，以减少疼痛焦虑，减弱呕吐反射。
- 一些 EMS 机构将神经肌肉阻断药用于镇静，以便实施气管插管。
- 当无法经口或鼻插管且患者无法通气时，可以在颈部的环甲膜处行环甲膜穿刺术或环甲膜切开术。

参考文献

[1] Thibodeau GA, Patton KT. *Anatomy and Physiology*. 9th ed, St Louis, MO: Elsevier; 2013.

[2] Sherwood L. *Human Physiology: From Cells to Systems*. 9th ed. Boston, MA: Cengage Learning; 2016.

[3] Peate l, Wild K, Muralitharan N, eds. *Nursing Practice: Knowledge and Care*. Hoboken, NJ: Wiley–Blackwell; 2014.

[4] Beachey W. *Respiratory Care Anatomy and Physiology*. 4th ed. St Louis, MO: Elsevier; 2018.

[5] Quinn M, Bhimji SS. Anatomy, airway, anatomic dead space. In: StatPearls (Internet). Treasure Island, FL: StatPearls Publishing; October 6, 2017. https://www.ncbi.nlm.nih.gov/books/NBK442016/. Accessed February 7, 2018.

[6] Beamis J, Mathur P, Mehta AC, eds. *Interventional Pulmonary Medicine*. 2nd ed. Bethesda. MD: Informa Health Care: 2010.

[7] Bogdanov K. *Biology in Physics: Is Life Matter?* Orlando, FL: Academic Press; 2002.

[8] Scanlon V, Sanders T. *Essentials of Anatomy and Physiology*. 6th ed. Philadelphia, PA: FA Davis Company; 2015.

[9] McCance KL, Huether SE. *Pathophysiology: The Biologic Basis for Disease in Adults and Children*. 7th ed. St. Louis, MO: Mosby; 2015.

[10] Abdo WF, Heunks LM. Oxygen–induced hypercapnia in COPD: myths and facts. Crit Care. 2012, 16 (5): 323.

[11] Khurana l. Essentials of Medical Physiology. India: Elsevier, 2009.

[12] Kahn HK, Magauran BG Jr. Geriatric Emergency Medicine: Principles and Practice. New York, NY: Cambridge University Press; 2014.

[13] National Safety Council. Injury Facts. 2017 ed. Itasca, NY: National Safety Council; 2017.

[14] Altkorn R. Chen X, Milkovich S, et al. Fatal and non–fatal food injuries among children (aged 0–14 years). Int J Pediatr Otorhinolaryngol. 2008; 72 (7): 1041–1046.

[15] Nichols BG, Visotcky A, Aberger M, et al. Pediatric exposure to choking hazards is associated with parental knowledge of choking hazards. *Int J Pediatr Otorhinolaryngol*. 2012, 76 (2): 169–173.

[16] Munter DW. Trachea foreign bodies. Medscape website. http://emedicine.medscape.com/article/764615–overview. Updated December 12, 2016. Accessed February 7, 2018.

[17] American Heart Association. *Basic Life Support*. Dallas, TX: American Heart Association, 2015.

[18] US Department of Transportation, National Highway Traffic Safety Administration. *EMT-Paramedic: National Standard Curriculum*. EMS.gov website. https://www.ems.gov/pdf/education/Emergency–Medical–Technician–Paramedic/Paramedic_1998.pdf. Accessed February 7, 2018.

[19] Goldman L, Schafer Al, eds. *Goldman's Cecil Medicine*. 24th ed. Philadelphia, PA: Elsevier Sanders, 2012.

[20] Luecke T, Pelosi P. Clinical review: positive end–expiratory pressure and cardiac output. *Crit Care*. 2005, 9 (6): 607–621.

[21] Daily JC, Wang HE. Noninvasive positive pressure ventilation: resource document for the National Association of EMS Physicians Position Statement. *Prehosp Emerg Care*. 2011, 15 (3): 432–438.

[22] Goodacre S, Stevens JW, Pandor A, et al. Prehospital noninvasive ventilation for acute respiratory failure: systematic review, network meta–analysis, and individual patient data meta–analysis. *Acad Emerg Med*. 2014, 21 (9): 960–970.

[23] American Heart Association. 2015. American Heart Association guidelines for cardiopulmonary resuscitation and emergency cardiovascular care. *Circulation*. 2015, 132 (18) (suppl 2): S313–S314.

[24] American Heart Association. *ACLS Provider Manual*. Dallas, TX: American Heart Association, 2016.

[25] Joffe AM, Hetzel S, Liew EC. A two–handed jaw–thrust technique is superior to the one–handed "EC–clamp" technique for mask ventilation in the apneic unconscious person. *Anesthesiology*. 2010,113 (4): 873–879.

[26] American Heart Association. *Pediatric Advanced Life Support*.

Dallas, TX: American Heart Association, 2015.

[27] Siegler J, Kroll M, Wojcik S, Moy HP. Can EMS providers provide appropriate tidal volumes in a simulated adult-sized patient with a pediatric-sized bag-valve-mask? *Prehosp Emerg Care*. 2017, 21（1）: 74–78.

[28] American Heart Association. *Advanced Cardiac Life Support*. Dallas, TX: American Heart Association: 2016.

[29] American Association for Respiratory Care. AARC Clinical Practice Guidelines. Endotracheal suctioning of mechanically ventilated patients with artificial airways 2010. *Respir Care*. 2010, 55（6）: 758–764.

[30] Perry AG, Potter P, Ostendorf WR, Laplante N. *Clinical Nursing Skills and Techniques*. 9th ed. St Louis, MO: Elsevier, 2018.

[31] Carlson JN, Wang HE. Airway procedures. In: Cone D, Brice JH, Delbridge TR, Myers JB, eds. *Emergency Medical Services: Clinical Practice and Systems Oversight*. 2nd ed. West Sussex, England: Wiley and Sons, 2015: 110–130.

[32] Carhart E, Stuck LH, Salzman JG. Achieving a safe endotracheal tube cuff pressure in the prehospital setting: is it time to revise the standard cuff inflation practice? *Prehosp Emerg Care*. 2016, 20（2）: 273–277.

[33] Guyette FX, Wang HE. EMS airway management. In: Cone D, Brice JH, Delbridge TR, Myers JB, eds. *Emergency Medical Services: Clinical Practice and Systems Oversight*. 2nd ed. West Sussex, England: Wiley and Sons, 2015: 89–109.

[34] Hubble MW, Brown L, Wilfong DA, Hertelendy A, Benner RW, Richards ME. A meta-analysis of prehospital airway control techniques part I: orotracheal and nasotracheal intubation success rates. *Prehosp Emerg Care*. 2010, 14（3）: 377–401.

[35] Hansen M, Lambert W, Guise JM, Warden CR, Mann NC, Wang H. Out-of-hospital pediatric airway management in the United States. *Resuscitation*. 2015, 90: 104–110.

[36] DiRusso S, Sullivan T, Risucci D, Nealon P, Slim M. Intubation of pediatric trauma patients in the field: predictor of negative outcome despite risk stratification. *J Trauma*. 2005, 59（1）: 84–91.

[37] Gausche M, Lewis RJ, Stratton SJ, et al. Effect of out-of-hospital pediatric endotracheal intubation on survival and neurological outcome. *JAMA*. 2000, 283（6）: 783–790.

[38] Holmes J, Peng J, Bair A. Abnormal end-tidal carbon dioxide levels on emergency department arrival in adult and pediatric intubated patients. *Prehosp Emerg Care*. 2012, 16（2）: 210–216.

[39] World Health Organization. *Pulse Oximetry Training Manual*. Geneva, Switzerland: WHO Press, 2011.

[40] Middleton PM, Simpson PM, Thomas RE, Bendall JC. Higher insertion success with the i-gel supraglottic airway in out-of-hospital cardiac arrest: a randomised controlled trial. *Resuscitation*. 2014, 85（7）: 893–897.

[41] Martin-Gill C, Prunty HA, Ritter SC, Carlson JN, Guyette FX. Risk factors for unsuccessful prehospital laryngeal tube placement. *Resuscitation*. 2015, 86: 25–30.

[42] Ostermayer DG, Gausche-Hill M. Supraglottic airways: the history and current state of prehospital airway adjuncts. *Prehosp Emerg Care*. 2014, 18（1）: 106–115.

[43] ACEP Board of Directors. Drug-assisted intubation in the prehospital setting. *Clinical and Practice Management*. American College of Emergency Physicians website. https://www.acep.org/Physician-Resources/Policies/Policy-statements/EMS/Drug-Assisted-Intubation-in-the-Prehospital-Setting/. Published April 2011. Accessed February 7, 2018.

[44] Lafferty KA, Windle ML, Dillinger R, Talavera F, Schraga ED. Medications used in tracheal intubation. Medscape website. https://emedicine.medscape.com/article/109739-overview#a2. Updated June 20, 2017. Accessed February 7, 2018.

[45] Lafferty K, Dillinger R. Rapid sequence induction. Medscape website. http://emedicine.medscape.com/article/80222-overview. Updated March 23, 2017. Accessed February 7, 2018.

[46] Marx JA, Hockberger R, Walls R. *Rosen's Emergency Medicine: Concepts and Clinical Practice*. 5th ed. St. Louis, MO: Mosby, 2002.

[47] National Registry of Emergency Medical Technicians. *2015 Paramedic Psychomotor Competency Portfolio（PPCP）*. Columbus, OH: National Registry of Emergency Medical Technicians, 2015.

[48] Hsu CW, Sun SF. Iatrogenic pneumothorax related to mechanical ventilation. *World J Crit Care Med*. 2014, 3（1）: 8–14.

[49] Roberts JR, Hedges JR. Surgical cricothyrotomy. *Clinical Procedures in Emergency Medlcine*, ed 5. Philadelphia, PA: Elsevier, 2010.

推荐书目

American College of Emergency Physicians. Verification of endotracheal tube placement: policy statement. *Ann Emerg Med*. 2009, 54: 141–142.

Benger J, Coates S, Davies R, et al. Randomised comparison of the effectiveness of the laryngeal mask airway supreme, i-gel and current practice in the initial airway management of out of hospital cardiac arrest: a feasibility study. *Br J Anaesth*. 2016, 116（2）: 262–268.

Brown CA, Sakles JC, Mick NW. *The Walls Manual of Emergency Airway Management*. Philadelphia: PA: Wolters Kluwer, 2017.

Crewdson K, Lockey DJ, Roislien J, Lossius HM, Rehn M. The success of pre-hospital tracheal intubation by different pre-hospital providers: a systematic literature review and meta-analysis. *Crit*

Care. 2017, 21（1）: 31.

Gilpin R. Gas Exchange for EMS providers. *EMS Reference* website. https://www.emsreference.com/articles/article/gas-exchange-ems-providers-0. Published January 6, 2017. Accessed February 7, 2018.

Guyette F, Greenwood M, Neubecker D, Roth R, Wang HE. Alternate airways in the prehospital setting（resource document to NAEMSP position statement）. *Prehosp Emerg Care*. 2007, 11（1）: 56-61.

Hagberg CA. *Benumof and Hagberg's Airway Management*. 3rd ed. Elsevier Saunders, 2013.

Moy HP. Evidence-based EMS: out-of-hospital BiPAP vs. CPAP. Is one any better than the other? *EMS World*. 2016, 45（1）: 36-38.

National Association of EMS Physicians. Alternate airways in the out-of-hospital setting: position statement of the National Association of EMS Physicians. *Prehosp Emerg Care*. 2007, 11: 248-250.

（王宏宇，金哈斯，译）

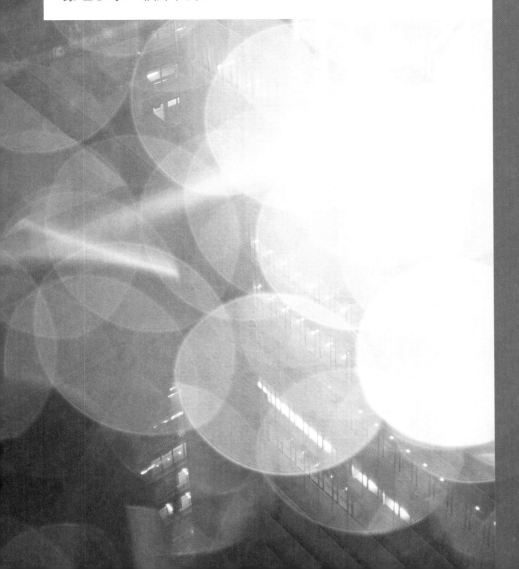

患者评估

第五部分

第 16 章

治疗性沟通

美国 EMS 教育标准技能

预备知识

整合了 EMS，紧急救护员的安全 / 健康、医疗 / 法律和道德方面的知识，旨在改善 EMS 人员、患者和整个社会的健康状况。

治疗性沟通

与患者建立积极关系的沟通原则

- 访谈技巧
- 根据年龄、特殊患者的情况和不同的文化背景调整沟通策略
- 口头沟通策略
- 应对特殊患者
- 影响沟通的因素

学习目标

完成本章学习后，紧急救护员能够：

1. 定义治疗性沟通；
2. 列举影响有效沟通的内部因素；
3. 掌握影响有效沟通的外部因素；
4. 总结收集患者信息的策略；
5. 讨论患者访谈时评估患者心理状态的方法；
6. 描述救护员与特殊患者沟通的方法，如不愿说话的患者、有敌意的患者、儿童患者、老年患者、听力受损患者、失明患者、吸毒或饮酒患者、实施性骚扰的患者、不同文化背景的患者；
7. 描述跨文化沟通需要注意的问题。

重点术语

封闭式问题：以叙述性形式提问，只能以"是"或"否"回答的问题。

文化强制：强迫另一文化的人群接受自己的信念、价值观和行为方式。

解码：对符号和格式进行解读。

编码：将信息编制成发送者和接收者都能理解的形式，可以是书面的或口头的。

同理心：以他人的视角看待事情的能力。

种族中心主义：认为自己的文化或种族优越于其他文化和种族的一种偏见。

引导性问题：说服患者以一种特定的方式做出反应的问题，通常是以确认医护人员的假设的方式提出。

开放式问题：以叙述性形式提出的，无法"是"或"否"回答的问题。

私人空间：每个人周围被认为属于自己区域，也称个人空间。

同情心：一个人对他人的问题表示同情。

治疗性沟通：有计划地使用沟通技巧与患者就病情、治疗等进行沟通的行为，目的是与患者形成积极关系，使患者和救护员能够互通信息、互相理解，以实现预期的救护目标。

治疗性沟通可产生一些重要的影响，如促进救护员与患者的沟通、改善患者救护服务、平息潜在的暴力行为或阻止暴力事件升级，并降低诉讼的风险。

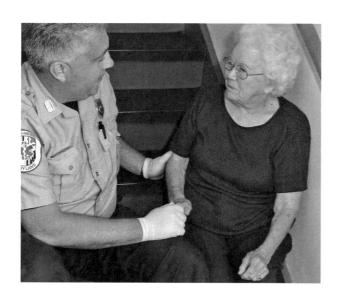

第 1 节　沟通

沟通是人类交流的基本形式，包括语言和非语言形式，以及人们用来传达和接收信息的所有符号和线索[1]。治疗性沟通是指有计划地使用沟通技巧与患者就病情、治疗进行沟通的行为，目的是与患者建立积极关系，使患者和救护员能互通信息，互相理解，以实现预期的救护目标。

沟通过程包含几个元素（图 16-1），救护员必

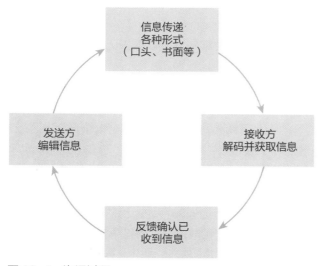

图 16-1　沟通过程

须了解每个元素，才能有效地与患者交流。每个元素都很重要，如果某一元素发生了变化，那么信息所表达的意义有可能丢失。为了实现良好沟通，所有沟通参与方都必须认真对待这一过程，只有每个人都充分地了解信息，沟通才是成功的。

注意

本章介绍救护员和患者之间的沟通，但提供的建议和方法也可助于救护员、护士、医师、调度员和其他急救人员之间的沟通。

沟通过程的元素

沟通是一个动态过程，包含 6 个元素：信息源、编码、信息、解码、接收者和反馈。

信息源

言语沟通是指使用口头或书面文字（常见符号）来表达思想或感情。这些常见的符号应当简短明了，避免引起误解。框 16-1 列出了言语沟通的技巧。

框 16-1　言语沟通技巧
·言简意赅，避免混淆 ·简单明了 ·避免使用模糊的短语 ·举例更便于对方理解 ·重复信息的重要部分 ·不要使用专业术语 ·说话速度合适 ·停顿不要过久，转换话题不要过快

思考

回忆上次您与他人发生误会的情况，框 16-1 列出的方法有助于解决您所碰到的问题吗？

编码

编码是指将信息编制成发送者和接收者都能了解的形式，可以是书面的或口头的。编码是发送者的责任，因为发送者决定信息的内容和情绪基调。沟通过程中，发送者的角色也在变。例如，救护员询问患者信息时，救护员担任发送者的角色；患者回应时，患者担任发送者的角色。

信息

信息是发送者表达的内容，应当清晰明确，以接收者熟悉的方式传递给接收者。信息包括言语和非言语符号（如面部表情和姿势）。信息传达的方式越多，则接收者更有可能了解信息。例如，同时对患者进行言语上的安慰和身体上的抚摸，比单独使用言语的效果更好。

并不是所有的符号都表示相同意义。例如，宽

注意

据估计，1/5 的美国居民（近 6200 万人）在家里使用英语以外的语言。在这些人中，出生在美国的人占 44%。2013 年，至少 100 万名生活在美国的人使用西班牙语、汉语、塔加拉族语、越南语、法语、韩语和阿拉伯语。

资料来源：Camarota SA, Zeigler K. One in five US residents speaks foreign language at home, record 61.8 million. Center for Immigration Studies website. https://cis.org/One-Five-US-Residents-Speaks-Foreign-Language-Home-Record-618-million. Published October 3, 2014. Accessed January 21, 2018.

慰性的抚摸对某些文化人群来说是可以接受的，但是对于另一些文化人群来说可能就是一种冒犯。救护员必须考虑不同人群的文化差异，在发送信息前还应该考虑如何应对语言障碍。

解码

解码是对符号和格式进行解读，促使接收者对发送者的信息做出回应。如果双方不熟悉发送信息中的字词，那么解码过程就可能失败。如果信息解读的双方对符号或格式有不同的理解，那么也会造成解码过程失败。例如，"痛苦"这个词对某些人来说意味着极大的痛苦，但对另一些人来说意味着轻微的烦恼。因此，与患者沟通时，救护员必须选择

不会引起误解的词语。

注意

某些医学疾病（如卒中）可能使人难以编码或解码。

接收者

接收者本质上就是解码者，是想要了解信息的人。和发送者一样，沟通过程中，接收者的角色也在不断变换。

思考

您有没有上课时一点也听不懂的经历？想一想您听不懂的原因是什么，是解码出了问题还是编码出了问题。

反馈

反馈是接收者对发送者信息的回应。反馈可显示信息所表达的意义是否被接收。如果没有被准确接收，那么发送者必须改变信息的内容，使信息更加明确，然后重新发送。和信息一样，反馈可以是言语的也可以是非言语的。

第 2 节　影响有效沟通的内部因素

为了和患者进行良好沟通，救护员必须从心底里去关爱他们，理解他们，承认认知偏见。救护员必须具备倾听的能力（框 16-2）。每一个内部因素都在治疗性沟通中发挥着重要作用。

关爱他人

很多时候，医疗救护的结果取决于患者和救护员之间的关系，而二者的关系又应建立在信任和关爱之上。事实上，如果救护员不是真心实意地关心他人，不了解人类的坚强和脆弱，那么救护员和患者之间就无法形成紧密的关系。患者必须信任并且相信救护员在意他们的需求；救护员要将患者作为独立的个体对待，向患者传达这种信任。

同理心

同理心是指以他人的视角看待事情的能力，目

框 16-2　倾听的技巧

1. 积极倾听，努力理解，不要随意回答、反驳或争论。这种态度十分重要。
2. 记住理解不仅仅是了解单词的字面意思，还包括注意患者的语调、面部表情和整体的行为。
3. 寻找患者的思路，最好是设想自己处于患者的处境，从患者的角度看待事情，不论认同或不认同，必须考虑患者的感受，并接受这一事实。
4. 暂时将自己的观点抛开。
5. 控制焦躁情绪，倾听比说话更有效。人的语速一般是 120 字 / 分，而听的速度约 400 字 / 分。不要抢在患者前面，要给他时间组织语言。患者所说并不总是救护员事先期待的。
6. 倾听的时候不要急于回答，开口前必须整理好语言，患者的最后一句话可能会颠覆之前所有的内容。
7. 让患者注意到您对他说的话十分感兴趣，这可以鼓励患者，改善沟通。
8. 患者倾诉时不要插嘴，只有在必须获取信息时才开口询问。
9. 明白患者的语言有可能与您的语言不同，不要为用词争执，试着明确患者的意思。
10. 您与患者沟通的目的和辩论员相反，此时应寻找与患者的共同点，不要攻击患者的弱点。
11. 在讨论出现困难时，给出答案前应针对患者的话给出您的理解。如果患者不认同您的理解，那么在给出您自己的观点前应就争议的问题进行澄清。
12. 让患者描述自己，包括兴趣、立场和观点。

资料来源：Legal Advocates for Abused Women. Crime Victim Advocacy Center website. https://www.supportvictims.org/legal-advocates-for-abused-women. Accessed January 21, 2018.

前已被广泛接受。而同情心是指对他人的问题表示自己的感情。同理心与同情心不同，同理心使用客观的沟通方式，这有助于患者解释和挖掘自己内心的感受，使问题得以解决（框 16-3）。

倾听的能力

倾听是一个主动的过程，需要全神贯注并加以练习。要成为一名有效的倾听者，救护员应做到以下几点[2]。

1. 说话时面对患者；
2. 保持正常的眼神接触，表明倾听的意愿；
3. 保持专注的姿势（避免手臂交叉，因为这种姿势传达的是防卫意图）；
4. 避免使人注意力分散的身体动作（如拧手腕、踏脚或摆弄东西）；
5. 患者谈到重要的内容或在寻求反馈时应点头表示认可；
6. 身体向患者倾斜，表示参与沟通的态度。

有一种方法有助于改善沟通，包括 6 个步骤：看着讲话者、询问、不要插嘴、不要转换话题、同理心应用、做出响应。为了便于记忆，取 6 个步骤英文表达的首字母组成缩写词"LADDER"，简称为"倾听阶梯"（框 16-4）[3]。

框 16-3　同理心与同情心

下面举例说明同理心和同情心之间的差异，以及同理心是如何帮助救护员宽慰患者并取得患者信任的。

您所在的 EMS 团队被派往一名 60 岁的老年患者家里。该患者主诉是胸骨下胸痛。您到达现场的时候，患者正与他的妻子坐在客厅的沙发上，两个人很担心，害怕患者会死去。您所在的 EMS 团队开始常规的心脏病检查，准备将患者送到急诊科。在去医院的路上，救护员和患者（由他的妻子陪伴）进行了如下对话：

救护员：即使您感觉好了点，我还是看出来您有点焦虑担心。

患者：我是有点担心，我怕自己死掉。

救护员：您和您的太太想听我介绍下到达急诊科后进行的救护吗？我也会告诉您医师和护士如何确保您得到最好的救护。

患者：好的，我特别想听。

- 正如这段对话所示，救护员运用同理心完成了 3 件事情：一是使患者和他的妻子镇定下来；二是为患者提供了有用的信息；三是缓解了他们的焦虑情绪。如果救护员只是运用了同情心（如救护员说："我了解您的感受，但别担心，事情会好起来的。"），就无法消除患者的恐惧心理。此外，这对夫妇的焦虑情绪也没有得到缓解。

框 16-4　"倾听阶梯"

L（look）：注视与你交谈的人，表明你愿意倾听。

A（ask）：当需要明确患者（或其他人）所述事情时，可以询问但一定要先等患者说完再问。

D（Do not interrupt）：别插嘴，除非有疑问需要患者解释。

D（Do not change the subject）：不要转换话题，除非患者（或其他人）表示他不想听。

E（emphathize）：对与您交谈的人产生同理心，用言语或非言语的肢体语言表明您的关心。

R（responde）：对患者做出响应。例如，身体轻微前倾表明您想倾听；患者停顿时用"我懂了"或"我明白"等短语回答，但不要敷衍；如果有不明白的，等患者说完后再问。

资料来源：Mahal, A.（2015）. Facilitator's and Trainer's Toolkit: Engage and Energize Participants for Success in Meetings, Classes, and Workshops. Technics Publications.

第 3 节　影响有效沟通的外部因素

有效沟通需要合适的环境，救护员需要把握许多影响沟通的外部因素，如隐私保护性、打断谈话、眼神交流和个人着装。控制这些因素可使救护员和患者的沟通更加顺畅。

隐私保护、打断谈话和物理环境

如果可能，救护员应当在沟通中确保患者的隐私，减轻患者的压抑感。尽可能少打断患者，尽可能使光线充足，将噪声和干扰降到最低。此外，与患者谈话应当在不受仪器干扰的环境下进行。

救护员应当尊重患者的私人空间，即与患者的身体保持一定距离（1.2~1.5 m）或患者手臂的 2 倍长距离。私人空间（也称为个人空间）是一种潜意识的个人保护行为，因人、因文化而异。私人空间受到侵犯后，有些患者可能采取自我防卫态度，向后躲避。

眼神接触

救护员应当尽可能与患者保持眼神接触，即使在做笔记时也应如此。眼神接触是一种非言语交流，可传达温柔、真诚和权威，让患者产生安全感。如果可

能，救护员的位置应当和患者的眼神处于同一水平。

注意

大多数患者可以接受救护员做笔记，因为他们知道救护员难以记住所有的细节。如果患者对这一行为存有疑虑，那么救护员应当就记笔记的目的向患者进行解释。

个人着装

与患者的沟通是以救护员给患者的第一印象开始的。救护员的外表应当具有职业感，着装应干净整洁，符合职业标准（如 EMS 机构提供的制服）。这些要求有助于患者识别救护员，也有助于救护员和患者建立良好关系。

第 4 节　患者访谈

在救护过程中，进行一次成功的患者访谈可能与体格检查同样重要。在访谈过程中收集的信息通常有助于确定体格检查的方向。患者访谈应尽早开始，并应在救护过程中持续进行。

由于救护任务比较紧急，救护员往往根据具体的疾病和伤害考虑问题。他们经常把患者分组，如创伤或疾病组。然而，良好的救护需要救护员将每一位患者视为一个个体，给予每一位患者关爱、关心和包容，满足他们的需要。

沟通技能

救护员靠近有意识的患者时应自报姓名和职务："您好！我叫……，是……的救护员，您叫什么名字？"救护员通过与患者进行语言交流可了解患者的意识水平和感觉程度，以及患者的听力障碍或言语障碍和语言障碍。救护员自我介绍时，应当和患者保持眼神接触。

非言语符号应当用于获取患者的信任与配合，从而帮助救护员提供最好的救护服务。然而，非言语沟通还可以传递消极的信息，也传达出患者和救护员的不安全感。音调变化、面部表情和身体姿势是典型的非言语沟通符号，可表示愤怒、恐惧或不耐烦。类似地，救护员双手颤抖流汗，会让患者质疑救护员的能力。

触摸也是一种沟通方式，可表示同情和安慰。小小的手势可以给困境中的患者以安慰，如握住患者的手、紧握患者的肩膀或擦去患者的眼泪。救护经验有助于救护员确认这一行为是否合适。

与患者交谈时，救护员必须认真倾听，理解患者的话语。虽然患者口头上说感觉良好，但他们的外表和语调表明他们可能生病，并感到担忧。如果救护员对患者回答中提供的信息存有疑虑，那么应当对此进行询问，充分了解患者的意图。

大多数患者不了解医学术语。此外，许多患者对机体的功能只有模糊的认识。因此，与患者沟通交流中应使用日常用语。救护员应当引导患者参与访谈，但又不得操控患者的回答。也就是说，救护员应当避免提引导性问题，如果可能也尽量不提封闭式问题，最好用开放式问题，鼓励患者交谈。例如，救护员应当询问"什么时候开始疼痛的？"而不应问"是今天早上开始疼痛的吗？"

注意

开放式问题：

- 提问是叙述形式
- 鼓励患者交谈
- 不限定回答范围

你知道吗

开放式问题和封闭式问题

开放式问题以叙述的形式提问，不能用"是"或"否"来回答，鼓励患者开口交谈。

封闭式问题可以用"是"或"否"来回答，具有限制性，不能提供许多信息

开放式问题	封闭式问题
我该怎样帮助您？	需要帮助吗？
胸部哪里疼痛？	胸口痛吗？
今天感觉如何？	今天比昨天感觉好点了吗？
上一顿饭什么时候吃的？	今天吃饭了吗？
您在服什么药？	您在服药吗？
还有哪儿疼痛？	只有这个地方疼痛吗？
能告诉我事情的原委吗？	以前有过类似情况吗？
能描述下疼痛吗？	疼痛剧烈吗？
您还有什么想问的吗？	您的问题得到解答了吗？

救护员一次只问一个问题，并给患者留有充足的时间回答，然后再问另一个问题。如果患者答非所问，那么应设法问清楚。救护员应当随机应变，不要轻视患者的经历或信息。

如果可能，救护员应当回答患者的所有问题，但这并不意味着救护员必须对每一个问题都进行详尽的解答。救护员还应当谨慎回答患者的提问，确保答案不会使患者更加焦虑。

响应

成功的患者访谈可采用许多不同的策略和响应方式（框 16-5）。例如，救护员可沉默不语，让患者有更多的时间整理思路。救护员也可以重复患者使用的字词，这有助于救护员明确或扩展患者提供的信息，还可让患者知道救护员正在倾听。同理心可用于鼓励患者敞开心扉。其他策略包括请求患者澄清容易混淆的内容，引导患者关注访谈的某一个方面。有的时候救护员需要联系事件、建立关联来解读信息，或者根据所见所想来推断原因。救护员也可对患者做进一步解释，以有助于说服患者说出事实或客观情况。最后，救护员通过引导患者回顾和澄清细节的开放式问题对访谈进行总结。

访谈中的陷阱

救护员必须了解访谈中的陷阱：

- 提供虚假保证；
- 提供不恰当的建议；
- 表明允许或不允许；
- 给出的建议使患者无法决策；

框 16-5 患者访谈技巧

- 沉默——给予患者充足的时间整理思路
- 思考——重复患者的字词可澄清和扩展信息
- 同理心——鼓励患者敞开心扉
- 澄清——使患者澄清混乱的字词或思想
- 质询——使患者的注意力集中在访谈的某一方面
- 解读——联系事件、建立关联或根据观察或结论推断事件的原因
- 解释——鼓励患者说出事实或客观情况
- 总结——救护员对访谈进行回顾，可询问使患者澄清细节的开放式问题

- 不恰当地转换话题；
- 对患者产生刻板印象或抱怨；
- 使用专业术语；
- 说话太多；
- 询问引导性或带有偏见的问题；
- 打断患者说话；
- 询问患者"为什么"（这会被认为是一种质疑）；
- 面对批评时采取防卫的态度。

与患者建立良好的关系

与患者建立良好关系需要经验的积累和实践。以下是处理与患者关系时的技巧。

1. 告诉患者你尊重他们的意见，想要帮助他们。
2. 留意患者的需求。
3. 表现出同情心。
4. 评估患者的理解能力，使用他们能理解的字词。
5. 展现专业能力。

思考

一名想自杀的患者一直叫您不要管他，这时您应该采取什么沟通技巧告诉他您确实很关心他？

克服语言障碍、言语障碍

语言障碍可能会影响患者访谈期间的有效沟通。这些障碍可能表现为患者和救护员使用不同语言或方言。言语障碍包括口吃、发音困难。发音障碍和听力障碍也会影响有效的沟通。为了克服阻碍有效沟通的潜在障碍，护理人员应遵循以下指导原则。

1. 放慢语速，吐字清楚。
2. 如果您不确定您的信息已被理解，请要求澄清，或者在现场寻求朋友或家属的帮助。
3. 避免使用行话和专业术语。
4. 借助视觉工具，如图片或图表。
5. 要有礼貌和耐心。

第5节　获取信息的策略

患者与救护员的沟通一般有3种方式：其一，以抱怨的形式倾吐信息；其二，仅透露部分信息，隐瞒某些尴尬信息；其三，隐瞒问题最尴尬的部分

（并否认问题）。获取信息的最佳方式是利用开放式问题和封闭式问题提问技巧，如消除抵制情绪、转移焦点、识别防卫机制和转移注意力。

注意

封闭式问题使救护员可以获取患者疾病某一方面的具体信息，如"您背部哪个位置疼痛？""您上顿饭什么时候吃的？"就是2个典型的封闭式问题。

消除抵制情绪

有时患者因为某些原因不愿给出具体信息。其一，患者可能需要维持个人形象，害怕某些信息有损形象；其二，患者可能害怕救护员会拒绝或嘲笑，因此救护员应不做评判，这样有助于获取患者信息（框16-6）。为了建立信任关系，救护员必须以专业的方式和患者交谈。

框 16-6　处理敏感问题

讨论敏感问题对患者和救护员来说都很尴尬，如饮酒、性话题和自杀。但如果这些信息有助于确保良好的患者救护时，那么还是不能逃避。与患者讨论敏感问题时应遵循以下原则：

- 保护隐私；
- 询问时应自信、直接和坚定；
- 不要为敏感问题道歉；
- 不要妄加评论；
- 使用简单明了的字词，不得有高高在上的态度；
- 有耐心，循序渐进。

转移焦点

患者对某些敏感问题含糊其词或避而不谈，这时救护员可能需要转换问题的焦点。例如，腹股沟疼痛的男性患者可能一开始会描述成腰背部疼痛（尤其是面对女性救护员），这时救护员需要将询问焦点转换至腰背部，询问有没有放射性痛。这样可以使患者在描述病情时感到更加自在。

识别防卫机制

救护员应当学会识别常见的防卫机制。例如，孩子重病时，父母可能会心烦意乱，并有退缩和否认的

表现，无法在现场提供救护所需的信息。这时，只能强行逼迫父母面对某些关键问题，使各自的责任明确，这样有助于解决问题。但这一方法只能用于获取重要的救护信息。此时，救护员必须采取专业的方式，使患者认识到自己的行为或思想影响了救护。

转移注意力

救护员可采用转移注意力的方法帮助患者认识非理性的思想或行为。此法常见于患者"无理取闹"的情况。这时救护员需要指出这种不可接受的行为，还需要告知患者这一行为的危害。在患者可以自控之前，这种转移注意力的方法可使患者控制情绪。应对愤怒或不友善的患者时，救护员应当：

- 避免提高音调；
- 引导患者分析和描述愤怒的原因；
- 重述愤怒的原因；
- 提供解决方案（如果有），承认并对患者的感受产生同理心。

第6节　评估患者心理状态的方法

评估患者的心理状态有3种方法：观察、交谈和探究（评估意识水平的方法见其他章节）。

观察

评估心理状态的第一步是观察患者。救护员应当注意患者的外表、意识水平、正常或异常的身体动作。身体特征、着装和梳洗打扮可为评估患者的身心健康、社会地位、宗教、文化和自我认知提供参考。有意识的患者一般警惕性高，能无障碍交流。身体动作（如手势、面部表情）应符合当时的情境，异常的身体动作可能表明情况不稳，如姿势异常、步态异常或紧握拳头。

交谈

与患者交谈时可问他们是否知道自己是谁、身处何地及日期。如果患者能回答这些问题，说明患者的远期、近期或中期记忆是完整的。患者应当能够以正常的语速和平缓的语气交流，回答问题时不得停顿过久或频繁转换话题（也有例外情况）。在正常的对话中，患者应当表现出清晰的思维、正常的注意力集中时间、专注并理解交谈内容的能力。

> **注意**
>
> 评估患者对人物、地点和日期的认知时还可加入其他参数，有些救护员使用时间或事件（如最近的假期）作为评估的第4个因素。

患者对环境的反应应当符合当时的情况。正常的应激反应包括自主神经反应，如流汗、颤抖或面部运动（如口、鼻、眼周围肌肉抽动）。反应性行为，如交谈时无法保持眼神接触，应当记录下来。还有一些动作也能表明患者不自在或很焦虑，如梳洗打扮时的动作，整理头发或衣物的具体动作。

探究

探究是评估患者情绪的方法。例如，通过观察可发现患者的精神状态是焦虑、兴奋或抑郁。救护员在与患者互动的过程中就能观察出患者的行为和想法是否正常。客观评估时必须考虑患者的文化和教育背景，以及患者的价值观、信念和既往经历。

在紧急救护中，时间是一个重要的考虑因素。因此，对不同文化的患者进行询问时要抓住以下几个基本问题[4]。

1. 您觉得引起问题的原因是什么？
2. 为什么您觉得是那个时候开始的呢？
3. 疾病给您造成了什么影响？疾病是如何影响您的呢？
4. 您的疾病有多严重？您觉得它会持续多久？
5. 疾病给您带来了什么问题？
6. 您对疾病有什么担心？
7. 您觉得应该接受什么样的治疗？
8. 您希望治疗达到什么样的效果？

> **思考**
>
> 不论是出于医疗原因还是法律原因，心理状态评估都十分重要。为什么？

第7节　访谈中的特殊情况

有时候救护员可能不得不使用特殊的技巧来完成与不配合的、恐惧的或身有残疾的患者的访谈（见第17章）。

沉默不语的患者

虽然大多数患者非常愿意交谈，但有些患者需要时间和鼓励才会参与到访谈中。导致访谈困难一般有以下 4 个原因[5]。

1. 患者的病情影响说话。
2. 患者因心理障碍、文化差异或年龄等问题而害怕交谈。
3. 患者可能存在认知障碍。
4. 患者有意欺瞒救护员。

下面的技巧有助于与不愿开口的患者进行沟通。

- 以正常的方式开始询问，如果患者不愿开口，请调度中心对求救电话进行核查，并花时间与患者建立友好关系。
- 通过开放式问题开始沟通，如果达不到效果，那就试着直接询问。
- 对患者的回答进行正面反馈。
- 确保患者正确理解问题（考虑患者是否有语言障碍或听力障碍）。
- 持续询问治疗所需的信息。
- 询问现场的患者家属等，如果患者长时间不愿开口，那么试着排除疾病的可能。
- 对事件或疾病做出判断，并且询问患者这样的判断是否正确。
- 就救护服务、所用仪器或救护员的能力等问题向患者询问，试着和患者沟通。如果患者有回应，那么要求他完整地回答问题（不能用一个字回答）。
- 必须承认并不是所有的所需信息都能获得；
- 观察患者的表现，记录你的所见所闻，为之后的心理状态评估打下基础。
- 考虑问一些已知答案的问题，以评估和了解患者的可信度。

注意

无意识患者或无回应患者可能仍可以接受刺激。人失去意识后，听力是最后失去的感觉，也是恢复意识后最先获得的感觉。患者清醒时救护员不能说的话，在患者无意识时也不要说。

资料来源：Sisson R. Effects of auditory stimuli on comatose patients with head injury. *Heart Lung*. 1990; 19（4）: 373–378.

怀有敌意的患者

救护员应当留意事态变化的征兆，以确保人身安全，如拳头紧握、音调变高、威胁的面部表情或暴力伤害他人的历史。如果存在这些情况或预计有这些情况，救护员应当从现场撤离，并请求执法人员的帮助。如果无法安全撤离，救护员应当尽量远离患者，确保自身安全（见第 34 章）。

询问怀有敌意的患者时可采取以下技巧：

- 尝试常用的访谈技巧；
- 在患者没有援助的情况下，不得单独留下患者；
- 和患者划定界限；
- 向患者解释合作的好处；
- 遵循当地处置这类患者的指导原则，包括使用物理或化学约束手段。

低龄或高龄患者

与儿童或老年患者沟通应该不会很困难。如果救护员能结合特定年龄人群的发展特征，治疗性沟通就能收到很好的效果（见第 12 章）。

与儿童沟通

与儿童沟通时，救护员往往要和两个人建立起良好关系，即儿童本人和儿童父母。对于 1~6 岁患者，救护员应首先和患者父母交流（此时可以给孩子玩具，转移他们的注意力）。救护员必须明白，父母提供的信息代表父母的观点，而父母可能会表现出倾向性。如果父母在救护员到达前未提供正确的救护或安全措施，救护员也不得对此进行评价，避免冲突。

与父母访谈时，救护员应当逐步开始和儿童接触，如与儿童的视线齐平、使用轻柔镇定的声音。应当记住，儿童对非言语行为的反应最强烈。框 16-7 列出了与不同年龄段儿童交流时需要特别注意的问题（见第 47 章）。

与老年人交流

许多老年人都患有老年病，并且面临死亡的威胁。询问老年患者花费的时间可能会更长。老年人也容易疲劳，或者因生理残疾而言语不清。对大多数老年人而言，触摸一般都很重要。询问老年患者时，救护员应当始终称呼对方为"先生"或"女士"，除非患者明确提出了其他要求。此外，应当让老年患者看见救护员的脸，保持眼神接触，言语要清晰、缓慢。收集患者信息可能需要较长的时间，使用简短的开放式问题、与家属交谈等一般是询问老年患者的最佳方法（见第 48 章）。

框 16-7　与各年龄段儿童交流的建议

· 婴儿对坚定温柔的抱姿和温柔镇定的声音最为响应，年龄稍大些的婴儿可能会害怕陌生人，如果可能的话，父母应当待在儿童的视线内。

· 学前儿童只会从自己的视角和过去的经验看待世界，和他们说话时应使用简短的句子，并给出具体的解释（如"你不要乱动，这样我就能给你的手臂上夹板，你也会更舒服点"）。

· 青少年总有长大成人的欲望，所以要尊重青少年，使用与他们年龄相符的字词，不要把他们当小孩子。

听力障碍患者

接诊听力障碍患者时，救护员应当了解患者惯用的交流方式，如唇语、手语或书面语。书面语一般是失聪患者在院前环境常用的交流方式。如果患者倾向于唇语，那么救护员应当直面患者，确保光线充足，用简短的字词缓慢地说话，发音要清晰。需要注意的是，某些患者即使在不了解问题的情况下也可能点头表示"是"。

如果患者有听力障碍或失聪，那么救护员应当试着吸引患者的注意力，如轻轻触碰或在患者面前缓慢地挥舞双手。如果患者没有佩戴助听器，那么救护员还可试着提高声音或对着患者的耳朵说话。如果听力障碍患者需要转送至医疗机构，救护员应当尽快将患者有听力障碍的情况告知急诊科医护人员，使他们能够安排人员与患者的沟通中。

手指拼写和简单的手语很容易掌握。这些都有助于救护员与失聪患者的沟通。

失明患者

与失明患者交流时，必须明确患者是否有听力障碍（尽管失明患者很少失聪）。救护员应当使用正常的语气自我介绍，并回答所有关于急救现场和环境的问题。此外，在触摸患者前应当向患者仔细解释所有的检查和治疗过程。

带服务性动物的残疾患者

如果一个视障人士或其他残疾者有服务犬，并且情况允许，不应将他们分开。如果服务犬在紧急事件中受伤或主人无法安全控制其行为，应迅速通知调度中心，以便做出特殊安排。

有一些政策与服务性动物有关。《美国残疾人法案》只适用于服务犬。允许救护车运送服务性动物的要求不适用于其他动物，尽管救护员可根据患者的需要和部门政策自行决定。

1. 如果不确定患者身边的动物是服务性动物，救护员只能询问它是否是残疾人所需的服务犬，以及接受哪些训练或任务[6]。救护员不得要求提供与服务犬的情况相关的残疾证明文件。同样，服务性动物不需要佩戴识别标签或安全带[7]。

2. 救护员不得因为对服务犬过敏或害怕而拒绝服务犬，前提是可以提供适宜的空间。

3. 服务性动物应被允许乘坐救护车，除非服务犬的出现会影响对患者的治疗。

4. 服务犬必须系上牵引绳索，除非患者的情况不允许这么做。在这种情况下，患者必须保持对服务性动物的控制。否则，救护员可以把它带离救护车。

吸毒或饮酒的患者

如果救护过程中遭遇吸毒品或过量饮酒等情况，救护员应当确保自身安全，并为应对突发的伤亡做准备（可能需要执法人员来维持现场安全）。在患者访谈时，应当使用简单直接的问题，应避免容易被患者认为是威胁或冲突的行动（见第 34、第 35 章）。

实施性骚扰的患者

救护员可能会碰上实施性骚扰的男性或女性患者，此时应勇敢地警示患者，使他们认识到救护员是一名职业人员。如果可能，应当安排同性别救护员实施救护。在救护和转运过程中最好有监护人或目击者陪伴。有些救护车在转运过程中使用监听设备，记录救护员与这类患者的所有交流（使用这些设备可能需要患者同意）。

不同文化背景的患者

文化可以影响患者和家属对伤害或疾病的理解和反应。因此，了解患者的文化背景对提供最佳的救护服务非常重要。文化影响着各种影响患者健康的各种社会因素（健康的社会决定因素）。

无论是在历史上还是现在，不同文化群体对待医疗保健的态度存在差异。这可能导致他们对即使是善意的医护人员也持怀疑态度，并影响到他们与医护人员的互动[8-9]。

与来自其他文化的患者交流时，救护员应当自我介绍，然后请患者自我介绍。救护员必须认识到他们在患者及其家属眼中就是某一文化的代表，因此必须给予每个参与救护的人（救护员、患者和家属）以充分理解。框 16-8 列出了救助其他文化背景的患者时需要注意的问题。

救护员必须避免的 2 个陷阱是种族中心主义和文化强制。种族中心主义是指认为自己的文化或种族优越于其他文化和种族的一种偏见。文化强制是指强迫另一文化的人接受自己的信念、价值观和行为方式。救护员并非故意掉入这些陷阱，但他们必须了解自己的行为和话语是如何被另一文化背景的人所理解的。

与另一文化背景的患者交流时需要考虑的其他因素包括：

框 16-8 跨文化沟通需要注意的问题

1. 不要认为文化都是相同的。
2. 你认为正常的行为可能只是代表了某种文化。
3. 你熟悉的行为在不同文化中可能有不同的含义。
4. 不要以为你的意思被别人理解了。
5. 不要以为你所理解的就是别人所说的意思。
6. 你不必喜欢或接受不同的行为，但你应该试着理解它们。
7. 大多数人的行为是理性的，你只需要发现其中的理由。

资料来源: Storti, C. (1999). *Figuring Foreigners Out: A Practical Guide*. Reproduced by permission of Nicholas Brealey Publishing.

- 有些文化认为医疗救护员包治百病；
- 不同的文化以不同的方式看待疾病或创伤；
- 不同的文化对非言语沟通（如握手和触摸）有不同的理解；
- 某些文化认为直接的眼神接触是不礼貌的，这种情况下救护员应避免直视患者的眼睛；
- 救护员不得采用触摸的方法来安慰不同文化背景的人，因为触摸容易被误解；
- 不同的文化对私人空间有不同的定义，每个人对这一概念也有不同的看法（框 16-9）。

对一个来自不同文化的患者进行访谈，以了解

框 16-9 私人空间的一般性指南 [a]

私密区
- 0~0.5 m
- 易发生视物变形
- 最有利于评估呼吸和其他身体气味

个人距离
- 0.5~1.2 m
- 被认为是自我的延伸
- 发言人的声音适中
- 体味不明显
- 多数体格检查发生在这个距离

社交距离
- 1.2~3.7 m
- 用于非个人商务应酬
- 感知信息不大具体
- 许多患者访谈发生在这个距离

公共距离
- 3.7 m 或更远
- 非个人交流
- 发言人必须大声说话
- 面部微表情难以察觉

[a] 这些只是一般的指导方针。年龄、性别和地理位置等许多因素都会影响一个人对私人空间的定义。有些文化背景的人能够适应在不同的距离下交流。

资料来源: Potter PA, Perry AG, Stockert PA, Hall A. *Essentials for Nursing Practice*. 8th ed. St. Louis, MO: Elsevier Mosby; 2015.

疾病和讨论治疗方案时，须注意以下几点[10]：

- 倾听患者对疾病的看法；
- 解释了救护员如何看待患者的疾病；
- 承认文化差异，以及患者和救护员认识上的异同；
- 推荐适当的治疗方法；
- 讨论治疗方案，尽可能考虑患者的文化背景和愿望。

思考

你有没有尝试过和使用另一种语言的人沟通？你采用了哪些策略？

总结

- 治疗性沟通是有计划地与患者就病情、治疗进行沟通的行为，有助于救护员获取有助于完成患者救护目标的信息，实现预期的救护目标。
- 沟通是一个动态过程，有6个元素：信息源、编码、信息、解码、接收者和反馈。
- 为了有效地和患者沟通，救护员必须发自内心地关爱他人，必须能够对他人产生同理心，必须有倾听的能力。
- 良好的沟通需要有利的环境。隐私保护、打断谈话、眼神接触和个人着装等是影响沟通的外部因素。
- 患者访谈常常决定了体格检查的方向。良好的救护意味着救护员将每一位患者看作是一个个体，也意味着救护员给予每一位患者以关爱、关心和包容，满足他们的需要。

- 开放式问题和封闭式问题可用于从患者处获取信息，可运用的技巧包括消除抵制、转移焦点、识别防卫机制和转移注意力。
- 救治患者的第一步是评估患者的心理状态，如观察患者的外表和意识水平。救护员还应该留意患者有无正常或异常的身体动作。正常的对话中，患者应当能够展现出清晰的思路、正常的注意力集中时间、专注和理解交谈内容的能力。患者对环境的反应（如影响）应当符合当时的情况。
- 导致访谈困难一般有4种原因：患者的病情影响说话；患者因心理障碍、文化差异或年龄等而害怕交谈；患者存在认知障碍；患者故意欺瞒救护员。
- 救护员在救治其他文化背景的患者时应当避免种族中心主义和文化强制。

参考文献

[1] Satir V. *The New Peoplemaking*. Palo Alto, CA: Science & Behavior Books; 1988.

[2] Potter PA, Perry AG, Stockert PA, Hall A. *Essentials for Nursing Practice*. 8th ed. St. Louis, MO: Elsevier Mosby; 2015.

[3] Moore M. *Embracing the Mystery*. Madison, WI: MJM Publishing; 1999.

[4] Kleinman A. *Patients and Healers in the Context of Culture*. Berkeley, CA: University of California Press; 1980.

[5] Rathus SA. *Psychology: Concepts and Connections*. 10th ed. New York, NY: Wadsworth Publishing; 2012.

[6] US Department of Justice, Civil Rights Division, Disability Rights Section. Service animals. ADA.gov website. https://www.ada.gov/service_animals_2010.htm. Published July 12, 2011. Accessed January 22, 2018.

[7] US Department of Justice, Civil Rights Division, Disability Rights Section. Frequently asked questions about service animals and the ADA. ADA.gov website. https://www.ada.gov/regs2010/service_animal_qa.html. Published July 20, 2015. Accessed January 22, 2018.

[8] Blendon RJ, Buhr T, Cassidy EF, et al. Disparities in physician care: experiences and perceptions of a multi-ethnic America. *Health Affairs*. 2008; 27（2）: 507–517.

[9] Harris DR, Andrews R, Elixhauser A. Racial and gender differences in use of procedures for black and white hospitalized adults. *Ethn Dis*. 1997; 7（2）: 91–105.

[10] Campinha-Bacote J. Delivering patient-centered care in the midst of a cultural conflict: the role of cultural competence. *Online J Issues Nurs*. 2011; 16（2）. http://www.nursingworld.org/MainMenuCategories/ANAMarketplace/ANAPeriodicals/OJIN/

TableofContents/Vol-16-2011/No2-May-2011/Delivering-
Patient-Centered-Care-in-the-Midst-of-a-Cultural-Conflict.

推荐书目

Agency for Healthcare Research and Quality. Health literacy universal
precautions toolkit, 2nd ed. Consider culture, customs, and beliefs:
Tool #10. Agency for Healthcare Research and Quality website.
https://www.ahrq.gov/professionals/quality-patient-safety /quality-
resources/tools/literacy-toolkit/healthlittoolkit2-tool 10.html.
Published February 2015. Accessed January 22, 2018.

Brainard C. EMS transport of service dogs and support animals. *J
Emerg Med Serv*. July 1, 2017. http://www.jems.com/articles/print/
volume-42/issue-7/features/ems-transport-of-service-dogs-
support-animals.html. Accessed January 22, 2018.

Culture, language and health literacy. Health Resources and Services

html. Accessed January 22, 2018.

Administration website. http://www.hrsa.gov/culturalcompetence/
index.html. Reviewed May 2017. Accessed January 22, 2018.

Heron S, Kazzi A, Martin ML, eds. Monograph on cultural competency.
University of Virginia School of Medicine website. https://www.med-ed.
virginia.edu/courses/culture/. Published 2009. Accessed January 22, 2018.

（陈星，赵欣，赵婉廷，李岩，译）

第 17 章

病史询问

美国 EMS 教育标准技能

评估

将现场发现和患者评估结果与流行病学和病理生理学知识相结合，以形成现场印象。通过临床推理完成鉴别诊断，修改评估结论并制订治疗计划。

病史采集

- 确定主诉
- 围绕主诉展开调查
- 伤害 / 疾病性质的机制
- 既往病史
- 相关体征和症状

- 患者病史的内容
- 访谈技巧
- 整合治疗性沟通的技巧并根据发现和表现来调查询问思路

学习目标

完成本章学习后，紧急救护员能够：

1. 描述院前患者救护下采集病史的目的；
2. 列举患者病史的要素；
3. 概述病史采集中的患者访谈技巧；
4. 描述救护员如何进行临床推理；
5. 概述鉴别诊断的过程；
6. 列举采集特殊患者病史的策略。

重点术语

主诉：患者主要的病情陈述。

主要关注点：救护员最关注的患者的病情。

临床决策：救护员根据病史、检查或检测数据确诊疾病后，从不同治疗方案中选择一个最适合患者的治疗方案。

临床推理：对问诊结果和检查、检测结果进行分析以得出诊断和治疗方案的过程。

当前健康状态：患者目前的健康状态、环境条件和个人习惯。

鉴别诊断：对表现相仿、不易区分的疾病进行

分析，从而诊断患者所患疾病。

家族史：与患者有血缘关系的直系亲属中患过具有遗传性或遗传倾向性疾病的病史。

病史采集：通过询问患者了解疾病或健康问题发生、发展的过程。

开门见山型问题：查明患者寻求医疗救护或医疗建议原因的问题。

既往病史：患者以前的病史，可为患者当前的病情分析提供参考。

现病史：记述患者患病后的全过程，即发生、发展、演变和诊治经过。

病史采集是指在患者访谈中收集信息，了解患者生活中的医疗和社会事件及影响患者病情的环境因素。采集患者病史是患者评估的基础，对确定患者救护的优先级也十分重要。

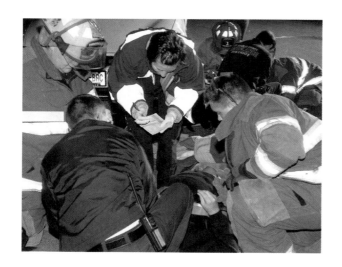

第1节　患者病史采集

院前救护背景下采集的患者病史主要聚焦于患者的病情或呼叫 EMS 的原因。它有 3 个目的[1]。第一，病史采集着重识别危及生命、需要紧急干预的病情，也就是说，病史采集关注"当下的需求"。患者病史可为采取适当的救护措施提供参考。这些患者的病情分为最紧急（危及生命）、紧急（不危及生命）和非紧急（病情稳定）。第二，患者病史采集还有助于确认潜在的致命因素和当前存在的致命因素。第三，可利用患者病史开展患者教育。第四，病史还可以为转诊提供参考。

第2节　患者病史的内容

患者病史由几部分组成，每一部分都有具体的目的。患者病史的内容大致包括十大项（框 17-1）。

患者病史包括获取病史的日期和时间，以及患者的一般资料（如年龄、性别、种族和工作）。一般资料十分重要，如下面场景所示：您被派去救护一位患者。您到达现场后发现一位有流感症状的女性，症状包括恶心、呕吐和腹泻等。她自称是一名商人，49 岁，刚从出生地东南亚回到美国。除了疑似肠胃病或食物中毒，您还怀疑她感染了流行病（在某一人群中或地域流行的疾病）。

患者来源应当包括转运来源和患者病史。例如，请求 EMS 的是患者本人、家属或朋友、执法人员，还是旁观者？

救护员必须确定患者来源是否可靠，如下面场景所示：您所在的救援队调到了车祸现场，汽车司机是

框 17-1　患者病史的内容

日期和时间

一般资料
- 年龄
- 性别
- 种族
- 工作

患者来源
- 患者自行就诊
- 由他人送诊

病史来源
- 患者
- 家属
- 朋友
- 执法人员
- 其他（如旁观者）

可信度
- 影响因素（记忆、信任、激励）
- 评估结束后决定

主诉
- 病史的主要部分
- 患者就诊时的症状

现病史
- 患者主诉
- 按照时间顺序回顾患者的症状

既往病史

当前健康状态

人体系统检查

一名 17 岁男孩，受了轻伤，言语不清，呼吸中有类似酒精的味道，但否认饮酒和吸毒。患者的话可靠吗？

主诉是患者病史的主要部分，也是患者请求 EMS 的原因。救护员确认主诉后，应当获取患者现病史和伤病描述，然后就既往病史和当前健康状况向患者进行询问，并根据患者的症状或主诉对患者的身体进行检查（见第 19 章）。

第 3 节　病史采集的技巧

建立良好的医患关系和有助于创造沟通的环境。救护员应当做到以下几点：

- 在患者面前行为举止要表现出专业性；
- 确保患者舒适、安全；
- 避免进入患者的私人空间；
- 询问患者的感受；
- 对患者的感受和经历要敏感；
- 留意患者不安的迹象；
- 使用恰当易懂的语言；
- 使用开放式问题和直接的问题（如果需要）询问。

注意

您的行为举止和外貌在建立良好的医患关系中十分重要。在您观察患者的时候，患者也在观察您。

开门见山型问题能查明患者寻求医疗救护的原因，包括：

鼓励。鼓励患者多交流，提供更多的信息，保持眼神接触，使用"继续"和"我在听"等短语，鼓励患者继续交谈。

反应。重复患者的话可以鼓励患者提供更多的信息。反应一般不会曲解患者的话或打断患者的思路。

澄清。向患者询问，以便更好地理解患者模糊不清的表述。

同理心。询问并用同理心来理解患者的感受，这有助于获得患者的信任。

质询。某些问题可能需要质询患者。例如，救护员可能这样问重度抑郁患者："您曾想过自杀吗？"

解读。在适当的时候，避开正面交锋，从患者的回答中做出推断。例如，患者说："我感觉自己要死了。"救护员可从中推断出患者可能病得很重。

询问患者的感受可参考和运用第 16 章介绍的访谈技巧，鼓励患者说出感受。

主诉

主诉是患者对主要病情的描述，往往是请求 EMS 的原因。主诉可以是语言上的（如主诉胸痛），也可以是非言语上的（如脸部扭曲代表痛苦）。大多数主诉的特点是疼痛、功能异常、患者状态改变，或者患者感觉到的异常情况（如心悸）。

救护员对患者病情的关注点称为主要关注点。它与主诉并不等同。患者主诉可能具有误导性，患者的病情可能比主诉描述的更严重。例如，从楼梯上摔下的患者可能主诉是脚踝受伤，但检查发现内脏也可能受伤，很可能是因为卒中后出现肢体偏瘫而摔下楼梯。此外，患者经常会对主诉做出修改，可能是为了隐藏尴尬的问题或难以启齿的问题。例如，主诉"阴道出血"可能会被说成"月经出血过多"，而事实却是性交出血。同样地，主诉"频繁头痛"被说成"抑郁、有自杀倾向"。因此，明确患者真正担心的问题是病史采集的一个技巧。

采集患者的主诉及患者脱离生命危险后，救护员应当获取现病史和相关医疗史。

注意

记住一点：患者真正的需求可能不会通过主诉表达。

思考

哪些疾病或创伤会导致主诉被误解？

现病史

现病史反映患者的主诉，按照时间顺序完整、清晰地记述患者发病的全过程。获取完整的现病史需要技巧，包括提出与主诉相关的问题和解读患者的回答。例如，患者主诉腰背部疼痛，提示肌肉拉伤。但如果面对面交流，患者就会陈述排尿时有灼热感，且过去几天低热，提示尿路感染。由此可见，现病史可能比仅揭示外在表现的主诉更重要。

首字母缩写词"OPQRST"概括了评估的基本要素（框 17-2）。使用这一记忆方法或其他记忆方法（如 SOCRATES 调查）有助于救护员通过一系列问题更好地认识主诉（框 17-3）。

框 17-2 OPQRST 评估内容

O（onset）：疼痛开始的时候您在做什么？您有既往病史吗？

P（provocation）：症状的诱因是什么？怎样可使症状缓解？怎样可使症状加剧？

Q（quality）：疼痛是什么感觉？是剧痛、隐痛、灼热痛还是撕裂痛？

R（region）：症状发生在哪个部位？延伸到哪个部位？是一个部位还是多部位？

S（severity）：用 0~10 分表示疼痛，1 分表示无痛，10 分表示无法忍受的疼痛，那么你会给自己的疼痛打几分呢？

T（time）：您的症状持续多久了？什么时候开始的？什么时候结束的？持续多长时间了？

框 17-3 SOCRATES 调查内容

S（site）：地点
O（onset）：发作
C（character）：特征
R（radiation）：辐射范围
A（association symptoms）：相关症状
T（time）：时间
E（exacerbation relieving factors）：加剧或缓解症状的因素
S（severity）：严重程度

采集病史时，救护员应当记笔记。大多数患者可以理解，因为救护员难以记住所有的细节。

发作

救护员要知道疼痛开始时患者正在做什么，还需要了解是否发生过类似情形。相关问题包括：

- 疼痛或不适是突然开始还是逐步发展的？
- 您最后觉得健康是什么时候？
- 疼痛开始的时候您在干什么？
- 疼痛开始时您在运动还是休息？
- 您之前有过这种疼痛或不适吗？如果有，两次经历是类似的还是不同的？

诱因

诱因是指与患者主诉相关的诱发因素。相关问题包括：

- 怎样可以缓解您的疼痛或不适？
- 怎样可以加剧您的疼痛或不适？
- 深呼吸可使疼痛缓解还是加剧？
- 躺着或坐着会影响舒适度吗？
- 您因为这些症状服过药吗？如果服了，这些药物是否让症状缓解？

性质

性质是指患者的疼痛感或不适感。相关问题包括：

- 您的疼痛是什么感觉？
- 您能对我描述这一疼痛吗？
- 疼痛是剧痛还是隐痛？
- 疼痛是持续的还是阵发的？

部位

部位和辐射范围是指疼痛的位置，以及疼痛是局限性的还是扩散性的。相关问题包括：

- 哪个部位疼痛？
- 您能用手指准确指出疼痛的部位吗？
- 只有一个部位疼痛还是会转移至别的部位？
- 如果疼痛转移了，转移到哪个部位？疼痛是转移到多个部位吗？

严重程度

严重程度是指患者对疼痛感或不适感的评级，可为后期患者疼痛评估提供参考。相关问题包括：

- 0~10 分的量表中，0 分表示无痛，10 分表示无法忍受的疼痛，那么您给自己的不适感打几分？（**图 17-1**）
- 疼痛有多严重？
- 疼痛的程度是变化的还是一成不变的？
- 您以前有过这种疼痛吗？如果有，这次的疼痛和上次是相同还是不同？

时间

时间是指疼痛或不适的持续时间。相关问题包括：

- 你有这种感觉多久了？
- 你以前有过这种疼痛吗？如果有，持续了多久？
- 疼痛感或不适感是什么时候开始的？
- 疼痛感或不适感持续了多久？
- 疼痛感或不适感何时结束的？

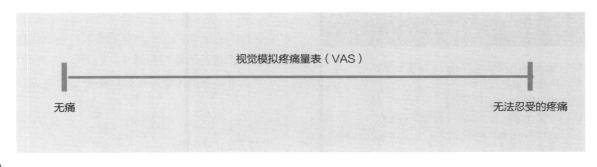

视觉模拟疼痛量表（VAS）

无痛　　　　　　　　　　　　　　　　　　　　　　无法忍受的疼痛

A

面部表情疼痛评定量表

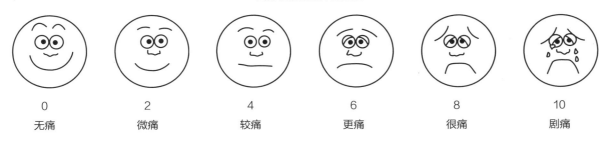

0	2	4	6	8	10
无痛	微痛	较痛	更痛	很痛	剧痛

B

图 17-1　A. 视觉模拟疼痛量表；B. 面部表情疼痛评定量表，最初是为有语言障碍的儿童和患者开发的

证据显示

　　澳大利亚救护研究人员进行了一项调查，以确定救护车人员如何获取患者的健康信息，以及他们遇到的障碍。此外，研究人员还想了解信息缺乏是否会导致救护方案不理想；如果信息可用，这一方案是否可以得到优化。在 302 个受访者中，94.4% 的受访者认为他们无法获得患者的健康信息。其中 90.7% 的受访者认为，由于无法获得健康信息，他们的患者无法获得最佳的救护。很多受访者（81.5%）表示，在工作日上班时间更容易获取信息。值得注意的是，77.2% 的受访者表示无法及时了解患者的复苏情况或临终愿望。研究人员得出结论，及时获取患者健康信息对做出适当的患者救护和转运决定至关重要。

资料来源：Zorab O, Robinson M, Endacott R. Are prehospital treatment or conveyance decisions affected by an ambulance crew's ability to access a patient's health information [published online October 7, 2015]? *BMC Emerg Med.* 2015；15（26）.

既往病史

　　病史采集的重要内容是获取患者的既往病史。采集既往病史一般在救护员仔细了解患者的主诉后。既往病史包括糖尿病、心脏病、呼吸系统疾病等。

了解这些信息可为分析患者当前病情提供参考。重要的病史包括：

- 总体健康状况；
- 服用药物；
- 过敏和过敏反应的原因；
- 儿童疾病；
- 成人疾病；
- 精神疾病；
- 既往创伤；
- 造成身体残疾的既往疾病或创伤；
- 手术；
- 住院。

　　病史的采集内容可利用一些方法记忆，如 SAMPLE 调查（框 17-4）。不论患者的既往病医史如何，一些重要的问题应当直接询问每个患者，这样有助于获得完整的病史。

第 4 节　当前健康状态

　　当前健康状态关注患者目前的身体状况和患者的个人习惯及环境条件（框 17-5）。患者的过敏史、服用药物、最近摄入的食物和家族史对患者目前的健康状态十分重要。对腹部疼痛的女性患者（育龄

框 17-4　SAMPLE 调查

S（signs and symptom）：体征和症状
A（allergies）：过敏
M（medications）：药物
P（past medical history）：既往病史
L（last meal or oral intake）：上一顿饭或最近吃的东西
E（events before the emergency）：紧急情况出现前发生的事

框 17-5　个人习惯和环境条件

个人习惯
吸烟
饮酒、吸毒
饮食习惯
筛查
免疫接种
睡眠习惯
锻炼和休闲活动
采用安全措施
家庭状况、配偶或其他重要亲属
躯体虐待或暴力
日常生活
重要经历
宗教信仰
患者外表

环境条件
家庭条件：住房、卫生状态、温度、经济条件、宠物的健康
工作：曾从事和现在工作的描述，热湿、低温和工业有毒物质暴露情况，同事也患有类似的疾病
旅行：传染病暴露、居住于热带地区、饮用的水和牛奶等受污染
从军记录：地理位置、化学物质暴露

妇女）应当询问上一次月经期的情况；而对所有腹部疼痛的患者，应当询问上一次排便的情况。最后，救护员应当了解紧急情况出现之前发生了什么事。

药物治疗

救护员应当询问患者是否定期服药；如果是，原因是什么。很多患者并不知道他们为什么要服用这些药物。救护员应该熟悉常用药，以缩小鉴别诊断

范围。除了处方药信息，非处方药信息也很重要。救护员还应当询问草药、调理药物和顺势疗法药物使用情况，包括用药的原因和频率。如果可能，救护员应当了解患者是否遵循服药规定及最后一次服药时间。

你知道吗

家族史 / 社交史

家族史可解释易病体质。众所周知，有些家族容易患上某些疾病，如心脏病、癌症、高血压和卒中。家族史也可解释为什么患者担心自己患上某种疾病。例如，某位患者的姐姐和姨母都在快 30 岁时患上精神分裂症，他十分担心自己儿子的异常行为也是这种疾病的征兆。获得患者家属或血亲的病史时，救护员应当询问他们的健康状态、年龄及父母、兄弟姐妹、配偶和孩子的死因。

患者的社交史也很重要。社交史可反映患者生活中疾病相关的风险因素。与患者疾病相关的社交史包括：

- 家庭（婚姻、子女）；
- 家庭变动；
- 工作变动；
- 经济状况；
- 活动（工作和休闲）。

影响疾病的其他社交史元素包括吸烟、饮酒和吸毒（既往或现在）、性行为、目前和以前的工作，以及近期出国旅行经历。家庭宠物和接触动物或鸟类也很重要，也属于患者的社交史。

服药史可能与主诉相关。例如，糖尿病患者可能应用了胰岛素，但是不定期应用。用药史可为鉴别诊断提供线索。例如，服用心脏病药物的胸痛患者、服用处方镇静药的精神病患者和服用血液稀释药物的创伤患者。

注意

许多人对乳胶有致命的过敏反应。乳胶是 EMS 护理设备中常用的材料。

某些情况下，检查处方药日期有助于判断患者是否按照医嘱服用药物，老年痴呆患者可能会忘记服药，或者服用剂量比医嘱多。

患者的药物或药物清单应随患者一起送往医院。这有助于急诊科医护人员更全面地评估药物应用情况

和遵守用药指示。将药物移交给医院时，应详细记录。

思考

如果您无法辨认患者家中药物的名称和适应证，您应该怎么办？

患者的用药史可能与目前的问题并不总是相关的。在某些时候，用药史可以提示可能患者的基础疾病。此外，明智的做法是直接询问患者是否服用了某种药物，考虑这些药物是否可能与拟应用的药物产生相互作用。例如，在给予硝酸甘油之前，救护员应询问男性患者是否服用过治疗勃起功能障碍的药物，如他达拉非、伐地那非或西地那非。最近服用过这些药物的患者服用硝酸甘油会出现危及生命的低血压。

注意

救护员还应当询问患者的饮酒和使用违禁药品的情况，直接询问是最佳方式。例如，救护员这样问："琼斯先生，政策规定需要问所有的患者这些问题，请不要觉得冒犯。您今天喝过酒了吗？今天有没有服用过非处方药物或使用违禁药品？"

最近摄入的食物

如果怀疑无意识患者或病情恶化患者有呼吸道问题时，应当考虑上一次进食或液体摄入的时间，这也有助于排除食物中毒和食物过敏等问题。例如，某些食物中毒症状一般几个小时之后才发作；相反地，对某些食物敏感的患者在食用或接触这些食物后可立刻产生过敏反应，如花生油和贝壳类食物。饮食状况也能提示某些疾病。例如，未确诊或病情未控制的糖尿病患者会感到极度饥饿或口渴；老年患者则可能是因为无法做饭和获取食物而摄入不足，导致营养不良，更容易患某些疾病。

注意

患者上一次进食的时间很重要，有助于确定是否应该手术。一般来说，如果患者在6~8小时内摄入过食物和液体，那么应尽可能推迟手术。这是为了防止患者吸入胃内容物。在麻醉诱导时可能发生这种情况，但是有时在摄入食物后也可立即开始手术，此时胃管应插入胃中排出食物。

家族史

家族史与主诉密切相关。救护员应当明确患者是否有心脏病、高血压、癌症、肺结核、卒中、糖尿病、肾病、传染病等疾病的家族史。救护员还应当留意患者是否有遗传病，如血友病或镰刀状细胞贫血病。

最近一次月经期

遇到12~55岁腹痛女性患者时，救护员应当了解她们的月经周期是否正常，进而与患者交流其他重要的症状，如阴道分泌物、出血和妊娠史。应当依据患者的回答判断是否需要进一步询问其他问题，如避孕措施、性病、尿道感染和异位妊娠等（见第31章）。

最近一次排便

救护员应当询问患者的排便习惯，确定排便是否正常。腹痛患者可能需要描述近期腹泻、便秘或便血的情况，这有助于后期医师评估患者的肠梗阻、脱水或下消化道出血。此时，救护员还应当询问患者是否有泌尿功能异常的症状，如尿血、尿道分泌物、排尿疼痛或灼热感、尿频或无法排尿（见第30章）。

紧急状况发生之前的情况

救护员应当询问患者和旁观者紧急状况发生之前的情况。例如，晕厥之前是否过于劳累或紧张？失去意识发生在摔倒之前还是之后？救护员应当将这些情况与疾病或创伤的发生联系起来。

第5节 获取更多的信息

经验丰富的救护员能够熟练利用技巧与患者交流，更全面地了解患者疾病或创伤的信息，如有关症状或主诉的更多情况。他们也更善于运用临床推理来评估疾病或创伤及其对人体系统的潜在影响。对疾病或创伤的性质做出判断，需要救护员直截了当地询问患者，包括询问一些敏感问题，如饮酒、吸毒、虐待、暴力和性问题。询问患者敏感问题时，救护员应当遵循以下原则。

1. 无论年龄或性别，所有的患者都有隐私。
2. 直截了当，不要为某个问题而道歉。

3. 避免正面交锋。

4. 不得妄加评论。

5. 用简单易懂的语言，但不得有高高在上的态度。

6. 鼓励患者询问相关问题。

7. 仔细记录，尽可能用患者自己的话记录（以引号表示）。

第6节　临床推理

访谈的深度和重点取决于患者的具体情况，但救护员在现场和转运时应当尽量收集信息，也应当根据患者的主诉和当前的状况来选择问题，并根据患者的回答分析与患者主诉相关的问题，做出诊断并制订治疗方案。这一过程称为临床推理。临床决策是一个动态的、持续的、不断发展的过程。在这个过程中，救护员收集、解释信息和评估，从而做出基于证据的行动选择，即对治疗做出决定[2]

临床推理要求将患者既往历史与临床评估结果相结合，运用解剖学、生理学和病理生理学知识，向患者提出有针对性的问题。救护员对患者的回答进行分析，并可能根据分析结果改变询问的方向。

临床推理的过程

临床推理应当从可能导致患者主诉疾病的各个系统开始。然后，救护员结合患者目前的症状、既往病史、异常表现和体格检查发现，根据解剖位置对这些发现进行分析，并根据病理过程进行解读（表17-1）。

表17-1　根据各个系统的症状进行病情评估	
系　统	**症　状**
一般症状	发热、畏寒、不适、乏力、盗汗、体重变化
皮肤、头发和指甲	皮疹、瘙痒、肿胀
骨骼肌	关节疼痛、活动度丧失、肿胀、红肿、热、变形
头颈部	
一般症状	头痛、意识丧失
眼睛	视力、视力模糊、复视、畏光、疼痛、闪光感
耳朵	听力下降、疼痛、分泌物、耳鸣、眩晕
鼻子	嗅觉、鼻漏、阻塞、鼻出血、鼻后分泌物、鼻窦疼痛
咽喉和口腔	咽喉痛、出血、疼痛、牙齿问题、溃疡、味觉改变
内分泌系统	甲状腺肿大、温度不耐受、皮肤改变、手脚肿胀、体重改变、多尿、烦渴、多食、体毛和面部毛发改变
生殖系统	
男性	勃起功能障碍、阴茎分泌物、睾丸疼痛
女性	月经规律、末次月经、痛经、阴道分泌物、出血、妊娠、避孕方法
胸部和肺部	呼吸困难、咳嗽、喘息、咯血、肺结核
心脏和血管	胸痛（起病时间、持续时间、性质、加剧、缓解）、触诊、端坐呼吸、水肿、既往心脏评估和检查
血液系统	贫血、淤青、乏力
淋巴系统	淋巴结肿大或压痛
消化系统	食欲、消化、食物过敏或不耐受、胃灼热、恶心、呕吐（频率、颜色、性状、内容物）、腹泻、呕血、排便规律、大便变化（频率、颜色、性状、气味）、气胀、黄疸、既往胃肠评估及检查
泌尿生殖系统	排尿困难、疼痛（侧腹、耻骨上）、尿频、尿急、夜尿、血尿、多尿、性传播感染
神经系统	癫痫、晕厥、感觉丧失、虚弱、瘫痪、失去协调能力或记忆、抽搐、震颤
行为异常或精神障碍	抑郁、情绪变化、注意力难以集中、焦虑、自杀或杀人的想法、易怒、睡眠障碍、醒来时疲劳

形成鉴别诊断

临床推理过程中，应逐一排除一步一步缩小范围（图17-2），对疾病的性质做出推断，这一过程称为鉴别诊断。在这一过程中，救护员要权衡某一疾病与另一疾病的发生概率，然后与其他有类似体征和症状的系统就相关的问题和评估进行比较，最后救护员选择最有可能的病因进行治疗。救护员必须密切注意与诊断结果不匹配的体征和症状（图17-3）。

注意

在结束患者病史采集前，救护员应当询问每位患者3个问题：

1. 还有什么是我没问到的？你还有什么想告诉我吗？

2. 您还有什么担心的事情吗？

3. 您还有什么问题想问我吗？

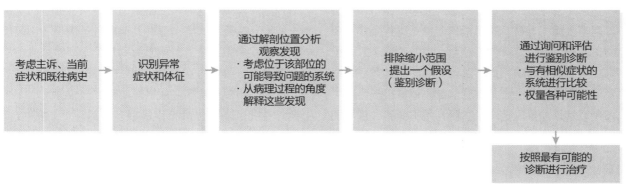

图17-2 临床诊断过程

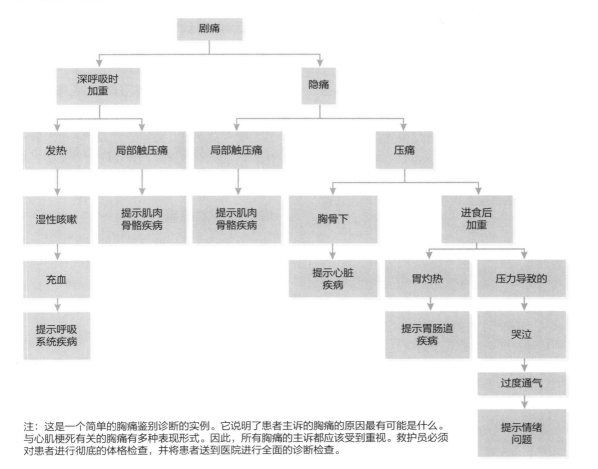

注：这是一个简单的胸痛鉴别诊断的实例。它说明了患者主诉的胸痛的原因最有可能是什么。与心肌梗死有关的胸痛有多种表现形式。因此，所有胸痛的主诉都应该受到重视。救护员必须对患者进行彻底的体格检查，并将患者送到医院进行全面的诊断检查。

图17-3 鉴别诊断举例——胸痛

第 7 节　特殊的困难

病史采集过程中常常会碰到一些特殊的问题。这是因为每一位患者都是独一无二的，因此每一位患者遇到的问题都与其他患者有差别。救护员必须能够快速适应特殊情况，只有这样才能迅速获取信息。下面是病史采集中常见的几种问题。

沉默不语的患者

患者沉默不语往往会给人不熟悉的感觉。但沉默具有许多意义和作用。例如，患者会利用沉默来整理思路、回忆细节、决定是否要信任救护员；沉默也可以有效地平息紧张态势。救护员应当留意悲伤或焦虑等非言语线索，这些线索往往出现在沉默之前。一般而言，患者再次开口前，会更清晰地表达他们的感受。

患者沉默不语也有可能是因为救护员不够敏感、缺乏理解或同情心。为了避免这种情况，救护员要给予患者更多的关爱。

滔滔不绝的患者

当时间有限时，采访滔滔不绝的患者可能让救护员感到十分受挫。虽然没有完美的解决办法，下面的技巧可能会有一些帮助：

- 接受不太完整的病史；
- 最开始几分钟让患者自由谈论；
- 合适的时机向患者提出仅用"是"或"否"即可回答的问题；
- 时常总结患者的回答；
- 必要时将话题拉回来。

多症状患者

有些患者（尤其是老年患者）由于年龄、慢性病和用药的缘故，病史较长。此外，许多老年患者可能患有多种疾病。对于这些患者，救护员应用较长的时间进行访谈，并运用第 16 章介绍的访谈技巧。这些技巧有助于多症状患者关注与主诉最相关的方面。

思考

病史采集过程中患者会提出一系列问题，救护员需要从中辨别出主诉。如果救护员只能问一个问题，应该问什么问题？

焦虑的患者

紧急情况下，患者、家属和旁观者往往会表现得很焦虑。此时，救护员必须留意焦虑的非言语线索，冷静、镇定地施救。救护员的专业能力和关爱往往有助于减少患者的焦虑。救护员应当注意，焦虑不一定与疾病或创伤直接相关。例如，一些老年患者可能会担心住院费用，车祸患者可能担心承担法律责任，不能获得车险赔偿。

虚假保证

在某些情况下救护员可能会做出虚假保证，如"没关系"或"一切都会好起来"。虽然这些话能够安慰伤病患者，但救护员应当避免使用这些话语。这样的虚假保证可能会阻碍救护员和患者之间开诚布公地对话。救护员应当表示自己了解患者的病情，并会提供最好的救护。如果患者知道自己还有救，并且将得到有尊严的治疗，那么患者将会感到欣慰。大多数情况下，言语安慰患者都能收到良好的效果。

愤怒和怀有敌意的患者

愤怒和敌意与焦虑一样，都是紧急情况下常见的自然反应。救护员应当知道这些反应有时会针对救护员。救护员必须始终确保自身安全和现场安全，但救护员不得对患者表示愤怒和敌意，最有效的办法包括保持镇定。救护员表示理解患者的情绪，向患者保证你会帮助他们解决问题。保持正常的音调和音量，可避免事态升级。

意识不清的患者

救护员应当谨慎应对因醉酒或吸毒意识不清的患者。他们的行为难以预料。与应对愤怒和敌意患者一样，必须确保现场安全，必要时救护员应当寻求执法人员的帮助。

哭闹的患者

哭闹可缓解压力，帮助患者恢复情绪稳定。如果患者哭闹过度或难以自禁，救护员应当耐心等候。与患者眼神接触时表现出您的同情心，帮助患者停止哭泣。减少过度哭闹可节省患者的体能，提升舒适度。

抑郁患者

与抑郁患者交流比较困难。抑郁的类型和原因多种多样（见第 34 章），紧急情况中常见的抑郁往往是中重度焦虑所致。饮酒、吸毒也会使抑郁加重。救护员应当用应对焦虑患者的技巧来应对抑郁患者。如果可能，救护员应当分辨患者病情的严重程度，请医师对患者病情进行评估。

性挑逗患者

救护员和患者可能相互吸引，对此救护员应当坦然接受，但是不得影响救护行动。如果患者挑逗救护员，救护员应当牢牢守住自己的底线。因此，最好的方法是由同性别提供救护服务。如果做不到这一点，看护人或监护人应与患者待在一起。

难以理解的行为

紧急情况下，人往往处于兴奋状态。此时，救护员应当预见可能会碰到难以理解的不恰当的或异常的行为。导致出现这些情况的因素包括精神疾病、意识不清、痴呆、吸毒、疾病和创伤。辨认患者的行为方式可能并不容易，但是救护员还是要尽量辨别患者的行为方式（如某种疾病的体征和症状）。此外，救护员应当尝试通过一系列相应的问题来引导患者。

在这些情况下，避免偏见也很重要。我们很容易将患者的行为归因于中毒或精神疾病，而没有考虑到其他紧急情况。要排除危及生命情况，如缺氧、低血糖或脑损伤。

发育障碍

救护员不要轻视精神发育迟缓患者提供信息的能力，应当像对待其他患者一样对他们进行访谈。注意使用简单易懂的字词。如果患者的回答出现明显的疏漏，救护员需要询问更多的问题，或者以更清晰的方式陈述问题。如果患者严重精神发育迟缓，救护员应当尽量从家属、朋友处获取患者的信息（见第 50 章）。

沟通障碍

如第 16 章所述，沟通障碍可能是社会或文化差异，也有可能是视力障碍、语言障碍、言语障碍或听力障碍。如果可能，救护员应当寻求家属、翻译人员或能够与失明和失聪人士沟通的人的帮助。

与家属和朋友交谈

患者的家属、朋友一般都会出现在紧急情况的现场，因此救护员应当请他们提供信息，在患者无法提供信息的情况下尤其如此。有时家属、朋友不在现场，但是却需要获取更多有关患者的信息，此时救护员可寻找能提供缺失信息的第三方（如邻居）的帮助。

总结

- 采集患者病史是患者评估基础。病史有助于识别威胁生命的因素，确定患者救护中的优先级。
- 患者病史的内容包括日期和时间、患者一般资料、患者来源、病史来源、可靠性、主诉、现病史、既往病史、当前健康状态、人体系统检查。
- 救护员应当确保患者的舒适。救护员应当避免进入患者的私人空间，询问患者的感受，留意患者不安的迹象。
- 救护员应当使用恰当易懂的语言，直截了当地询问。
- 临床推理要求将患者病史与体格检查结果联系起来，也要求结合解剖学、生理学和病理生理学知识，只有这样才能做出正确的诊断。
- 鉴别诊断是将一种疾病发生概率与其他疾病进行权衡的过程。
- 某些特殊情况可影响病史采集。如沉默不语或滔滔不绝的患者，以及多症状患者。此外，还有焦虑、愤怒或怀有敌意的患者。
- 救护员还有可能遇到意识不清、哭闹、抑郁和性挑逗患者。虚假保证也是一大问题，患者的行为也有可能难以理解。
- 其余 2 个问题是发育障碍和沟通障碍。对于这种情况，要与患者的家属、朋友沟通以弄清楚患者的主诉和病史。

参考文献

[1] National Highway Traffic Safety Administration. *The National EMS Education Standards*. Washington, DC: US Department of Transportation/National Highway Traffic Safety Administration; 2009.

[2] Faucher C. Differentiating the elements of clinical thinking. *Optometric Educ*. 2011; 36 (3): 140–145. http://journal. opted .org/articles/Volume_36_Number_3_CriticalThinking.pdf. Accessed January 29, 2018.

推荐书目

Ball JW, Dains JE, Flynn JA, Solomon BS, Stewart RW. *Seidel's Guide to Physical Examination*. 8th ed. St. Louis, MO: Mosby; 2015.

Lord B. The assessment of pain in paramedic practice. *EMS Reference*. https://www.emsreference.com/articles/article /assessment–pain–paramedic–practice–0. Published November 2015. Accessed January 29, 2018.

Page D, Rosenberger P. On–scene EMS access to past medical history may improve care. *J Emerg Med Serv*. http://www.jems .com/articles/print/volume–41/issue–5/departments–columns/research–review/on–scene–ems–access–to–past–medical–history.html. Published March 30, 2016. Accessed December 20, 2017.

Potter PA, Perry AG, Hall A. *Fundamentals of Nursing*. 8th ed. St. Louis, MO: Elsevier Mosby; 2015.

（陈星，任俊霞，李小杰，牛春梅，译）

第 18 章

初次评估

美国 EMS 教育标准技能

评估

将现场发现和患者评估结果与您的流行病学和病理生理学知识相结合，以形成现场印象。通过临床推理完成鉴别诊断，修改评估结论并制订治疗计划。

场景评估

现场安全

现场管理

- 环境对患者救护的影响
- 现场危险
- 暴力
- 需要更多或专门的资源
- 标准预防措施
- 多病患的情况

初次评估

对所有患者情况的初步评估

- 总体印象
- 意识水平
- 呼吸、血液循环状况评估

- 识别危及生命的伤病
- 重要生命体征评估
- 立即采取干预措施来保护生命
- 综合应用维持生命的治疗方法

学习目标

完成本章学习后，紧急救护员能够：

1. 描述现场评估的目的；
2. 概述现场评估的内容；
3. 识别现场的危险因素；
4. 介绍现场评估方法；
5. 说明现场管理的步骤；
6. 概述在现场降低与疾病或损伤相关风险的措施；
7. 确定处理多患者情况可能需要更多的资源；
8. 确定患者评估各项内容的优先级；
9. 概述初次评估主要内容；
10. 描述初级检查中可能危及生命的伤病；
11. 讨论针对初步检查中确定的危及生命的伤病的干预措施；
12. 区分疾病和创伤患者救护的优先级。

重点术语

总体印象：对环境和患者主诉的即时评估，有助于判断患者有无疾病或创伤，以及疾病的性质或创伤机制。

创伤机制：施加于机体并造成物理性伤害的力的性质。

疾病的性质：疾病的主要特征和原因。

个人防护装备：保护穿戴者免受环境或传染病侵害的服装或专门设备。

初次评估：结合现场评估和对患者的初步评估，以确定现场的安全性，识别和处理危及生命的伤病。

初步检查：侧重于对患者危及生命的伤病的初步评估，以识别和治疗所有危及生命的伤病。

优先救护的患者：需要立即救护和转运的患者。

复苏措施：立即实施的挽救生命的措施，如人工气道管理、呼吸机辅助、控制大出血和心肺复苏。

安全集结区：远离紧急事故现场的安全区域。

现场评估：对现场进行评估，以保证救护员、患者及旁观者在现场的安全。

态势感知：对现场或患者的变化保持持续警惕的状态。

院前环境有很多不确定性，存在许多潜在的危险。因此，现场和患者评估及评估所传递的信息对保护人身安全和提供适当的救护至关重要。

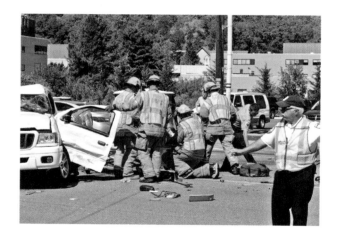

第 1 节　现场评估

　　现场评估是指对紧急事件现场进行快速评估。现场评估和保证人身安全是每一次紧急医疗服务响应的首要任务。现场评估从接到求救电话时即开始，要求快速收集现场的情况、分析问题和潜在问题、做出相应的决定。现场评估是对现场的持续评估，重点是保持对不断变化的情况的**态势感知**。

注意

　　救护员必须始终注意现场情况，现场评估应持续到事件处理结束。

　　接到求助电话后，救护员应当尽可能从调度员处获取更多的信息。调度中心可为现场评估提供以下信息[1]：

- 准确的地址；
- 建筑物类型（如工业厂房、高速公路、住宅）；
- 患者数量；
- 紧急事件类型（如呼吸困难、家庭暴力、车祸等）；
- 现场已知或潜在的危险（如毒气泄漏）；
- 到达前的救护措施（如控制出血、心肺复苏等）；
- 其他特殊问题（如其他疾病或进出现场的问题）。

　　了解这些信息并及时地从调度中心获取更新信息有助于救护员确认所需的资源，如是否需要救护车、消防救援、公用设施（如电力线路和天然气线路）、执法人员、空中救援和危险物质处置小组等（框 18-1）。

思考

　　您从调度中心获得的哪些信息会让您怀疑是危险物质事件？

灭火设备
充足的医疗器材和设备
航空医疗转运
专门的救援队
危险或有害物质处置
交通管控和人群管控
公共安全
动物管控
充足的光线
医院 / 急诊科床位
法医
公共卫生资源

第 2 节　现场安全问题

在应急响应中，许多因素会影响现场安全，如危险环境、危险物质、暴力和与救援相关的危险（框 18-2）。

危险环境

危险环境是院前救护需要注意的一个方面（见第 44 章）。天气炎热可对患者造成热损伤，如将患

框 18-2　急救现场的潜在危险

危险环境
·恶劣天气
·极端温度
·路面太滑或结冰
·光线太弱或不足
危险物质
·化学物质
·生物物质
·核物质
·易爆物质
暴力
·患者
·旁观者
·动物
·犯罪现场
救援危险
·解救
·道路作业危险
·特殊的救援情况

者放在灼热的沥青石板上会烫伤患者。同样地，如果救护员未能采取及时措施将患者带离炎热的环境，患者可能出现发热性疾病（体温过高）。所有可能发热的患者应当转移到正常的环境中进行救护。

寒冷天气也会带来许多问题，伤病患者调节体温的能力较差，因此容易出现体温过低[2]。有这种风险的患者应当立即避开风寒，转移到温暖的环境中，换掉湿衣服，盖上暖和干燥的毛毯。

在雷雨天气救护患者对现场的人员来说是十分危险的，应将患者快速转移到没有闪电和暴雨等危害的安全区域。救护员务必记住，被风刮落的电线是带电的，十分危险，只有专业人员证实安全后才可接近。

一些危险环境需要专门的救援队和额外的资源，如在水中救援患者。光线不足使患者评估变得困难，并且容易导致人身伤害，因此必须配备便携式光源，正确评估危险，大型的救援现场应当要求额外的资源，从而提供充分的照明。

危险物质

应对工业事故或恐怖袭击时会遭遇化学、生物、放射性和爆炸性危险物质。救护员应该留意调度中心发布的危险信息。大量人员出现类似的体征或症状时可能表明出现了上述事故。

评估含有危险物质泄漏的现场应谨慎。首先使用望远镜观察有无危险物质的线索，如容器形状、烟雾和有害物质标志。危险现场处置专业团队（如执法人员、危险物质处置人员或公共卫生专家）确认安全前，救护员不得进入（见第 57、第 58 章）。

暴力

许多因素都可能导致暴力事件。如家庭暴力，这种情况在救护员到达现场后也可能不会显现出来。又如，出于对亲人安全的关心，对救护员进行言语攻击。药物或行为疾病也会改变患者的行为，给救护员带来危险。当患者或现场其他人出现攻击性或暴力行为时，救护员应撤离现场，直至执法人员给予安全保障。此外，EMS 机构应该有一种机制，使救护员能够在不通话（如无线电上的紧急按钮或通过无线电传输的特定代码）的情况下通知指挥官他们正处于潜在的危险中。

救护员应当留意现场是否有武器，常用的武器

包括刀和枪。患者也可把其他物体当作武器，如各种工具、厨房电器和家用化学品。在美国某些州持有枪支是合法的。应当向患者询问是否持有刀枪等武器。如果有，主管部门应当下令收缴武器（图18-1）。

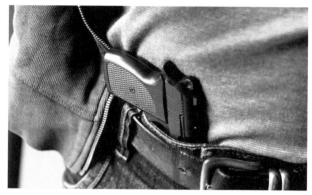

图18-1　持有武器的患者

狗和其他宠物也可能对救援人员造成伤害，因为它们可能认为救护员会伤害主人。如果有出现这种情况的可能，应当要求患者或家属将它们控制起来（图18-2）。

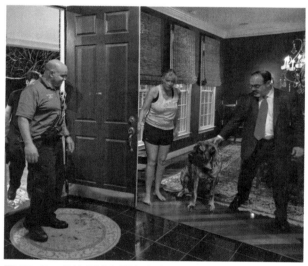

图18-2　救护员准备进入有大型犬的人家

在暴力犯罪现场，救护员应当保持安全距离，直到执法人员确保现场安全后才可进入。很多时候即便执法人员在场，犯罪现场也并不完全安全。救护员应当留意各种线索，观察现场的危险是否会持续或升级（见第55章）。

救援相关危险

救援现场有各种危险情况。普通的机动车碰撞现场常常需要将患者解救出来，现场有尖锐的金属、破碎的玻璃、不牢固的机动车和易燃的汽车泄漏。如果可以安全地靠近事故车辆，救护员应当将患者的汽车停好，在开始患者救护前熄火。由于解救过程需要破拆、顶撑等，因此会带来危险（见第54章）。未经训练和未穿防护服的救护员不得待在车内（图18-3）。

救护员在道路实施救护时，存在被来往的车辆撞击的危险，应采取措施减少这种风险。救护车应当停放在安全的地点，其他护援车辆和应急响应人员放置装备的方式也应当有助于保护救护车和事故车辆不受来往的车辆影响（图18-4）。救护员应当按照规定穿反光背心或其他防护服。如有可能，应指派一名安全员监督现场，同时尽快从道路上撤离（见第52章）。

有些特殊救援需要专门的培训和设备，如高角度和低角度救援、战壕救援、狭小区域救援、水面救援和危房救援。每类专门的救援事件都有不同的危险。没有接受过特殊救援训练的救护员不应协助救援或进入现场（图18-5）（见第54章）。

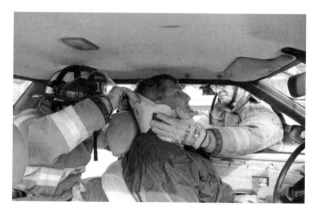

图18-3　在救援过程中，救护员应穿戴适当的防护装置

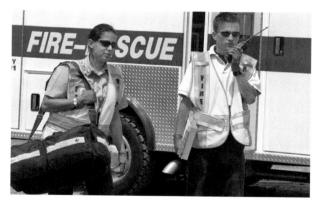

图18-4　救护员穿戴

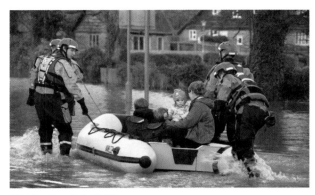

图 18-5　水上救援

第 3 节　现场评估方法

在评估现场时，救护员首先关注现场是否安全。如果现场不安全，也不能采取措施确保安全，就不应该进入现场。紧急救护员应该留在安全集结区域，并请求支援。只有在现场安全的情况下，紧急救护员才能进入该区域。如果可能，最好和另一名救护员同时进入现场[3]。如果没有明显的安全隐患，救护员应与患者建立联系并对患者进行评估（图18-6）。尽管现场安全有可能迅速改善，但只有在不给救护员或患者带来重大风险的情况下，才能进入现场。

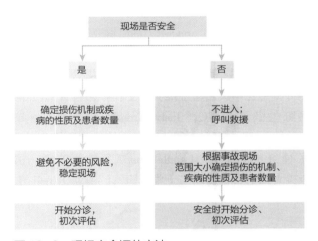

图 18-6　现场安全评估方法

第 4 节　现场管理

成功管理救援现场需要考虑许多因素，本章讨论的因素包括：

- 环境对患者救护的影响；
- 现场危险；
- 暴力现场和犯罪现场保护；

- 需要更多的或专门的资源；
- 标准预防措施；
- 多人伤亡的情况。

证据显示

从 2010 年 7 月到 2014 年 7 月，NIOSH 与 NHTSA 合作，对急诊科收治的 EMS 人员进行了跟踪调查，以编制该人群中职业伤害和暴露的清单。这项调查对在此期间急诊科收治的 89100 名 EMS 人员进行了访谈。扭伤和拉伤者超过 40%。肢体运动损伤是最常见的损伤，90% 与提升、搬运或转移患者或救援设备有关。有害物质暴露造成的损伤也比较常见（21% 与针刺伤害有关）。研究人员估计，机动车事故中受伤人数占 8%，袭击或暴力事件占所报告的其他伤害的 7%。

资料来源：Reichard AA, Marsh SM, Tonozzi TR, Konda S, Gormley MA. Occupational injuries and exposures among emergency medical services workers. *Prehosp Emerg Care*. 2017；21（4）：420–431.

环境对患者救护的影响

每次应急响应时都要对现场进行快速评估。对于疾病求救，救护员应首先判断疾病的性质。这时需要观察患者的周围环境，以寻找有助于判断疾病性质的可能线索。例如，附近有空药瓶或吸毒工具吗？患者是否佩戴医疗监测装置？有什么异味吗？现场是否存在突然使现场不安全的危险因素？

对于创伤求救，快速确定创伤机制非常重要（见第 36 章）。观察发现对指导患者救护和预估在现场和转运过程中可能需要的救护具有重要意义。例如，方向盘、仪表盘或车窗是否在车祸中受损？车上的乘客是否戴上了个人防护装置？安全气囊引爆了吗？在摩托车撞车时患者戴着头盔吗？用作凶器的刀有多长？现场是否存在突然使现场不安全的危险因素？

思考

案例研究

你因一起"意外伤害"来到一处住所。到达时，你发现一位含泪的孕妇和她的男朋友。她的男朋友说她从楼梯上摔下来了。孕妇很安静，看起来很害怕。你注意到她的上臂、脸和腹部有瘀伤，还有其他与从楼梯上摔下来不符的损伤。

你认为怎样才能使你和你的患者都更安全？

现场危险

如前所述，应评估所有紧急状况下的相关环境条件或危险。为了确保现场安全，必须清除任何可控制的危险。可能影响患者救护及患者、旁观者或救护员安全的环境条件和危险包括：

- 天气或极端温度；
- 有毒物质和气体；
- 二次坍塌和坠落；
- 不稳定的结构；
- 武器。

在确保现场救护员安全后，患者的安全成为下一个需要优先考虑的问题。救护员应设法消除任何可能威胁患者健康或安全的危险。如果无法消除，应将患者转移到更安全的环境中。同样，任何对旁观者构成威胁的情况都应尽量避免，尽快将旁观者转移到更安全的地方。

可能需要更多的或专门的资源来处理现场的危险。例如，如果有多位患者，就需要更多的救护车。如果有火灾或电气危险、化学品泄漏、生物威胁、不安全的结构及救援或解救要求，则需要消防服务。也可能需要公用事业服务机构来维修倒伏的输电线或保护天然气管道。还可能需要执法人员来控制交通，管理旁观者，并控制现场的暴力行为（见第54章）。

思考

案例研究

您被派往一处住所，那里有多人出现头痛和呕吐。由于暴风雨，停电了。当您到达现场时，听到房子里有发电机运转的声音。您应该采取哪些措施以保证您和患者的安全？

如果患者携带武器，并且存在安全问题，救护员应撤退，直到执法人员表明武器已妥善处置。

注意

一般来说，如果存在暴力威胁，救护员不应进入现场或接近患者。救护员应撤离现场并留在安全区域，直到有执法人员保护现场。如果现场不安全且无法保证安全，切勿进入。

标准预防措施

标准预防措施也是医疗救护的一部分。标准预防措施适用于所有患者，无论是疑似还是确诊感染。标准预防措施是预防感染的主要策略，包括洗手、穿防护服、戴口罩和手套等[3]。

思考

案例研究

您被派去救护一位即将生产的女性。当您进入她的卧室时，您听到她在尖叫："孩子快生出来了！孩子快生出来了！"此时，您如何做能将暴露于血液或带血体液的风险降到最低？

个人防护装备

个人防护设备可为穿戴者提供一定程度保护，使其免受环境或传染病侵害（图18-7）。个人防护装备包括：

- 带有钢制鞋底和钢制鞋头等保护装置的靴子；
- 带有护耳和帽带的安全帽；
- 消防战斗服；
- 耐热外套；
- 反光服；
- 防弹背心；

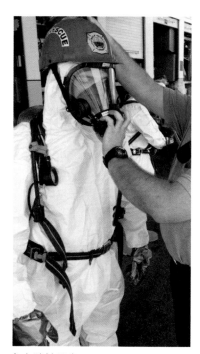

图18-7 个人防护设备

- 护目镜;
- 耳塞或耳罩;
- 自给式呼吸器;
- 乳胶、丁腈或皮革手套或防滑防水手套;
- 标准防护设备。

多病患情况

应对有多人伤亡的事件时,救护员应请求更多支持。有时候,在救护员到达现场之前,调度中心已经做出了决定并请求协助。在这种情况,由参与救援的第一人负责指挥。所需的更多的和专门的资源将根据事件的性质而定。这些资源包括增加救护车或空中医疗服务,增加伤员分诊和救护的人力,增加医疗用品、紧急救援和灭火的特殊设备,增派专门救援队、公用事业服务人员、危险品处置人员及交通和人群控制管理人员。

多人伤亡事件的目标是确保现场安全,保护患者和旁观者。旁观者需要离开患者救护区并与现场隔离。执法人员可设置路障或安全隔离区,以确保救援行动的顺利进行。大规模伤亡事件或重大事件可能需要一个指挥机构来协调跨部门的合作。在现有资源不足以应对大规模伤亡事件中或类型的情况下,指挥结构将发挥重要作用(见第53章)。

多人伤亡事件包括:

- 高速公路交通事故;
- 飞机失事;
- 重大火灾;
- 列车脱轨;
- 建筑物倒塌;
- 暴力或恐怖主义行为;
- 搜救行动;
- 有害物质释放;
- 自然灾害。

思考

案例研究

您所在救援小组第一个到达车祸现场。您发现一辆校车离开车道,您看到多个受伤的孩子。校车损坏严重,发动机舱冒着烟。当您开始分诊时,您的搭档会打电话给调度中心建立指挥系统,提供现场估计,并请求消防、救援和其他救护车。几位家长已经开车赶到现场。

在处理这一事件时你会面临什么挑战?

第5节 患者评估的内容

在确保现场安全且所需资源已有保障的情况(图18-8),救护员可启动患者评估(图18-9)。患者评估涉及以下项目[1]:

- 初步检查;
- 整合立即复苏措施;
- 评估患者救护和运送的优先次序。

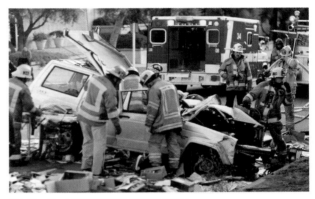

图18-8 可能需要更多应急资源

初步检查

初步检查是初次评估的重要内容,重点是对患者进行初步评估,以识别可能危及生命的状况。所有患者都要接受此项检查,以确定救护的优先次序,其中可能包括立即复苏措施(框18-3)。初步检查包括救护员对患者的总体印象。这种印象最初是基于患者的年龄和外貌得出的。初步检查的内容包括患者意识水平、呼吸道、呼吸和血液循环情况。评估的顺序和干预的优先顺序因创伤和疾病而异。

对患者的总体印象

总体印象是指救护员对环境和患者的主诉的初步评估。它是在现场估计和一次或二次检查的基础上形成的。救护员通过总体印象判断患者病情是否稳定。

病情看起来很稳定。一位35岁男性,生命体征稳定,既往无明显病史,主诉腹痛和呕吐。

- **病情看似稳定,但可能变得不稳定。**一位61岁男性,生命体征稳定,曾针对心房颤动进行抗凝治疗,有一次黑便史。
- **病情不稳定。**一位35岁的妇女,患有低血压

患者评估

 现场评估

确保现场安全
确定创伤/疾病的机制
采取标准预防措施
确定患者的数量
考虑更多的/专门的资源

 初次评估

形成一个总体印象
评估意识水平
评估和控制活动性出血（危及生命的出血）
评估呼吸道：识别危及生命的疾病并治疗
评估呼吸：识别危及生命的疾病并治疗
评估血液循环：识别危及生命的疾病并治疗
实施初步评估
评估确定患者救护和转运的优先级

 病史采集

调查主诉（现病史）
通过 SAMPLE 调查采集病史

 二次评估：疾病或创伤

对患者进行系统评估
· 二级评估或重点评估
· 通过监测装置评估生命体征

 重新评估

重复初步评估
重新评估生命体征
重新评估主诉
重新检查干预措施
识别患者病情的变化并加以控制
重新评估患者
· 病情不稳定患者：每 5 分钟一次
· 病情稳定患者：每 15 分钟一次

图 18-9 患者评估的内容

框18-3 立即复苏

在进行初步检查同时,应立即采取一些复苏措施。这些干预措施应限于挽救生命的措施,如控制活动性出血、气道管理、呼吸机辅助和心肺复苏。在需要时立即实施这些措施。

对于心搏骤停的患者,立即在现场开始复苏,包括心肺复苏和高级心脏生命支持。对于严重创伤患者,大多数复苏措施应在送往接收医院的途中进行。疾病和创伤患者的立即复苏措施和优先事项不同。

疾病患者的立即复苏措施
· 呼吸:开放气道,清理阻塞物,根据需要提供袋罩装置辅助通气。
· 血液循环:
  ▪ 胸外心脏按压或心肺复苏术;
  ▪ 对病情不稳定患者给予高级心脏生命支持;

▪ 病情不稳定或心脏停搏时给予电疗法(如除颤、心脏复律、体外起搏);
▪ 药物或液体复苏疗法;
▪ 静脉或骨髓腔内注射。

创伤患者的立即复苏措施
· 活动性出血:控制危及生命的出血(直接加压、止血带);
· 呼吸:开放气道,清理阻塞物,根据需要提供袋罩装置辅助通气;如有需要,行空针减压术;
· 血液循环:评估脉搏、肤色、水分和体温;
· 颈椎固定(如有需要);
· 提供静脉输液通道。

和心动过速,主诉腹痛,并且报告显示最近的妊娠试验呈阳性。

要形成对患者的总体印象,需要救护员在接近患者时进行视诊,然后进行快速的初步检查,以发现有无危及生命的疾病并立即处理。如果在初步检查中没有发现危及生命的疾病,二次检查可能会发现患者的病情不稳定。

进入现场后,救护员应观察总体环境,以发现疾病、创伤或创伤机制的任何线索。

· **体位**。患者呈直立位?躺卧位?还是不常见的扭曲姿势或三脚架位?
· **呼吸**。患者是正常呼吸还是呼吸困难?
· **注意力**。患者的眼睛是闭着的还是睁着的?当你接近患者或与患者交谈时,他(或她)是转向你,还是茫然地凝视?
· **肤色**。患者皮肤是苍白的、多汗的、粉红色的还是发绀的?
· **任何可见的伤口**。有无明显出血或变形?
· **任何体液**。有无可见的血、呕吐物、尿液或粪便?
· **任何异味**。患者的呼吸是否带有甜味或水果味(糖尿病),或者有腐烂的味道(坏死组织)?

患者病情的稳定性

· **病情稳定的患者**。这些患者通常只需要在现场进行最基础的救护,不大可能立即出现危

及生命的疾病或伤害。他们意识清醒、警觉,生命体征在正常范围内。病情稳定的患者可能不需要立即转运。

· **病情看似稳定的患者**。这些患者可能病情不稳定、有创伤或有基础疾病的患者。他们可能是意识清醒的和警觉的,他们的生命体征可能在或不在正常范围内。一次和二次检查的结果,结合的病史,有助于救护员找出出现主诉症状的潜在原因。这些发现也有助于识别那些病情可能变得不稳定或需要特殊护理或特殊干预的患者。创伤或基础疾病的病史提醒救护员患者的病情可能恶化。对于潜在的病情不稳定的患者,应交由医师进行评估。

· **病情不稳定的患者**。这些患者有明显的严重创伤或疾病的迹象。这种创伤或疾病会立即危及生命。这些患者需要立即实施救护并送往医疗机构。最初的现场护理可能包括立即复苏措施。

评估危及生命的疾病

为了评估危及生命的疾病,救护员应当对患者的意识水平、呼吸道、呼吸和血液循环进行全面评估。

意识水平

评估患者的首要任务是评估意识水平,一般可

通过与患者交流完成。如果患者对言语刺激无反应，那么救护员应当评估患者是否对疼痛刺激有反应。首先是轻微的触碰刺激（如揉搓患者的肩部），同时询问"您还好吗？"和"您能听到我的话吗？"如果没有回应，那么应当使用疼痛刺激。对言语或疼痛刺激均无反应的患者处于昏迷状态。

思考

患者的意识水平怎么反映患者的氧合和血液循环情况？

证据显示

鼻煽减少气道阻力，是呼吸窘迫的一种症状。西班牙研究人员对212例患有严重呼吸困难的成人患者进行了鼻煽与酸中毒的关系评估。212例患有呼吸困难的成人患者中，47例患者（22.2%）出现鼻翼煽动。在鼻煽患者中，55.3%的患者有酸中毒，而在无鼻煽的患者中，有11.5%的患者有呼吸困难。在他们的研究小组中，与酸中毒相关的鼻煽的发生概率几乎是其他任何呼吸窘迫临床症状的10倍。由于样本量小，研究人员建议在不同的环境下进一步研究以确认以上发现。

资料来源：Zorrilla-Riveiro JG, Arnau-Bartés A, Rafat-Sellarés R, García-Pérez D, Mas-Serra A, Fernández-Fernández R. Nasal flaring as a clinical sign of respiratory acidosis in patients with dyspnea. Am J Emerg Med. 2017；35（4）：548–553.

呼吸道状况

救护员应当评估患者的呼吸道，确保气体交换良好。如果患者无反应，那么应当打开气道，清理堵塞物（见第15章）。

对于有反应的患者，应当评估其说话能力，留意呼吸道堵塞或呼吸功能不全的迹象，如喘鸣、打鼾或气过水声等。任何阻碍氧气输送至组织的疾病都有可能危及生命，因此必须及时治疗。影响呼吸道的因素包括：

- 舌头阻塞无意识患者的呼吸道；
- 松动的牙齿或异物阻塞患者呼吸道；
- 会厌炎；
- 其他原因造成的上呼吸道阻塞；
- 面部出血或口腔出血；
- 呕吐物堵塞；
- 面部和颈部软组织挫伤；

- 面部骨折。

呼吸道堵塞必须进行手法操作（如双手托颌法或仰头举颏法）、抽吸和袋罩装置通气。如果上述方法不能提供有效通气，则需要辅助设备（如口咽或鼻咽导气管、高级人工气道装置，或者持续气道正压通气呼吸机）（图18-10）。为颈椎损伤患者实施气道手术时，救护员必须尽量减少对颈椎的操作，将头颈稳定在中线位置。所有的患者必须保持呼吸道通畅。

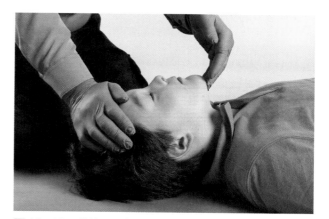

图18-10　救护员用仰头举颏法打开气道

注意

美国心脏协会建议对心搏骤停的患者先进行胸外心脏按压，然后进行气道管理以恢复呼吸。

资料来源：American Heart Association, American Red Cross. Web-based integrated 2010 and 2015 American Heart Association and American Red Cross Guidelines for First Aid. Part 15: first aid. American Heart Association website. https：// eccguidelines.heart.org/index.php/circulation/aha-red-cross-first-aid-guidelines/part-15-first-aid/. Accessed January 1, 2018.

注意

对呼吸道被异物阻塞的患者，应按照美国心脏协会目前推荐的指南进行管理。如果无效，医学指导可能会建议喉镜检查或环甲膜切除术。

呼吸状况

呼吸状况可从频率、深度（潮气量）和胸部运动的对称性来进行评估。应当暴露患者的胸部，触诊结构完整性、柔软度和捻发音。救护员应当观察和留意颈部、胸部和腹部呼吸肌的运动，听诊肺部是否存在双侧呼吸音，听患者的言语。说话困难而无疼痛患者或说话喘气患者可能需要通气支持。初步检查中发现的可危及生命的呼吸异常表现包括[1]：

- 发绀；
- 鼻煽；
- 辅助呼吸肌的使用；
- 喘鸣；
- 呼吸困难或组织缺氧等呼吸窘迫症状；
- 胸壁运动不对称；
- 胸部创伤（如张力性气胸、连枷胸、胸部开放性伤口）；
- 气管偏斜；
- 颈静脉怒张。

疾病或创伤患者需要通气支持，可能需要补充氧气以保持血氧饱和度。血氧饱和度 94% 为可接受的最低水平，此时无须补充氧气[4]。如果重症或创伤患者的呼吸频率低于 8 次 / 分或高于 24 次 / 分，那么需要通气支持[1]。救护员可能需要协调辅助通气和患者自主呼吸，或者将辅助通气穿插在患者自主呼吸中，以便维持充足的氧合。

思考

有些呼吸频率为 8~24 次 / 分的患者可能也需要辅助通气。您碰到过这种情况吗？

如果患者无呼吸，救护员应当启动人工呼吸，或借助补充氧气的袋罩装置进行正压通气，还有可能需要气管插管或高级人工气道。实施人工气道管理时，救护员都需要考虑脊椎损伤预防措施（见第 15 章）。

血液循环状况

除严重失血患者外，血液循环状况评估应当在评估呼吸道和呼吸后再实施。救护员应当迅速评估患者的肤色、水分和体温，同时评估患者脉搏的位置、强度、频率和规律。

脉搏。 快速评估患者的桡动脉脉搏或颈动脉脉搏，可了解心脏情况：正常（频率为 60~100 次 / 分）、心动过速（高于 100 次 / 分）、心动过缓（低于 60 次 / 分）、无脉搏（心脏停搏）或心律不齐。脉搏位置还可提供关于患者收缩压和组织灌注的重要信息[5]。例如，如果未受伤的肢体不能摸到桡

动脉脉搏，患者可能处于休克失代偿状态（灌注不足）。心脏停搏患者缺乏可触及的股动脉脉搏和颈动脉脉搏。

毛细血管充盈时间。 毛细血管充盈时间可提供有关患者心血管状态的重要信息，毛细血管充盈检测在小于 12 岁的儿童中最为可靠[6]。救护员进行这项检测时对患者皮肤施加一定的压力，皮肤呈白色后去除压力，测量皮肤颜色恢复至正常所需的时间。充盈时间超过 2 秒，表明血液供应不足和心血管功能受损。患者的年龄、性别和环境等因素也会影响充盈时间，因此救护员不能完全依靠这项检测指标来评估患者的血液循环和灌注状态[7]。血液供应不足和心血管功能受损的体征和症状还包括：

- 意识水平改变或下降；
- 颈静脉扩张；
- 呼吸频率加快；
- 皮肤苍白、冰凉、出汗；
- 心音远；
- 焦躁不安；
- 口渴。

思考

年龄、性别和环境等对毛细血管充盈时间有什么影响？

注意

当无意识患者缺乏可触及的股动脉脉搏和颈动脉脉搏时，应当立即根据心脏停搏指南进行胸外心脏按压（见第 22 章）。在严重的外部大出血情况下，应当采用直接压迫的方式控制出血，如果动脉出血不能很快得到控制，则应使用止血带（见第 38 章）。在大多数情况下，这些控制出血的措施都是有效的。不论病因是什么，所有有血液循环问题的患者都需要迅速稳定病情。救护措施还包括静脉输液或注射药物，以及迅速将患者转运至合适的医疗机构。

资料来源：American Heart Association, American Red Cross. Web-based integrated 2010 and 2015 American Heart Association and American Red Cross Guidelines for First Aid. Part 15: first aid. American Heart Association website. https://eccguidelines.heart.org/index.php/circulation/aha-red-cross-first-aid-guidelines/part-15-first-aid/. Accessed January 1, 2018.

简短的神经系统评估

如果时间允许，那么初步检查时应对所有患者进行神经系统评估。简短的神经系统评估项目包括意识水平、瞳孔大小和反应能力、言语能力和运动能力。

- **意识水平**。初步检查时进行的意识水平评估将患者分为有回应的和无回应的。简短的神经系统评估可进一步查明患者是不是警觉的，能否辨认人物、地点和日期，是否认识自己的周围环境。异常的检测结果应当记录在册，报告给接收医院的医护人员。格拉斯哥昏迷量表和卒中评估等也用于评估患者意识水平（见第 20 章）。

- **瞳孔大小和反应能力**。一般来说，健康人的双眼瞳孔大小相等，同时对光线有反应。也就是说，双眼瞳孔接触光时应当同时收缩。瞳孔大小不等、反应不同时的原因包括眼睛手术、眼睛创伤、头部创伤药物毒性、卒中和影响氧合的疾病。

- **言语**。健康人的言语应当清晰易懂。口齿含糊、言语困难或无意义言语的原因一般是卒中、癫痫发作、头部创伤、面部创伤、影响言语能力的疾病、醉酒或吸毒等。

- **运动能力**。未受伤的患者应当能够轻松地移动四肢，行动和步伐应当平稳流畅。影响运动能力的疾病包括肢体损伤、卒中、头部创伤、醉酒、吸毒及多发性硬化和关节炎等疾病。

注意

简短的神经系统评估可为后期评估提供参考。可以将此评估结果与患者到达医院急诊科后医师的评估进行比较，有助于发现救护过程中患者病情的变化。

暴露

有些创伤患者只需要最低程度的救护，在现场无须完全暴露身体，如局部轻微创伤患者。创伤严重或病情不稳定的患者应当完全脱去衣服，以便检查。暴露身体可以揭露穿衣时不易发现的创伤，如子弹伤、刺刀伤、隐藏的骨折和大面积淤血或血肿形成。当需要暴露全身时，需要尽最大努力保护患者的隐私。

重要生命体征的评估

救护员应当获取每一位患者生命体征的基线数据。需要评估的生命体征包括脉搏、呼吸和血压，此外还须进行其他评估，如患者的血氧饱和度和心电活动。像简短的神经系统评估一样，掌握患者生命体征的基线数据有助于发现救护过程中患者病情的变化，还有助于识别需要优先救治的患者。一般来说，病情稳定患者应当每 15 分钟测量一次，病情不稳定或有可能不稳定的患者应当每 5 分钟测量一次。

第 6 节　识别需要优先救护和转运的患者

救护员利用初步检查的结果来识别危及生命的伤病以及必须优先救护的患者，即病情不稳定的患者或有可能不稳定的患者，他们需要尽快稳定病情，送至急救医院。必须优先救护的患者具有以下特征：

- 总体印象较差；
- 意识水平下降（抑郁、无呕吐反射、无咳嗽反射）；
- ST 段抬高心肌梗死；
- 呼吸困难；
- 休克（灌注不足）；
- 脓毒症；
- 难产；
- 胸痛伴静脉压低于 100 mmHg；
- 流血不止；
- 卒中的症状；
- 多处创伤。

注意

对于卒中、心肌梗死、脓毒症或内出血患者，可在现场启动救护，但需要同时快速转运。现场救护和快速转运结合，可大大提高患者生存率。

多种治疗结合挽救生命

在某些情况下，可在院前环境中启动最终治疗方案。例如，因血糖过低或药物过量导致意识变化的患者应当立即接受干预，以缓解和逆转相关症状。

在发生严重呼吸系统急症时，院前救护可以在患者到达医院前缓解严重的低氧血症的症状，因此有时在现场救护患者的时间可能有点长。

相比之下，大多数严重创伤患者需要在较短的时间内进行快速转送。这些患者应该被送往合适的创伤中心或其他医疗中心进行彻底的治疗。内出血、重大骨折、头部损伤和多系统创伤患者需要生命支持。这种救护只能由经过专门培训的医师和辅助人员提供。应尽量减少患者滞留现场的时间。大多数创伤生命支持培训项目（如国际创伤生命支持、患者的院前创伤生命支持和高级创伤生命支持）建议，对于需要转送的患者，救护员应在到达现场10分钟内立即稳定患者病情，并做好转送准备[8]。现场救护仅限于控制外部出血，给予人工气道管理和通气支持，固定脊柱和大骨折部位。在前往医院的途中应进行静脉输液治疗。

总结

- 现场评估是对紧急事件现场的快速评估。协助现场评估的信息包括地址、建筑物类型、紧急事件类型、已知或潜在的危险和其他特殊问题。
- 可能需要派遣救护车、消防车或其他公共安全资源来帮助管理现场。
- 许多因素会影响现场安全。这些可能包括危险环境、危险物质、暴力和与救援相关危险。
- 现场评估时救护员应该首先关心现场安全是否安全。如果不安全，应采取消除或减少风险的措施，只有确保安全的情况下才可进入。
- 进行现场快速评估。对于疾病求救，应首先判断疾病的性质。对于创伤求救，收集有助于判断创伤机制的信息。
- 如果危险无法消除，应尽快并尽可能安全地将患者撤离现场。
- 应采取标准预防措施，以最大限度地减少血液或带血体液暴露的风险。
- 多病患情况需要更多的资源。应该建立指挥机构协调跨部门的合作，确保现场安全，保护患者和旁观者。
- 初次评估包括救护员对患者的总体印象、对危及生命的伤病的评估，以及确定是否需要立即复苏和转运的优先次序。
- 危及生命的伤病的评估需要对患者的意识水平、呼吸道、呼吸、血液循环和伤病情进行系统的评估。在初步检查期间，患者需要适当暴露身体，以发现危及生命的伤病。
- 初步检查的信息可用于识别危及生命的伤病并对患者救护进行优先级排序。
- 救护员发现有生命危险的创伤或疾病时，应立即采取复苏措施，如控制活动性出血、实施人工气道管理、辅助通气和心肺复苏等。

参考文献

［1］National Highway Traffic Safety Administration. *The National Emergency Medical Services Education Standards. Paramedic Instructional Guidelines*. Washington, DC: US Department of Transportation/National Highway Traffic Safety Administration; 2009.

［2］Moffatt SE. Hypothermia in trauma. *Emerg Med J*. 2013; 30（12）: 989–996.

［3］Kupas DF. Scene safety best practices. Domestic Preparedness. 2015. https:// www.nasemso.org/Projects/Domestic Preparedness/documents/ Scene-Safety-Best-Practices. pdf. Accessed December 29, 2017.

［4］Centers for Disease Control and Prevention, National Center for Emerging and Zoonotic Infectious Diseases, Division of Healthcare Quality Promotion. Infection control. Isolation precautions. Centers for Disease Control and Prevention website. https://www.cdc.gov/ infectioncontrol/guidelines /isolation/index.html. Updated October 31, 2017. Accessed December 29, 2017.

［5］Majumdar SR, Eurich DT, Gamble JM, Senthilselvan A, Marrie TJ. Oxygen saturations less than 92% are associated with major adverse events in outpatients with pneumonia: a population-based cohort study. *Clin Infect Dis*. 2011; 52（3）: 325–331.

［6］National Association of Emergency Medical Technicians. *PHTLS: Prehospital Trauma Life Support*. 8th ed. St. Louis, MO: Mosby; 2016.

［7］Fleming S, Gill P, Jones C, et al. Validity and reliability of measurement of capillary refill time in children: a systematic review. *Arch Dis Child.* 2015; 100（3）: 239–249.

［8］Torrey S, Fleisher G, Wiley J. Assessment of perfusion in pediatric resuscitation. UpToDate website. https://www. uptodate.com/contents/assessment–of–perfusion–in–pediatric–resuscitation?source=search_result&search=capillary%20 refill&selectedTitle=1~94. Updated April 10, 2017. Accessed January 1, 2018.

推荐书目

Dries DJ. Initial evaluation of the trauma patient. Medscape website. https://emedicine.medscape.com/article/434707–overview? Updated April 21, 2017. Accessed January 1, 2018.

McDonald W. Eight tips for safer scenes. EMS World website. http://www.emsworld.com/article/10653367/eight–tips–safer–scenes. Published March 8, 2012. Accessed January 1, 2018.

Parker M, Magnusson C. Assessment of trauma patients. *Int J Orthop Trauma Nurs.* 2016: 21: 21–30.

Thim T, Krarup NH, Grove EL, Rohde CV, Løfgren B. Initial assessment and treatment with the Airway, Breathing, Circulation, Disability, Exposure（ABCDE）approach. *Int J Gen Med.* 2012; 5: 117–121.

（王宏宇，金哈斯，译）

第 19 章

二次评估

美国 EMS 教育标准技能

评估

　　将现场发现和患者评估结果与流行病学和病理生理学知识相结合，以形成现场印象。通过临床推理完成鉴别诊断，修改评估结论并制订治疗计划。

二次评估

- 进行快速全身扫描（见第 18 章）
- 对疼痛进行重点评估
- 生命体征评估
- 体格检查技术
- 呼吸系统
  - 呼吸音

心血管系统

神经系统

肌肉骨骼系统

主要部位的体格检查技术

- 人体系统
- 解剖部位

评估

- 肺部呼吸音

监测仪

　　通过监测仪获取患者信息，包括（但不限于）

- 脉搏血氧饱和度（见第 15、第 23 章）

- 无创血压
- 血糖（见第 25 章）
- 连续心电监测（见第 21 章）
- 十二导联心电图解读（见第 21 章）
- 二氧化碳监测
- 基本的血液检查（见第 14 章）

重新评估

　　如何及何时重新评估患者

学习目标

　　完成本章学习后，紧急救护员能够：

1. 解释二次评估的目的；
2. 描述院前环境中常用的体格检查技术；
3. 描述院前环境中常用的检查设备；
4. 描述体格检查的一般方法；
5. 说明全面体格检查的步骤；
6. 详述心理状态检查的内容；
7. 鉴别心理状态检查的正常和异常结果；
8. 说明患者总体检查的步骤；
9. 鉴别患者总体检查的正常和异常结果；
10. 描述人体特定部位评估所使用的检查技术；
11. 鉴别人体特定部位评估的正常和异常结果；
12. 说明患者评估的过程；
13. 说明儿童患者体格检查与常规检查的区别；
14. 说明老年患者体格检查与常规检查的区别。

重点术语

瞳孔不等： 瞳孔大小不等，可能是先天性或病理性的。

失语症： 由于特定脑区损伤而丧失产生语言或理解语言的能力，不能说出有意义语言的现象。

心尖冲动： 心脏收缩时，心尖撞击心前区胸壁，使相应部位肋间组织向外搏动，有时在左侧第5肋间隙可摸到。

共济失调： 肌肉运动协调障碍。

听诊： 使用耳或听诊器人体内发出的声音。

支气管呼吸音： 吸入或呼出的气流在声门及气管或至支气管形成湍流而产生的声音。

支气管肺泡呼吸音： 支气管呼吸音和肺泡呼吸声混合形成的声音。

杂音： 听诊时听到的除正常心音外的异常声音。

湿啰音： 是空气进入支气管时引起液体震动或水泡破裂而产生的声音。

捻发音： 肺部听诊时在吸气末听到的一种细而均匀一致的犹如用手在耳旁捻头发的声音。

腱反射： 叩击肌肉、肌腱和骨膜时引起肌肉快速收缩反应的一种生理反射。反射弧是由深感觉感受器传入的。

舒张压： 心室舒张末期动脉血压的最低值。

不良共轭凝视： 双眼眼球运动不能同步，可能提示神经损伤。

构音障碍： 与言语有关的肌肉麻痹、收缩力减弱或运动不协调引起的言语障碍。

发声障碍： 由于声带震动特性发生改变或声带功能出现失调的一种言语障碍，如声音嘶哑。

鼻出血： 鼻子出血。

心脏杂音： 血流进入心房或通过瓣膜时产生的异常声音。

视诊： 对患者和周围环境进行观察。

眼球震颤： 眼球不自主、有节律、短促的摆动。

触诊： 检查人员用手和手指触摸按压患者以了解病情的方法。

叩诊： 用手叩击体表部位，使之震动而产生声音，根据震动和声音的音调的特点来判断被检查部位的脏器状态有无异常的诊断方法。

心包摩擦音： 听诊时从听诊器听到的短暂的、搔抓的、摩擦的或嘎吱嘎吱的声音，提示心包炎。

体格检查： 医师用自己的感官或辅助器具（如听诊器等）对患者进行的观察和检查。

胸膜摩擦音： 胸膜表面由于炎症而变得粗糙时，滑动时产生的摩擦声。

上肢平伸试验： 评估平衡性和上肢肌力强弱的试验。试验时让患者手心向下平伸上肢。

脉搏短绌： 同一时间测定的脉率低于心率且脉搏强弱不等、快慢不一。

重新评估： 救护员初次评估后再次进行的评估。

干啰音： 气流吸入或呼出狭窄或不完全阻塞气管、支气管或细支气管时发生湍流所产生的声音。

闭目直立试验： 评估站姿和平衡能力的试验。试验时患者双腿并拢站立，双臂贴身。

二次评估： 包括体格检查技术、生命体征测量、人体系统评估和各种检查仪器检测。

喘鸣： 气管或咽部阻塞所产生的高音调呼吸音。

皮下气肿： 胸部皮下组织出现气体积存的现象。

浅反射： 刺激皮肤或黏膜引起的反射。

收缩压： 心室收缩时动脉血压所达到的最高值。

心脏震颤： 检查者手放在动脉瘤或心包膜部位感受到的细微振动。

潮气量： 平静呼吸时每次吸入或呼出的气量。

鼓音： 叩击含气空腔器官时产生的类似鼓声的空洞声音。

肺泡呼吸音： 呼吸气流在细支气管和肺泡内进出形成的声音。

哮鸣音： 用力呼气时气流强力通过狭窄或不完全阻塞的气管、支气管时发出的高音调、略带金属声、持续时间长的干啰音。

救护员必须拥有广博的知识和技能，才能完成全面的体格检查，做出有效的临床决策。本章介绍基本的体格检查技术，其中有些技术可广泛应用于各种疾病的检查。救护员应该掌握在各种救护背景下进行全面的体格检查所需的工具和技能。

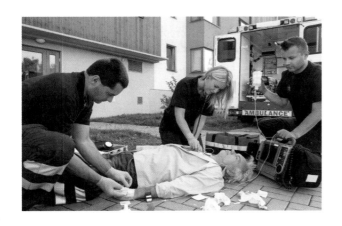

第1节 二次评估的方法和简述

二次评估包括体格检查技术、生命体征测量、人体系统评估和检查仪器检测（框19-1）。应用于每位患者检查技术各有不同，主要取决于患者的主诉、当前疾病和病史。患者的评估取决于：

- 患者病情的稳定性；
- 主诉和病史；
- 患者的沟通能力；
- 疾病无法识别的可能性。

检查技术

体格检查一般使用4种常见的技术，即视诊、触诊、叩诊和听诊。在某些具体情况下，这些技术可能是评估患者的唯一方法，如无意识创伤患者。在另外一些情况下，这些技术可与病史采集等结合。如果时间允许，救护员应在检查前向患者说明有些检查技术需要身体接触。

视诊

视诊是指对患者及周围环境进行观察，可使救护员关注患者的心理状态，并使救护员注意潜在的创伤或疾病。患者个人卫生、衣物、眼神、身体语言、姿势、肤色和体味都是重要的观察内容。紧急医疗服务可能在患者家里，在这种情况下，救护员

注意

体格检查可能并不适用于所有患者。例如，如果患者患有致命的疾病或遭受了致命的创伤，那么院前救护仅需初步检查和迅速转运。但如果患者病情稳定，并且有相关病史，那么需要对患者进行更为全面的二次评估。对于第二类患者，救护的顺序如下：

- 现场观察；
- 初次评估；
- 二次评估；
- 重新评估。

思考

如果需要对车祸中的患者进行检查，您会首先检查什么？

框19-1 体格检查的内容

检查技术
  视诊
  触诊
  叩诊
  听诊

生命体征测量
  脉搏
  呼吸
  血压
  体温（尤其是儿童）

检查设备
  血压计袖带
  检眼镜
  耳镜
  听诊器

应当观察患者的个人卫生、处方药、非法吸毒用具、武器和饮酒的迹象。这些观察发现在确定患者救护方案中具有重要作用。

触诊

触诊是指救护员使用手和手指触摸按压患者获取病情的技术。一般而言，救护员使用手指的掌侧面和指垫来触诊（图19-1），也可使用手背和尺侧

表面。触诊的部位可以是表层的，也可以是深层的。触诊检查患者时，救护员的手与患者身体紧密接触，因此救护员的动作要温柔，尊重患者。

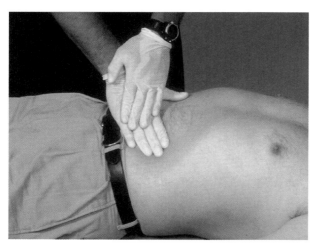

图 19-1 深部触诊

叩诊

叩诊用于评估人体组织内是否存在积气或积液。具体操作方法：救护员用手指叩击体表部位，使下面的组织产生振动和声波。声波的表现形式是回声，由所检查组织的密度决定。组织密度越高，回声的音调越低。叩诊时，救护员将非利手的中指远端指间关节放在患者组织上，其余手指悬于皮肤上方。另一只手的手指弯曲，手腕放松。然后，救护员用这只手的中指指尖敲打放在身体表面的中指关节。叩击应当干脆快速，连续几次敲打同一区域，根据发出声音判断检查部位有无异常（图 19-2）。框 19-2 列出了叩诊音及出现的部位。和其他检查技术一样，只有经常练习才能掌握叩诊技术。

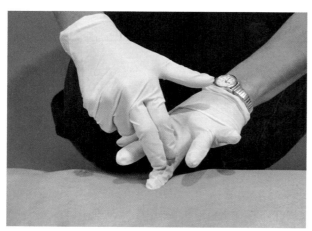

图 19-2 叩诊

框 19-2 叩诊音及出现的部位	
叩诊音	**部位**
鼓音（最响）	胃泡
过清音	含气量增多的肺（如慢性阻塞性肺疾病和气胸）
清音	肺
浊音	肝
实音	肌肉

听诊

听诊需要使用听诊器，用于评估患者器官或组织内各种液体或气体运动时产生的声音。听诊最好在安静的环境中进行，聚精会神地倾听评估部位发出的声音。

救护员应当区分区域，注意强度、音调、时长和音质。在院前环境中，听诊最常用于评估血压和呼吸音、心音和肠鸣声。救护员应当将听诊器的隔膜紧贴患者的皮肤（图 19-3）。如果使用钟型听诊器，那么应将钟面轻轻放在身体表面，防止振动衰减。

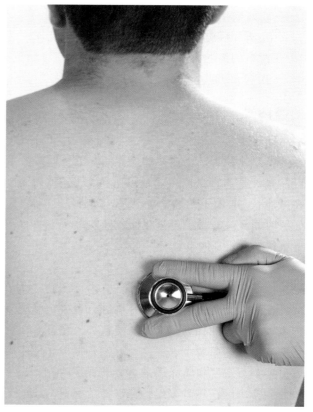

图 19-3 听诊器位于示指和中指之间

注意

　　钟型和膜型听诊器接收不同频率的声音。钟型听诊器主要听诊低频声音（如某些心脏杂音）；相反地，膜型听诊器过滤低频声音，收听高音频的声音，包括呼吸音和肠鸣音。

检查设备

　　全面体格检查中使用的基础设备包括听诊器、检眼镜、耳镜和血压计袖带。一般来说，这些设备在院前救护时不太常用。

注意

　　二氧化碳描记图、心电图和血液检测设备常用于院前救护。

听诊器

　　听诊器用于评估心血管系统、呼吸系统和胃肠系统产生的声音。听诊器主要有声学听诊器、磁性听诊器和电子听诊器 3 种（图 19-4）。

　　声学听诊器将声波从声源传至救护员的耳朵。大多数声学听诊器是膜型听诊器，传递高频声音。钟型听诊器传递低频响声。可调听诊器将钟面和隔膜结合在一起。为了听诊低频声音，应将隔膜轻放在胸部。当隔膜紧紧压在胸壁上时，可以听到高频声音[1]。

　　磁性听诊器的膜端包括一个铁碟片和永磁体。铁碟片和永磁体相互吸引，隔膜的空气柱振动。调频盘可调高频、低频和全频声。

　　电子听诊器将声音振动转成电脉冲，电脉冲传递至扩音器，转变为声音。电子听诊器可以克服环境中的噪声，因此在院前救护环境中很有用。

检眼镜

　　检眼镜用于检查眼睛的结构，包括视网膜、脉络膜、视神经盘、黄斑（视网膜中心的椭圆形黄点）和视网膜血管。检眼镜由照明系统、观察系统和补偿透镜 3 部分构成（图 19-5）。

耳镜

　　耳镜用于检查外耳和中耳等深层结构。耳镜有

　　一个连接电池筒的耳窥器（图 19-6）。检耳镜有多种规格可供选择，以适应不同大小的耳道（救护员应当选择与患者耳道大小相当的耳镜）。耳镜发出的光使人可以看到鼓膜。

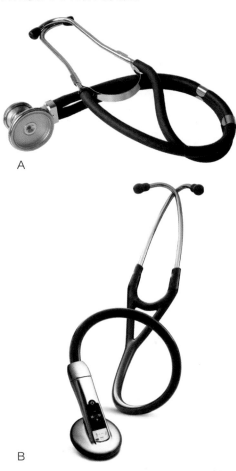

图 19-4 听诊器类型。A. 声学听诊器；B 电子听诊器

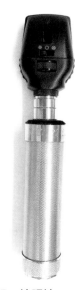

图 19-5 检眼镜

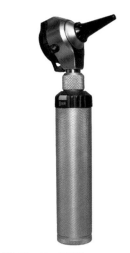

图 19-6 耳镜

血压计袖带

血压计袖带常和听诊器一起使用，测量收缩压和舒张压。院前救护常用的血压计袖带由毫米刻度的压力计、充气橡胶气囊和带有放气阀的压力球。袖带有多种规格，成年人用的宽度为手臂周长的 1/3~1/2，儿童用的宽度为上臂或大腿周长的 2/3（过大的袖带会造成读数过低，过小的袖带会造成读数过高）（图 19-7）。

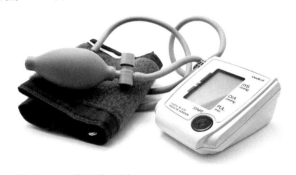

图 19-7 电子血压计

医院和 EMS 机构使用心电监测仪定期监测患者的血压、脉率、体温、呼气末二氧化碳浓度和氧气饱和度。一些机型还可以测量一氧化碳血红蛋白，从而检测一氧化碳毒性。

体格检查的一般方法

体格检查需一步一步进行，重点关注患者当前的疾病和主诉。救护员应当明白，大多数患者面对体格检查都会有点焦虑，他们不习惯自己暴露在外人面前。因此，救护员一开始就要和患者建立信任关系。此外，救护员尽可能保护患者的隐私和确保患者舒适。

体格检查概述

体格检查是对身体的全面评估，评估内容包括：

- 心理状态；
- 总体检查；
- 生命体征；
- 皮肤；
- 头、眼、耳、鼻、喉；
- 胸部；
- 腹部；
- 背部；
- 四肢（周边血管和骨骼肌）；
- 神经系统检查。

注意

美国 CDC 和 OSHA 建议，救护员处理带血物件、体液、分泌物、排泄物及暴露于这些物质时应当戴手套。

资料来源：Centers for Disease Control and Prevention. Current trends acquired immune deficiency syndrome（AIDS）: precautions for clinical and laboratory staffs. *Morbid Mortal Wkly Rep.* 1982；31（43）：577–580. Accessed February 16, 2018.

第 2 节 心理状态

见到患者首先要观察患者的外表和行为，评估患者的意识水平。健康的患者警觉，对触碰、言语指令和疼痛刺激有反应。

外表和行为

对患者进行观察可以得出重要的信息。异常的行为包括嗜睡或对疼痛刺激无反应。大多数医疗指导机构不鼓励使用反应迟钝、目光呆滞等比较模糊的术语来描述患者的心理状态，因此最好用 AVPU（AVPU 分别表示唤醒和警觉、对言语刺激的反应、对疼痛的反应、对其他刺激的反应）反应量表或格拉斯哥昏迷量表等评估患者的反应和言语和运动回应，以获得更准确的患者信息。昏迷是一种无意识状态。昏迷的患者没有自发的眼动，对言语或痛苦刺激无反应，不能被唤醒。

姿势、步态和运动

救护员应当观察患者的姿势、步态和运动情况，评估运动的速度、范围、特点。例如，大多数无残疾患者行走时平衡良好，无跛行、无不适，不会害怕跌倒。异常表现包括共济失调（运动不协调）、瘫痪、不安、激越、姿势怪异、无法运动和不自主运动。

衣着、梳妆、个人卫生、口气或体味

患者的着装、梳妆和个人卫生应与患者的年龄、生活方式和年龄相适应。患者的穿着还应该与环境、温度和天气条件相适应。穿着不符合温度要求或卫生条件差的老年人和儿童可能是忽视的受害者。如有医疗首饰（如治疗关节炎的铜手镯或医疗标志），应标明。头发、指甲和化妆品可以反映患者的生活方式、情绪和个性。蓬乱的头发、褪色的指甲油等发现可以表明患者对外表的关注度降低，这有助于救护员估计患病的时间。

口气或体味提示一些隐藏的疾病，如酒精味、丙酮味（糖尿病常见）、粪便味（便秘常见），以及咽喉炎和口腔卫生较差导致的口臭。肾病、肝病和不良的个人卫生可导致奇怪的体味。

面部表情

面部表情可表示焦虑、抑郁、兴奋、愤怒或畏缩，也可表示恐惧、悲伤或痛苦。救护员应当留意患者在安静、谈话、检查或询问时的面部表情。面部表情应当符合当时的环境。

情绪、情绪反应

和面部表情一样，患者的情绪和情绪反应也应当符合当时的环境。情绪和情绪反应是指患者的情绪状态，以及情感和情绪的外部表现。典型的异常情况包括面对重症时感到开心或冷漠，产生自杀的想法，对想象中的人或物有反应，以及情绪反复无常。

思考

您会用什么表情或行为来判断您的朋友或伴侣的情绪？

言语和语言

健康的人说的话应当易于理解，语速中等。救护员应当评估患者言语的字数、速度、声音大小和流利度。异常情况包括失语、发声障碍、构音障碍及言语和语言根据情绪发生的变化。

思维和认知能力

人的思维和认知是有逻辑的、相关的、有组织的和连贯的。患者应当对自己的病情或伤情有一定了解，能够对针对自己的救护做出理智的判断和正确的决策。虽然准确评估患者的思维和认知能力很难，但以下几点一般被认为是异常情况。

- 异常的思维过程：
  - 思绪跳动；
  - 不连贯；
  - 幻想；
  - 思维中断；
  - 移情。
- 异常的思维内容：
  - 痴迷；
  - 强迫；
  - 妄想；
  - 自杀意念；
  - 杀人想法；
  - 不切实际感。
- 异常的感受：
  - 错觉；
  - 视听幻觉。

记忆力和注意力

健康的人通常对事件中的、地点和日期都有意识。他们通常还知道启动 EMS 响应的事件。救护员可以应用几种方法来评估患者的记忆力和注意力。第一种方法是让患者仅用偶数或奇数（数字跨度）从 1 数到 10。第二种方法是让患者从 100 开始倒数 7 个数（连续的 7 个数）。第三种方法是让患者倒着拼写一些简单的单词。救护员还应评估患者的远期记忆（如生日）和近期记忆（如当天发生的事件），以及患者的学习能力。学习能力可以通过给患者一些新的信息（如救护员的名字、救护车的年份和型号）来评估。随后，救护员要求患者回忆这些信息。

第3节　总体检查

　　评估患者的意识水平和精神状态后，救护员对患者进行总体检查。除了前面所述的评估外，还应评估患者有无痛苦的表现、表面的健康状况、肤色和明显的病变、身高和体型、性发育和体重。总体检查中也要评估生命体征。

痛苦的表现

　　痛苦的表现包括心肺功能不全、疼痛和焦虑，具体的体征和症状如下：

- 心肺不全：
  - 呼吸困难；
  - 哮鸣；
  - 咳嗽。
- 疼痛：
  - 蜷缩；
  - 流汗；
  - 身体某部位疼痛。
- 焦虑：
  - 躁动；
  - 焦虑表现；
  - 小动作不停；
  - 手掌冰凉、出汗。

思考

　　从每一组痛苦里选出一个症状，想象有这些症状的患者的表情和行为会是怎么样的？

表面的健康状态

　　患者表面的健康状况可以通过视诊来评估，包括患者的性别、种族、体型及与年龄相关的发育状态。救护员还应注意患者的基本表现，如有急性或慢性疾病、虚弱、强健或活力充沛。虽然这些都是主观评估，但慢性病患者通常看起来很虚弱，而且可能因为疾病而皮肤颜色不正常、身体消瘦、体重减轻和肌肉减少。"衰弱"通常是指身体活动量低、肌肉无力、行动缓慢的老年患者。"强健"在这里用来描述看起来强壮健康的患者。

肤色和明显的病变

　　皮肤颜色因身体部位和人而异。不同种族的患者正常的肤色不同，如粉色、象牙白色、棕色、黄色和橄榄色。最好通过不常暴露于太阳的部位（如手掌）或色素沉着较低（如嘴唇和甲床）的部位评估肤色。框 19-3 列出了异常肤色及可能的原因。明显的皮肤病变有可能表明疾病或创伤，如红疹、青紫、伤疤和变色（图 19-8、表 19-1 和表 19-2）。

框 19-3　异常肤色和可能的原因	
肤色	可能原因
苍白	休克、脱水、惊恐
发绀	心肺功能不全、环境寒冷
黄疸	肝病、红细胞破坏
红色	发热、炎症、一氧化碳中毒

注意

　　皮肤的颜色、质感和外观与人的年龄有关。例如，肤色较浅的儿童的肤色可能是乳白色和玫瑰红色，甚至是深粉色。肤色较黑的儿童的肤色可能是棕色、黄色、橄榄绿色或淡蓝色。此外，儿童皮肤一般光滑、轻微干燥、不油腻。相反地，老年人的皮肤往往干燥、皱纹多、色素沉着不均匀。老年患者的表皮层变薄，胶原蛋白生成减少，患有各种与衰老相关的增生性病变。

身高和体型

　　一般用中等身高、高或矮等词描述患者的身高，用苗条、清瘦、肌肉发达或壮实等词描述患者的体型。这些一般可反映整体健康状态。例如，患者可能过于消瘦（饮食失调导致）、苗条或肌肉发达。年龄和生活方式也可影响身高和体型。

性发育

　　性征应当符合患者的年龄与性别。青春期正常的生理变化包括男性出现胡须、声音变粗，女性胸部隆起等。一般来说，健康男性比健康女性更高、更重，肌肉更多。

体重

　　理想状态下，患者的体重应当和身高和性别成比例（图 19-9）。总体检查中容易观察的体重疾病

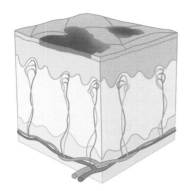

紫癜——直径大于0.5 cm
的紫红色斑，按压不变色
原因：血管内破损、感染

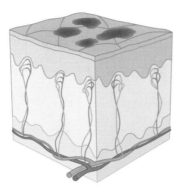

淤点——直径小于0.5 cm
的紫红色斑，按压不变色
原因：血管内破损、感染

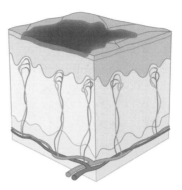

淤斑——大小不等，按压不变色
原因：血管壁破损、创伤，
血管炎

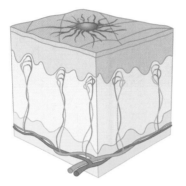

蜘蛛痣——中心呈红色，周围为辐射
状蜘蛛腿样分支，按压后变白
原因：肝病、维生素B缺乏

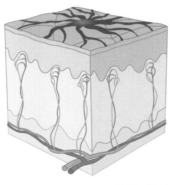

静脉星——蓝色蜘蛛样，线形
或不规则形，按压不变白
原因：浅静脉压力升高

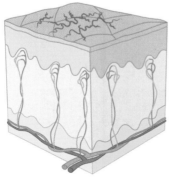

毛细血管扩张——细的、
不规则的红色线条
原因：毛细血管扩张

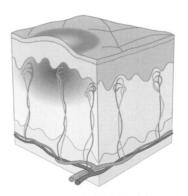

毛细血管瘤（鲜红斑痣）——
红色不规则斑片
原因：真皮毛细血管扩张

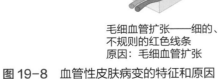

图 19-8　血管性皮肤病变的特征和原因

表 19-1　常见皮肤病变
描述举例

斑疹

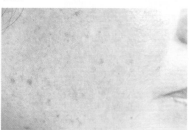
雀斑

皮肤颜色改变的扁平的圆形区域，直径小于 1 cm（雀斑、扁平痣、麻疹、猩红热）

丘疹

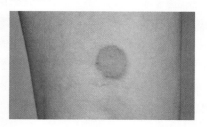
扁平苔藓

凸起、紧实，边界清晰，直径小于 1 cm（疣、隆起痣、扁平苔藓）

色斑

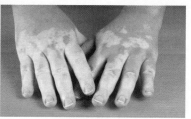
白癜风

扁平、无法触诊、形似不规则斑疹，直径大于 1 cm（白癜风、葡萄酒色痣、黑素细胞增多症、咖啡牛奶斑）。

凸起斑块

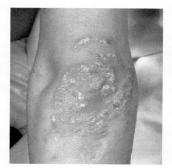
斑块

凸起、紧实、粗糙的病变，直径大于 1 cm（银屑病、脂溢性角化病、光线性角化病）

续表

描述举例

风团

风团

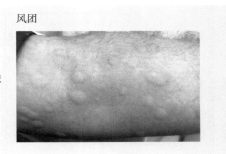

凸起、形状不规则的皮肤水肿，质硬，直径不等（蚊虫叮咬、荨麻疹、变态反应）

结节

结节

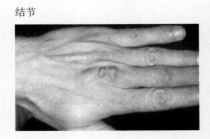

凸起、紧实的病变，边界清晰，比丘疹更深入皮肤深处，直径1~2 cm（结节性红斑、脂肪瘤）

瘤

肿瘤

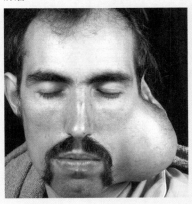

凸起、坚硬的病变，有或无明显的边界，直达皮肤深处、直径大于2 cm（赘生物、良性肿瘤、脂肪瘤、血管瘤）

水疱

带状疱疹引起水疱

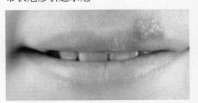

凸起，位于表面，边界清晰，不深入皮肤，充满浆液，直径小于1 cm（水痘、带状疱疹）

续表

描述举例

大疱

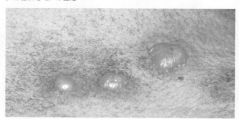

大疱性类天疱疹

直径大于 1 cm 的水泡（水疱、寻常天疱疮）

脓疱

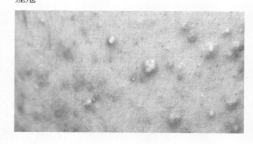

痤疮

表皮凸起病变、类似于水疱，但充满脓液（脓疱病、痤疮）

囊肿

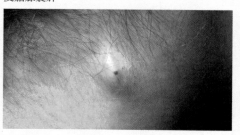

皮脂腺囊肿

凸起囊型病变，边界清晰位于真皮或皮下层、充满液体或半固体物质（皮脂腺囊肿、囊肿型痤疮）

毛细血管扩张

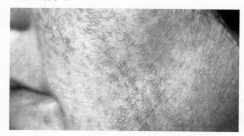

毛细血管扩张

毛细血管扩张导致皮肤出现纤细、不规则的红丝（酒渣鼻）

资料来源：Thompson JM, Wilson SF. *Health Assessment for Nursing Practice*. 2nd ed. St. Louis, MO；Mosby；2001.

表 19-2 二级皮肤病变

描述举例

鳞屑

鳞屑

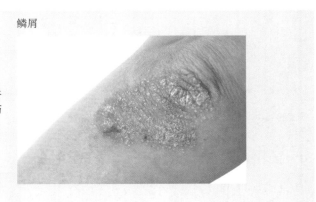

层层叠叠的角质细胞，鳞屑状、不规则，有的厚、有的薄，有的干燥、有的油腻，大小不一（猩红热后脂溢性皮炎导致皮肤脱落，药物反应导致的皮肤脱落，干燥的皮肤）

苔藓样变

特应性皮炎

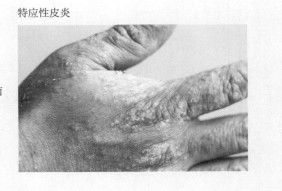

长期摩擦、瘙痒或皮肤刺激导致表皮粗糙变厚，常见于四肢屈面（慢性皮炎）

瘢痕疙瘩

瘢痕疙瘩

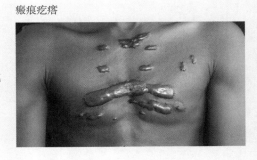

形状不规则的凸起，一般是伤口愈合过程中胶原纤维增生过度形成的，手术后瘢痕逐渐扩大

瘢痕

肥厚性瘢痕

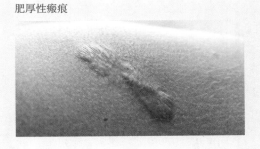

创伤或表皮撕裂后，替代正常皮肤的厚薄不一的纤维组织（愈合的伤口或手术切口）

描述举例

表皮脱落

疥疮

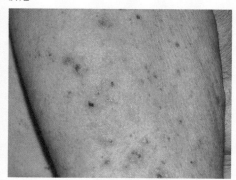

表皮脱落、线形内凹（擦伤、抓伤、疥疮）

皲裂

皲裂

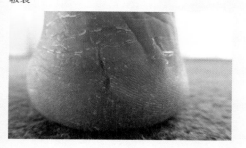

线形裂缝，从表皮延伸至真皮，有的干燥、有的湿润（脚癣、嘴角开裂）

糜烂

糜烂

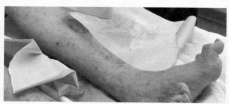

表皮部分脱落，露出潮湿面，或者水疱或脓包破裂后形成（水痘、天花）

溃疡

淤积性溃疡

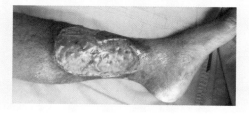

表皮和真皮脱落，内凹、大小不一（褥疮、淤积性溃疡）

续表

描述举例

痂

皮肤损害处渗液、渗血或脓性分泌液干燥后形成的，轻微隆起，大小不一，棕色、红色、古铜色或稻草色（擦伤或湿疹愈合后形成痂）

痂

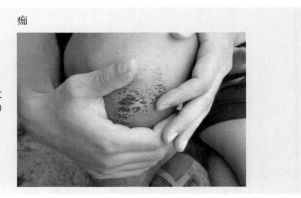

萎缩

斑纹

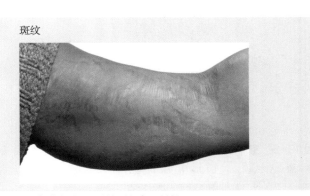

皮肤表面变薄，皮肤纹路消失；皮肤半透明，纸片样

资料来源：Thompson JM, Wilson SF. *Health Assessment for Nursing Practice*. 2nd ed. St. Louis, MO：Mosby；2001.

包括消瘦（因营养不良导致）、肥胖（高于正常值20%）。近期体重增加或减轻是重要的信息，有临床意义。像身高和体型一样，体重可以反映患者的健康状况、年龄和生活方式。

思考

想想3个可能引起体重显著减轻的疾病，以及3个引起体重显著增加的疾病。

生命体征

生命体征是反映生物体基本生存状态的特征，如呼吸、脉搏（血液循环）和血压（灌注）等。

呼吸

成年人正常的呼吸频率为12~24次/分[2]。救护员可通过观察患者呼吸、感受胸部运动和肺部听诊评估呼吸频率。呼吸的节律和深度可通过观察和触诊胸部进行评估。异常的情况包括呼吸过浅、过快，杂音过多或呼吸过深，胸壁运动不对称，使用辅助呼吸肌，或者呼吸音断断续续、不均匀、减弱。

脉搏

静息时，成年人正常的脉率为60~100次/分，随患者的年龄和身体状况变化（表19-3）。例如，儿童的脉率一般为80~100次/分，训练有素的运动员的脉率一般为50~60次/分。妊娠、焦虑和恐惧等因素也会导致健康人群的脉率异常升高。婴儿和儿童的正常生命体征范围可能有相当大的差异。

一般通过颈动脉或皮肤附近的动脉测量脉率。评估患者的桡动脉脉搏时，救护员将示指和中指的指腹放在患者腕关节远端、桡骨茎突内侧。除了脉率外，脉搏的规律性和强度也很重要。例如，脉搏可以是规则的或不规则的，弱的或强的。在初步评估脉搏后可应用心电监测仪评估心血管状况。

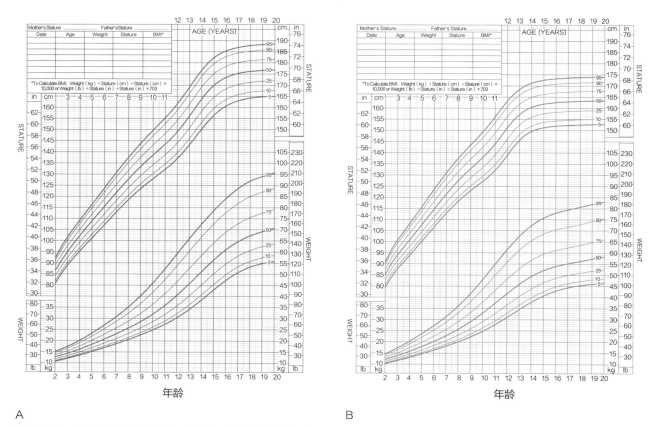

图 19-9 身体生长曲线和美国卫生统计中心的统计数据（2~20 岁身高和体重）。A. 男孩；B. 女孩

资料来源：Developed by the National Center for Health Statistics in collaboration with the National Center for Chronic Disease Prevention and Health Promotion（2000）. http://www.cdc.gov/growthcharts

表 19-3 各年龄段生命体征范围

年　龄	脉搏（次/分）	呼吸（次/分）	血压（mmHg）
新生儿	119~160	40~60	80/40
1 岁	80~140	30~40	82/44
3 岁	80~120	25~30	86/50
5 岁	70~115	19~25	90/52
7 岁	70~115	19~25	94/54
10 岁	70~115	15~20	100/60
15 岁	70~90	15~20	110/64
成年人	60~100	12~24	120/80

血压

收缩压是心脏收缩时血液对动脉壁施加的压力。舒张压是心室舒张时血液对动脉壁施加的压力。对于所有年龄段人群，理想的收缩压应小于 120 mmHg，舒张压应低于 80 mmHg[3]。然而，通常在患者的血压远远超过这些标准后才开始治疗。对于 59 岁以上的人群，治疗前血压通常超过 150/90 mmHg；30~59 岁的人群，治疗前血压通常超过 130/80 mmHg[4]。

血压的最佳测量方式是使用血压计。血压计袖带包裹患者的手臂，下端距离手肘 3~5 cm。如果手动测量血压，可将袖带充气至 30 mmHg 以上，此时肱动脉脉搏消失；将听诊器置于袖带下肱动脉之上，以每秒 2~3 mmHg 的速率排气。在压力下降的过程中，救护员应当注意观察，听到的第一声时的读数为收缩压，声音开始变化或消失时的读数为舒张压。

注意

有时准确测量舒张压很困难。声音模糊和脉搏完全消失的界限因人而异。在一些人，差异只有几毫米汞柱大小，但在另一些人，脉搏音不会完全消失。准确测量舒张压需要丰富的经验，并且需要救护员在安静的环境中仔细听。

在环境嘈杂、听诊器难以听到血管声音时，可通过触诊来评估血压。但是这种方法没有听诊准确，且只能评估收缩压。触诊血压时，救护员应当定位肱动脉脉搏或桡动脉脉搏，并按前面介绍的方法使用血压袖带。袖带缓慢放气时，手指应当始终放在脉搏处。当可以感受到脉搏时，此时的读数表示收缩压。和脉率一样，患者的血压可由于恐惧或焦虑而升高，患者的年龄和正常的体育活动等也会导致血压读数升高。

当无法使用患者的上臂测量血压时，可使用别的部位，但读数与上臂测得的不同（图 19-10）。其他用于评估氧合和灌注的指标包括血氧饱和度、二氧化碳水平（见第 15 章）和毛细血管充盈时间（见第 18 章）。

皮肤检查

皮肤可反映患者健康状况。评估内容包括肤色、温度和湿度。如前所述，肤色和瘀伤、病变、红疹等可能提示患者重病或重伤。

温度可能是正常的（温暖）、热的或冷的。温度评估在某些情况下有具体的应用，如高热惊厥、高热和体温过低等。皮肤烫手表明发热或患有发热疾病或创伤。皮肤冰冷表明组织灌注下降，或者患有与冷相关的疾病或创伤。手的背侧面比掌侧面更敏感，测量温度时应使用背侧面。正常的体温是 37℃，口腔、腋下、鼓室或直肠温度可使用不同的体温计进行测量（图 19-11）。温度计外面应套上一层一次性隔膜，避免交叉感染。从不同部位获得的温度将有所不同。一般来说，直肠温度比口腔温度高 0.5℃。腋窝和鼓室的温度通常比口腔温度低 0.5℃。

- **口腔测温**。口腔测温一般用于大于 6 岁的患者，但读数受到哭泣、饮食、吸烟、氧气罩、喷雾治疗和温度计在患者口中的位置的影响。使用电子体温计时，测量完成时会发出简短的提示声。

- **腋下测温**。腋下一般用于测量儿童体温，适用于小于 6 岁的儿童，也常用于不配合的儿童、患有抑制免疫系统功能的疾病或意识不清的儿童。腋下测温的方法是将电子体温计紧紧地放入患者的腋窝下，手臂紧靠胸腔旁边，测量完成后会听到提示音。

- **鼓膜测温**。鼓膜距离下丘脑位置较近，是测量体核温度的理想位置。救护员将温度计的前端放进患者的耳道进行测量。为了获得准确的读数，对于小于 3 岁的儿童，应当轻轻地将耳郭向下向后拉，大于 3 岁的患者则应当将耳郭向上向后拉。温度计位置正确时且按照说明书正确操作时，几秒钟之内即可获得体温读数。鼓膜测温的读数变化很大，接受过耳部手术、患有中耳炎或耵聍过多、刚运动完的人，读数往往不准；在极端温度环境（恒温箱、风中或吹风扇）中测得的读数也不准确；小于 3 岁的儿童使用这一方法测量时，读数也不准确[4]。

- **直肠测温**。通过直肠测量患者的体温有穿孔的风险。此外，这一方法也会让患者感到痛苦，一般只用于儿童和意识不清的患者。直肠测温时，救护员应当让患者（婴儿）仰卧。患者也可以左侧卧位，双腿�起，将肛门露出。救护员将润滑过的温度计插入直肠，深度不超过 2.5 cm，警示声响后将温度计拔出。直肠测量最为精准，但院前救护时一般不常使用。一般使用特殊的低温温度计测量低温患者的体温（见第 44 章）。

- **瞬时体温测量**。瞬时体温测量可以快速获得体温，而不会给患者带来不适。它可以很容易地用于测量婴儿和儿童的温度。测量瞬时体温时，用一个红外扫描仪扫过前额，然后把它提起，放在耳朵后面。温度会在几秒钟内显示出来[5]。头发、头罩和出汗都会影响读数。

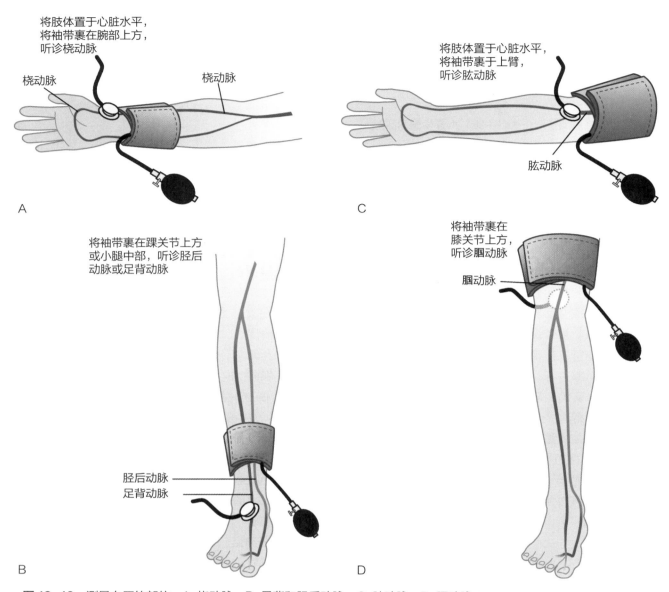

图 19-10 测量血压的部位。A. 桡动脉；B. 足背和胫后动脉；C. 肱动脉；D. 腘动脉

注意

食管温度探头可以对 16 岁以上的患者提供持续的人体核心体温评估。该方法最常用于心搏骤停后的紧急救护，以支持治疗性低体温，以及可能存在严重的体温过高和体温过低时。使用这类设备需要经过专门培训并获得授权。

资料来源：Makic MB, Lovett K, Azam MF. Placement of an esophageal temperature probe by nurses. *AACN Adv Crit Care*. 2012；23（1）：24–31.

皮肤湿度评估一般有干性和湿性 2 种。干燥的皮肤是正常的，湿性的皮肤是黏湿的或汗涔涔的。

皮肤易出汗提示血容量过低等疾病，也提示可能患有导致组织灌注不足（心血管疾病）或汗腺分泌增加（发热相关疾病）的疾病或创伤。

瞳孔

检查瞳孔对光的反应可以反映患者的神经状况。瞳孔不等在某些患者中可能是正常情况，但瞳孔一般情况下是对称的，且遇光时收缩。测试瞳孔对光的反应时，救护员将光线直接照入一只眼睛。正常反应一个是瞳孔收缩，另一个瞳孔也收缩。救护员应该通过让患者看远处的物体来测试患者眼睛的适应能力。此时瞳孔应该放大。然后，救护员要

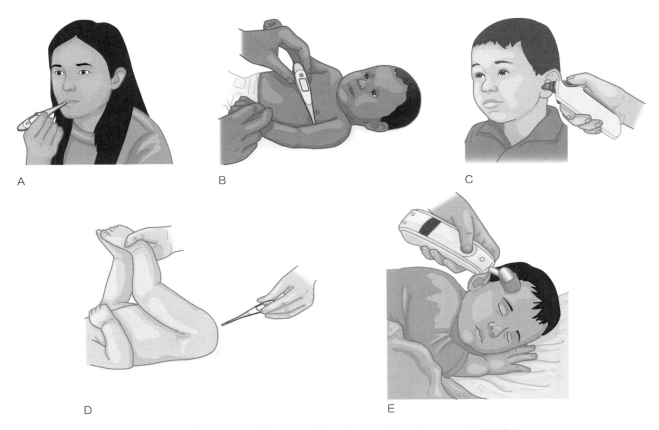

图 19-11 体温评估。A. 口腔测温；B. 腋下测温；C. 鼓膜测温；D. 直肠测温；E. 太阳穴测温

求患者将注意力集中在 7~8 cm 处的物体上。当患者将目光聚焦在近处物体时，瞳孔应收缩。表 19-4 列出眼球的异常情况和潜在的病因。

表 19-4 眼球的异常情况	
眼球大小	**病因**
对称	
放大或无反应	心脏停搏、中枢神经系统损伤、组织缺氧、药物（麦角酸二乙酰胺、阿托品、安非他明）
收缩或无反应	中枢神经系统损伤或疾病、麻醉剂（海洛因、吗啡）、眼部药物
不对称	
一只眼球放大或无反应	脑血管意外、头部创伤、眼部直接创伤、眼部药物

第4节 各解剖区域检查方法

人体的解剖和生理特征与年龄相关，也因人而异。各解剖区域的检查应当根据患者的主诉进行，紧急情况下不需对所有的区域进行检查。

皮肤

前面已经介绍了皮肤的总体评估，但全面检查评估应包括皮肤、毛发和指甲的质感和充盈度[2]。

质感和充盈度

皮肤的质感一般光滑、柔软、有弹性。老年人的皮肤有褶皱，由于胶原蛋白、皮下脂肪流失和汗腺分泌功能下降而似皮革。皮肤质感异常的原因可能是病变、红疹、肿瘤、内分泌障碍和局部创伤。

充盈度是指皮肤的弹性（一般随着年龄增长而下降）。测试皮肤充盈度时，救护员应当捏起皮肤、评估皮肤恢复原样的容易程度和速度。前额是测试皮肤充盈度的最佳部位，因为它受年龄因素的影响小。皮肤未能快速恢复正常可能是提示脱水（图 19-12）。

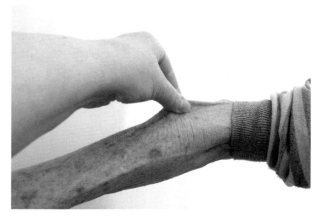

图 19-12 评估皮肤充盈度

毛发

救护员还应当检查并触诊患者的毛发，留意毛发的数量、分布和质感，重点关注近期生长或脱落的头发。异常变化可能与营养不良、化疗、内分泌异常（如甲状腺功能减退、绝经）和使用美发护发用品有关。老年人常发生脱发。

指甲和趾甲

救护员应当留意患者指甲和趾甲的颜色及形状，并评估是否病变。没有涂颜色的指（趾）甲一般是透明的，健康的指（趾）甲光滑、牢固。框 19-4 描

框 19-4 指（趾）甲异常

- **博氏线**：指甲上出现横沟，抑制指甲生长，与全身性疾病、严重感染或指甲损伤有关。
- **杵状指**：末端指（趾）节明显增宽增厚，呈杵状膨大，提示慢性心脏病或呼吸系统疾病。
- **甲剥离**：指甲从甲床脱落，与银屑病、皮炎、真菌感染等疾病有关。
- **甲沟炎**：甲根周围皮肤的炎症，可能与局部感染或创伤有关。
- **银屑病**：甲板上出现凹痕、变色、增厚，可能导致裂片形出血。
- **裂片形出血**：甲床出现的红色或棕色线状条纹，与指甲轻微创伤、细菌性心内膜炎和旋毛虫病有关。
- **特里甲**：除远端的狭窄区域外，甲板出现横向的白色条带，与肝硬化有关。
- **横向白色条带**：甲板上出现的白色纵向条带，提示全身性疾病。
- **白点**：甲板上出现白点，一般与轻微创伤或修剪角质层有关

述指（趾）甲的异常情况。随着年纪增大，指甲常常会长出纵向条纹，也可能因为缺钙呈现微黄色。

头、耳、眼、鼻和喉

头颈部结构检查包括视诊、触诊和听诊。

头部和面部

检查头部时，救护员应当观察头颈部的形状和对称性，并要注意头发可能会隐藏异常情况。救护员应当将头发分开，评估是否有鳞屑、肿块或其他病变。评估时应全面触诊，从前至后，留意是否有肿块、压痛、伤口或凹陷。手指应当能顺利划过头皮，且患者无疼痛或不适。

检查面部时应当观察对称性、表情和轮廓，留意是否有不对称、不自主抽搐或水肿，还应评估患者的面部皮肤的颜色、色素沉着、质感、厚度、毛发分布和病变。

眼

救护员应核实患者双眼有无视力。病史询问时可直接询问患者有无视力问题。可通过请患者阅读打印的文字材料或远距离数手指来评估视力；还可以通过各种视力表，如斯内伦（Snellen）视力表（图 19-13）。

双眼应该在 6 个主要方位灵活移动（图 19-14）。救护员可通过观察眼睛追随移动物体的情况评估患者的注视力。任何眼球震颤（眼睛不自主抽动）或不良共轭凝视都应引起注意。另一种检查视野的

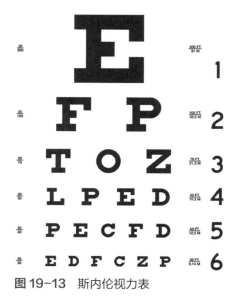

图 19-13 斯内伦视力表

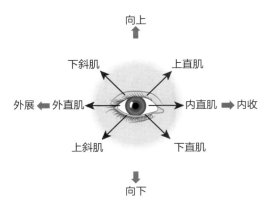

图 19-14 6 个主要的方位。颅神经和眼外肌与 6 个主要的方位有关

方法是让患者看自己的鼻子。然后，救护员伸展双臂，肘部弯曲呈直角，同时移动示指以检查患者的周边视觉。要求患者识别手指的运动并跟踪移动的物体，以确认视野是否正常。这个测试应该在 4 个象限（上、下、右、左）进行。还应评估眼睛的位置是否正确和能否对齐。

应当评估患者眼眶是否水肿，眉毛处有无脱屑。眼睑检查包括注意睑裂的宽度、颜色、有无水肿、有无病变、眼睫毛的状况和方向，眼睑能否充分闭合和有无渗出物。救护员还应当观察泪腺和泪囊区域是否肿胀，并留意是否泪液分泌过多或过少。

检查结膜和巩膜时，救护员用拇指将患者的下眼睑往下拉，同时要求患者向上看（图 19-15）。巩膜应当是白色的，角膜和虹膜应当清晰可见，双瞳孔应该等大、圆形、对光敏感。触诊患者的下眼眶可检查结构是否完整。救护员检查患者眼睛时，应当留意患者是否佩戴隐形眼镜和义眼。

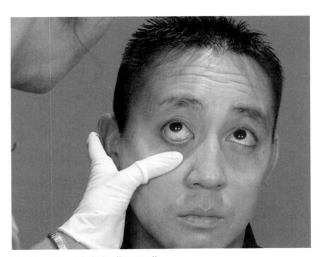

图 19-15 检查角膜和巩膜

检眼镜用于评估角膜是否有异物、划伤、擦伤和感染，前房有无出血或脓液，眼睑下有无异物。此外，视网膜血管、视神经及眼底的视网膜可和玻璃体一起检查。眼科检查应当在暗室中进行。此时瞳孔放大，便于检查，无须摘掉隐形眼镜。

使用检眼镜检查时，救护员应当按照以下步骤操作。

1. 让患者注射远处的物体。
2. 面对患者而坐，与患者高度相同。
3. 打开检眼镜的光源，选择 0 号透镜。
4. 救护员用右手和右眼检查患者的右眼，用左手和左眼检查患者的左眼。
5. 请患者睁开双眼，越过您的肩部向前看。
6. 将检眼镜贴于你的面部，检眼镜距离患者面部约 25 cm，打开检眼镜的灯光以 45° 角照射患者的瞳孔，此时一般可看到瞳孔中明亮的橙色光芒（红反射）（图 19-16）。

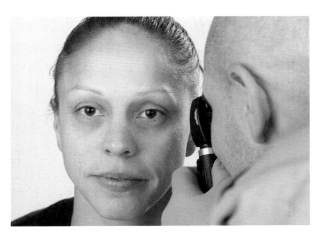

图 19-16 救护员使用检眼镜检查

7. 将光线缓慢地移向眼球，观察眼底的结构，旋转透镜以获得最佳聚焦。
8. 检查视神经盘的大小、颜色和清晰度，以及血管的完整度。评估角膜有无病变和黄斑的形状，正常的情况包括[5]（图 19-17）：
   - 清晰、黄色的视神经盘；
   - 黄色至奶油粉红色的视网膜（取决于患者的种族）；
   - 浅红色动脉和暗红色静脉；
   - 眼底静脉和动脉的大小比为 3∶2；
   - 无血管性黄斑。

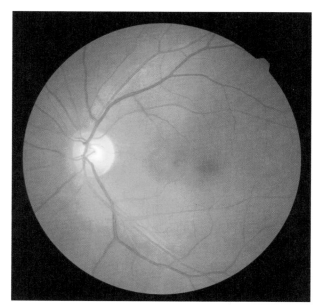

图 19-17 正常的眼底

耳

救护员应当检查外耳道和周围组织，看有无擦伤、形状异常或变色等现象。耳道内不应有分泌物。轻轻拉患者的耳垂，患者无疼痛或不适。触诊患者的头骨和耳朵周围的面骨，检查乳突区的有无压痛或是否变色。听力良好、警觉的且和救护员说同一种语言的患者可以一次听清问题，无须重复。留意是否使用听力辅助设备。评估听力的方法是让患者捂住一只耳朵，救护员轻声或大声地说出简短的单词，要求患者重复。

耳镜用于评估内耳分泌物、异物和耳膜。救护员使用耳镜检查时应按照以下步骤操作（图 19-18）。

1. 选择合适大小的耳镜。
2. 插入耳镜前先查看耳朵内有无异物。

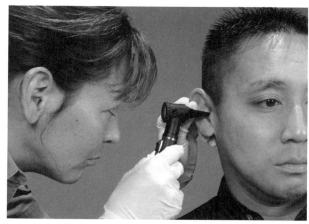

图 19-18 救护员使用耳镜检查

3. 嘱咐患者检查时不得乱动，防止损害耳道和鼓膜（检查婴儿和幼儿应约束他们）。
4. 打开耳镜，将耳镜插入耳道，稍稍向下向前。为便于插入，检查成年人时向上向后拉耳郭，而检查婴儿时向后向下拉耳郭。
5. 辨认耵聍，查看有无异物、病变或分泌物。
6. 查看和观察鼓膜有无撕裂或损伤。正常的情况包括：
   • 耵聍可干燥（棕褐色或淡黄色）或湿润（深黄色或棕色）；
   • 耳道无炎症（感染的症状）；
   • 鼓膜呈半透明或珍珠灰色（粉红色或红色提示炎症）。

鼻

应当从形状、大小、颜色和稳定性 4 个方面检查鼻部。鼻梁应当位于面部的中线，鼻孔对称分布（轻微的不对称也是正常的）。救护员应当触诊鼻梁和周围的软组织，检查有无疼痛、压痛和变形，还应当检查额窦和上颌窦是否肿胀，触诊两侧鼻翼和颧骨有无压痛。

鼻腔出现分泌物有许多原因。例如，出现脑脊液的原因可能是头部创伤，鼻出血的原因可能是创伤或血管黏膜出血、高血压或血液。黏性分泌物一般是过敏、上呼吸道感染、鼻窦炎或受寒引起的。

口和咽

救护员应当观察患者嘴唇的对称性、颜色、有无水肿和皮肤表面有无异常。正常的嘴唇是粉红色，嘴唇苍白与贫血症有关，发绀与心肺功能不全有关，红唇有时是一氧化碳中毒表现（见第 33 章）。正常的嘴唇无水肿、变形，触诊时无疼痛。

口腔内健康的牙龈呈粉色、无病变和无水肿。非裔美国人口腔常见色素沉着斑。牙龈红肿提示可能出现怀孕、白血病、口腔卫生较差、进入青春期，或应用了某些药物（如苯妥英）。健康的口腔无松动或破损的牙齿，可使用牙科器械检查。

救护员应从大小和颜色等方面检查患者的舌。舌应当位于口腔的中部，无肿胀，呈暗红色，湿润，有光泽。检查口咽时，可使用压舌板按住患者的舌头。正常的上颚呈白色或粉色。如果口腔有炎症或有渗出物，提示可能出现了感染（不同的口气提示服用酒精、药物或患有疾病）。扁桃体一般呈粉红色，光滑，无水肿，无溃疡，无炎症。咽痛的患者往往腭垂和扁桃体水肿，有时会出现黄色渗出物。

颈

检查颈部时，患者应处于正确的解剖学姿势。如果怀疑有创伤，那么应当采取脊髓损伤预防措施。支气管应当位于中线位置，呼吸时未使用辅助呼吸肌或出现气管牵拉。触诊颈部时，救护员应当将双手拇指放在远端气管的两侧，然后对称地将手移至头部（图19-19）。救护时不得对双侧颈动脉同时施加压力，因为可能导致患者晕厥或心动过缓。

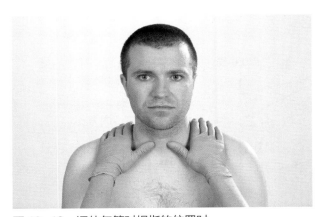

图19-19　评估气管时拇指的位置时

淋巴结不应有压痛（淋巴结压痛或肿大一般是炎症引起的），甲状腺和环状软骨无疼痛，吞咽时可活动。触诊患者颈部软组织时有气泡感或爆裂感时表明出现皮下气肿，救护员应当注意有无颈静脉扩张或颈动脉突出（见第21章）。

头和颈椎

颞下颌关节连接下颌骨与颞骨，有时可出现疼痛感或脱臼。一般情况下，患者张开和闭合口腔时不会感到疼痛，动作也不会受限。颞下颌关节紊乱是常见的病症。

对于无创伤的患者，救护员应当通过触诊有无压痛和变形来检查颈椎。可通过以下方式评估颈椎的活动范围：

- **弯曲**：用颏接触胸部；
- **旋转**：用颏接触肩膀；
- **侧弯**：用耳接触肩膀；
- **伸展**：将头向后仰。

对创伤患者的颈部在进行总体检查或神经检查时，可能需要移动，此时应排除颈椎损伤，并采取保护措施，固定颈部（见第40章）。

胸

了解胸廓结构对于进行心肺评估至关重要。肋骨保护胸腔内器官，为膈肌和肋间肌的呼吸活动提供支持（见第10章）。胸腔的骨性结构受损（如连枷胸）可影响呼吸功能。肋骨还是定位的解剖标志（图19-20、图19-21）。胸部的评估方法包括视诊、触诊、叩诊和听诊。

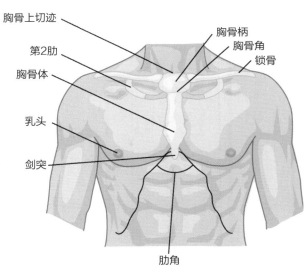

图19-20　胸部解剖标志

视诊

应当检查患者的胸壁前面和后面是否左右对称。胸骨并非完全对称，但视诊应当将一侧与另一侧进行比较。阻塞性肺疾病患者的胸壁直径往往增大，导致胸部呈圆桶状。造成胸壁变形或不对称的原因还包括（图19-22）：

- **漏斗胸**：剑突上方的胸骨下段凹陷；
- **鸡胸**：胸骨向前突出；
- **胸椎后凸**：脊柱胸段向后偏离中线；
- **脊柱侧凸**：脊柱某一段偏离中线，向侧方凸出。

思考

评估仰卧患者的呼吸，先站在他的身旁，然后站在头顶位置，最后站在足部位置。哪一个位置是观察胸骨是否对称的最佳位置？

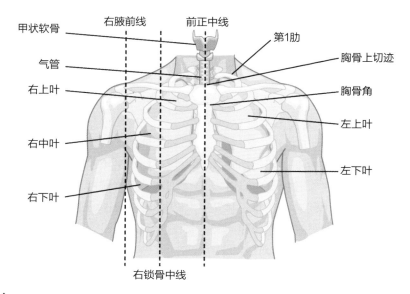

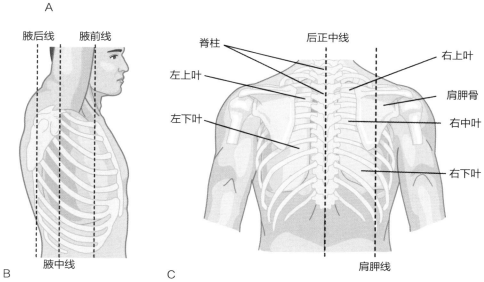

图 19-21 胸骨标记。A. 前胸；B. 右侧胸；C. 后胸

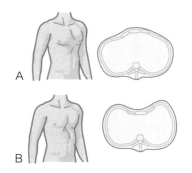

图 19-22 胸壁畸形。A. 鸡胸；B. 漏斗胸

救护员应当检查胸部皮肤和乳头是否有发绀和苍白的现象。应留意胸壁的手术缝合线、皮肤药物贴（如硝酸甘油、芬太尼）。应当评估患者的呼吸模式或节律，留意是否使用了辅助呼吸肌。此外，应当观察患者呼吸时胸部的起伏，粗略估测患者的潮气量（见第 15 章）。

触诊

救护员应当触诊胸部，评估脉搏、压痛、肿块、凹陷、捻发音、皮下气肿、异常活动和异常姿势。检查时，要首先观察患者气管的位置，正常情况下应该是在中线，位于颈静脉切迹的上方。然后从患者的锁骨开始，用力触诊患者的胸壁两边。检查应当循序渐进，不要让患者感觉疼痛或不适。

评估吸气时前胸壁是否对等扩张时，救护员将拇指沿着患者的肋缘和剑突放置，手掌应当平放在胸壁上，正常时吸气和呼气时两侧胸壁的运动应当对等。然后将拇指沿棘突放在第 10 肋水平，检查呼吸时后胸壁的运动是否对称（图 19-23）。

叩诊

救护员应当在左右对称的位置叩击胸部，比较两侧发出的声音（图 19-24）。健康的肺所有的区域都能听到回声，回声高与肺充气有关，提示可能有肺病、气胸或哮喘。声音沉闷或实音提示肺部可能积液或充血。呼吸时膈肌的位置和运动可因疾病（如

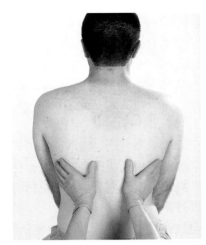

图 19-23 触诊胸廓扩张。拇指位于第 10 肋水平

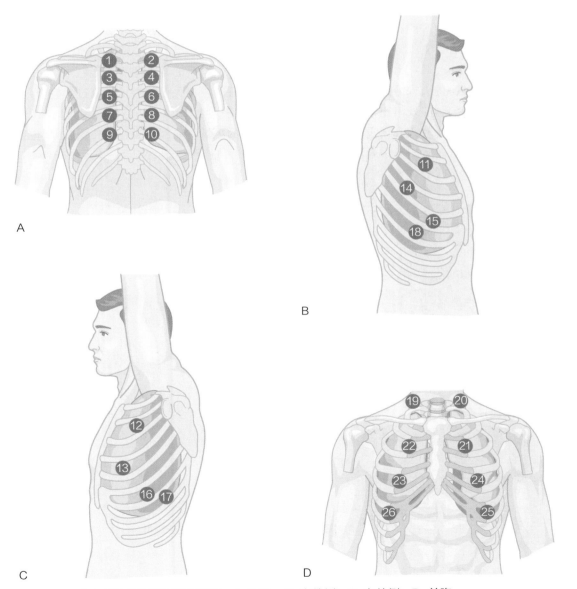

图 19-24 全身叩诊和胸部听诊的顺序。A. 后胸；B. 右外侧；C. 左外侧；D. 前胸

肺气肿、肿瘤）或疼痛（如肋骨骨折）而受到限制。

听诊

听诊胸部时患者最好取直立坐位（尽可能），将口张开，缓慢地深呼吸。救护员应当留意患者和老年人可能出现过度通气和疲劳。

听诊器的隔膜用于听诊肺部的高频声音。救护员将隔膜紧紧地抵住患者的皮肤，仔细听患者的呼吸声。胸部听诊应当全面，要对肺的前肺野和后肺野都进行评估。

空气从呼吸道经过时产生振动，发出呼吸声。吸气时，空气首先进入气管和主支气管，然后逐步进入更小的支气管，直至进入目的地——肺泡。呼气时，气体从细小的支气管进入较大的气管，产生的振动较少。因此，呼吸声一般在吸气时更大。正常呼吸声分为肺泡呼吸音、支气管肺泡呼吸音和支气管呼吸音（图 19-25）。

肺泡呼吸音可在肺野的大部分区域听到，是主要的正常呼吸音。健康的肺能发出正常的肺泡呼吸音。这些声音音调较低，比较柔和，吸气相长，呼气相短。这些呼吸音被进一步划分为刺耳的或减弱

的。剧烈运动可能会产生刺耳的肺泡呼吸音。剧烈运动时，呼吸迅速而深。这种刺耳的肺泡呼吸音也见于胸壁薄而有弹性的儿童，而且更容易听到。在通气量较少的老年人，肺泡呼吸音可能减弱。在肥胖或肌肉发达的人，肺泡呼吸声也可能减弱，因为胸部肌肉或脂肪的组织影响了声音的传播。

支气管肺泡呼吸音在主支气管上方和肩胛骨之间的后胸可以听到。这些声音比肺泡呼吸音更大更刺耳。支气管肺泡呼吸音被认为是中等音调。支气管肺泡呼吸音的吸气相和呼气相几乎相同。它们在整个呼吸过程中都能听到。

支气管呼吸音只有在气管上才能听到。支气管呼吸音音调最高，是粗的、刺耳的、响亮的声音，吸气相短，呼气相长。在气管以外的其他地方听到支气管呼吸音，被认为是一种不正常的呼吸音。

异常呼吸音可分为呼吸音消失、呼吸音减弱、呼吸音位置不正确和偶然呼吸音。

呼吸声消失可能提示呼吸过程完全停止（如呼吸道完全阻塞）。呼吸音消失也可能只发生在一个特定的区域。局部呼吸音消失的原因包括气管导管错位、气胸和血胸。

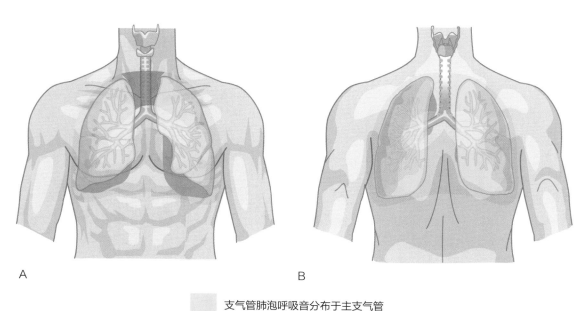

A   B

支气管肺泡呼吸音分布于主支气管

肺泡呼吸音分布于小支气管、细支气管和肺叶

支气管呼吸音分布于支气管

图 19-25 听诊呼吸音。A. 正视图；B. 后视图

呼吸音减弱可能是由与气流减弱相关的问题引起的，如气管导管错位、气胸、部分呼吸道阻塞和肺部疾病。虽然存在一些气流，但呼吸音减弱通常提示肺泡组织的某些部分没有通气。

在周围肺野听到支气管呼吸音提示肺泡内存在液体或渗出物。这两种情况都可能阻碍气流。导致这种情况的疾病有肿瘤、肺炎和肺水肿。

偶然呼吸音是由气管或细小的支气管阻塞引起的，最常在吸气时听到。它又可以分为2类：不连续的和连续的。不连续的呼吸声包括湿啰音。连续的呼吸声包括哮鸣音和干啰音（图19-26）。

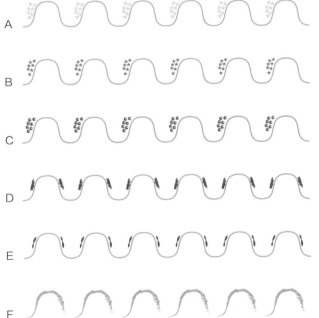

图19-26 偶然呼吸声。A.细湿啰音；B.中度湿啰音；C.粗湿啰音；D.干啰音；E.哮鸣音；F.胸膜摩擦音

湿啰音是一种尖锐的、不连续的声音，通常在吸气末听到。湿啰音是空气通过支气管或进入肺泡内引起液体震动或水泡破裂而产生的，在周围肺野的任何地方都能听到。

湿啰音最常见的原因是肺水肿和早期肺炎。由于重力使液体向下流淌，因此湿啰音往往从肺底开始。湿啰音可进一步分为粗湿啰音（湿润和低音调）和细湿啰音（干燥和高音调）。湿啰音是非连续的，有时难以听到，也会被较响的呼吸音掩盖。如果救护员听诊胸部时怀疑有湿啰音，那么应当叫患者咳嗽。咳嗽可以清除分泌物，使湿啰音更容易听到。

哮鸣音的音调高，一般在呼气时更响。哮鸣音是高速气流通过狭窄的呼吸道引起的，病因可能是哮喘、其他缩窄性疾病和心力衰竭。局部发生哮鸣时，救护员应当怀疑患者有异物阻塞、肿瘤或黏液栓。哮鸣音分为轻度、中度或重度，应当根据吸气或呼气来描述。

思考

将口张开，吸气和呼气，然后慢慢地将嘴唇合拢，直到留下较小开口，此过程中应持续呼吸。此过程中声音如何变化呢？嘴唇合拢缩小时，是吸气还是呼气时声音变大？

干啰音为持续、低音调的轰隆声，通常在呼气时听到。虽然干啰音与哮鸣音类似，但不会在细小的支气管中产生。干啰音不像湿啰音那样断续，容易听诊。干啰音是呼吸道被厚重分泌物阻塞、肌肉痉挛、增长的新组织或外部压力使呼吸道管腔塌陷导致的。这些呼吸音的原因可能是患有导致分泌物增加的疾病，如肺炎和药物过量。

喘鸣一般是吸气时产生的类似呼喊的声音，无须听诊器即可听到。喘鸣提示气管或咽部出现了严重的阻塞，可能是由会厌炎、急性喉气管支气管炎、过敏反应、异物吸入引起的。喘鸣在病灶处最容易听到。一般的病灶在咽部或气管，往往表示呼吸道不畅，可危及生命，尤其是儿童，需要紧急检查是否有呼吸衰竭和组织缺氧。

虽然胸膜摩擦音发生在呼吸道之外，但仍然被认为是偶然呼吸音。胸膜摩擦音的音调低，是干燥的摩擦音或刺耳声，是有炎症的胸膜表面相对滑动时产生摩擦音，呼吸时可听诊到，一般在胸壁前面侧下方声音最大。胸膜摩擦音提示胸膜炎、病毒感染、肺结核或肺栓塞（见第23章）。图19-27比较了患者和正常人的呼吸音。

证据显示

澳大利亚的研究人员评估了护理专业的本科学生是否能够准确地解释呼吸音。他们让96名学生评估了6个音频文件。大多数学生们能准确地评估喘鸣，而不能准确地评估粗湿啰音。研究人员得出结论：护理培训应该更多地关注呼吸音的解释。

资料来源：Williams B, Boyle M, O'Meara P. Can undergraduate paramedic students accurately identify lung sounds? *Emerg Med* J. 2009；26（8）：580–582.

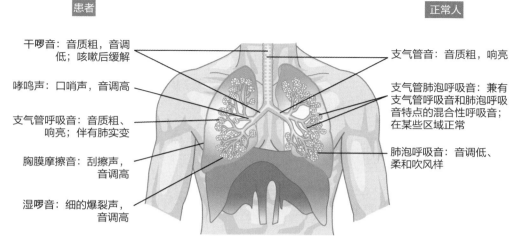

患者

干啰音：音质粗，音调低；咳嗽后缓解

哮鸣声：口哨声，音调高

支气管呼吸音：音质粗、响亮，伴有肺实变

胸膜摩擦音：刮擦声，音调高

湿啰音：细的爆裂声，音调高

正常人

支气管音：音质粗，响亮

支气管肺泡呼吸音：兼有支气管呼吸音和肺泡呼吸音特点的混合性呼吸音；在某些区域正常

肺泡呼吸音：音调低、柔和吹风样

图 19-27　正常人和患者的呼吸音比较

语音共振

呼吸检查还包括语音共振，以评估是否存在肺实变。肺实变一般提示肺炎或胸腔积液。听诊时应当留意说话音调、清晰度的变化。一般而言，听诊越往肺边缘进行，患者的呼吸音越不清晰。出现肺实变时，在肺的边缘声音仍然很大，或者在某一区域声音比平时更大。下面的检测可用于评估语音共振：

- 支气管语音检测中，听诊肺部时要求患者轻声地说出"一、二、三"。在肺实变处，响声变大。
- 羊鸣音检测中，要求患者说字母"e-e-e"，如果响声像字母"a"，提示可能出现肺实变。
- 胸耳语音检测中，听诊患者肺后部时要求患者轻声细语，如果声音清晰，或者听诊时声音变大，提示可能出现肺实变。

心脏

在院前环境下，救护员要对心脏进行间接的检查。尽管如此，熟练的救护员还可以收集患者心脏大小和心脏泵血有效性的信息。评估包括触诊和听诊。

触诊

心尖冲动可见的、可触摸。心尖冲动是指心尖撞击心前区胸壁，使相应部位肋间组织向外搏动。触诊心尖冲动有助于比较脉搏和左心室收缩情况。例如，某些心律不齐患者的左心室收缩时，并没有相应的脉搏。通过同时触诊或听诊心尖冲动和颈动脉脉搏，救护员可以发现脉搏短绌的情况（图 19-28）。

肥胖、乳房过大、肌肉发达等因素可导致难以视诊或触诊心尖冲动。

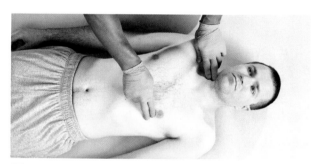

图 19-28　同时触诊颈动脉和心尖冲动

听诊

听诊心音需要查明频率（音调）、强度（响声）、时长和心动周期中的时间点（图 19-29）。评估心音需要丰富的经验和熟练的技能、安静的环境和充分的时间。尽管如此，救护员可以快速评估 2 个基本的心音，以了解患者病情。第一心音（S_1）和第二心音（S_2）是心脏收缩时发出的正常声音。S_1 是由二尖瓣和三尖瓣关闭引起的。S_2 是由主动脉瓣和肺动脉瓣关闭引起的。这些心音在第 5 肋间心尖处最为清晰。评估心音时，患者应当取坐位，微微前倾，听诊前胸部和后胸部（图 19-30A，图 19-30B），或者左侧卧位（图 19-30C）。这些姿势可使心脏靠近左前胸壁。听 S_1 时，救护员应当嘱患者正常呼吸，并在吸气时屏住呼吸。听 S_2 时，患者再次正常呼吸，并在吸气时屏住呼吸。

肥胖患者或阻塞性肺疾病患者的心音可能是模糊的或沉闷的。心音模糊可能是由心包囊积液导致

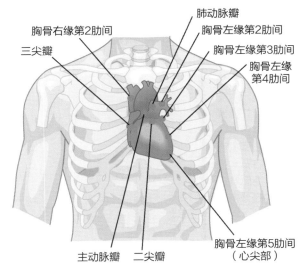

图 19-29 心脏听诊区

图中标注：
- 胸骨右缘第2肋间
- 三尖瓣
- 肺动脉瓣
- 胸骨左缘第2肋间
- 胸骨左缘第3肋间
- 胸骨左缘第4肋间
- 主动脉瓣
- 二尖瓣
- 胸骨左缘第5肋间（心尖部）

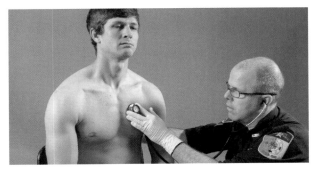

A

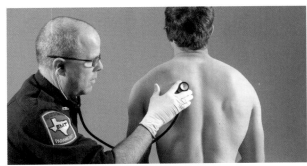

B

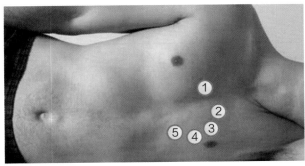

C

图 19-30 听诊体位。A. 坐位，微微前倾；B. 坐卧；C. 左侧卧位

的，而积液的原因一般是严重的胸部钝器伤、心脏压塞或心脏破裂，这种情况非常危险。心音模糊或沉闷还有可能是因为尿毒症心包炎和恶性肿瘤（见第 21 章）。

心包囊炎症可引起一种摩擦声，称为心包摩擦音。使用听诊器可听到这种摩擦声。摩擦音可由感染性心包炎、心肌梗死、尿毒症、创伤和自身免疫性心包炎引起。这些摩擦音似抓挠、刮擦的声音或"吱吱"声，在吸气时声音更大。当患者屏住呼吸时，心包摩擦音会持续出现，从而区别于胸膜摩擦音。

其他声音

有时在听诊时可以听到或通过触诊感到的其他声音，包括心脏杂音、杂音和震颤。心脏杂音是由于流入、通过或流出心脏的血液流动中断而引起的较长时间的声音。大多数杂音是由瓣膜缺损引起的。虽然有些心脏杂音提示严重问题，但其他（如一些发生在儿童和青少年）是良性的，没有明显的病因。在心脏听诊时可以听到心脏杂音。

杂音是听诊颈动脉、其他器官和腺体时听到的异常声音，提示局部阻塞。杂音一般音调低，难以听到。为了评估颈动脉血流，救护员应当将听诊器放在锁骨内侧的颈动脉上，并嘱患者屏住呼吸（图 19-31）。

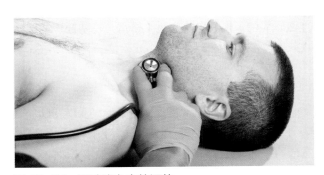

图 19-31 颈动脉杂音的评估

震颤与杂音类似，更准确地说是轻微的振动。震颤一般提示血流阻塞，在动脉瘤或心前区的位置可以触诊。和心杂音和杂音一样，有的震颤提示恶性疾病，有的则提示良性疾病。

腹部

腹部被 2 条假想线分为 4 个象限，即右上、右下、左上和左下（图 19-32），是腹部视诊、听诊、叩诊和触诊的基本区域（框 19-5）。

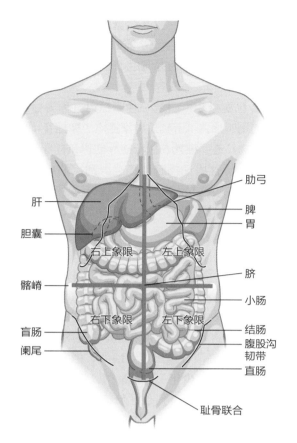

图 19-32　腹部 4 个象限

检查患者的腹部时，救护员应当确保患者感到舒适（尽可能排空膀胱）或处于仰卧位。注意最后检查疼痛部位。腹侧皮肤变色（格雷·特纳征）或肚脐皮肤变色（卡伦征）提示创伤或疾病（见第 28 章）。

视诊

救护员应当观察患者有无发绀、苍白、黄疸病、瘀斑、变色、腹水、肿块和主动脉搏动，还应当留意外科手术瘢痕和植入医疗器械（见第 21 章）。腹部应当圆润对称（图 19-33）。腹部对称扩张的原因可能是肥胖、器官增大、积液或空气。不对称扩张的原因可能是疝、肿瘤、肠梗阻或腹部器官增大。腹部平坦在经常运动的成年人中常见，腹部隆起在儿童和运动习惯较差的成年人中常见。正常人肚脐应当无肿胀、隆起和炎症体征，通常内凹或轻微外突。

呼吸时腹部运动应当顺畅平稳。一般而言，男性腹部比女性更多地参与呼吸，因此男性腹部运动受限可能提示腹部疾病。血流通过上腹部动脉产生的可见搏动在消瘦的成年人中是正常的，但是明显的搏动提示腹部主动脉瘤（见第 21 章）。

框 19-5　腹部 4 个象限

右上象限
　　肝和胆囊
　　幽门
　　十二指肠
　　胰头
　　右肾上腺
　　右肾
　　结肠右曲
　　部分横结肠

左上象限
　　肝左叶
　　脾
　　胃
　　胰
　　左肾上腺
　　部分左肾
　　结肠左曲
　　部分横结肠

右下象限
　　右肾下极
　　盲肠
　　部分升结肠
　　阑尾
　　膀胱（膨胀时）
　　左侧卵巢和输卵管
　　子宫（扩张时）
　　右侧输尿管

左下象限
　　左肾下极
　　乙状结肠
　　部分降结肠
　　膀胱（膨胀时）
　　右侧卵巢和输卵管
　　子宫（扩张时）
　　左侧输尿管

听诊

在院前环境下，检查有无肠鸣音对评价肠蠕动和血流的声音的价值有限，这些发现不会影响或决定患者救护的方案。除此之外，完成完整的肠鸣音评估所需的时间（每个象限 5 分钟）远远超过了现场救护可接受的时间。但如果确实需要听诊肠鸣音，那么应当在触诊前进行（触诊会改变肠鸣音）。

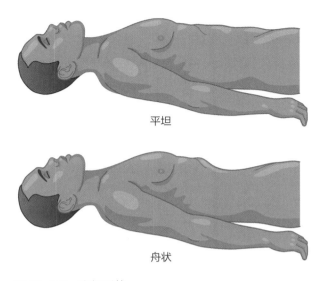
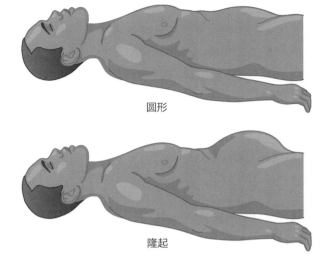

平坦 圆形

舟状 隆起

图 19-33　腹部形状

听诊肠鸣音时，救护员将听诊器的隔膜轻轻地放在腹部，如果听到肠鸣音，一般是轰隆声或汩汩声。肠鸣音不规律，出现频率为 5~35 次 / 分。听诊应覆盖腹部的 4 个象限，每一个象限至少需要 5 分钟。肠鸣音增加提示可能出现了胃肠炎或肠梗阻，肠鸣音减少或没有肠鸣音提示可能出现了腹膜炎或肠梗阻（见第 29 章）。

叩诊和触诊

腹部叩诊和触诊有助于检查腹部是否存在积液、积气和固体物质。救护员检查时，应从腹部的一侧检查至另一侧，或顺时针方向检查。应当留意有无僵硬、压痛、异常皮肤温度或肤色，观察患者面部有无疼痛或不适的表现。如果患者诉腹部疼痛，应最后检查疼痛所在的象限，防止患者不必要地紧张或保护自己的腹部。腹部检查开始时动作应轻柔，按压手法均匀。触诊应当与叩诊同时进行。

叩诊的第一步是依次评估 4 个象限是否有鼓音和浊音。鼓音是指胃肠中大量积气，叩击时发出的声音，浊音在器官和固体物质上可以听到。叩诊腹部的顺序最好是鼓音区到浊音区，这样更易发现声音的变化。救护员可根据患者主诉或创伤机制，对患者的肝和脾进行评估。因腹部疾病或创伤需要手术的患者，最好迅速评估、稳定病情和转运至合适的医疗机构。

救护员叩诊肝时，应当从肚脐上方鼓音区开始，沿右锁骨中线向上到达浊音区，即肝下界。确定肝上界时，应当从胸骨水平的锁骨中线开始，向下叩击，从鼓音区到达浊音区（一般在第 5 肋和第 7 肋之间）。肝的上下径和左右径（一般为 6~12 cm）与年龄和性别有关，成年人的肝一般大于儿童，男性的肝大于女性。

触诊肝时，患者应当取仰卧位，腹部放松。救护员应从患者的右侧开始检查，将左手放在患者背侧，第 11 肋和第 12 肋之间（图 19-34），右手放在腹部上，肋缘下方，手指指向患者的头部并张开。让有意识的患者通过口深呼吸。患者呼气时，救护员用放在患者身体下面的左手，向上挤压患者，并用右手向内往上推。如果能感觉到肝脏，那么正常的肝脏是紧实坚硬的（只有在肝脏健康的消瘦患者身上才能触及）。

叩诊和触诊脾时，患者必须取仰卧位或侧卧位。叩诊从肺鼓音区，即左腋中线后面开始，自上

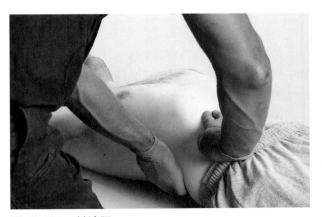

图 19-34　触诊肝

而下进行叩击，在第 6 肋和第 10 肋之间听到鼓音变浊音。大范围的浊音区提示脾肿大。胃内容物、肠道内有积气或粪便会影响对脾的评估，因为这些因素会影响浊音区和鼓音区叩击的音调。

触诊是评估脾的更有效的技术。患者取仰卧位，救护员位于患者的右侧，将左手放在患者身下，支撑患者的左下肋骨，将右手放在患者的左下肋前缘（图 19-35）。左手轻轻向上抬，右手按压，进行触诊（正常的脾一般在成年人中无法触诊，只有达到正常大小的 3 倍才可以触诊到）。脾的触诊可能导致其破裂，因此要特别小心。

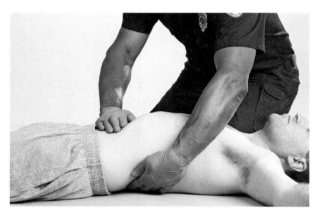

图 19-35 触诊脾

女性生殖器

检查男性或女性患者的生殖器会很尴尬，患者和救护员也会感到不舒服。如果可能，应当由同性别救护员实施检查。如果没有同性别救护员，那么应当有一名监护人在场。

注意
检查男性和女性的生殖器只有在患者主诉、怀孕或创伤显示需要的情况下，才可在院前环境下进行。

检查外生殖器应当留意是否有肿胀、潮红、分泌物、流血或创伤。生殖器组织变色或压痛可能是擦伤的结果，溃疡、水疱和分泌物（有痛或无痛）提示性传播疾病。如果不得不检查肛区，救护员应在检查结束后更换手套，防止细菌进入阴道。

思考
检查患者的生殖器时最好有另一位救护员在场。为什么这一点很重要呢？

男性生殖器

检查男性生殖器时，救护员应当先进行视诊，留意流血或创伤迹象。阴茎应无触痛，处于松弛状态。少数情况下，白血病、镰刀型细胞贫血病或脊髓损伤的患者阴茎会持续勃起（阴茎异常勃起）。尿道口不应出血（出血可能是盆腔创伤导致的），不得有分泌物（性传播疾病标志）。阴囊应无触痛，轻微不对称，阴囊肿胀或疼痛可能是因为感染、疝出、睾丸扭转或创伤。生殖器变色称为库柏内耳征，提示腹腔出血。

肛门

在直肠出血或创伤时，需要检查肛门。检查时患者可以取多种体位，大多数患者觉得侧卧位最舒服（救护员应当保护患者的隐私，使用合适的遮蔽帘）。检查骶尾部和会阴部应当留意异常情况，如肿块、溃疡、炎症、红疹和抓痕（抓挠或摩擦导致的表面创伤）。在成年人和孕期妇女，常见炎性外痔。

四肢

检查上肢和下肢时，救护员应当关注功能和结构（见第 10 章）。患者的总体外观、身体比例和运动容易程度是关键，尤其要注意的是有无关节活动范围受限或某一关节活动度增加。异常情况包括：

- 炎症：肿胀、压痛、发热、潮红、功能减退；
- 不对称；
- 捻发音；
- 畸形；
- 肌力减退；
- 萎缩。

检查上肢和下肢

对上肢和下肢的全面评估包括覆于骨骼的肌肉、韧带、皮肤和组织，还包括关节。要检查有无软组织创伤、变色、肿胀和肿块。上肢和下肢的结构应左右对称。检查四肢的肤色、温度、感觉和远端脉搏，以此评估四肢的血液循环状态。骨骼、关节和周围组织应从结构完整性和功能两个方面进行评估。肌肉应当紧实坚硬。关节应根据其活动度进行功能评估（见第 10 章）。在正常的活动度范围内移动四肢，应无疼痛、变形、束缚感或产生重心不稳。

救护员应当检查双手和腕的外形及对位（图19-36）。触诊手、腕和手指的关节，检查有无压痛、肿胀和是否变形。确定活动度范围时，应当请患者屈伸手腕、握紧拳头，用拇指接触每一个指尖。完成这些动作时应无出血、疼痛或不适。

检查和触诊患者的肘部时，应请患者屈曲、伸展肘部。为了确定肘关节的活动度范围，应要求患者伸展手臂，然后用指尖触摸同侧肩关节。救护员应触诊检查内上髁和鹰嘴之间的沟。压迫外上髁或内上髁时，不应出现疼痛和压痛（图19-37）。

检查和触诊患者的肩部，观察锁骨、肩胛骨和肱骨是否对称、完整，疼痛、压痛或外形不对称提示骨折或变形。救护员让患者耸肩、举起双臂并延伸，应无疼痛或不适。应当触诊以下区域，检查有无压痛或肿胀（图19-38）：

· 胸锁关节；
· 肩锁关节；
· 肩峰下区域；
· 肱二头肌沟。

应当检查患者踝和足的外形、姿势及大小。救护员触诊压痛、肿胀和变形属于异常状况。足趾应笔直、相互并列。救护员请患者屈伸足趾，并以踝为轴向内和向外旋转。完成这些动作时患者应无疼痛或不适。救护员应当观察踝和足所有的表面，检查是否出现变形、结节、肿胀、胼胝、鸡眼及皮肤的完整性。

应当检查骨盆结构是否完整。触诊髂嵴和耻骨

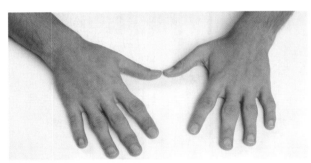

图 19-36　手和腕

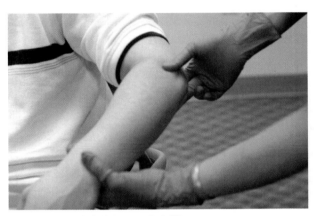

图 19-37　触诊外上髁和内上髁

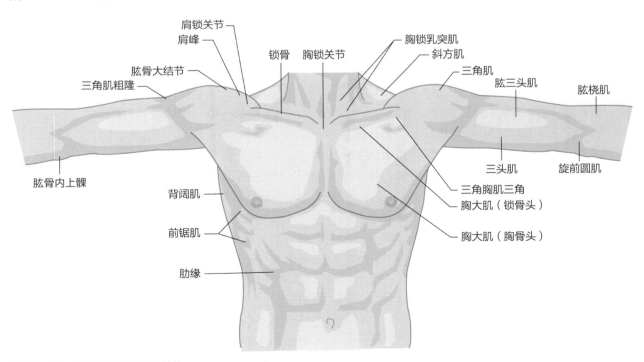

图 19-38　评估肩膀和相关结构

联合时，救护员将双手分别放在髂嵴前部，向下、向外按压（图 19-39）。评估骨盆稳定性时，救护员应当将掌根部放在患者的耻骨联合上，向下按压。骨盆变形和点压痛是骨折的征象。这些征象可能会掩盖重大的结构性损伤和血管创伤。

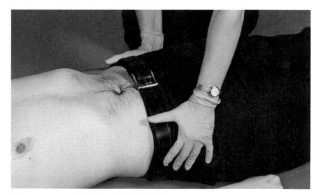

图 19-39　触诊骨盆的稳定性

还应检查臀部是否稳定、有无压痛和捻发音。救护员评估仰卧患者或无意识患者的臀部时，应检查髂嵴结构的完整性。患者行走时无不适，患者仰卧时可抬腿、抬膝，以及向内和向外旋转双腿。

通过触诊膝部检查有无肿胀和压痛。髌骨应当光滑、紧实，无压痛，且处于中线位置。患者应能够屈曲和伸直膝部，且无疼痛感。

外周血管系统

外周血管系统包括动脉、静脉、淋巴系统和淋巴结（图 19-40），还包括在毛细血管床交换的体液。此系统可通过上肢和下肢检查进行评估（图 19-40）。

评估手臂时，救护员应当从指尖检查到肩部，观察大小、对称性、有无肿胀、静脉血管、肤色、甲床和皮肤质感。如果桡动脉脉搏较弱，那么应当触诊肱动脉脉搏。滑车上淋巴结和肱淋巴结应无肿大、压痛。上肢和下肢往往可见细小静脉，救护员检查时应当留意表面静脉扩张。

检查下肢时，患者应取仰卧位，挂上遮蔽帘保护患者隐私（全面检查时应当脱去鞋子、袜子和内衣）。救护员应当从腹股沟和臀部向下检查到足部，留意以下内容：

- 大小和对称性；
- 肿胀；
- 静脉血管扩张；
- 色素沉着；

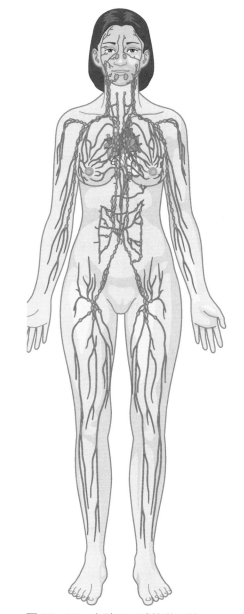

图 19-40　上肢和下肢的淋巴结

- 红疹、瘢痕或溃疡；
- 肤色和质感；
- 有无毛发生长（提示有无动脉循环受损）。

触诊腹股沟浅表淋巴结，评估有无肿胀和压痛。救护员应当评估下肢所有脉搏处的血液循环、强度和规律性。这些部位包括股动脉、腘动脉、足背动脉和胫后动脉（见第 10 章）。足和下肢应该是温暖的，表明血液循环良好。救护员用拇指紧压皮肤至少 5 分钟，评估足背、内踝和小腿有无凹陷性水肿。停止按压后组织凹陷仍然存在，说明水肿是凹陷性的。

外周血管评估中发现的异常情况包括：

- 四肢肿胀、不对称；
- 皮肤苍白或发绀；
- 脉搏减弱或消失；
- 皮肤冰冷；
- 毛发停止生长；
- 凹陷性水肿。

脊柱

全面的体格检查还包括脊柱评估。脊柱评估首先要评估颈椎、胸椎和腰椎曲线，注意脊柱前凸、脊柱后凸和脊柱侧凸等脊柱畸形（图19-41）。此外，救护员应当留意脊柱弯曲导致的肩部或臀部（髂嵴）的高度有无异常。

颈椎

患者的颈部应当处于中线位置。如果患者意识清醒并否认颈部疼痛，那么救护员应当触诊颈后部，检查有无点压痛和肿胀。唯一可触诊的解剖标志是第7颈椎棘突（图19-42）。排除创伤后，救护员可指引患者头部前屈、后伸、侧弯，以评估头部活动度。患者完成这些动作时，应无疼痛或不适。

注意

救护员需要测试患者头部的活动度，但是不得移动昏迷人员的颈部，也不得强迫不能活动或不愿活动颈部的患者这样做。自发性颈部肌肉痉挛常见于严重颈椎损伤患者。

胸椎和腰椎

检查胸椎和腰椎有无创伤、肿胀和变色的迹象。触诊从第1胸椎开始，向下移动至骶骨。正常情况下，脊柱触诊时无压痛。救护员指引患者前屈、后伸、侧弯、旋转，以评估腰椎活动度范围。

神经系统

神经系统检查的项目因情况而异，主要取决于患者的主诉。例如，检查取决于患者的主诉是周围神经系统还是中枢神经系统。神经系统的评估和检查可单独进行，但神经系统的评估往往穿插在其他评估过程中。神经系统检查包括以下5项内容。

- 心理状态和言语；
- 脑神经；
- 运动系统；
- 感觉系统；
- 反射。

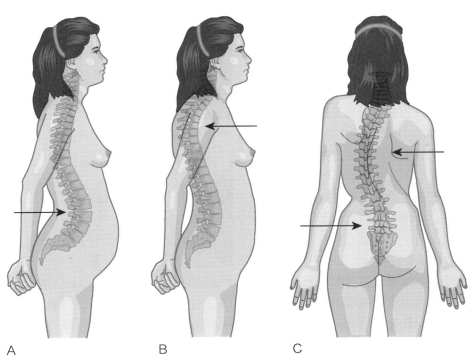

A   B   C

图19-41 脊柱弯曲：前凸、后凸和侧凸。A. 前凸；B. 后凸；C. 侧凸

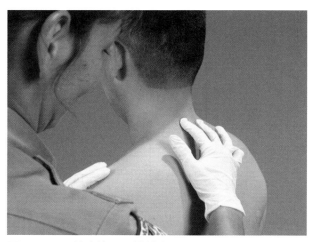

图 19-42　触诊第 7 颈椎棘突

心理状态和言语

如前所述，神经系统功能正常的患者可辨认人物、地点和日期，可组织思维和自由交谈（只要无听力障碍或言语障碍）。异常情况包括丧失意识、意识混乱、言语不清、失语、发音障碍和构音障碍。

脑神经

12 对脑神经可分为感觉神经、运动神经和混合神经（见第 10 章）。表 19-5 列出的方法可用于评估每一对脑神经。

思考

为什么要注意脑神经检查发现的异常情况？

运动系统

评估患者的运动系统包括观察患者运动和静息时的情况。救护员应当评估异常不自主运动的性质、频率、节律和活动范围。此外，评估还包括姿势、活动水平、疲劳和情绪。

肌肉力量应当是两侧对称的。此外，患者应当能够产生反向的力量。评估上肢肌肉力量的方法是让患者伸展肘部，随后将手臂逆阻力拉向胸部（图 19-43A）；下肢肌肉力量的评估方法是让患者将足底推向救护员的手掌，随后救护员指引患者将足趾伸向头部，在这个过程中救护员施加反向的力量（图 19-43B）。患者能轻松完成这些动作，不应该感到疲劳。评估肌肉力量和灵活性的方法还包括检测四肢的屈曲、伸展和外展。

评估患者的协调性时，救护员应当检测患者快速交替运动的能力，如点对点动作、步态和站姿。比较容易完成的一个点对点动作是用手指触碰鼻子，可左右手交替；另一个点对点动作是用足跟触碰对侧的小腿。测试时这两个动作应当快速进行多次，以评估患者的协调性，顺畅、迅速和准确地完成动作表明患者协调性正常。评估步态的方法有许多种，大部分患者应当完成以下任务，过程中不会感到不适或失去平衡：

- 走路时先足跟，后足趾；
- 足趾走路；
- 足跟走路；
- 原地跳跃；
- 微微屈膝；
- 独立站起。

评估站姿和平衡性可采用闭目直立试验和上肢平伸试验。闭目直立试验时，救护员请患者站直，双腿并拢，手臂位于两侧（图 19-44）。患者闭眼坚持 30 秒。在这个过程中，轻微摇摆属于正常的现象，但失去平衡提示神经系统有问题。

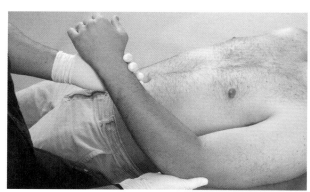

A

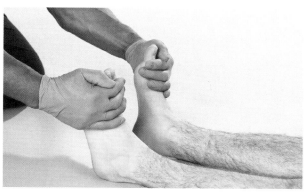

B

图 19-43　A. 评估上肢肌肉力量；B. 评估下肢肌肉力量

表19-5　神经功能和方法	
神经编号	**神经名称及评估方法**
脑神经 I	嗅神经：用芳香物测试嗅觉
脑神经 II	视神经：测试视力
脑神经 II	眼神经：检查瞳孔的大小和形状，瞳孔对光的反射
脑神经 III、IV 和 VI	动眼、滑车神经和展神经：指引患者向上看、向下看、向左看、向右看、斜向上看、斜向下看，以检查眼外肌运动
脑神经 V	三叉神经：嘱患者咬紧牙齿，触诊颞肌和咬肌以检测运动能力；触诊额头、颊部和下颌以检查感觉功能
脑神经 VII	面神经：检查面部静止和交谈时的状态，观察是否对称、有无不自主肌肉运动或异常运动；请患者抬高眉毛、皱眉、漏出下颌牙和下颌牙、微笑、鼓起面颊；救护员让患者紧闭双眼，尝试抬起眼睑，评估面部肌肉的力量；观察面部的对称性。
脑神经 VIII	前庭蜗神经：评估听力
脑神经 X	舌咽神经和迷走神经：评估患者吞咽、分泌唾液、发声的能力；请患者屏住呼吸，评估心率是否正常放缓；检测吞咽反射也是评估脑神经的方法
脑神经 XI	副神经：请患者抬高和降低肩膀，转动头部
脑神经 XII	舌下神经：请患者伸出舌，并向多个方向移动

注意

评估步伐、站姿和平衡性时，救护员不要与受试患者离得太远，防止患者摔倒或失去平衡时受伤。救护员应当考虑患者的年龄和生理状态，确定这些检查是否合理。

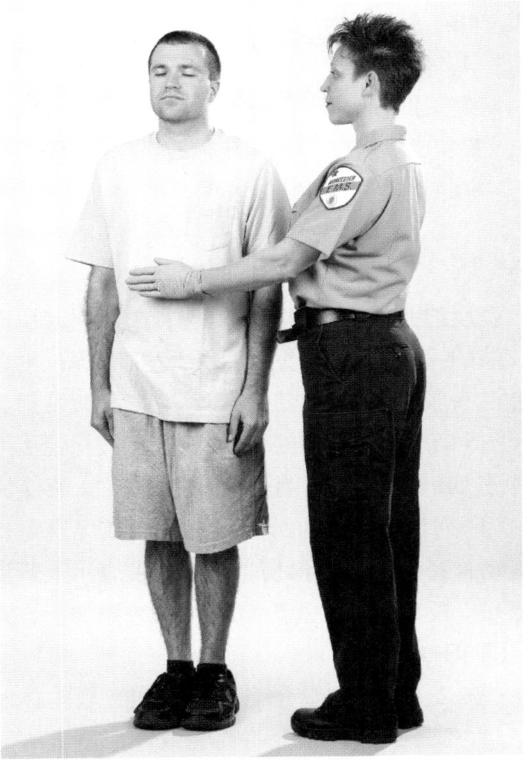

上肢平伸试验时，请患者先闭上眼睛，再将双臂伸出（图19-45）。正常结果是双臂的动作相同，或者双臂都不动。如果双臂的动作不一致，或者其中一只手臂相较于另一只而言向下偏移，都属于非正常现象。

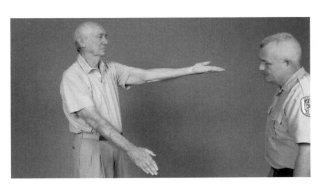

图19-45　上肢平伸试验

感觉系统

神经系统的感觉传导通路传导痛觉、温觉、平衡觉和触觉，健康的人能够对这些刺激做出反应。常见的感觉系统评估包括评估患者对痛觉和触觉的反应，分析每一种反应都应与皮节联系起来（见第10章）。

对于有意识的患者，救护员应当轻触患者的手和足，检查感觉系统。如果患者感觉不到，或者无意识，那么救护员应当用尖锐的物体轻轻戳患者的手和

图19-44　闭目直立试验

足底，但须确保尖锐物体不会刺穿皮肤（如回形针或棉签）。感觉系统检查应当从头到足，并比较人体两侧的对称区域，以及人体的远端和近端区域。缺少感觉反应提示脊髓或周围神经受损（见第 14 章）。

反射

反射检查可评估神经系统某些区域的功能，因为它们与感觉冲动和运动神经元有关。反射可分为浅反射和腱反射（深反射）（表 19-6），全面的神经系统评估应包括这 2 种反射检查。

表 19-6 浅反射和腱反射	
反应能力	**脊椎水平**
浅反射	
上腹部	T7、T8 和 T9
下腹部	T10 和 T11
睾提肌	T12、L1 和 L2
足底	L4、L5、S1 和 S2
腱反射	
肱二头肌	C5 和 C6
肱桡肌	C5 和 C6
肱三头肌	C6、C7 和 C8
髌骨	L2、L3 和 L4
跟腱	S1 和 S2

资料来源：Rudy EB. *Advanced Neurological and Neurosurgical Nursing*. St. Louis, MO：Mosby；1984.

浅反射

浅反射是刺激皮肤或黏膜所引起的反射，包括腹壁反射、提睾反射和跖反射等。浅反射检查使用的工具是压舌板（或小物体）的边缘或叩诊槌的末端。失去浅反射提示可能出现上运动神经元和下运动神经元损伤。

- **腹壁反射**。让患者取仰卧位，轻轻地用压舌板在腹部的每一个象限轻划。正常的反射是局部腹肌收缩。
- **提睾反射**。让患者取仰卧位，用棉签轻轻划过股内侧上方皮肤（从近端到远端），引起同侧提睾肌收缩，使同侧的睾丸和阴囊上提。
- **跖反射**。让患者伸展双腿，用检签在足底外侧缘轻轻划过，从足跟到足趾，随后又轻划另一侧。正常的反射是足趾跖屈（图 19-46）。如果蹑趾背屈而其他足趾呈扇形展开，即为巴宾

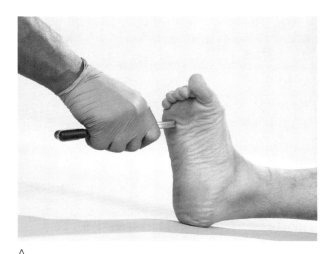

A

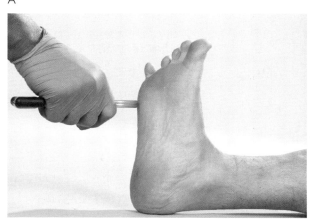

B

图 19-46 A. 趾反射；B. 巴宾斯基征

斯基征。应当注意的是，巴宾斯基征在大龄儿童和成年人中是一种异常的表现，但在小于 2 岁的儿童中是正常的表现。

腱反射

腱反射是叩击肌肉、肌腱和骨膜时引起肌肉快速收缩的一种生理反射。腱反射又称为深反射，包括肱二头肌反射、肱桡肌反射、肱三头肌反射、髌骨反射和跟腱反射。腱反射的检测方式是使用叩诊槌叩击四肢，并对两侧进行比较。腱反射使用表 19-7 所列量表进行打分，反射减弱或无反射提示下运动神经元或脊髓损伤。反射过度表示上运动神经损伤。反射检查时患者取坐位，按照如下方式操作（图 19-47）。

- **肱二头肌反射**。患者前臂半屈，救护员触诊肘部肱二头肌，并将拇指放在肌腱上方，其他手指放在肘下方，另一只手持叩诊槌叩击

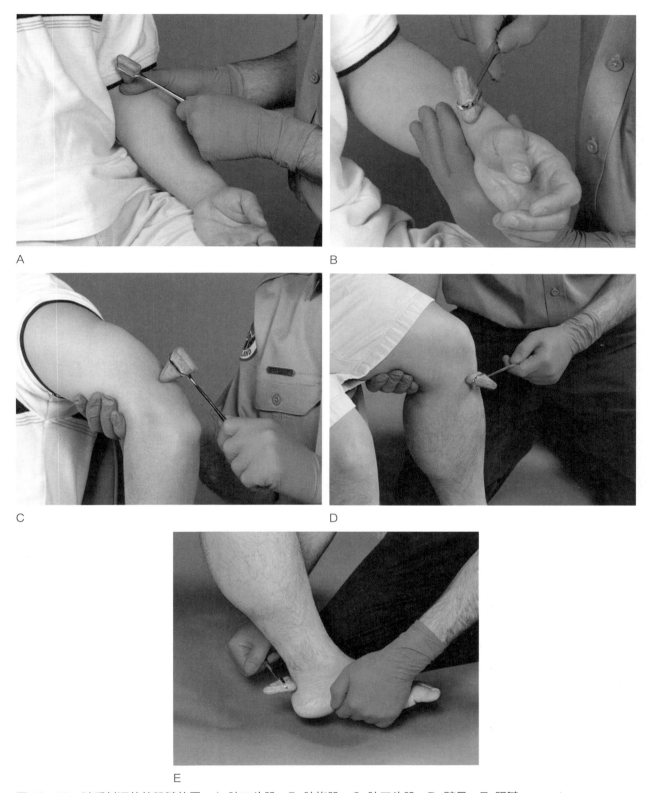

图 19-47 腱反射评估的肌腱位置。A. 肱二头肌；B. 肱桡肌；C. 肱三头肌；D. 髌骨；E. 跟腱

拇指。肱二头肌收缩会引起前臂屈曲。

- **肱桡肌反射**。患者前臂屈曲，微微旋前。救护员一只手托住患者手臂，一只手持叩诊槌叩击肱桡肌腱（手腕上方 3~5 mm）。患者前臂旋前，屈肘。
- **肱三头肌反射**。患者前臂屈曲。救护员一只手托住患者前臂。另一只手持叩诊槌叩击肘上方肱三头肌腱。肱三头肌收缩会引起肘伸展。
- **髌骨反射**。患者膝关节屈曲 90°，小腿松垂。患者用手支撑着腿，叩击髌骨下面的髌腱。股四头肌收缩会引起小腿伸展。
- **跟腱反射**。患者膝关节屈曲 90°，踝维持在正中位置。救护员将患者的足跟握在手中，在踝关节水平，叩击跟腱。腓肠肌收缩会引起跖屈。

表 19-7 浅反射和腱反射

分数	腱反射
0	无反应
1+	反应迟钝或无反射
2+	明显反应或出现期待的反应
3+	比期待的更显著，轻微亢进
4+	显著、亢进，伴间歇性或短暂性阵挛

重新评估

重新评估是指救护员对患者进行初步评估后继续深入进行的评估。重新评估有 2 个目的：一是再次聚焦初次评估，确保患者病情稳定，初级救护持续有效；二是使救护员可以追踪患者的病情，了解患者的病情在现场和转运过程中是改善还是恶化？重新评估包括：

- 患者的意识水平；
- 患者的体征；
- 患者对初级救护和初级治疗的响应；
- 患者的病情出现好转还是恶化；
- 救护干预是否需要调整。

重新评估还包括再次评估带有夹板的四肢的脉搏和感觉，移动插管患者前后听诊呼吸音，服用药物后监测心电活动、监测人工气道支持患者的脉搏血氧饱和度。

重新评估还能使救护员明确初级或二次评估中没有遗漏或疏忽，因为前面 2 次评估的重点是识别和治疗危及生命的病情。重新评估是优质救护服务的重要内容。

证据显示

美国陆军研究人员对创伤患者体征变化趋势的价值进行了评估，并对 0~7 分钟和 14~21 分钟内转运至一级创伤中心的患者的体征进行回顾性评估。研究人员得出结论：21 分钟之内的体征变化趋势可能无助于诊断。敏感患者的体征更容易变化，出现周期性的不稳定，而不会稳定下降。

资料来源：Chen L, Reisner AT, Gribok A, Reifman J. Exploration of prehospital vital sign trends for the prediction of trauma outcomes. *Prehosp Emerg* Care. 2009；13（3）：286–294.

第 5 节 婴儿和儿童体格检查

检查患病或创伤儿童需要特殊的评估技能。儿童的生理、心理和解剖结构与成年人不同，因此评估儿童患者时必须考虑年龄和发育状况。

接近儿科患者

评估和治疗重症或创伤儿童的目的与救护其他患者类似，但还是有区别。救护员必须考虑儿童年龄。救护患儿必须遵循以下 6 条原则[6]：

1. 保持镇定自信，不要受患儿父母的焦虑情绪的影响，掌控整个局面。
2. 不要将患儿和父母分开，除非绝对必要。其实，待父母情绪稳定后，应当鼓励父母抚摸或拥抱患儿，这对父母和患儿都有安慰作用。
3. 同患儿父母建立良好关系。患儿的恐惧和焦虑一定程度反映了父母的状态。父母镇静时，患儿会安心，不再恐惧。
4. 对患儿及父母诚实，用简单、直接和非医学语言向患儿及父母解释情况。手术会引起疼痛时告知患儿，但不要撒谎。没有选择时不要告诉患儿存在选择。例如，不要问"想坐救护车吗？"，患儿可能回答"不"。
5. 如果可能，指派一名救护员和患儿待在一起。这名救护员应当获取患儿的病史，是本次治疗的主要负责人。

6. 体格检查之前观察患儿。如果可能，救护员不得触碰患儿，以免引起患儿警惕。在检查开始后，患儿的行为可能会发生巨变，而且很难判断这种反应是对生理状态的反应，还是对他人触摸的反应。救护员在靠近患儿之前即可评估其总体外观、皮肤体征、意识水平、呼吸频率和行为。观察时，救护员还应当留意患儿身体上看起来疼痛的部位，在检查结束之前要避免碰触这一部位。

总体外观

评估患儿的总体外观时最好远距离进行。当患儿处于安全、熟悉的环境中（如在父母的怀抱中），救护员应当从通过观察评估儿童的意识水平、自发动作、呼吸难易程度和肤色。患儿的身体姿势也可以提供有用的信息，例如，患儿无力地躺着，或者端坐呼吸。检查中还可以通过其他线索确定儿童是否愿意配合，如哭泣、眼神接触、是否专注和是否分心。

观察儿童的总体外观大有用处。总体外观可提示救护员患者是否需要紧急救护。重症或重伤儿童一般不会隐瞒病情，他们的行为通常反映了病情的严重性。表19-8列出了儿童患者初步评估中总体外观的重要评估项目。

体格检查

救护员检查患儿时，最好了解这个年龄段儿童的生长发育情况（见第12章）。由于每名儿童的生长发育情况不同，下面介绍的检查内容仅供参考。儿童的父母也是信息来源，救护员也可以向父母询问儿童有关行为和活动是否正常的问题。

出生至6个月

6个月以下的儿童一般不会因为陌生人靠近而感到害怕，因此检查比较容易进行。检查时，救护员应当保持儿童的体温。

健康的、警惕性高的婴儿一般会不停活动和哭闹。在小于3个月婴儿，头部控制能力弱属于正常情况。婴儿主要用膈肌呼吸，腹部隆起；婴儿的胸壁在吸气时凹陷，给人留下呼吸困难的印象。肤色、鼻煽和肋间肌回缩是呼吸功能不全的最佳证据。

评估婴儿囟门非常重要（图19-48）。囟门是婴幼儿颅骨未完全闭合所形成的间隙，有前囟和后囟之分。前囟在头顶部，是两侧额骨与两侧顶骨之间的菱形间隙，与颅骨水平或凹陷。哭泣时前囟门鼓起，平躺时前囟门是平的。无创伤的情况下，检查囟门时最好使婴儿取直立坐位。囟门下沉提示脱水，婴儿不哭泣、直立时囟门凸起提示颅内压升高。

7个月至3岁

7个月至3岁的患者一般很难进行评估，因为他们难以理解紧急事件。此外，他们很有可能因疾病、创伤或住院而产生情绪反应。这个年龄段的儿童害怕陌生人，与父母分离时会感到焦虑。如果可能，检查时应有父母在场，抱住孩子（图19-49）。

表19-8 总体外观评估的项目	
评估项目	**具体评估内容**
警惕性	儿童对陌生人或其他环境元素的感知和反应
分散注意力	人、物或声音吸引儿童注意力的难易程度。例如，用玩具吸引对环境不感兴趣的儿童的注意力是一个积极的信号
可安抚	伤心的小孩容易被安抚住吗？例如，轻声安慰小孩或用玩具和安抚奶嘴使孩子停止哭泣是一个积极的信号
言语或哭泣	言语或哭泣强烈且自发的？微弱且模糊的？嘶哑的？是刺激后产生的？还是完全没有？
自发行为	儿童看上去无精打采吗？四肢仅对刺激有反应吗？还是自发运动？
肤色	儿童看上去苍白、红润、发绀还是有斑纹？躯干的肤色和四肢不同吗？
呼吸状况	儿童静息时肋间、锁骨或胸骨上有回缩的动作吗？鼻煽提示呼吸困难
眼神接触	儿童目光呆滞还是盯着别人看？健康的小婴儿也会将目光锁定在别人的面部，而不是物体上

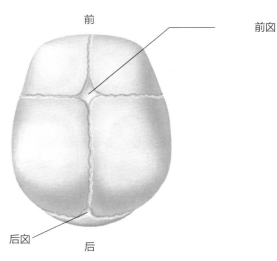

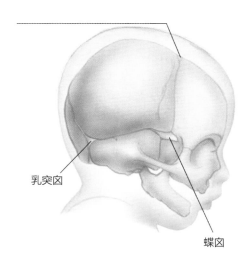

图 19-48   前囟触诊

救护员应当轻声细语地面对儿童。如果时间允许，救护员应当允许儿童熟悉检查环境。

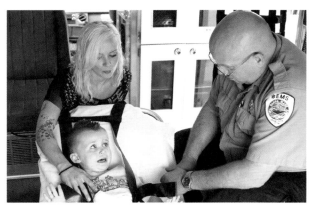

图 19-49   检查患儿

进行检查时，应当用简洁易懂的语言解释每一个操作。最好是温柔、笃定、快速完成检查。如果检查时需要约束患者，且不中断救护活动，那么救护员可用手限制儿童的行为，而不应该使用器械（如背板）。

4~11 岁

4~11 岁的儿童正在形成理性思考的能力，在检查时知道配合。根据儿童的年龄和紧急情况，有的儿童可能会简短地叙述事件的经过。这些儿童还可能经历分离焦虑，甚至将疾病或创伤看作惩罚。因此，救护员应当慢慢接近这些儿童，轻声细语地说话，提问题应当简单直接。

救护员应当允许儿童参与检查过程，如让儿童握住听诊器、手电筒或其他仪器，这有助于减少儿童的恐惧，改善相互间的关系。这一年龄段的儿童对自己身体的了解有限，不愿意救护员视诊或触诊自己的隐私部位。救护员应当简短完整地解释所有的检查程序，告知儿童可能会出现的疼痛或不适。

12~18 岁

青少年一般了解紧急事件的经过，能保持镇静。在这些患者中，成年人的理性部分多于儿童时的不理性成分。青少年对自己的身体很在意，担心毁容、疼痛、残疾和死亡。如果允许，救护员应当针对这些担忧给予安慰。

在患者访谈过程中，救护员应当尊重患者保护隐私的需求。某些青少年在父母、朋友面前不愿提及相关的病史。如果青少年给出模糊的答案或看起来不自在，那么救护员应当分别询问青少年和父母。应当考虑饮酒、吸毒和妊娠（青春期后的女性）的可能性。

第 6 节　老年人的体格检查

和儿童体格检查一样，与年龄相关的生理和心理变化可能会为老年患者的评估带来特别的挑战。救护员不应认为所有的老年人疾病都是与年龄相关的疾病。救护员知识水平、推理能力、经验和性格的差异会影响患者对检查的反应。

与老年人沟通

某些老年人丧失感觉功能，因此沟通困难。例如，听觉和视觉受损十分常见。此外，某些老年人有遗忘症，经常思维混乱。和老年患者沟通需要更多的时间。

救护员检查时，应当靠近患者，尽可能面向患者。老年人一般喜欢温柔的声音和轻柔的触碰。询问时问题应简短、简单。有时救护员要提高说话的音量，或者需要重复问题。救护员必须有耐心，不要因为患者听觉受损或无法理解问题而生气。

病史

老年患者一般同时患有多种疾病，在描述主诉时也语焉不详，没有重点，难以将不明显的疾病或创伤区分开。此外，老年患者可能没有疾病或创伤的体征和症状，因为老年人的感觉功能下降。

患有多种病的老年患者往往会同时服用几种药物，这会增加因用药或误用药物而出现病症的风险。救护员应当尽力收集患者完整的用药史，并且警惕药物相互作用、疾病和衰老之间的关系（见第48章）。

救护员还应当评估患者的功能和日常生活活动能力的变化。许多老年患者将身体变化归因年龄，一般不会提及这些因素，除非问及。这些细节有助于救护员查明不容易观察到的病情，也会揭露其他

线索。与老年患者评估有关的功能和日常生活活动能力包括：

- 行走；
- 起床；
- 穿衣；
- 开车；
- 搭乘公共交通；
- 做饭；
- 吃药；
- 睡眠习惯；
- 洗澡习惯。

体格检查

检查时，救护员应确保老年患者舒适，对所有的检查程序都应解释清楚，回答问题时要考虑对方的态度。许多老年慢性疾病患者可能长期忍受疼痛或不适，因此他们对疼痛的理解可能和其他患者不同。救护员应当观察患者面部是否扭曲或身体是否躲闪等表现，因为这些可能提示疼痛或创伤。如果情况允许，救护员应当轻缓地进行检查，注意患者的感受和需要。

许多老年患者认为自己会死在医院，如果需要转运，那么患者会产生恐惧、焦虑情绪。救护员应当留意患者的这些担心，并安慰患者，告知他们将在医院得到良好的治疗。所有的检查结果都应当仔细记录下来。

总结

- 二次评估将患者评估结果和病理生理学知识结合起来，形成最终印象，制定合适的治疗计划。
- 常用的检查技术有视诊、触诊、叩诊和听诊。
- 全面体格检查中所用的设备包括听诊器、检眼镜、耳镜和血压计袖带。
- 体格检查需要一步一步进行，重点关注患者当前的疾病和主诉。
- 体格检查是对身体的全面评估，包括心理状态、总体调查、生命体征、皮肤、头、眼、耳、鼻、喉、胸部、腹部、背部、四肢和神经系统检查。

- 救护员应首先观察患者的外表和行为，评估患者的意识水平。此外，还要观察患者的姿势、步态和运动能力，着装、梳妆、个人卫生、口气和体味，面部表情，情绪或情绪反应、言语和语言、思维和认知能力、记忆力和注意力。
- 总体检查中，救护员应当评估患者有无痛苦的表现、表面的健康状态、肤色和明显的病变、身高和体型、性发育和体重。救护员还应当评估生命体征。
- 全面体格检查还要检查皮肤的质感和充盈度、毛发、指甲和趾甲。

- 头颈部结构的检查包括视诊、触诊和听诊。
- 救护员必须掌握胸廓结构，以便进行心肺评估。呼吸时气体通过呼吸道，产生气流，发出呼吸声。在院前环境下，救护员要对心脏进行间接的检查，熟练的救护员可以借助触诊和听诊等方法来获得心脏大小和心脏泵血有效性的信息。
- 腹部的4个象限是叩诊、听诊、叩诊和触诊的基本区域。
- 生殖器检查对患者和救护员而言都很尴尬。救护员应当观察患者生殖器有无出血和创伤（有需要的话）。
- 直肠出血或创伤时需要进行肛门检查。
- 检查上肢和下肢时，救护员应重点关注患者的结构和功能。

- 脊柱评估首先要对颈椎、胸椎和腰椎进行视诊，随后按区域检查有无疼痛、肿胀，评估活动度。
- 神经系统检查包括5项内容：心理状态和言语、脑神经、运动系统、感觉系统和反射。
- 重新评估指对患者再次进行评估，查明病情变化和初级救护的效果。
- 面对儿童时，救护员应当维持镇定和自信，开始检查前应观察儿童，避免将儿童和父母分开。此外，救护员必须与儿童及父母建立良好关系。
- 救护员不应认为所有的老年人疾病都是与年龄相关的疾病。救护员知识水平、推理能力、经验和性格的差异会影响患者对检查的反应。

参考文献

［1］3M Littman Stethoscopes using tunable technology. 3M website. https://www.3m.co.uk/3M/en_GB/Littmann-UK/my-stethoscope/using-your-stethoscope/using-tunable-technology/. Accessed February 18, 2018.

［2］National Highway Traffic Safety Administration. *The National EMS Education Standards. Paramedic Instructional Guidelines.* Washington, DC: US Department of Transportation/National Highway Traffic Safety Administration; 2009.

［3］Understanding blood pressure readings. American Heart Association website. http://www.heart.org/HEARTORG/Conditions/HighBloodPressure/KnowYourNumbers/Understanding-Blood-Pressure-Readings_UCM_301764_Article.jsp#.WaHjVq2 ZPOQ. Accessed February 18, 2018.

［4］James PA, Oparil S, Carter BL, et al. 2014 Evidence-based guidelines for the management of high blood pressure in adults: report from the panel members appointed to the Eighth Joint National Committee（JNC 8）. *JAMA.* 2014; 311（5）: 507-520.

［5］Perry AG, Potter P, Ostendorf WR, Laplante N. *Clinical Nursing Skills and Techniques.* 9th ed. St. Louis, MO: Elsevier; 2018.

［6］Seidel J, Henderson D, eds. *Prehospital Care of Pediatric Patients. Paramedic Training Institute.* California EMSC Project. Los Angeles, CA: American Academy of Pediatrics; 1987.

推荐书目

Arendts G, Burkett E, Hullick C, Carpenter CR, Nagaraj G, Visvanathan R. Frailty, thy name is . ... *Emerg Med Aust.* 2017; 29（6）: 712-716.

Ball JW, Dains JE, Flynn JA, Solomon BS, Stewart RW. *Seidel's Guide to Physical Examination.* 8th ed. St. Louis, MO: Mosby; 2018.

Bickley LS. *Bates' Guide to Physical Examination and History Taking.* 11th ed. Philadelphia, PA: Wolters Kluwer, Lippincott Williams & Wilkins; 2013.

Walton J, Robinson T, Zieman S, et al. Integrating frailty research into the medical specialties—report from a U13 conference. *J Am Geriatr Soc.* 2017; 65（10）: 2134-2139.

Zitelli B, McIntire S, Norwalk A. *Zitelli and Davis' Atlas of Pediatric Physical Diagnosis.* 7th ed. St. Louis, MO: Elsevier; 2018.

（陈星，王晓菁，马雪，刘丹，译）

第 20 章

临床决策

美国 EMS 教育标准技能

评估

将现场和患者评估结果与流行病学和病理生理学知识相结合，以形成现场印象。通过临床推理完成鉴别诊断，修改评估结论并制订治疗方案。

学习目标

完成本章学习后，紧急救护员能够：

1. 讨论基于评估的管理如何有助于患者评估和现场评估；
2. 列出救护员实践的关键要素；
3. 描述影响院前评估和决策的因素；
4. 概述现场评估和患者评估的技术及处置安排；
5. 评估一般和特定患者病情所需要的医疗装备；
6. 概述了实施救护的常规方法；
7. 讨论医疗指南的局限性、长期医嘱和患者救护程序；
8. 概述救护员批判性思维过程的基本要素；
9. 描述在院前对患者进行救护时需要运用批判性思维的情况；
10. 描述有效的批判性思维过程；
11. 描述院前环境下有效临床决策的 6 个要素；
12. 描述有效及准确交接患者的方法。

重点术语

行动方案：根据患者病情和现场情况制订行动计划。

原则运用：批判性思维的组成部分，救护员根据对患者情况的概念理解和对患者信息的解读做出患者救护决策。

基于评估的管理：以患者评估、病史采集和体格检查为基础实施的综合救护。

偏见：基于成见、假设做出结论或决定的倾向。

临床决策（临床推理）：确定、预防或治疗患者疾病的过程。

临床判断：救护员根据批判性思维和临床决策得出的结果或结论。

概念形成：批判性思维的组成部分，是指将所有要素综合起来形成对患者的总体印象。

批判性思维：通过一定的标准评价思维，进而改善思维的能力。

信息解读：批判性思维的组成部分，救护员收集所需信息并基于此形成现场印象。

评估：批判性思维的组成部分，救护员评估患者救护的效果。

现场印象：救护员根据经验和模式识别分析而形成对患者状况的印象。

患者交接：在患者救护工作由一位救护员移交给另一位救护员的过程中，救护员之间进行的有效沟通和患者信息传递。

治疗方案：根据患者评估发现做出的患者救护计划。

模式识别：救护员将所收集到信息与所掌握的疾病知识进行比对的过程。

行为反思：批判性思维的组成部分，事后救护员评估对患者采取的救护行动，总结经验教训，以便将来遇到类似病例时可以提供更好的救护服务。

隧道视野：把注意力集中在问题的某一方面，而没有适当考虑其他可能或后果。

EMS 行业的独特之处在于院前环境的不确定性。在这种具有挑战性的环境中，救护员必须能够制订并应用适当的患者管理计划。为此，他们必须收集、评估和综合信息；根据病理生理学原理和体格检查发现，形成现场印象，并针对患者常见主诉实施治疗方案。为了实现这些目标，他们必须运用判断力，进行独立决策，并在压力下有效地工作。这些都是有效救护的基石。

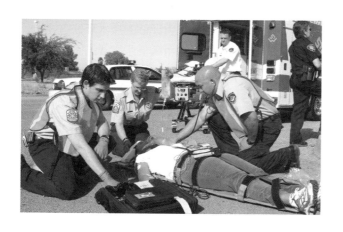

第 1 节　有效的评估

基于评估的管理是基于患者评估的综合救护。有效的评估要结合病史采集和体格检查。救护员对疾病的了解使他们对可能的疾病保持高度的警惕。这种能力也有助于救护员将病史采集集中于与患者主诉相关的问题。同样，救护员也必须把体格检查的重点放在与主诉有关的身体系统上。现场情况可能会影响检查的彻底性。例如，现场不安全可能会阻碍这一过程。尽管如此，救护员也不能忽视体格检查的重要性。

模式识别

一旦救护员完成病史采集和体格检查，他们就可以将收集的信息与他们所掌握的疾病知识进行比对。他们必须考虑病史和体格检查结果是否与疾病的症状相符，这个过程称为模式识别。例如，一位55 岁的男性胸痛和气短，与急性心肌梗死的症状相符。但一位 20 岁的女性，有类似的主诉，但无早期

心肌事件的家族史，不属于这种疾病。又如，一名2 岁的儿童，呼吸困难，有犬吠样咳嗽（与哮鸣的症状相符）；一位 75 岁的妇女，颈静脉扩张，有湿啰音，咳嗽时会产生粉红色、泡沫状的痰（与心力衰竭的症状相符）。模式识别能够帮助救护员在现场形成初步判断，并开始制订治疗方案。因此，救护员的知识越丰富和评估质量越高，就越有可能做出恰当的决策和提供高质量的救护。

思考

模式识别如何将你引向错误的方向？

现场印象和行动方案

救护员根据经验和模式识别分析形成对患者状况的现场印象（图 20-1）。现场印象必须通过病史采集和体格检查来确认。然后，救护员可以根据患者病情和现场情况制订一个行动方案。例如，基于前述 55 岁男性患者的现场印象，很可能采用一个包括心电监测、脉搏血氧饱和度测定、静脉治疗、阿司匹林和硝酸甘油的行动方案。针对前述 20 岁女性患者的行动方案很可能包括心电监测，以评估室上性心动过速，脉搏血氧饱和度测定，以及更全面的评估，以检测最近的呼吸系统疾病，以排除损伤、胸膜炎或肺炎的可能性。

注意

救护员不应忽视直觉。如果感觉有什么异常，救护员应该继续寻找。直觉可以帮助救护员识别难以量化的细微的变化（例如，患者反应迟钝或眼睛暗淡无光）

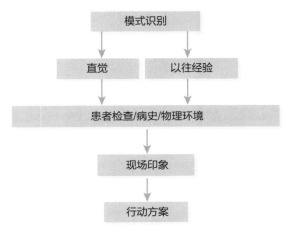

图 20-1 模式识别

根据现场印象和行动方案，救护员提供基础和高级生命支持（图 20-2）。这些支持是基于对方案的了解和判断——也就是说，知道何时及如何实施方案，还知道在什么情况偏离行动方案是合适的。例如，考虑给一位主诉为缺血性胸痛的 58 岁老年患者应用硝酸甘油。这位老年患者血压在正常范围内，但病史显示他在过去 18 小时内服用过万艾可。在这些患者中，使用硝酸甘油会导致血压下降（见第 13 章）。在这种情况下，正确的判断将帮助救护员避免将常规治疗方案用于有缺血性胸痛而血压正常患者。

思考

如何使对患者的判断更加准确？

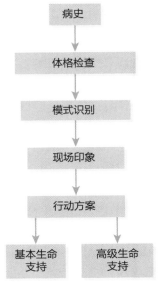

图 20-2 有效的评估

影响评估和决策的因素

影响救护员评估和决策的因素很多。本节将讨论以下因素：

- 救护员的工作态度；
- 患者配合的意愿；
- 分散注意力的损伤；
- 偏见和隧道视野；
- 环境；
- 患者的依从性；
- 团队组织协调。

思考

你了解这些影响患者救护的因素吗？

证据显示

在一项观察救护员处理复杂情况能力的研究中，研究人员对 6 名有经验的和 4 名缺乏经验的救护员进行了评估。他们分别处理了 2 个复杂的模拟紧急医疗服务（EMS）呼叫。研究人员发现，经验丰富的救护员会对患者进行更多的评估，考虑更多的鉴别诊断，更早发现肺栓塞。此外，经验丰富的救护员能更好地寻求同伴的支持，并提供更多高级生命支持。

资料来源：Smith MW, Bentley MA, Fernandez A, Gibson G, Schweikhart SB, Woods DD. Performance of experienced versus less experienced paramedics in managing challenging scenarios: a cognitive task analysis study. *Ann Emerg Med*. 2013; 62（4）: 367-379.

救护员的工作态度

救护员在所有救护行动中都必须是专业的和客观的。这些都是进行有效评估所必需的。偏见或主观判断会阻碍信息收集过程，导致救护员忽视患者重要的体征。例如，如果救护员认为一位贫穷患者是醉酒了，那么他可能不会考虑到糖尿病或药物滥用、头部损伤或组织缺氧，或内伤引起的低血容量。

患者配合的意愿

实施救护时，患者的配合是很重要的。患者不配合将使制订行动方案前的患者评估复杂化。救护员经常需要对不合作、不安或暴躁的患者进行评估。

分散注意力的损伤

明显但没有生命危险的损伤会分散救护员的注意力，影响对更严重问题的全面评估，如开放性骨折和面部大出血。在评估时，应该用敷料覆盖伤口，使救护员能专注于更严重的问题。

偏见和隧道视野狭窄

偏见和隧道视野会导致不准确的评估和不正确的现场印象。例如，给一个患者贴上"酒鬼"的标签会导致一个有偏见的评价。给那些因为轻微的病症或假想的疾病呼叫救护车的人贴上"飞行常客"的标签。隧道视野是指只关注到当前疾病的某一方面，而没有适当考虑其他可能或后果。这2种情况都可能导致救护员看不到全局。就像贴标签一样，隧道视野会导致救护员在患者评估早期匆忙做出判断，并制订不恰当的行动方案。

环境

环境因素会对现场评估和决策产生不利影响，如现场混乱、暴力和危险的情况，大量围观者或急援人员，恶劣的天气和噪声。在确保人身安全后，救护员应迅速控制现场，包括请求执法人员帮助控制现场，以便不受干扰地对患者进行评估和救护。

患者的依从性

患者是否愿意配合和接受评估取决于他们对救护员是否信任。例如，认为救护员能够胜任和专业水平高的患者往往会提供完整病史，也会同意全面的体格检查。其他影响依从性的因素包括语言或语言障碍、文化和种族差异及其他因素（见第16、第17章）。

团队组织协调

根据EMS机构的情况，EMS团队可能由1名救护员和1名紧急医疗技术人员（EMT），或者由2名救护员组成，也可以包括消防人员、救援人员和警察。如果现场只有1名救护员，则救护员将与其他人员密切合作，按照程序有序地收集信息和提供救护。如果有2名救护员在场，信息收集和救护往往可以同时进行。如果有多名急救人员和多个机构人员在现场，则应预先确定分工和职责。例如，一名救护员负责采集病史并与医学中心交流救治方案，另一位救护员负责治疗。消防人员、救援人员负责人员解救和设备调配，执法人员负责现场安全。

思考

现场有太多的救护员，这会对患者的评估和救护产生什么负面影响？

评估和处置安排

在紧急情况现场有多个响应者的情况下，很难达到协调一致的行动。在一个大规模应急响应行动中，参与响应的人员比较多，但没有明确的个人职责和任务，情况往往会变得更加复杂。因此，必须有一个预案，指定响应团队各成员的分工（可以互相交换）。这种预案可有效防止现场混乱。

为2名救护员制订的预案可以指定一名组长和一名救护成员。这种类型的预案中组长和救护成员可以参考如下所述分工。

1. 组长的责任
- 陪伴患者接受最终治疗；
- 与患者建立联系和对话；
- 采集病史；
- 进行体格检查；
- 最终治疗后，向患者说明病情；
- 完成救护报告；
- 通过分派任务和协调转运，努力维持患者病情稳定；
- 在初步检查和复苏阶段确定并积极参与关键的干预措施；
- 在多人伤亡事故中承担初始紧急医疗救护指挥任务（见第53章）；
- 解读心电图，与医学指导沟通，传达用药医嘱，控制药袋使用，记录高级心脏生命支持期间的药物使用情况和效果。

2. 救护成员的责任
- 维持现场秩序；
- 收集现场信息，与家人和旁观者交谈；
- 监测生命体征；
- 按照组长的要求提供技术支持和干预（例如，安装监测导线、提供氧气、启动静脉通路、管理药物、联系安排转运）；

- 在多人伤亡事故中担任分诊组组长；
- 管理药物；在高级心脏生命支持期间监测气管导管位置、测定脉搏血氧饱和度和给予基础生命支持干预。

第2节　团队资源管理

人的因素（环境、组织、工作和个人）是EMS性能的核心。它们也是造成这些系统中许多错误的原因。团队资源管理（CRM）是一个注重沟通、团队合作、态势感知、工作量管理和决策的过程，可作为减少高风险行业（如EMS）中的工作错误和不良事件的一种手段[1]。

根据CRM的理念，救护患者的责任属于EMS应急响应团队中的每一个人。每名团队成员必须在尊重队长的知识和权威的同时，共同对患者的安全和福祉负责。团队的力量是CRM成功的核心[2]。

CRM模型首先要有一个明确的领导者。他负责确定工作目标，科学地分配任务，让合适的人得到合适的工作。领导者建立目标，委派或承担责任，激励团队，把控态势，适应变化的情况，认识到团队的力量和局限性，公开倾听，并提出明确的要求[3]。所有的团队成员都应该保持态势感知，以识别可能对团队成员、患者或公众带来的危害，并将感知到的风险明确地通知团队领导。

CRM的核心包括创造一个良好的环境。每个团队成员都有权立即直接向团队领导说出他们的顾虑或担心。如果团队成员感到害怕，就不太可能说出安全问题。这可能会对患者、团队人员或公众带来不利影响。

一个有助于决策或解决其影响的有用模型是CRM环[2]（图20-3）。CRM环包括几个阶段。在询问阶段，领导可以陈述任务目标或根据任务目标向团队成员下达指令。如果成员表示不清楚或不理解，领导应当给予解释说明。

在动员阶段，团队成员应该口头表达他们的同意某个行动或声明。如果某一名团队成员对某一行动有不同看法，或者需要更好地理解目前的态势，可以采取通过以下方法质询。

- **调查**。调查是为了更好地理解、弄清楚情况。问题应该是具体的，并且针对一个人，以避免混淆。例如，"患者的血压是84/50 mmHg，

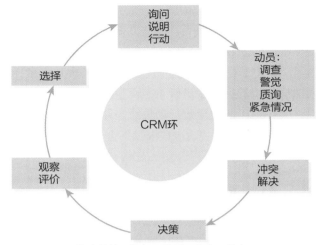

图20-3　CRM环

核心价值：信任、尊重、安全、使命

你让我给予硝酸甘油。这是你的本意吗？"
- **警觉**。如果有特殊情况或异常发现，及时通知领导。例如，"你知道患者4小时前服用了万艾可吗？""我们还是使用硝酸甘油吧。"
- **质询**。质询所提议的行动或策略。此方法通常用于警告失败后。质询应包括下列内容：
  - 陈述异常的所见所闻；
  - 解释为什么所见所闻被认为是异常的；
  - 描述不处理异常情况可能发生的后果；
  - 建议团队领导采取措施以避免发生严重后果。
此时，团队成员可能已经做好了行动准备。
- **紧急应对**。如果继续执行指令会造成伤害，就要进行修正。只有目前的行动继续进行，会发生迫在眉睫的严重危险时，才会采取这种方法。

接下来是冲突解决阶段。为了在安全受到威胁的情况下解决冲突，团队成员必须对他人的意见保持开放态度，并保持好奇心。这种态度将使他们明白什么是对的，而不是谁是对的[2]。

在决策阶段，团队领导必须承认有人质疑他们的指令会给情绪带来变化，因此他应该把自我放在一边，试图理解为什么有人提出质疑。领导者应该思考团队成员提供的信息是否有助于成功完成任务。领导者是最终决策的人，他必须对团队的决策和行动负责。认真听取团队意见和建议的领导者通常会做出更好的决策。

CRM环的最后阶段本质上是反思。在领导确定

的计划实施过程中，团队应该持续评估进展情况，了解哪些方面进展顺利，哪些方面做得不好，如何根据事情的进展改变行动方案，以获得最好的结果。这是一个不断反馈、调整的过程。如果不根据患者、团队或环境的情况做出修正，而是死板地执行原行动方案，则可能会导致行动失败。即使在紧急事件解决之后，这一过程也应该继续下去。

第 3 节　必需的救护装备

没有合适的救护装备会影响救护行动，还会引起恐慌和混乱。救护员要做好准备应对最坏的情况。他们应该携紧急救护必需的装备，包括心电监测仪和除颤器（框 20-1）。

第 4 节　专业救护装备

除了通用装备外，有时可能还需要其他装备。例如，许多 EMS 机构都配备了儿科包，有适合婴儿和儿童用的设备。在大规模伤亡事故中，则需要一个大型的伤亡急救包。

救护员必须在每次应急响应时携带患者救护报告或电子文档设备。他们还需要一些个人物品，如钢笔或铅笔、手表、手电筒和无线对讲机或手机。

思考

当你在救护车上待命时却发现没有合适的设备。你是否遇到过这种情况？它会对患者救护有什么影响？

第 5 节　实施救护的常规方法

救护员必须看起来非常冷静和专业（见第 1 章）。救护从安抚患者开始。这些将有助于取得患者的信任和合作。虽然患者无法对救护员的专业能力进行评价，但他们通常很擅长对服务进行评价。

如前所述，应该制订预案，有效防止现场混乱，提高患者评估的准确性。团队领导负责与患者交谈，并在应急响应中指导行动；应该采用积极和关心的沟通方式，仔细倾听患者主诉。对现场的初步调查可以提供重要的线索，以帮助救护员形成现场印象。

框 20-1　患者救护的通用装备

个人防护
- 安全眼镜
- 手套
- 防护服
- 面具

人工气道管理
- 气管导管和用品
- 声门上气道
- 鼻咽导气管和口咽导气管
- 抽吸设备

呼吸
- 用于胸膜腔减压的大口径导管
- 袋罩装置
- 封闭敷料
- 氧气面罩、套管和延长管
- 脉搏血氧仪和呼气二氧化碳监测仪
- 氧气罐和调节阀

血液循环
- 绷带和胶带
- 血压计袖带和听诊器
- 敷料
- 止血带
- 用于建立血管通路的设备和液体

残疾和节律障碍
- 心电监测仪和除颤器
- 手电筒
- 硬塑料颈围

暴露
- 剪刀
- 覆盖和保护患者的毯子

对病情形成初步判断

患者初步调查中的 2 种救护方法主要是基于患者的病情。

第一种是复苏。复苏应用于有危及生命的疾病或创伤的患者。如有下列情况，必须立即进行干预：

- 心肺衰竭；
- 昏迷或意识水平的改变；
- 重大创伤；
- 呼吸窘迫或呼吸衰竭；
- 癫痫发作；
- 脓毒症；
- 休克或低血压；
- ST 段抬高心肌梗死；
- 卒中；
- 不稳定的心律失常。

如果出现危及生命的疾病，救护员必须采取复苏行动。病史采集应推迟。

第二种方法是详细检查。如果没有生命危险，不需要立即干预，救护员可以使用这种方法。采用这种方法是指在对患者实施救护之前，可以采集患者的病史并进行体格检查。

如遇下列情况，可能需要救护员立即将患者转移到急救车上：

- 救护员不能在患者身旁提供挽救生命的干预措施；
- 现场太不稳定或不安全；
- 现场太过混乱，无法进行全面评估；
- 恶劣的天气影响了评估和救护。

寻找线索

在初步调查过程中，救护员必须积极查找危及生命的问题。评估必须系统化，以便能迅速确定患者的主诉。然后，救护员必须评估病情的严重程度，获得基本的生命体征，并关注患者的病史和体格检查中的异常发现。

经验积累有利于培养救护员的多任务处理能力。就医疗保健而言，多任务处理是指在倾听患者回答的同时提出问题、做笔记和实施诊治的能力。如果不具备多任务处理经验，救护员最好先提问，然后仔细倾听患者的回答，以免丢失重要的线索。

患者描述症状的能力和救护员倾听的能力可能对评估有很大的影响。救护员应该记住，主诉可能并不总是与某些潜在的危及生命的疾病密切相关。例如，心肌梗死患者最初可能只主诉手臂或肩膀疼痛或其他轻微不适（如消化不良）。救护员的作用是迅速评估并施治，以免发生最坏的情况。

第 6 节 院前救护范围

救护员必须具备广泛的基础知识和熟练的技术，以便在院前环境下做出最恰当的救治决策并实施（见第 18、第 19 章）。在每一次应急响应任务中，救护员都可能面对有严重生命威胁、潜在生命威胁和不危及生命的情况。每次应急响应行动时，救护员也希望能够提供适当的救治。医疗指南、长期医嘱和常规治疗方案提供了典型病例的标准化救治方案。然而，这些标准化救治方案还存在一些局限性。首先，它们可能不适用于不具备典型体征或症状的患者。其次，这些标准化救治方案不能纠正多种疾病的病因或提供多种治疗方案。最后，他们提倡线性思维，认为标准化救护适合所有患者。救护员必须发展批判性思维，从而能够灵活处置非典型病例。

批判性思维、临床决定和临床判断

批判性思维是通过一定的标准评价思维，进而改善思维的能力。批判性思维要求救护员必须明确目标，提出假设，发现隐藏的线索，评估证据，完成行动，并评估结论。有效的批判性思维不仅是记住事实，尽管知识内容是批判性思维的先决条件。良好的批判性思维需要创造性、反思性和分析性思维；还需要其他技能，如质疑、探究和判断能力[4]。

临床决策（临床推理）是指确定、预防或治疗疾病的过程。

临床判断是救护员根据批判性思维和临床决策得出的结果或结论。它可以引导救护员进行现场诊断。正确的现场诊断是选择救治方案和改善患者病情的基础。

在加拿大 EMS 患者安全峰会上，95% 的与会者认为临床判断和临床决策对患者安全非常重要[5]。他们认为，有时医疗指南和常规治疗方案束缚了救护员。他们在峰会上提出 9 条建议，其中 1 条支持救护员具有决策和判断能力这一理念。医疗指南应该有一个机制，允许救护员灵活做出临床判断和临床决策。

你知道吗

批判性思考者

批判性思考者在对患者进行分析时是客观的，在讨论替代方案和寻找证据时是开放的。批判性思考者通常具有以下特征：

- 提出相关问题；
- 评估事实陈述或论述；
- 承认对相关问题理解不够或信息不全；
- 具有好奇心和创造力；
- 对发现新的解决方案有兴趣；
- 能清晰地定义分析思路和判断标准；
- 愿意检查审视新的理念、假设和观点，并将它们与事实进行比较；
- 认真倾听他人，并能给予反馈；
- 在收集和确认所有事实之前，持怀疑态度；
- 寻找证据来支持假设；
- 当发现新的事实时，能调整观点；
- 寻找证据；
- 仔细研究问题；
- 能够识别不正确或不相关的信息。

资料来源：Ferrett S. *Peak Performance*：*Success in College and Beyond*. 7th ed. New York, NY：McGraw-Hill；2009.

第 7 节　救护员的临床决策

救护员和其他卫生保健提供者会通过直觉判断（系统 1）或分析（系统 2）进行决策。直觉判断大部分是自动的，可在瞬间完成[6]。虽然系统 1 的临床推理是快速的，但当它被用作唯一的诊断方法时，很有可能导致错误的决策。系统 2 的分析思考需要较长的时间，但不容易出错。当认知超负荷、存在疲劳或情绪压力时，更容易发生分析决策失败。

随着救护员越来越有经验，他们更经常地使用直觉。找到能够超越直觉发现错误的策略是很重要的。这些策略包括考虑 3 种及 3 种以上的鉴别诊断、采集病史和全面的体格检查。这不仅有助于规范救护员的现场诊断，还可以排除其他可能的诊断，并对所采取的行动进行反思。

某些具体的阶段与批判性思考过程相关。这些阶段包括概念形成、数据解释、原则应用、评价和行动反思[7]（图 20-4）。

你知道吗

临床决策规则

临床决策的一个关键因素是确定风险。风险是指某一特定不良事件发生的概率。越来越多的医疗团体正在设计临床决策规则和工具，帮助计算患者发生某一种损伤或疾病的风险或概率。这些规则是基于主要的检查发现。Nexus 颈椎损伤低风险临床筛查标准就是一种临床决策工具。如果患者没有脊柱压痛、意识改变、转移性损伤、中毒或局灶性神经系统改变，则认为是颈椎损伤是低风险的。该工具对颈椎损伤的敏感性为 99%，对临床意义重大的颈椎损伤的敏感性几乎为 100%。换句话说，采用这一标准检查的患者几乎不可能漏诊颈椎损伤。但是，这个测试特异性并不高。在阳性结果的患者中，有相当数量的患者并未发生颈椎损伤。

研究人员正在不断地寻找基于证据的可靠决策工具——这些工具可以帮助指导临床实践和评估患者的风险。重点应用领域有胸痛、晕厥、分诊、肢体损伤等。每一个 EMS 系统在采用临床决策工具之前应对其适用人群进行评估。

资料来源：Thompson C, Dowding D. *Clinical Decision and Judgment in Nursing*. Edinburgh, Scotland：Churchill Livingstone；2002；and Panacek EA, Mower WR, Holmes JF, et al. Test performance of the individual NEXUS low-risk clinical screening criteria for cervical spine injury. *Ann Emerg Med*. 2001；38（1）：22-25.

概念形成

概念形成是指将所有要素综合起来形成对患者的总体印象。这些要素包括（见第 18、第 19 章）：

- 现场评估（创伤机制、社会情境）；
- 患者主诉；
- 病史；
- 患者情绪；
- 初步评估和体格检查；
- 诊断检查。

场景一

你的团队被派到当地公园救助一个呼吸困难的患者。到达现场后，你们发现一名 18 岁女性坐在公园里的长椅上，她的朋友围着她。现场环境很安全。她哭着告诉你无法呼吸。你尝试着安抚患者并给她补充氧气。你从她本人及其朋友那里了解到她是因

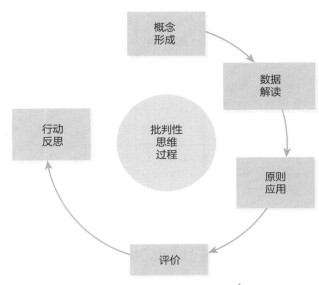

图20-4 批判性思维的过程

刚刚和男友吵架而变得情绪激动。除了镰状细胞病，她没有过敏史和其他重大病史，也没有任何的受伤的症状，但深呼吸时会感觉疼痛。除了呼吸频率加快，她的生命体征都在正常范围内。这就是你对患者的概念形成。

思考

在救护过程中错误或者不完整的概念形成会对批判性思维产生什么影响？如何在救护过程中提升概念形成能力？

数据解读

概念形成后，救护员要收集必要的数据并据此形成现场印象。这个过程就是数据解读，是批判性思维的要素，有助于形成诊断。

数据解读的质量取决于几个因素：救护员的解剖学、生理学和病理生理学知识、敏锐的洞察力和以往的救护经验。在信息解读过程中，救护员试图获得患者全面的情况。这个阶段的批判性思维能否成功取决于医护人员的态度，同时也受医患关系的影响（见第16章）。在某些情况下，救护员必须将零散的数据整合并传递给那些能够提供恰当行动方案的在线医师。

场景二

在评估患者时，你可能会想起一个类似的病例。几年前，你向一名呼吸困难的男性患者提供救护。他刚刚输掉了一场网球比赛。起初，你以为患者是由于输掉比赛而情绪激动，进而引起的呼吸困难。他也没有过敏史、重大病史和任何的创伤。他的生命体征也在正常范围内。但是，他的左侧肺部呼吸音减弱，同时呼吸道轻微疼痛，所以你给患者补充氧气。之后，你立刻将患者送往急诊科。拍完胸片后，急救医师诊断为自发性气胸。将此次遇到女性患者与上述男性患者进行比较。

原则运用

批判性思维的下一步就是患者救护原则的运用。这些原则是基于救护员对情境的概念理解，同时也基于对患者数据的解读。一旦救护员形成了现场印象和诊断，就可能根据医疗指南和医嘱实施救护。如果有必要也可以咨询在线医师。

场景三

根据你的经验和救护的知识，以及对患者数据的解读，你判断她可能发生肺栓塞。你应该继续给予补充氧气，每5分钟听诊1次呼吸音和评估生命体征。尽管这个女性患者和之前的男性患者的病情相似，但是你的诊断是不同的。你得出这个结论是因为这名女性患者呼吸频率加快，有病史和呼吸时有疼痛感。

评估

批判性思维的评估是指持续对救护效果进行评估。评估包括以下几方面：

- 对患者再评估（持续的评估）；
- 行动反思（救护干预的效果）；
- 现场印象的修正（诊断的修改）；
- 审查医疗指南、医嘱是否恰当；
- 根据需要修改治疗方案或救护干预措施。

场景四

当你对患者采取镇静措施和补充氧气后，她的呼吸趋于平缓，看起来也放松了许多。你又重新评估，发现她的生命体征依旧正常，但深呼吸时仍然报告胸痛，这说明你对肺栓塞的现场印象是正确的。因此你没有必要修改你的诊断或治疗方案。

行动反思

行动反思是事后进行的。事后通过正式或非正式地评估对患者采取的救护行动，总结经验教训，以便将来遇到类似病例时可以提供更好的救护服务。行动反思丰富了救护员的知识和实践经验。

场景五

在返回住所的途中，你与一名新来的实习生讨论这次应急响应。正如你所想，她也认为这位患者是由于和男友吵架而出现肺栓塞呼吸困难。这名实习生说她在之前的 EMT 培训中读过自发性气胸的相关文献。但是，她从未见过这样的患者。而且，她在护理这位患者的时候也未想到这种可能性。你与她讨论了肺栓塞病理和采集病史对评估呼吸困难患者的重要性。这次的行动反思提高了你的数据解读能力，同时也丰富了学生的知识和经验。

你知道吗

避免临床诊断失误

在院前环境下评估和管理患者是一项艰巨的任务。为了避免决策失误，救护员可以采取以下策略。

1. 有意识地整理下你的思路，质疑自己的决策。问问自己这个决策是否正确或这样做是否合理。如果答案是否定的，那么你就要重新分析数据、咨询医师和收集更多的信息。

2. 识别易出现问题的情况并且在面对这些情况时格外谨慎。

3. 认识到你自身的偏见并在决策时尽力避免这种偏见。例如，当你救护一名酒精中毒的患者时，个人偏见可能会让你把这些症状归因于中毒而忽视脑损伤或其他可能引起这些症状的疾病。

资料来源：Gallagher EJ. The intrinsic fallibility of clinical judgment. *Ann Emerg Med.* 2003；42（3）：403-404；Dawson BG, Brewer JGK. EMS "no transports"：an evaluation of emergency department presentation and admission rates following patient initiated "no transports." *Ann Emerg Med.* 2008；52（4, suppl）：S71；and Croskerry P. Cognitive forcing strategies in clinical decision making. *Ann Emerg Med.* 2003；41（1）：110-120.

证据显示

加拿大研究人员调查了救护员和救护学员，以确定他们的主要决策过程是依靠直觉判断还是理性思维。两组人在使用理性分析的偏好和能力方面的得分均显著高于直觉判断，而且救护学员比救护员更倾向于选择理性思维方式。

资料来源：Jensen JL, Bienkowski A, Travers AH, et al. A survey to determine decision-making styles of working paramedics and student paramedics. *Can J Emerg Med.* 2016；18（3）：213-222.

第 8 节　救护员批判性思维的基本要素

有效的批判性思维必须具备一些要素。这些要素包括足够的知识和能力。具备这些要素才能做到以下几点：

- 能够同时专注于多种特异的数据；
- 收集和组织数据，形成概念；
- 鉴别诊断（识别症状不相符的患者）；
- 区别相关和非相关数据；
- 对比分析之前类似的病例；
- 回忆之前误诊的病例；
- 清晰地进行决策推理，应用论据来支持或否定决策。

所有这些要素在前面的场景中都有所体现。在现场，救护员研究患者的症状和其朋友提供的信息。另外，救护员还要重视患者评估和病史采集，同时提供初步的救护服务。救护员在到达现场后很快就要做好这些工作。

救护员收集和整理数据，然后推断出这个患者具有肺栓塞的典型症状，同时也判断出镰状细胞病与患者当前的呼吸困难并不相关。救护员回忆起他曾经将呼吸困难错误地归结于情绪原因，这次他要避免类似错误。救护员的经验和评估发现支持肺栓塞的诊断。

第 9 节　基于评估的患者管理

以评估为基础的患者管理给救护员带来了巨大的责任。救护员必须用系统的方法来分析患者的问题，决定如何解决问题，执行行动方案，并评估救护效果。以院前评估为基础的患者管理能否成功取决于人际交往能力、科学知识和操作能力。

患者病情或伤情的严重程度

呼叫 EMS 的原因很多。然而院前呼救很少有生命危险[8]。轻症和轻微创伤几乎不需要批判性思维，救护员很容易做出决策。同样地，有明显生命危险的患者通常符合标准化治疗方案的症状，因此面临的批判性思维的挑战也是有限的。然而，一些患者的病情介于二者之间，如轻中度呼吸窘迫、弥漫性腹痛。这些患者就需要救护员充分运用批判性思维。这些疾病有可能对患者无碍，有可能有致命的危险。

压力下思考

"战斗或逃跑"反应释放的激素（见第2章）对紧急决策既有积极影响也有消极影响。该反应可能会提升人的视觉、听觉，改善反射和肌力。当要做出决策和采取行动时，这些就是积极的影响。消极影响就是可能会削弱人的批判性思维能力。这是由于注意力和评估能力降低而导致的。压力下的表现与救护员的心理调适有关。而心理调适引发本能反应和自发反应。

压力下思考的清单

心理调适需要大量的实践。以下清单中的事项可能有助于救护员在压力下集中注意力：

- 停下来思考；
- 了解情况；
- 决定和采取行动；
- 保持有效的控制；
- 定期评估患者。

思考

你认为可以通过在头脑中假想的危急情况来提高你在紧急状况下的表现吗？为什么？

在压力下做到清单上的事项就可以改进临床决策。最积极做法就是保持冷静（不慌张），考虑最坏情况下的方案，采用系统的评估模式。此外，救护员能够平衡不同类型的情景分析、数据处理和决策。不同类型的情景分析（思考型与冲动型）、数据处理（分散性与聚合型）、决策（预测型与反应型）可帮助救护员在紧急情况下采取最佳的救护方案。

第10节 信息综合分析

为了将一切有利于临床决策的元素转化为行动，救护员可从以下6方面进行分析思考（图20-5）。

1. **了解患者**。救护员应观察患者的意识水平和肤色，同时还要在留意患者的体位，观察肢体有无畸形或不对称。与患者交谈可以了解主诉，同时也能掌握病情变化。救护员还需要评估患者皮肤的温度和湿度，以及脉搏的速率、强度和规律性。肺部听诊可以诊断出上下呼吸道的问题。救护员应该识别出所有危及生命的情况并能够获取准确的生命体征信息。

2. **了解现场**。作为对现场评估的一部分，救护员应该首先评估整体环境。救护员必须立刻评估周围的环境并识别出创伤和疾病的机制。

3. **做出响应**。所有危及生命的情况都必须在发现时得到妥当的处理。救护员应该向患者了解引起初始症状的可能原因。如果不能以某种病情特征来确诊当前的患者，那么就应该对症治疗。

4. **再次评估**。再次评估包括有重点的、详细的评估。这次评估主要分析患者对救护干预或治疗措施的反应，同时也可能帮助救护员发现其他问题。而这些问题可能在初次评估时并不明显。

5. **修改救护干预计划**。再次评估的发现可能会需要救护员修改救护干预计划。这次修改能够更好地解决患者的问题。患者病情的变化和患者对同一救护干预或治疗措施的不同反应表明了不断评估和再次评估的重要性。

6. **从批判角度进行总结回顾**。从批判角度总结回顾救护细节可以改进并完善未来类似病例的救护工作。这一过程既可以帮助救护员积累经验，也提升了他们的数据解读能力。

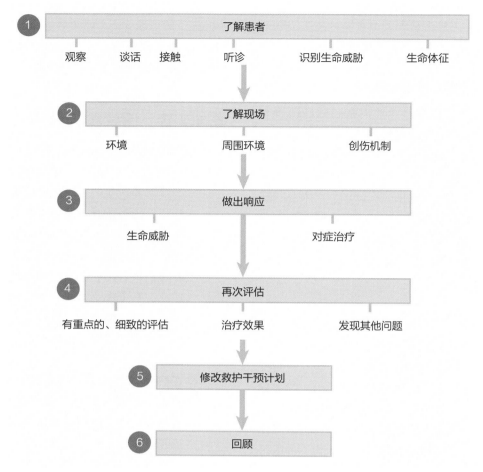

图 20-5 信息汇总

思考

如果对你的救护行动负面评价，你认为这将如何影响你未来在类似情况下的表现？

患者交接

患者交接是指在患者救护工作由一位救护员移交给另一位救护员的过程中，救护员之间进行的有效沟通和患者信息传递。患者交接或救护工作的转移经常引发医疗事故。

救护员可以通过电话、无线传呼机或书面形式面对面地完成患者的交接。在此过程中，良好的沟通有助于救护员与同事和其他医护团队成员建立信任关系，确保接收的医师了解救护员的技能和专业精神。当救护员没有将患者的需求和病情有效地传达给医师时，就会出现沟通不良，这可能会影响患者的救护。

有效的患者交接具有几个特点（见第 16 章）：

- 陈述简明扼要，通常持续时间不超过 1 分钟；
- 陈述中没有大量的医学术语；
- 陈述遵循相同的基本信息模板；
- 陈述通常遵循标准格式；
- 陈述包括相关的评估发现和阴性结果。

当介绍患者信息时，救护员应该在报告开始时就要考虑全面。例如，救护员应该想到其他人员将会提出质疑，并准备提供这些细节。交流患者的信息需要经验。如果缺乏这种经验，救护员应考虑借助预印卡片或其他记忆工具。这些工具将帮助救护员组织信息和评估结果。

思考

你认为你在交接患者时有什么需要改进的地方吗？

总结

- 救护员必须在复杂的院前环境中制订和实施适当的患者救治方案。他们必须能够收集、评估和综合患者信息和现场信息。他们必须能够进行临床判断和独立决策。最后，救护员必须能够在压力下有效地思考和施救。

- 影响评估和决策的因素包括救护员的工作态度、患者配合的意愿、使人分心的损伤、偏见和隧道视野、环境、患者的依从性及团队组织协调。

- 团队组织协调很重要。因此，应急响应团队的成员应该有一个确定分工和职责的预案。

- 救护员应该做好准备，随时应对最坏的情况。他们应该携带必需的救护装备来以应对患者可能出现的各种情况。

- 救护员必须保持冷静和有条理。这对救护患者非常重要。

- 在初次评估期间，救护员必须积极寻找可能危及生命的问题。

- 医疗指南、长期医嘱和标准救治方案也有局限性。它们可能不适用于无典型症状的非特异性患者的情况。它们也往往不能纠正多种疾病的病因或提供多种治疗方案。此外，它

们提倡线性思维。临床决策规则有助于评估患者时确定风险因素。

- 批判性思维的过程包括概念形成、数据解读、原理应用、评价和行动反思。

- 为了减少决策失误的风险，救护员应该有意识地问自己这个决策是否正确。他们应该对容易出现问题的情况保持谨慎。他们应该认识到自己的偏见，并尽力避免这些偏见。

- 有效的批判性思维，要求救护员有坚实的知识基础。救护员必须能够组织分析大量的数据，鉴别诊断，并与过去类似的病例进行对比分析。救护员还必须能够进行决策推理并应用论据来支持或否定决策。

- 当基于评估救护患者时，救护员必须分析患者的问题，确定行动方案并实施，并评估其有效性。

- 有效的临床决策需要救护员了解患者和现场情况。救护员还必须做出反应，必要时再次评估患者和修改救护干预方案。最后，救护员必须以批判角度总结回顾救护行动及效果。

- 为了确保有效地进行患者交接，救护员和其他参与救护的人员必须进行全面而深入的沟通。

参考文献

[1] Carhart E. Origins and application of crew resource management. EMS Reference website. https://www.emsreference.com/articles/article/origins-and-application-crew-resource-management?category=4. Updated January 5, 2017. Accessed January 5, 2018.

[2] LeSage P, Dyar JT, Evans B. *Crew Resource Management: Principles and Practice.* Sudbury, MA: Jones & Bartlett Learning; 2011.

[3] National Association of Emergency Medical Technicians. *EMS Safety.* 2nd ed. Burlington, MA: Jones & Bartlett Learning; 2017.

[4] Alfaro-LeFevre R. *Critical Thinking, Clinical Reasoning, and Clinical Judgment: A Practical Approach.* 5th ed. St. Louis, MO: Elsevier Saunders; 2013.

[5] Bigham BL, Bull E, Morrison M, et al; Pan-Canadian Patient Safety in EMS Advisory Group. Patient safety in emergency medical services: executive summary and recommendations from the Niagra Summit. *Can J Emerg Med.* 2011; 13（1）: 13-18.

[6] Croskerry P. From mindless to mindful practice—cognitive bias and clinical decision making. *N Engl J Med.* 2013; 368（26）: 2445-2448.

[7] National Highway Traffic Safety Administration, US Department of Transportation. *EMT-Paramedic National Standard Curriculum.* Washington, DC: National Highway Traffic Safety Administration; 1998.

[8] National Highway Traffic Safety Administration, US Department of Transportation. *The National EMS Education Standards.* Washington, DC: National Highway Traffic Safety Administration; 2009.

推荐书目

Suggested Readings Benner P, Kyriakidis PH, Stannard D. *Clinical Wisdom and Interventions in Critical Care: A Thinking-in-Action Approach.* Philadelphia, PA: WB Saunders; 1999.

Croskerry P. Achieving quality in clinical decision making: cognitive strategies and detection of bias. *Acad Emerg Med.* 2002; 9（11）: 1184–1204.

Croskerry P. Cognitive forcing strategies in clinical decision making. *Ann Emerg Med.* 2003; 41（1）: 110–120.

Croskerry P. Diagnostic failure: a cognitive and affective approach. *Adv Patient Safety.* 2008; 2: 241–254.

Epstein RM. Mindful practice. JAMA. 1999; 282（9）: 833–839.

Gladwell M. Blink: The *Power of Thinking Without Thinking.* New York, NY: Little, Brown and Company; 2005.

Jensen JL, Croskerry P, Ah T. Paramedic clinical decision making during high acuity emergency calls: design and methodology of a Delphi study. *BMC Emerg Med.* 2009; 9: 17.

Krupat E, Sprague J, Wolpaw D, Haidet P, Hatem D, O'Brien B. Thinking critically about critical thinking: ability, disposition or both? *Med Educ.* 2011; 45: 625–635.

Maggiore WA. How to minimize the influence of bias in patient assessment. *JEMS.* 2008; 33（11）: 116–118.

（陈星，赵欣，赵婉廷，任俊霞，译）

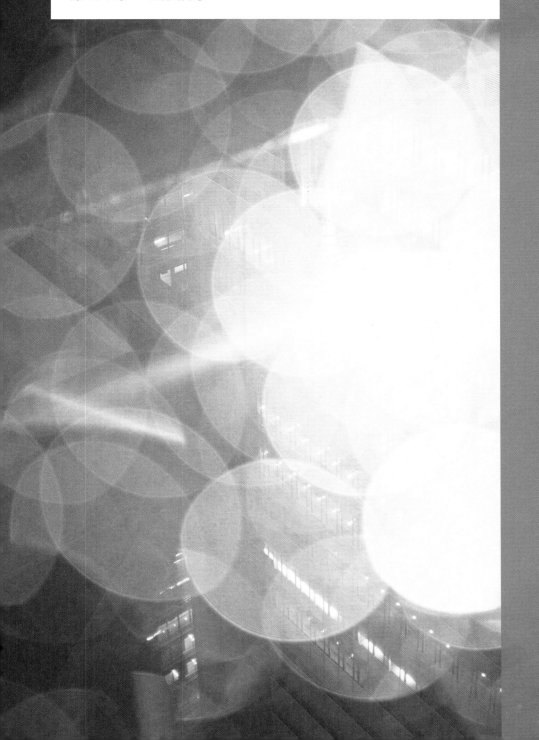

心血管疾病

第六部分

第 21 章　心脏病学

心脏病学

美国 EMS 教育标准技能

医学

将评估结果与流行病学和病理生理学原理相结合，以形成现场印象并为患者制订全面的治疗方案。

心血管的

解剖学、体征、症状和管理
- 胸痛
- 心脏停搏

解剖学、生理学、流行病学、病理生理学、社会心理影响，以及表现、预后和管理
- 急性冠脉综合征
  - 心绞痛
  - 心肌梗死
- 心力衰竭
- 非创伤性心脏压塞
- 高血压急症
- 心源性休克
- 血管疾病
  - 腹主动脉瘤
  - 动脉闭塞
  - 静脉血栓形成
- 主动脉瘤／夹层
- 血栓栓塞（见第 13 章）
- 心律失常
- 感染性心脏病
  - 心内膜炎
  - 心包炎

- 先天性心脏病（见第 46 章）

休克和复苏

将病因和病理生理学知识应用到心搏停搏和围心搏骤停期的管理中。

将病因和病理生理学知识应用到休克、呼吸衰竭或心脏停搏的管理中，并加强早期干预以防止心脏停搏。

学习目标

完成本章学习后，紧急救护员能够：
1. 识别心血管疾病相关的风险因素，并能采用适合的预防措施；
2. 描述心脏的解剖结构和生理功能；
3. 了解心脏电生理学；
4. 概述心脏电传导系统各组成部分的活动；
5. 描述心电监测技术；
6. 解析心电图和心脏电活动之间的关系；
7. 按步骤解析心电图；
8. 识别正常窦性心律的特点；
9. 观察心电图，确定心律、起源部位、原因及临床意义和相应的院前干预措施；
10. 概述对心血管疾病患者的评估方法；
11. 根据病理学知识描述对心血管疾病患者的院前评估管理；
12. 描述先天性心血管缺陷的原因和特点；
13. 列举心脏介入治疗的适应证、禁忌证和院前干预，包括基础生命支持、监护仪除颤、除颤器、植入型心律转复除颤器、同步心

脏电复律仪和经皮心脏起搏器；

14. 列举心血管疾病药物治疗的适应证、禁忌证、

药物剂量和作用机制；

15. 确认院前终止复苏的行为是否恰当。

重点术语

腹主动脉瘤：腹主动脉呈瘤样扩张。

绝对不应期：无论给予刺激的强度多大，都不会使细胞产生动作电位的一段时间。

加速性房室交界区性心律：房室交界区组织自律性增强导致的心律不齐。

急性动脉闭塞：动脉血流突然阻塞，最常见的原因是创伤、栓子或血栓引起的动脉血管突然堵塞。

急性冠脉综合征：急性心血管缺血事件，包括急性心肌梗死和不稳定型心绞痛。

急性心肌梗死：突发冠状动脉血流完全阻断引起的心肌缺血、坏死。

后负荷：心肌开始收缩时承受的负荷或阻力。

淀粉样变：在某些器官或组织中淀粉样蛋白质异常沉积。

动脉瘤：动脉血管壁病变或损伤引起的局限性膨出。

心绞痛：由心肌供血、供氧不足引起的缺血性心痛。

血管成形术：利用介入或手术方法将狭窄的动脉重新扩张、成形，使恢复血流的治疗方法。

左前分支传导阻滞：左前分支的电冲动传导受阻。

伪差：心电图中混入的非心电信号，是心电活动以外的其他活动引起的。

人工心脏起搏器：通过植入心脏的电极对心脏发出规律的电刺激从而产生心律。

心脏停搏：心脏完全丧失电活动，处于无收缩的静止状态。

动脉粥样硬化：以中、大动脉内膜脂类物质异常沉积、管腔变窄为特征的疾病过程。

心房颤动：最常见的一种心律不齐，多是由心房内多个折返环路导致的，心搏快且不规则。

心房扑动：心房内折返环路引起的心律不齐，心搏快且有规则。

心房强力收缩：心室收缩前心房收缩所产生的驱血力，心房收缩可改善舒张期心室的充盈。

房性心动过速：规律而快速的房性心律，起搏点可能来自心房的任何部位。

房室分离：心房和心室各有一个激动产生点，心房和心室的搏动是独立的。

房室结：接收来自窦房结的冲动并将其传导至心室的一种特化的心肌纤维。

房室交界区：位于房室结和房室束之间，是兴奋从心房传向心室之间的唯一通道。

自律性：心肌组织能够在没有外来刺激的情况下自动发生节律性兴奋的特征。

加压肢体导联：经改进增加电压幅度的导联形式。

房室结折返性心动过速：折返性室上性心动过速的一种类型，通常由房性期前收缩引起。

房室折返性心动过速：折返性室上性心动过速的一种类型，由房室之间存在旁道引起折返而导致的。

心电轴：表示刺激心脏收缩的电冲动传导的方向。

双分支传导阻滞：心室传导的3条通路（束支）中的2条发生阻滞。

二联律：每一个窦性搏动后出现一个期前收缩。

双极导联：由两个相反电极组成的导联。

心动过缓：心率低于60次/分。

杂音：在听诊动脉、其他器官或腺体时听到的异常声音。

房室束：又称希氏束，起于房室结的一束纤维，向下延续于室间隔内，分为左、右两支，可将冲动从房室结传导到心室。

肯特束：连接心房和心室的副束，使传导绕开房室结，也称为肯特纤维。

大炮A波：在室性心动过速患者颈静脉内可见的振幅较大的搏动。

射血分数：每搏输出量占心室舒张末期容积量的百分比。

心源性休克：当心脏泵功能衰退，不能为组织或器官提供足够的循环血液时出现的休克状态。

心肌病：以心肌形态、结构和功能异常为特点

的疾病。

粗波型室颤：振幅大于 3 mm 的心室颤动波。

代偿性间歇：在一次期前收缩之后出现的一段比较长的心室舒张期。

邻近导联：相互靠近，并且覆盖在心脏同一区域的导联。

深静脉血栓形成：血液在深静脉腔内异常凝结，形成血栓的过程和状态。

除颤：通过胸壁向心脏传递电流脉冲，以终止心室颤动和无脉性室性心动过速的过程。

去极化：跨细胞膜电荷差异变小或接近 0 mV；静息电位向零电位趋近的过程。

心脏舒张：心脏肌肉组织由紧张状态变为松弛状态，分为心室和心房舒张。

呼吸困难：患者主观上感到换气不足和呼吸费力的现象。

心律失常：心脏活动的起源异常或传导障碍，导致心脏搏动的频率或节律异常的现象。

异位起搏点：由窦房结以外发出冲动引起心脏搏动的部位。

射血：将血液从心室中有力地排出。

心电图：记录心脏电活动变化的图形。

舒张末期容积：流回每个心室的血容量。

心内膜炎：病原微生物直接侵袭心内膜而引起的一种感染性疾病。

自律性增强：心肌细胞的放电速率超过固有速率。

细波型心室颤动：振幅小于 3 mm 的心室颤动波。

一度房室传导阻滞：一种传导延迟的心律失常，通常发生在房室结，心电图表现为 PR 间期延长（大于 0.20 秒）。

融合搏动：当室上电脉冲和心室电脉冲同时作用于心脏的同一区域而产生的搏动，心电图上呈现混合波。

心力衰竭：由心室充盈受损（舒张功能不全）或血容量射血（收缩功能不全）引起的异常状态；通常是心肌梗死、缺血性心脏病、长期高血压或心肌病的结果。

高度房室传导阻滞：至少 2 个连续的 P 波不能传导至心室。

高输出量心力衰竭：心输出量较高却因需求增加而不能满足机体代谢的需要的一类心力衰竭。

高血压：体循环动脉血压升高，通常以收缩压 ≥ 130 mmHg，舒张压 ≥ 80 mmHg 为特征。

高血压脑病：严重高血压导致的脑损伤，临床表现为头痛、惊厥、昏迷。

室间隔：分隔左、右心室的组织结构。

颈静脉怒张：由中央静脉压升高而引起的颈静脉充盈、肿大。

房室交界区性逸搏心律：当窦性心律减缓且慢于房室交界区冲动频率时而形成的节律，通常为 40~60 次 / 分，QRS 波群形态狭窄，与任何先前的心房活动（P 波）无关。

房室交界区性心动过速：由房室交界处的折返机制引起的一种室上性心动过速。

电轴左偏：心电轴向左偏转，偏离正常范围（0°~+90°）的心电图表现。

左束支：房室束的一个分支，沿室间隔左侧心内膜深面下行的传导兴奋的纤维束。

左束支传导阻滞：左束支传导发生延迟或阻滞，改变正常的室间隔激动，并使其反方向传导。

左心室辅助装置：在左心室不能满足灌注需要时，给血液循环提供支持的由电池驱动的植入式泵。

左心衰竭：左心室收缩力下降、容量变化等引起的心力衰竭，以肺水肿为特征。

机械夺获：当人工心脏起搏器的电子夺获产生相关联的脉冲时，就会发生机械夺获。

单形性室性心动过速：室性心动过速的 QRS 波群具有相同的形态。

多源性房性心动过速：一种房性心动过速，其中至少有 3 种不同形态的 P 波，心率多为 120~150 次 / 分。

多源性室性期前收缩：源于心室的多个异位搏动点的室性期前收缩。

心肌收缩力：心脏收缩的内在能力。

心肌炎：心肌炎症性病变。

非 ST 段抬高心肌梗死：心电图中无 ST 段抬高的心肌梗死。

P 波：左右心房去极化时产生的波形。

心悸：心搏加速、节律不齐。

阵发性房性心动过速：突然发作和突然结束的房性心动过速。

阵发性夜间呼吸困难：夜间熟睡后突感胸闷、

气短而被迫坐起，常与肺水肿、左心衰竭有关。

阵发性室上性心动过速：一种突然发作的心律失常，通常源于房性期前收缩或房室交界性期前收缩，是由房室旁道和房室结折返机制引起的。

PR 间期：电冲动经过心房、房室结，直到心室去极化开始所需的时间。

心包炎：心包膜的炎症反应。

最强搏动点：触诊脉搏最强烈的位置，通常位于第 5 个胸肋间隙，在锁骨中线内侧。

多形性室性心动过速：QRS 波群形态各异的室性心动过速。

左后分支传导阻滞：左后分支的心电传导阻碍。

钾通道：允许钾离子通过细胞膜，而阻碍其他离子特别是钠离子通透的通道。

胸前导联：用于记录心脏在水平面上电活动的单极导联。

心前区捶击：使心室颤动或不稳定室性心动过速转为有功能的心律的一种操作技术。

预激综合征：一种房室传导的异常现象，冲动经异常传导通路（旁道）下传，提早兴奋心室的一部分或全部，引起部分心室肌提前去极化。

前负荷：舒张末期心室所承受的容量负荷或压力。

房性期前收缩：一种心律失常，由窦房结以外的心房其他部位发出的电冲动引起，在心电图上显示为早期 P 波，形态与窦性 P 波不同。

房室交界区性期前收缩：在下一次窦性冲动之前，房室交界区提前发生的一次冲动。

室性期前收缩：在窦性冲动之前，心室中某一异位起搏点提前发出冲动，引起心室提前去极化，为最常见的心律失常之一。心电图表现为早期增宽的 QRS 波群，且之前可能没有 P 波。

肺水肿：肺内血管与组织之间液体交换功能紊乱导致肺含水量增加的现象。

脉搏短绌：桡动脉脉率低于心室率，提示外周血管灌注不足。

无脉性电活动：在室性心动过速和心室颤动以外某种有组织的电活动中，未触诊到脉搏。

浦肯野纤维：一种特殊心肌纤维，房室束分支的终末分支，与心室肌纤维相连接，将冲动传导到心室各处。

QRS 波群：心电图中反映心室去极化过程的复合波。

QT 间期：心电图中从 QRS 波群的起点至 T 波终点的时间，代表心室去极化和复极化全过程所需的时间。

R-on-T 现象：在相对不应期发生的心室去极化现象。

折返：冲动返回以前激动过的心肌组织，使其再次去极化；在一些情况下是室性心动过速和阵发性室上性心动过速的维持机制。

不应期：有效刺激后，即使给予刺激可兴奋组织也不发生反应的一般时间。

相对不应期：在绝对不应期之后，细胞的兴奋性逐渐恢复，受刺激后可发生兴奋，但刺激强度必须大于正常阈值，这段时期称为相对不应期。

复极化：细胞膜从去极化状态恢复到膜外正电位、膜内负电位的静息状态的过程。

静止膜电位：神经细胞处于相对安静状态时，细胞膜内外存在的电位差。

自主循环恢复：心脏停搏后恢复自主循环，出现了持续的心搏、呼吸及可被触诊的脉搏或动脉波形。

电轴右偏：心室收缩平均电轴在 +90°和 180°范围内。

右束支：房室束的一个分支，沿室间隔膜部下缘、在右侧心内膜深面下行，到达右心室前乳头肌根部后分支为浦肯野纤维。

右束支传导阻滞：电冲动传导延迟或不沿右束支进行传导的一种异常情况。

右心衰竭：右心室搏出功能障碍，导致体循环淤血。通常继发于左心衰竭。

窦房结：心脏的正常起搏点。位于上腔静脉与右心房交界处的界沟上 1/3 处心外膜深面。

窦性停搏：窦房结在某一时间不产生冲动，导致心脏暂时停止搏动。

窦性心动过缓：由窦房结起搏频率减缓导致的心率下降。在成年人，心率低于 60 次 / 分为窦性心动过缓。

窦性心律不齐：一种与呼吸周期和胸膜腔内压变化相关的心律失常。

窦性心动过速：由窦房结起搏频率加快导致的心率加速。在成年人，心率超过 100 次 / 分为窦性心动过速。

钠通道：细胞膜内的蛋白通道，允许钠离子在快速去极化过程中进入细胞。

ST 段： 从 QRS 波群结束到 T 波的起点，代表左心室、右心室复极化的早期。

标准肢体导联： 记录左上肢、右上肢和左下肢电极之间的电位差的双极导联。

斯塔林定律： 每搏输出量随舒张末期容积增加而增加的定律。

ST 段抬高心肌梗死： 伴有心电图 ST 段抬高的心肌梗死。

每搏输出量： 一次心搏中由一侧心室射出的血液量。

心源性猝死： 死亡发生在发病或受伤后 2 小时后。

室上性心动过速： 一组复杂的室上性心动过速，可以泛指异位激动形成的部位或折返环路在房室束分叉以上的心动过速。

晕厥： 由短时间的大脑供血不足引起的短暂的意识丧失。

同步电复律： 一种用于终止除心室颤动、无脉性室性心动过速外的心律失常的电击复律，与心动周期的 R 波同步，以避免在心动周期的相对不应期进行电击而导致的心室颤动。

收缩： 心房和心室的收缩。

T 波： 心电图中 QRS 波群之后的偏转，代表心室复极化。

心动过速： 在成年人，心率等于或大于 100 次／分。

三度房室传导阻滞： 位于房室结及以下部位的传导阻滞，也被称为完全性房室传导阻滞。

阈电位： 细胞膜去极化达到引起细胞膜上阳离子（主要是钠离子、钙离子）通道大量开放，阳离子大量内流而产生动作电位的临界膜电位。

尖端扭转： 多形性室性心动过速的一种特殊类型，因发作时 QRS 波群的振幅与波峰呈周期性改变，宛如围绕等电位线连续扭转而得名。

经皮心脏起搏： 通过外部人工心脏起搏器反复向心脏输送电流脉冲，以带动心脏搏动，也称为体外心脏起搏。

二度 I 型房室传导阻滞： 一种二度房室传导阻滞，通常发生在房室结的位置。

二度 II 型房室传导阻滞： 当心房冲动不能传导至心室时发生的一种二度房室传导阻滞。

三联律： 每两个窦性搏动之后出现一个期前收缩。

U 波： 心电图上 T 波后出现的低振幅波，见于低钾血症等病理状态。

单形性室性期前收缩： 源于一个异位起搏点的室性期前收缩。

单极导联： 记录电位差的增强肢体导联，只有一个电极用作正极，但没有明显的负极。

不稳定型心绞痛： 与缺血性胸痛相关的一种急性冠脉综合征，而其易感性、频率、强度、持续时间或性质都发生了变化，也称为梗死前心绞痛。

非同步电复律： 用于终止心室颤动和无脉性室性心动过速的电击复律，不考虑在心脏周期中电击的位置。

瓦尔萨尔瓦动作： 深吸气后屏住呼吸，然后用力呼气的动作。

心瓣膜疾病： 任何导致一个或多个瓣膜结构或功能异常的疾病，累及的瓣膜包括二尖瓣、主动脉瓣、三尖瓣或肺动脉瓣。

血管迷走性晕厥： 迷走神经过度兴奋引起心率和血压下降而出现的晕厥。

室性逸搏心律： 一种心律失常，当高位起搏点的冲动未成功启动或未到达心室时由心室发出冲动。

心室颤动： 心室发生无序的激动，使心室规律的激动和舒缩功能消失。

室性心动过速： 有 3 个或更多连续性室性期前收缩的心动过速，心率多超过 100 次／分。

三联律： 每 2 次正常搏动后出现 1 次期前收缩。

游走心律： 由起搏点的位置不断改变所致，起搏点可从窦房结转移到心房或房室结等其他潜在起搏点。

沃-帕-怀综合征： 一种心室预激综合征，是指心脏由于存在异常的电信号传导通路而发生心动过速。

在美国，每年因心血管疾病而死亡的人数超过 60 万。约 50% 的心源性猝死发生在医院外[1]。这些死亡病例中约 70% 发生在家中，并且 50% 无人目击[2]。这些死亡病例大多数本来是可以通过 EMS 机构提供的心肺复苏和早期除颤避免的。

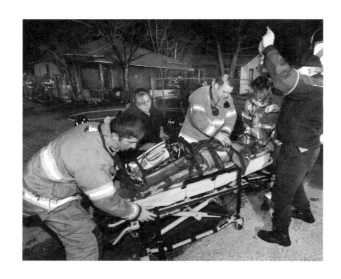

第1节 心血管疾病的风险因素和预防措施

即使近些年心肌梗死的病死率有所下降低，但冠状动脉疾病的发病率和病死率仍然很高[1]。冠心病猝死病死率的下降可能与他汀类药物、阿司匹林、β受体阻断药等的应用及生活方式的改变有关[3]。此外，随着公众健康意识的提高，自动体外除颤器应用的增加，心血管疾病诊断和治疗技术的提高，高危人群预防性应用心血管疾病药物，血管成形术的发展及积极改变风险因素，病死率进一步降低。然而，经历过院外心搏骤停的患者出院生存率仍然很低。2016年，提高心搏骤停生存率登记处（CARES）报告显示，非创伤性心搏骤停患者活到出院的比例仅有10.8%。出院后神经功能接近正常的患者更少（约8.9%）[4]。治疗和转运实践中的很多问题都会影响生存率[5]。

思考

你有多少家人或朋友曾有过心脏病发作或卒中的经历？这些疾病是如何影响他们的生活的？

风险因素和风险因素的改变

心血管疾病的高风险因素包括高龄、男性和遗传因素。其中，有些因素是可以控制的，如吸烟、糖尿病、高血压、高胆固醇血症、高脂血症、肥胖症和久坐的生活方式[6]。改变生活方式可以降低心血管疾病的风险：

· 戒烟；
· 医疗管理和控制血压、血糖、胆固醇和血脂；
· 锻炼；
· 减体重；
· 合理饮食。

改变心血管疾病的风险因素可以减缓动脉疾病的发展，还可减少急性心肌梗死、猝死、肾衰竭和卒中等的发生。

你知道吗

可卡因的使用会对心脏产生不良影响，从严重的心律失常到心肌梗死和猝死。《美国药物使用和健康调查报告》显示，2015年，968000例12岁及以上的人（占人口的0.4%）在前一年开始使用可卡因，共170万例18~25岁的年轻人在过去的1年里使用了可卡因。与阿片类药物过量有关的呼吸骤停导致心搏骤停和死亡已经众所周知。美国心脏协会的研究表明，每月服用可卡因1次，会导致血压升高，主动脉和左心室硬化，从而增加心脏病发作和卒中的风险。其他已知对心脏有不良影响的药物是安非他明（见第33章）。

资料来源：National Survey on Drug Use and Health. State Estimates of Past Year Cocaine Use Among Young Adults：2014 and 2015. https://www.samhsa.gov/data/sites/default/files/report_2736/ShortReport-2736.html. Accessed January 21，2018; and American Heart Association. Illegal Drugs and Heart Disease.www.heart.org/HEARTORG/Conditions/More/MyHeartandStrokeNews/Illegal-Drugs-and-Heart-Disease_UCM_428537_Article.jsp#.WmpmVzGWxes. Accessed January 21，2018

预防措施

预防心血管疾病的策略包括营养、戒烟、健康教育，以及高血压和糖尿病筛查。开展心肺复苏和自动体外除颤器使用的教育，也是救护员的重要职责。

第2节 心的解剖

心脏是由4个腔组成的肌肉组织（图21-1）。

心脏近似一个圆锥体，约为人的拳头大小。心脏位于胸腔中纵隔内，偏左侧。心脏被心包所包裹。心包分纤维层和浆膜层。纤维层较坚韧，与浆膜层的壁层紧密相贴，伸缩性很小。浆膜层很薄，又分壁层和脏层：壁层紧贴附于纤维层的内面，脏层贴附于心脏的表面（即心外膜）。心脏的4个腔分别是右心房、右心室、左心房和左心室。右心房接收上腔静脉、下腔静脉和冠状窦回流的血。左心房接收来自肺静脉的含氧血。心脏有 2 种类型的瓣膜可以保障血液流向正确。2 个心房与心室之间的瓣膜被称为房室瓣；位于离开心室的大血管基底部的瓣膜叫作半月瓣。右房室瓣称为三尖瓣，左房室瓣称为二尖瓣。位于右心室和肺动脉干之间的是肺动脉瓣。位于左心室和主动脉之间是主动脉瓣。当心室收缩时，房室瓣关闭，阻止血液流回心房。当心室舒张时，半月瓣关闭，阻止血液流回心室。

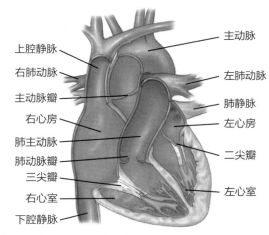

图 21-1 心脏的内部视图显示了 4 个瓣膜

心脏供血

冠状动脉负责心脏的血液供应。在心脏舒张期间，它们以每分钟 200~250 mL 的速率向心肌输送血液（图 21-2）。左冠状动脉向心肌提供 85% 血液供应，其余部分由右冠状动脉负责。冠状动脉始于主动脉根部的主动脉窦内。这些动脉沿着心外膜表面延伸开来。它们穿过心肌层和心内膜表面，分为更小的血管。

左冠状动脉供给左心室、室间隔、部分右心室。它的 2 个主要分支分别是左前降支和旋支。右冠状动脉供给右心房、右心室、部分左心室和传导系统。它的 2 个主要分支分别是右后降支和锐缘支。除了这些动脉的血液供给，还有很多动脉吻合支也对血液循环提供了辅助作用。在冠状动脉血管堵塞的时候，这些吻合支对血液循环有着重要的作用（图 21-3）。

冠状动脉毛细血管容许营养物质的交换和代谢废物的排出。毛细血管合并形成冠状静脉。这些血管向冠状窦输送大量的血液。冠状窦将其排入右心房。冠状窦是汇集心脏静脉血液的主要血管。

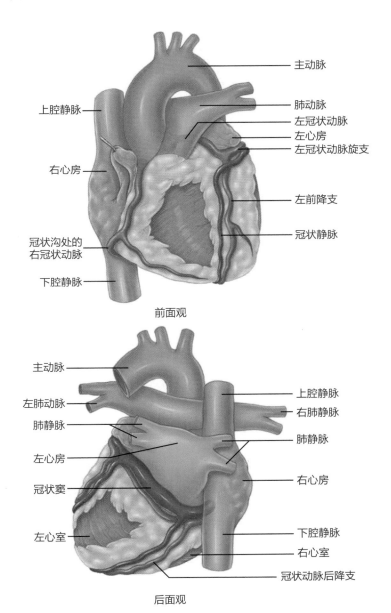

前面观

后面观

图 21-2 给心肌供血的冠状血管

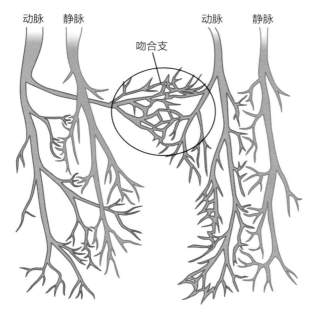

图21-3　正常冠状动脉系统的细小的吻合支

思考

心率增加对心脏供血量和心肌需氧量有什么影响？

第3节　心脏生理学

心脏可以被看作是2个泵。一个是低压泵（右心房和右心室），向肺输送血液。另一个是高压泵（左心房和左心室），向人体输送血液。右心房接收来自体循环和冠状静脉的静脉血。在心室从收缩中恢复过来后，右心房内的缺氧血就会流向右心室。当右心室接收到容量的70%的血液时，右心房就会收缩，将心房里剩余的血液挤到心室里。然后右心室收缩，将血液推向三尖瓣（使其关闭）和肺动脉瓣（使其张开），使血液通过肺动脉进入肺部。缺氧血通过肺动脉进入肺部的毛细血管并进行气体交换。

血液从肺部流经4条肺静脉最终回到左心房。当二尖瓣张开时，血液流向左心室。当左心室的血液达到容量的70%时，左心房开始收缩，将其余20%~30%的血液推入心室（被称为心房强力收缩）。当心室舒张以完成左心室充盈时，从左心房流向左心室的血液就打开了二尖瓣。当左心室收缩时，血液就会被推向二尖瓣（使其关闭）和主动脉瓣（使其张开），流入主动脉。在舒张期，心室舒张，血液进入体循环和冠状动脉。

注意

心房起着初级泵的作用。大多数情况下，心室可以向机体提供充足的血液而无须再挤压心房内的剩余血液。然而，在压力下心脏收缩时可能会比静息时多泵出300%~400%的血液。在这种情况下，心房强力收缩作用是保持泵送效率的关键因素。

心动周期

心脏的跳动是心房和心室有节律的收缩和舒张的结果。当没有明确某个心室时，心脏收缩和舒张指的是心室的收缩和舒张。成年人静息时心率为70次/分，即每0.8秒1次。心脏有节律的收缩和舒张为血液流动提供动力（图21-4）。

注意

心动周期分3个阶段：第1阶段，心室充盈（心脏舒张中后期）；第2阶段，心室收缩；第3阶段，等容舒张（舒张早期）。在第2阶段，心房舒张，心室开始收缩。当房室瓣关闭时心室内压力就会升高。因为心室在一个短时间是完全封闭的，室内的血液量是恒定不变的，故这段时间被称为等容收缩期。

资料来源：Marieb E，Hoehn K. *Human Anatomy and Physiology.* 8th ed. San Francisco，CA：Benjamin Cummings/Pearson Education；2009.

心室收缩和舒张

当心室开始收缩时，心室内压力就会超过心房内压力，导致房室瓣关闭。当收缩持续进行时，心室内压力就会继续升高，直至超过心右侧的肺动脉压或左侧的主动脉压。此时，肺动脉瓣或主动脉瓣就会打开，血液就会从心室排出，流入这些动脉，也称为射血。

心室收缩后，就会开始舒张，心室内压力就会快速降低。当心室内压力降到主动脉压或肺动脉压以下时，血液就会被迫流回心室，关闭肺动脉瓣或主动脉瓣。当心室内压力低于心房内压力时，三尖瓣和二尖瓣就会打开，血液就会从心房流入心室。

思考

如果瓣膜结痂变僵硬了会怎样？

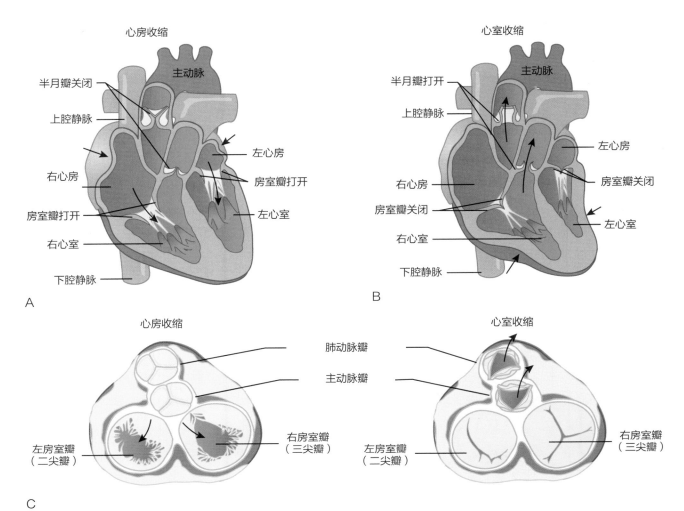

图 21-4　心脏活动。A. 在心房收缩时，心房壁内的心肌收缩，使血液通过房室瓣进入心室；B. 随后，心室收缩，房室瓣关闭，血液从心室流出，通过半月瓣进入动脉；C. 心房和心室收缩时从上方看到的 4 个瓣膜

每搏输出量

每搏输出量是指一次心搏中由一侧心室射出的血液量。每搏输出量受 3 个因素影响：前负荷（心室在舒张末期承受的容量负荷或压力）（框 21-1）、后负荷（心肌开始收缩时承受的负荷或阻力），以及心肌收缩力（心脏收缩的内在能力）。

前负荷

在心脏舒张期，血液从心房流入心室。回流到每个心室的血容量称为舒张末期容积。这个容积通常可达到 120~130 mL。由于心室在收缩过程排出血液，血容量减少到 50~60 mL（收缩末期容积）。因此，成年人每一个心动周期排出的血液量（每搏输出量）约为 70 mL。

对一个心脏健康的患者来说，增加每搏输出量的能力是巨大的。例如，人在运动过程中心脏剧烈收缩，可以使收缩末期容积减少到 10~30 mL。如果舒张期大量血液流入心室，舒张末期容积高达 200~250 mL。这样，每搏输出量会增加至正常量的 2 倍多。当心脏有较大的前负荷时，心脏泵血的能力更强，这可以用斯塔林定律来解释。

根据斯塔林定律（图 21-5），心肌纤维被拉伸时收缩力更强（这种拉伸肌肉以增加收缩力的能力是所有横纹肌的特性，而不仅仅是心肌）。当心室充满大于正常容积的血液（增加前负荷）时，它们收缩力也强于平常，从而将所有血液输送到体循环中。

斯塔林定律及其对每搏输出量的影响仅适用于一定程度的肌肉纤维拉伸。超过这个限度，肌肉纤维拉伸而实际收缩能力下降。此时，心脏就出现衰竭。

框 21-1 静脉回流

静脉回流受以下几个因素影响。

1. 肌肉收缩（肌肉泵）。 四肢肌肉的节律性收缩，如在正常运动（散步、跑步、游泳）时，可通过增加或降低静脉压力促进静脉回流。

2. 呼吸周期（胸腹泵）。 吸气时，胸腔负压增加。这种压力的增加降低了右心房压力，增加了静脉回流。因此，增加呼吸频率和呼吸深度可以增加心输出量。相反，当胸腔负压降低（如正压通气、呼气末正压通气、持续气道正压通气、双水平气道正压通气）时，静脉回流和心输出量减少。

3. 静脉顺应性降低。 静脉的交感神经兴奋降低静脉顺应性，从而增加了中心静脉压。最终导致血液循环系统的总血流量增加。

4. 腔静脉压迫。 腔静脉阻力增加会减少静脉回流，如在瓦尔萨尔瓦动作或晚期妊娠时胸腔静脉受压迫时。

5. 重力。 重力的作用会减少静脉回流。当一个人从仰卧位改为站立位时，由于右心房压力下降，心输出血量和动脉压下降；由于动脉压下降多于右心房压的下降，整个体循环的血流量下降。因此，驱动整个循环系统血液流动的压力梯度也减小。

资料来源：Klabunde R. *Cardiovascular Physiology Concepts.* 2nd ed. Philadelphia, PA: Lippincott Williams & Wilkins；2012.

注意

对心输出量，前负荷比后负荷更具影响力。

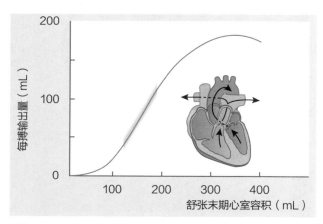

图 21-5 心脏斯塔林定律

后负荷

后负荷是心室开始收缩前所承受的负荷或阻力。它是由体循环血管阻力（血液被泵出的总阻力）形成的。后负荷越大，左心室将血泵至全身就越困难。同时，心室收缩排出的血液量（每搏输出量）也减少了。每搏输出量的减少是由于主动脉压增加，心室肌肉必须克服增高的主动脉压才能打开主动脉瓣并推动血液通过。如果血液循环系统中有足够的血液，只要后负荷降低（如降低血压、扩张血管），每搏输出量就会增加。

注意

虽然后负荷一般指的是左心室，但也可以用来指右心室。例如，肺动脉高压增加后负荷，引起右心衰竭。

思考

什么情况后负荷会增加？

心肌收缩力

心肌纤维的独特功能和自主神经系统的影响对心脏功能的发挥起着重要的作用。缺血或多种药物均可降低心肌收缩力。缺血可以致心肌细胞损伤（如心肌梗死）。缺氧或 β 受体阻断药能降低心肌细胞收缩的能力。

心输出量

心输出量是指每分钟一侧心室输出的血液量。可以通过增加心率、增加每搏输出量或二者同时增加的方法增加心输出量。心输出量的计算方法如下：

$$心输出量 = 每搏输出量 \times 心率$$

体循环血管阻力通过影响每搏输出量来改变心输出量。例如，动脉血管舒张可以降低后负荷。这样会增加心输出量。相反，动脉血管收缩增加心脏后负荷。这往往会降低心输出量。然而，机体通过收缩静脉来应对这种下降。这样增加了流回心脏的血液，并使心肌收缩力更强（斯塔林定律）。这些都有助于维持或增加心输出量。

神经系统对心脏的调节

除了心脏本身，自主神经系统也影响着心脏的活动（见第 10 章）。自主神经系统对心率、传导性和收缩力有很大的影响。心房和心室受自主神经系统支配。心房分布着大量的交感神经纤维和副交感神经纤维，而心室主要由交感神经支配。

副交感神经系统主要与营养功能有关（如消化、肠道和膀胱的功能）。与之不同的是，交感神经系统有助于机体应对压力。这些交感神经和副交感神经相互作用，维持正常的生理功能。它们根据机体的新陈代谢需求，兴奋心脏以增加或减少心输出量。

思考

想一想淋浴时您是如何调节热水和冷水龙头的，与自主神经系统的调节有哪些相似点？

副交感神经调节

副交感神经对心脏的控制是通过迷走神经实现的。这些神经纤维对心脏有持续的抑制作用，主要是降低心率和收缩力。迷走神经会受到各种刺激，如瓦尔萨尔瓦动作、颈动脉窦按摩、疼痛及膀胱扩张。乙酰胆碱是副交感神经系统的主要递质。

副交感神经过度兴奋可能会使心率降至 20~30 次 / 分。然而，这种兴奋通常对每搏输出量的影响不大。事实上，每搏输出量可能会随着心率的降低而增加。这是因为心搏间隔时间越长，心脏就能充盈越多的血液，从而收缩更有力（斯塔林定律）。

交感神经调节

交感神经纤维起始于脊髓的胸段，终止于椎旁或椎前神经节，称为节前纤维。节后纤维释放去甲肾上腺素。这种化学物质刺激心率增加（正变时效应），同时增强肌肉收缩力（正性肌力效应）。心脏交感神经兴奋导致冠状动脉扩张，还会引起外周血管收缩。这两种效应有助于增加心脏的血液和氧气供应。去甲肾上腺素的心脏效应是通过刺激 α 肾上腺素受体和 β 肾上腺素受体引起的。

注意

心肌变力性是指心肌收缩力。心肌变时性是指心搏的规律与频率。心肌变导性是指传导速度。效应分为正性和负性 2 类。例如，正性肌力效应会增加收缩力，而负性变导效应会降低传导速度。

心脏交感神经过度兴奋可显著增加心率。当心率显著增高时（高于 150 次 / 分），心脏充盈的时间缩短，导致每搏输出量减少。

心脏激素调节

交感神经冲动在传递至所有血管的同时被送到肾上腺髓质，使肾上腺髓质分泌肾上腺素和去甲肾上腺素进入血液循环中，以应对体力活动增加、情绪波动或压力。

肾上腺素和去甲肾上腺素对心肌的作用基本相同。肾上腺素增加心肌收缩的速度和力度。此外，肾上腺素会导致皮肤、肾、胃肠道等（内脏）器官的血管收缩，还会引起骨骼肌血管和冠状动脉血管扩张。来自肾上腺的肾上腺素对心脏产生效应需要的时间比交感神经更长，但作用持续时间也更长。去甲肾上腺素会引起全身大部分区域的外周血管收缩，也会促使心肌收缩。

电解质的作用

如同人体所有其他细胞一样，心肌细胞也浸泡在电解质溶液中。影响心脏功能的主要电解质有钙离子、钾离子、钠离子。镁离子是一种主要的细胞内阳离子，有许多重要的作用。电解质的变化会影响去极化、复极化和心肌收缩力。

思考

什么药物能改变体内正常的电解质平衡？

第 4 节　心脏电生理学

为心脏病患者提供救护，救护员必须了解心脏的机械功能和电活动。理解电传导系统出现障碍的原因及方式是至关重要的。救护员也必须了解细胞缺氧（心肌缺血）对心律的影响。心肌中的 2 组基本细胞对心脏功能至关重要。第一组是电传导系统的特化细胞（自律细胞）。这些细胞负责电流的形成和传导。第二组是普通心肌细胞（工作细胞）。这些细胞具有收缩性，负责泵血。

心肌细胞的电活动与膜电位

离子是带正电荷或负电荷的粒子。电荷取决于离子接收或释放电子的能力。在含有电解质的溶液中，带有不同（相反）电荷的粒子相互吸引，带有相同电荷的粒子相互排斥，这样就会有产生离子对的倾向。这些离子对有助于保持溶液的中性。

带电粒子被认为是小磁铁。如果它们带有相反的电荷，就需要能量将它们分开。如果它们带有相同的电荷，也需要能量将它们结合在一起。因此，带有相反电荷的分离的粒子具有类似电磁力的吸引力，赋予它们势能（图 21-6）。电荷在细胞内外之间形成一个膜电位。细胞内外之间的电位差以 mV 计算（1 mV 等于 0.001V）。当将离子分开的细胞膜具有通透性时，这种势能被释放出来。

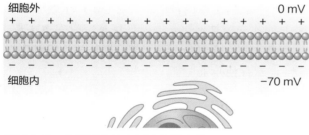

图 21-6 心肌细胞的电活动和膜电位

静息膜电位

当细胞处于静息状态时，细胞膜内外的电位差就是静息膜电位。与细胞膜的外部相比，细胞内部静息电位较低，一般将细胞外的电位设为 0 mV。因此，静息膜电位是负数（多为 –90~–70 mV）。

静息膜电位的产生是 2 种相反的力量平衡的结果。一种是驱使离子（主要是钾离子）穿过渗透性细胞膜的浓度梯度。另一种是分离正离子与负离子的"电场力"。静息膜电位主要是由细胞内与细胞外钾离子浓度的差异决定的。148∶5 的浓度比率使细胞内外化学梯度巨大，可使钾离子流出细胞。然而，相比细胞外负电荷，细胞内负电荷更倾向于将钾离子留在细胞内（图 21-7）。

在细胞外，钠离子是带正电的离子。这些离子

具有化学梯度和电梯度。这 2 种梯度会引起钠离子进入细胞内，使细胞内电位为正。

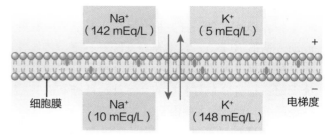

图 21-7 在平衡状态（静息状态）下，钾离子扩散到细胞外的趋势与细胞膜电位差（电梯度）相反；静息膜对钠离子不通透，钠离子不易扩散到细胞内

通过离子通道的扩散

细胞膜对钾离子的通透性高，对钠离子的通透性最低。细胞膜上有专门的通道：钾通道和钠通道。这些通道允许特定的离子或某一类离子通过。通透性会受到离子所带电荷、离子大小的影响，也会受到控制打开和关闭通道的通道蛋白（门控通道蛋白）的影响。

钾通道比钠通道小。因此，它们可以阻止钠离子进入细胞。钾离子足够小，可以穿过钠通道，但在快速去极化时，钠通道更利于钠离子进入细胞。快速去极化（钠离子快速进入细胞）在细胞膜局部形成动作电位。在一片膜完成去极化后，电荷沿细胞表面扩散，打开更多的通道（图 21-8）。

注意

当静息膜电位发生变化时，细胞内从带有较多的负电荷变化为带有较多的正电荷，就会产生去极化。

未配对离子对静息膜电位的作用取决于 2 个因素。第一个因素是离子通过离子通道穿过细胞膜进行扩散，这会造成电荷不平衡。第二个因素是离子通过钠钾泵穿过细胞膜的主动转运，这也会造成电荷的不平衡。

思考

电解质转移过程中的哪一步需要能量？

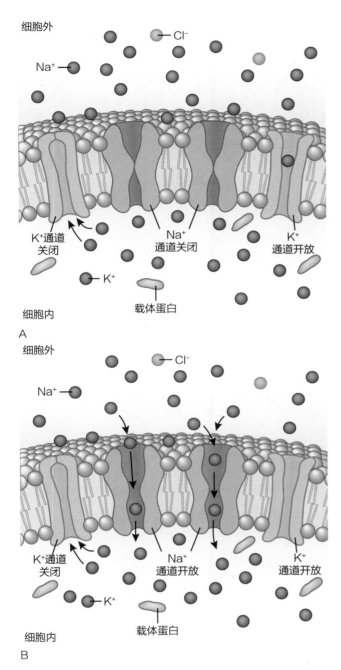

了细胞外钠离子的浓度（图21-9）。

　　钠钾交换泵通常为每泵入2个钾离子就泵出3个钠离子。因此，相比向细胞内转移，更多带正电荷的离子向细胞外转移，细胞复极化并恢复到静息状态。在细胞静息状态下，细胞内负电荷的数目等于细胞外正电荷的数目。

注意

　　当细胞内的电荷恢复正常状态（细胞内有更多负电荷）时，发生复极化现象，即细胞从去极化恢复到正常的静息状态。

药理作用

　　在心肌中，钠离子和钙离子通过细胞膜上的2个独立通道系统进入细胞。这2个通道分别是快速通道和慢速通道。快速通道对膜电位的微小变化很敏感。当膜电位接近阈值（细胞去极化）水平时，快速钠通道开放，钠离子迅速进入细胞并快速去极化。慢速通道对钙离子选择性通透，对钠离子的通透性更小。钙离子通过增加细胞内正电荷的数量，起到电能作用。钙离子是心肌收缩所必需的离子。

　　对离子通道的理解可以帮助救护员理解药物是如何影响心率和收缩力的。例如，钙通道阻滞药选择性地阻断慢速通道。这类药物包括维拉帕米和地尔硫䓬。这些药物限制钙离子进入细胞而不改变其电压。其他药物，如胺碘酮（一种Ⅲ类抗心律失常药）的抗心律失常作用正是由于其具有阻断钠离子进入快速通道的能力。

细胞兴奋性

　　神经细胞和肌肉细胞能够产生动作电位。这种特性被称为兴奋性。当这些细胞受到刺激时，静息膜电位的一系列变化通常会引起细胞膜小范围的去极化。当刺激大到足以使细胞膜去极化达到阈电位水平时，就会触发一系列通透性变化，使动作电位传导到整个细胞膜上。

动作电位的传导

　　细胞膜上任一点的动作电位都有刺激细胞膜邻近区域的作用。因此，一旦启动，兴奋过程沿着细

图21-8　引起跨膜电位变化的刺激对细胞膜通透性的影响。A. 钠通道在静息（无刺激）细胞膜上关闭；B. 细胞膜的去极化使钠通道开放，然后钠离子顺浓度梯度扩散到细胞内

钠钾泵

　　特定的钠钾泵将钠离子从细胞内泵出，将钾离子从细胞外泵入。因此，这种泵可让离子逆浓度梯度穿过细胞膜。钾离子被转运到细胞内，增加细胞中的钾离子浓度。钠离子从细胞中被运出去，增加

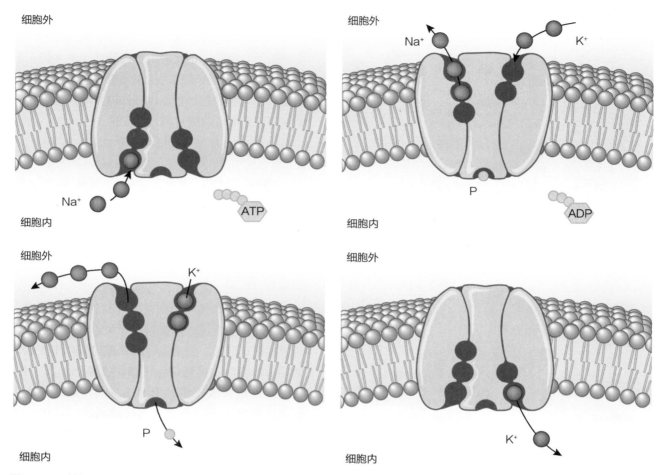

图 21-9　钠钾泵使钠离子穿过细胞膜转运到细胞外，钾离子穿过细胞膜进入细胞内。腺苷三磷酸被用作能源。每泵入 2 个钾离子，泵至多能泵出 3 个钠离子

胞膜传导给下一个细胞。无论刺激强度如何，如果这个刺激达到阈电位，神经细胞和肌肉细胞都会响应，否则没有响应。这就是被称为"全或无"的现象。心脏动作电位包括去极化和复极化过程，可分为 5 期（0~4 期）（图 21-10）。

0 期

0 期为去极化期。在此期，心肌细胞受到刺激，膜电位下降，当达到阈电位时，快速钠通道立即打开，钠离子迅速进入细胞内。当带正电荷的离子流入细胞时，细胞膜内外的电位呈"外负内正"的状态，引起肌肉收缩。

1 期

1 期是快速复极初期。在此期，快速钠通道关闭，钠离子停止流入细胞，而钾离子继续流出细胞。因此，细胞内正电荷数减少，膜电位下降。这使细胞膜恢复静息时的通透性。

2 期

2 期（平台期）是缓慢复极期。在此期，钙离子进入心肌细胞，引起细胞内储存的大量钙离子二次释放并引起收缩。钙离子通过慢速钙通道缓慢地进入细胞。同时，钾离子继续流出细胞。钙离子内流使细胞长时间维持在复极状态。这保证了在另一次去极化开始之前完成一次肌肉收缩所需的时间。

3 期

3 期是快速复极末期。在此期，慢速钙通道关闭，钾离子的通透性增加，钾离子外流，膜电位也恢复到静息电位水平，完成复极过程。

4 期

4 期是期息期。在 3 期末，膜电位已恢复到静息电位水平，细胞膜内相对于细胞膜外是带负电荷的。但细胞内外的离子成分尚未恢复兴奋前的状态，细胞内钠离子过多，细胞外钾离子过量。这将激活

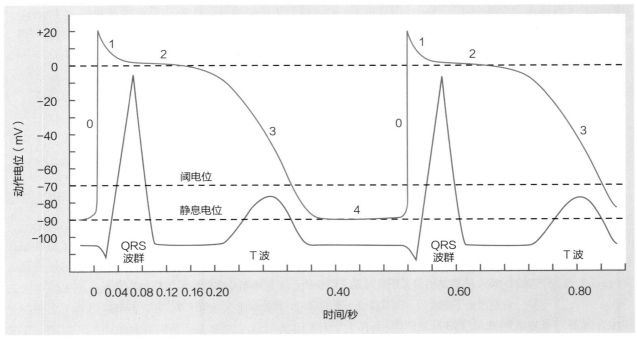

图 21-10　心脏动作电位（红色）和心脏电活动（绿色）

钠钾泵，将过量的钠离子泵出细胞，而将钾泵回细胞。在此期，起搏细胞缓慢去极化，从最低的膜电位达到阈值水平，此时 0 期再次开始。

心肌不应期

　　如同所有可兴奋组织一样，心肌有一个不应期（或静止期），在此期间细胞受到刺激也不发生反应。不应期可以进一步分为绝对不应期和相对不应期。

- 绝对不应期，此时心肌细胞不能对任何刺激做出反应，不管刺激的时间有多长。
- 相对不应期，此时心肌细胞比正常细胞较难兴奋，但细胞受到强度大于正常阈值的刺激仍可发生兴奋。

　　不应期确保在另一次收缩开始之前心肌完全松弛。心室肌的不应期与动作电位的不应期持续时间一样长。心房肌的不应期比心室肌的不应期短很多，这使得心房收缩的频率比心室快。如果心肌的去极化期延长，则不应期也延长（图21-11）。

思考

　　心脏的相对不应期和绝对不应期与马桶冲水机制有哪些相似之处？

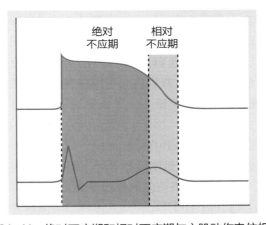

图 21-11　绝对不应期和相对不应期与心肌动作电位相关

心脏的传导系统

　　心脏传导系统由 2 个结和 1 个传导束组成（图21-12）。2 个结位于右心房壁，并根据它们的位置命名。窦房结位于上腔静脉与右心房交界处界沟上1/3 处心外膜深面。房室结位于右房室瓣的内侧。房室结及房室束组成了房室交界区。房室交界区是兴奋从心房传向心室的唯一通道。房室束始于房室结，向下到达室间隔。在那里，房室束分为右束支和左束支。左束支再分出左前分支和左后分支。这些结构为传导冲动提供了途径。左束支第三分支支配室

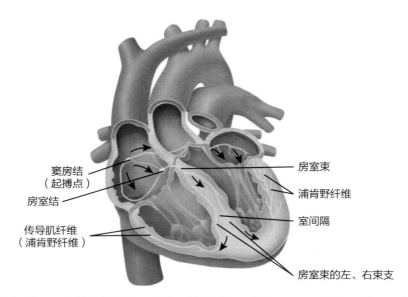

窦房结
（起搏点）

房室结

传导肌纤维
（浦肯野纤维）

房室束

浦肯野纤维

室间隔

房室束的左、右束支

图 21-12　心脏的传导系统。冲动（箭头所示）穿过右心房壁从窦房结到达房室结；房室束始于房室结，向下延续于室间隔内，分为左束支、右束支；束支到达心室的尖部，然后不断地分支，遍布于心室壁

间隔和心脏底部。

左、右束支沿着室间隔两侧的心内膜扩展到左、右心室的尖部。束支细分成更小的分支。最小的分支称为浦肯野纤维。浦肯野纤维是一种特殊的心肌纤维，在细胞之间快速传递电冲动，引起心肌收缩。电冲动的快速传导导致右心室和左心室的所有细胞去极化。这些细胞几乎同时收缩，形成统一协调的收缩动作。

起搏点活动

在骨骼肌和大多数平滑肌中，单个细胞仅对激素或来自中枢神经系统的神经冲动产生收缩反应。然而，与其他大多数肌肉细胞不同，心脏纤维有一些特殊的细胞，称为起搏细胞。这些细胞自发地（自律性）产生电冲动。起搏细胞可反复去极化。出现这种有节奏的活动，是因为这些组织没有稳定的静息膜电位。相反，静息膜电位从最大的复极电位逐渐下降，直至达到一个临界阈值，导致去极化。有时，窦房结可能无法产生电冲动。如果发生这种情况，其他起搏细胞就会接管这一工作。这些起搏细胞能够自发去极化及产生和传导动作电位。然而，它们的传导速率通常较慢。

心肌冲动序列

在正常情况下，心脏的主要起搏点是窦房结。

因为窦房结比其他起搏细胞能更快地达到去极化的阈值。窦房结起搏速率较快，通常能够阻止较慢起搏点发出的冲动成为主导。然而，如果来自窦房结的冲动没有正常发出，那么下一个达到阈值水平的起搏点将接管这一工作。

由于具有自律性，心肌细胞可以作为启动电冲动的"自动防故障装置"。备用细胞（潜在起搏点）按级联方式排列：离窦房结越远，发出电冲动的速率越慢。按发出冲动的速率排序，具有起搏能力的细胞依次位于窦房结（60~100 次 / 分）；房室交界区的（40~60 次 / 分）；心室，包括束支和浦肯野纤维（20~40 次 / 分）（图 21-13）。

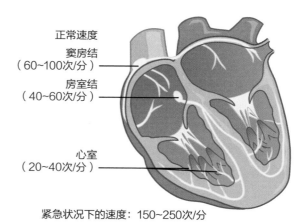

正常速度

窦房结
（60~100次/分）

房室结
（40~60次/分）

心室
（20~40次/分）

紧急状况下的速度：150~250次/分

图 21-13　当正常起搏点起搏失败时，心房、房室结、心室内的潜在起搏点会以其正常速度发出电冲动

冲动从窦房结传遍右心房。这是因为心房传导系统有 4 个传导通路：房室结、巴赫曼束（在左心房内）、温克巴赫束（在中结间束内）及托雷尔束（在后结间束内）。通过这些通路，冲动直接从右心房传导到左心房和右心房底部，使 2 个心房几乎同时收缩。冲动从窦房结传导到房室结大约需要 0.04 秒。相比在其余的传导系统中，动作电位在房室结内的传导速度是比较缓慢的。因此，动作电位从到达房室结再传导到房室束用时 0.11 秒，共计延时 0.15 秒，这使得心房在心室收缩开始前完成收缩。

离开房室结后，冲动加速。它迅速穿过房室束及左束支、右束支继续传导，动作电位迅速通过浦肯野纤维。冲动在左右心室受到刺激和收缩后几乎同时结束。心室收缩开始于心尖。一旦受到刺激，心室壁肌肉层的特殊排列结构就会使冲动沿螺旋方向传导，作用于心脏的底部。

自主神经系统对起搏细胞的影响

自主神经系统刺激对心率的影响是通过乙酰胆碱和去甲肾上腺素介导的。乙酰胆碱使窦房结细胞膜变得更易渗透钾离子。这会使起搏点到达阈值的时间延迟，从而降低心率。副交感神经效应也可能是由于迷走神经的心脏分支受到刺激而引起的，导致心率减缓。例如，颈动脉窦按摩就会刺激迷走神经。迷走神经过度刺激会导致心脏停搏（心电活动和机械活动停止）。

思考
还有什么会刺激迷走神经？

去甲肾上腺素通过增加去极化速率来增加心率，结果是窦房结的起搏细胞发出冲动的速率增加。在动作电位去极化过程中，去甲肾上腺素会促进钾离子和钙离子进入细胞。因此，交感神经受到刺激导致心率增加及心脏收缩力增强。

异位电冲动形成机制

当心脏收缩是由于窦房结细胞以外的起搏细胞引起的，这种收缩被称为异位搏动。这种情况有时被称为期前收缩，因为它们发生在窦性冲动到达心室之前。新的起搏点被称为异位起搏点。根据异位起搏点的位置，这些期前搏动或收缩可分为房性期前收缩，房室交界区性期前收缩，以及室性期前收缩。异位起搏点可能间歇搏动或持续搏动，并承担心脏起搏点的任务（如异位起搏点能够最快地控制心脏）。

异位搏动产生的 2 种基本方式是自律性增强和折返。

注意
异位搏动不应该与差异性传导混为一谈。异位搏动起源于心脏的错误部位（偏离正常）。差异性传导是指传导异常，即心脏传导冲动未通过正常的通路。差异性传导可能是由多种原因引起的，包括房性期前收缩、束支传导阻滞和电解质紊乱。

自律性增强是由去极化加速引起的。这种情况通常是因为钠离子较快地渗透进入细胞，导致细胞膜电位过早达到阈值。因此，潜在起搏点的电冲动形成速率超过了固有速率。

自律性增强是浦肯野纤维和其他心肌细胞节律障碍（异常节律）的原因。过量的儿茶酚胺类物质（如去甲肾上腺素和肾上腺素）释放，或者洋地黄中毒、缺氧、高碳酸血症、心肌缺血或心肌梗死、静脉回流（前负荷）增加、低钾血症或其他电解质紊乱，以及阿托品给药，都可能引发心律失常。

折返是指同一冲动逆原方向折回激动过的心肌组织（图 21-14）。当电冲动传导在心脏传导系统某一节段被延迟或阻滞（或二者兼有）时，就会发生折返。被延迟或阻滞的冲动可以进入刚刚复极的心肌细胞。折返还会引发一次性或反复性的异位搏动。折返节律障碍会发生在窦房结、心房、房室交界区、束支或浦肯野纤维。折返是产生异位搏动最常见的机制，包括室性期前收缩、室性心动过速、心室颤动、心房颤动、心房扑动和阵发性室上性心动过速。

折返机制是指在某一时刻心脏的传导有平行通路。每个通路的传导速度和不应期特性都不同。例如，一种期前冲动可能会发现传导通路的一个分支而且难以从上一个正常冲动的通路中通过。如果发生这种情况，冲动可能会沿着平行传导途径（相对缓慢地）传导。当冲动到达先前被阻断的通路时，被阻断的通路可能已经恢复了它的传导能力。如果两个平行通路在可兴奋的心肌组织区域连接，来自较慢通路的去极化过程可能进入目前复极化的组织。

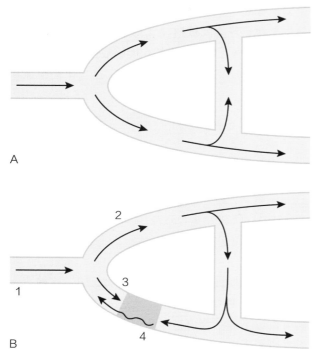

A

B

图 21-14 浦肯野终末纤维的折返。A. 通过正常的浦肯野纤维传导，传导速度均匀；B. 通过被严重抑制的浦肯野终末纤维传导时，冲动 1 通常通过正常的组织 2 传导，在被抑制的组织 3 被阻滞，产生延迟，但会以相反方向通过这一组织 4

这样就会从原始冲动中产生新冲动。延迟或阻滞电冲动的常见原因包括心肌缺血、某些特定的药物及高钾血症。

第 5 节 心电监测基本概念

心电图是记录心脏电活动变化的图形。它是由心房和心室中的电活动产生的，是一种重要的诊断工具。这种图形工具有助于辨识一些心脏异常，包括异常的心率和心律、异常的传导通路、心脏某一部分肥大或萎缩，以及缺血心肌或梗死心肌的大致位置。

心电图评估需要有系统的方法。医护人员先分析心电图，然后将它与患者的临床评估结合起来。心电图只是心脏电活动的反映。它无法提供诸如收缩力或血压等机械活动的信息。

思考

除了血压外，还能如何评价心脏的机械活动？

心电图反映了每个心动周期中由起搏点、心房、心室相继兴奋造成的心脏动作电位变化在体表的表现。利用带有阳极和阴极的导联线，将电极一端连接心电监测仪，一端连接患者的体表。体表的电位变化被输入心电监测仪，经放大、滤波后记录下来即成为心电图。体表的电位差可能是正的（在心电图上显示向上偏转），可能是负的（在心电图上显示向下偏转），或者电位差是零（此时检测不到电流，心电图上显示平直的基线）（图 21-15）。

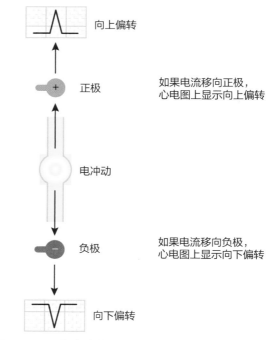

向上偏转

正极 · 如果电流移向正极，心电图上显示向上偏转

电冲动

负极 · 如果电流移向负极，心电图上显示向下偏转

向下偏转

图 21-15 电流流动规律

心电监测导联

心电监测仪通过监测施加在身体上的电极间的电压变化来观测心脏的电活动。现代心电监测仪通过 12 个导联对心脏电活动进行监测：3 个标准肢体导联、3 个加压肢体导联、6 个胸导联。标准肢体导联为 I、II、III。加压肢体导联为 aV_R、aV_L、aV_F。胸导联为 V_1、V_2、V_3、V_4、V_5、V_6。每个导联都从不同角度对心脏电活动进行评估，并产生不同的心电图描记（表 21-1）。

注意

心电图所提供的不同角度的心脏电活动都是从正电极的角度来看的。如果电活动的净力向正电极移动，心电图上看到的波形是向上的。如果电活动的净力远离正极，心电图上看到的波形是向下的。

表 21-1 各类导联的比较		
导 联	**类 型**	**极 性**
Ⅰ、Ⅱ、Ⅲ	标准肢体导联	双极的
aV$_R$、aV$_L$、aV$_F$	加压肢体导联	单极的
V$_1$、V$_2$、V$_3$、V$_4$、V$_5$、V$_6$	胸导联	单极的

资料来源：Phalen T. *The 12–Lead ECG in Acute Myocardial Infarction*. St. Louis, MO: Mosby; 1996.

标准肢体导联

标准肢体导联是双极导联，由 2 个极性相反的电极（一个是正极，另一个是负极）构成导联。标准肢体导联反映左上肢电极、右上肢电极和左下肢电极之间的电位差。Ⅰ 导联反映了左上肢正电极和右上肢负电极之间的电位差。Ⅱ 导联反映了左下肢正电极和右上肢负电极之间的电位差。Ⅲ 导联反映了左下肢正电极和左上肢负电极之间的电位差。假想线（轴线）连接每个导联的正电极和负电极，在正负极之间形成直线。这些线形成一个以心脏为中心的等边三角形（艾因托文氏三角）（图 21-16）。

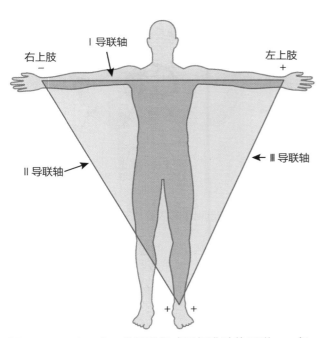

图 21-16 Ⅰ、Ⅱ、Ⅲ 导联组成了标准肢体导联。一条假想的连接正负电极的线称为导联轴。这 3 个肢体导联轴形成一个以心脏为中心的等边三角形（艾因托文氏三角）

标准肢体导联的电极放置于下列身体区域：

导联	正电极	负电极
Ⅰ	左上肢	右上肢
Ⅱ	左下肢	右上肢
Ⅲ	左下肢	左上肢

加压肢体导联

同标准肢体导联一样，加压肢体导联也是用来描记电位差的。但是，标准肢体导联是双极导联，而加压肢体导联是单极导联。也就是说，它们用一个正电极作为正极，而负极由两个负电极结合而成。加压肢体导联"增大"或放大正极的电压（通常是较小的），从而增加心电图上显示的波幅大小。加压肢体导联使用与标准肢体导联相同的一组电极，放置于下列身体区域：

导联	正电极	负电极
aV$_L$	左上肢	右上肢、左下肢
aV$_R$	右上肢	左上肢、左下肢
aV$_F$	左下肢	右上肢、左上肢

aV$_R$、aV$_L$、aV$_F$ 导联以不同于标准肢体导联的角度相交，并产生 3 条导联轴。这些导联轴与标准肢体导联轴结合，就形成了六轴系统（图 21-17）。

> **思考**
>
> 为什么 aV$_R$ 导联很少运用在心电图分析中？它以什么角度观察心脏？

胸导联

胸导联是单极导联，用于记录水平面上的心脏电活动。这些导联被用于十二导联心电图监测，测量心脏电流的振幅。胸导联是通过胸前壁（通过房室结）投射到患者的背部。导联的投射将身体分隔为上半部和下半部，反映心电向量在水平面的投影（图 21-18）。一般认为，患者的胸部是正电极，患者的背部是负电极。胸导联编号为 V$_1$~V$_6$。

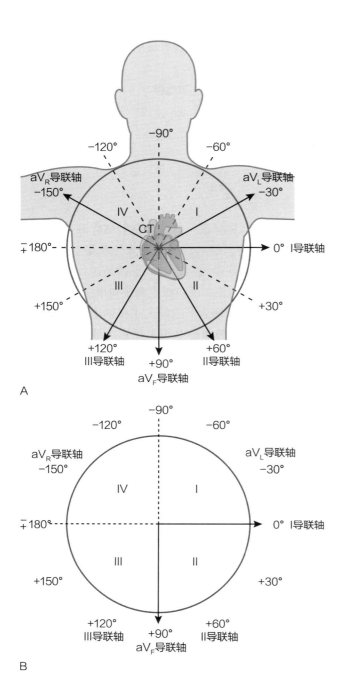

A

B

图 21-17　A. 六轴系统；B. 六轴系统的 4 个象限

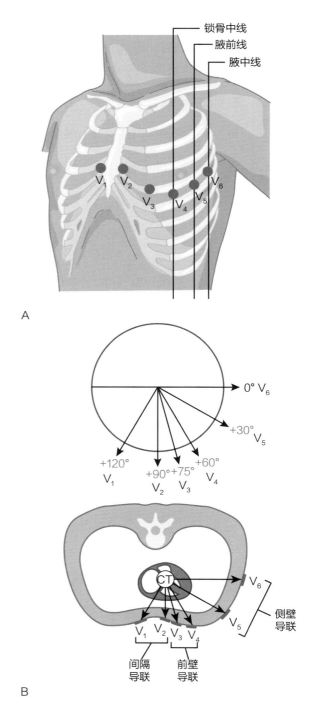

A

B

图 21-18　A. 胸部电极的放置；B. 胸部示意图和导联轴

胸导联的电极从右至左环绕着心脏（图 21-19）。V_1 和 V_2 导联置于心脏右侧，描记间隔；V_5 和 V_6 导联置于心脏左侧，描记左心室侧壁；V_3 和 V_4 导联置于室间隔位置（左右心室、房室束、左右束支），描记左心室的前壁。

胸导联的电极放置在胸部的位置可参照胸部的体表标志。在特定的肋间隙正确放置胸导联电极才能获得精准的数据。

以下介绍确定肋间隙的一种方法[7]（图 21-19）。

1. 找到颈静脉切迹的位置并向下移动找到胸骨角。

2. 胸骨角平对 2 肋。第 2 肋的正下方就是第 2 肋间。

3. 向下移动 2 个肋间，将 V_1 导联放在胸骨右缘第 4 肋间。

4. 跨过胸骨，找到患者胸骨左缘第 4 肋间，放置 V₂ 导联。

5. 根据 V₂ 导联的位置，向下 1 个肋间，沿着第 5 肋间到达左锁骨中线，放置 V₄ 导联。

6. 将 V₃ 导联放在 V₂ 导联和 V₄ 导联之间的中间位置。

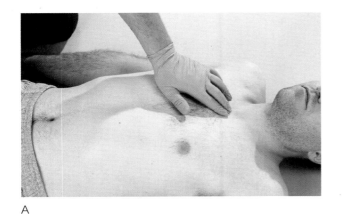
A

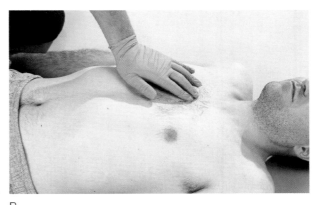
B

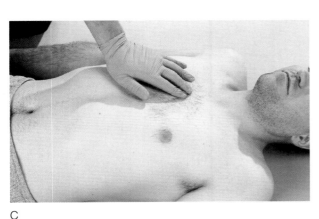
C

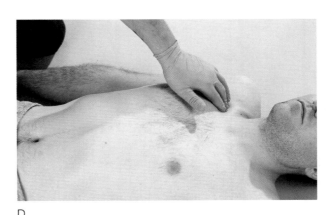
D

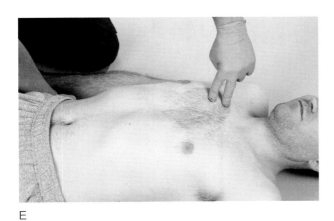
E

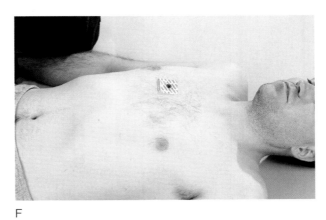
F

图 21-19 正确的胸导联放置位置。A. 确定颈静脉切迹的位置；B. 找到胸骨角；C. 沿着胸骨角到达患者胸骨右侧，找第 2 肋；D. 确定第 2 肋间的位置（第 2 肋骨正下方）；E. 向下即可找到第 4 肋间的位置；F. 将 V₁ 导联放在第 4 肋间（胸骨右侧的位置）；G. 根据 V₁ 导联的位置，找到胸骨左侧相应的肋间；H. 将 V₂ 导联放置在胸骨左侧的第 4 肋间；I. 根据 V₂ 导联的位置，找到第 5 肋间并沿着第 5 肋间到达左锁骨中线；J. 将 V₄ 导联放置在左锁骨中线上；K.V₃ 导联放在 V₂ 导联和 V₄ 导联之间的中间位置；L. 将 V₅ 导联放在腋前线上，与 V₄ 导联在一条直线上；M. 将 V₆ 导联放在腋中线上，与 V₄ 导联在一条直线上

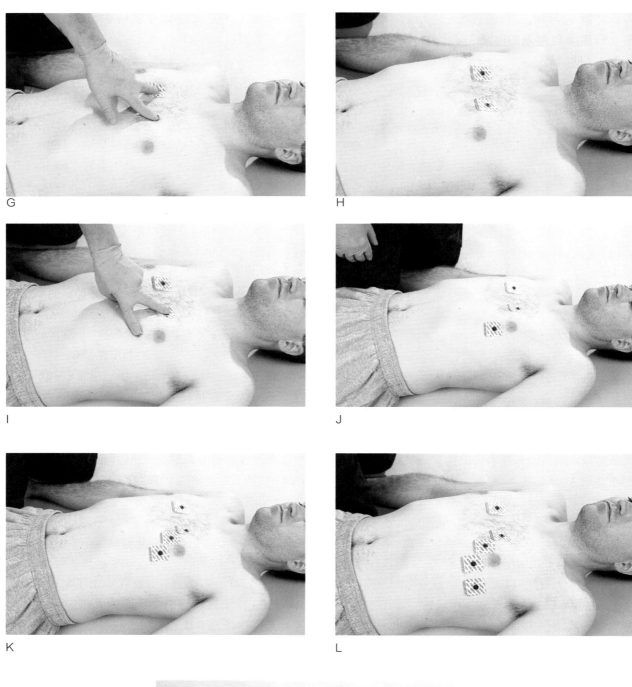

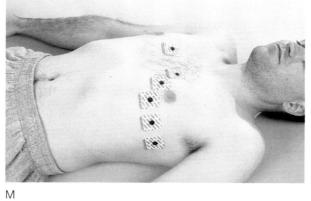

图21-19（续）

7. 将 V_5 导联放置在腋前线上，并保持与 V_4 导联在一条直线上。

8. 将 V_6 导联放置在腋中线上，并保持与 V_4 导联、V_5 导联在同一直线上。如果先放置 V_6 导联再放置 V_5 导联，这样可能会更方便。对于女性患者，应该将 V_4 导联、V_5 导联、V_6 导联放置在左乳下部，避免乳房组织影响心电图描记。

常规心电监测

在院前环境中、急救科或冠心病监护病房通常通过 Ⅱ 或 V_1 导联常规监测心律。这些是监测心律失常最合适的导联，因为它们能够在心电图上显示 P 波（心房去极化）。可以从一个监测导联中获得大量的信息。在很多情况下，单导联的心脏监测就足够了。例如，一个单导联可监测心率和心律，医护人员也可以判断冲动传导在不同的心脏部位的持续时间。单导联监测也有有局限性，可能无法显示各种心脏异常。但在大多数提供高级生命支持的 EMS 机构中，十二导联心电图是评估心源性胸痛患者的标准。

思考

导联放置错误对心电监测和心电图描记分析有什么影响？

监测电极的运用

连续心电监测最常用的电极是凝胶电极贴片。这些贴片可以很容易地贴在胸壁上。救护员应遵守下列准则，减少心电信号中的伪差，并使电极与皮肤之间接触良好。

1. 选择合适的皮肤区域，不要有大块的肌肉和大量的毛发，这样可能使电极无法贴在皮肤上。

2. 清洁皮肤。将电极连接到上肢和下肢的内侧。必要时，在放置电极前修剪多余的体毛。如果患者非常爱出汗，涂抹少量安息香酊直至皮肤干燥或使用发汗电极。

3. 将电极连接到准备好的位置。

4. 将心电图导线连接到电极上。大多数导线标记为右上肢、左上肢或左下肢应用。

5. 打开心电监测仪并得到基线描记。

如果信号较差，救护员应检查导线的连接和患者皮肤与电极接触是否良好。信号不好的其他常见的原因包括体毛过密、导电凝胶干燥、电极放置不当和皮肤出汗。

思考

为什么不在除颤器垫下使用乙醇或安息香？

心电图图纸

记录心电图的图纸是标准化的，以便于比较分析心电图波形。心电图图纸上有若干 1 mm 高和 1 mm 宽的小方格。水平方向和垂直方向的 5 个小方格共同组成一个大方格。每个大方格高 5 mm、宽 5 mm（图 21-20）。

心电图图纸可以记录时间和电压。横轴表示时间。当心电图以 25 mm/s 的标准速度记录时，每一个小格表示 0.04 秒，每一个大格表示 0.20 秒。这些方格可用于测量了电冲动通过心脏某一特定部位的时间。

纵轴表示电压。每一个小格表示 0.1 mV。每个大格（5 个小格）表示 0.5 mV。十二导联心电监测仪的灵敏度是标准化的。校准后，1 mV 的电信号在心电图描记上产生 10 mm 偏转（2 个大方格）。装有校准按钮的心电监测仪，应该在第一次描记开始时，放置一条校准曲线（一般为 1 mV 的电脉冲，由 10 mm 的"区块"波来表示）。

时间间隔标记用短的垂直线表示，通常位于心电图图纸的顶部。当心电图图纸以 25 mm/s 的速度前移时，每条短垂直线之间的距离为 75 mm（3 秒）。每个 3 秒的间隔包含 15 个大格（0.20 秒乘以 15 个大格等于 3 秒）。这些标记被用于计算心率（即计算 6 秒内 QRS 波群的数目并乘以 10）。

第 6 节　心电图与电活动的关系

示波器上显示的或心电图图纸上记录的每一个波形都代表一个电冲动通过心脏某个部位的传导过程。所有波形都起始于等电线，也都终止于等电线。这条线代表心脏组织中没有电活动，相当于基线。基线以上的偏转是正的，表示电流移向正极。基线以下的偏转是负的，表示偏离正极电流。

正常心电图由 P 波、QRS 波群和 T 波组成。在

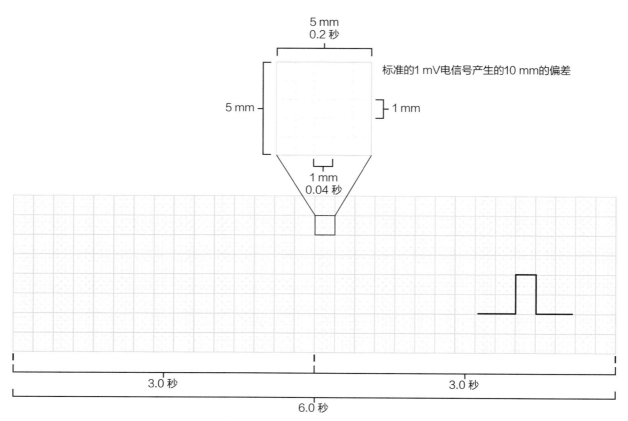

图 21-20　心电图图纸

T 波之后有时可以看到 U 波。U 波被认为与浦肯野纤维的复极有关，也可能与电解质紊乱有关。如果出现，U 波通常是正向偏转。心电图评估还应该包括 PR 间期、ST 段和 QT 间期。这些波组合在一起代表一个完整的心动周期（图 21-21）。心动周期的电活动对应它们的机械活动（框 21-2）。对心电图波形的描述是指可以在导联 II 监测中看到的波形。

框 21-2　心电图波形及其对应的机械活动
P 波：心房去极化 QRS 波群：心室去极化 T 波：心室复极化

P 波

　　P 波是心电图上第一个正向（向上）偏转，代表心房去极化。P 波通常是圆拱形的，并且先于 QRS 波群。P 波从基线第一次正偏转开始，在波形回到基线处结束。P 波的持续时间通常为 0.10 秒或更少，振幅为 0.5~2.5 mm。P 波后面通常紧跟着一个 QRS 波群。但如果存在传导阻滞，QRS 波群并不总是紧跟着 P 波。

PR 间期

　　PR 间期是电冲动经过心房和房室结，直到心室去极化开始所需的时间。PR 间期是从 P 波开始到下一个基线偏转开始（QRS 波群开始）的时间。正常的 PR 间期为 0.12~0.20 秒（在图纸上为 3~5 个小格）。PR 间期取决于心率和房室结的传导特性。当心率快的时候，PR 间期通常比心率慢的时候短。一个正常的 PR 间期表明电冲动已从心房正常通过房室结传导并且没有延迟。

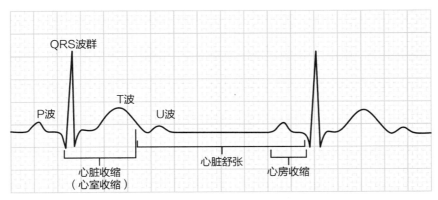

图 21-21　心电图的电基础

注意

心电图上的段是指 2 个波形之间的区域。例如，PR 段起始于 P 波的终点，结束于 QRS 波群的起点（图 21-22）。心电图上的间期包括一个段和一个或多个波。例如，PR 间期始于 P 波的起点，结束于 QRS 波群的起点（图 21-23）。

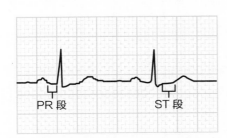

图 21-22　PR 段和 ST 段

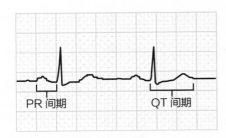

图 21-23　PR 间期和 QT 间期

QRS 波群

QRS 波群反映心室去极化的过程，通常是由 3 种独立的波形——Q 波、R 波和 S 波组合而成的。这 3 种波形并非在所有导联监测均可见。QRS 波群开始于波群中第一个波形偏离基线的点，终止于波群中最后一个波形开始变平、高于或低于基线的点。QRS 波群的方向包括主要是正向的（垂直的）、主要是负向的（反转的）或二相的（部分正向、部分负向）。正常的 QRS 波群狭窄，持续时间一般为 0.08~0.10 秒（图纸上的 2~2.5 个小格）或更短，其振幅通常从小于 5 mm 到大于 15 mm 不等。

Q 波是心电图上 QRS 波群的第一次负向（向下）偏转。但它可能并不出现在所有导联监测中。Q 波代表正常的室间隔去极化，小的间隔 Q 波可在左胸导联（I、aV$_L$、V$_5$、V$_6$ 导联）监测中出现。正常心电图中，III 导联和 aV$_R$ 导联监测中可见更深的 Q 波。R 波是 P 波后的第一次正向偏转。在 QRS 波群中，在基线以上且比第一个 R 波更高的正向偏转，称为 R'波、R"波等。S 波是紧接着 R 波的负向偏转。随后的负向偏转称为 S'波、S"波等。虽然 QRS 波群中只有一个 Q 波，但可能存在一个以上的 R 波或 S 波。R 波和 S 波代表左心室、右心室去极化产生的电力总和（图 21-24）。

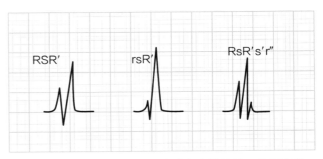

图 21-24　拥有一个以上正向或负向偏转的 QRS 波群

思考

QRS 波群持续时间为 0.12 秒有什么提示意义？

注意

QRS 波群的持续时间是 0.11 秒吗?

问题: 正常的 QRS 波群持续时间为 0.08~0.10 秒, 当 QRS 波群持续时间达到或超过 0.12 秒时, 应怀疑有束支传导阻滞。那么, QRS 波群持续时间为 0.11 秒是什么意思呢?

答案: QRS 波群持续时间为 0.10~0.11 秒, 表示存在部分或不完全的束支传导阻滞 (IBBB), 即心室内传导延迟。尽管 0.10~0.11 秒的 QRS 波群被认为是异常的, 但它并不总是病理性的。IBBB 可见于健康人, 或者看作是心搏之间的正常变异。它也可以在先天性心脏病 (尤其是房间隔缺损)、心肌炎、肺栓塞和右心室肥大中发现, 也可能是心脏手术诱发的综合征。

QRS 波群紧跟在 P 波之后。QRS 波群大致标志着心室机械收缩的开始, 这种收缩持续到 T 波的起点。QRS 波群表示心室去极化。这包括来自房室结的电冲动通过房室束、浦肯野纤维和左右束支传导。这种冲动传导导致心室去极化。

ST 段

ST 段代表右心室和左心室复极化的早期。它紧跟在 QRS 波群之后, 终止于 T 波的起点。QRS 波群和 ST 段交界处的转折点叫作 J 点。在正常的心电图中, ST 段起始于基线处, 并轻微地向上倾斜。

ST 段的位置通常以 PR 段或 TP 为基线来判断正常或异常。基线以上的偏转被称为 ST 段抬高。基线以下的偏转被称为 ST 段压低 (图 21-25)。某些情况会引起 PR 段压低或抬高, 进而影响对 ST 段异常或正常的判断。通常 T 波结束时到 P 波开始时的基线保持着等电位, 可以作为参照。ST 段异常可见于心肌梗死、心肌缺血、心包炎、洋地黄给药后和其他疾病状态。

T 波

T 波代表心室复极化。复极化发生在心室收缩末期。T 波被认为是 ST 段的第一个偏转, T 波回到基线时结束 (图 21-26)。该波形可能在等电位线的上方或下方。T 波通常是钝圆形的且升支和降支有点不对称。

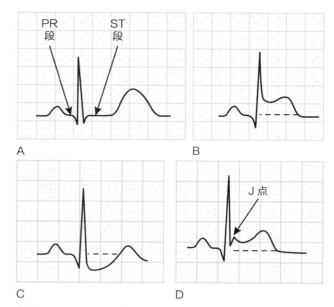

图 21-25　ST 段偏转。A. 以 PR 段作为基线; B. 以 PR 段作为基线, ST 段被抬高; C. 以 PR 段作为基线, ST 段被压低; D. J 点 (ST 段抬高), 一个突出的转折点标志着 ST 段的开始

注意

深而对称的倒置 T 波可能提示心肌缺血。T 波升高 (高耸 T 波) 超过 QRS 波群高度的一半可能提示心肌缺血或高钾血症。

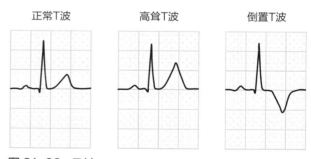

图 21-26　T 波

QT 间期

QT 间期是从 QRS 波群起点开始到 T 波终点的时间 (图 21-27)。它代表心室去极化和复极化全过程所需的时间。在 QT 间期的初期, 心脏完全无法响应电刺激 (绝对不应期)。在 QT 间期的后期 (从 T 波的波峰开始), 心脏可能对过早的刺激 (相对不应期) 做出反应。在这一时期, 过早的冲动可能导致心脏去极化。

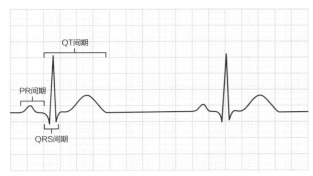

图 21-27　PR 间期、QT 间期和 QRS 间期

注意

　　QT 间期的持续时间取决于心率。该间期通常略少于之前的 RR 间期的一半。一般来说，一个 QT 间期小于 RR 间期的一半是正常的；大于一半是异常的；刚好等于一半是临界点。不管心率是多少，男性 QT 间期大于 0.44 秒，女性 QT 间期大于 0.46 秒都是异常的。

　　能够延长 QT 间期的常用处方药包括奎尼丁、普鲁卡因胺、胺碘酮、双异丙吡胺。这些抗心律失常药通过对 QT 间期的影响，可能导致潜在的致死性心律失常，包括室性心动过速、室性颤动，以及一种特殊的双向室性心律失常（尖端扭转）。

资料来源：Huszar RJ. *Basic Dysrhythmias*：*Interpretation and Management.* 3rd ed. St. Louis，MO：Mosby；2006.

伪差

　　伪差是指心电图中混入的非心电信号，是由除了心电活动外的其他活动引起的（图 21-28）。伪差常见的诱因有心电监测仪地线接触不良、患者移动、电极与患者皮肤接触不良、患者颤抖或震颤及胸外心脏按压。有 2 种类型的伪差需要特别注意，一种是交流电干扰，另一种是生物遥测相关的干扰。

　　交流电干扰可能会出现在地线接触不良的心电监测仪中。心电监测仪在高压电线、变压器和一些家用电器附近时可能受到干扰。它会形成一个较粗的基线，由每秒 60 次的纤细波形构成。P 波可能由于干扰而无法识别，但 QRS 波群通常是可见的。如果患者或导联接触金属物体，也可能产生交流电干扰。在金属物体和患者之间放置一个毯子就可以消除干扰。

　　生物遥测相关的干扰可能会导致生物遥测心电信号接收效果不好。这可能是由于电池电量不足或信号传输条件差造成的。如果发射机远离基站接收机，也可能产生干扰。生物遥测相关的干扰可能会产生强烈的峰电位和锯齿状的波形。

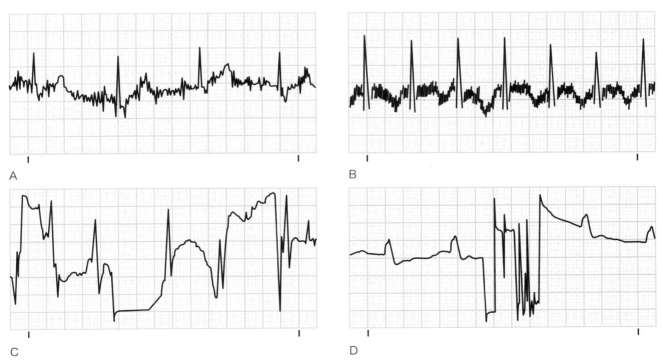

图 21-28　伪差。A. 肌肉震颤；B. 交流电干扰；C. 电极松动；D. 生物遥测

第7节 心电图解析：心律分析的步骤

心电图解析需要一个系统的方法。本文采用的方法是依次分析心率、心律、QRS波群、P波及其与QRS波群的关系和PR间期。本节讨论的心律分析适用于标准的三导联心电监测。本章后面会介绍十二导联心电监测。

在进行心律分析以检测是否存在或具有潜在的危及生命的心律失常时，救护员必须要解答以下5个问题：

1. 患者生病了吗？
2. 心率是多少？
3. 有正常的QRS波群吗？
4. 有正常的P波吗？
5. P波与QRS波群的关系是什么？

思考

你能从心电图中获得有关灌注的信息吗？

第一步：分析心率

分析心率有很多种方法，如使用心率计算尺、三重法、RR间期法和6秒计数法。心率是通过分析心室率（QRS波群）来确定的。正常成年人的心率为60~99次/分。心率低于60次/分，被认为是心动过缓；心率等于或大于100次/分，被认为是心动过速。

注意

在心脏健康的患者，心房率和心室率是相同的。这是因为4个房室几乎是同时去极化。如果心房率和心室率是不同的（可能发生于某些心律失常的情况下），应分别计算。

心率计算尺

如果心律是规则的，那么心率计算尺（图21-29）的测量是非常准确的。但是，救护员不应该仅依靠一台机械仪器或工具来确定心率。

三重法

根据三重法计算心率（图21-30），必须满足2个条件：心律是规则的且心率大于50次/分。使用这种方法时，救护员必须牢记2组数字：300-150-100和75-60-50。这些数字表示心电图上加粗的黑线之间的距离（每一个间隔代表1/300分钟）。因此，

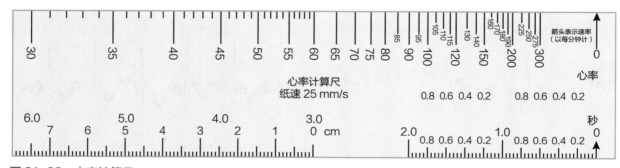

图21-29 心率计算尺

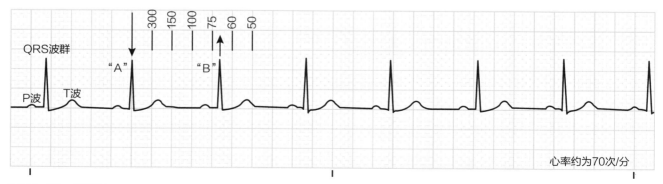

心率约为70次/分

图21-30 三重法

每 2 个 1/300 分钟等于 2/300 分，也就是 1/150 分，即心率为 150 次 / 分；每 3 个 1/300 分钟等于 3/300 分钟，也就是 1/100 分，即心率为 100 次 / 分。运用这种方法，救护员可以按照如下步骤计算心率：

1. 选择一个与步骤垂直黑线重合的 R 波。
2. 给接下来的 6 条垂直黑线从左至右依次编号 300-150-100 和 75-60-50。
3. 以 6 条垂直黑线作为参照，确定下一个 R 波的位置。如果 R 波落在 75 上，则心率为 75 次 / 分；如果 R 波落在 100 和 150 之间上，则心率约为 125 次 / 分。

RR 间期法

三重法必须在规则心律时才能得到准确的心率读数。然而，RR 间期法在心动过缓时也可以使用。具体有如下 3 种方法：

- **方法 1**：测量相邻 2 个 R 波波峰之间的距离（用秒表示），用 60 除以这个数字可得出心率（图 21-31）。
- **方法 2**：计数相邻 2 个 R 波波峰之间的大格，用 300 除以这个数字可得出心率（图 21-32）。
- **方法 3**：计数相邻 2 个 R 波波峰之间的小格，用 1500 除以这个数字可得出心率（图 21-33）。

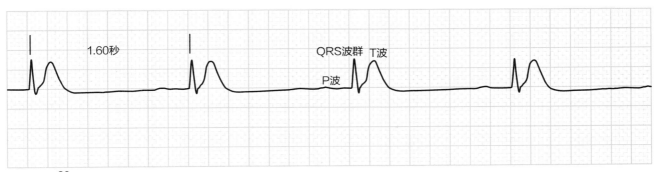

$$心率 = \frac{60}{1.60\ 秒} = 37.5 \approx 38 次/分$$

图 21-31　RR 间期法 1

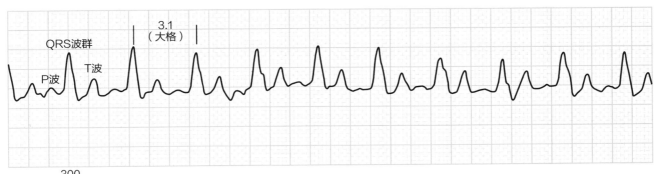

$$心率 = \frac{300}{3.1\ (大格)} = 97 次/分$$

图 21-32　RR 间期法 2

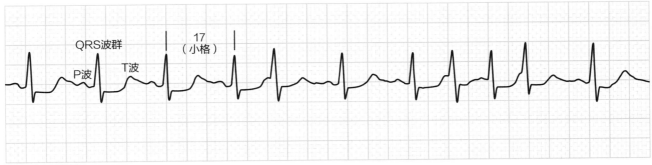

$$心率 = \frac{1500}{17\ (小格)} = 88 次/分$$

图 21-33　RR 间期法 3

6 秒计数法

6 秒计数法（图 21-34）是计算心率准确性最低的方法。然而，对于快速地获取规则或不规则心律的近似心率，它又是非常有效的。

当心电图图纸以 25 mm/s 的速度移行时，在大多数心电图图纸的顶部，短的垂直线被分为 3 秒

的间隔。每 2 个间隔等于 6 秒。因此，我们可以计数 6 秒间隔内 QRS 波群的个数，然后乘以 10 得出心率。

思考

这些心率计算方法中，哪一种最快速？哪一种最准确？

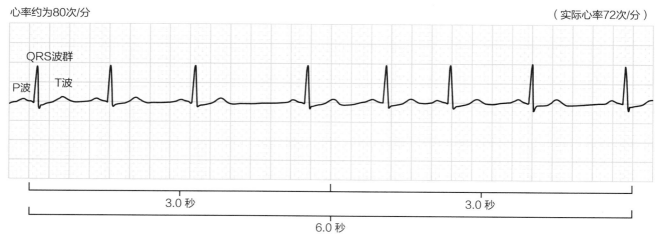

心率约为80次/分

（实际心率72次/分）

QRS波群
P波　　T波
3.0 秒　　　3.0 秒
6.0 秒

图 21-34　6 秒计数法

第二步：分析心律

分析室性心律时，救护员应该从左至右系统地比较心电图描记上的 RR 间期。这时就需要心电图卡钳或笔和纸了。使用卡钳时，救护员应将卡钳的一端放在一个 R 波的波峰，之后调整另一端放在相邻 R 波的波峰。然后，救护员通过用卡钳测量 RR 间期的距离来评估波形的均匀性和规律性（也可以以同样的方式来评估 P 波）。

如果没有卡钳，救护员可以通过笔和纸用类似的方法来估测 RR 间期。救护员将纸的直边靠近 R 波的波峰并标出每 2 个相邻 R 波之间的距离，然后将心电图描记上的 RR 间期与其他多个 RR 间期进行比较（图 21-35）。

如果 R 波之间的距离是相同的或差距少于 0.16 秒（4 个小格），心律就是规则的。如果最长和最短的 RR 间期之间相差超过 0.16 秒，心律就是不规则的。不规则的心律可以继续细分。它们可以是规律性不规则心律。这种不规则有一个模型，叫作"交替性跳动"。不规则心律也可以是偶然性不规则。这种情况下，只有 1 个或 2 个 RR 间期与

其他不同。最后，不规则心律也可以是无规律性不规则心律。这种情况下，心律是完全不规则的，RR 间期之间看不出任何关系（图 21-36）。救护员应当了解，出现这种心律最常见的原因是心房颤动。

第三步：分析 QRS 波群

救护员应分析 QRS 波群的规律性和宽度。小于或等于 0.10 秒的 QRS 波群（小于 3 个 3 个小格）心室上传导正常，通过房室束传导。等于或大于 0.12 秒的 QRS 波群是异常的。它们表明心室的传导异常或去极化源于心室（图 21-37）。当评估异常 QRS 波群宽度时，救护员应找出 QRS 波群最宽的导联，因为 QRS 波群的一部分可能隐藏在某些导联中很难看到。

第四步：分析 P 波

一种节律被称为窦性心律必须符合 2 条标准。第一，P 波与 QRS 波群之间应该是 1∶1 的关系，在每个 QRS 波群前应有一个 P 波；第二，P 波的形态应该表明它起源于窦房结，这意味着它应该在导联

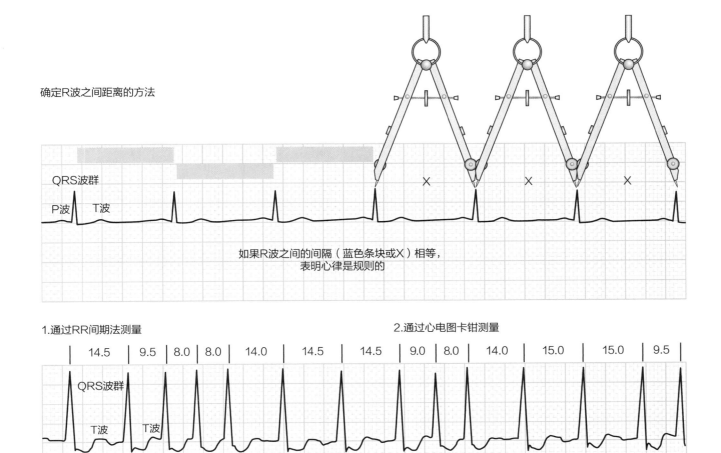

确定R波之间距离的方法

QRS波群

P波 T波

如果R波之间的间隔（蓝色条块或X）相等，
表明心律是规则的

1.通过RR间期法测量

2.通过心电图卡钳测量

| 14.5 | 9.5 | 8.0 | 8.0 | 14.0 | 14.5 | 14.5 | 9.0 | 8.0 | 14.0 | 15.0 | 15.0 | 9.5 |

QRS波群

T波 T波

如果R波之间的间隔（小格的数量）不等，
表明心律不规则

3.通过计数R波之间的间隔测量

图21-35 确定心律

Ⅱ监测中应是向上的，在 V_1 导联监测中呈双相性（先向上后向下）（图21-38）。因此，当评估P波时，救护员应注意观察以下5个要素。

1. P波存在吗？
2. P波是以有规律的间隔出现的吗？
3. 每个QRS波群前面都有一个P波吗？每个P波之后都有一个QRS波群吗？
4. P波是向下的还是倒置的？
5. P波看起来都一样吗？（看以来相似且规律出现的P波可能来自同一个起搏点）

第五步：分析 PR 间期

PR间期表示电冲动通过心房和房室结传导到心室所需的时间。该间期在心电图描记上应该是恒定的。PR间期延长（大于0.20秒）表明电冲动通过房室结或房室束传导被阻滞，这种阻滞叫作房室传导阻滞。PR间期缩短表明电冲动从心房通过其他通路而非房室结快速传导到心室（图21-39），这被称为旁道综合征，最常见的是沃-帕-怀（WPW）综合征（预激综合征）。

注意

沃-帕-怀（WPW）综合征是一种遗传性心脏异常，与心室的早期激活有关。如果存在心动过速，这种综合征可能会危及生命。

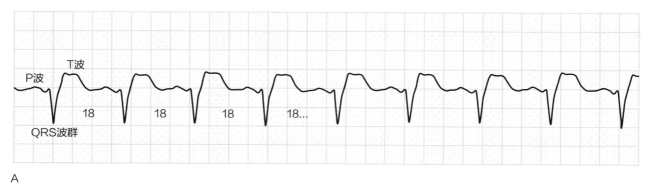

A

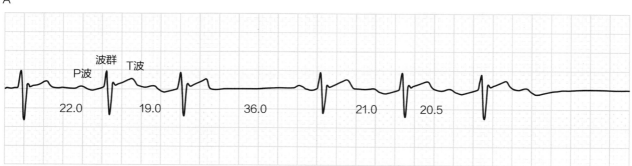

B

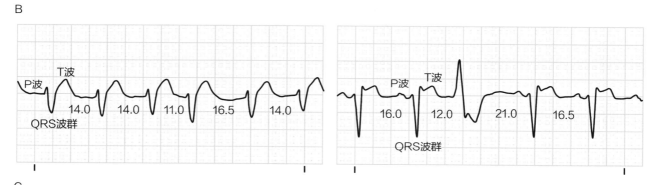

C

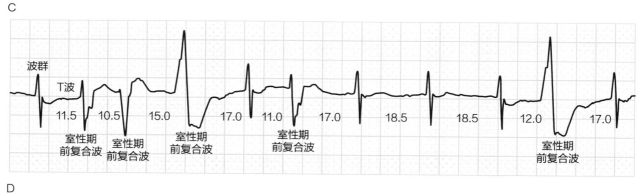

D

图 21-36 A. 规则的心律；B. 有规律的不规则心律；C. 偶有不规则心律；D. 不规则的心律

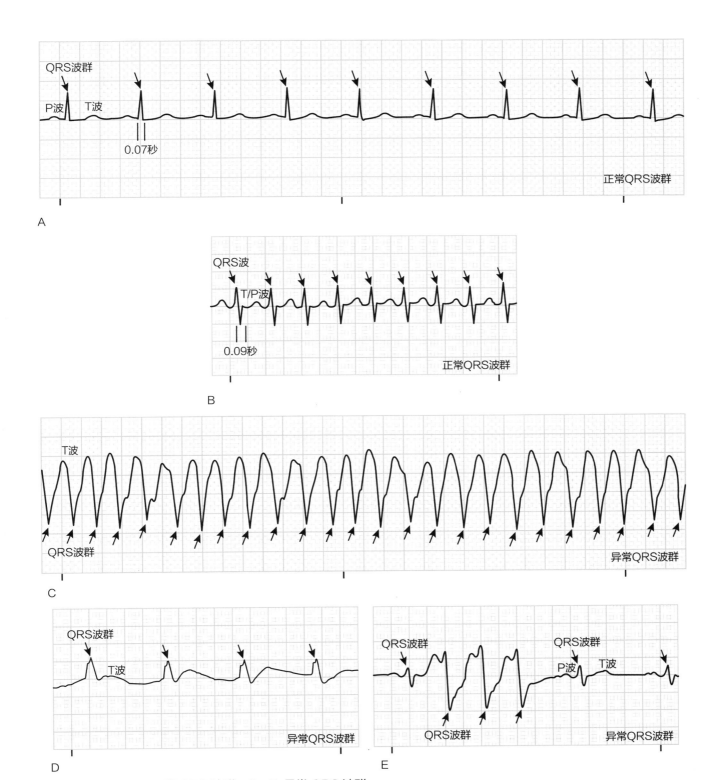

图 21-37　A、B. 正常 QRS 波群；C、E. 异常 QRS 波群

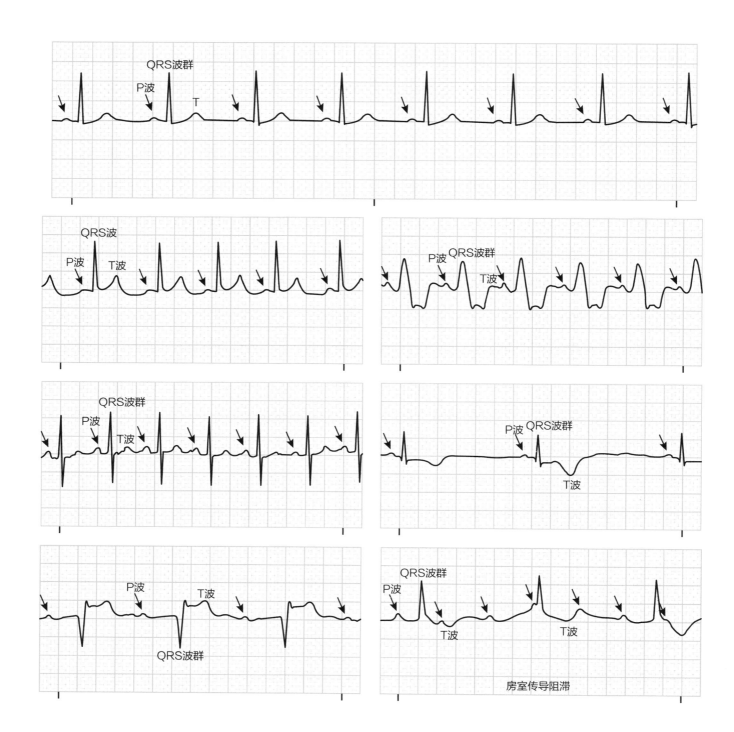

图 21-38 正常的 P 波

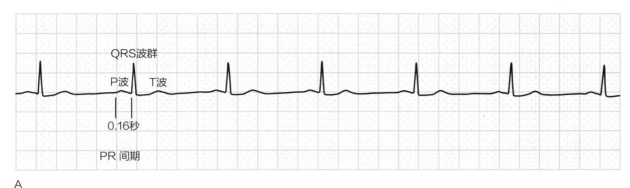

A

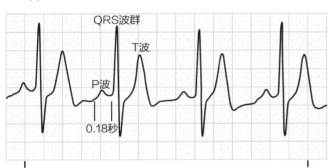
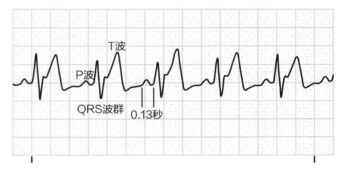

B

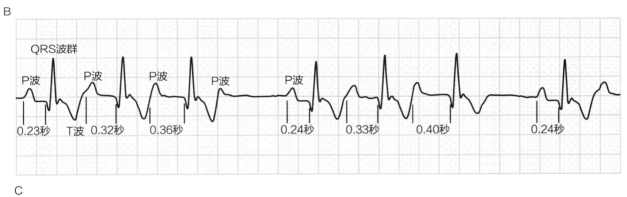

C

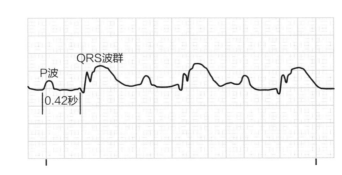

D

图 21-39 A、B. 正常 PR 间期；C、D. 异常 PR 间期

运用五步骤分析心律

心电图就是一个接一个的 P–QRS–T 波群，每个 P 波（心房去极化）后有一个正常的 QRS 波群（心室去极化）和 T 波（心室复极化）；所有的 QRS 波群之前是 P 波；PR 间期在正常范围内，RR 间期是规则的。心电图心律分析的 5 个步骤可以用于分析图 21-40 中的心律。

第 8 节　心律失常及分类

心律失常可由一系列生理性的、药理性的和疾

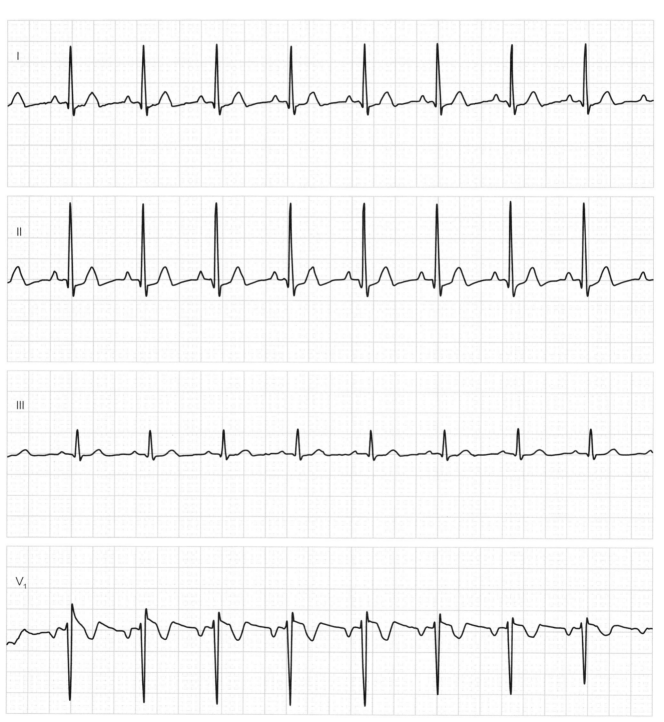

图 21-40　正常窦性心律

病因素引起，包括：

- 心肌缺血或心肌坏死；
- 自主神经系统功能失调；
- 心室肥大；
- 酸碱平衡紊乱；
- 低氧血症；
- 电解质紊乱；
- 药物不良反应或药物中毒；
- 电损伤；
- 体温过低；
- 中枢神经系统损伤。

除了以上可能导致心律失常的原因，某些心律失常是正常的，即使发生于心脏健康的患者。例如，一个患者可能因压力或焦虑而出现窦性心动过速。不管心律失常的原因和类型是什么，治疗时应关注患者，查找根本原因，而不应该仅仅着眼于心律失常。

按照心率和起搏点分类

心律失常可以从多个角度进行分类本文按照心率和起搏点（如室性心动过速和窦性心动过缓）分类，包括以下 7 组。

1. 源自窦房结的心律失常：
   - 窦性心动过缓；
   - 窦性心动过速；
   - 窦性心律不齐；
   - 窦性停搏。
2. 源自心房的心律失常：
   - 游走心律；
   - 多源性房性心动过速；
   - 房性期前收缩；
   - 阵发性室上性心动过速；
   - 心房扑动；
   - 心房颤动。
3. 源自房室结及周围组织的心律失常：
   - 房室交界区性期前收缩；
   - 房室交界区性逸搏或心律；
   - 加速性房室交界区性心律。
4. 源自心室的心律失常：
   - 室性逸搏或心律；
   - 室性期前收缩；
   - 室性心动过速；
   - 心室颤动；

- 心室停搏；
- 人工心脏起搏器心律。
5. 传导障碍导致的心律失常：
   - 房室传导阻滞：
     - 一度房室传导阻滞；
     - 二度房室传导阻滞 Ⅰ 型（或文氏阻滞）；
     - 二度房室传导阻滞 Ⅱ 型；
     - 三度房室传导阻滞；
   - 心室传导阻滞；
   - 预激综合征（沃–帕–怀综合征和朗–格–列综合征）。
6. 无脉性电活动。
7. 心脏停搏。

注意

一般来说，只有 4 种引起心搏骤停的情况：心室颤动、无脉性室性心动过速、心脏停搏及无脉性电活动。

本章介绍 Ⅱ 导联中的每一种心律失常。同样的心律失常还会出现在 Ⅰ、Ⅲ 和 V_1 导联中。本章还探讨如何识别心律失常及对每种心律失常的紧急救治。本章的所有治疗方法都遵循美国心脏协会（AHA）提出的建议和原则。

按照程序分类救治

下面的程序和准则可以用来指导问题解决和决策，适用院前救护和院内救护所有的救治程序[8]。

1. 首先，进行救治而非监测。
2. 心脏停搏是指患者仍然处于心脏不收缩或无效收缩的状态，心肺复苏持续进行。
3. 根据适应证，应用不同的干预措施。
4. 这些程序概括了对大多数患者的评估和采取的措施，但并不全面，也不具有强制性[9]。流程图主要按优先级顺序推荐治疗方法或给药（框 21-3）。
5. 适当高级人工气道管理、通气支持、氧合、胸外心脏按压和除颤比药物治疗更为重要。这些措施优先于建立静脉通路或药物注射。
6. 在无法通过静脉给药或骨髓腔内给药的情况下，一些药物（纳洛酮、阿托品、血管升压素、肾上腺素、利多卡因）可以通过气管内给药。对成年人来说，气管内剂量是静脉注射剂量的 2~2.5 倍。气管通路是最不理想的给药途径。

7. 通常情况下，在心脏停搏时，静脉注射的药物通过推注法迅速给药。

8. 每次静脉给药之后，应静脉给予 20~30 mL 的液体，加速药物向中央循环的输送。这个过程可能需要 1~2 分钟。

9. 最后，进行救治而非监测。

框 21-3　关于心肺复苏和心血管紧急救护建议的分类

Ⅰ 类（强）[a]
　获益明显大于风险
　有证据支持治疗，并且治疗是有益的
　应该进行治疗或给药

Ⅱa 类（中）
　获益大于风险
　有证据支持治疗
　治疗被认为是有效的、有益的

Ⅱb 类（弱）
　获益大于或等于风险
　证据只能验证短期收益，或者只有较低水平的证据支持治疗。
　可以考虑治疗

Ⅲ 无益（中）
　不建议进行治疗
　治疗是无用的或无益的
　不应进行治疗

Ⅲ 类（强）
　风险大于获益
　无证据支持治疗
　治疗可能导致发病率、致死率升高
　可能会对患者造成伤害

---

[a] 强度（弱、中和强）是指支持实施或拒绝治疗的科学证据的级别。
资料来源：Applying class of recommendations and level of evidence to clinical strategies, interventions, treatments, or diagnostic testing in patient care. Emergency Cardiovascular Care, American Heart Association, website. https://eccguidelines. heart.org/index.php/tables/applying-class-of-recommendations-and-level-of-evidence-to-clinical-strategies-interventions-treatments-or-diagnostic-testing-in-patient-care/. Accessed April 1, 2018.

第 9 节　源自窦房结的心律失常

大多数窦性心律失常是由迷走神经张力（副交感神经系统）增加或减少引起的。正常的窦性心率为 60 ~ 100 次 / 分。然而，如果迷走神经活动增加，心率就会减慢，并产生窦性心动过缓。如果迷走神经活动减慢或受阻，心率就会增加，并产生窦性心动过速。源自窦房结的心律失常包括窦性心动过缓、窦性心动过速、窦性心律不齐和窦性停搏。所有源自窦房结的心律失常有共同的心电图特征，包括：

- 正常的 QRS 波群持续时间（无束支传导阻滞）；
- Ⅱ 导联中直立的 P 波；
- 所有的 P 波都具有相似的外观；
- 正常的 PR 间期持续时间（无房室传导阻滞）。

窦性心动过缓

描述

窦性心动过缓是由窦房结起搏频率减缓导致的（图 21-41）。

病因

窦性心动过缓的原因包括：

- 内源性窦房结疾病；
- 迷走神经张力增高；
- 体温过低；
- 缺氧；
- 甲状腺功能减退；
- 药物作用（如洋地黄、β 受体阻断药和钙通道阻滞药）；
- 心肌梗死。

心电图解析（Ⅱ 导联监测）

窦性心动过缓在心电图上有如下特点：

- **心率**：小于 60 次 / 分。
- **心律**：规则的。
- **QRS 波群**：在无心室传导障碍的情况下，小于 0.12 秒。
- **P 波**：正常的、直立的，每个 QRS 波群前有一个 P 波。
- **PR 间期**：0.12~0.20 秒，恒定的（正常的），无房室传导阻滞。

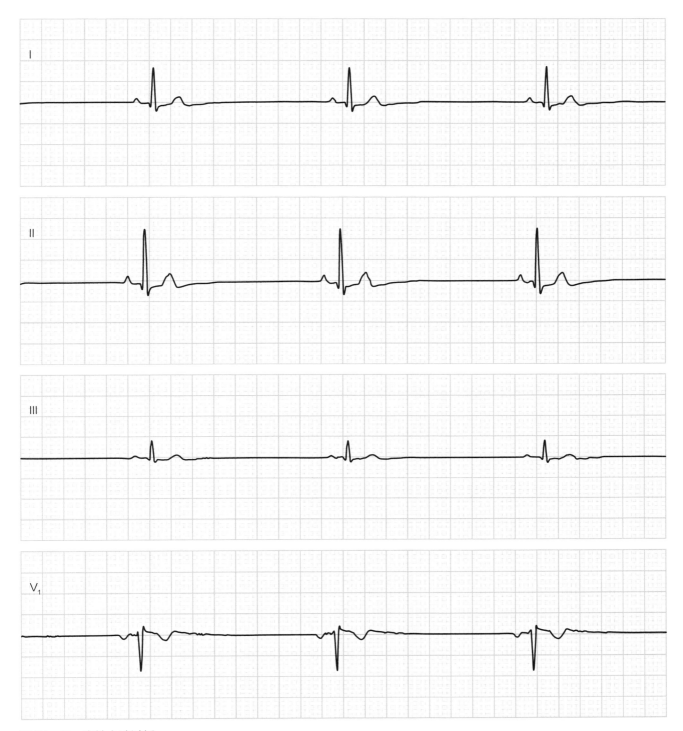

图 21-41 窦性心动过缓

临床意义

窦性心动过缓可能是正常的、病理性的或医源性的（由药物引起）。运动员可能出现窦性心动过缓，因为他们的心肌有足够的每搏输出量，可以较低的心率维持足够的心输出量（心输出量＝每搏输出量 × 心率）。但在某些情况下，心率下降可能会影响心输出量，引起低血压或休克、心绞痛、中枢神经系统症状（如头晕、眩晕、晕厥）等。窦性心动过缓可能是由于恶心和呕吐引起的。这种心律失常与迷走神经的过度兴奋有关，可导致晕厥（血管迷走性晕厥）。窦性心动过缓也可能发生在给颈动脉窦施压（颈动脉窦按摩）之后。应用β受体阻断药（如美托洛尔）和强心苷（如地高辛）的患者的心率往往也只有50~60次/分。

思考

对你的同学进行问卷调查，有多少人的静息心率是60次/分？

治疗

院前干预通常没有必要，除非存在低血压、灌注不足引起的精神状态改变、急性心力衰竭或心室易激这些情况（它们的共同点是心率小于50次/分）。治疗症状性心动过缓旨在提高心率，提高心

输出量。也可能需要正性肌力药物（图21-42）。症状性心动过缓的治疗方法包括吸氧、通气、给予阿托品、给体低温患者保温、经皮起搏（使用体外人工心脏起搏器）、输注多巴胺或肾上腺素。经皮起搏是一种用于对阿托品无反应的症状性心动过缓的IIa类干预措施。对于具有高度的房室传导阻滞，在静脉通路不畅或病情不稳定的患者，可以考虑立即起搏[1]。由于阿托品作用于房室结，可能对二度或三度心脏传导阻滞无效。在这种情况下，在开始另一种治疗之前，只可使用2~3剂阿托品。在医院可以安装经静脉起搏器之前，最好使用经皮起搏器或β肾上腺素药物（如多巴胺或肾上腺素），使患者病情稳定[10]。

应对窦性心动过缓进行鉴别诊断，识别和纠正（如果可能）最可能导致心动过缓的原因，如急性低血糖、缺氧、体温过低和高钾血症。

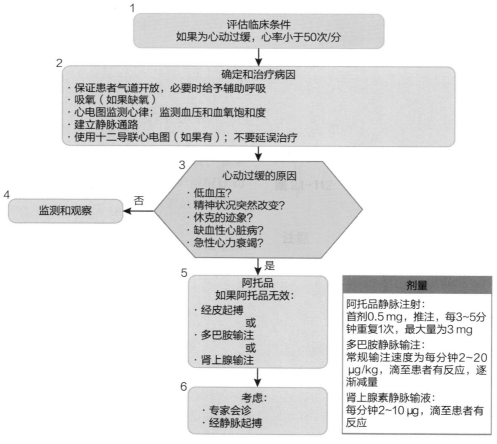

图21-42 心动过缓的救治程序

资料来源：Web-based Integrated 2010 & 2015 AHA Guidelines for CPR & ECC-Part 7: Adult Advanced Cardiovascular Life Support.

注意

传导阻滞可分为发生在房室结内的和房室结下的 2 类。完全性心脏传导阻滞是指所有的电信号从上腔室到下腔室均被阻断。

通过静脉注射阿托品治疗症状性心动过缓，可根据需要每隔 3~5 分钟重复给药 1 次。阿托品给药频率是根据患者的病情而定的。对于病情不稳定的患者，应以更短的时间间隔（3 分钟）给药 1 次。

注意

急性心肌梗死患者慎用阿托品。阿托品能提高心率，增加心肌耗氧量。反过来，它又可能加重缺血或增大梗死的面积。阿托品有利于治疗房室结内传导阻滞。结下传导阻滞和完全性心脏传导阻滞具有较宽的 QRS 波群，应该避免使用该药。

资料来源：American Heart Association. *Advanced Cardiac Life Support Provider Manual*. Dallas, TX: American Heart Association; 2016.

如果注射阿托品后症状无缓解，而且体外起搏无效，则需要加压注药，如多巴胺或肾上腺素（框 21-4）。在加压注药开始前，评估低血压心动过缓患者是否需要液体输注[1]。

肾上腺素输注可用于治疗症状性心动过缓（框 21-5）。一般情况下，只有阿托品和经皮起搏不能改善患者的病情之后，才能输注肾上腺素。但如果患者出现严重的症状并且病情迅速恶化，可以提早输注肾上腺素。

框 21-4 　多巴胺输注
·**初始剂量：**每分钟 1~5 μg/kg 开始，逐步递增至产生预期反应。 ·**中等剂量：**每分钟 5~10 μg/kg，通过刺激 α₁ 受体和 β₁ 受体来改善收缩力、心输出量和血压。 ·**大剂量：**每分钟 10~20 μg/kg，具有 α 肾上腺素能效应，可以使外周动脉和静脉血管收缩。

框 21-5 　肾上腺素输注
肾上腺素输注一般用于病情严重不稳定的心动过缓患者，因为他们对阿托品或经皮起搏没有任何反应。制备输注的肾上腺素，将 1 mg 肾上腺素（1 mg/mL）混合到 500 mL 5% 的葡萄糖溶液或 0.9% 的氧化钠溶液中，浓度为 2 μg/mL。建议输注速率为 2~10 μg/min。

思考

救护车到达时的兴奋和骚动对意识清醒患者的心率和血压有什么影响？

窦性心动过速

描述

窦性心动过速是由窦房结起搏频率加快导致的（图 21-43）。

病因

窦性心动过速是很常见的。导致窦性心动过速的原因很多，包括：

- 运动；
- 发热；
- 感染 / 脓毒症；
- 疼痛；
- 摄入咖啡因或酒精；
- 血容量减少；
- 甲状腺功能亢进；
- 贫血；
- 心力衰竭；
- 应用阿托品或拟肾上腺素药物（如可卡因、苯环己哌啶、肾上腺素）；
- 肺栓塞。

心电图解析（Ⅱ导联监测）

窦性心动过速在心电图上有如下特点：

- **心率：**大于或等于 100 次 / 分。
- **心律：**规则的。
- **QRS 波群：**在无心室传导障碍的情况下，小于 0.12 秒。
- **P 波：**正常的、直立的，每个 QRS 波群前有一个 P 波。

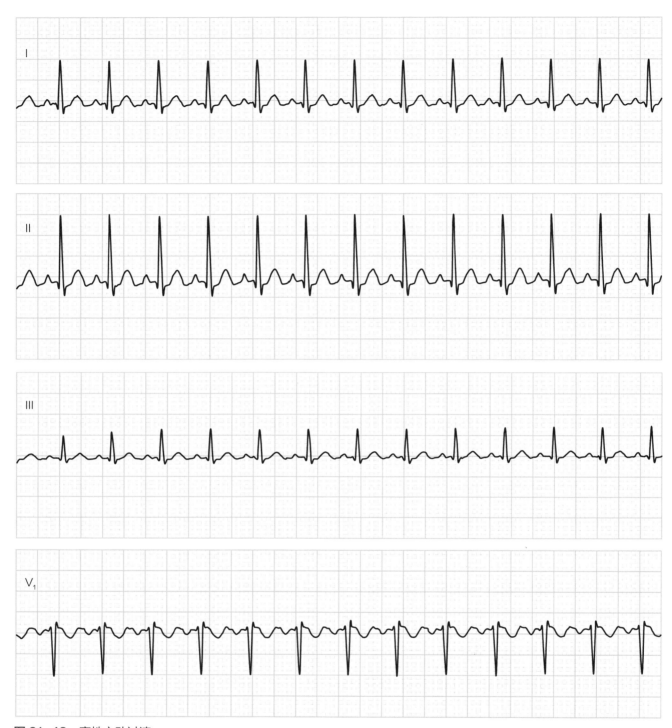

图 21-43 窦性心动过速

◆ **PR 间期：** 0.12~0.20 秒（正常的），无房室传导阻滞。

临床意义

　　窦性心动过速是在心肌需氧量增加的情况下维持心输出量和终末器官灌注的代偿反应，包括高代谢状态（如运动、脓毒症、甲状腺功能亢进）、血容量不足或携氧能力降低（如贫血）。它也常见于交感神经系统兴奋的情况，如疼痛、焦虑或具有兴奋作用的物质或药物。

治疗

　　因为窦性心动过速通常是生理性的代偿反应，所以治疗不是控制心率，而是纠正基础病因，如灌注不足、氧合不足或疼痛。当基础病因消失后，心动过速通常会逐渐和自发地消退。针对心率而不是病因进行干预可能对患者带来造成灾难性后果，包括心血管塌陷。

窦性心律不齐
描述

当最长的 RR 间期和最短的 RR 间期差异大于 0.16 秒时，就会产生窦性心律不齐（图 21-44）。

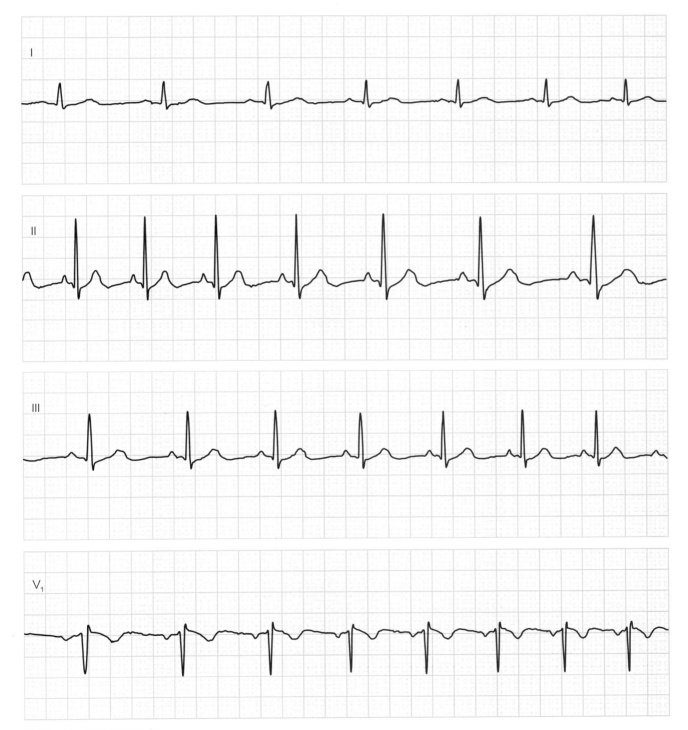

图 21-44 窦性心律不齐

病因

窦性心律不齐通常是正常的，与呼吸周期和胸膜腔内压的变化有关。吸气时，迷走神经张力减小，心率增加；呼气时，迷走神经张力增加，心率下降。窦性心律不齐常见于年轻健康的人群。

心电图解析（Ⅱ导联监测）

窦性心律不齐在心电图上有如下特点：

◆**心率**：通常为 60~99 次 / 分（随着呼吸上下浮动）。
◆**心律**：不规则的（变化发生在呼吸周期内，通常与患者的呼吸模式有关）。
◆**QRS 波群**：在无心室传导障碍的情况下，小于 0.12 秒。
◆**P 波**：正常的、直立的，每个 QRS 波群前有一个 P 波。
◆**PR 间期**：0.12~0.20 秒，恒定的（正常的）。

临床意义

窦性心律不齐很常见，尤其在年轻健康的人群中。非呼吸性窦性心律不齐较少见。它也见于老年人，与基础心脏病或某些药物（如地高辛）有关。

治疗

窦性心律不齐通常不需要治疗。

窦性停搏
描述

窦性停搏是指窦房结在某一时间不产生冲动，导致心脏暂时停止搏动。窦性停搏由窦房结自律性抑制造成的（图 21-45）。窦房结衰竭导致心脏短暂停搏，直到低位起搏点发出冲动（逸搏）或窦房结恢复正常功能。

病因

窦性停搏的原因可能是由窦房结副交感神经张力的增加，缺氧或缺血，过量使用洋地黄、钙通道阻滞药（地尔硫䓬、维拉帕米）、β 受体阻断药（美托洛尔），高钾血症或窦房结受损（影响心脏功能的急性心肌梗死、心肌纤维化疾病）。

心电图解析（Ⅱ导联监测）

窦性停搏在心电图上有如下特点：

◆**心率**：由正常逐渐变慢，取决于窦性停搏的发生频率和持续时间。
◆**心律**：当出现窦性停搏时，心律是不规则的。
◆**QRS 波群**：在无束支传导障碍的情况下，小于 0.12 秒。
◆**P 波**：正常的、直立的。如果电冲动不是由窦房结产生，或者被阻滞而不能进入心房，那么就不会发生心房去极化，P 波下落。
◆**PR 间期**：当不存在房室传导阻滞的时候，潜在节律的 PR 间期（当 P 波存在时）是正常的（0.12~0.20 秒）。没有 P 波时，可能会发生房室交界区性逸搏。

临床意义

频繁的或长时间的窦性停搏会减少心输出量。整体的心率开始减慢，心房不再收缩，进而心室充盈减少。如果逸搏起搏点不能接管工作，可能会导致心室停搏。这种情况会导致患者头晕，继而晕厥。这种心律失常存在着窦房结活动完全停止的风险。另一个危险是一个逸搏起搏点可能无法接管起搏，导致心脏停搏。

治疗

如果患者无临床症状，只需要密切观察。而对于心动过缓的患者，一旦有症状出现，则应该给予阿托品或经皮起搏（图 21-42）。

第 10 节　源自心房的心律失常

房性心律失常可能始于心房组织或房室交界处。房性心律失常的原因是心力衰竭、二尖瓣异常或肺动脉压力升高引起的心肌缺血、缺氧和心房扩张。房性心律失常包括游走心律、房性期前收缩、阵发性室上性心动过速、心房扑动和心房颤动。所有房性心律失常（无心室传导阻滞）共同的心电图特征包括：

· 无心室传导阻滞时，QRS 波群正常。
· P 波（如果显示）的形态不同于窦性 P 波的形态。
· 异常的、缩短的或延长的 PR 间期。

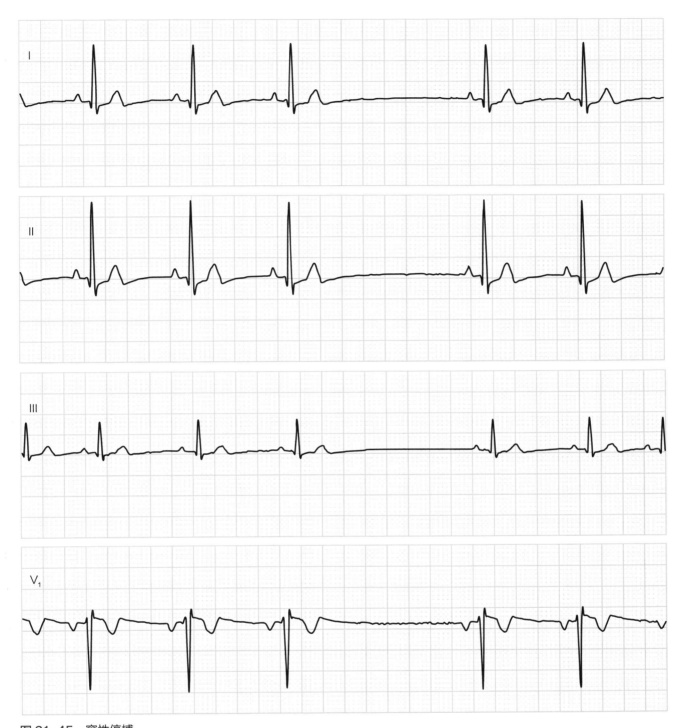

图 21-45 窦性停搏

游走心律

描述

当起搏点从窦房结移动到心房或房室交界处的另一个起搏点位置时，就会出现游走心律（或游走性房性心律）（图 21-46）。这种情况下，起搏点位置在窦房结、心房和房室结之间来回移动。

病因

游走心律是一种窦性心律失常，发生在年轻人、老年人和健康的运动员中属于正常现象。这种心律失常通常是迷走神经对窦房结和房室结的抑制

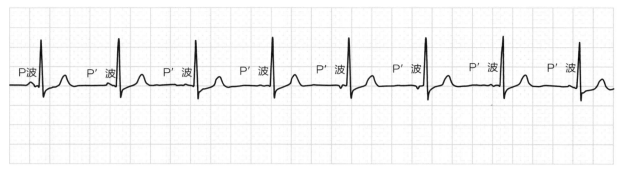

图 21-46   游走心律

注意

　　另一种游走性房性心律是多源性房性心动过速（MAT）（图 21-47）。MAT 与游走心律类似，但是心率范围为120~150 次 / 分。MAT 常被认为是病理性的。这种房性心动过速最常见于严重慢性阻塞性肺疾病患者，并可能对基础疾病的治疗有反应。MAT 常被误认为是伴随快速心室反应的心房颤动。

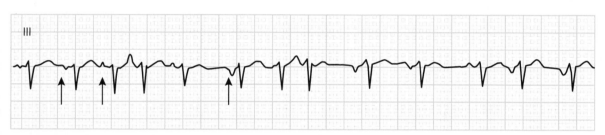

图 21-47   多源性房性心动过速

作用（常与呼吸有关）导致的。迷走神经兴奋可导致起搏点频率减慢。其他导致游走心律的原因包括相关的基础心脏病和地高辛的应用。

心电图解析（Ⅱ导联监测）

　　游走心律在心电图上有如下特点：

- **心率**：通常为 60~99 次 / 分。当起搏点位置从窦房结移动到心房或房室结时，心率逐渐减慢；当起搏点位置移回窦房结时，心率逐渐恢复。
- **心律**：当起搏点位置按上述方式移动时，潜在节律是规则的，变化较小。
- **QRS 波群**：在无束支传导障碍的情况下，小于0.12 秒。
- **P 波**：P 波的形态随着心脏搏动不断变化。在Ⅱ导联中，P 波可能是直立的、圆弧状的、有切迹、倒置的、双相的或隐藏在 QRS 波群中。
- **PR 间期**：变化的。

临床意义

　　游走心律通常不会出现严重的症状和体征。其他房性心律失常（如心房颤动）偶尔会与这种心律失常有关。

治疗

　　有时游走心律是良性的，无须治疗。然而，多源性房性心动过速（MAT）可因慢性阻塞性肺疾病急性加重、心力衰竭或二尖瓣关闭不全引起。治疗应针对基础病因。

房性期前收缩
描述

　　房性期前收缩由窦房结以外的心房其他部位发出电冲动引起（图 21-48）。电冲动导致房性期前收缩（P 波）。如果电冲动通过房室结进行传导，还会在下一次预期的窦性搏动之前形成一个 QRS 波

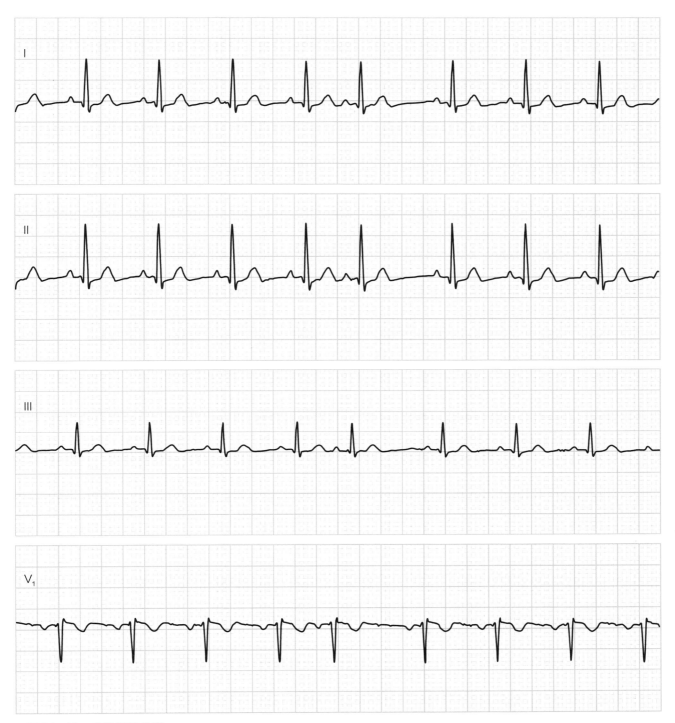

图 21-48　房性期前收缩

群。由于房性期前收缩会使窦房结过早地去极化，窦房结的时序被重置。如果窦房结没有受到干扰，那么潜在节律的下一个 P 波会提早出现。房性期前收缩可能起源于心房内的单个或多个异位起搏点。房性期前收缩被认为是自律性增强的结果。

思考

当你触诊一个具有房性期前收缩的患者的脉搏时，你能感觉到什么？

病因

房性期前收缩的原因包括：

- 儿茶酚胺类和交感神经张力增加；
- 咖啡因、烟草或酒精的使用；
- 拟肾上腺素药物（肾上腺素、沙丁胺醇、去甲肾上腺素可卡因和安非他明）的使用；
- 电解质紊乱；
- 缺氧；
- 洋地黄中毒；
- 心血管疾病。

心电图解析（Ⅱ导联监测）

房性期前收缩在心电图上有如下特点：

- **心率**：取决于潜在节律。
- **心律**：潜在节律通常是窦性的、规则的，伴有不规则的期前收缩。
- **QRS 波群**：通常少于 0.12 秒。如果房性期前收缩传导异常，QRS 波群可能会大于 0.12 秒并且形态异常。在房室结不应期或心室不应期出现暂时性完全性房室传导阻滞（未下传的房性期前收缩），可能会导致 QRS 波群消失。
- **P 波**：房性期前收缩的 P 波与窦性 P 波的形态不同。它早于下一个预期的窦性 P 波出现，而且可能由于过早出现以至于叠加或隐藏在之前的 T 波中。救护员应评估先前的 T 波的形态是否因 P 波的存在而发生了改变。
- **PR 间期**：通常在正常范围内，但不同于潜在心律的 PR 间期。房性期前收缩的 PR 间期，当起搏点接近窦房结时是 0.20 秒，当起搏点靠近房室交界区时是 0.12 秒。

注意

在心电图上，一个与其他房性期前收缩形态不同的房性期前收缩（异常房性期前收缩）可能会更像室性期前收缩（一种更严重的收缩）。

临床意义

对于心脏健康的患者来说，偶发的房性期前收缩并没有什么可担心的。但是对于有心脏病的患者来说，频发的房性期前收缩可能会导致严重的室上性心律失常，如多源性房性心动过速、房性心动过速、心房扑动、心房颤动或阵发性室上性心动过速。

治疗

院前环境中通常只需要对患者进行观察。频发的或不产生心室收缩（房性期前收缩未下传）的房性期前收缩可能导致症状性心动过缓。在这些罕见的情况下，可以应用经皮起搏或阿托品（图 21-42）。

室上性心动过速
描述

室上性心动过速是一组复杂的心律失常。室上性心动过速是指异位激动形成的部位或折返环路在房室束分叉以上的心动过速。本小节介绍的室上性心动过速包括房室结折返性心动过速、房室折返性心动过速和房性心动过速。室上性心动过速是心房或房室交界处的快速去极化导致的。心房颤动、心房扑动也属于室上性心动过速。

房室结折返性心动过速是最常见的折返性室上性心动过速的一种类型，通常由房性期前收缩引起。如果这种心律失常突然发作和终止，那么它被称为阵发性室上性心动过速（图 21-49）。大多数室上性心动过速被认为是因房室结内通路异常而形成的折返机制导致的。在易发生折返性室上性心动过速的患者中，房室结内存在 2 条通路：一条慢（α）通路具有较长的不应期，一条快（β）通路具有较短的不应期（图 21-50）。这些通路允许冲动从心房传导到心室（顺行传导），或者从心室传导到心房（逆行传导）。当前期冲动在快通路内受到阻断时，便通过慢通路传导，会发生折返性室上性心动过速。在这一过程中，快通路恢复，而慢通路释放，从而产生折返通路（图 21-51）。折返和心动过速一直持续到折返通路被阻断为止。大多数室上性心动过速的特点是房性心动过速反复发作（发作性）。发作很突然（持续几分钟到几小时），终止也很突然。

房室折返性心动过速是折返性室上性心动过速第二常见的类型。像房室结折返性心动过速一样，折返通路在房室结内。然而它与房室结折返性心动过速的不同之处在于，折返通路的一个分支是由房室结外的异常传导组织（称为副通路或旁道）形成的。此旁道为房室结外的心房和心室建立起了联系

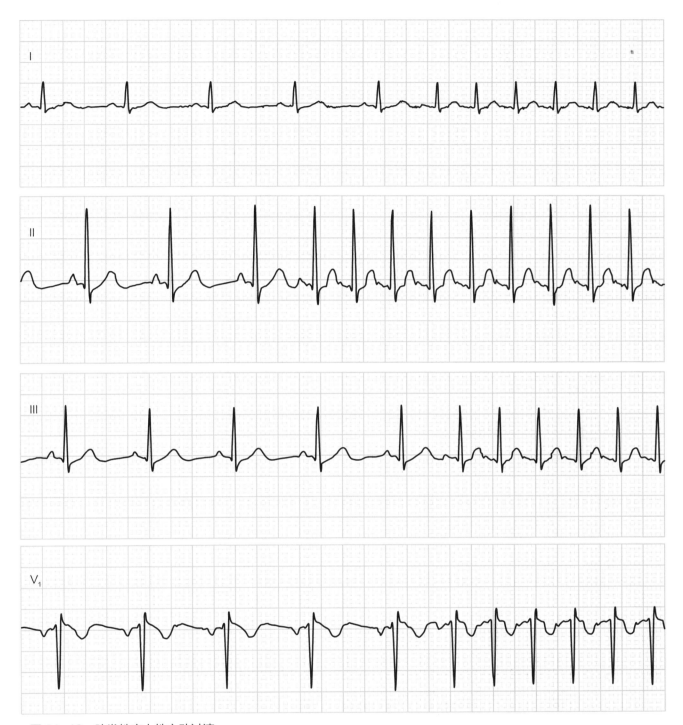

图21-49 阵发性室上性心动过速

（图21-52）。旁道可顺行、逆行，或者2个方向同时传导冲动。

房性心动过速是由心房易激部位引起的心律失常。异位起搏越过窦房结，产生了心动过速。房性心动过速不需要房室结、旁道或心室组织维持较快的速率。这种心律失常和窦性心动过速的表现类似，但P波形态不同。在房性心动过速中P波的形态取决于起搏点在心房中的位置，而位置又决定心房率。房性心动过速突然发作和突然结束被称为阵发性房性心动过速。

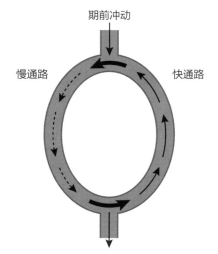

期前冲动

慢通路　　　　　快通路

图 21-50　房室结折返性心动过速通路

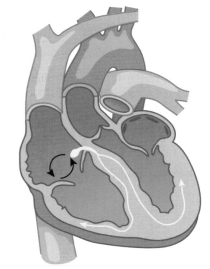

图 21-51　房室结折返性心动过速

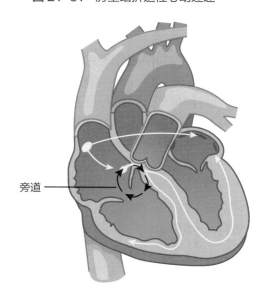

旁道

图 21-52　房室结心动过速

病因

任何年龄段的人都有可能发生室上性心动过速。这类心律失常在青壮年人群中很常见，女性比男性更常见。室上性心动过速通常与基础心脏病无关，在心肌梗死患者中也很罕见。但室上性心动过速可以诱发心脏病患者发生心绞痛或心肌梗死。室上性心动过速诱发因素包括应激、劳累过度、吸烟、摄入咖啡因和非法使用药物（如可卡因）。室上性心动过速在沃-帕-怀综合征患者中很常见。

心电图解析（II导联监测）

室上性心动过速在心电图上有如下特点：

- **心率：**150~250 次 / 分。
- **心律：**除开始时和终止时，其他时间的心律是规则的。
- **QRS 波群：**在无心室传导障碍的情况下，小于 0.12 秒。
- **P 波：**可能因房性心动过速而异。例如，在房室结折返性心动过速和房室折返性心动过速中，QRS 波群之前无 P 波，但可见逆行 P 波（QRS 波群之后倒置出现）。有时无法清楚识别 P 波，因为 P 波可能被隐藏在之前的 P 波、U 波或 QRS 波群中。
- **PR 间期：**如果 P 波可见，PR 间期通常会缩短，但可能是正常的；在极少数情况下，PR 间期可能延长。

临床意义

室上性心动过速也会发生在心脏健康的患者身上。在短时间内，患者可以耐受。这种心律失常通常伴有心悸、紧张和焦虑。患者常常抱怨"心跳加快"。心室率快可以防止心室完全充盈。因此，室上性心动过速会影响心脏病患者的心输出量。灌注

注意

区分各类室上性心动过速和室性心动过速（一种致命的心律失常）虽然很难，但非常重要。在院前环境中，救护员要识别不稳定的心动过速并立即进行同步电复律。这类紧急情况包括严重胸痛、呼吸窘迫、意识水平改变（尤其伴有低血压）、肺水肿和急性心肌梗死等。

减少可能会引起眩晕、头晕、晕厥，进而导致心绞痛、低血压和心力衰竭。此外，室上性心动过速还会增加心脏的需氧量，从而增加心肌缺血及患者胸痛的发生频率和严重程度。

治疗

救护员应及时纠正症状性室上性心动过速。这有助于扭转心输出量减少和心脏负荷增加带来的后果。如果患者情况稳定（有意识、血压正常、无胸痛、无心力衰竭或肺水肿），救护员应尝试通过以下方法终止室上性心动过速（图21-53）。

刺激迷走神经的方法。刺激迷走神经能减缓心率、减少心房收缩力。这些方法可刺激心房壁及窦房结和房室结中特殊组织中的副交感神经纤维，中断和终止某些室上性心动过速。尝试刺激迷走神经方法之前应先确认患者病情稳定（有意识、血压正常、无胸痛、无心力衰竭或肺水肿）并能配合；同时准备好心电监测仪和静脉通路，阿托品和导气装置应随时可用。刺激迷走神经的方法包括瓦尔萨尔瓦动作、冰袋法和单侧颈动脉窦按压。

- 瓦尔萨尔瓦动作。为达到效果，通常需要患者胸膜腔内压达到 40 mmHg[11]。为此，救护员应让患者取半坐位，头部向前倾斜；同时指导患者深吸一口气后屏气，同时腹部向下用力，像排便一样。另一种方法是让患者对着 10 mL 注射器的尖端吹气，其力度需把活塞吹出注射器[12]，并保持 15 秒。可以让儿童用吸管吹气。关闭声门后用力呼气，会刺激迷走神经并可能终止心动过速。如果不成功，可以重复该动作。2015 年的一项研究发现，在完成瓦尔萨尔瓦动作后立即让患者仰卧并被动抬腿，瓦尔萨尔瓦动作的成功率可以从 17% 提高到 43%[13]。

- 冰袋法。在婴儿或幼儿的面部或前颈部放置

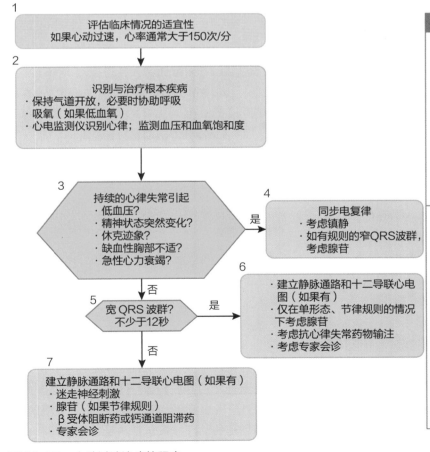

图 21-53 心动过速治疗的程序

资料来源：Web-based Integrated 2010 & 2015 AHA Guidelines for CPR & ECC-Part 7：Adult Advanced Cardiovascular Life Support.

冰袋可能会刺激迷走神经，这是由于哺乳动物的潜水反射（见第 45 章）。对于儿科患者中，可先将毛巾浸泡在冰水中，然后将毛巾放在患者的脸部鼻孔水平的位置。如果患者患有或疑似患有缺血性心脏病，不应该尝试冰袋法。如果不成功，则可遵医嘱重复此步骤[14]。

• 单侧颈动脉窦按压。颈动脉窦按压（颈动脉窦按摩）刺激颈动脉内的颈动脉窦。颈动脉窦为压力感受器，它将这种局部压力理解为血压升高，从而激活自主神经系统，刺激迷走神经，减缓心率以试图降低血压。救护员应该在运用颈动脉窦按压之前，听诊颈动脉。如果存在杂音，或者患者是老年人，或者患者患有颈动脉疾病或脑血管疾病，则不应使用此方法。该方法可能产生的并发症包括脑栓塞、卒中、晕厥、窦性停搏、心脏停搏及房室传导阻滞加重[1]。单侧颈动脉窦按压（图 21-54）的步骤如下。

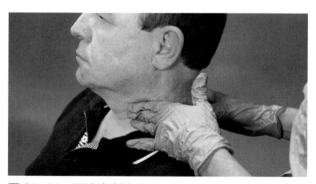

图 21-54 颈动脉窦按压

1. 操作者站在患者身后，患者取仰卧位，伸展颈部，头部向施加压力一侧的反方向偏转。
2. 轻轻触诊两侧颈动脉以确定是否存在一致的脉搏。如果脉搏不一致或某一侧颈动脉不存在脉搏，则不要实施颈动脉窦按压。
3. 让患者屏住呼吸 4~5 秒，听诊是否存在杂音。
4. 实施颈动脉窦按压时，将示指和中指放在位于下颌角下方的颈动脉上。在按压此区域的同时，将动脉紧紧地按压到脊柱上。按压时间不超过 5~10 秒。如果有心动过缓或心脏传导阻滞的迹象，或者心动过速发作，应立即停止按压。每次只按压一侧的颈动脉窦。实施双侧颈动脉窦按压可能会影

响脑部血液循环。
5. 在按压的同时，观察心电监测仪并放入心电图纸，获得心电图描记。如果按压不见效，2~3 分钟后重复此操作。

思考

你对存在杂音或已知具有颈动脉疾病的患者实施颈动脉窦按压，可能会发生什么？

药物治疗。 如果刺激迷走神经失败或有禁忌证，而患者病情稳定，则给予腺苷治疗，通常有效。如果给予第 2 剂腺苷后患者病情无变化，钙通道阻滞药（如地尔硫䓬）、β 受体阻断药（美托洛尔）或其他抗心律失常药物可用于终止症状性室上性心动过速。对因室上性心动过速而表现出血流动力学不稳定（如低血压和精神状态改变）的患者，应进行同步电复律。

注意

室上性心动过速可能是一种潜在节律（如伴快速心室反应的房颤）导致的。谨慎的做法是在给予腺苷时，连续监测心电活动并记录在心电图纸上。一旦心率减慢，就可以捕捉潜在节律。治疗潜在节律可能还需要其他药物（如地尔硫䓬）。

注意

给予能阻断房室结传导的药物（如腺苷、地尔硫䓬或美托洛尔）治疗室性心动过速，对患者来说是致命的。救护员必须仔细评估患者的心电图，进而区别伴随差异性传导的室上性心动过速和室性心动过速。如果波群较宽，救护员则应该按室性心动过速来治疗。不稳定心动过速的首选治疗方法是同步电复律。

思考

地尔硫䓬会引起什么不良反应？

在症状性窄波型室上性心动过速中，应先采用刺激迷走神经的方法和腺苷终止心动过速。如果腺苷无效且患者血流动力学稳定、无心力衰竭的迹象，那么辅助药物治疗方案包括钙通道阻滞药和 β 受体阻断药。这些药物应在医师诊断和评估后使用（图 21-55）。

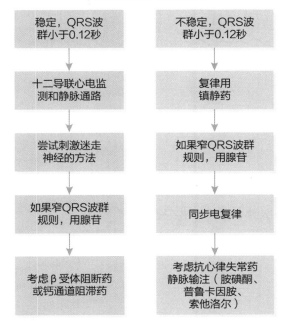

室上性心动过速
成年患者救护方案
（心率通常大于150次/分）

稳定，QRS波群小于0.12秒	不稳定，QRS波群小于0.12秒
十二导联心电监测和静脉通路	复律用镇静药
尝试刺激迷走神经的方法	如果窄QRS波群规则，用腺苷
如果窄QRS波群规则，用腺苷	同步电复律
考虑β受体阻断药或钙通道阻滞药	考虑抗心律失常药静脉输注（胺碘酮、普鲁卡因胺、索他洛尔）

注：
腺苷：首剂量6 mg，静脉快速推注，随后用0.9%的氯化钠溶液冲洗，第二剂12 mg（如果需要）。电复律：窄QRS波群规则，50~100 J，窄而不规则，120~120 J双相或200 J单相。

图 21-55　新的室上心动过速治疗方案

不建议连续使用钙通道阻滞药、β受体阻断药，或者首选抗心律失常药。一般原则是只使用一种抗心律失常药；使用多种药物会导致血压下降。此外，救护员应避免对血流动力学不稳定的患者使用负性肌力药物（地尔硫䓬、β受体阻断药）。

当症状和体征表明血流灌注不良和病情不稳定时，终止心动过速只能选择同步电复律。心脏电复律应以 50~100 J 能量的同步电击开始（房室颤动应先用 100~120 J 双相电击处理[15]）。如果无效，可以按照制造商的建议逐步增加能量。如果时间允许，在心脏复律前应考虑镇静。

思考
为什么依托咪酯是一种理想的心脏复律前镇静药物?

心房扑动

描述

心房扑动是由心房内折返环路引起的（图 21-56）。心房扑动通常表现为2:1房室传导比，可能看起来像室上性心动过速。2:1 的房室传导比意味着心房冲动的 50% 是通过心室传导的。然而，3:1、4:1 和更大的传导比也不少见。不同的比会造成心房率和心室率之间的差异。传导比可以是恒定的或变化的。心房扑动可伴心房颤动。在极少数情况下，冲动可以按照 1:1 的传导比传导。这样会导致心室率极快、血流动力学迅速恶化。心率为 140~160 次/分的患者都应考虑心房扑动的可能。

病因

心房扑动常发生在中老年心脏病患者中。有时，心房扑动也发生在心脏健康的患者中。心房扑动的原因包括：

- 冠状动脉疾病；
- 高血压性心脏病；
- 心肌病；
- 洋地黄中毒（较为少见）；
- 缺氧；
- 心力衰竭；
- 心包炎；
- 心肌炎。

心电图解析（Ⅱ导联监测）

心房扑动在心电图上有如下特点：

- **心率**：心房率为 250~300 次/分，心室率是规则的，但是通常低于心房率。
- **心律**：房性心律是规则的，室性心律通常也是规则的。但如果房室传导比改变，那么室性心律可能是不规则的。
- **QRS 波群**：在无心室传导障碍的情况下，小于 0.12 秒。
- **P 波**：P 波消失。扑动波（F 波）可以是短波（<1 mm）或粗波（>1 mm）。F 波小，呈锯齿状或扁平（等电）线。F 波的形状不规则，呈圆形（或尖状），并且不同。
- **PR 间期**：通常是固定的，但也可能变化。

注意

房室传导比率为 2:1 时，很难辨别扑动波。如果心律是规则的且心室率是 150 次/分，救护员应当怀疑传导比例为 2:1 的扑动。在这种情况下，应获取十二导联心电图并仔细检查 P 波形态，因为扑动 P 波不具有正常的 P 波形态（在Ⅱ导联中通常是倒置的）。

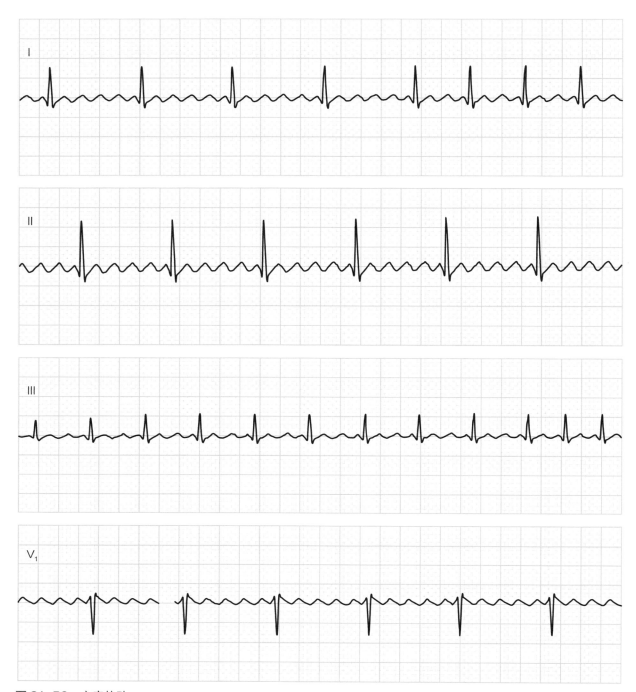

图 21-56　心房扑动

临床意义

　　如果心室率正常，患者通常可以很好地耐受心房扑动。过快的心室率则会引起与室上性心动过速患者同样的症状，即心输出量减少。除此之外，在某些扑动心律（特别是传导比为 2:1 的心房扑动）中，心房在每次心室收缩前无规律收缩，排空血液。心房收缩力缺失导致心室不完全充盈，这可能会进一步减少心输出量。

治疗

　　见"心房颤动和心房扑动的治疗"。

注意

　　患有此种心律失常（和其他心动过速）患者的脉率可能无法反映出真实的心率。这是因为并非所有的心脏收缩都能产生足够的血液输出，从而产生可触及的脉搏。

心房颤动
描述

　　心房颤动是由心房内多个折返环路导致的（图21-57），也可能是由异位心房起搏点引起的（心

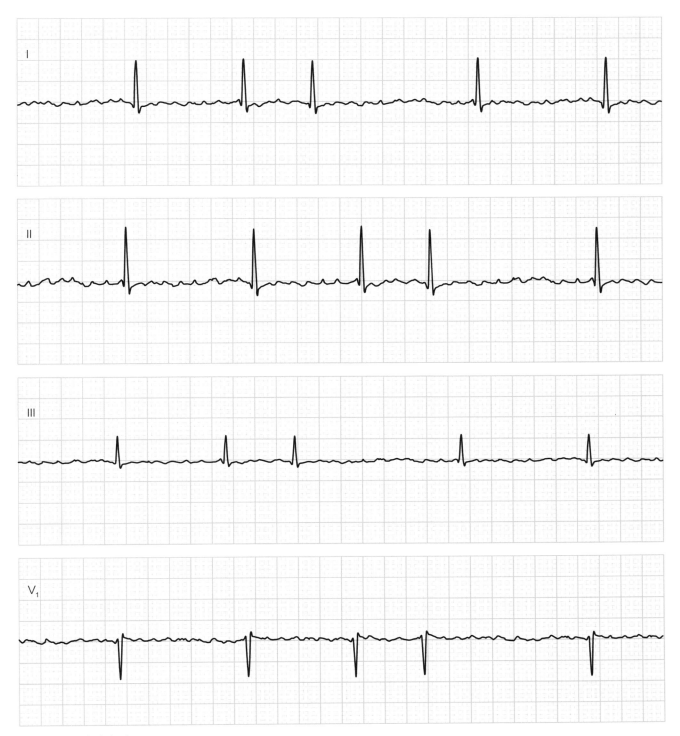

图 21-57　心房颤动

房颤动完全抑制了窦房结的活动）。心房颤动产生的电脉冲太多，以至于房室结的传导通过心室进行。房室传导是随机的，这导致了一种不规则但通常是快速的心室反应。地高辛、β受体阻断药或钙通道阻滞药等常被用来降低心室率。患者可服用药物（如胺碘酮）来控制心律。由于心房颤动引起卒中的风险很高，患者经常服用抗血小板药和抗凝血药（如华法林）。有一类称为直接口服抗凝血药（DOACS）的新型药物，包括达比加群、利伐沙班和阿哌沙班，这类药物不要求每月进行血液检查和饮食限制[16-17]。

病因

在饮酒过多或突发应激事件的情况下，青壮年可能会出现突发性（阵发性）心房颤动。在这种情况下，心房颤动通常是自限性的，无须治疗就能自愈。慢性心房颤动则是间歇性的，常与年龄大于40岁、基础心脏病、慢性高血压、肥胖、家族病史和睡眠呼吸暂停等因素有关。中年耐力运动者，以及患有糖尿病、甲状腺功能亢进和哮喘的人群易出现心房颤动。

心电图解析（Ⅱ导联监测）

心房颤动在心电图上有如下特点：

- **心率**：心房率350~700次/分（无法测量），心室率变化很大，取决于冲动传导通过房室结的过程（如果不加控制，平均150~180次/分）。
- **心律**：不规律性的不规则。
- **QRS波群**：在无心室传导障碍的情况下，小于0.12秒。
- **P波**：P波消失。颤动波（F波）可能是细波（小于1 mm）或粗波（大于1 mm）。细波可能很小以至于看起来像一条波纹的或扁平的（等电）线，或者很难辨识。F波形状不规则，圆的或尖的，各不相同。
- **PR间期**：无。

注意

出现不规律性的不规则心律最有可能就是心房颤动。

临床意义

在心房颤动中，心房收缩力消失。这可以减少

多达15%的心输出量。心输出量的减少再加上心室的快速反应，可能导致心血管功能代偿性失调（心绞痛、心肌梗死、心力衰竭或心源性休克）。

心房颤动和心房扑动的治疗

如果心房颤动或心房扑动持续时间超过48小时，会有形成血栓的危险。心脏内血栓的形成增加了栓子脱落或全身栓塞的风险。这种情况通常发生在心房颤动突然转复为窦性心律时。因此，在患者未使用抗凝血药物的前提下，要注意防止心房颤动或心房扑动的转复。除非患者状态不稳定或血流动力学受损，否则应避免电复律和使用具有转复律作用的抗心律失常药物[7]。

对于稳定的、快速的心房颤动或心房扑动，推荐使用药物控制心率，无论患者发病时间多长。具体应用哪种药物治疗取决于患者的状况和稳定程度。使用多种不同的药物可能会引起心律失常（致心律失常）。救护员应从推荐用药中选择一种。

对于伴有快速心室反应的快速心房颤动或扑动患者，可使用地尔硫䓬或β受体阻断药来控制心率。胺碘酮有心律转复的作用。因此，当使用其他药物控制心率失败时，在心律失常发病48小时内应保留使用胺碘酮。在心力衰竭患者中，使用钙通道阻滞药和β受体阻断药应该多加注意，因为它们具有负性肌力作用。在哮喘和慢性阻塞性肺病患者中，β受体阻断药也应谨慎使用。另一种有效的心律转复药物是地高辛。只有患者发生心房颤动的48小时或更短时间内，才能使用地高辛。

心房颤动伴有快速心室反应可能是引起胸痛、呼吸过速或头晕等症状的主要原因。但它也可能是疾病发展的征兆。例如，慢性心房颤动患者由于感染或血容量过多而需要提高心率，将有发展为心房颤动伴快速心室反应（不是窦性心动过速）的风险。仅关注这些患者的心率，而未解决基础疾病可能是有害的，并会造成灾难性的后果[18]。因此，在对室上性心律不齐进行药物治疗之前，救护员必须根据患者的病史和体格检查仔细考虑该心律失常是否可能是出现症状的原因或疾病发展的结果。例如，突然出现心力衰竭的症状和体征，并伴有心功能受损（如呼吸困难、湿啰音、心动过速、胸痛、意识水平下降），与心律不齐的症状相吻合，提示心律不齐更可能是发病原因；但这并不是绝对的（如急性肺

栓塞）。

如果患者报告有沃-帕-怀综合征病史，或者在患者出现心房颤动之前救护员已经在现场形成了这样的判断，那么则需要替代治疗。

患者患有沃-帕-怀综合征，救护员不应给予腺苷、地尔硫䓬、维拉帕米、地高辛或 β 受体阻断药。这些药物会导致心率急剧上升。如果患者心律失常超过 48 小时，在给予抗凝血药物之前救护员应该避免电复律。但当出现胸痛、呼吸过速、肺充血、意识水平降低或低血压等严重症状时，救护员应该立即采取电复律。对于心房扑动，初始电复律能量应为 50~100 J [15]。如果需要，能量可根据制造商的建议逐渐递增。因为心房颤动较难复律，而且设置过低的能量会导致心脏停搏，建议采用初始能量为 100~120 J 的双相同步电击。如果有必要，能量可根据制造商的建议逐步增加（框 21-6）[15]。

框 21-6　心房颤动 / 扑动

伴有或不伴有心力衰竭：
心率控制。给予钙通道阻滞药（如地尔硫䓬）或 β 受体阻断药（如美托洛尔）。
心律转复。病情情况不稳定时（如低血压或意识状态改变），进行同步电复律。

你知道吗

导管消融治疗

导管消融术是在电生理学或心导管实验室进行的一个院内手术。在手术过程中，通过腹股沟、颈部或手臂上动脉或静脉把 3~5 个导管插入心脏。通过其中一个导管插入转导器，以便在手术中进行心内超声检查。消融导管通过点到点的移动识别心律失常的起源部位，然后用类似起搏器的装置将电冲动发送到心脏以诱发心动过速。一旦发现导致心律失常的心脏对应区域，则通过导管将射频脉冲传导至该区域。目标就是"断开"异常心律的通路。导管消融术可用于治疗下列疾病：

- 房室结折返性心动过速；
- 旁道相关疾病；
- 心房颤动和心房扑动；
- 室性心动过速。

思考

哪些症状或体征会让你认为患者病情不稳定？

第 11 节　源自房室结的心律失常

当窦房结和心房因缺氧、缺血、心肌梗死和药物毒性等因素而不能产生去极化所需要的电冲动时，房室结或房室结周围区域的组织可能会起到下级起搏点的作用。从房室结或房室交界处开始的心律是房室交界区性心律。这种类型的心律通常是一种良性的心律失常。然而，救护员必须测定心律来评估患者对心律失常的耐受性。源于房室交界区的心律失常包括房室交界区性期前收缩、房室交界区性逸搏和逸搏心律，以及加速性房室交界区性心律。

在房室交界区性心律中，电冲动从房室交界区穿过房室束和束支到达浦肯野纤维。该通路终止于心室肌。通过心室的传导正常进行。因此，QRS 波群通常在正常范围内（0.04~0.10 秒）。然而，使心房去极化的冲动是向前或逆向传导。逆向的心房去极化会导致 P 波呈现 3 种不同的特征：一是在 Ⅱ 导联监测中，P 波倒置，PR 间期较短；二是无 P 波；三是 P 波紧跟在 QRS 波群后。

房室交界区性期前收缩

描述

房室交界区性期前收缩是由房室交界区发出的单个电冲动引起的（图 21-58）。电冲动可能出现在下一次的窦性冲动之前。

房室交界区性期前收缩可能以偶发的电冲动或一系列电冲动形式（房室交界区性逸搏心律）出现（图 21-59）。当窦房结冲动频率降到房室结冲动频率以下时，这是对房室结冲动频率变慢的代偿性反应。由房室交界区提供的或逸搏的冲动可作为防止心脏停搏的安全机制。在未接收到来自窦房结的电冲动 1~1.5 秒内，房室结开始以 40~60 次 / 分的固有频率发出电冲动。

病因

偶发的房室交界性期前收缩可能发生于一个健康人而无明确诱因。但更多的时候是心脏病或药物毒性的结果。房室交界区性期前收缩通常是自律性

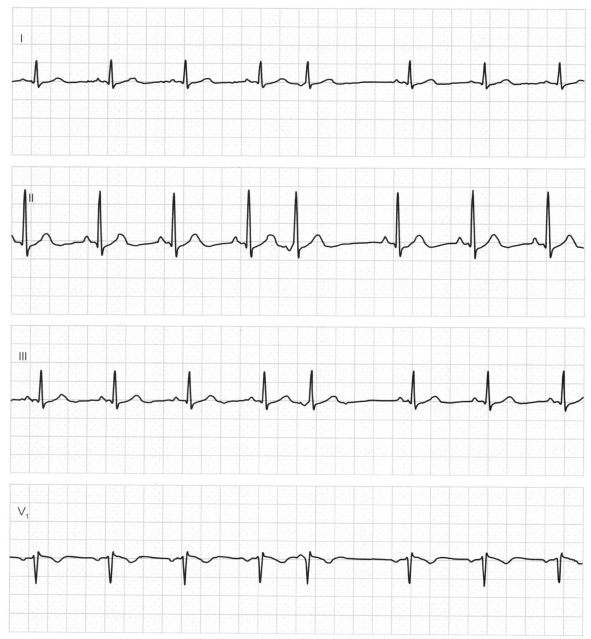

图 21-58 房室交界区性期前收缩

增强或折返机制引起的。房室交界性期前收缩的原因包括:

- 洋地黄中毒;
- 其他心脏病药物(奎尼丁、普鲁卡因胺);
- 窦房结上迷走神经张力增加;
- 拟肾上腺素药物(如可卡因、甲基苯丙胺);
- 缺氧;
- 心力衰竭;
- 房室交界区组织受损。

思考

如果 P 波出现在 QRS 波群中间,P 波是否可见?

心电图解析(II 导联监测)

房室交界区性期前收缩在心电图上有如下特点:

- **心率:** 潜在心律的频率。
- **心律:** 通常是规则的,除了房室交界区性期前收缩出现时。

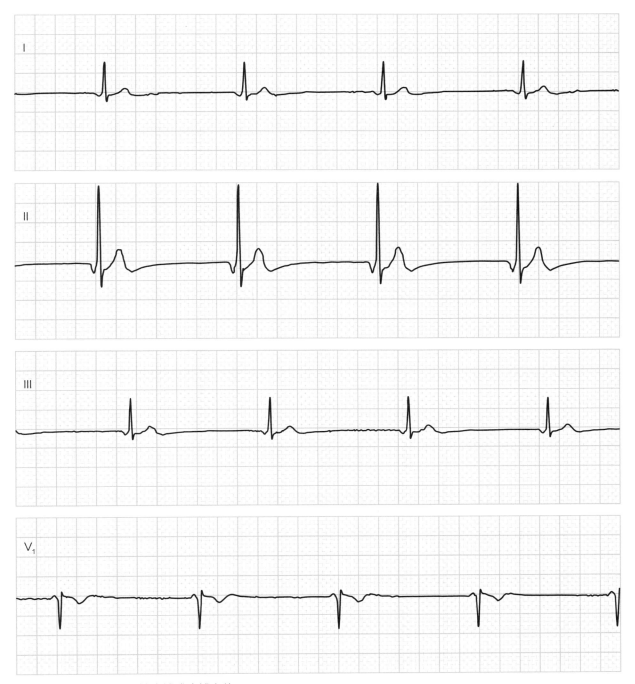

图 21-59 房室交界区性逸搏或逸搏心律

◆ **QRS 波群：** 在无心室传导障碍的情况下，通常少于 0.12 秒。

◆ **P 波：** 与房室交界区性期前收缩有关。P 波可能发生在 QRS 波群之前、当中或之后，或者消失。即使存在，P 波也是异常的，不同于正常 P 波的大小、形态和方向。

◆ **PR 间期：** 如果逆行 P 波先于 QRS 波群出现，则 PR 间期缩短，通常少于 0.12 秒且不变。

临床意义

偶发的房室交界区性期前收缩通常不显著。交界区性心动过缓可引起心输出量减少。因此，患者可能会出现与其他心动过缓类似的体征和症状（如头晕、低血压、晕厥）。一般来说，患者通常能耐受 50 次 / 分或以上的交界区性心律。

治疗

病情稳定的患者不需要治疗。如果患者有症状或出现室性易激，则可能需要药物治疗（从阿托品开始）。对于重症病例，以及对阿托品无反应的患者，可能需要体外起搏。如果窦房结病变或受损，患者可能需要永久性起搏器（图 21-42）。

加速性房室交界区性心律

描述

加速性房室交界区性心律是房室交界区组织自律性增加的结果（图 21-60）。自律性增加使它的冲动速率快于固有心率（固有心率为 40~60 次 / 分），代替主要的起搏点（窦房结）成为主导起搏点。这种心律失常的心率（通常为 60~99 次 / 分）并不构

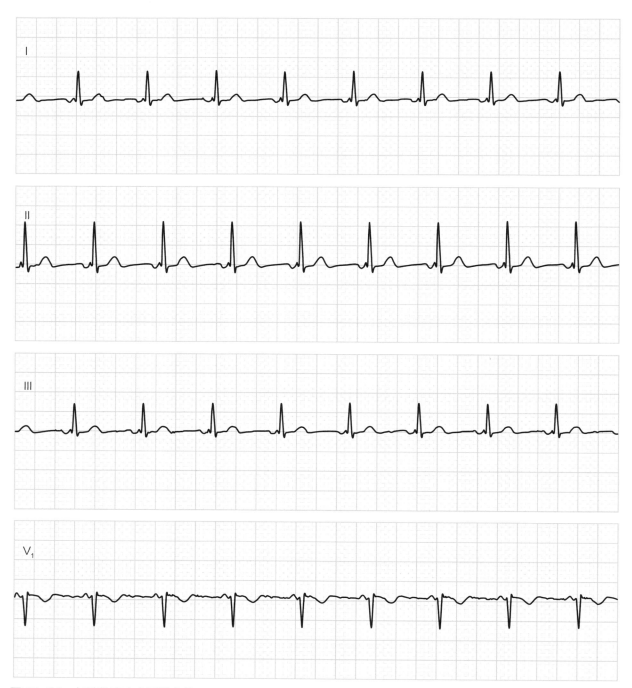

图 21-60 加速性房室交界性心律

成真正的心动过速。因此，这种心律失常叫作加速性房室交界区性心律。

病因

加速性房室交界区性心律通常是洋地黄中毒的结果。造成这种心律的其他原因包括儿茶酚胺过量给药、房室交界处组织受损、下壁心肌梗死和风湿热。

心电图解析（Ⅱ导联监测）

加速性房室交界区性心律在心电图上有如下特点：
- **心率**：通常为 60~99 次 / 分。
- **心律**：规则的。
- **QRS 波群**：在无完全性束支传导阻滞的情况下，通常少于 0.12 秒。
- **P 波**：可能存在（与 QRS 波群有关或无关）、不存在（逆行房室传导阻滞）或被 QRS 波群掩盖。如果 P 波存在，它们通常是倒置的，出现在 QRS 波群之前或之后。
- **PR 间期**：如果 P 波出现在 QRS 波群之前，PR 间期通常是少于 0.12 秒。如果 P 波紧跟着 QRS 波群，严格说来应该算是 RP 间期，通常少于 0.20 秒。

临床意义

患者通常能够耐受加速性房室交界区性心律。然而，心脏病和心肌缺氧可能会导致其他严重的心律失常。

治疗

加速性房室交界区性心律通常不需要立即治疗。

思考

因为未提示需要药物治疗，那么是否需要给这些患者建立静脉通路呢？

第 12 节　源自心室的心律失常

室性心律失常通常被认为会危及生命。室性心律失常通常是心室内自律性增强或折返机制引起的。自律性增强和折返机制会导致室性期前收缩、室性心动过速甚至心室颤动。室性心律失常通常与心肌缺血或心肌梗死相关。

心室是心脏中效率最低的起搏点。它通常每分钟只产生 20~40 次冲动。然而，由于自律性增强，它可能会以每分钟 99 次的速率发出电冲动（加速性室性自主心律），甚至更快的速率（室性心动过速）。源自心室的心律失常包括室性逸搏或逸搏心律、室性期前收缩、室性心动过速、心室颤动和人工心脏起搏器心律。

心室起源的电冲动从心脏的下部（心室肌、束支或浦肯野纤维）开始，因此电冲动必须通过逆行传导通路使心房去极化。电冲动也可能顺行传导使心室去极化，这取决于电冲动发出的位置。不管去极化方向如何，正常的、快速的传导通路都被绕开，出现了 3 种心电图特征：

- QRS 波群较宽且形态怪异，持续时间约为 0.12 秒或更久。
- P 波可能会被隐藏在 QRS 波群中（因为心房去极化与心室去极化几乎同时进行）。或者，当存在伴房室分离（P 波与 QRS 波群没有固定关系）的室性心动过速时，P 波可能叠加在第 2 个或第 3 个 QRS 波群上。
- ST 段通常偏离基线。T 波经常向与 QRS 波群相反的方向倾斜。

室性逸搏或逸搏心律

描述

室性逸搏或逸搏心律也被称为心室自主心律（图 21-61 和图 21-62）。当高位起搏点的冲动没有成功发出或未到达心室时，就会发生这类心律失常。当高位起搏点的发出冲动的速率降到小于心室率时，也会产生这种心律失常。就像房室交界区性逸搏或逸搏心律一样，这种心律失常是防止心脏停搏的一种安全机制。

病因

产生室性逸搏心律原因有 2 个：第一，主导起搏点（通常是窦房结）冲动的形成速率可降低到低于心室起搏速率；第二，房室交界处的逸搏起搏点可能失效或起搏速率降低到低于心室起搏速率。这种心律失常往往被视作心脏除颤后的第一种节律。

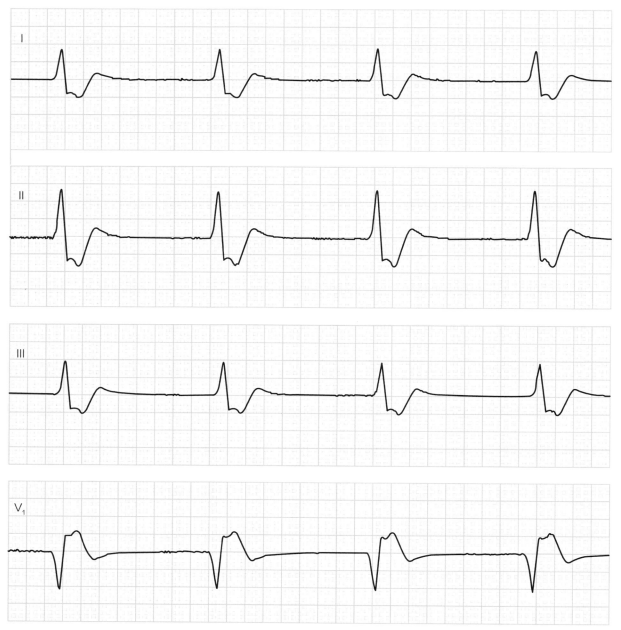

图 21-61 室性逸搏心律

心电图解析（Ⅱ导联监测）

室性逸搏或逸搏心律在心电图上有如下特点：

◆**心率**：通常为 20~40 次 / 分，也许更低。

◆**心律**：室性心律通常是规则的但也可能是不规则的。

◆**QRS 波群**：通常超过 0.12 秒且形态怪异。不同导联监测的 QRS 波群的形态可能都不相同。

◆**P 波**：可能不存在。如果 P 波存在且与 QRS 波群无固定的关系，应怀疑为三度房室传导阻滞。

◆**PR 间期**：如果存在 P 波，那么 PR 间期是可变的、不规则的。

临床意义

室性逸搏心律患者一般都有症状，如低血压、心输出量减少、大脑和其他重要器官的灌注减少，导致晕厥和休克。患者评估是很有必要的，因为逸搏心律可有脉搏，或无灌注（无脉性电活动）。

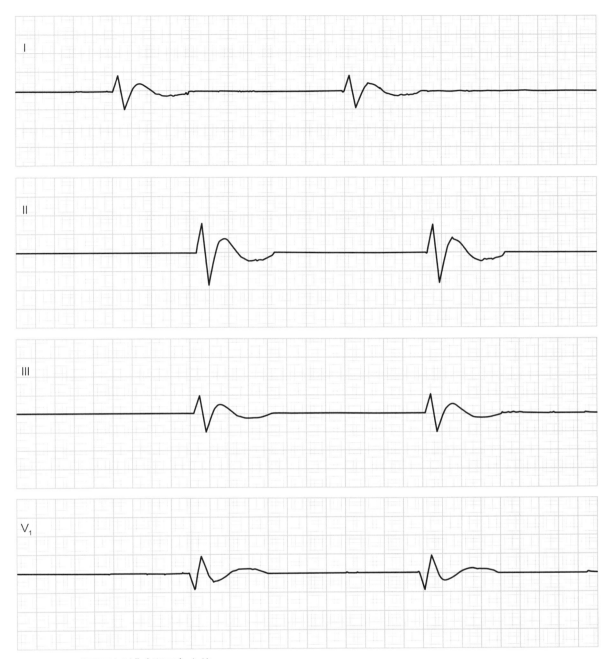

图 21-62　"垂死心脏"（濒死）心律

治疗

　　如果这种心律有灌注，治疗的目的是增加心率。可以通过吸氧、经皮心脏起搏和 / 或给予多巴胺来增加心率。应用利多卡因治疗逸搏心律是致命的，应当禁止。如果这种心律无灌注，应该采取基础生命支持措施和遵循心脏停搏无脉性电活动的治疗原则（图 21-63）。

思考

　　为什么在这种情况下利多卡因是有害的?

室性期前收缩

描述

　　室性期前收缩是由心室内（束支、浦肯野纤维或心室肌）某一异位起搏点提前发出冲动引起，早

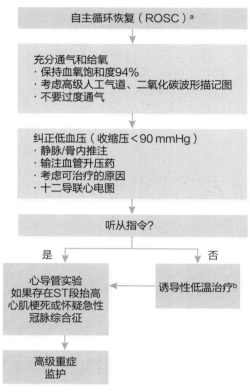

自主循环恢复（ROSC）[a]

充分通气和给氧
· 保持血氧饱和度94%
· 考虑高级人工气道、二氧化碳波形描记图
· 不要过度通气

纠正低血压（收缩压＜90 mmHg）
· 静脉/骨内推注
· 输注血管升压药
· 考虑可治疗的原因
· 十二导联心电图

听从指令？

是   否

心导管实验
如果存在ST段抬高
心肌梗死或怀疑急性
冠脉综合征

诱导性低温治疗[b]

高级重症
监护

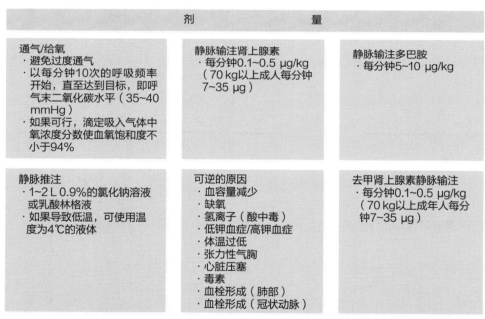

剂 量

通气/给氧
· 避免过度通气
· 以每分钟10次的呼吸频率
开始，直至达到目标，即呼
气末二氧化碳水平（35~40
mmHg）
· 如果可行，滴定吸入气体中
氧浓度分数使血氧饱和度不
小于94%

静脉输注肾上腺素
· 每分钟0.1~0.5 μg/kg
（70 kg以上成人每分钟
7~35 μg）

静脉输注多巴胺
· 每分钟5~10 μg/kg

静脉推注
· 1~2 L 0.9%的氯化钠溶液
或乳酸林格液
· 如果导致低温，可使用温
度为4℃的液体

可逆的原因
· 血容量减少
· 缺氧
· 氢离子（酸中毒）
· 低钾血症/高钾血症
· 体温过低
· 张力性气胸
· 心脏压塞
· 毒素
· 血栓形成（肺部）
· 血栓形成（冠状动脉）

去甲肾上腺素静脉输注
· 每分钟0.1~0.5 μg/kg
（70 kg以上成年人每分
钟7~35 μg）

[a] 资料来源: Sasson C, Rogers MA, Dahl J, Kellermann AL. Predictors of survival from out of hospital cardiac arrest: a systematic review and metanalysis Circ Cardiovasc Qual Outcomes. 2010; 3: 63–81.
[b] 资料来源: Bruel C, Parienti JJ, Marie W, Arrot X, Mild hypothermia during advanced life support, a preliminary study in out of hospital cardiac arrest. Crit Care. 2008; 12: R31.

图 21-63 心脏停搏无脉性电活动高级心脏生命支持的原则

于下一个窦性冲动（图21-64）。这种心律失常比较常见，是自律性增强或折返机制的结果。

当心室出现室性期前收缩时，心房可能或可能不发生反应或去极化。如果不发生心房去极化，在心电图上 P 波可见。如果发生心房去极化，P 波也会出现但往往隐藏在 QRS 波群中。这是因为心室去极化的时序和产生较大电力阻断了心房去极化的电活动。心室去极化顺序改变会产生一个较宽的、形态怪异的 QRS 波群。在潜在节律中，去极化可能在与 QRS 波群相反的方向上偏转，或者在同一方向上偏转（这取决于异位起搏点的位置和所选的导联）。

由于心室复极化顺序的改变，室性期前收缩的 T 波通常在与 QRS 波群相反的方向上偏转。

思考

为什么 QRS 波群偏转与潜在节律相反？

室性期前收缩通常不会使窦房结去极化或中断其节律。例如，紧跟着室性期前收缩的潜在心律的 P 波发生在预期的时间，但是受到室性期前收缩的影响并且出现心室不应期。因此，异位搏动通常伴随着一个完全性代偿间歇。代偿性间歇是通过测量

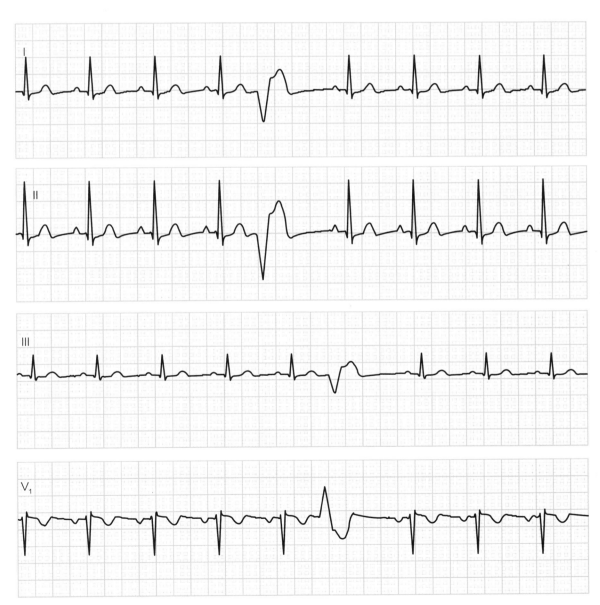

图 21-64　室性期前收缩

室性期前收缩前 R 波与收缩后 R 波之间的间隔来确定的。如果间歇是代偿性的，距离至少是潜在节律的 RR 间期的 2 倍。有时，室性期前收缩介于 2 个窦性搏动之间，并且不会中断心律，这属于间位性室性期前收缩（图 21-65）。

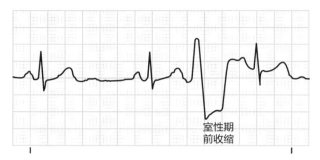

图 21-65 间位性室性期前收缩

室性期前收缩可能源于单一的异位起搏点（单形性室性期前收缩）或心室内的多个异搏点（多源性室性期前收缩）。单形性室性期前收缩的形态相似；多源性室性期前收缩则具有不同的形态和大小（图 21-66）。

多源性室性期前收缩比单形性室性期前收缩更危险。总的来说，这是因为它们是由心肌易激性增加导致的。与正常冲动引起的心室激动同时发生的室性期前收缩，可同时引起心室去极化。这种融合搏动使 QRS 波群同时具有室性期前收缩和潜在节律 QRS 波的特征（图 21-67）。融合搏动证实了异位冲动位于心室而不是心房。

通常，室性期前收缩有规律地出现。每 1 个窦性搏动之后跟着 1 个室性期前收缩，是二联律。每 2 个窦性搏动之后跟着 1 个室性期前收缩，是三联律（图 21-68）。连续性室性期前收缩没有被潜在

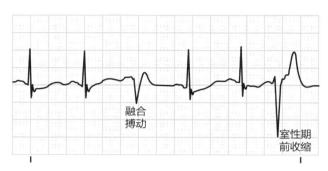

图 21-67 融合搏动伴室性期前收缩

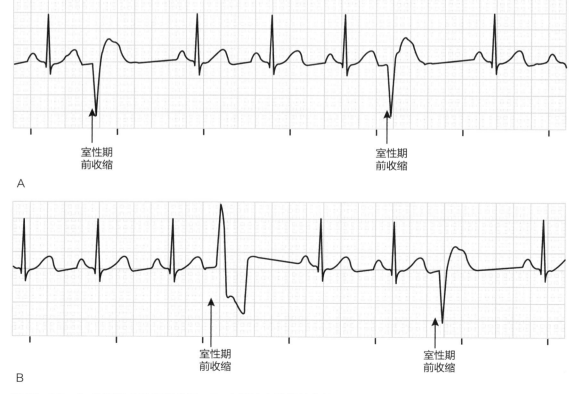

图 21-66 A. 单形性室性期前收缩；B. 多源性室性期前收缩

节律的收缩隔断，也可以在心电图上显示，如2个连续的室性期前收缩（成对室性期前收缩），3个连续的室性期前收缩（室性心动过速），以及3个或更多连续的室性收缩。

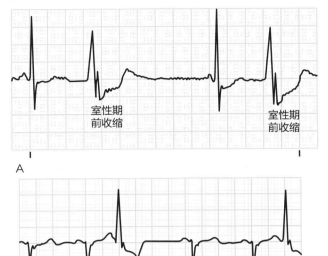

A

B

图 21-68 A. 二联律（单形性室性期前收缩）；B. 三联律（多源性室性期前收缩）

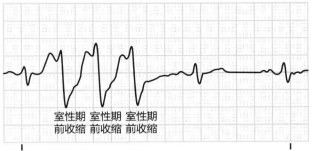

图 21-69 R-on-T 现象（单形性室性期前收缩）

- 缺氧；
- 酸碱平衡紊乱和电解质紊乱；
- 低钾血症；
- 心力衰竭；
- 儿茶酚胺过量和交感神经张力增加（如情绪紧张）；
- 摄入有刺激性的物质（酒精、咖啡因、烟草）；
- 药物毒性；
- 拟肾上腺素药物（可卡因，以及苯环己哌啶、肾上腺素和甲基苯丙胺等兴奋剂）。

如多源性室性期前收缩一样，频发的室性期前收缩通常表明心室高度易激。这些类型的室性期前收缩可引起危及生命的心律失常，如室性心动过速和心室颤动。如果发生在心动周期的T波（相对不应期）期间，情况更严重。在相对不应期，心肌处于最大的心电不稳定性。这是因为在此期间，一些心室肌纤维可能部分复极化，一些心室肌纤维可能完全复极化，还有一些心室肌纤维可能处于完全不应期。在易损期，心室受到电冲动的刺激，如室性期前收缩、心脏起搏器或心脏复律，可能导致心室颤动或室性心动过速。在相对不应期发生的心室去极化被称为 R-on-T 现象（图 21-69）。

病因

孤立的室性期前收缩可见于健康人，可能是精神紧张、过度疲劳所致。病理性室性期前收缩的原因包括：

- 心肌缺血；

心电图解析（Ⅱ导联监测）

室性期前收缩在心电图上有如下特点：

- **心率**：取决于潜在节律及室性期前收缩的数量。
- **心律**：室性期前收缩扰乱了潜在节律的规律性。
- **QRS 波群**：等于或大于 0.12 秒。
- **P 波**：可能存在也可能不存在扭曲、怪异的 P 波。如果 P 波存在，它们往往属于潜在节律，与室性期前收缩无关。
- **PR 间期**：无。

临床意义

没有心脏病的患者发生室性期前收缩，通常不会出现严重的体征和症状，即使患者可能会抱怨"心脏漏搏"。室性期前收缩与心脏病（心肌缺血）同时发生可能是自律性增强或折返机制的结果，或者二者共同作用的结果。这些室性期前收缩会导致死性室性心律失常。室性期前收缩使心室不能完全充盈。此外，它们会产生减弱的或不可触及的搏动（无灌注性室性期前收缩）。如果室性期前收缩发生的频率足够高且在心动周期中足够早，心输出量就会减少。

心肌缺血患者出现严重室性心律失常的征兆包括频发的室性期前收缩、多源性室性期前收缩、早期室性期前收缩（R-on-T 现象）和联律。

治疗

没有心脏病症状和没有确诊心脏病的患者发生室性期前收缩，几乎不需要任何治疗。心肌缺血患者频发室性期前收缩，则必须及时治疗，包括给氧和给予抗心律失常药物（如 β 受体阻断药）[19]。在医院，应立即检测患者血清钾水平。如果有低钾血症，应及时治疗。

室性心动过速

描述

室性心动过速是指有 3 个或更多的连续性室性期前收缩的心律失常，心率多超过 100 次 / 分（图 21-70）。这类心律失常发病突然，由心室期前收缩引发。在室性心动过速期间，心房和心室不是同步搏动的。如果室性心动过速持续下去，患者的病情可能会变得不稳定。室性心动过速会造成患者意识不清，偶尔也会导致灌注搏动缺失。然而，一些室性心动过速患者还是能够正常走路及说话的。认为室性心动过速患者无法拥有正常血压的误解可能导致患者治疗方法不当。室性心动过速是自律性增强或折返机制引起的。

病因

像室性期前收缩一样，室性心动过速通常发生于心肌缺血或严重心脏病患者。导致心动过速的原因包括：

- 酸碱平衡紊乱和电解质紊乱；
- 低钾血症；
- 心力衰竭；
- 儿茶酚胺过量和交感神经张力增加（如情绪紧张）；
- 摄入兴奋剂（酒精、咖啡因、烟草）；
- 药物（洋地黄、三环类抗抑郁药）毒性；
- 拟肾上腺素药物（可卡因、麻黄碱）；
- QT 间期延长（可能是由药物或新陈代谢问题导致的，或者是先天性的）。

注意

既往有心肌梗死且随后有心动过速的患者，以及宽 QRS 波群的心动过速的患者，都很可能是室性心动过速患者。

心电图解析（Ⅱ导联监测）

室性心动过速在心电图上有如下特点：

- **心率**：通常为 100~250 次 / 分。
- **心律**：通常是规则的（除非是药物引起的）但也可能是稍微不规则的。
- **QRS 波群**：等于或大于 0.12 秒，形态扭曲、怪异。通常 QRS 波群是相同的，但如果存在融合搏动，一个或多个 QRS 波群可能在大小、形态和方向上与其他不同。
- **P 波**：可能不存在。如果存在 P 波，P 波通常与 QRS 波群无固定的节律关系（房室分离）。P 波出现的速率比心室率慢，并叠加在 QRS 波群上。
- **PR 间期**：如果存在 P 波，那么 PR 间期的变化很大。

注意

房室分离可能会引发大炮 A 波，就是室性心动过速患者的颈静脉内出现的振幅较大的搏动。当右心房向闭合的三尖瓣泵血时，就会产生大炮 A 波，这种压力波会直接进入颈静脉。出现房室分离可诊断室性心动过速，但没有房室分离并不能排除室性心动过速。

资料来源：Vereckei A. Current algorithms for the diagnosis of wide QRS complex tachycardias. *Curr Cardio Rev.* 2014；10（3）：262-276.

临床意义

通常室性心动过速表明患者患有严重的心脏病。心率过快和心房收缩力缺失会导致心输出量减少、冠状动脉和脑灌注减少。症状的严重程度随着室性心动过速的速度和心脏病的程度而变化。室性心动过速可能有灌注或无灌注，也就是说，它可能会产生或不产生冲动。室性心动过速也可能导致心室颤动。

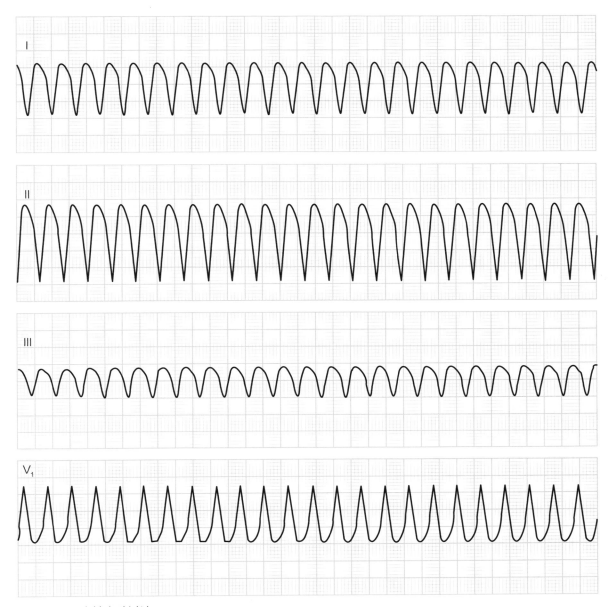

图 21-70 室性心动过速

治疗

　　室性心动过速患者的治疗方法取决于他们的体征和症状及是否存在尖端扭转。**尖端扭转**（图 21-71）是多形性室性心动过速的一种特殊类型，因发作时 QRS 波群的振幅与波峰呈周期性改变，宛如围绕等电位线连续扭转而得名。救护员应该采集患者病史并识别心律类型（图 21-53）。如果患者病情稳定，还应该获得十二导联心电图并进行评估。

　　室性心动过速的治疗取决于 QRS 波群是单一形态的还是多种形态的。救护员应该牢记，任何伴有

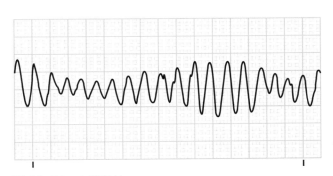

图 21-71 尖端扭转

严重症状（如胸痛、呼吸困难、意识水平下降、低血压或休克等）的宽 QRS 波群的心动过速都需要立

即进行心脏复律。除此之外，治疗无脉性心动过速应该像治疗心室颤动一样。

单形性室性心动过速的治疗要以临床症状和体征为依据。心功能衰竭的体征和症状，如急性心力衰竭、休克、缺血性胸部不适和意识水平急剧下降均提示病情不稳定。病情稳定的患者发生单形性室性心动过速，应给药普鲁卡因胺、胺碘酮和索他洛尔。病情不稳定的患者发生单形性室性心动过速，应立即进行同步电复律，初始能量为100 J。如果患者对第一次电击没有反应，则应该根据制造商的建议逐步增加能量[1]。当出现不稳定室性心动过速时，在准备心脏电复律的同时可以尝试一次心前区捶击。

心前区捶击

当发现监测观察中的成人患者出现不稳定的室性心动过速，假如除颤器已准备好，可行一次心前区捶击治疗（心前区捶击可能会导致室性心动过速恶化为心脏停搏、心室颤动或无脉性电活动）。心前区捶击可通过引起心室去极化和恢复有规则的心律而终止心律失常。进行心前区捶击时，救护员的手臂和手腕应该平行于胸骨长轴，避免肋骨骨折和其他损伤。应该用拳头后部在胸骨中线上25~30 cm的范围内捶击。对于有意识的患者，应该将此操作告知他。

你知道吗

射血分数

射血分数是每搏输出量占心室舒张末期容积量的百分比。通常测量的是左心室（左心室射血分数）。左心室射血分数可通过超声心动图、心导管、心脏核磁共振成像、计算机断层扫描、核医学（核压力测试）等方法获得的。

正常情况下，左心室射血分数为50%~70%。如果心脏病发作、心脏肌肉疾病（心肌病）或其他原因导致心肌受损，左心室射血分数可能更低。左心室射血分数为35%~40%，可确诊为心力衰竭。左心室射血分数低于35%，危及生命的心律失常的风险增加，可导致心搏骤停和心源性猝死。对于这些患者，常建议使用植入性心律转复除颤器。

多形性室性心动过速会迅速恶化为心室颤动，因此需要立即干预。如果患者患出现多形性室性心动过速且病情不稳定（通常情况下都是如此），应

该像治疗心室颤动一样进行高能非同步电击。如果心律是尖端扭转型室性心动过速，那么可能是QT间期延长的结果。应停止使用延长QT间期的药物，如普鲁卡因胺、胺碘酮，并静脉注射硫酸镁。

注意

治疗心律失常的药物也会导致心律失常（致心律失常）。连续使用2种或以上的抗心律失常药物增加了心动过缓、低血压和尖端扭转的发生率。在治疗窄或宽QRS波群心动过速时，强烈建议避免使用多种抗心律失常药。在大多数情况下，如果使用一种单一药物的足够剂量仍然无法成功终止心律失常，下一步治疗应采取同步电复律。

心室颤动

描述

心室颤动是指心室发生无序的激动，导致心室规律有序的激动和舒缩功能消失（图21-72）。心室颤动的原因是心室内许多折返回路。由心室多个异位起搏点发出的电冲动无法使心完全去极化和复极化。因此，没有出现规则的心室收缩。心室颤动是心搏骤停中最常见的初始心律失常。

病因

心室颤动可能与室性期前收缩、R-on-T现象（在罕见的情况下）或持续性室性心动过速有关。心室颤动的原因包括：

- 心肌缺血；
- 急性心肌梗死；
- 三度房室传导阻滞伴缓慢室性逸搏心律；
- 心肌病；
- 洋地黄中毒；
- 缺氧；
- 酸中毒；
- 电解质紊乱（低钾血症、高钾血症等）；
- 电击伤；
- 药物过量或药物中毒（可卡因、三环类抗抑郁药）。

心电图解析（所有导联监测）

心室颤动在心电图上有如下特点：

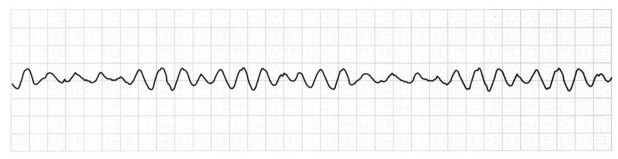

图 21-72 心室颤动

◆**心率：**不协调的心室收缩。非同步心室冲动的频率为 300~500 次 / 分。

◆**心律：**不规律性不规则。

◆**QRS 波群：**无。

◆**P 波：**无。

◆**PR 间期：**无。

因为不存在有规律的心房和心室去极化，所以 P 波、QRS 波群、ST 段和 T 波均消失。在心电图上，心室颤动的波形态各异，振幅不等，间距不一。振幅小于 3 mm 的颤动波称为细波型心室颤动；振幅大于 3 mm 的称为粗波型心室颤动（图 21-73）。细波型颤动波可能非常细，看起来像一条平直的线，类似于心室停搏。

注意

粗波型心室颤动通常表明近期发生了心室颤动。这种心室颤动可以很容易地通过及时除颤转复。细波型心室颤动已经非常接近心脏停搏。在这种情况下，除颤成功率极低。

临床意义

心室颤动会导致血液循环停止。心室颤动最初的症状可能是头晕但很快就会意识丧失、呼吸暂停，如果不及时治疗，就会导致患者死亡。

治疗

对于成年人实施复苏，纠正心室颤动和无脉性室性心动过速是最重要的步骤，因为大多数成年人心搏骤停都是这 2 种心律失常导致的。同时，大多数成功的复苏也是因为对这 2 种心律失常进行了适当的治疗（图 21-63）[9]。心室颤动和无灌注性室性心动过速的治疗方法类似，即基础生命支持（如果无法立即使用除颤器）、胸外心脏按压早期除颤、静脉 / 骨髓腔内注射和药物治疗。但目前认为，与胸外心脏按压和早期除颤相比，药物治疗所起的作用并不重要[20]。在最初的心肺复苏、心脏除颤及给药之后，应该考虑插入带有二氧化碳监测仪的高级人工气道[9]。也可以采取其他干预措施来纠正引起心脏停搏的主要原因。

人工心脏起搏器心律
描述

人工心脏起搏器通过植入心脏的电极对心脏发出规律的电刺激从而产生心律（图 21-74）。电极连接至带有电源的脉冲发生器（皮下植入，通常在胸部的右侧或左侧）。起搏器导线的一端在右心室尖部（心室起搏器）或右心房（心房起搏器），或者在这两个位置（双腔起搏器）。起搏器常用于完全性心脏传导阻滞患者，也用于严重症状性心动过缓患者。三腔（双心室）起搏器在右心房和每个心室各有一根导线，用于心力衰竭患者，改善心室的同步收缩，提高心输出量。

如今使用的起搏器只有当患者的心率低于起搏器的预置频率时才被触发（充当逸搏心律），这些起搏器被称为按需起搏器。当心腔的固有频率过低时，心房和心室的按需起搏器对心房和心室发出刺激。心房同步性心室起搏器与患者的房性心律同步。这种起搏器在患者的心房收缩后起搏，对窦房结活动正常但具有不同程度房室传导阻滞的患者很有用。当在心房、心室或二者内无正常冲动或冲动减慢时，房室顺序型起搏器先刺激心房，然后刺激心室。例如，如果心房有规律的活动过缓，则依次刺激房室

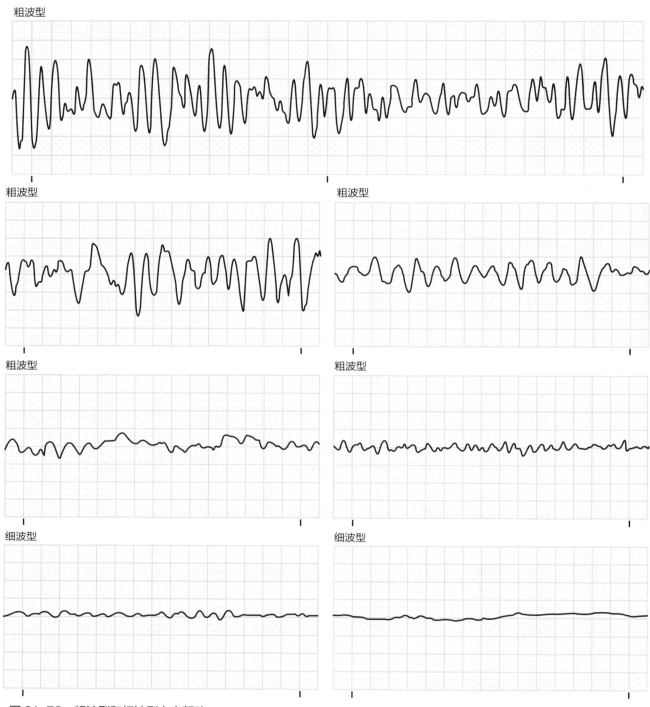

图 21-73　粗波型和细波型心室颤动

以维持心房收缩力。如果心房率是足够的，则心房起搏器就不会被触发。如果心室率低于预置频率，心室起搏器会被触发。这类起搏器治疗病态窦房结综合征和窦性停搏比较理想。

　　几乎所有的起搏器都可以根据患者的需求来调节起搏频率。当心输出量增加时，它们通过感知用户生理需求的变化来实现起搏频率的调节。有多种检测新陈代谢活动的方法。但是大多数起搏器通过监测患者运动和呼吸频率来确定最合适的起搏频率。这些起搏器可以增加心输出量，满足身体活动的需求。有时，它们也可能会不恰当地增加患者的起搏率，如它们感觉到的肌肉运动并不是患者身体活动。因为在所有的

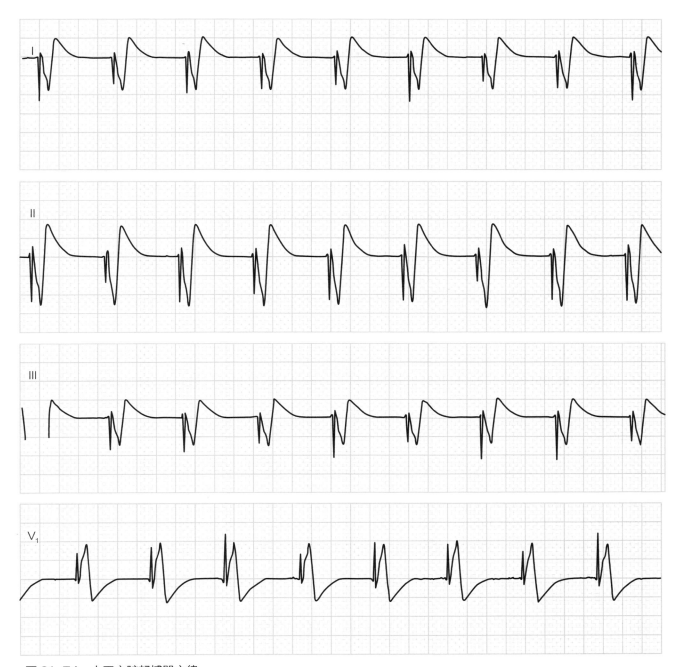

图 21-74 人工心脏起搏器心律

导联中起搏器尖峰都很难显现，所以快速起搏频率很容易被误认为室性心动过速。如果时间允许，尽量进行十二导联心电监测。

心电图解析（Ⅱ导联监测）

人工心脏起搏器心律在心电图上有如下特点：

- 心率：根据起搏器的预置频率变化，通常为 60~80 次 / 分。

- 心律：如果起搏频率是恒定的，那么心律就是规则的；如果起搏是按需触发的，那么心律就是不规则的。

- QRS 波群：起搏器触发的 QRS 波群等于或大于 0.12 秒。它们的形态通常比较怪异，类似于室性期前收缩。最常见的形态是左束支传导阻滞所表现的形态，因为起搏器导联通常位于右心室。如果每一个起搏器尖峰后都

注意

随着心搏骤停，血流停止。胸外心脏按压会产生少量血液流向脑和心脏等重要器官。按压效果越好，按压产生的血流量就越大。胸外心脏按压深度是冠状动脉灌注压的主要决定因素之一，而冠状动脉灌注压又是生存的主要预测因素。美国心脏病协会建议"快速用力地"按压胸部，每分钟100~120次，深度至少5 mm。每次按压后要让整个胸廓反弹复位，使心脏在下一次按压之前可以重新充盈。在可能的情况下，通过胸外心脏按压深度和速率的直接反馈，确保心肺复苏术质量。救护员应尽量避免中断胸外心脏按压。因除颤、放置气道和其他操作而暂停按压的时间不要超过10秒。除颤后应立即恢复按压。每2分钟更换一次按压者，可最大限度地保证心肺复苏质量。当有2名或以上救护员时，在气管插管后应连续进行胸外心脏按压。放置了高级人工气道后，每6秒进行一次呼吸（当胸外心脏按压中断时，血液流动会停止，冠状动脉供血会减少）。

EMS工作人员在准备除颤时不应中断心肺复苏。如果可以，应先进行一次电击，然后从胸外心脏按压开始立即恢复心肺复苏。停顿时间不要超过10秒。在再次检查心律之前，应再进行5个循环的心肺复苏术（约2分钟）。即使电击后恢复了有规律的心电图，也需要几分钟时间才能恢复正常的心律，并使心脏产生更多的血液。短暂的胸外心脏按压会向心脏输送氧气和能量，从而增加了除颤电击后心脏有效泵送血液的可能性。此外，在除颤器充电时，不应为了给除颤器充电而中断胸外心脏按压。

心律检查应简短，仅在观察到有规律的心律时才进行脉搏检查（图21-63）。

应进行事后监测，以确保最佳的胸外按压分数。关于胸外按压分数对存活率的影响的研究，结果各不相同。一项研究发现，较高的胸外按压分数可使心室颤动住院患者的存活率增加3倍，非心室颤动患者院外存活率也有上升趋势。

资料来源：American Heart Association. *2015 Handbook of Emergency Cardiovascular Care for Healthcare Providers*. Dallas，TX：American Heart Association；2015；American Heart Association Guidelines for Cardiopulmonary Resuscitation and Emergency Cardiovascular Care. *Circulation*. 2015；132：S313-S314；Christenson J，Andrusiek D，Everson-Stewart S，et al. Chest compression fraction determines survival in patients with out-of-hospital ventricular fibrillation. *Circulation*. 2009；120（13）：1241-1247；Vaillancourt C，Everson-Stewart S，Christenson J，et al. The impact of increased chest compression fraction on return of spontaneous circulation for out-of-hospital cardiac arrest patients not in ventricular fibrillation. *Resuscitation*. 2011；82（12）：1501-1507；and Sutton RM，Friess SH，Maltese MR，et al. Hemodynamic-directed cardiopulmonary resuscitation during in-hospital cardiac arrest. *Resuscitation*. 2014；85（8）：983-986.

有一个QRS波群，表明起搏器能够夺获电子。如果只有心房可以起搏且不存在束支传导阻滞，则QRS波群通常是正常的。如果使用按需起搏器，患者本身的QRS波群也可见。这些正常的QRS波群出现时无起搏器尖峰。

◆ **P波**：有或无，可能是正常的或异常的。P波和起搏器（QRS）波群之间的关系会因人工起搏器类型的不同而异。起搏器尖峰先于室性起搏器触发的QRS波群，而双腔起搏器也可以产生后面紧跟P波的房性尖峰。起搏器尖峰在心电图上为较窄的偏转，表明起搏器在发出电脉冲，但是并没有提供心室收缩或灌注的相关信息。

◆ **PR间期**：PR间期的存在和持续性取决于潜在节律，并根据人工起搏器的类型而变化。

思考

如果起搏器失灵，心电监视器上会显示什么样的节律？

临床意义

起搏器尖峰表明患者的心率是由人工心脏起搏器调节的。起搏器尖峰后面紧跟着QRS波群表明电子夺获。如果尖峰没有QRS波群，则表明起搏器没有电子脉冲被心室夺获。因此，也没有发生心室收缩。大部分起搏器故障都发生在起搏器植入后的一个月内（框21-7）。

治疗

起搏器故障是一种紧急情况。它要求救护员能够立即识别并快速转运以尽早给予更有效的处置

框 21-7 起搏器故障的 4 种原因

1. **电池故障：** 目前，大多数植入心脏的起搏器使用锂碘电池作为电源。此电源可以在很长时间（电池寿命的 80%~90%，电池寿命通常是 5~10 年，甚至更长）都可以提供稳定的电压输出。电池故障通常会减缓起搏器频率，也会降低尖峰幅度。如果电池失效，患者可能出现心动过缓或心脏停搏。

2. **起搏器失控：** 起搏器发出脉冲频率过快，甚至会达到 300 次 / 分。发生这种问题的原因是电池的电压输出降低。这类故障在如今所使用的起搏器中很少见。

3. **按需起搏器中的感应装置故障：** 当患者自身已具有足够的起搏频率时，出现故障的按需起搏器可能无法关闭。发生这种情况时，心脏自己的起搏点和人工起搏会产生竞争。在心动周期的易损期，人工起搏器可能会发出脉冲，导致心律失常。

4. **夺获失败：** 起搏器夺获失败有很多种原因，包括电池故障、导管电极线松动或断裂、无法操作的电极及导管顶端位置改变。在这些情况下，通常都存在起搏器尖峰，然而，它们后面没有跟着 P 波或 QRS 波群。

（可能包括更换电池或插入临时起搏器）。救护员不应该为了试图稳定患者病情而延误转运。以下 5 条原则适用于植入心脏起搏器患者的治疗。

1. 当检查无意识患者时，要小心皮下植入的电池组，也要注意其他医疗警示信息。
2. 治疗任何一种心律失常都要按照最恰当的程序进行。
3. 用适当的药物治疗来控制心室易激性，而不用担心抑制心室对起搏器节律的反应，只要没有出现起搏器故障。
4. 对使用人工起搏器的患者，仍以常规方式进行除颤。但不要将除颤垫直接放在植入的电池组上。
5. 如果显示需要经皮心脏起搏，可按常规方式使用。

心室停搏

描述

心室停搏是指所有的心室活动全部停止（图 21-75）。

病因

心室停搏可能是心脏停搏的原因。心室停搏是指心室所有的电活动消失。心室颤动、无脉性电活动未进行救治，不能恢复自主循环，最终会进展为心室停搏。

心电图解析（所有导联）

心室停搏在心电图上有如下特点：

- **心率：** 无。
- **心律：** 无。
- **QRS 波群：** 无。
- **P 波：** 无或有。
- **PR 间期：** 无。

临床意义

表明心脏内源性活动消失，是心脏停骤患者预后不良的因素。心肺复苏成功的可能性很小。

治疗

心室停搏的救治方法是基础生命支持同时实施心肺复苏，再给予肾上腺素。如果可能，建立一个带有气管导管的高级人工气道或具有二氧化碳监测功能的声门上气道（图 21-63）。如果怀疑是细波型心室颤动，则需要进行除颤。不过，不建议为了以防万一而

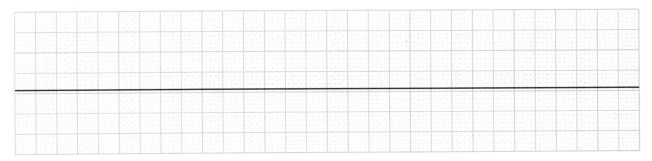

图 21-75 心室停搏

对心脏停搏进行除颤。在院前环境下，完成所有医疗流程之后，这种情况下可以终止心肺复苏。在终止心肺复苏之前，应该考虑心脏停搏潜在的可逆因素，其中包括缺氧、低血容量、高钾血症、低钾血症、体温过低、张力性气胸、心脏压塞、ST 段抬高心肌梗死、肺水肿、药物过量和酸中毒[9]。

思考

在完成了一切适当的医疗流程后，如果在现场终止心肺复苏，对社会和患者家属有什么意义？

无脉性电活动

无脉性电活动（也称为电机械分离）（图 21-76）是指不存在可触诊的脉搏，但是存在除室性心动过速和心室颤动外的电活动[7]。无脉性电活动的

预后很差，除非可以发现根本原因并及时纠正。救护员在寻找可纠正的病因时，务必使用基础生命支持和高级生命支持技术维持患者的血液循环。

思考

当患者具有无脉性电活动时，心电监测仪上会显示什么样的心律？

临床上存在无脉性电活动的患者可以在灌注量极少的情况下有机械的心脏活动（假性无脉性电活动），可能更易于复苏。对冠状动脉灌注压较高的年轻患者尤其如此[21]。无脉性电活动可纠正的病因包括心脏压塞、张力性气胸、肺动脉栓塞、心肌梗死、低氧血症、酸中毒、低钾血症、高钾血症、体温过低及药物过量（如麻醉药、三环类抗抑郁药、β受体阻断药和洋地黄）。其他难以纠正的病因包括

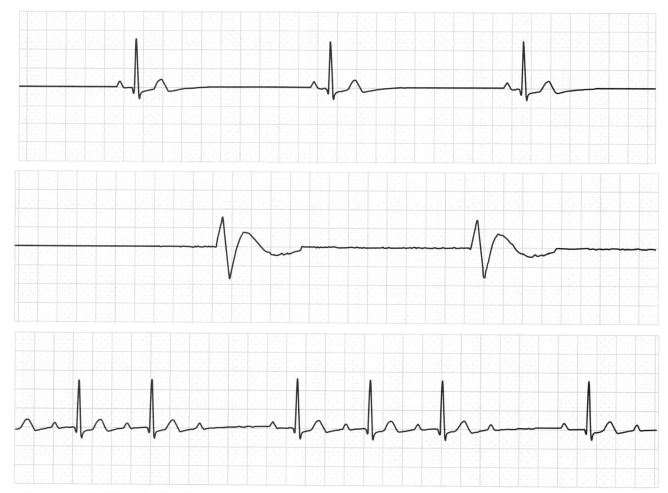

图 21-76　Ⅱ导联中可见的各类无脉性电活动的心律

证据显示

研究人员进行了一项研究，以评估在院外心脏骤停中使用心脏超声检查和二氧化碳描记图识别无脉性电活动的效果。他们还研究了改良治疗可能带来的生存获益。在胸外心脏按压暂停期间具有稳定的呼气末二氧化碳分压和超声检查显示心脏活动的无脉性电活动患者中，按压暂停时间延长 15 秒，并另外给予 20 IU 血管升压素。如果无脉性电活动持续存在，则继续进行按压。纳入研究的 16 名患者中有 15 名（94%）恢复了自主循环；8 名患者（50%）神经系统预后良好。研究人员得出结论，经心脏超声检查证实的伪无脉性电活动可给予血管升压素治疗和停止胸外心脏按压，并与自主循环恢复率、存活率和良好的神经系统预后相关。

资料来源：Prosen G, Križmarić M, Završnik J, Grmec Š. Impact of modified treatment in echocardiographically confirmed pseudopulseless electrical activity in out-of-hospital cardiac arrest patients with constant end-tidal carbon dioxide pressure during compression pauses. *J Int Med Res*. 2010; 38（4）: 1458-1467.

心肌梗死造成大面积心肌损伤、心脏复苏过程中长时间缺血、血容量严重不足及严重肺动脉栓塞。无论患者处于任何类型的深度休克（包括过敏性、感染性、神经源性及低血容量性休克），都可能出现无脉性电活动[22]。

救护员应该行穿刺减压术治疗张力性气胸。如果患者缺氧，救护员应该通过改善氧合作用和通气功能进行治疗。如果患者出现急性血容量减少，则应该进行液体复苏。救护员应通过确保充足的液体复苏和过度通气来治疗酸中毒。如果怀疑患者已存在酸中毒（如糖尿病酮症酸中毒）、三环类抗抑郁药过量或高钾血症（如患者在家中进行透析），建议使用碳酸氢钠。钙剂是高钾血症和钙通道阻滞药中毒的特异性药物。这 2 种情况都会产生无脉性电活动。除了钙通道阻滞药，摄入中毒剂量的药物也会产生有宽 QRS 波群的无脉性电活动。这些过量用药都可以通过特异性疗法来治疗。该疗法可以有效地重建灌注心律（图 21-63）。

思考

为什么阿片类药物过量导致的心搏骤停患者发生无脉性电活动或心脏停搏的可能性比发生心室颤动的可能性大？

第 13 节　传导阻滞导致的心律失常

电冲动在心脏传导系统的传导发生延迟或阻断称为心脏传导阻滞。心脏传导阻滞会发生在窦房结和房室结之间的心房内任何部位，或者房室结和浦肯野纤维之间的心室内任何部位。这些传导障碍可能是由传导系统中的病变组织或生理性传导阻滞引起的。心脏传导阻滞的原因包括房室交界区组织缺血、房室交界区组织坏死、传导系统的退行性疾病、电解质紊乱（如高钾血症）和药物毒性，尤其是洋地黄中毒。

分类

传导阻滞可以根据阻滞发生的部位（如左束支传导阻滞）、阻滞程度（如二度房室传导阻滞）、房室传导阻滞的类型（如类型Ⅰ）分类。本书选择阻滞程度和阻滞发生的部位来进行分类。然而，在对心脏传导阻滞进行分类时，"度"（degree）这个词并不能直接反映严重的程度。对心脏传导阻滞的任何评估都必须考虑心房率和心室率、患者的临床表现及完整的病史和体格检查结果，才能确定房室传导阻滞的临床严重程度。本节介绍的心律失常包括一度房室传导阻滞、二度Ⅰ型房室传导阻滞、二度Ⅱ型房室传导阻滞、三度房室传导阻滞（完全性心脏传导阻滞）和心室内传导阻滞（包括束支传导阻滞和分支传导阻滞）。

房室传导阻滞

一度房室传导阻滞

描述。一度房室传导阻滞并不是真正的传导阻滞（图 21-77），而是传导延迟，通常发生在房室结。一度房室传导阻滞本身并不是一种心律，因为它通常叠加在另一心律上。因此，救护员必须要识别出潜在节律（例如，窦性心动过缓伴一度房室传导阻滞）。

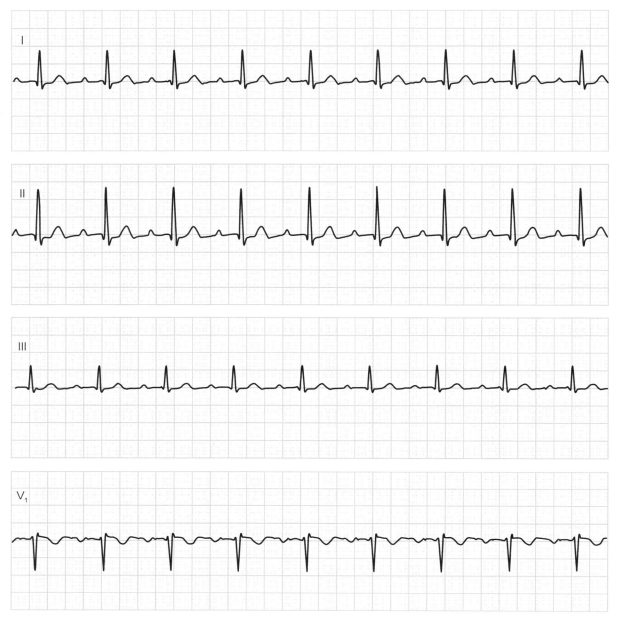

图 21-77 一度房室传导阻滞

病因。一度房室传导阻滞的发生可能并无明显原因。这种心律失常有时会与心肌缺血、急性心肌梗死、迷走神经（副交感神经）张力增加或洋地黄中毒有关。

心电图解析（Ⅱ导联监测）。一度房室传导阻滞在心电图上有如下特点：

- 心率：等同于潜在窦性或房性心律的心率。
- 心律：等同于潜在心律。
- QRS 波群：通常是正常的（少于 0.12 秒），且房室传导比是 1∶1（每个 P 波后都跟着一个 QRS 波群）。
- P 波：有。P 波相同且先于每个 QRS 波群出现。
- PR 间期：延长的（大于 0.20 秒）、恒定的 PR 间期是一度房室传导阻滞的标志，往往也是其心电图上唯一的改变。

临床意义。一般来说，一度房室传导阻滞几乎没有临床意义，因为所有的冲动都传导至心室。然而，在罕见的情况下，新出现的一度房室传导阻滞可能会发展为更严重的房室传导阻滞。一度房室传导阻滞伴右束支传导阻滞和分支传导阻滞表现为三分支传导阻滞，可能是完全性心脏传导阻滞的危险信号[23]。

治疗。这类心律失常通常无须治疗。

二度Ⅰ型房室传导阻滞

描述。二度Ⅰ型房室传导阻滞为间歇性传导阻滞（图21-78）。它通常发生于房室结的位置。传导延迟逐步增加，直到至心室的传导完全被阻滞。这种心律失常形成了一种特有的周期，PR间期逐渐延长，直到出现一个P波而后面并无QRS波群紧跟。当窦房结再次兴奋时，房室传导已恢复，然后又开始新一个周期。

病因。二度Ⅰ型房室传导阻滞多发于急性心肌梗死或急性心肌炎。其他诱因包括迷走神经张力增加、缺血、药物（洋地黄、普萘洛尔、维拉帕米）中毒、头部损伤和电解质紊乱。

心电图解析（Ⅱ导联监测）。二度Ⅰ型房室传导阻滞在心电图上有如下特点：

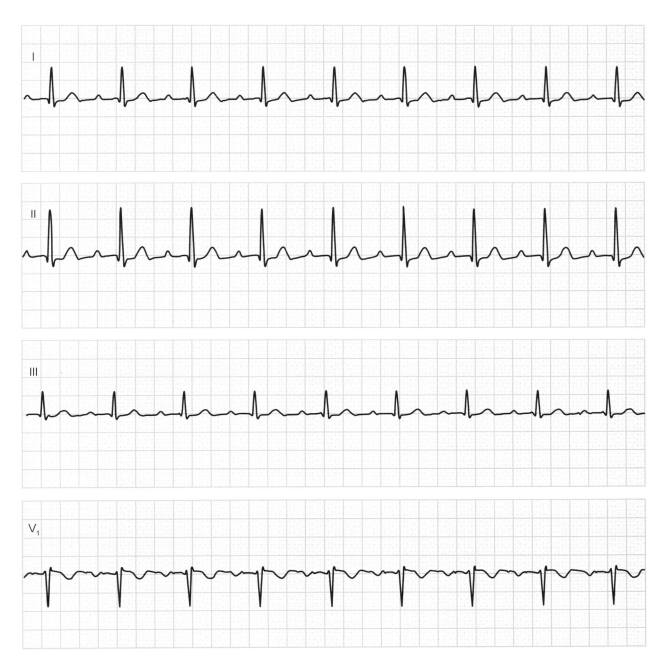

图21-78　二度Ⅰ型房室传导阻滞

◆ **心率**：心房率等同于基本窦性或房性心律的频率。心室率则可能是正常的或缓慢的，但通常略低于心房率。

◆ **心律**：房性心律是规则的；室性心律是不规则的（特征性、周期性 QRS 波群脱落）。

◆ **QRS 波群**：通常少于 0.12 秒。一般来说，房室传导比（P 波:QRS 波群）为 5:4、4:3、3:2 或 2:1；传导比可能是恒定的或是变化的。

◆ **P 波**：直立的、均匀的；如果有 QRS 波群，则 P 波出现在 QRS 波群之前。

◆ **PR 间期**：在未下传的 P 波之前逐步延长。

PP 间期恒定，但 RR 间期逐步缩短直至漏搏。

临床意义。二度 I 型房室传导阻滞通常是良性的，不会引起血流动力学改变，也很少会发展成为更严重的房室传导阻滞。

治疗。如果患者没有症状，通常无须治疗。如果漏搏影响心率和心输出量，则可给予阿托品、经皮心脏起搏或 2 种方法同时使用（图 21-42）。

二度 II 型房室传导阻滞

描述。二度 II 型房室传导阻滞为间歇性传导阻滞（图 21-79）。这类心律失常通常由心房冲动未

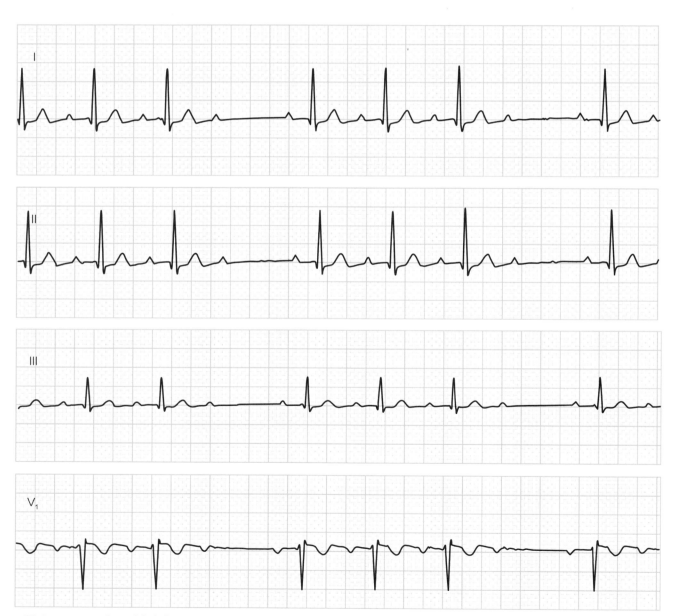

图 21-79　二度 II 型房室传导阻滞

传导至心室引起。不同于 I 型传导阻滞，这类传导阻滞的特点是在搏动脱落前有连续的 P 波传导伴随着恒定的 PR 间期。房室传导阻滞的这种变化通常按规律发生，如传导比（P 波 : QRS 波群）为 2 : 1、3 : 2 或 4 : 3（图 21-80）。二度 II 型房室传导阻滞通常发生在房室束下。

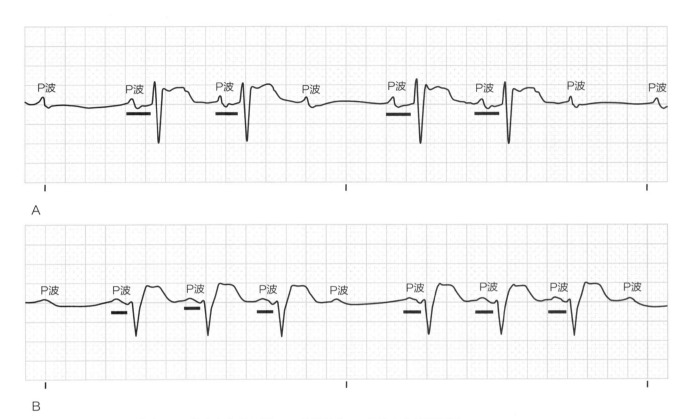

图 21-80 A. 传导比为 3 : 2 的房室传导阻滞；B. 传导比为 4 : 3 的房室传导阻滞

当 2 个及以上连续的 P 波不能传导到心室时，这种房室传导阻滞被称为高度房室传导阻滞（图 21-81）。临床上，严重的高度房室传导阻滞和不太严重的房室传导阻滞区别体现在心房率和心室率。当患者的潜在心房率为 60 次 / 分时，传导比为 2 : 1 的传导阻滞被视为高度房室传导阻滞（具有临床意义）。但如果患者的心房率是 120 次 / 分，则对这类传导阻滞无须过多关注。

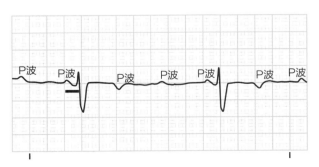

图 21-81 传导比为 3 : 1 的高度房室传导阻滞

有时，传导比为 2 : 1 的 II 型传导阻滞与传导比为 2 : 1 的 I 型传导阻滞很难区分。如果患者，其每个 QRS 波群后有 2 个心房复合波，救护员应该评估正常的周期。如果在传导周期中，PR 间期延长（大于 0.20 秒）、QRS 波群窄（不足 0.12 秒，表明不存在束支传导阻滞）且逃逸率足够，那么患者很可能是传导比为 2 : 1 的 I 型传导阻滞。如果传导的 QRS 波群前有正常的 PR 间期，并且 QRS 波群增宽（大于 0.12 秒，表明存在束支传导阻滞）和足够的逃逸率，那么很可能是传导比为 2 : 1 的 II 型传导阻滞（图 21-82）。

病因。 二度 II 型房室传导阻滞常与累及室间隔的心肌梗死有关。与二度 I 型房室传导阻滞不同，II 型传导阻滞通常不完全是由副交感神经张力增高或药物毒性导致的。

心电图解析（ II 导联监测）。 二度 II 型房室传

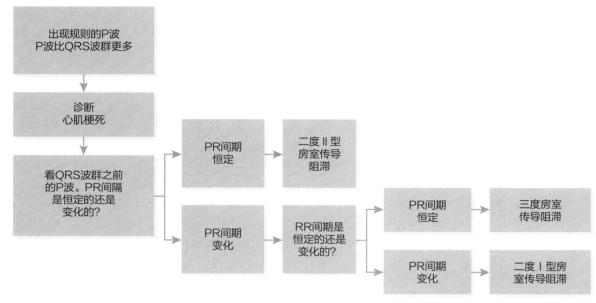

图 21-82 确诊传导阻滞的类型

导阻滞在心电图上有如下特点：

- **心率：** 心房率不受影响，仍为基本窦性、房性或房室交界区性心律的频率。心室率略低于心房率且通常心动过缓。
- **心律：** 规则的或不规则的，取决于传导比是恒定的还是变化的。
- **QRS 波群：** 由于束支传导阻滞的存在可能是异常的（大于或等于 0.12 秒）。
- **P 波：** 直立且均匀的。一些 P 波后面没有 QRS 波群。
- **PR 间期：** 通常是恒定的且可能大于 0.20 秒。

临床意义。 二度 Ⅱ 型房室传导阻滞是一类很严重的传导障碍。在紧急情况下，通常被认为是恶性的（而 Ⅰ 型房室传导阻滞通常被认为是良性的）。较慢的心室率可能导致出现低灌注的症状和体征。这种传导障碍可能发展为更严重的心脏传导阻滞，甚至心室停搏。

治疗。 无论二度 Ⅱ 型房室传导阻滞患者的初始情况如何，他们最终都需要植入心脏起搏器。对有症状的患者进行院前救护可使用阿托品，但可能无效。因此要准备经皮心脏起搏和 β 受体激动药（图 21－42）[9]。

三度房室传导阻滞

描述。 三度房室传导阻滞也称为完全性房室传导阻滞。它是由房室结及以下部位的电冲动传导阻滞引起的（图 21-83）。心房冲动没有通过房室结传导到心室，就会发生这类心律失常。心房和心室之间唯一的电连接就是房室结和房室束。

病因。 三度房室传导阻滞的常见病因包括心肌梗死和药物毒性（洋地黄、β 受体阻断药、钙通道阻滞药）、电解质紊乱。这类心律失常也可能发生在老年人中，是传导系统慢性退行性变化导致的。

注意

阿托品可以增加窦房结冲动频率，但可能对完全性房室传导阻滞、宽 QRS 波群的室性逸搏患者及二度 Ⅱ 型心脏传导阻滞的患者无效。应立即准备经皮心脏起搏。

资料来源：2015 American Heart Association Guidelines for Cardiopulmonary Resuscitation and Emergency Cardiovascular Care. *Circulation*. 2015；132：S313–S314.

思考

三度房室传导阻滞并非唯一具有房室分离的心律。房室分离是指心房率和心室率不一致。房室分离也发生于加速性室性自主心律和室性心动过速。

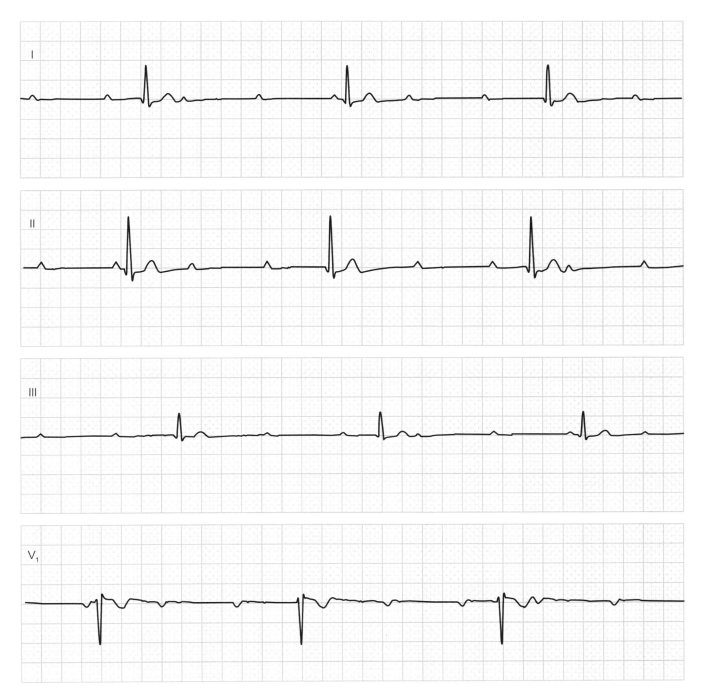

图 21-83 三度房室传导阻滞

　　心电图解析（Ⅱ导联监测）。三度心脏传导阻滞在心电图上有如下特点：

　　◆ **心率：**心房率等于潜在窦性或房性心律的频率。如果逸搏起搏点在房室交界区，则心室率通常为40~60次/分；如果逸搏起搏点在心室内，则低于40次/分。

　　◆ **心律：**房性和室性心律通常是规则的，但它

们互相是独立的。

　　◆ **QRS波群：**如果逸搏起搏点在房室结以下和束支分叉以上，则可能小于0.12秒；如果逸搏起搏点位于心室，则为0.12秒或更大。在三度心脏传导阻滞中，窄QRS波群没有宽QRS波群常见。

　　◆ **P波：**可见，但是与QRS波群没有关系。如果发生心房扑动或心房颤动，完全性房室传

导阻滞则表现为缓慢的、规则的心室反应。

◆ **PR 间期**：因心房和心室活动之间不存在关联而不恒定（图 21-84）。

临床意义。患者可能有严重的心动过缓和心输

出量减少的体征和症状。这些都是心室率低及心房和心室活动不同步的结果。三度房室传导阻滞伴 QRS 波群增宽是预后不良的征兆。这类心律失常可能会危及生命。伴有此类心律的患者通常病情不稳定。

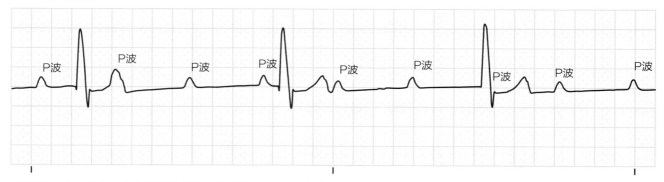

图 21-84　三度房室传导阻滞显示 P 波叠加在 QRS 波群上

注意

存在于心房颤动中的完全性房室传导阻滞通常是由药物毒性（主要是洋地黄）引起的。部分房室传导阻滞通常伴随着心房颤动或心房扑动。然而，完全性房室传导阻滞被认为是一个缓慢的、规则的心室反应（通常低于 60 次/分）。如果逸搏起搏点来自束支分叉以上，那么 QRS 波群可能是正常的。

治疗。置入起搏器是症状性三度房室传导阻滞和无症状三度房室传导阻滞的最终治疗方法。初始院前救护方法是输注多巴胺，但可能无效，因此要准备经皮心脏起搏和输注肾上腺素，以提高心室率。

思考

在开始经皮心脏起搏之前，应该向患者交代些什么？

心室内传导阻滞

心室内传导阻滞（束支传导阻滞和分支传导阻滞）是电冲动传导过程的延迟或中断发生在房室束分叉以下。检测这些传导阻滞是很重要的，它有助于识别严重心动过缓和三度心房传导阻滞增加的风险。当患者有其他形式的房室传导阻滞时，这种检测尤显重要。束支传导阻滞的常见原因包括：

- 扩张型心肌病；
- 心室肥大；
- 前壁心肌梗死；

- 主动脉瓣狭窄；
- 心肌病；
- 高钾血症；
- 地高辛中毒；
- 心肌炎；
- 毒素（钠通道阻滞药）。

束支解剖结构

房室束起自房室结并从室间隔肌部上缘开始分叉，形成左束支和右束支（图 21-85）。右束支延续直至心尖部，遍布整个右心室。左束支细分为前后两支，进而遍布整个左心室。通过终末端浦肯野纤维，电冲动传导能够刺激心室收缩。

在正常传导中，心室首先受到刺激的是室间隔左侧，之后电冲动横穿室间隔刺激另一侧。此后不久，左心室、右心室同时受到刺激。左心室通常比右心室大且厚，因此它的电活动比右心室的电活动强。

常见的心电图表现

当电冲动受阻，无法通过左束支、右束支时，即发生传导阻滞，并且一个心室在另一个心室之前去极化和收缩，心室激动不再同时发生。因此，QRS 波群增宽（通常外形模糊或呈"M"形，称为"兔耳征"）。束支传导阻滞的特点是 QRS 波群大于或等于 0.12 秒。以下是确认束支传导阻滞的 2 条标准：

- QRS 波群大于或等于 0.12 秒；
- QRS 波群是由室上性活动产生的。

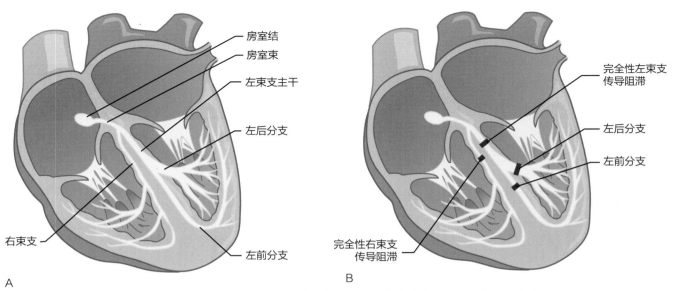

图 21-85 A. 心室传导系统的主要结构。通过房室结和房室束后，电冲动传导至右束支和左束支主干。左束支主干又分为左前、左后分支；B. 可能会发生传导阻滞的部位

心室内传导阻滞最好通过十二导联心电监测仪中的 V_1 和 V_6 导联来确诊。这些导联最容易区分左束支、右束支传导阻滞。V_1 导联可反映左束支、右束支情况，应该在患者转运过程中注意监测。

正常传导。 在正常的心室搏动时，电冲动先到达室间隔，之后从左室心内膜传导至右室心内膜（图 21-86）。这个冲动在 V_1 导联中产生一个较小的 R 波。其余的冲动主要是远离 V_1 导联的电极进行传导的，因此产生一个负偏转。因此，在正常传导中，V_1 显示 QRS 波群的主波方向通常是向下的。QRS 波群通常为 0.08~0.10 秒（与其他窄 QRS 波群相同）。

右束支传导阻滞。 在右束支传导阻滞患者，左束支正常传导。因此，左束支在右束支之前兴奋心脏左部（图 21-87）。当左心室开始激动时，冲动从 V_1 导联开始传导，V_1 导联产生了负偏转（S 波）。然后，电冲动穿过室间隔，激动右心室。因为冲动又向 V_1 导联的电极方向传导，所以又产生了一个较大的正偏转（R 波）。在右束支传导阻滞的患者，这会导致在 V_1 导联上出现 rSR 型 QRS 波群。QRS（或者说是 rSR）波群至少是 0.12 秒。同时满足束支传导阻滞的 2 条标准，并且 V_1 导联上显示 rSR 型 QRS 波群时，就应该怀疑是右束支传导阻滞。

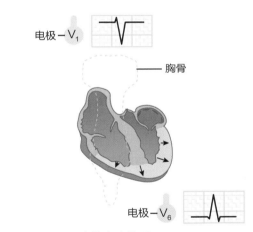

图 21-86 正常的心室传导

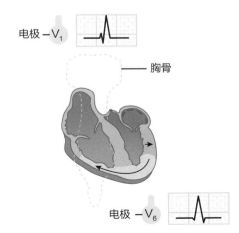

图 21-87 右束支传导阻滞

注意

束支传导阻滞和分支传导阻滞是用来描述从束支上方到心室的冲动传导异常或中断的术语。传导中断可能发生在左前分支或左后分支。这些传导异常与心室起源的搏动不同。心室起源的搏动具有相似的 QRS 波群形态。

注意

在右束支传导阻滞中，左心室首先接收到电冲动。在左束支传导阻滞中，情况相反。因为一个心室收缩总是略晚于另一个的，产生的 2 个 QRS 波群通常叠加出现。

左束支传导阻滞。 在左束支传导阻滞患者，激动室间隔的纤维被阻滞。这类阻滞影响了正常的室间隔激动，并使冲动向反方向传导（图 21-88）。室间隔被右束支去极化，之后右心室激动。因为冲动来自 V_1 导联电极的方向，V_1 导联就会显示深且宽的 S 波（QS 型）。和右束支传导阻滞一样，激动至少持续 0.12 秒。同时满足束支传导阻滞的 2 条标准，并且 V_1 导联上显示 QS 型 QRS 波群时，就应该怀疑是左束支传导阻滞。

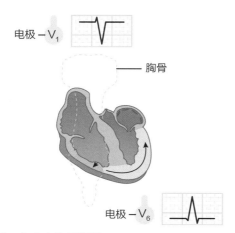

图 21-88   左束支传导阻滞

注意

在 V_1 导联上通常很难看到清晰的 rSR′ 或 QS 型。变换信号法是另一种辨别传导阻滞发生于哪一个的方法。利用这种方法评估心电图可以帮助救护员确定是哪个心室最后去极化的。

变换信号法（框 21-8）是一种区别左束支、右束支传导阻滞的方法。

框 21-8   利用变换信号法确诊是左束支或右束支传导阻滞

救护员可以先回想一下在美国行车时转弯的信号变换机制。转弯的信号变换机制即"向上"推向右转、"向下"推向左转。

当监测 V_1 导联时，左束支、右束支传导阻滞可按照以下步骤来区分（图 21-89）。

1. 找到一个大于或等于 0.12 秒的 QRS 波群。
2. 找到 J 点（QRS 波群与 ST 段交界处的转折点）。
3. 从 J 点向后画一条线到 QRS 波群。
4. 这条线和 QRS 波群的最后一部分形成一个三角形。
5. 如果三角形尖端朝上，则为右束支传导阻滞。
6. 如果三角形尖端朝下，则为左束支传导阻滞。

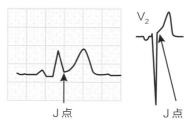

图 21-89   区分左束支和右束支传导阻滞时，先找到 J 点，之后从 J 点向后画一条线到 QRS 波群，这条线和 QRS 波群的最后一部分形成一个三角形，由三角形尖端的方向即可区分 2 种类型的传导阻滞

资料来源：Brownfield J，Herbert M. EKG criteria for fibrinolysis: what's up with the J Point?West J Emerg Med. 2008; 9（1）: 40-42. Accessed at http://westjem.com/case-report/ekg-criteria-for-fibrinolysis-whats-up-with-the-j-point.html. Accessed May 30, 2018.

持久性束支传导阻滞或分支传导阻滞

持久性束支传导阻滞或分支传导阻滞无须特殊治疗。伴有胸痛的新发左束支传导阻滞可能是急性冠脉综合征。但是，在救援现场，通常无法知道患者的左束支传导阻滞是新发的还是原有的。因此，左束支传导阻滞不再被视为等同于急性心肌梗死。在这些情况下，除非符合斯加尔博萨（Sgarbossa）标准，否则现场救治就按急性冠脉综合征处置（框 21-9）。符合斯加尔博萨标准的左束支传导阻滞患者在许多 EMS 系统中被视为急性心肌梗死进行

框 21-9 修正后的斯加尔博萨标准

斯加尔博萨标准是一组存在左束支传导阻滞或心室起搏心律时（图 21-90）鉴别心肌梗死的心电图。当存在左束支传导阻滞时，心肌梗死往往很难检测出来。在左束支传导阻滞或起搏器存在的情况下，符合以下斯加尔博萨标准中的任何一项时建议按心肌梗死治疗，评分为 3 分或以上提示应行心导管实验室查。较低的分数不被认为是急性心肌梗死的诊断标准，但不能完全排除，需要不断地对患者重新评估［为提高第 3 个标准的敏感性，史密斯（Smith）等将其修改为在 J 点测得的 ST 段抬高与 S 波的比值］。依据修正后的史密斯标准，如果是阳性的，应行心导管实验室检查，以诊断

急性心肌梗死（图 21-91）。

1. 在具有正向 QRS 波的导联中 ST 抬高 1 mm 或更大（同向性）。

2. 在 V₁、V₂ 或 V₃ 导联中，ST 段下移 1 mm 或更大。

3. 在 V₁、V₂、V₃ 和 V₄ 导联中，ST 抬高比例过于不协调，这个不协调是指通 ST 与 S 波的比值不大于或等于 0.25，ST 抬高至少 2 mm（这取代了第 3 个斯加尔博萨标准，该标准使用的绝对值为 5 mm）。比值大于 0.20 的都可能是 ST 段抬高心肌梗死（STEMI）。

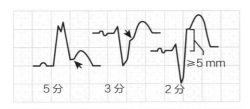

心电图斯加尔博萨标准对左束支传导阻滞的诊断

同向性 ST 抬高≥1 mm	5 分
同向性 ST 压低≥1 mm（V₁~V₃导联中）	3 分
同向性 ST 抬高≥5 mm	2 分

图 21-90 原始的斯加尔博萨标准

资料来源：Cai Q，Mehta N，Sgarbossa E，et al. The left bundle branch block puzzle in the 2013 ST-elevation myocardial infarction guideline: from falsely declaring emergency to denying reperfusion in a high-risk population. Are the Sgarbossa Criteria ready for prime time? *Am Heart J.* 2013; 166（3）: 409-413.

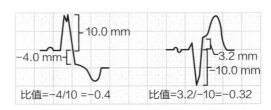

史密斯修改的第3项标准

在J点测得的ST段抬高与R或S波之比，以最显著的为准

图 21-91 ST 段抬高与 S 波的比值

资料来源：Cai Q，Mehta N，Sgarbossa E，et al. The left bundle branch block puzzle in the 2013 ST-elevation myocardial infarction guideline: from falsely declaring emergency to denying reperfusion in a high-risk population. Are the Sgarbossa Criteria ready for prime time? *Am Heart J.* 2013; 166（3）: 409-413.

资料来源：Sgarbossa E，Pinski S，Barbagelata A，et al. Electrocardiographic diagnosis of evolving acute myocardial infarction in the presence of left bundle-branch block. *N Engl J Med.* 1996; 334（8）: 481-487; and Smith S, Dodd K, Henry T, Dvorak D, Pearce L. Diagnosis of ST-elevation myocardial infarction in the presence of left bundle branch block with the ST-elevation to S-wave ratio in a modified Sgarbossa Rule. *Ann Emerg Med.* 2012; 60（6）: 766-776.

治疗。如果是由其他状况（如缺氧、缺血、电解质紊乱或药物毒性）引起的阻滞，则应纠正这些病因。让患有心脏病的患者服用一些急救药物（如普鲁卡因胺、地高辛、美托洛尔、维拉帕米和地尔硫䓬），可以减慢通过房室结的电脉冲传导。为了安全地使用这些药物，救护员必须确保患者没有发生完全性心脏传导阻滞的高风险。有这种风险的患者包括：

- 任何患有二度Ⅱ型房室传导阻滞的患者；
- 任何存在 2 个束支传导阻滞的患者；
- 任何患有 2 种或以上任何类型传导阻滞（如

PR 间期延长和左前分支传导阻滞，右束支传导阻滞和左前分支传导阻滞，二度Ⅰ型房室传导阻滞和左束支传导阻滞）的患者。

对这些患者的院前救护应包括对任何伴随体征和症状进行干预、患者转运、持续的心电监测，并预判是否需要体外起搏器。

预激综合征

预激综合征（房室传导异常或加速）与心房和心室之间的异常传导通路（旁道）有关。该传导通路绕过房室结或房室束或二者，使得电冲动比平时

更早触发心室去极化。最常见的预激综合征是沃–帕–怀综合征。

沃–帕–怀综合征

描述。在一些患者的心脏中，附加的肌束（肯特束或肯特纤维）连接心房和心室的侧壁，使传导绕开房室结。这种情况使心室提前激动（沃–帕–怀综合征）。沃–帕–怀综合征的临床价值不大，除非出现了心动过速。而在那种情况下，该综合征就会危及患者生命。

注意

另一种与沃–帕–怀综合征类似的预激综合征是朗–格–列综合征。不同于沃–帕–怀综合征，朗–格–列综合征中的旁道不具有房室结减慢传导速度的特性，而是传导电活动的速率远高于房室结。能够解释朗–格–列综合征的理论就是结内纤维（詹姆斯纤维、马海姆纤维）的存在使电活动绕过了房室结的全部或部分，从心房传导至房室束。

资料来源：Derejko P，Szumowski LJ，Sanders P，et al. Atrial fibrillation in patients with Wolff–Parkinson–White syndrome：role of pulmonary veins. *J Cardiovasc Electrophysiol*. 2012；23（3）：280–286.

病因。沃–帕–怀综合征可能会无明显诱因地发生在年轻的、健康人群（主要是男性）中，也可能发生在一个家庭的多名成员中。该病可能是遗传的。

心电图解析原则（Ⅱ导联监测）。沃–帕–怀综合征在心电图上有如下特点：

- **心率：**正常，除非伴有室上性心动过速。
- **心律：**规则的。
- **QRS 波群：**可能是正常的或增宽的（取决于肯特束上的传导是逆向的还是顺向的）。传导通常向下传至房室结，同时沿着旁道顺向传导，结果 2 条去极化波相遇形成一个融合波（δ 波）。δ 波位于 QRS 波群的起始点，粗钝模糊或有切迹，是沃–帕–怀综合征的诊断标准（不是所有的导联都会显示出 δ 波）。救护员应该牢记，QRS 波群变宽可能类似左束支、右束支传导阻滞。
- **P 波：**正常。
- **PR 间期：**通常少于 0.12 秒，因为在房室结

不会发生正常的延迟。

沃–帕–怀综合征在心电图上的 3 个特征：PR 间期短、δ 波和 QRS 波群增宽（图 21–92）。

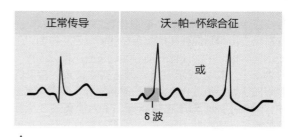

A

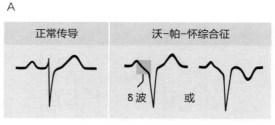

B

图 21–92 沃–帕–怀综合征的特征（PR 间期短、QRS 波群增宽和 δ 波）。A.沃–帕–怀综合征在导联中的 QRS 波群主要是直立的；B.沃–帕–怀综合征的形态；RS 波群主要是倒置的

注意

朗–格–列综合征的 QRS 波群通常是正常的。在无症状沃–帕–怀综合征患者中看到的增宽的波型不是朗–格–列综合征的特征。在沃–帕–怀综合征中见到的 δ 波在朗–格–列综合征中也见不到，因为旁道未连接到心室。因此，心室收缩不会提前开始。

临床表现。沃–帕–怀综合征患者易发展为房室折返性心动过速。原因是旁道在心房和心室之间提供了一个现成的折返环路。房室折返可以呈现以下 2 种形式。在顺向型房室折返中，去极化波以顺行方式从房室结传导到房室束，然后回到旁道，到达心房。由于心室通过房室束的快速通路去极化，因此顺向型性房室折返表现为窄 QRS 波群的室上性心动过速。在逆向型房室折返中，冲动以顺行方式顺着旁道向下传播，然后经房室结返回到心房。在这种情况下，房室束未引起心室的快速去极化，QRS 波增宽。逆向型房室折返心动过速将在心电图上显示为宽 QRS 波群的快速性心律失常，可能难以与室性心动过速区别开来。

伴有心房颤动时，预激综合征可能会危及生命。如果出现心房颤动或心房扑动，心动过速中电冲动可以直接通过肯特束传导，完全绕过房室结。由于这种旁道的不应期可能比房室结短，由于心脏灌注不足，极高的心室率迅速恶化为心室颤动。

治疗。房室结阻滞药物禁用于心房颤动和预激综合征患者。这些药物包括腺苷、β受体阻断药和钙通道阻滞药。

最安全的做法就是按照心动过速的治疗方法处置宽 QRS 波群的心动过速患者。病情不稳定的患者应进行同步复律。对病情稳定但有症状的患者，可以考虑抗心律失常治疗。对于沃-帕-怀综合征患者的心动过速，推荐的抗心律失常治疗方案是普鲁卡因胺。由于报告有不良事件，对心房颤动和预激综合征患者，应该慎用胺碘酮[24-25]。

第14节 十二导联心电监测

十二导联监测

十二导联心电图目前已是众多 EMS 机构提供的高级生命支持的一项内容。十二导联心电图的采集和解析是救护员的重要技能[26]。解析十二导联心电图可以影响转运决策和用药治疗方案。此外，心电图解析还可以帮助救护员预测患者病情变化的可能性。十二导联心电监测可用于：

- 确定束支传导阻滞是否存在及位置；
- 确定心电轴和分支传导阻滞的存在；
- 确定 ST 段和 T 波的变化与心肌缺血、损伤和心肌梗死是否相关；
- 识别宽 QRS 波群心动过速中的室性心动过速。

导联回顾

心电监测仪通过监测贴于患者身体上的电极之间的电压变化，多角度反映心脏电活动。现代心电监测仪使用的十二导联包括 3 个标准肢体导联、3 个加压肢体导联和 6 个胸导联。标准肢体导联有 Ⅰ、

注意

导联不应该与电极混淆。十二导联心电监测仪使用 10 个电极。

Ⅱ、Ⅲ 导联。加压肢体导联有 aV_R、aV_L、aV_F 导联。胸导联是 $V_1 \sim V_6$ 导联。

假想线将每个导联的正极和负极连接起来，形成正负极之间的直线。这条直线被称为心电图导联轴。标准肢体导联轴代表心脏电活动的平均方向（向量）。如果将这些轴移动，在不改变方向的情况下，使它们穿过中心点，于是形成一个三轴系统。Ⅰ 导联是水平侧壁（向左侧的）导联。它从圆周上一个被定义为 0°的位置评估心脏的电活动。这个圆周上面为 0°到 –180°和下面为 0°到 +180°。Ⅱ 导联和 Ⅲ 导联是下壁导联，分别从 +60°的位置和 +120°的方向评估心脏的电活动。

加压肢体导联（图 21-93）记录的是肢体导联正极和中心电端之间的电位差。零电位的中心电端位于心脏的电场中心。因此，每个导联轴就是由电极所在的部位（右上肢、左上肢或左下肢）与心脏中心的连线。aV_R、aV_L、aV_F 导联相交的角度不同于标准肢体导联，也产生了 3 条导联轴。当这 6 条导联轴组合在一起（间隔 30°），就形成了六轴系统（图 21-94）。aV_L 导联是侧壁（向左侧的）导联，记录的是从左上肢向下观察到的中心电端的心脏电活动。aV_F 导联是下壁导联，记录的是从左下肢向上观察到的中心电端的心脏电活动。aV_R 导联是远距离记录电极，从右上肢向下观察心脏。基于以上的导联描述，Ⅰ 导联和 aV_L 导联是侧壁和左侧肢体导联，Ⅱ 导联、Ⅲ 导联和 aV_F 导联是下壁导联。

注意

3 个标准肢体导联和 3 个加压肢体导联都是从不同角度记录相同的心脏活动。

胸导联（图 21-95）是通过房室结投射到患者背部的导联。这样看来，胸前壁是正极，患者背部是负极。导联的投射将身体分为上半部和下半部。胸导联从患者的右侧到左侧依次监测电流。V_1 导联和 V_2 导联是右胸导联，观测心脏间隔。V_3 导联和 V_4 导联观测左心室前壁（前壁导联）。V_5 导联和 V_6 导联观测左心室侧壁（侧壁导联）（图 21-96）。

表 21-2 列出了十二导联观测的心脏区域。

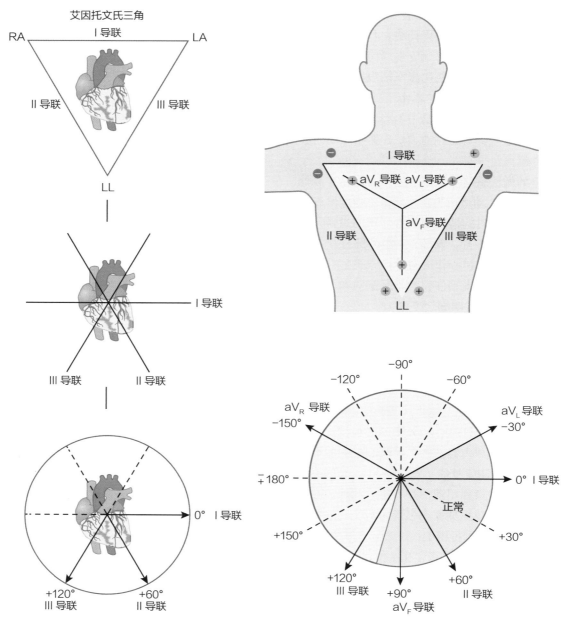

图 21-93 加压肢体导联

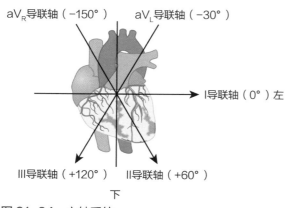

图 21-94 六轴系统

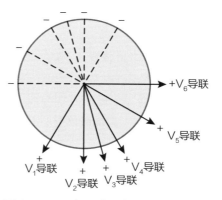

图 21-95 胸导联。胸导联的正极指向前方，负极（虚线）指向后方

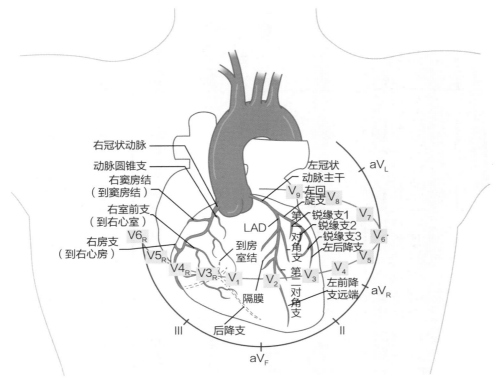

图 21-96 冠状动脉及其与心电图的关系

资料来源: ECGwaves.https://ecgwaves.com/localization-localize-myocardial-infarction-ischemia-coronary-artery-occlusion-culprit-stemi/

注意

aV$_R$ 导联是身体右侧仅有的肢体导联，能从右肩向下观察心脏上部。aVR 导联检测中，ST 段抬高伴其他导联弥漫性 ST 段压低与左冠状动脉主干、左前降支近端部分闭塞及严重三支冠状动脉病变有关。

aV$_R$ 导联也可用于急性心包炎、三环类抗抑郁药物中毒和沃–帕–怀综合征监测。

资料来源: George A，Arumugham PS，Figueredo VM.aVR—the forgotten lead. *Exp Clin Cardiol.* 2010；15（2）：e36–e44；and Williamson K，Mattu A，Plautz CU，Binder A，Brady WJ. Electrocardiographic applications of lead aVR. *Am J Emerg Med.* 2006；24（7）：864–874.

表 21-2　导联观察的心脏区域

导　　联	心脏区域
Ⅱ、Ⅲ、aV$_F$	左心室下壁
V$_1$、V$_2$	室间隔
V$_3$、V$_4$	左心室前壁
Ⅰ、V$_5$、V$_6$、aV$_L$	左心室侧壁

正常十二导联心电图

十二导联心电图记录在心电图纸上，分为4列。第1列记录Ⅰ导联、Ⅱ导联、Ⅲ导联，第2列记录 aV$_R$ 导联、aV$_L$ 导联、aV$_F$ 导联，第3列记录 V$_1$ 导联、V$_2$ 导联、V$_3$ 导联，第4列记录 V$_4$ 导联、V$_5$ 导联、V$_6$ 导联（图 21-97）。观察心电图时要谨记：如果电流向正电极移动，心电图波群将从基线产生正向的（向上的）偏转；相反，如果电流远离正电极，心电图波群将从基线产生负向的（向下的）偏转。

在正常十二导联心电图中，Ⅰ导联、Ⅱ导联、Ⅲ导联、aV$_F$ 导联和 aV$_L$ 导联具有正向 R 波。这是因为心肌细胞去极化的正向波向正电极移动（aV$_R$ 导联是唯一具有负向波的肢体导联）。胸导联通常也是正向的。然而，V$_1$~V$_6$ 导联显示心室去极化的过程，因此胸 V$_1$ 导联中波形通常是负向的（等于或

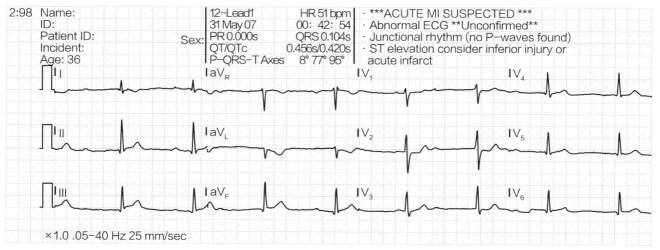

图21-97 十二导联心电图

低于基线），V_2 导联中波形是正向的，V_3 导联中波形是逐渐直立的，V_4~V_6 导联中波形是直立的。这就是所谓的正常 R 波递增（表 21-3）。

表 21-3 正常十二导联心电图中的导联偏转	
向上的（正向的）	**向下的（负向的）**
Ⅰ、Ⅱ、Ⅲ、aV_F、aV_L	aV_R
V_2~V_6	V_1

第 15 节 十二导联心电图和束支传导阻滞

如前所述，心脏传导阻滞可以发生在 3 个区域：窦房结、房室结或束支。这些传导阻滞阻断了心脏电冲动传导的正常通路。房室传导阻滞或束支传导阻滞的突然出现可能预示着心肌梗死即将发生。

在左束支传导阻滞中，左心室去极化延迟。在右束支传导阻滞中，右心室去极化延迟。这类延迟导致 QRS 波群增宽且大于 0.12 秒。左束支传导阻滞时，波群在 V_1 导联中通常呈 QS 型。右束传导阻滞时，出现负向 S 波和较大的正向 R 波，呈 rSR′ 型。当怀疑是束支传导阻滞时，救护员应该观察胸部 V_1 导联和 V_2 导联（右胸）及 V_5 导联和 V_6 导联（左胸）。如果 QRS 波群增宽且在 V_1 导联或 V_2 导联中呈 rSR′ 型，那么可能是右束支传导阻滞。如果 QRS 波群是增宽且在 V_5 导联或 V_6 导联中呈 QS 型，那么可能是左束支传导阻滞（图 21-98）。

注意

救护员应该经常观测心电图中的 PR 间期和 QRS 波群。PR 间期延长表明是房室结传导阻滞。PR 间期缩短可能与心室预激有关。QRS 波群增宽表明是室性心动过速或束支传导阻滞。通常，先前存在的束支传导阻滞会持续存在（固定束支传导阻滞）。患者会表现出与心率无关的宽大 QRS 波群。然而，随着心率加快，心室激动模式的变化，QRS 波群的形态也会变化。这会导致患者被误诊为室性心动过速。全面评估患者、心电图和心电轴对于正确诊治这些患者是非常重要的。

第 16 节 心电轴的确定

心电轴表示刺激心脏收缩的电冲动传导的方向。这种心室去极化的一般方向称为平均 QRS 向量。一般来说，电冲动从房室结向下传导至心脏左侧。因此，平均 QRS 向量向下并指向患者左侧。平均 QRS 向量的位置可以在患者胸部上方的圆圈中看到，房室结位于中心。正常 QRS 向量是 0°~90°（图 21-99）。

注意

QRS 向量是心脏电性能的表征。十二导联心电图从不同的角度来观察向量。如果心脏移位，则 QRS 向量也移位至相同的方向（偏左或偏右）。例如，如果某位患者左心室由于心力衰竭而增大，心脏和 QRS 向量都会向左偏。

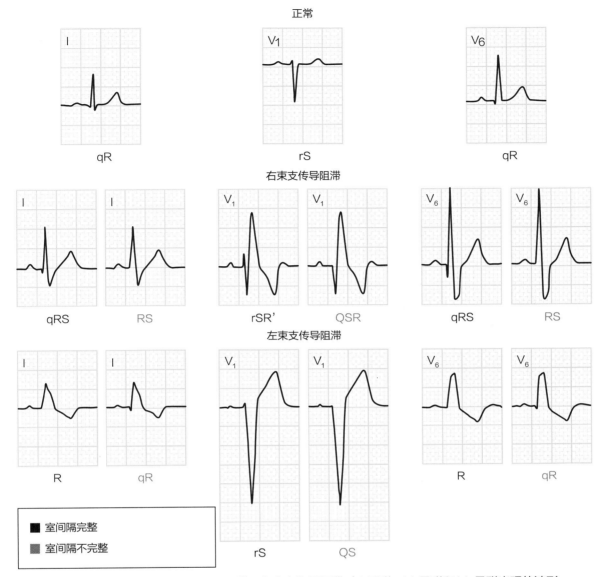

图 21-98 比较正常传导、右束支传导阻滞和左束支传导阻滞时 I 导联、V₁ 导联和 V₆ 导联出现的波形

QRS 向量略微地偏向室间隔左侧，这是因为左心室有较多和较大的心肌细胞。一般来说，每个人都有一个独特的 QRS 向量，在整个生命过程中保持不变。然而，如果一个人的心脏状态发生变化，心电轴及其位置就会偏离正常位置，或向左偏转，或向右偏转。框 21-10 列出心电轴偏转的常见原因。

心电轴是由十二导联心电监测仪自动计算出来的（图 21-100）。救护员则可以通过记忆或参照轴线图来解析心电轴。如果心电监测仪无法计算心电轴，则可以通过四象限或通过评估 I 导联、II 导联和 III 导联来确定。

通过四象限确定心电轴

通过四象限可以快速得出近似的心电轴位置（图 21-101），可用于估算心电轴的 2 条关键导联是 I 导联和 aV_F 导联。I 导联在 0° 的位置上，aV_F 导联在距离 I 导联 +90° 的位置上。心电轴向左偏转（电轴左偏）是指电轴位于 0° 和 −90° 之间的区域。心电轴向右偏转（电轴右偏）是指电轴位于 +90° 和 ±180° 之间的区域。当心电轴处 −90° 和 ±180° 之间时，则存在不确定电轴。通过观察 I 导联和 aV_F 导联中平均 QRS 向量的净偏转，救护员可以确定心电轴的大致位置（表 21-4）。

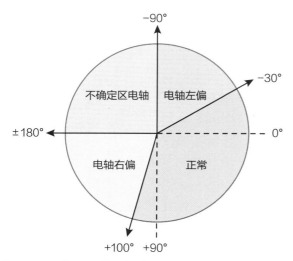

图 21-99　额平面轴。轻度电轴右偏在儿童、青少年及青壮年人群中被认为是正常的

框 21-10　电轴偏差的常见原因

电轴右偏
　　侧壁心肌梗死
　　慢性肺部疾病
　　左后分支传导阻滞
　　左侧张力性气胸
　　肺动脉栓塞
　　右心室肥大
　　沃-帕-怀综合征
　　钠通道阻滞药
　　（在儿童和高瘦的成年人中，电轴右偏可能是正常现象）

电轴左偏
　　左心室肥大
　　左前分支传导阻滞
　　左束支传导阻滞
　　二尖瓣反流
　　下壁心肌梗死
　　右侧张力性气胸
　　心室起搏器
　　心室异位
　　沃-帕-怀综合征

注意

　　如果 QRS 波群在 I 导联中是直立的，那么向量从右指向左。如果 QRS 波群在 aV_F 导联中是直立的，则向量由上指向下。如果 QRS 波群在 I 导联和 aV_F 导联中都是直立的，那么心电轴必定位于四象限左下角或正常的位置（表 21-4）。

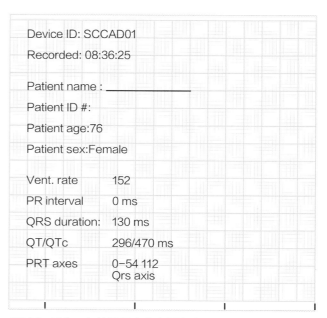

图 21-100　电轴显示在心电图纸上

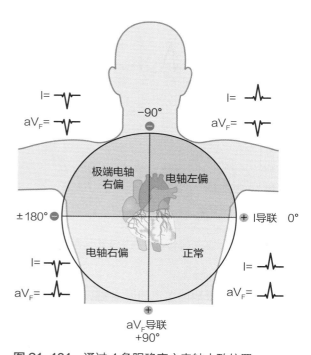

图 21-101　通过 4 象限确定心电轴大致位置

通过 I 导联、导联 II 和 III 导联确定心电轴

　　通过观察 I 导联、II 导联、III 或 aV_F 导联中的 QRS 波群可以评估出心电轴，其中 I 和 aV_F 导联为首选（表 21-5）：

- **正常的：** 在所有的双极导联中，QRS 偏转是正向的（直立的）。

表 21-4 心电轴偏转

电 轴	QRS 净偏转		电轴位置
	Ⅰ导联	aV_F 导联	
正常的	正向的	正向的	0°和 +90°之间
右偏	负向的	正向的	+90°和 ±180°之间
左偏	正向的	负向的	0°和 −90°之间
不确定的	负向的	负向的	−90°和 ±180°之间

表 21-5 通过 QRS 波群确定电轴

心电轴	QRS 波群			提 示
	Ⅰ导联	Ⅱ导联	Ⅲ / aV_F 导联	
正常的	直立的	直立的	直立的	可能是正常的
生理性左偏	直立的	直立的	倒置的	可能是正常的
病理性左偏	直立的	倒置的	倒置的	左前分支传导阻滞
右电轴	倒置的	倒置的或直立的	直立的	左后分支传导阻滞 *
极端右偏	倒置的	倒置的	倒置的	心律起源于心室

* 首先排除慢性阻塞性肺疾病和右心室肥大。

- 生理性左偏的（在某些患者中可能是正常的）：在Ⅰ导联和Ⅱ导联中，QRS 偏转是正向的，但在Ⅲ导联和 aV_F 导联中是负向的（倒置的）。
- 病理性左偏的：在Ⅰ导联中，QRS 偏转是正向的，在Ⅱ导联和Ⅲ/aV_F 导联中是负向的（表明是左前分支传导阻滞）。
- 右电轴：在Ⅰ导联中，QRS 偏转是负向的，在Ⅱ导联中可能是正向的或负向的，在Ⅲ和 aV_F 导联中是正向的（在任何成年人中这都是病理性的，并且可能是左后分支传导阻滞）。
- 不确定的（"无人区的"）：在Ⅰ导联、Ⅱ导联和Ⅲ导联中，QRS 偏转都是负向的（表明该心律起源于心室）。

第 17 节 心电轴和分支传导阻滞

分支传导阻滞是指发生在左束支的 2 个分支中的冲动传导失败。传导阻滞可能发生在束支的左前分支或左后分支。分析心电轴对于确认分支传导阻滞的存在是很有用的。

左前分支传导阻滞

左前分支传导阻滞比左后分支传导阻滞更常发生。左前分支长而细，其血液供给主要来自冠状动脉左前降支。在室上性心律失常患者中，左前分支传导阻滞的特点是电轴左偏（图 21-102）。其他左分束支传导阻滞在心电图上的特征包括：正常的 QRS 波群（小于 0.12 秒）或右束支传导阻滞，Ⅰ导联中较小的 Q 波紧跟着高大的 R 波，Ⅱ导联中较小的 R 波紧跟着较深的 S 波。在左前分支传导阻滞伴右束支传导阻滞的患者，冲动只能通过心室传导，途经左后分支。这些患者进展为完全性心脏传导阻滞的风险很高。

思考

室上性活动会产生什么样的心律？

左后分支传导阻滞

　　左后分支没有左前分支容易阻滞。这是因为左后分支更厚并且拥有 2 倍的血液供给（左右冠状脉）。左后分支传导阻滞很少发生，但会与右束支传导阻滞相伴发生。如果患者电轴右偏且 QRS 波群具有正常宽度，可以假定左后分支传导阻滞或右束支传导阻滞（图 21-103）。其他能够表明存在左后分支传导阻滞的心电图表现包括：Ⅰ 导联中一个小的 R 波紧跟着一个较深的 S 波，Ⅱ 导联中一个小的 Q 波紧跟着一个高的 R 波。

双分支传导阻滞

　　双分支传导阻滞是指心室传导 3 条通路（束支）中的 2 条发生阻塞。通常是右束支传导阻滞伴随左前分支或左后分支传导阻滞（这是因为左前分支传导阻滞伴左后分支传导阻滞是很难与左束支传导阻滞区分开）。双分支传导阻滞会降低心肌收缩力和心输出量。患者可能会突然地、完全没有预兆地恶化为完全性心脏传导阻滞。通常，传导阻滞的束支越多，患者（尤其是急性心肌梗死患者）恶化为完全性房室传导阻滞的概率就越大。

第 18 节　宽 QRS 波群心动过速的十二导联策略

　　如果患者病情不稳定，QRS 波群增宽（大于 0.12 秒）且心率过快（大于 150 次 / 分），则需要立即进行心脏复律。但是，如果患者病情稳定，就可以采取以下步骤进行十二导联心电图评估，区分室

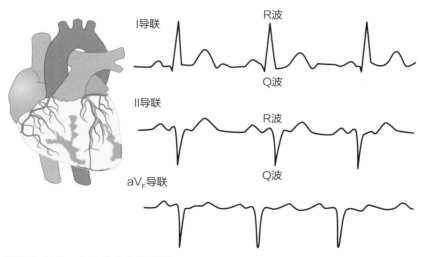

图 21-102　左前分支传导阻滞

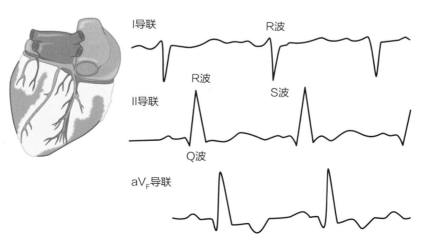

图 21-103　左后分支传导阻滞

性心动过速和其他宽 QRS 波群心动过速[27]。

1. 评估 I 导联、II 导联、III 导联、V₁ 导联和 V₆ 导联。如果 QRS 波群在 I 导联、II 导联和 III 导联中是负向的、在 V₁ 导联中是正向的、则可判断该心律是室性心动过速（图 21-104）。如果不满足这些条件，继续按步骤 2 进行评估。

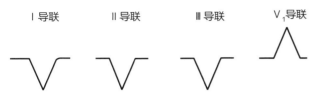

图 21-104 室性心动过速的标准

2. 评估 V₁ 和 V₆ 导联中的 QRS 偏转。不管 I 导联、II 导联和 III 导联中 QRS 如何偏转，V₁ 导联中具有正向 QRS 偏转并伴随一个单峰、一个较高的左"兔耳"，或者 RS 波伴随一个宽大的 R 波或模糊的 S 波，则表明是室性心动过速。V₆ 导联中具有负向 QS 波群、负向 RS 波群或增宽的 Q 波也表明是室性心动过速（图 21-105）。

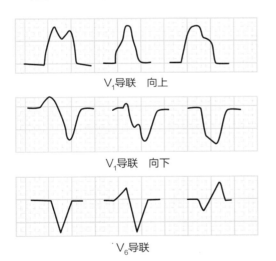

图 21-105 步骤1：QRS 波群在 I 导联、II 导联和 III 导联中是负向的，在 V₁ 导联中是正向的，表明是室性心动过速；步骤2：评估 V₁ 导联和 V₆ 导联中的 QRS 波群；步骤3：评估 I 导联、II 导联、III 导联和 V₁ 导联中的 QRS 波群

3. I 导联具有负向 QRS 波群、II 导联和 III 导联具有正向 QRS 波群，以及 V₁ 导联中具有负

向 QRS 波群则表明是室性心动过速（图 21-106）。

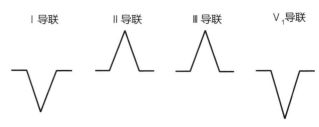

图 21-106 电轴右偏且 V₁ 导联向下表明是室性心动过速

4. 如果所有胸导联中 QRS 波群都是正向的或负向的（同向性），则表明是室性心动过速（图 21-107）。

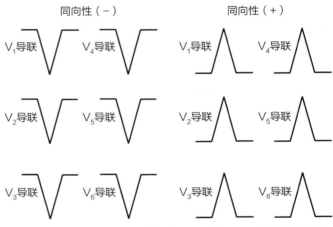

图 21-107 在室性心动过速，胸导联 QRS 波群的同向性

5. 如果任何一个胸导联中的 RS 间期大于 0.10 秒（心室激动时间增加），则表明是室性心动过速（图 21-108）。

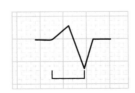

图 21-108 室性心动过速（RS 间期是 0.16 秒）

注意

沃-帕-怀综合征伴有左束支传导阻滞的患者可能会发生非室性心动过速胸导联 QRS 波群的同向性。

注意

心电图提示的室性心动过速并非绝对可靠。虽然心电图上的某些线索可能提示室性心动过速，但目前还没有绝对可靠的方法来区分室性心动过速和传导异常的室上性心动过速。如有疑问，假设所有常规的宽 QRS 波群心动过速都是室性心动过速（除非 QRS 波群 >0.20 秒，这种情况认为是中毒和 / 或代谢问题引起的）。

思考

对于病情稳定的患者，为什么区分室性心动过速和宽 QRS 波群心动过速很重要？

思考

如果无法建立静脉通道，那么你会如何处置室性心动过速、胸痛或呼吸困难的患者？

第 19 节　ST 段和 T 波的变化

当心肌受损时，受损部位无法有效收缩，故保持着去极化状态。病理去极化区域和正常复极化区域的电流流动会导致 ST 段抬高（图 21-109）、缺血性 ST 段压低、正常的或无法确诊的 ST 段或 T 波变化。根据这些心电图表现，救护员可以将患者分

为 3 类[28]。

1. ST 段抬高心肌梗死（STEMI）：ST 段抬高的特点在于在 J 点处新发生的 ST 段抬高，V_2 导联、V_3 导联中男性抬高等于或大于 2 mm，女性抬高等于或大于 1.5 mm。在 2 条或多个肢体导联、2 个相邻的胸导联中，抬高大于或等于 1 mm（框 21-11，图 21-110）。据悉，在左束支传导阻滞和斯加尔博萨阳性患者中存在 STEMI。

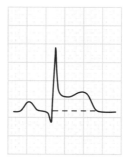

图 21-109　ST 段抬高可能伴有急性损伤

框 21-11　邻近导联

邻近导联就是解剖学上相互靠近的导联，并且覆盖心脏同一区域（特别是左心室壁）。aV_R 导联是唯一不与其他导联相邻的导联。

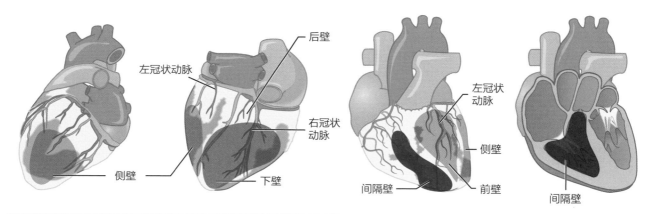

I导联　侧壁	aV_R导联　--	V_1导联　间隔	V_4导联　前壁
II导联　下壁	aV_L导联　侧壁	V_2导联　间隔	V_5导联　侧壁
III导联　下壁	aV_F导联　下壁	V_3导联　前壁	V_6导联　侧壁

■ 侧壁 I、aV_L、V_5、V_6导联　■ 前壁 V_3、V_4导联
■ 下壁 II、III、aV_F导联　■ 间隔 V_1、V_2导联

图 21-110　通过导联及相应的受影响心脏的部位来定位心电图的改变

注意

目前测量 ST 段抬高的方法有多种。一些从 J 点开始测量，另一些从 J 点之后的一小格（0.04 秒）开始测量。在标准肢体导联或胸部导联中，ST 段抬高超过 1 mm 就属于异常，提示患者受到损伤。

2. **高危**非 ST 段抬高心肌梗死（非 STEMI）：缺血性 ST 段压低大于或等于 0.5 mm（0.05 mV）或动态 T 波倒置，并伴有疼痛或不适。非持续性或一过性 ST 段抬高大于或等于 0.5 mm

（0.05 mV）持续超过 20 分钟也属于这一类。超急性期 T 波高耸，波基宽且对称，在胸导联中最明显。它们可能是急性缺血的最早迹象，通常会迅速发展为 ST 段抬高急性心肌梗死。心肌梗死是一种动态过程，在这一过程中，因动脉粥样化血栓形成和阻塞，心脏的一个或多个区域的氧气供应减少。图 21-111 显示了 ST 段抬高心肌梗死的典型过程。

3. **常规或无法确诊的 ST 段或 T 波变化**：这些表现不足以确定诊断。这类患者包括心电图

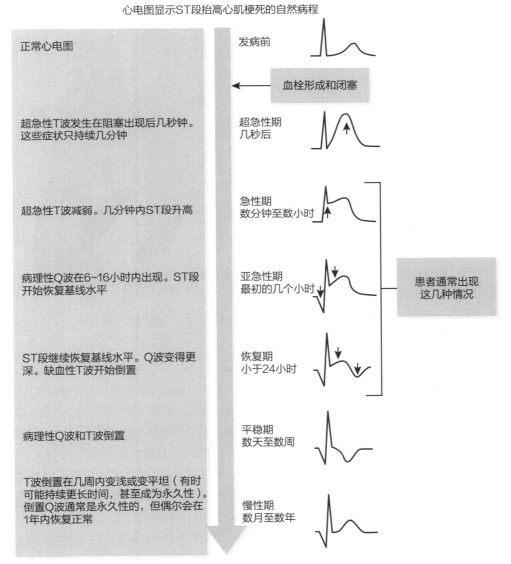

心电图显示ST段抬高心肌梗死的自然病程

| 正常心电图 | 发病前 |
| 血栓形成和闭塞 |
超急性T波发生在阻塞出现后几秒钟。这些症状只持续几分钟	超急性期 几秒后
超急性T波减弱。几分钟内ST段升高	急性期 数分钟至数小时
病理性Q波在6~16小时内出现。ST段开始恢复基线水平	亚急性期 最初的几个小时
ST段继续恢复基线水平。Q波变得更深。缺血性T波开始倒置	恢复期 小于24小时
病理性Q波和T波倒置	平稳期 数天至数周
T波倒置在几周内变浅或变平坦（有时可能持续更长时间，甚至成为永久性）。倒置Q波通常是永久性的，但偶尔会在1年内恢复正常	慢性期 数月至数年

患者通常出现这几种情况

图 21-111 心肌梗死后 ST 段抬高和 T 波改变的演变过程。心电图显示超急性期 T 波，ST 段抬高消失后，病理性 Q 波和缺血性 T 波倒置

资料来源：ECGwaves.https://ecgwaves.com/the-ecg-in-assessment-of-reperfusion/

正常的患者，以及那些 ST 段偏移小于 0.5 mm（0.05 mv）或 T 波倒置小于或等于 0.2 mv 的患者。这些患者需要进一步的检查。

注意

测量 ST 段抬高时，首先从 T 波的终点到 P 波的起点画出一条基线，然后将 ST 段与等电位基线做比较。但是，ST 段抬高并不总是出现在初始心电图描记上。即使患者发生心肌梗死，情况也是如此。当 ST 段抬高发生于症状严重的患者中，救护员应该告知医疗指导并发送心电图评估状况。即使存在心肌梗死的状况，也很难根据 ST 段抬高确认心肌梗死的类型（STEMI 或非 STEMI）或病因。此外，除了急性心肌梗死，会导致 ST 段抬高的情况还有：

- 左束支传导阻滞；
- 某些室性心律；
- 左心室肥大；
- 心包炎；
- 心室壁瘤；
- 早期复极化。

第 20 节　运用十二导联心电图评估心肌梗死

早期发现并治疗急性心肌梗死有时可以挽救受损心肌。根据现行的 STEMI 治疗指南的建议，如果患者的症状与 STEMI（I 类）相符，救护员应在初诊时进行十二导联心电图检查[28]。救护员应利用五步分析法来识别心肌梗死[7]。

步骤 1：**确定心率和心律**。治疗任何可能危及生命的心律失常。

注意

影响复极化的左束支传导阻滞可能"看起来像"STEMI。如果存在左束支传导阻滞，测量 ST 段抬高无法诊断心肌梗死。此时，救护员应依据斯加尔博萨标准。

步骤 2：**确定梗死部位**。在心肌梗死最初的几个小时内，ST 段抬高是最可靠的指标。在发生永久性组织损伤之前会出现 ST

段抬高。如果胸痛患者出现 ST 段抬高，救护员应确定升高的程度并根据心脏解剖结构，预测哪一支冠状动脉发生闭塞（图 21-112）。救护员应该运用系统引去进行十二导联心电图评估。其中一种方法是先评估下壁导联（Ⅱ、Ⅲ、aVF），接着是间隔导联（V1、V2）、前壁导联（V3、V4）和侧壁导联（V5、V6、Ⅰ、aVL）。救护员评估每个导联中 ST 段抬高（最重要的损伤指征），较深的、对称的倒置 T 波（缺血的指征）、ST 段压低（ST 段抬高的对应性变化）和病理性 Q 波（表 21-6、表 21-7 和图 21-113）。

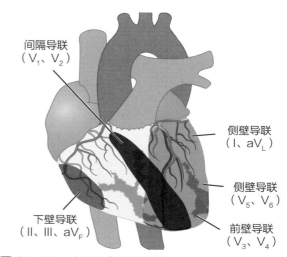

间隔导联（V1、V2）

侧壁导联（I、aVL）

侧壁导联（V5、V6）

下壁导联（Ⅱ、Ⅲ、aVF）

前壁导联（V3、V4）

图 21-112　心脏的多导联评估

注意

在冠状动脉阻塞后的前 30 分钟内，T 波振幅增加并变得更加突出，对称而高耸（在胸导联中最明显）。与 QRS 波群相比，按比例增大的 T 波被称为超急性期 T 波。T 波振幅增加是短暂的，紧随其后的是 ST 段抬高和 R 波振幅的损失（从 V1 导联推进到 V6 导联时在胸导联中很明显）。这一发现被称为 R 波逆向递增，可以提示局部缺血或心室功能障碍（它也可能在导联反向放置时发生）。超急性期 T 波和 R 波逆向递增，提示早期前壁心肌梗死。

资料来源：Dressler W，Roesler H. High T waves in the earliest stage of myocardial infarction. *Am Heart J.* 1947；34（5）：627–645.

表 21-6 ST 段抬高及梗死部位

导 联	梗死部位	涉及的冠状动脉
Ⅱ、Ⅲ、aV$_F$	下壁（最常见的）	右冠状动脉
V$_1$、V$_2$	间隔	左冠状动脉
V$_3$、V$_4$	前壁（最致命的）	左冠状动脉
Ⅰ、aV$_L$、V$_5$、V$_6$	侧壁	左冠状动脉
V$_{4R}$、V$_{5R}$、V$_{6R}$	右心室	右冠状动脉

表 21-7 STEMI 的对应性变化

损伤部位	ST 段抬高	对应性 ST 段压低
间隔	V$_1$、V$_2$	无
前壁	V$_3$、V$_4$	无
前间壁	V$_1$、V$_2$、V$_3$、V$_4$	无
侧壁	Ⅰ、aV$_L$、V$_5$、V$_6$	Ⅱ、Ⅲ、aV$_F$
前侧壁	Ⅰ、aV$_L$、V$_3$、V$_4$、V$_5$、V$_6$	Ⅱ、Ⅲ、aV$_F$
下壁	V$_7$、V$_8$、V$_9$	Ⅰ、aV$_L$
后壁	无	V$_1$、V$_2$、V$_3$、V$_4$

在急性 STEMI 中，面对急性损伤的导联和面对损伤边缘的导联之间（缺血性组织和健康组织之间）可以看到相反的变化（对应性变化）。面对损伤的导联常显示出 ST 段抬高。面对损伤边缘的导联常显示 ST 段压低[29]。对应性变化不总是在急性 STEMI 患者的十二导联心电图中出现。然而，如果对应性变化出现，就可以确定诊断。

有时，梗死的范围可以通过显示出 ST 段抬高的导联数目来确定。ST 段抬高的程度也很重要。例如，大面积梗死通常在下壁导联中显示 ST 段抬高 7 mm 或以上，在前壁导联中显示 ST 段抬高 12 mm 或以上。出现 ST 段抬高或新发的及可能是新发的左束支传导阻滞可考虑心肌损伤，并采用斯加尔博萨标准进行评估。

步骤 3：考虑其他可能导致 ST 段改变的疾病。这些"梗死"假象可能会在患者发生急性心肌梗死时出现。室性心律通常会产生 Q 波和 ST 段抬高。但室性心律不会产生对应性 ST 段压低。此外，早期复极化不会产生临床症状。

步骤 4：评估患者的临床表现。这与心电图评估同样重要。因此，完整的病史和全面的体格检查的结果应该纳入心电图评估。并非所有急性心肌梗死患者都有典型的症状和体征。因此，对患者没有疼痛的情况（尤其是糖尿病患者、老年人和绝经后妇女），救护员应该高度怀疑

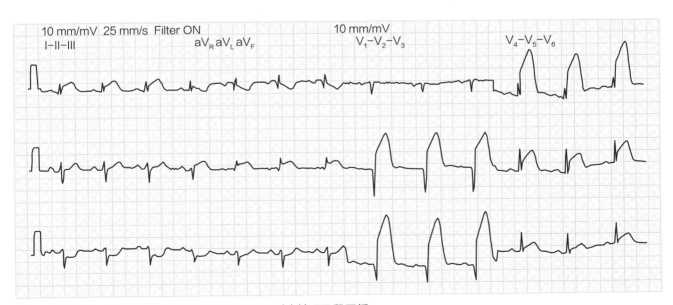

图 21-113 十二导联心电图上显示的 STEMI 和对应性 ST 段压低

心肌梗死。多达 50% 的急性心肌梗死患者没有早期心电图改变，因此临床表现非常重要。

步骤 5：识别心肌梗死并开展初步救治。当所有迹象都提示急性心肌梗死时，现行指南建议直接转运至可行经皮冠状动脉介入治疗的医疗机构，目标是在接诊 90 分钟或更短时间内改善心肌血流灌注[28]。

证据显示

美国俄亥俄州研究人员对 200 多家 EMS 机构在 3 年内向一家医院发送的 200 份十二导联心电图进行了横断面回顾性分析。他们将这些心电图与随机对照组中 100 例非 ST 段抬高心梗患者的心电图进行比较。计算机对"疑似急性心肌梗死"的解析被认为是准确的，而其他解析则被认为是错误的。所有对照组（非 ST 段抬高心梗死）患者的心电图均未被错误地标记为"疑似急性心肌梗死"，特异性为 100%（100/100；95% CI：0.96~1.0），敏感性为 58%（58/100；95%CI：0.48~0.67）。因此，心导管室不会出现不适当的启动。然而，在 42 例患者中，心导管室在本应启动的情况而没有启动。研究人员得出结论，救护员不应仅仅依靠计算机的解析。

资料来源：Bhalla MC, Mencl F, Gist MA, Wilber S, Zalewski J. Prehospital electrocardiographic computer identification of ST-segment elevation myocardial infarction. *Prehosp Emerg Care.* 2013; 17（2）：211-216.

第 21 节　右室和后壁心电图

右心室壁和左心室后壁很难用标准的胸导联评估。对于成年患者，右侧和后部心电图增加了发现这些区域发生的心肌梗死的敏感性。显示心脏急性变化的导联越多，推测梗死面积越大。

右室心电图（V$_{3R}$~V$_{6R}$ 导联）

右室心电图可用于检测与右冠状动脉阻塞相关的右心室心肌梗死。右心室壁梗死的指征可能包括[30]：

- Ⅱ 导联、Ⅲ 导联和 aVF 导联中 ST 段抬高（Ⅲ

导联中 ST 段抬高尤为明显）；
- V$_1$ 导联（被认为是标准十二导联心电图上唯一面对右心室的胸导联）中 ST 段抬高；
- 其他发现，可能包括右束支传导阻滞，二度、三度房室传导阻滞，V$_2$ 导联中的 ST 段抬高幅度比 aVF 导联的 ST 段压低的幅度大 50%；
- 低血压，肺野血流量小。

安排右室心电图导联位置时，V$_1$ 应标记为 V$_{1R}$（与 V$_2$ 相同的导联），V$_2$ 应标记为 V$_{2R}$（与 V$_1$ 相同的导联），V$_3$ 标记为 V$_{3R}$，V$_4$ 标记为 V$_{4R}$，V$_5$ 标记为 V$_{5R}$，V$_6$ 标记为 V$_{6R}$。右室心电图导联（V$_{3R}$~V$_{6R}$）中 ST 段抬高可诊断右心室心肌梗死。

注意

据报道，V$_{4R}$ 导联中 ST 段抬高大于 1.0 mm，对右心室壁梗死的敏感性为 100%，特异性为 87%，预测准确性为 92%。因此，许多 EMS 机构仅仅将 V$_4$ 导联移至 V$_{4R}$ 导联位置，以初步评估 ST 段抬高。

资料来源：Somers MP, Brady WJ, Bateman DC, et al. Additional electrocardiographic leads in the ED chest pain patient: right ventricular and posterior leads. *Am J Emerg Med.* 2003; 21: 563-573; and Robalino BD, Whitlow PL, Underwood DA, et al. Electrocardiographic manifestations of right ventricular infarction. *Am Heart J.* 1989; 118（1）：138-144.

后壁心电图（V$_7$~V$_9$ 导联）

后壁心电图可用于检测与回旋支或右冠状动脉阻塞相关的后壁 STEMI。后壁梗死的指征主要包括标准十二导联心电图上 V$_1$~V$_3$ 导联的变化，其中包括[31]：

- 水平型 ST 段压低；
- 高耸、直立的 T 波；
- 高而宽的 R 波；
- R 波与 S 波比值大于 1；
- 下壁或侧壁心肌梗死，尤其是在 V$_1$~V$_3$ 导联中伴有 ST 段压低或突出的 R 波的情况下。

导联放置

右室心电图导联（V$_{3R}$~V$_{6R}$ 放置在右胸）与标准十二导联中 V$_3$~V$_6$ 导联对称。后壁心电图导联（V$_7$~V$_9$）是将 V$_4$~V$_6$ 导联移至后壁位置（图 21-114 和图 21-115）。

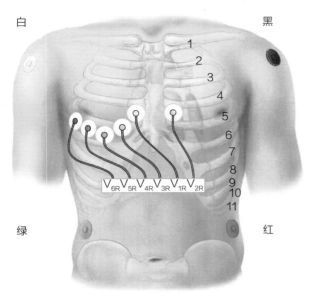

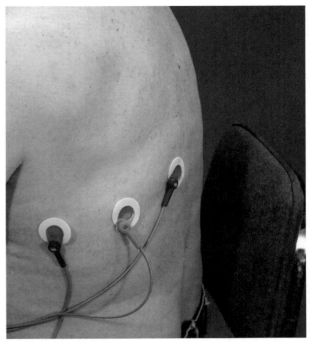

导联	位置	心电部位
V$_{1R}$	胸骨左侧第 4 肋间	室间隔
V$_{2R}$	胸骨右侧第 4 肋间	室间隔
V$_{3R}$	V$_{4R}$ 与 V$_{2R}$ 之间	右心室
V$_{4R}$	右锁骨中线第 5 肋间	右心室
V$_{5R}$	V$_{4R}$ 与 V$_{6R}$ 中间	右心室
V$_{6R}$	右腋中线第 5 肋间	右心室

A

导联	位置	心电部位
V$_7$	腋后线第 5 肋间	左心室后壁
V$_8$	肩胛骨中线第 5 肋间	左心室后壁
V$_9$	脊柱左侧第 5 肋间	左心室后壁

B

图 21-114 A. 右室心电图导联位置：右室心电图导联（V$_{1R}$~V$_{6R}$）放置在与标准十二导联的对称位置，上肢和下肢的电极与标准的十二导联心电图相同；B. 后壁心电图导联位置：后部心电图导联（V$_7$~V$_9$）是将 V$_4$~V$_6$ 导联移至后背。V$_1$~V$_3$ 导联与标准的十二导联心电图相同

注意

高达 50% 下壁心肌梗死患者可能发生右心室梗死或缺血。下壁心肌梗死、低血压和肺野清晰的患者应怀疑右心室梗死。在这些情况下，应获取右室心电图。V$_{4R}$ 导联中 ST 段抬高（> 1 mm）对识别右心室梗死敏感（敏感性为 88%，特异性为 78%，诊断准确性为 83%）。这些发现也是院内并发症和病死率增加的预测指标。如果发现右心室梗死，可根据当地救治方案谨慎使用硝酸甘油。

资料来源：Goldstein JA. Acute right ventricular infarction. *Cardiol Clin.* 2012; 30（2）: 219-232; O'Connor RE, Brady W, Brooks SC, et al. Part 10: acute coronary syndromes: 2010 American Heart Association Guidelines for Cardiopulmonary Resuscitation and Emergency Cardiovascular Care. *Circulation.* 2010; 122(18)（suppl 3）: S787-S817; 2015; and American Heart Association Guidelines for Cardiopulmonary Resuscitation and Emergency Cardiovascular Care. *Circulation.* 2015; 132: S313-S314.

第 22 节　对心脏病患者的评估

对患者进行评价应该关注患者主诉，采集相关事件信息和病史，也应该进行体格检查。这些对确定出现急症的原因至关重要。在患者转运到医疗机构途中，它们可以帮助救护员确定最初的救护方案，并预测可能出现的问题。

思考

一位心血管疾病患者拨打急救电话请求紧急医疗服务，这位患者可能会有什么样情绪？

主诉

心血管疾病可能会导致多种病症。获取每一种病症的病史对任何可能发生冠状动脉事件的患者的

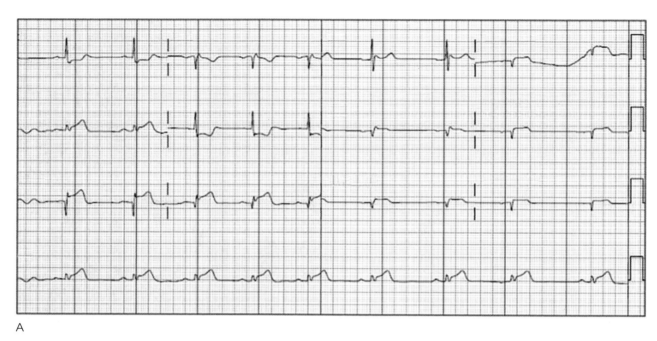

A

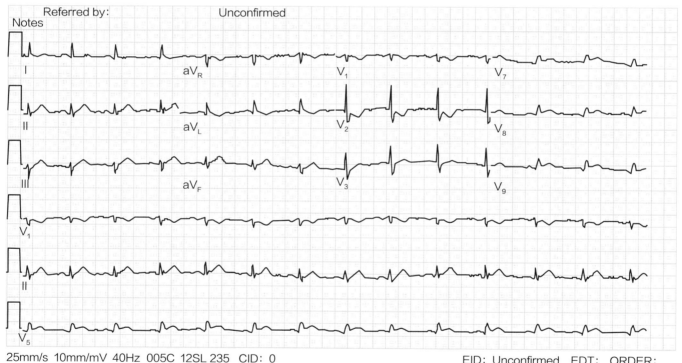

B

图 21-115 A. 右室心电图，在 V_{4R} 导联中可见 ST 段抬高 1.0 mm；B. 后壁心电图，在 V_8~V_9 导联中可见 ST 段抬高 0.5~1.0 mm

资料来源：A：The Permanente Journal, 21, 16-105, Nagam, M. R., Vinson, D. R., & Levis, J. T., ECG Diagnosis: Right Ventricular Myocardial Infarction, 2017, with permission from The Permanente Press；B：Reprinted with permission from SLACK Incorporated.

现场诊断是很重要的。患者常见的主诉有胸痛或不适，包括肩部、手臂、颈部或颌部疼痛或不适，呼吸困难，晕厥，心搏异常或心悸。

在一些患者（如某些妇女、老年人和糖尿病患者），心血管疾病通常有非典型症状。这些症状包括精神状态的改变、腹部或胃肠道症状（包括持续的胃灼热），以及说不清楚的不适。

胸痛或不适

胸痛或不适是心肌梗死患者最常见的主诉。然而，许多造成胸痛的原因与心脏病无关（如肺动脉栓塞、胸膜炎、反流性食管炎）。因此，胸痛病史很关键。如果可能，可以采用 OPQRST 法（或类似的方法）来获取信息：

- **发病（onset）**：要求患者描述疼痛或不适。它是什么感觉？当疼痛开始时你正在做什么？你以前有过这种疼痛感吗？它与上一次相同还是不同？
- **诱因（provocation/palliation）**：确认与患者病症相关的事件。你认为可能是什么造成这种疼痛？做什么会让疼痛缓解或加重？你休息时疼痛消失了吗？服用硝酸甘油能止痛吗？如果服用了，有没有帮助？当你锻炼或散步时，或者当你吃某种特定的食物时，疼痛是否加重？
- **性质（quality）**：要求患者用自己的话描述疼痛或不适。常用于描述与冠状动脉事件相关胸痛的词汇包括尖锐的、撕裂的、灼烧的、剧烈的和挤压的。
- **部位（region/radiation）**：要求患者确定疼痛的位置。用一根手指指出哪里最痛。疼痛是移动（辐射）到身体其他部位，还是停留在一个地方？如果疼痛移动了，移动到哪里了？（心源性胸痛常辐射到手臂、颈部、颌部和背部）
- **程度（severity）**：要求患者对疼痛或不适进行评分以确定基线。按 0~10 分评分，10 分是你经历过的最剧烈的疼痛，你会用几分来描述这种疼痛？如果你之前有过这样的疼痛，这种疼痛比上一次更严重，还是没有上次严重？
- **时间（time）**：确认疼痛发作的持续时间并记录下来。疼痛持续多久了？与打电话求助时相比，现在更疼了还是有所缓解？疼痛是持续的还是时有时无的？

思考

哪些因素会影响一个人对疼痛的感知和描述？

注意

胸痛是可卡因使用者的常见诉求。可卡因具有严重的心脏毒性。它还会刺激中枢神经系统，而中枢神经系统又会刺激心血管系统。虽然罕见，但是急性心肌梗死也会发生在这些患者中，即使不存在缺血性心脏病的危险因素。

资料来源：2015 American Heart Association Guidelines for Cardiopulmonary Resuscitation and Emergency Cardiovascular Care. *Circulation*. 2015；132：S313–S314.

呼吸困难

呼吸困难常与心肌梗死有关。它是心力衰竭导致的肺充血的主要症状。其他与心脏病无关的呼吸困难的原因包括慢性阻塞性肺疾病、呼吸道感染、肺栓塞和哮喘。有助于鉴别呼吸困难的重要病史包括：

- 呼吸困难的持续时间和发病情况；
- 任何加重或减轻呼吸困难的事件，包括用药；
- 既往发作情况；
- 相关症状；
- 端坐呼吸；
- 既往心脏病。

晕厥

晕厥是由短时间大脑供血不足引起的短暂的意识丧失。最初的症状包括肌肉失去控制、眼睑闭合、眼球不转或上翻；在某些情况下，还会出现肌肉抽搐[31]。心源性晕厥是心输出量减少引起的。老年人反复晕厥的危险因素有主动脉瓣狭窄、肾功能障碍、房室传导阻滞、左束支传导阻滞、男性、慢性阻塞性肺疾病、心力衰竭、心房颤动、高龄及降低血压的药物等[32]。与晕厥相关的心脏疾病主要是心律失常。其他导致晕厥的原因包括蛛网膜下腔出血、异位妊娠、药物或酒精中毒、主动脉狭窄或夹层、肺栓塞、出血、体位综合征、短暂性脑缺血发作、焦虑或惊恐等。在老年患者中，晕厥可能是心脏病的唯一症状。年轻、健康者也可能出现晕厥发作。这种发作通常是由于长时间站立在高热环境中或迷走神经兴奋（血管迷走性晕厥）引起的，会产生低血压和心动过缓。这类晕厥的死亡风险比心血管问题造成的晕厥低。晕厥的病史应包括：

- 晕厥先兆（恶心、乏力、头晕）；
- 发生时的情况（如晕厥前患者的位置、剧烈疼痛或精神紧张）；
- 晕厥持续时间；
- 晕厥发作前的症状（心悸、惊厥、尿失禁）；
- 其他相关症状；
- 既往晕厥发作情况。

注意

心源性晕厥常常毫无预兆地发生。相比之下，血管迷走性晕厥在失去意识之前，通常会出现1~2分钟的恶心或乏力。

晕厥后的体格检查应包括直立位生命体征的评估，还应进行十二导联心电图评估。

心搏异常和心悸

许多患者都可以感到自己的心搏，尤其是心搏不规律（心脏漏搏）或过快（扑动）时。心搏异常时，患者常感觉为心悸（心搏加快，节律不齐），这种情况常常是良性的。但它也可能提示患者患有严重的心律失常。应当获取患者的以下重要信息：

- 脉率；
- 规则的还是不规则的心律；
- 发生时的情况；
- 持续时间；
- 相关症状（胸痛、出汗、晕厥、意识错乱、呼吸困难）；
- 既往发作情况及发作频率；
- 使用药物（兴奋剂）或饮酒。

重要病史

病史是患者评估的重要内容。如果可能，救护员应确认下列信息。

1. 患者是否服用处方药（特别是心脏药物）？救护员应警惕常见的可能导致冠状动脉事件的药物，包括硝酸甘油、阿替洛尔、美托洛尔和其他β受体阻断药；地高辛；呋塞米和其他利尿剂；抗高血压药；调血脂药。救护员也应该询问患者服用药物是否遵医嘱，是否使用任何治疗勃起功能障碍的药物或非处方药物，如非处方药和草药补充剂，也需要救

护员确认。饮酒或非法使用毒品（如可卡因或甲基苯丙胺）可能也是导致患者发病的原因。

2. 患者是否因其他疾病正在接受治疗？包括心绞痛、既往心肌梗死、冠状动脉旁路移植术（框21-12）或血管成形术在内的病史都会增加冠状动脉事件的可能性。慢性疾病如心力衰竭、心瓣膜病、肾病、高血压、动脉瘤、糖尿病、炎症性心脏病（如心内膜炎、心肌炎）和肺部疾病也是心脏病的指征。

3. 患者是否有变态反应？药物过敏（如对阿司匹林或放射性染料过敏）史对患者救护很重要。救护员应记录这些变态反应并向医疗机构报告。

4. 患者是否有心脏病发作的危险因素？危险因素包括高龄、吸烟、糖尿病、家族心脏病

框 21-12 冠状动脉旁路移植术

冠状动脉旁路移植术（俗称的"搭桥"）是一种常用的心脏手术，即身体另一部分的血管被用来使血流"绕过"病变的冠状动脉。它能改善心脏内血液流动，缓解胸痛和降低心肌梗死的风险。一位患者可以进行1次、2次、3次甚至更多次的旁路移植术，这取决于有多少冠状动脉被阻塞。3支和4支冠状动脉旁路移植术都是很常见的。

有无人工心肺机（"体外循环"或"非体外循环"）都可以进行冠状动脉旁路移植术。手术过程中，从患者的胸壁或手臂（内乳动脉或桡动脉）截取一部分动脉，缝合到阻塞部位下方的冠状动脉处。如果使用静脉（通常取自患者下肢的大隐静脉），一端连接主动脉，另一端阻塞部位下方的冠状动脉。无论哪种情况，这种手术都能使血液通过移植血管自由流动。移植血管通常可以10~15年保持畅通，之后可能需要再次进行旁路移植手术。

有几种治疗方案可以替代冠状动脉旁路移植术。紧急情况下首选的治疗方法经皮冠状动脉介入。在这个过程中，医师先将极细的导管通过血管伸到动脉狭窄的部位；然后，用一个可充盈的胶皮气球将狭窄部位撑开；最后，将动脉支架撑在已被扩张的动脉狭窄处，防止其回缩。退出所有的导管后，动脉支架就留在了已经被扩张的动脉狭窄处，以保持动脉通畅。有些支架上涂有药物（药物洗脱支架），可以防止支架周围细胞的生长，降低动脉再次闭合（再狭窄）的概率。在经皮冠状动脉介入术期间，可进行其他手术和使用放射治疗，预防再狭窄。如果有经皮冠状动脉介入术禁忌证或因其他原因不可用，可以使用纤维蛋白溶解疗法。

史、肥胖、血清胆固醇水平增高（高胆固醇血症）和使用非法药物。

5. 患者是否有植入式起搏器、心室辅助装置或植入式心脏复律除颤器？这些装置的存在表明患者有冠状动脉病史。

体格检查

心肌梗死的典型表现是胸骨下方疼痛或不适持续超过 30 分钟。疼痛常可描述为碾压的、压迫的、挤压的或灼烧的。相关的体征和病症可能包括恐惧、出汗、呼吸困难、恶心、呕吐和濒死感。但有时疾病的表现并不典型。因此，采集患者相关病史和进行体格检查有助于患者救护。例如，心肌缺血患者可能会否认他们有胸痛，所以需要特别询问他们有无胸闷或压迫感。

思考

想一想如何向患者询问关于胸痛的问题。这个问题不能简单地用"是"或"不是"来回答。

在救治因心脏问题导致胸痛的患者时，救护员应该理解患者内心的恐惧。胸痛会导致危及生命的后果。因此应该安慰患者，让患者保持冷静，以减轻他们的焦虑感。

初步检查

对可能发生冠状动脉事件的患者进行的初步调查应该包括对患者的意识水平、呼吸、脉搏和血压进行更深入的评估。

患者意识水平的改变（如头晕或意识混乱）表明心输出量减少导致脑灌注减少。如果有条件，救护员应该通过采访患者、患者家属或其他熟悉患者的人（如邻居和护士），确定患者正常的功能水平。此外，救护员应评估患者的生命体征，包括呼吸功能、脉率、心律和血压。再评估时，这些对了解病情发展趋势和指导患者救护很重要。

体格检查

对心脏病患者进行体格检查应该有序且全面。救护员应该运用下列视诊、听诊、触诊方法。

视诊

- 皮肤。皮肤苍白、出汗可能表明外周血管收

缩和交感神经兴奋。发绀是氧合作用不足的表现。救护员应该使用脉搏血氧仪来测量血液中的氧含量。

- 颈静脉。心力衰竭和心脏压塞引起中心静脉压增加，导致颈静脉扩张。评估颈静脉扩张时最好让患者仰卧，头部抬高至 45°。评估肥胖患者的颈静脉扩张可能较困难。

- 四肢和骶前水肿。在全身静脉循环中，静脉回流不畅会导致水肿，这可能与右心衰竭有关。在下肢低垂部位（包括卧床患者的脚踝和骶骨），水肿最为明显。水肿可分为非凹陷性水肿（指压去除后，很少或没有组织凹陷）或凹陷性水肿（指压去除后，仍有组织凹陷）。

- 心脏病的其他表征。视诊可以发现的心脏病迹象包括冠状动脉手术造成的胸骨瘢痕（图 21-116）、皮肤上的硝酸甘油贴片、在左胸上部或腹壁内的植入式起搏器或植入式心脏复律除颤器，以及医用警示识别项圈或腕带。

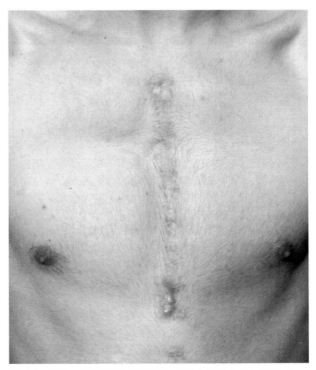

图 21-116　胸骨瘢痕提示植入式心脏装置或心脏手术

听诊

- 肺部呼吸音。在听诊肺部呼吸音之前，救护员应先观察患者的胸腔，评估辅助呼吸肌在呼吸中的作用。两侧肺部呼吸音都应该是清

晰且相同的。湿啰音提示肺充血或水肿。

思考

存在哮鸣音意味着什么呢？

- **心音**。成年患者的心音异常可能提示心力衰竭（框 21-13）。在最强搏动点时，心音最容易听到。最强搏动点处是触诊脉搏最强烈的位置，通常在第 5 肋间、左侧锁骨中线内侧。虽然异常心音在院前环境中很难发现，但是对现场诊断是有价值的。即使如此，异常心音也不会影响院前救护。这类评估绝不能耽误患者救护或转运。
- **颈动脉杂音**。心脏杂音是湍急的血流流经血管时产生的杂音（最常见的原因是动脉粥样硬化）。心脏病患者的杂音是通过听诊器评估颈动脉时确定的，通常应该在颈动脉窦按压之前进行评估。如果颈动脉内存在杂音，忌

按压颈动脉窦。颈动脉窦按压可以使动脉内的斑块脱落，引起卒中。

触诊

- **皮肤**。救护员应该用手背去评估患者的皮肤是否出汗或发热。正常的皮肤应该是温暖且干燥的。
- **脉搏**。救护员应该确定脉搏的频率、节律。脉搏短绌通常是指桡动脉脉率低于心室率。外周血管和心尖搏动处的脉搏短绌可能提示心律失常或血管疾病。救护员应该记录任何的脉搏短绌并报告给医学指导。
- **胸部和腹部**。救护员应检查心脏病患者的胸部和腹部，观察是否有胸壁压痛和搏动性肿块。在急性心肌梗死患者中，胸壁压痛并不常见。腹部或上腹部的搏动性肿块或膨胀可能提示腹主动脉瘤。

第 23 节　具体的心血管疾病

心血管疾病的病理生理特征及治疗

许多医疗紧急情况都是心血管疾病。心血管急症通常由冠状动脉或外周动脉粥样硬化引起。本节将讨论下列具体的疾病：

- 急性冠脉综合征；
- 动脉粥样硬化；
- 心绞痛；
- 心肌梗死；
- 心力衰竭；
- 心源性休克；
- 心脏压塞；
- 胸腹主动脉瘤；
- 急性动脉闭塞；
- 外周血管疾病；
- 高血压。

急性冠脉综合征

急性心肌梗死和不稳定型心绞痛是临床疾病谱中的一部分，统称为急性冠脉综合征。急性冠脉综合征是心源性猝死的最常见原因。急性心肌梗死和心绞痛的病理生理特性均是粥样斑块破裂或破损。急性冠脉综合征常见心电图表现包括 ST 段抬高、

框 21-13　心音

心音通常可以在心室收缩和舒张期间使用听诊器听诊。当心室收缩时，2 个房室瓣几乎同时关闭。这种关闭会引起瓣膜和周围流体的振动，产生低音调的声音，通常被称为第一心音（S_1）。在心室收缩末期，主动脉瓣和肺动脉瓣的关闭会产生高音调的声音，被称为第二心音（S_2）。

在极少数情况下，在心室舒张早期可以听到第三心音（S_3）。第三心音是由湍急的血流流入心室引起的。这种情况可能是正常的，但也可能是心力衰竭的指征。心室舒张末期可以听到第四心音（S_4）。这种声音被认为是在心动周期过程中，心房收缩导致的湍流和心室颤动而产生的。S_4 通常是心力衰竭的指征。S_3 和 S_4 形成了奔马律，是心力衰竭的有效临床指标。虽然心音有助于临床诊断，但对这些声音的评估决不能延误救护或转运。总结如下：

S_1：第一心音，在心室收缩过程中伴随房室瓣的关闭而产生。

S_2：第二心音，伴随主动脉瓣和肺动脉瓣的关闭而产生，标志着心室舒张开始。

S_3：第二心音后听到的额外心音（虽然它并不总是存在）。在某些患者中它属于正常表现，但也可能提示心力衰竭。

S_4：心室舒张末期听到的额外心音（出现在第一心音之前）。它与心室收缩相关，常在心力衰竭患者中听到。

ST段压低及T波异常。和其他危及生命的疾病一样，时间是治疗这些患者的关键。心源性胸痛患者应快速转运医院。其他需要快速转运的指征包括再灌注的急迫性、药物无法缓解疼痛、低血压或低灌注累及中枢神经系统、患者心电图显著改变[9]。

治疗急性冠脉综合征患者的主要目标包括：

- 减少心肌梗死患者的心肌坏死量，保护左心室功能，预防心力衰竭；
- 预防主要心脏不良事件（死亡、非致命性心肌梗死和急性血管重建的必要性）；
- 治疗急性、危及生命的急性冠脉综合征并发症（如心室颤动、无脉性室性心动过速、症状性心动过缓、不稳定性心动过速）。

动脉粥样硬化

动脉粥样硬化是一种以中、大动脉（如主动脉及其分支、脑动脉和冠状动脉）内膜出现脂类物质异常沉积、管腔逐渐变窄为特征的疾病过程。这一过程导致了肥厚且坚硬的动脉粥样硬化斑块的形成。这类斑块被称为动脉粥样化或动脉粥样硬化病变。这些病变最常见于血流湍流区域，包括血管分支或管腔直径减小的血管。

动脉粥样硬化被认为是由机械或化学损伤和炎症引起的内皮细胞受损导致的（框21-14）。这种

框21-14 炎症在心脏病发作中的作用

研究表明，机体深处的无痛性炎症在引发心脏病发作中起着重要作用。炎症可能源于慢性牙龈疾病、迁延不愈的尿路感染等。炎症可能会破坏血管壁，使脂肪堆积过多。通过检测血液中白细胞计数和C-反应蛋白水平，可以对具有心脏病风险的患者进行炎症评估。C-反应蛋白是血液中的一种化学物质，在免疫和感染中起重要作用。通过降胆固醇药物、阿司匹林和其他药物，或者改善饮食和运动可降低C-反应蛋白。白细胞介素-1β是炎症过程中的一种关键蛋白，使用抗体攻击白细胞介素-1β可能会降低心血管事件的风险。

资料来源：Rock KL, Latz E, Ontiveros F, Kono H. The sterile inflammatory response. *Annu Rev Immunol.* 2010; 28: 321-342; and Ridker PM, Everett BM, Thuren T, et al. Antiinflammatory therapy with canakinumab for atherosclerotic disease. *N Engl J Med.* 2017; 377 (12): 1119-1131.

反应包括血小板黏附和凝固。平滑肌细胞可以从中间的肌肉层进入动脉内膜。在内膜里，肌肉细胞形成动脉粥样斑块。随着时间的推移，粥样斑块纤维化和硬化，最后它们部分或完全阻塞了动脉端口。大多数情况下，一些侧支循环会慢慢变粗，以弥补狭窄的血管无法提供充足血液供应的问题。

主要的风险因素

动脉粥样硬化多见于中老年人，也会发生于某些年轻人。动脉粥样硬化被认为具有遗传性，年轻男性多于女性。相关的危险因素包括年龄、家族性心脏病史和糖尿病。其中某些危险因素可以控制，包括吸烟、肥胖、高血压和高胆固醇血症。一些研究表明，斑块的形成不仅是可预防的，而且是可逆的[33]。

影响

动脉粥样硬化对血管有两大影响。第一，它破坏了血管内膜，导致血管弹性的丧失和血凝块形成的增加。第二，粥样斑块减小了血管管腔直径，进而减少了组织的血液供应。这两个影响都会导致组织营养供应不足。在营养和氧气的组织需求同时增加的情况下，尤其如此。

这种血液供应不足的严重程度与阻塞动脉的狭窄程度有关。严重程度也取决于粥样斑块形成的时间，以及患者在阻塞周围形成侧支循环的能力。例如，一个下肢动脉逐渐硬化闭塞的患者可以通过侧支循环进行良好的补偿。患者在运动期间可能只有轻微的间歇性疼痛。与此相反，冠状动脉突发闭塞（急性血栓后）几乎总是导致受影响动脉供血的心肌区域缺血、损伤和坏死。

心绞痛

心绞痛是心肌缺血、缺氧的症状。心绞痛由心肌氧气供需失衡引起的。此时代谢产物乳酸和二氧化碳在心肌组织中积聚，刺激神经末梢，产生心绞痛。心绞痛最常见的原因是冠状动脉粥样硬化性疾病。由冠状动脉痉挛引起的暂时性闭塞，无论是否伴有动脉粥样硬化（变异型心绞痛），均会导致心绞痛（框21-15）。情绪压力和任何增加心肌耗氧量的活动也会导致心绞痛，特别是动脉粥样硬化患者。反过来，心肌缺血使患者有心律失常的风险。

注意

有很多类似心脏病和心绞痛体征和症状的疾病（框 21-15），包括胆囊炎、消化性溃疡、动脉瘤、食管裂孔疝、肺栓塞、胰腺炎、胸膜刺激征、呼吸道感染等。当患者出现急性冠脉综合征的体征和症状时，应注意与这些疾病鉴别诊断。

框 21-15 有类似急性冠脉综合征体征和症状的疾病

肩锁关节疾病
胸壁疼痛综合征
胸壁创伤
胸壁肿瘤
胆囊炎
肋软骨炎
消化不良
食管疾病
胃反流
带状疱疹
食管裂孔疝
胰腺炎
消化性溃疡
心包炎
胸膜刺激征
气胸
肺栓塞
呼吸道感染
胸主动脉夹层

稳定型心绞痛

心绞痛通常分为稳定型和不稳定型。稳定型心绞痛通常是由劳力或情绪压力引起的。疼痛通常持续 1~5 分钟，但也可能持续 15 分钟。心绞痛可以通过休息、服用硝酸甘油或吸氧缓解。稳定型心绞痛发作通常是相似的，而且常采用相同的治疗方式加以缓解。

不稳定型心绞痛

不稳定型心绞痛（梗死前心绞痛）是与缺血性胸痛相关的一种急性冠脉综合征，其易感性、频率、强度、持续时间或性质都发生了变化（包括一切新发心绞痛性胸痛）。在轻度运动或休息期间也可能发生不稳定型心绞痛。疼痛持续时间通常比稳定型心绞痛更长，停止活动或服用硝酸甘油可缓解疼痛。不稳定型心绞痛类似急性心肌梗死。在院前环境中，二者有时很难区分。不稳定型心绞痛患者发生急性心肌梗死和猝死的风险增加。

心绞痛的痛感常被患者描述为胸内压迫、挤压、胸闷或紧迫。尽管有 30% 的心绞痛患者只感觉到胸部疼痛，但也有患者描述疼痛辐射到肩膀、手臂、颈部和下颌，并通过胸部辐射到背部。相关的体征和症状包括焦虑、气短、恶心或呕吐，以及出汗；病史往往有既往心绞痛发作。在救护员到达之前，患者通常已服用硝酸甘油。如果是这样，救护员应该确定硝酸甘油的有效期（硝酸甘油不稳定，容易失去药效）、硝酸甘油用量及效果。如果通过休息和用药仍无法缓解疼痛，救护员应怀疑心肌梗死。

治疗

对所有胸痛及具有心肌缺血体征和症状的患者，应该按照急性心肌梗死处置（表 21-8）。治疗目的是增加冠状动脉供血、减少心肌耗氧量。

1. 让患者身心休息、放松。
2. 如果患者呼吸困难、有心力衰竭的迹象或血氧饱和度（动脉血气分析）小于 94%，给予吸氧[9]。
3. 给予阿司匹林 160~325 mg（非肠溶性）。
4. 开始静脉注射治疗。
5. 如果患者报告疼痛，使用药物治疗，包括舌下含服硝酸甘油之后加用吗啡。
6. 通过心电图确认是否存在心律失常。连续监测三导联心电图。在第一次医疗接触时获取十二导联心电图，并在转运途中连续记录十二导联心电图。同时测量、记录并报告任何 ST 段变化。
7. 将患者运送到能够进行经皮冠脉介入术的医院，以便接受医师评估。

心肌梗死

急性心肌梗死是由突发性冠状动脉血流完全阻断引起的心肌缺血、坏死。急性心肌梗死多与动脉粥样硬化性心脏病有关。

表21-8 不稳定型心绞痛和非STEMI患者的心肌梗死溶栓试验评分（TIMI）：预测变量		
预测变量	变量的分值	定义
年龄大于或等于65岁	1	
冠状动脉粥样硬化性心脏病危险因素大于或等于3个	1	风险因素 • 冠状动脉粥样硬化性心脏病家族史 • 高血压 • 高胆固醇血症 • 糖尿病 • 现吸烟者
在过去7天内使用阿司匹林	1	
最近出现严重的心绞痛症状	1	在过去24小时内心绞痛发作2次或以上
心肌损伤标志物升高	1	肌酸激酶同工酶（CK-MB）或心肌特异性肌钙蛋白水平
ST段偏移大于或等于0.5 mm	1	ST段压低大于或等于0.5 mm，显著；一过性ST段抬高大于或等于0.5 mm，持续时间不足20分钟，按照ST段压低治疗，风险较高；ST段抬高大于1mm且时间大于20分钟，按照STEMI治疗
前冠状动脉狭窄大于或等于50%	1	即使这些信息未知，风险预测仍然有效

TIMI评分	14天以内终点事件[a]发生率	风险
0或1	5%	低
2	8%	
3	13%	中
4	20%	
5	26%	高

[a] 主要终点事件：死亡，新的或复发的心肌梗死，或者需要紧急血循环重建。

资料来源：Antman EM, Cohen M, Bernink PJLM, et al. The TIMI risk score for unstable angina/non–ST elevation MI: a method for prognostication and therapeutic decision making. *JAMA*. 2000；284（7）：835–842.

突发事件

心肌梗死的形成过程是很复杂的。它通常开始于冠状动脉内膜的粥样硬化斑块的形成。斑块破坏了动脉平滑肌的内膜，导致内膜表面凹凸不平，干扰血液流动。斑块可能会破裂。如果发生破裂，那么损伤的组织就会暴露于血小板，导致阻塞动脉的血栓形成。随着血栓的扩大，它会进一步降低冠状动脉血管内的血流量。

急性血栓性闭塞被认为是大多数心肌梗死的原因。其他可能导致急性心肌梗死的因素包括冠状动脉痉挛、冠状动脉栓塞、严重缺氧、病变动脉壁出血，以及任何形式的休克后血流量减少。所有这些都可能导致心肌的供血量不足。

梗死的类型和位置

闭塞动脉支配区域的心肌细胞因缺氧而死亡（梗死）。梗死的面积取决于闭塞血管供应组织的需要、侧支循环是否存在，以及重建血液循环所需的时间。因此，紧急救护应针对下列情况：

• 如果患者缺氧，通过补充供氧以增加供氧量；
• 减少新陈代谢的需求并提供侧支循环；
• 症状发作后，尽快对缺血心肌重建灌注。

大多数急性心肌梗死累及左心室或室间隔。这些区域由2条主要的冠状动脉中的一条供给血液（然而，某些患者会发生右心室持续损伤）。如果闭塞位于左冠状动脉，结果是前壁、侧壁或间隔壁梗死。下壁（左心室下后壁）梗死通常是右冠状动脉闭塞的结果。

基于动脉内的不稳定斑块破裂，梗死也可分为 3 种缺血性综合征：不稳定型心绞痛、非 STEMI 和 STEMI[9]。这种急性冠脉综合征有着共同的风险因素，且他们的治疗方法大多相同。具有上述任何一种综合征都可能会导致心源性猝死。

- 在不稳定型心绞痛中，早期血栓并不能完全阻断冠状动脉血流。这种局部阻塞引发了缺血症状。最终，可能导致完全闭塞并产生非 STEMI。溶栓治疗对不稳定型心绞痛无效。事实上，这种疗法还可能会加速闭塞。此时抗血小板药物治疗最有效，因为血栓中富含血小板。
- 当血栓形成的微栓子滞留在冠状动脉中时，发生非 STEMI，导致缺血，心肌损伤标志物如肌钙蛋白升高。这种情况对心肌造成的损伤最小。非 STEMI 可能无心电图改变，也可能 ST 段压低或 T 波异常。
- 当血栓长期阻塞冠状动脉血管时，发生 STEMI。梗死是通过 2 个或以上相邻导联中 ST 段抬高程度确诊的（图 21-117）。凝血块中富含凝血酶。因此，如果不能行经皮冠状动脉介入术，早期的溶栓治疗可以很好地控制梗死面积。

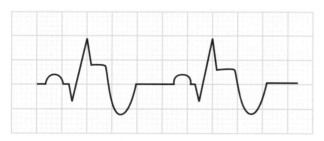

图 21-117   ST 段抬高及病理性 Q 波

心肌细胞的死亡

当流向心肌的血流停止时，就会发生一系列变化。细胞从有氧代谢转变为无氧代谢，导致乳酸释放及组织内二氧化碳含量增加。这些变化会引发缺血性疼痛（心绞痛）。随着细胞失去维持电化学梯度的能力，它们开始膨胀和去极化。这些变化最初是可逆的。然而，在数小时内，如果侧支循环和再灌注不足，大部分闭塞血管远端的肌肉就会坏死。

坏死组织周围区域可能会由于侧支循环而存活下来。然而，存活的组织可能成为心律失常的原因（图 21-118）。

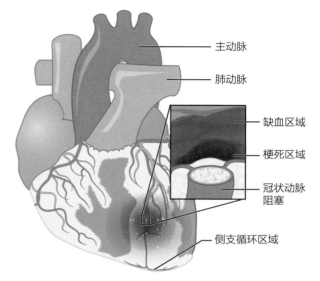

主动脉
肺动脉
缺血区域
梗死区域
冠状动脉阻塞
侧支循环区域

图 21-118   梗死部位

瘢痕组织替代梗死组织的过程大约需要 8 周时间。这个过程大约从梗死发生后的第 12 天时结缔组织沉积开始。瘢痕组织经久耐用，但缺乏弹性、不能收缩且使心肌受损区域传导不良。左心室损失多达 25% 的肌肉，仍可以有效发挥泵的作用。大面积心肌梗死后灌注不良的区域可能不会形成瘢痕组织。这可能会导致动脉瘤。这种动脉瘤会大大降低心室的有效收缩力，也可能导致严重的心律失常。

在发生心肌梗死后的 1~2 周，受损的心肌是最容易破裂的，因为瘢痕组织还未达到足够的强度。因此，此时很有必要预防患者血压过高和过度兴奋。即使如此，无并发症的心肌梗死患者的住院时间还是缩短了。这是因为早期经皮冠状动脉介入术阻止了心肌进一步损伤。如今，大多数患者 2~3 天内便可恢复活动，7~10 天即可出院。

心肌梗死后死亡

心肌梗死后死亡通常是由于致死性心律失常（室性心动过速、心室颤动和心脏停搏）、泵衰竭（心源性休克、心力衰竭）或心肌组织破裂（心室、室间隔或乳头肌组织的破裂）导致的。致死性心律失常是心肌梗死后死亡的最常见原因。发病后最初 2 小时内发生的死亡是猝死。

注意

心源性猝死是指在心肌出现缺血症状 2 小时内发生的突发性心律失常死亡。超过 50% 的心源性死亡发生在复苏失败时，但尸检无梗死迹象。无梗死猝死是体外自动除颤器广泛应用的主要原因。另一个原因是最常见的致死性心律失常是心室颤动。

资料来源：2015 American Heart Association Guidelines for Cardiopulmonary Resuscitation and Emergency Cardiovascular Care. *Circulation.* 2015；132：S313–S314.

体征和症状

某些急性心肌梗死患者，特别是糖尿病患者、女性和老人患者，可能只有呼吸困难、晕厥或意识混乱的症状。然而，70%~90% 的急性心肌梗死患者会存在胸骨下胸痛。该疼痛通常与心绞痛的特性和发生位置相同。疼痛也会辐射到上臂、颈部、下颌或背部。下列症状和体征可能伴随胸痛发生，偶尔也会在无胸痛（无症状性心肌梗死）出现：

- 躁动；
- 焦虑；
- 发绀；
- 出汗；
- 呼吸困难；
- 恶心和呕吐；
- 心悸；
- 晕厥；
- 濒死感；
- 虚弱。

思考

院前识别急性心肌梗死是如何影响院内患者救护的？

与急性心肌梗死相关的胸痛通常是持续性的。同样，服用硝酸甘油或其他心脏药物、休息、改变体位或呼吸模式都无法缓解疼痛。心绞痛发作通常发生在活动时。与之相反，半数以上急性心肌梗死患者的疼痛发作发生在静息时。有些患者可能无法描述自己的疼痛，而是用拳头按压胸部（莱文征）[34]。大多数患者在心肌梗死发作前数小时或几天内有梗死前心绞痛。许多患者否认恶化为心肌梗

死的可能性。他们会将胸痛或不适归咎于无关的原因，如疲劳或消化不良，从而延误治疗。据美国心脏协会统计，超过 50% 的缺血性心脏病患者在发病后的最初 4 小时内死于院外[9]。

思考

你认为患者为什么会否认他们的体征和症状是由于心脏病发作导致的？

急性心肌梗死患者生命体征是不同的，这取决于患者心肌和传导系统的损伤程度，还取决于自主神经系统反应的程度和类型。例如，患者血压可能是正常的、升高的（交感神经兴奋）或偏低的（副交感神经兴奋或心力衰竭）。脉率取决于是否存在心律失常，也可能是正常的、过快、过慢、规则的或不规则的。呼吸频率可能是正常的或增加的。

注意

磺酰脲类药物（治疗糖尿病的药物），如格列吡嗪，可以降低心肌梗死过程中 ST 段抬高的幅度。因此，救护员应获得心脏病患者的糖尿病病史。研究表明，治疗糖尿病的药物可能掩盖心脏病发作的严重程度。

资料来源：Abdelmoneim AS，Welsh RC，Eurich DT，Simpson SH. Sulfonylurea use is associated with larger infarct size in patients with diabetes and ST–elevation myocardial infarction. *Int J Cardiol.* 2016；202：126–130.

无并发症急性心肌梗死的治疗

救护员应该假定所有具有心绞痛样胸痛的患者为急性心肌梗死，直至他们被确诊为其他疾病。任何胸痛患者都应该运送至医疗机构接受医师的评估，无论救护到达时表现出严重程度、患者的年龄、性别或相关的主诉如何。院前救护的首要目标是识别发生心肌梗死的可能性，尽快获得十二导联心电图，通知接收医院并立即转运；同时帮助患者减轻疼痛和恐惧，防止向严重的心律失常发展，并控制梗死面积（框 21–16）。救护员在对患者进行体格检查和初步护理时，应采集患者的完整病史。时间是救护急性心肌梗死患者的关键，因此须注意以下优先事项。

1. 让患者处于静息状态或选择舒适的体位。这样有助于减轻患者的焦虑并降低心率，从而

> **框 21-16　心肌缺血或梗死症状患者的治疗**
>
> - 监测呼吸和血液循环并给予相应支持，准备提供心肺复苏和除颤；
> - 给予阿司匹林，并在必要时考虑补氧、给予硝酸甘油和吗啡；
> - 应用十二导联监测心电活动如果显示 ST 段抬高，则应将发病时间和首次就医情况通知接收医院；
> - 通知医院准备处置 STEMI；
> - 如果考虑院前纤维蛋白溶解疗法，请使用纤维蛋白溶解治疗筛查表进行评估。
>
> 资料来源：2015 American Heart Association Guidelines for Cardiopulmonary Resuscitation and Emergency Cardiovascular Care. *Circulation*. 2015; 132: S313–S314.

减少需氧量。

2. 监测脉搏血氧饱和度。

3. 如果血氧饱和度小于 94%，则应该经鼻管给予低浓度氧（4 L/min）。呼吸功能损伤患者则需要高浓度氧。

4. 迅速启动患者转运（如果患者病情稳定，不要使用声光警报装置，以免增加患者的焦虑）。

5. 给予阿司匹林（符合治疗方案）。

6. 连接心电监测仪电极，获取并解析十二导联心电图，记录初始节律，同时监测心律失常（如果有可能，在转运患者过程中重复进行）。

7. 用 0.9% 的氯化钠溶液或乳酸盐林格液来建立一条静脉通路，从而保持静脉通畅或补充液体（如果需要）。

8. 获取生命体征的基线。多次反复进行评测。生命体征测评应该包括肺部听诊心力衰竭的指标（如湿啰音的存在）。

9. 用药（按照医疗指南）以缓解疼痛并控制心律失常：

   - 用于镇痛和降低前负荷和后负荷的药物，包括含服硝酸甘油后加用吗啡；
   - 用于治疗各类心律失常的药物；
   - 如果一种治疗方案包括了普通肝素或依诺肝素（作为替代品），并计划进行经皮冠状动脉介入术，可以给 STEMI 患者服用药物，尽管尚未证明这样做有明显的益处[35]。

注意

硝酸甘油是一种血管扩张药，具有良好的血流动力学效应。这些效应包括扩张外周微动脉和静脉（降低前负荷）及冠状动脉，从而降低心脏的负荷和心肌的耗氧量，并可能缓解缺血性胸痛。由于血流动力学的影响，下列情况不应使用硝酸甘油：

- 低血压（收缩压低于 90 mmHg 或低于基线 30 mmHg）；
- 极度心动过缓（心率低于 50 次 / 分）；
- 心动过速（心率超过 100 次 / 分），除非患者出现心力衰竭。

硝酸甘油不适用于右心室梗死（需要足够右心室前负荷的患者）。在这些患者中，硝酸甘油可引起严重的低血压。对于在 24 小时内服用过治疗勃起功能障碍的药物的患者（有些药物要求服用间隔时间更长），也要禁用硝酸甘油。

资料来源：American Heart Association. *2015 Handbook of Emergency Cardiovascular Care for Healthcare Providers*. Dallas，TX：American Heart Association；2015；2015 American Heart Association Guidelines for Cardiopulmonary Resuscitation and Emergency Cardiovascular Care. *Circulation*. 2015；132：S313–S314.

纤维蛋白溶解疗法（纤溶疗法）

20 多年前的研究表明，当转运时间超过 30 ~ 60 分钟时，院前应用一种纤维蛋白溶解药，可降低病死率[7]。有些 EMS 人员经医学指导授权在院前环境下使用这些药物。近年的研究显示，与院前溶栓治疗相比，直接经皮冠状动脉介入术并没有明显降低病死率。但纤维蛋白溶解组颅内出血风险更高[36]。美国心脏协会建议院前系统注重早期诊断；当纤维蛋白溶解药用于 STEMI 救治时，当选择住院进行纤维蛋白溶解治疗及转运时间超过 30 分钟时，可考虑现场给药[9]。然而，如果可以直接转运到某个经皮冠状动脉介入术中心，则无须院前纤维蛋白溶解治疗，直接转运可能是首选。美国心脏协会对 EMS 人员在院前环境中使用纤维蛋白溶解疗法提出以下建议[9]：

- 使用纤维蛋白溶解治疗筛查表进行评估；
- 十二导联心电图监测与解析；
- 高级生命支持；
- 与接收医疗机构的沟通交流；
- 在 STEMI 治疗方面经过训练和具有经验的医师；

· 持续的医疗质量改进。

常用的纤维蛋白溶解药有链激酶、组织纤溶酶原激活物、替奈普酶、阿尼普酶和瑞替普酶。这些药物都是通过激活血浆蛋白纤溶酶原来溶解冠状动脉血栓而起效的。纤溶酶原转化为纤溶酶（活化形式）。纤溶酶降解纤维蛋白，即血块（血栓）的基本成分。阿司匹林和肝素是纤维蛋白溶解疗法的辅助用药。

纤维蛋白溶解药能溶解有益的或病理性的血栓。因此，要选择性地使用药物。大多数使用纤维蛋白溶解药的 EMS 机构都建立了类似框 21-17 中的纳入排除标准[15]。

框 21-17　纤维蛋白溶解治疗的禁忌证

绝对禁忌

· 结构性中枢神经系统疾病的病史
· 结构性脑血管病变的病史
· 颅内癌（原发性或转移性）病史
· 近 3 个月内严重的头部或面部外伤
· EMS 到达时卒中已发生 3 个小时以上
· 发生卒中不足 3 个月
· 最近（2~4 周内）重大外伤、手术（包括激光眼科手术）、胃肠道或泌尿生殖道出血
· 任何颅内出血史
· 出血、凝血问题
· 可能的主动脉夹层

相对禁忌

· 收缩压大于 180~200 mmHg 或舒张压大于 100~110 mmHg
· 长期的、严重的、控制不良的高血压病史
· 孕妇
· 缺血性发作病史超过 3 个月，痴呆或其他未提及的脑部病变
· 过去 3 周内手术
· 创伤性或长时间的心肺复苏超过 10 分钟
· 过去 2~4 周内的内出血
· 不受控制的血管出血
· 对纤维蛋白溶解药过敏
· 活动性消化性溃疡
· 使用抗凝血药；较高的国际标准化比值（出血时间的量度）会增加风险

资料来源：2015 American Heart Association Guidelines for Cardiopulmonary Resuscitation and Emergency Cardiovascular Care. *Circulation*. 2015; 132: S313-S314.

心力衰竭

心力衰竭是一种影响心脏各腔室的慢性疾病，使心脏无法以满足组织新陈代谢需要的速度泵送血液。该病可以发生在所有年龄段人群（通常是儿童先天性心脏病的结果），但更常见的是与老年人的高输出量心力衰竭相关。心力衰竭通常与心脏病、高血压、心肌梗死、心脏瓣膜功能异常、心肌病、先天性心脏病和严重的肺部疾病有关。目前美国有将近 500 万人患有心力衰竭，并且每年诊断出 50 万例新病例。心力衰竭是 65 岁及以上住院患者的最常见诊断。心力衰竭的严重程度差异很大，从疲劳、外周性水肿、腹水、呼吸困难和心动过速，到肺水肿、呼吸衰竭和死亡。心力衰竭可分为左心衰竭（收缩性和舒张性心力衰竭）和右心衰竭。患者可能同时出现左心和右心衰竭。通常，心力衰竭始于左心，如果不及时治疗，则发展到右心。

左心衰竭

当左心室排出血量减少时，就会发生左心衰竭。左心衰竭进一步分类为射血分数降低的心力衰竭（也称为收缩性心力衰竭，通常是低输出衰竭的一种形式），及射血分数保持不变的心力衰竭（也称为舒张性心力衰竭或舒张功能障碍）。收缩性心力衰竭会导致外周循环和血管收缩障碍，这是因为左心室失去了正常的收缩力（由于扩张和肌力减弱）。这导致血液反压进入肺循环，引发肺水肿（图 21-119）。

随着舒张功能丧失，左心室变得僵硬，失去正常的舒张能力，并且每次搏动间歇都无法正常充血。在舒张性心力衰竭中，心输出量很高，但无法满足身体的代谢需求。这种类型的心力衰竭与甲状腺功能亢进、贫血、妊娠、佩吉特病、动静脉瘘、脚气病和脓毒症有关。在临床实践中，区分心力衰竭的类型有时很困难，但通常不会影响院前救护。框 21-18 列出了左心衰竭的体征和症状。

右心衰竭

右心衰竭通常是左心衰竭的结果。左心衰竭时，左心房压力增加，该压力传递到肺静脉和毛细血管。随着肺毛细血管静力压的增加，血液的血浆进入肺泡，与空气混合，导致肺水肿。肺水肿的典型表现为泡沫样，带血丝的痰（图 21-120）。最

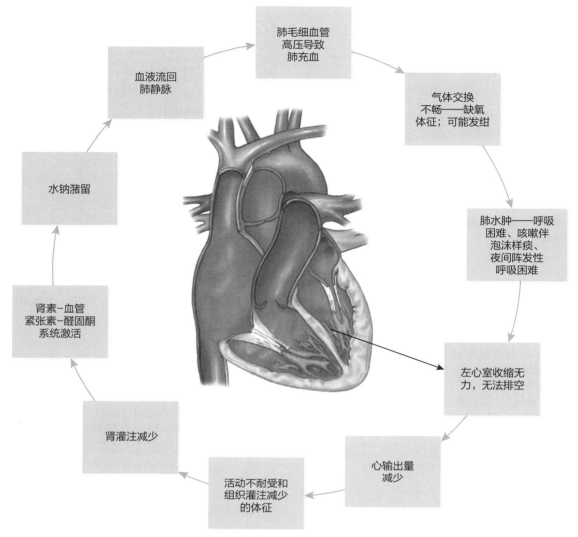

图 21-119 左心衰竭

框 21-18 左心衰竭的体征和症状

- 严重的呼吸窘迫
  - 端坐呼吸
  - 呼吸困难
  - 痉挛性咳嗽，可能产生泡沫样、带血丝的痰
  - 夜间阵发性呼吸困难的病史（平躺后突然发作的呼吸困难）
- 严重的忧虑、不安、意识混乱
- 发绀（如果严重）
- 出汗
- 偶发的肺部呼吸音
  - 双侧杂音不清晰且伴有咳嗽（通常存在于肺底部，最高至肩胛骨水平）
  - 干啰音（上呼吸道内气流）

- 哮鸣音（反射性呼吸道痉挛，有时称作心源性哮喘）
- 颈静脉怒张（提示通过右心进入静脉系统的压力）
- 异常生命体征
  - 血压：可能升高
  - 脉率：加快，以补偿低输出量；如果存在心律失常，脉率可能不规则
- 脉律正常，强弱脉搏交替出现（交替脉）；急促的、困难的呼吸
- 意识水平的改变（由于脑灌注不足或缺氧，患者可能出现焦虑、烦躁、不合作、反应迟钝等表现）
- 胸痛
  - 是否存在疼痛
  - 可能被呼吸窘迫所掩盖

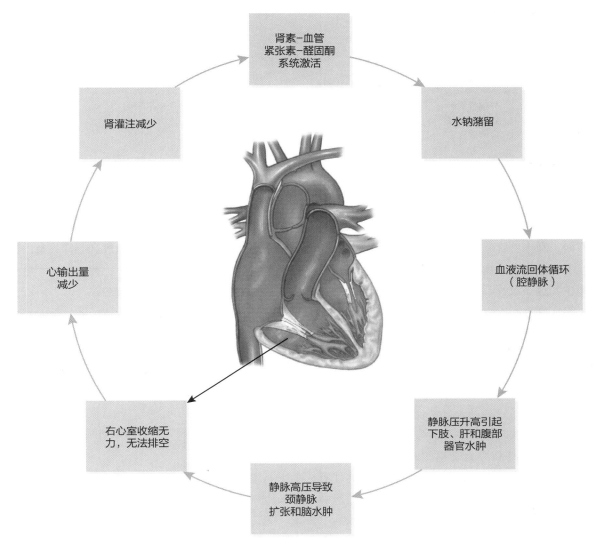

图 21-120 右心衰竭

终，右心室无法克服肺循环中的高压，右心室失代偿。当右心衰竭并失去泵血能力时，血液会在静脉和组织中积聚，并导致心力衰竭的急性加重。右心衰竭可由多种疾病引起，包括慢性高血压（左心衰竭通常先于右心衰竭出现）、慢性阻塞性肺疾病、肺动脉高压、肺栓塞、心瓣膜疾病和右心室梗死。框 21-19 列出了右心衰竭的体征和症状。当左心衰竭和右心衰竭同时发生时，可能会出现各自的体征和症状。表 21-9 所列可以帮助救护员区分二者。

肺水肿

肺水肿是肺内血管与组织之间液体交换功能紊乱导致肺含水量增加的现象。它可以发生在某些毒

框 21-19　右心衰竭的体征和症状

- 心动过速
- 静脉充血
  - 肝或脾充血，或者二者兼有
  - 静脉扩张：颈静脉扩张和搏动
- 外周性水肿
  - 下肢或全身（全身性水肿）
  - 卧床患者的骶部水肿
  - 凹陷性水肿
- 浆膜腔中积液
  - 腹腔（腹水）
  - 心包（心包积液[a]）
- 病史
  - 慢性心力衰竭患者常有心肌梗死病史
  - 经常使用洋地黄和利尿药来控制心力衰竭

---

[a] 当积液时间较长时，患者通常可以忍受大量的积液而不受影响。

表 21-9 慢性心力衰竭的症状和体征

右心室功能障碍		左心室功能障碍		非特异性表现	
症 状	体 征	症 状	体 征	症 状	体 征
腹痛	外周性水肿	用力时呼吸困难	双肺底湿啰音	活动不耐受	心动过速
厌食	颈静脉扩张	阵发性夜间呼吸困难	肺水肿	乏力	面色苍白
恶心	肝脾肿大	端坐呼吸	胸腔积液	虚弱	指（趾）发绀
腹胀		呼吸过速	胸痛	夜尿	心脏肥大
便秘		咳嗽	出汗	中枢神经系统症状	焦躁
腹水		咯血			

素和药物暴露引起的肺炎之后，以及处在高海拔地区。然而，肺水肿最常见的原因是左心衰竭。在这种情况下，通过左心室的血液量减少，导致每搏输出量减少。这一过程启动了几种恢复心输出量和器官灌注的代偿机制（心动过速、血管收缩和肾素-血管紧张素-醛固酮系统的激活）。这些机制往往会增加心肌需氧量，进一步降低心肌收缩力。由此产生的心房压力增加被传递到肺静脉和毛细血管。随着肺毛细血管流体静力压的增加，血液中的血浆进入肺泡，血浆与空气混合，导致肺水肿。如果左心衰竭不进行治疗，液体继续积聚可能导致缺氧死亡。心肌梗死是导致左心衰竭和心力衰竭的常见原因。因此，在所有肺水肿患者中，特别是那些突然发作并伴有严重呼吸困难和缺氧（突发肺水肿）的患者，应怀疑急性心肌梗死，并应用十二导联监测心电活动。

治疗。肺水肿是一种危重急症，应迅速治疗，否则可能导致死亡。紧急救护的目的是减少静脉回流到心脏，改善心肌收缩力，减少心肌耗氧量，改善通气和氧合，以及迅速将患者运送到医疗机构（图 21-121）。当重度高血压患者出现肺水肿时，救护员应考虑应用大剂量硝酸甘油快速减少后负荷。

注意

　阵发性夜间呼吸困难是呼吸系统的一种异常情况。它的特点是夜间熟睡后突然发作的气短、大量出汗、心动过速和哮鸣，哮鸣能将人从睡眠中唤醒。这种情况常与左心衰竭和肺水肿有关。

　紧急救护时，需要调整患者体位、促进氧合、给予 CPAP 和 BiPAP，必要时给予呼吸支持和药物治疗。救护员在开始治疗前应进行重点病史采集和全面检查。无特征性心电图变化与肺水肿有关。然而，救护员应获得初始心电图描记，也应该持续监测患者的心律，寻找心肌易激性和心律失常的证据。

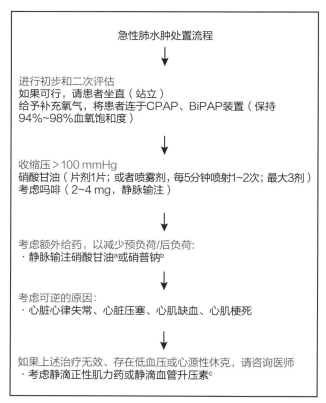

图 21-121 急性肺水肿 / 低血压 / 休克处理流程

a 硝酸甘油：以 5 μg / min 开始；逐渐增加直到平均收缩压下降 10% ~15%；避免低血压（收缩压 <90 mmHg）。

b 硝普钠：如果收缩压 >100 mmHg，则每分钟 0.1~5 μg/kg。

c 去甲肾上腺素：每分钟 0.05~0.5 μg / kg（滴定至产生效应）；多巴胺：每分钟 2~20 μg / kg；肾上腺素：0.05~0.5 μg / min（滴定至产生效应）。

注：院前环境中，不建议使用呋塞米来控制肺水肿，除非转运时间较长。

资料来源：National Model EMS Clinical Guidelines Version 2.0. National Association of State EMS Officials website. www. nasemso.org. Revised September 18, 2017. Accessed April 5, 2018. Pg. 99.

救护员应使患者靠腿部保持坐姿。这个姿势能够增加肺容量和肺活量，减少呼吸做功，并减少静脉回流到心脏。

救护员应使用通过 NIPPV（包括 CPAP 或 BiPAP）。NIPPV 是救治这类患者的最高优先事项，减少了患者对高水平吸氧的需求。应使用脉搏血氧仪监测，确保动脉血氧饱和度不低于 94%。如果用 100% 的氧仍不能使血氧饱和度超过 90%，或者如果出现了脑缺氧或渐进性高碳酸血症的症状，则表明应该行气管插管术和辅助通气。

硝酸甘油可减少静脉回流，增强心肌收缩功能，减轻呼吸困难。但应该注意，这些药物都会使血压降低。因此，必须多注意肺水肿合并低血压（收缩压低于 100 mmHg）患者。

硝酸甘油的作用包括诱导外周血管舒张，减少前负荷和后负荷，从而减少心肌负荷，改善心功能。

注意

由右心衰竭（常见于右心室梗死）引起的低血压类似心源性休克。在这种情况下，输液有助于左心室充盈恢复正常。输液非常重要，有助于恢复正常血压（这种情况与心源性休克引起的低血压正好相反，后者输液会使病情恶化）。治疗方法包括静脉输注 0.9% 的氯化钠溶液 250 mL（5~10 分钟）。这种干预措施有助于增加心肌收缩力（斯塔林定律）。密切观察患者的生命体征非常重要。

心源性休克

心源性休克是心脏泵功能衰竭的极期表现。当左心室功能受损，心脏排血功能出现障碍，无法满足身体的新陈代谢需求时，就会发生心源性休克。结果就是每搏输出量（源于无效心肌收缩）、心输出量和血压均显著下降，导致全身各器官的血液供应不足。5%~10% 的急性心肌梗死患者会发生心源性休克[37]。它可能是急性左心或右心衰竭的结果。

根据定义，在纠正心律失常、血容量不足或低血管张力后，休克仍持续存在时，就可以认定是心源性休克。心源性休克通常由广泛性心肌梗死（通常累及左心室 40% 以上的组织）或弥漫性缺血引起。即使进行积极治疗，心源性休克仍有 70% 或更高的病死率[37]。

除了心肌梗死的体征和症状外，心源性休克患者会出现重要器官灌注不足（系统性低血压超过 30 分钟伴器官灌注不足和心输出量低）。由于体征和症状与其他类型的休克相似，有时很难确定引起休克的准确原因。心源性休克包括下列症状：

- 酸中毒；
- 意识水平改变；
- 皮肤冰凉、潮湿、发绀或脸色苍白；
- 低氧血症；
- 严重低血压（收缩压通常小于 80 mmHg）；
- 肺充血（湿啰声）；
- 窦性心动过速或其他心律失常；
- 呼吸过速。

在心源性休克早期阶段，患者的心脏试图代偿，心率加快。如果可能，心脏也会增加收缩力和心输出量。但随着病情恶化，心脏进一步恶化为低动力型休克，收缩力降低，每搏输出量减少，随后出现低灌注（见第 35 章）。

治疗

心源性休克的病情较重（图 21-121）。这类患者需要快速转运至医疗机构，不能因为尝试现场治疗而延误转运。院前救护包括：

- 呼吸道管理和给予高浓度氧气，同时用脉搏血氧仪监测，确保血氧饱和度大于 94%；
- 使患者保持仰卧位（如果患者呼吸困难则采取半坐卧位）；
- 静脉输注 0.9% 的氯化钠溶液或乳酸盐林格液 30 mL/kg，最多 1 L 以保持静脉畅通[38]；
- 呼气末二氧化碳水平监测（低于 25 mmHg 可能提示灌注不良）；
- 心电活动监测；
- 纠正心律失常；
- 评估血糖水平，如果低于 60 mg/dL 予以纠正；
- 定期评估生命体征（包括肺部听诊和颈静脉扩张检查）；

呼吸衰竭患者可能还需要插管和通气支持。

思考

有一位病情不稳定且各种体征和症状提示为心源性休克的患者。当患者问你："我是不是就要死了？"你应该如何回答？

药物疗法包括使用增强心肌收缩力的药物（正性肌力药）来增加心输出量。这类药物包括去甲肾上腺素、肾上腺或多巴胺。使用血管扩张药来减少后负荷通常是用于因冠心病住院监护的患者。在这种情况下，可以更准确地评估血压和其他血流动力学参数。如果存在心源性休克，肺水肿治疗会比较复杂，因为低血压时禁用 CPAP 和硝酸甘油。

思考

这种情况下，这些药物的剂量应该是多少？

心脏压塞

心脏压塞（见第 41 章）是指心包腔内液体过多引起心包腔内压上升、心脏受压，导致心室舒张期充盈受损。由于心包液积聚产生的压力压迫心房和心室，所以心房和心室无法充盈，进而导致每搏输出量降低。这种情况可能是逐渐出现的，由癌细胞生长或感染引起的；或者是急性发作，由胸部创伤引起。心脏压塞也可能是肾脏疾病、夹层动脉瘤、侵入性手术或甲状腺功能减退导致的。心脏压塞的体征和症状如下：

- 胸痛，随深呼吸或咳嗽加重；
- 收缩压下降（晚期症状）；
- 心悸；
- 静脉压升高（早期症状）伴颈静脉扩张；
- 微弱或沉闷的心音；
- 气短；
- QRS 波群振幅压低和 T 波；
- P 波、QRS 波群和 T 波的振幅和矢量交替变化（电交替）；
- 奇脉；
- 心动过速。

心脏压塞最典型的体征是颈静脉扩张、低血压和心音遥远（贝克三联征）。

治疗

首先，救护员必须采集心脏压塞患者完整的病史，找出心脏压塞的病因；然后，对患者进行体格检查。院前救护的目的是确保患者呼吸道通畅，给予补充氧气和通气支持，同时快速转运以尽快获得医师的评估和进行心包腔引流（心包穿刺术）。如果患者血压过低，液体推注（30 mL/kg 等渗液，最多 1 L）有助于暂时维持血液循环系统。然而，最终的治疗还需要心包腔引流。如果病情没有缓解，心脏压塞可能导致患者死亡。

思考

为什么在院前救护中不按常规进行心包腔引流？

胸腹主动脉瘤

动脉瘤是动脉血管壁病变或损伤形成的局限性膨出。动脉瘤可能由动脉粥样硬化性疾病（最常见）、传染病（主要是梅毒）、创伤性损伤或某些遗传性疾病（如马方综合征）引起。图 21-122 显示了主动脉的分支。下面主要介绍腹主动脉瘤和主动脉夹层动脉瘤。

大多数动脉瘤都发生于动脉壁的薄弱处。该薄弱处是动脉血管中层退行性改变的结果。血管壁的肌组织和弹性组织变薄，在动脉血流的冲击下，管壁逐渐形成局限性扩张。随着扩张段侧向压力的增加，动脉瘤逐渐扩大。最终，动脉瘤可能破裂，可能导致危及生命的出血。

腹主动脉瘤

腹主动脉瘤的发病率约为 2%[39]。腹主动脉瘤最常见的部位是肾动脉下方和髂总动脉分支以上。男性腹主动脉瘤的发病率是女性的 10 倍。在 60 岁以上人群中发病率也比较高的。吸烟、男性、其他心血管疾病和腹主动脉瘤家族史也是高风险因素。只要腹主动脉瘤是稳定的，通常无临床症状。然而，如果动脉瘤开始扩张或出现渗漏，患者可能发生腹痛、背痛或压痛，提示即将破裂（框 21-20）。

腹主动脉瘤破裂可能是从内膜的一个小裂口开始的。这个小小的裂口使血液渗入主动脉壁。随着压力不断增加，裂口逐渐延伸到血管的外层，并导致出血进入腹膜后间隙。如果出血被腹膜后组织填塞，在 EMS 人员赶到时，患者的血压可能是正常的。然而，如果破裂发展到腹膜腔，就可能发生大量致死性出血。无论哪种情况，都会导致大出血，继而出现低血容量性休克。

动脉瘤破裂的患者，尽管大量失血，但常常出现低血压与心动过缓，进而晕厥。造成心动过缓的

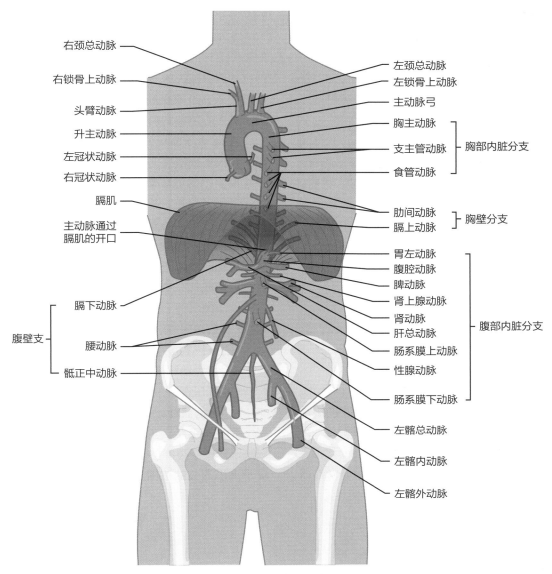

图 21-122 主动脉的分支。主动脉弓、胸主动脉、腹主动脉及分支

原因是迷走神经兴奋。迷走神经纤维包绕着主动脉。主动脉破裂时，拉伸这些纤维，引起心动过缓。尽管存在会导致出现低血压和心动过速的失血性休克，但是心动过缓仍然存在。

治疗。 腹主动脉瘤渗漏或破裂属于急重症。通常，患者需要立即手术修复血管。65% 的腹主动脉瘤破裂患者在到达医院前死亡[40]。因此，早期发现和快速转运可以避免这些患者死亡。

大多数情况下，院前救护应限于简单处理、给予氧气、心电活动监测、在前往接收医院途中建立 2 条静脉通路、通知接收医院做好准备。

搏动性肿块（如果存在）是很脆弱的。救护员应避免侵入性检查或对肿块进行深度触诊，因为触诊可能导致肿块破裂。如有必要，可以进行听诊，可能会听到类似收缩期杂音的声音。

血压管理方法取决于动脉瘤是否渗漏或破裂。如果发生破裂，低血压、心动过速和搏动性肿块的消失可能会突然出现，患者有可能变得反应迟钝，随后心脏停搏和呼吸停止。这些患者需要迅速且积极的复苏（插管、通气、补液）和快速转运，以尽快手术。

急性主动脉夹层动脉瘤

急性主动脉夹层动脉瘤（动脉壁分离）是最常见

的主动脉急症，患病率是腹主动脉瘤破裂的 3 倍[41]。如果不及时治疗，约 33% 的患者在 24 小时内死亡，约 50% 的患者在 48 小时内死亡[41]。可导致夹层动脉瘤恶化的因素有系统性高血压、动脉粥样硬化、马方综合征、主动脉夹层结缔组织中的退行性变化（囊性中层坏死）、创伤及妊娠。男性的发病率是女性的 2 倍。

主动脉夹层动脉瘤是由血管内壁的小裂口引起的（图 21-123）。有了小裂口，剥离过程开始。经内壁的裂口流入的血液使中内外层剥离，形成腔隙，血液流入，形成血肿。血肿破裂，经外壁（动脉外膜）进入心包和胸膜腔。

夹层动脉瘤可发生在主动脉的任何区域。然而，在大多数情况下，夹层动脉瘤发生在升主动脉。一旦发生，动脉瘤会向近端或向远端延伸，累及胸腹主动脉及分支、冠状动脉、主动脉瓣、颈动脉及锁骨下血管。所有被夹层绕过的血管，血流均有减少，包括颈动脉和其他主动脉弓血管。因此，主动脉壁夹层形成可能会导致下列情况：

- 晕厥；
- 卒中；
- 脉搏减缓或消失；
- 血压读数（左侧与右侧比较）不一致；
- 突发主动脉瓣回流造成的心力衰竭；
- 心脏压塞；
- 急性心肌梗死。

体征和症状。 主动脉夹层动脉瘤的体征和症状取决于内膜撕裂部位（升主动脉或降主动脉），也取决于夹层形成的范围。大多数急性主动脉夹层动脉

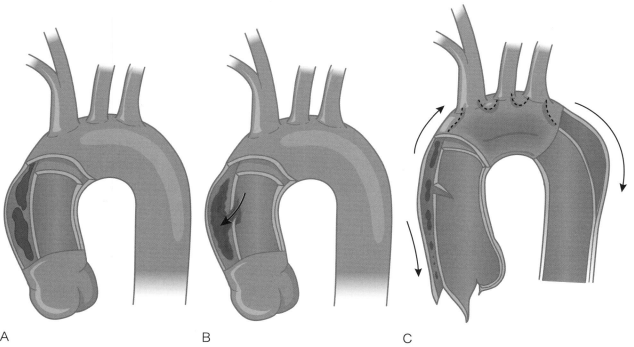

A　　　　　　　　　　　B　　　　　　　　　　　C

图 21-123　夹层动脉瘤的发病机制。A. 主动脉壁中膜及内膜的退行性改变开始；B. 血流动力学作用于主动脉壁使内膜撕裂，引导血流进入主动脉壁的中间层；C. 每次心肌收缩产生的冲击波导致夹层血肿双向传播

瘤患者会抱怨背部、上腹部、腹部和四肢剧痛。这种疼痛通常是突然发作的。患者将疼痛描述为"撕扯的""撕裂的"或"像刀一样锋利地切割"。疼痛可能辐射到腿部。急性夹层动脉瘤患者会出现类似休克的状态：面色苍白、出汗、外周性发绀（灌注不足导致的），即使患者血压是正常的或升高的。如果患者有低血压，救护员则应该怀疑患者是心脏压塞或主动脉破裂。

思考

什么条件下会出现类似腹主动脉瘤的体征和症状？

在院前环境下，很难区分主动脉夹层动脉瘤的疼痛与心肌梗死或肺栓塞的疼痛。但下列特征有助于确认主动脉夹层动脉瘤[42]：

- 突然的、剧烈的胸部或上背部疼痛，通常描述为撕裂、撕扯或剪切感，辐射至颈部或腰背部；
- 突然剧烈腹痛；
- 意识丧失；
- 气短；
- 突发说话困难，视力丧失；
- 卒中样身体一侧无力或瘫痪；
- 一侧手臂或大腿与另一侧相比脉搏微弱；
- 腿痛；
- 行走困难。

注意

如果主动脉夹层动脉瘤闭塞了一侧锁骨下动脉，引起患侧上肢血压下降，进而导致左右两臂血压差异明显。

治疗。在院前环境中，治疗主动脉夹层动脉瘤的目标就是缓解疼痛及快速转运至医疗机构。转运途中可给予镇痛药。EMS人员应该做好复苏的准备，以防患者开始失代偿。其他院前紧急救护措施如下：

- 轻轻移动患者；
- 减轻患者的焦虑；
- 用镇吐药治疗恶心和呕吐；
- 给予高浓度氧气；
- 开始大静脉输注电解质溶液（应输注液体以维持收缩压，以保证重要器官的充分灌注）；
- 服用β受体阻断药，以维持60~80次/分的心率；

- 如果强烈怀疑为主动脉夹层动脉瘤，根据医嘱给予镇痛药（如吗啡、芬太尼）。

住院救护措施通常包括降低心肌收缩力（抗高血压药和β受体阻断药）以阻止夹层进展、监测动脉内压力，以及手术修复（如果需要）。

急性动脉闭塞

急性动脉闭塞是指动脉血流突然阻塞，最常见的原因是外伤、栓子或血栓形成。缺血发作的严重程度取决于闭塞的部位和阻塞周围侧支循环的情况。血栓引起的血管闭塞是动脉粥样硬化的并发症。栓子导致的闭塞可能提示心律失常，尤其是心房颤动。

思考

为什么心房颤动会使患者发生栓塞的风险增加？

动脉闭塞可能继发于钝性或穿透性损伤，而且往往与长骨骨折有关。这些损伤不同于血管内壁损伤和血管完全断裂。闭塞通常是显而易见的，因为在组织或四肢中没有任何血液循环的迹象。

当血块脱落并进入动脉系统时，发生栓塞。血块一直在血管中移动直至到达血管内的狭窄处，这些狭窄处通常位于动脉的分支处。外周动脉中90%的栓子源于心脏。因此，了解患者的心脏病史（如心律失常、心肌梗死、近期动脉手术或心瓣膜性疾病）有助于确诊栓塞性闭塞，特别是患者对侧肢体具有正常脉搏、无临床症状时。栓塞性闭塞最常见于腹主动脉、股总动脉、腘动脉、颈动脉、肱动脉和肠系膜动脉（图21-124）。

血栓通常是动脉粥样硬化导致的，常发生在血管严重狭窄的部位。与栓子不同，血栓通常随时间推移而发展。随着血栓的增大，侧支循环的供血也会被阻塞，导致进行性缺血。缺血性疼痛的部位往往与闭塞的部位有关。

- **腹主动脉末端**：髋部或下肢疼痛。
- **髂动脉**：臀部或患侧髋部疼痛。
- **股动脉**：患侧小腿跛行（痉挛样疼痛）。
- **肠系膜动脉**：严重的腹部疼痛。

如果严重缺血持续，会发生肌肉坏死。血栓闭塞最常见于男性、吸烟者和60岁以上人群。有些部位常见动脉粥样硬化（血栓性）闭塞（图21-125）。

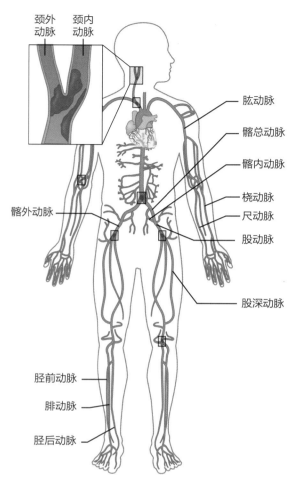

图 21-124　栓塞性动脉闭塞的常见部位

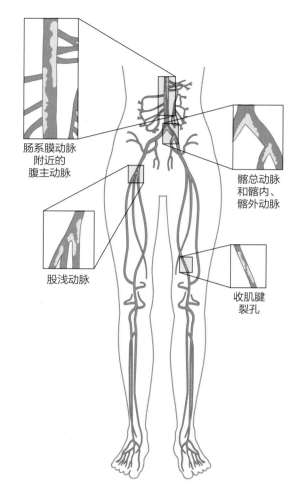

图 21-125　动脉粥样硬化闭塞的常见部位

体征和症状

不管闭塞部位在何处，都有相同的缺血体征和症状。这些体征和症状包括：

- 四肢疼痛剧烈、发作突然；或者因感觉异常，四肢疼痛消失；
- 皮肤苍白（也可能是斑驳的或发绀的）；
- 闭塞远端皮肤温度降低；
- 感觉功能和运动功能发生改变；
- 损伤远端脉搏减弱或消失；
- 受累血管内有杂音；
- 毛细血管充盈缓慢；
- 有时会出现休克（尤其是肠系膜血管闭塞时）。

注意

一些血管闭塞患者的两臂血压读数不等。两臂收缩压读数相差 15 mmHg 或以上提示血管病变（正常情况下两臂收缩压的差值为 5~10 mmHg。）

治疗

肢体急性动脉闭塞是一种严重且痛苦的疾病。如果不能在 4~8 小时恢复血流，闭塞可能危及四肢。受累肢体应该被固定和保护起来。此外，应立刻将患者送至医院请医师评估。对肠系膜动脉闭塞患者，应该通过给予氧气和静脉输液以防休克，也可以遵医嘱给予镇痛药以减轻疼痛。住院救治可能会采取抗凝治疗或纤维蛋白溶解疗法、使用球囊导管的动脉扩张术、栓子切除术、血管重建、肠切除或截肢。

非危重外周血管疾病

非危重外周血管疾病包括静脉曲张、血栓性浅静脉炎（见第 11 章）和急性深静脉血栓形成。在这些疾病中，深静脉血栓形成是唯一可能导致危及生命的肺栓塞的疾病。静脉血栓形成的诱发因素如下[43]：

- 主要因素：
  - 脊髓损伤后瘫痪；
  - 髋部、骨盆或长骨骨折；
  - 凝血功能障碍；
  - 多系统创伤；
  - 癌症（尤其是转移癌）；
  - 普通外科大手术或骨科手术。
- 其他因素：
  - 妊娠或生产后不久；
  - 避孕药或更年期雌激素治疗；
  - 年龄大于50岁；
  - 肥胖（风险加倍）；
  - 制动；
  - 家族史；
  - 遗传性凝血功能障碍；
  - 活动少（如长途飞行）。

急性深静脉血栓形成

急性深静脉血栓形成是一种常见的严重疾病。血流闭塞可能累及深静脉系统的任何部分。但下肢闭塞更为常见。深静脉血栓的危险因素包括近期下肢创伤、近期手术、高龄、近期心肌梗死、活动少、卧床制动、心力衰竭、癌症、既往血栓形成、口服避孕药、镰状细胞贫血和肥胖。急性深静脉血栓形成的体征和症状包括：

- 疼痛；
- 水肿；
- 发热；
- 红斑或蓝斑；
- 压痛。

治疗

急性深静脉血栓患者需要住院治疗。院前救护通常限于肢体抬高、制动和将患者交由医师评估。小腿的深静脉血栓形成不及大腿或骨盆处的深静脉血栓形成严重。后二者肺栓塞发生率更高。治疗方法包括卧床休息、给予抗凝血药物，少数情况使用纤维蛋白溶解药物，或者实施血栓切除术。

高血压

高血压是一种常见疾病。约30%的美国人患有高血压[44]。高血压通常是指体循环动脉血压增高

（收缩压大于130 mmHg，舒张压大于80 mmHg）[45]。高血压可根据血压水平、症状和干预需求的紧迫性分为两大类（**表21-10**和**框21-21**）：慢性高血压和高血压急症（包括高血压脑病）。高血压的常见原因是不遵医嘱停用药物或停止其他治疗。

思考

为什么患者不遵医嘱服用治疗高血压的药物？

表21-10 成年人（18岁或以上）血压类别[a]

类 别	血压（mmHg）	
	收缩压	舒张压
正常	<120	和 <80
上升	120~129	或 <80
高血压1期	130~139	或 80~89
高血压2期	>140	和/或 >90
高血压3期	>180	和/或 >120

[a] 是指没有服用抗高血压药物且无短期严重疾病的成年人。
资料来源：The facts about high blood pressure. American Heart Association website. https://www.heart.org/HEARTORG/Conditions/HighBloodPressure/GettheFactsAboutHighBloodPressure/The-Facts-About-High-Blood-Pressure_UCM_002050_Article.jsp. Updated March 14, 2018. Accessed April 4, 2018.

框21-21 高血压急症的体征和症状

精神状态改变
视力变化
心电图变化
鼻出血
头痛
恶心和呕吐
阵发性夜间呼吸困难
惊厥
气短

慢性高血压

慢性高血压对心脏和血管功能有不良影响。它使心脏承担了比正常血压时更多的工作，导致心肌肥大和左心衰竭。慢性高血压增加了动脉粥样硬化的进展速度，也相应地增加了心血管、脑血管和外周血管疾病的患病率，以及动脉瘤形成的风险。除了心力衰竭，慢性、难以控制的高血压通常还伴有

脑出血和卒中、心肌梗死、肾衰竭（由肾血管改变引起）、胸腹主动脉瘤形成。

慢性高血压心脏后负荷增加，心脏对此做出反应，逐渐增大。增大的心脏能够正常工作多年。但随着时间的推移，它不再能够维持足够的血流量，患者逐渐出现泵功能衰竭的症状。

任何与高血压相关的疾病，如肺水肿、主动脉夹层动脉瘤、妊娠子痫（见第46章）或卒中，都需要稳定病情和及时适当的治疗。伴随这些疾病的高血压通常是由一种原发疾病引起的。治疗原发疾病会使控制患者血压更加容易。然而，原发疾病可能很难纠正。存在某些疾病（如主动脉夹层动脉瘤）时，控制血压也是治疗疾病的关键。未治疗或未充分治疗的高血压会引发危及生命的状况，进而导致高血压急症。

高血压危象

高血压急症是指血压升高（收缩压大于180 mmHg，舒张压大于120 mmHg）导致器官发生严重且不可逆的损害的疾病。高血压危象是指血压升高导致器官发生严重且不可逆的损害的疾病的总称。有些病例发生时，没有高血压病史报告。高血压危象实际上分为2类：高血压急症和亚急症。高血压亚急症中，高血压似乎并没有引起终末器官损害的临床或实验室证据。然而，出现高血压急症时，终末器官损伤是明显的：如果血压没有立即降低，在几个小时内终末器官就会发生永久性损伤。最有可能面临风险的器官是大脑、心脏和肾脏。有1%~2%的高血压患者会出现这种不常见的情况[46]。

注意

在高血压急症中，侧向运动的神经体征，如偏瘫等，是很少见的。如果出现这些症状则提示可能是卒中。

资料来源：Sharma S, Anderson C, Sharma P, Frey D. Management of hypertensive urgency in an urgent care setting. *Journal of Urgent Care Medicine* website.https://www.jucm.com/management–of–hypertensive–urgency–in–an–urgent–care–setting/. Accessed April 6, 2018.

思考

大脑中液体渗漏如何影响颅内压和脑灌注压？

在许多情况下，高血压危象患者会出现非特异性体征和症状，包括头痛、头晕或呕吐。当累及心脏时，可能会出现呼吸困难、胸痛、心律失常或晕厥。

高血压急症可引起或加重的病情有：高血压伴心肌缺血、高血压伴主动脉夹层、高血压伴肺水肿、高血压性脑出血、毒血症、高血压脑病和肾衰竭。高血压脑病是血压升高引起颅内压升高导致的。

持续性高血压导致脑损伤（高血压脑病）。它使大脑的血液和氧气供应减少（脑灌注不足）。它也破坏了构成血脑屏障的组织，导致液体渗入脑组织。高血压脑病的症状可从最初的剧烈头痛、恶心、呕吐、失语、一过性失明，在几小时内迅速发展为惊厥、恍惚、昏迷及死亡。这类疾病非常危急，需要立即将患者转运到医疗机构进行救治。治疗的目的是迅速降低血压并加以控制，使脑血流量恢复正常。如果血压下降过快，可能会导致终末器官（心、肾、脑）梗死。

高血压急症患者的院前救护包括：
- 支持性治疗；
- 使患者保持镇静；
- 氧气疗法（如果需要）；
- 使用静脉导管以保持静脉通畅；
- 心电活动监测；
- 快速转运。

在大多数情况下，对高血压急症的药物治疗并不是在院前环境下开始的。然而，如果患者是重症高血压脑病或无法快速转运，医师可能会建议给予抗高血压药，如拉贝洛尔。这些药物可引起小动脉血管扩张，降低血压。

第24节　特定心脏疾病

除了导致冠状动脉疾病的动脉粥样硬化，还有许多其他心脏疾病。这些疾病包括心瓣膜疾病、感染性心脏病和先天性心脏病（见第46章）。

心瓣膜疾病

心瓣膜疾病是指任何导致一个或多个瓣膜结构或功能异常的心脏疾病。累及的瓣膜包括二尖瓣、主动脉瓣、三尖瓣或肺动脉瓣。二尖瓣和三尖瓣控制心房和心室之间的血液流动。肺动脉瓣控制血液从心脏流向肺。主动脉瓣控制心脏和主动脉之间的血液流动，从而控制血流通过血管到达身体的其他部位。当其中的一个或多个瓣膜变窄、变硬或增厚时，瓣膜无法完全打开或关闭，使血液流动方向发生改变。狭窄的瓣膜迫使血液流至其他相邻的腔室，无法正常关闭的瓣膜使得血液回流至先前的心室（图21-126）。瓣膜缺陷会引起心脏增大、增厚，导致心肌丧失弹性，增加肺栓塞或卒中的风险。

注意

瓣膜通常是非常纤薄且柔软的。然而，在疾病过程中，如冠状动脉疾病或心脏肥大，瓣膜可以变厚、变硬。瓣膜狭窄常伴随着钙化和动脉粥样硬化型病变（瓣膜病变）。

心瓣膜疾病可以是先天性的。它可能是慢性的，也可能是急性的。根据瓣膜和病程，体征和症状可能类似于心力衰竭的症状，包括心悸伴或不伴胸痛、乏力、头晕或晕厥、体重增加。如果心瓣膜疾病的病因是细菌感染（如心内膜炎），可能还会出现发热症状。治疗方法包括使用抗生素控制感染、使用抗凝血药物以防止血栓形成、使用球囊扩张扩大狭窄的瓣膜、插入瓣膜夹，有时采用手术置换心脏瓣膜。院前救护主要是支持性的，包括补充氧气

（如果患者呼吸困难或缺氧）、心电活动监测、静脉输液和请医师评估。

感染性心脏病

感染性心脏病是由血管内病原体污染引起的。感染会损害心脏的肌肉和瓣膜。感染也会导致栓子形成，栓子能够到达脑、肾、肺或腹部。3种常见的感染性心脏病是心内膜炎、心包炎和心肌炎。多数感染性心脏病患者也有基础心脏病或心瓣膜疾病。感染性心脏病的院前救护主要是支持性的。

注意

风湿热可导致心脏炎症及损伤心脏瓣膜（风湿性心脏病）。风湿热是由A族链球菌（GAS）感染引起的，如链球菌性咽喉炎或猩红热。大多数情况下，对A族链球菌感染正确的诊断和适当的抗生素治疗能够预防急性风湿热。大多数A族链球菌感染患者对抗生素治疗的反应良好。

资料来源：Cunningham MW. Pathogenesis of group A streptococcal infections. *Clin Microbiol Rev.* 2000；13（3）：470–511.

心内膜炎

心内膜炎是指病原微生物直接侵袭心内膜而引起的感染性疾病。心内膜炎通常是由进入血液的细

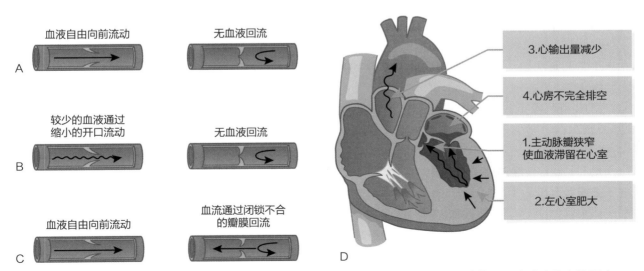

图 21-126 心脏瓣膜缺陷的影响。A. 正常的瓣膜；B. 狭窄的瓣膜；C. 闭锁不全的瓣膜；D. 主动脉狭窄的影响

菌引起的（细菌性心内膜炎或感染性心内膜炎）。发生心内膜炎的危险因素包括静脉注射毒品、永久性中心静脉通路、既往瓣膜手术、近期牙科手术和心脏瓣膜功能减退。感染性心内膜炎的发病率随着静脉注射阿片类药物增加而上升[47]。有心瓣膜疾病或风湿热病史的患者也是心内膜炎的高危人群。该病的并发症包括心房颤动、血栓、脑脓肿、中枢神经系统改变、心力衰竭、肾小球肾炎、黄疸、严重心脏瓣膜损伤和卒中。

注意

草绿色链球菌是一种口腔中常见的细菌，50% 的细菌性心内膜炎都是由它引起的。因此，对高危患者进行牙科手术或涉及呼吸道、泌尿或肠道的外科手术时，常预防性应用抗生素。

资料来源：Ashley EA，Niebauer J. *Cardiology Explained*. London，England：Remedica；2004.

心内膜炎可能发展缓慢，也可能突然发作。体征和症状包括：

- 尿液颜色异常；
- 寒战（常见）；
- 多汗（常见）；
- 乏力；
- 发热（常见）；
- 关节疼痛；
- 肌肉酸痛；
- 盗汗；
- 指甲或趾甲病变（甲下裂片状出血）；
- 皮肤苍白；
- 手掌和足底发红、无痛的皮肤斑点（詹韦损害）；
- 指腹和趾腹上发红、疼痛的结节（奥斯勒结节）；
- 运动后气短；
- 足部、腿部、腹部肿胀；
- 虚弱无力；
- 体重减少。

心内膜炎的治疗包括通过血培养以识别引起该疾病的细菌、长期静脉注射抗生素，在某些特殊情况下可能会进行瓣膜置换手术。

心包炎

心包炎是指心包膜发生的炎症反应。它通常是病毒感染的并发症。心包炎最常见于 20~50 岁的男性[48]。心包炎与自身免疫性疾病、癌症（包括白血病）、AIDS、甲状腺功能减退、肾衰竭、风湿热和肺结核等疾病相关。虽然心包炎的病因常常不明（特发性心包炎），但可能的致病因素包括心肌梗死（心肌梗死后心包炎），损伤（包括胸部、食管、心脏手术或创伤），免疫抑制药、心肌炎及胸部放射治疗。体征和症状包括：

- 踝部、足部及腿部肿胀（偶发）；
- 焦虑；
- 卧位呼吸困难（湿啰音、呼吸音减弱）；
- 心包发炎、不断摩擦心脏引起的胸痛（疼痛可能会辐射到颈部、肩部、背部或腹部；深呼吸和平躺常会加重疼痛，疼痛随咳嗽和吞咽加重；胸膜炎性胸痛，坐直、身体前倾通常可以缓解疼痛）；
- 心包摩擦；
- 干咳；
- 乏力；
- 发热；
- 十二导联心电图变化：弥漫性 ST 段抬高，PR 段压低，J 点抬高。

注意

这些十二导联心电图的变化是"心肌梗死"的假象。所有导联的 ST 段抬高，提示心包炎。

心包炎可由影像学（超声波心动图）进行诊断评估。治疗心包炎通常使用镇痛药、抗生素、非甾体类抗炎药、皮质类固醇和利尿药。如果伴有心脏功能下降或心脏压塞，则需要行心包穿刺术。大多数患者会在 2~3 个月内完全康复。然而，心包炎可能会复发。

心肌炎

心肌炎是指心肌炎症性病变。它是一种罕见的疾病，由病毒、细菌或真菌感染心脏引起。化学物质暴露、变态反应或炎性疾病，如类风湿性关节炎或结节病，也会导致心肌炎。心肌炎引起的免疫反应会损害心肌，使心肌变厚、肿胀和无力，从而出现心力衰竭的症状。部分心肌炎患者无症状。在另一部分患者中，相关体征和症状包括：

- 心搏异常，有时会导致晕厥；
- 剧烈的胸痛；
- 发烧和感染的其他症状（头痛、肌肉酸痛、咽喉痛、腹泻、发疹）；
- 关节疼痛或肿胀；
- 腿部肿胀；
- 气短；
- 尿量减少。

心肌炎可能导致心肌损伤。如果心肌受损，则患者可能会需要治疗心力衰竭。治疗心律失常可能需要使用抗心律失常药物和植入心脏起搏器或植入型心律转复除颤器。患者可能完全恢复，也可能患有永久性心力衰竭，这取决于心脏受损的严重程度。

第 25 节 心肌病

心肌病是指以心肌形态、结构和功能异常为特点的疾病。它常与心脏泵血不足或其他心脏功能问题有关。常见的病因有酗酒和使用可卡因、化疗药物、妊娠、遗传缺陷、淀粉样变、终末期肾病、病毒感染、长期高血压、营养缺乏和系统性红斑狼疮。心肌病可分为 3 种主要的类型[49]。

- 扩张型心肌病（最常见的类型）的特征是心室扩大，并伴有心室收缩功能减退，不能有效地泵血。许多疾病都会导致这种类型的心肌病，包括冠状动脉疾病、类风湿性关节炎、肌营养不良和 HIV 感染。
- 限制型心肌病以心室舒张功能异常为特征，表现为限制性充盈障碍的心肌病。限制性心肌病最常见的病因是淀粉样变（心肌组织中淀粉样蛋白质异常沉积）和心肌瘢痕化。这类心肌病通常发生在心脏移植之后。
- 肥厚型心肌病是以心肌肥大、室间隔非对称性肥厚、舒张期充盈异常及左心室流出道受阻为特征的心肌病。这类心肌病是遗传性的。许多年轻患者的首诊症状是心律失常导致的突然晕厥，甚至死亡。肥厚型心肌病是年轻运动员死亡的主要原因。运动员平时看起来很健康，但可能会在剧烈运动时猝死（图 21-127）[50]。

体征和症状

部分心肌病患者在疾病早期无体征和症状。体征和症状通常会随着病情的发展出现。相关体征和症状包括：

- 用力时，甚至休息时都会感觉呼吸困难；
- 腿部、踝部和足部肿胀；
- 腹胀伴液体潴留；
- 乏力；
- 心搏不规则，感到心动过速、搏动强或心脏颤动；
- 眩晕、头晕、昏厥。

心肌病的治疗要依据患者的年龄、总体健康状

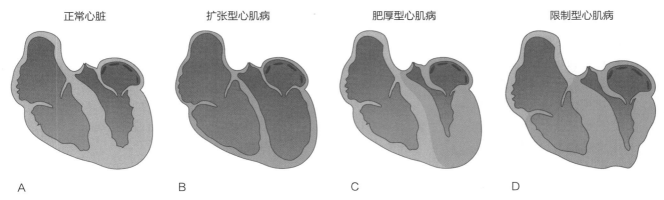

图 21-127 心肌病的 3 种类型。A. 正常的心脏；B. 扩张型心肌病的特点是 4 个腔室全部扩大；C. 肥厚型心肌病的特点是左心室肥厚；D. 限制型心肌病的特点则是左心室容积变小

况、疾病的特定类型和严重程度来进行。通常可以使用药物来改善心脏功能、防止血栓形成和液体潴留。这些药物包括血管扩张药、洋地黄、血管紧张素转换酶抑制药、抗凝血药和利尿药。这些药物对治疗扩张型心肌病效果良好，至少在最初阶段效果很好。对由病毒感染引起的心肌病，这些药物可能不是很有效。对限制性心肌病患者，这些药物的作用可能特别有限。如果发展为终末期心力衰竭，则需要进行心脏移植。

第 26 节　处理心脏突发事件的技巧

本节介绍应对心脏突发事件的程序、技术和设备，包括基础生命支持、机械心肺复苏设备、监测除颤器（手动型、全自动型、半自动型）、植入型心律转复除颤器、可穿戴式心脏复律除颤器、机械循环支持装备、同步电复律、经皮心脏起搏。本节还概述了高级心脏生命支持系统中关于心脏停搏的处置方法。同时，建议读者回顾前文介绍的心律失常和药物治疗程序。

团队心脏复苏方法

基于团队的心肺脑复苏方法的重点不仅仅是自主循环恢复。心肺脑复苏的首要目标是让患者出院时神经系统功能完好并能够恢复良好的生活质量。许多 EMS 机构已经采用了美国心脏协会（AHA）基于团队的复苏方法，称为赛道维保式团队复苏[51]。这种方法将高质量心肺复苏的要素与闭环沟通和结构化的团队复苏方法结合，以改善心搏骤停患者的存活率。这一方法的关键是落实高质量心肺复苏的要求并进行质量审查：

1. 在复苏过程中尽量提高按压分数；

2. 将胸外心脏按压的速率保持在 100~120 次 / 分；

3. 保持胸外心脏按压深度至少 5 mm；

4. 按压后胸部可快速和充分回弹；

5. 避免过度通气。

复苏小组以全美运动汽车竞赛协会（NASCAR）赛车中发展起来的高效能团队为蓝本。NASCAR 维修工作人员只需几秒钟即可完成工作，并最大限度地保证参赛者赢得比赛的机会。每个团队成员都具有特定的角色，拥有特殊的工具，并且经过培训，有明确分工，可以最大限度地发挥其绩效。院前心

搏骤停复苏小组的分工协作在许多方面与上述团队相似，但必须更加灵活，因为复苏小组的构成在整个救援过程中都会发生变化。心肺脑复苏小组的成员的角色因现场情况而异，可能涉及 2 名或更多成员。通常，心肺脑复苏小组成员将扮演以下角色。

- **组长**。负责协调复苏并监督团队成员工作。
- **呼吸道管理人员**。建立和维持呼吸道，保证氧合和通气。
- **按压人员**。进行有效的胸外心脏按压并实时反馈效果。
- **心电监测仪 / 除颤器操作人员**。对心电活动进行监测和除颤的人（监测和按压的位置每 2 分钟交替一次，以防止疲劳并最大限度地提高按压质量）。
- **通过血管通路给药的人员**。建立静脉通路或骨髓腔通路，给药。

在现场每名成员都有明确的分工，从而避免现场混乱。这种方法可最大限度地提高工作效能和提高复苏成功率。心肺脑复苏小组必须不断评估复苏效果，以便于持续改进。后期可对监视数据进行分析，可以为团队提供相关的客观数据，提高绩效，改善患者预后[51-52]。

基础心脏生命支持

美国心脏协会的报告称，2016 年院外发生的心搏骤停超过 350000 例。在这些患者中，有 12% 存活到出院，46.1% 接受了旁观者心肺复苏[53]。基础心脏生命支持为心搏骤停的患者提供血液循环和呼吸，直至获得高级心脏生命支持。胸外心脏按压被认为是影响心搏骤停患者存活率的关键因素[54-55]。早期心肺复苏可以使心搏骤停患者存活人数增加 1 倍或 2 倍[10]。高质量心肺复苏的要素包括：

- 从胸外心脏按压开始心肺复苏；
- 胸外心脏按压速度为 100~120 次 / 分；
- 胸外心脏按压深度至少 5 cm；
- 确保两次胸外心脏按压之间胸部充分回弹；
- 尽量不要中断胸外心脏按压（保持较高的按压分数）；
- 避免过度通气。

多项研究表明，对于有旁观者或有可电击复律的患者，在开始几分钟不通气的情况下连续按压，存活率和神经系统功能的结局都比较好[56-58]。另有

一些文献显示，传统的按压通气比30：2与连续胸外心脏按压心肺复苏相比，效果更好[59]。但是很明显，任何旁观者心肺复苏与改善患者预后有关[60]。按压分数至少应为60%，且胸外心脏按压中断不超过10秒。2015年美国心脏协会（AHA）的指南指出，可电击复律的院外心搏骤停患者最多可以接受200次连续按压，并辅以被动吸氧和气道辅助装置（Ⅱb类）[2]。心搏骤停常与心血管疾病有关，并随心室颤动或心室停搏发生。心搏骤停也可能由非心脏原因引起，如中毒、药物过量、吸入毒品、外伤和异物阻塞呼吸道。对于心搏骤停成人患者，心肺复苏时按压通气比例为30：2。

与胸外心脏按压有关的血液循环生理学

在心肺复苏过程中，有2种影响血液流动的机制。第一种是直接压迫胸骨和脊柱之间的心脏，使心室内的压力增加，从而向肺部和其他器官供血。第二种机制（被认为比直接压迫心脏的作用更大）是心肺复苏期间胸膜腔内压的增加。胸膜腔内压的增加使左心成为血液通道。胸廓充分回弹是有效心肺复苏的关键。而胸廓不完全回弹使胸膜腔压力增加，减少静脉回流、冠状动脉灌注压和心肌血流。其他目前未知的机制也可能发挥一定作用。人工血液循环只能产生正常心输出量的20%~30%[61]。

多年来，人们一直在研究改良心肺复苏的方法。这些方法包括同时进行胸外心脏按压和通气、腹部按压与同步通气、通过充气抗休克服增强心肺复苏、插入式腹部加压、连续腹部捆扎加压，以及胸外按压的活塞机制。然而，还没有替代方法已被证明能够改善生存率或血液循环。图21-128介绍了美国心脏协会提出的心肺复苏的标准。

机械心肺复苏设备

各种机械装置（如负荷分配带、活塞）都被用来产生胸外心脏按压效果。最主要的功能是在胸部减压期间降低胸膜腔内压，从而改善静脉回流到心脏。某些装置能够为心搏骤停患者提供胸外心脏按压和同步通气（图21-129）。这些装置适用于人员有限、需长时间心肺复苏（如低温引起心搏骤停）和移动救护车（AHA级Ⅱb）等情况。必须对应急救护团队成员进行培训，学会使用这些装置，以尽量减少在复苏期间中断胸外心脏按压。这些装置是为成年患者设计的。

阻抗阈值装置（ITD）有一个压敏阀，在胸外心脏按压后胸廓回弹过程中限制进入胸腔的空气量，从而增加胸内负压，而不妨碍吸气或呼气。阻抗阈值装置可与高级人工气道或密封严密的面罩一起使用。它既可以与常规心肺复苏术一起使用，也可以作为主动加压减压心肺复苏术的辅助手段。

阻抗阈值装置的净效应包括：

· 流向心脏的血液增加；
· 流向大脑的血液增加；
· 收缩压加倍；
· 到达医院时患者的生存率提高；
· 除颤成功的概率增加。

美国心脏协会将ITD归为Ⅱb级干预，仅与常规心肺复苏术一起使用时，对患者既无益处也无危害。

主动加压减压心肺复苏术和阻抗阈值装置

主动加压减压心肺复苏术是需要将一个手持式吸盘装置放置在胸骨上。救护员向下按压该装置以按压胸部，然后在减压阶段主动将吸盘向上拉。此动作在胸廓回弹时产生负压，并增加返回心脏的静脉血液，从而增加心输出量。主动加压减压心肺复苏术与阻抗阈值装置结合被认为可以改善血液流动。一些研究表明，这种技术对神经系统功能恢复可能比传统的心肺复苏术更好，但是需要更多的研究来提供确凿的证据。因此，2015年美国心脏协会建议指出，如果有适当的设备和并经过培训，它可以替代常规心肺复苏术（Ⅱb类）[62]。

监测除颤器

心脏监测除颤器分为手动监测除颤器或自动体外除颤器。后者可能是半自动或全自动的。救护员应熟悉本地EMS机构或社区环境中使用的监测除颤器。

手动监测除颤器

不同制造商生产的监测除颤器有不同设计和性能。但所有监测除颤器都包括：

· 电极贴片；
· 除颤器控制部件；
· 同步开关；

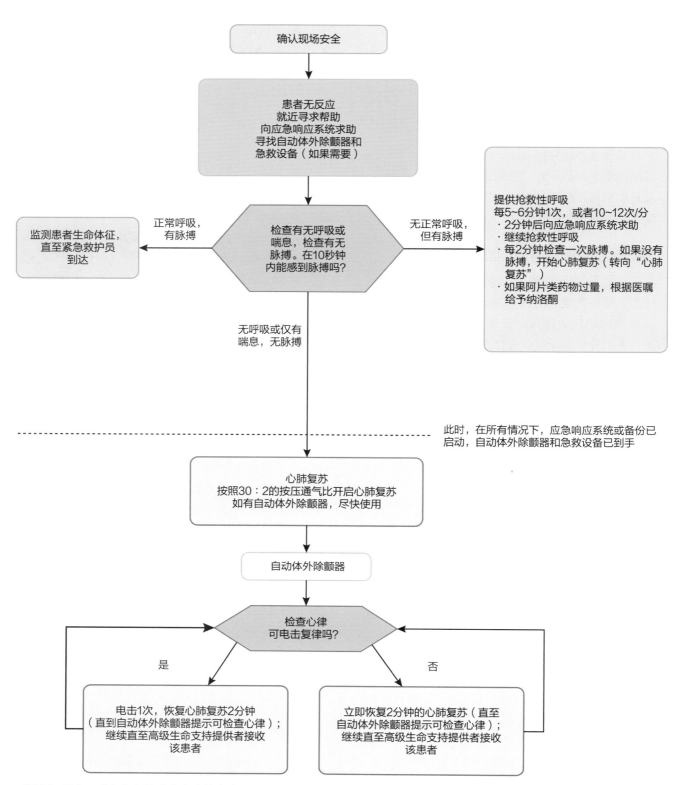

图 21-128 成人患者基础生命支持方案

资料来源: Circulation. 2017; 135: e1115-e1134.

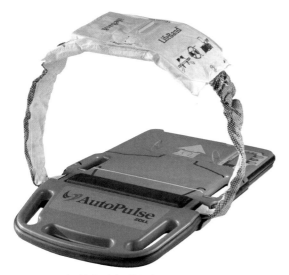

图 21-129　机械心肺复苏设备

- 示波器;
- 电缆线和导联线;
- 监测控制部件。

此外, 一些手动监测除颤器有些特殊的功能, 如数据记录、经皮心脏起搏和十二导联心电活动监测和数据传输。

自动体外除颤器

自动体外除颤器 (图 21-130) 可分析心电信号, 评估心电波的频率、振幅和形状。自动体外除颤器主要供未接受过专门除颤训练的人使用的, 这样就增加了心搏骤停紧急情况下能够使用除颤器的人数。自动体外除颤器适用于成人和儿科患者 (见第 47 章)。

所有自动体外除颤器都是将 2 个具有黏性的监测除颤垫 (电极) 和相连的电缆连接到患者身上。自动体外除颤器的大多数部件具有可编程的模块、数据记录器和语音提示。所有操作者都应该熟悉所属 EMS 系统使用的自动体外除颤装置。此外, 他们应该遵循制造商的建议。

注意

有许多社区急救人员除颤计划使用自动体外除颤器。这些计划和其他公共场所的除颤计划 (例如, 用于机场、企业、学校和公共航空公司上的自动体外除颤器) 得到了美国心脏协会和其他组织支持的。美国 FDA 批准了某些家用自动体外除颤器的非处方销售。

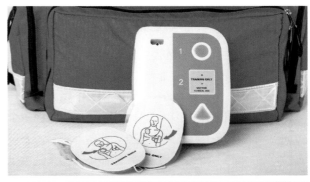

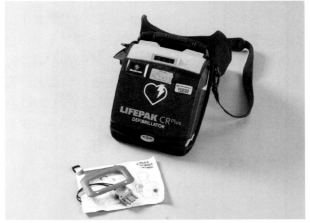

图 21-130　自动体外除颤器

全自动除颤器只需要操作者将除颤垫贴到患者胸部并打开开关, 自动体外除颤器的内部电路就会对心律进行分析。如果监测到可电击心律, 自动体外除颤器就会进行电击。

半自动除颤器要求操作者按下“分析”按钮分析心律, 按下“电击”按钮进行电击。只有当自动体外除颤器确定是可电击心律并且“建议”操作者按下“电击”按钮时, 操作者才能按下“电击”按钮。

思考

哪些安全措施仍然属于自动体外除颤器操作者的职责?

自动体外除颤器有以下 4 个安全特性。
1. 它们能分析心电波。
2. 它们有内置的滤波器来检查类 QRS 波群信号、无线电发射波、60 Hz 交流电干扰和电极接触不良或松动。
3. 大多数自动体外除颤器被设定为监测患者自发性运动、持续的心搏和血流, 以及他人对患者的移动。

4. 在发出电击提示前或进行电击前，他们会对心律进行多元评价。

双相性技术

以往心脏除颤采用单相波形技术，电流只向一个方向流动，即从正电极到负电极。这些除颤器需要极高的能量才能有效除颤。这些除颤器还需要大容量电池、储能电容器、电感器和大型高压机械设备。

大多数自动体外除颤器和植入式除颤器都采用双相波形技术。该技术通过测定胸壁阻抗来预估患者的能量需求，先后释放两个方向相反的电流脉冲，进行电击。这项技术能够有效地进行低能量除颤（115 J 和 130 J 的双相除颤的效果似乎与 200 J 和 360 J 的单相除颤的效果相当[63]）。在较低能量的情况下，双相电除颤比单相电除颤更有效。因此，自动体外除颤器（使用小型的电池）变得更小、更轻、更耐用，而且制造成本也较低。

第 27 节　除颤

除颤是指通过胸壁向心脏传递电流脉冲，目的是终止心室颤动和无脉性室性心动过速。同时，电击使大量的心肌细胞去极化。电击后，如果有 75% 的心肌细胞处于静息状态（去极化），那么正常的心脏起搏点可能会恢复放电。早期除颤的依据如下[9]：

- 心搏骤停初期最常见的心律是心室颤动；
- 心室颤动最有效的治疗方法是电除颤；
- 成功除颤的可能性随着时间的推移迅速下降；
- 心室颤动在几分钟内往往转化为心脏停搏。

现代除颤器的设计是通过电极贴片或衬垫向患者胸部提供电击。除颤器电容充电后，在短暂的可控的放电过程（5～30 毫秒）中将电流释放到患者体内。

注意

老式除颤器使用"速览"电极板，而不是现代的电极贴片或衬垫。如果使用电极板，应涂上电极膏或凝胶以减少阻力，并应以 90～100 N 的压力牢牢地固定在患者的胸部。

电极贴片

除颤器电极贴片应正确放置（图 21-131），使心脏（主要是心室）位于电流的路径上且心脏和电极之间的距离最小。这样可确保足够的电流通过心脏。骨不是良导体，因此电极贴片不应放在胸骨上方。根据美国心脏协会的建议，一个电极贴片应放置在右侧锁骨下、胸骨上的位置，另一贴片应放在乳头左侧、腋中线上[9]。前—后位、前—侧位、前—左肩胛和前—右肩胛的位置也可以。大多数制造商都生产供成年人和儿童用的电极贴片。成年用的电极贴片通常直径为 8～12 cm。儿童用的电极贴片直径为 4.5 cm，常用于 1 岁以下儿童。

胸壁对电流的阻力称为阻抗。阻抗受体型、骨骼结构、肤质、健康状况及其他因素影响。电阻越大，电流越小。干燥、未处理的皮肤阻抗很高。为了降低电阻，电极贴片涂有凝胶。必须注意防止胸壁两个导电区域之间的接触（桥接）。如果这两个区域接触，可能会导致皮肤表面烧伤，有效电流也可能会绕过心脏。即使操作无误，仍可能会导致轻微的皮肤损伤。

储存和释放能量

电能通常用焦耳（J）测量。由于除颤器电路中的损耗和电流穿过胸壁遇到的阻力，所传递的能量约占储存能量的 80%。目前美国心脏协会建议，初次除颤可尝试能量为 120～200 J 的双相电击（依照制造商的建议）或 360 J 的单相电击（框 21-22）[9]。第二次及随后的电击所用能量可以与第一次相同或更高。儿科患者的初次除颤能量通常为 2 J/kg（可接受范围为 2～4 J/kg）。之后除颤能量可大于或等于 4 J/kg，最大 10 J/kg[64]。

除颤程序

除颤的步骤因现场救护员的数量及在心脏停搏之前是否正在对患者进行监测而异。应进行胸外心脏按压，直到开始电击，并应在除颤后立即恢复胸外心脏按压。

1. 检测有无可电击心律。
2. 打开除颤器的电源。
3. 确保环境没有产生火花的危险，无可燃物质，并且氧气含量不高。

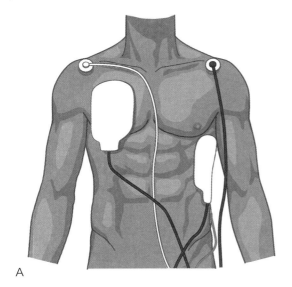

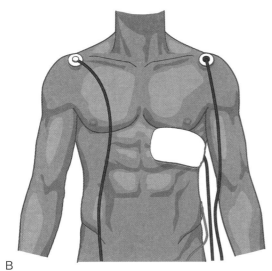

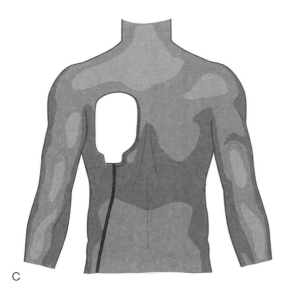

图 21-131 除颤器电极贴片的正确放置。A. 显示前—侧位放置；B、C. 显示前—后位放置

框 21-22 双序贯除颤

　　对于难治性室颤，有研究将双序贯除颤作为替代传统除颤的一种改良方法。进行双序贯除颤时，除颤器操作员将第二组电极片连接到患者身上（将第一组电极片留在原处）并以不同的向量电击。如果此次电击不能让患者摆脱心室颤动，则将第二台监测除颤器连接到第一组电极板上，同时使用 2 台机器以最大能量对患者进行除颤。虽然这项技术有发展前景，但并非没有争议。操作者应了解、遵循本地相关指南。注意：为防止同时电击可能对除颤器造成损坏，某些 EMS 程序建议在第一和第二除颤器施加 2 次电击之间间隔 1 秒时间。

资料来源: Cortez E, Krebs W, Davis J, Keseq DP, Panchal AR. Use of double sequential external defibrillation for refractory ventricular fibrillation during out-of-hospital cardiac arrest. *Resuscitation*. 2016; 108: 82-86.

4. 在患者的胸部贴上除颤垫，如果肢体导联尚未连接，则选择电极贴片。

5. 双相除颤器选择能量 120~200 J，而单相除颤器选择能量 360 J（遵照制造商的建议）。

6. 按下除颤器上的"充电"按钮。

7. 在除颤器充电时继续进行心肺复苏。

8. 除颤器充满电后，在每次电击之前应坚定而迅速地发出以下指令：

　▪ "我数 3 时电击！"

　▪ "一，二，三，都让开。"（在按下"电击"按钮之前，请环视四周以确保无人接触患者）

9. 按下"电击"按钮。

10. 从胸外心脏按压开始恢复心肺复苏。

11. 进行 5 个周期（2 分钟）的心肺复苏。

12. 检查心律。如果仍然存在心室颤动或心动过速，请立即为除颤器充电。

13. 重复步骤 8，同时以相同或更高的能量电击。

操作人员和人员安全

遵循以下规则，确保安全使用除颤器。

1. 在除颤之前，请确保所有人员都远离患者、床和除颤器。

2. 放电时请勿触摸患者。

3. 不要通过起搏器或植入式心脏复律除颤器发生器或硝酸甘油膏剂释放电流。除颤前，请去除硝酸甘油贴片。

4. 定期检查除颤器（包括电池），以确保除颤器能正常工作。使用时请遵照制造商的建议。

注意

胸外心脏按压和除颤是唯一被证明可增加心搏骤停患者存活率的治疗方法。除颤过程暂停会导致血液流动停止，影响神经系统功能恢复。手动除颤可在除颤过程中不间断地进行胸外心脏按压，可能提高复苏的成功率。最近的研究表明，除颤过程中泄漏给戴绝缘手套的医务人员的电量很低。尽管当前的指南将在除颤过程中暂停胸外心脏按压作为一种安全措施，但手动除颤可能会在心脏复苏中得到进一步应用。

资料来源：Wampler D, Kharod C, Bolleter S, Burkett A, Gabehart C, Manifold C. A randomized control hands-on defibrillation study—barrier use evaluation. *Resuscitation.* 2016; 103: 37–40; Deakin CD, Thomsen JE, Lofgren B, Petley GW. Achieving safe hands-on defibrillation using electrical safety gloves—a clinical evaluation. *Resuscitation.* 2015; 90: 163–167; and Lloyd MS, Heeke B, Walter PF, Langberg JJ. Hands-on defibrillation: an analysis of electrical current flow through rescuers in direct contact with patients during biphasic external defibrillation. *Circulation.* 2008; 117（19）：2510–2514.

特殊环境下使用除颤器

有时患者需要在特殊环境（如恶劣天气）下进行除颤。操作者和参与人员仍然需要遵守安全守则。但是，在特殊情况下，还可能需要采取特别的预防措施。

在潮湿的条件下，也可以对患者进行除颤，如在靠近水的区域、下雨或下雪的天气。患者胸部放置除颤电极部位之间应保持干燥。操作者的手也应尽可能保持干燥。在暴雨天气，最安全的做法是寻找避雨场所。

根据除颤器使用规范，除颤器可能无法在飞机上正常工作。此外，飞机上的无线电设备和监测除颤器之间可能会发生一些电磁干扰，反之亦然。这种干扰与除颤器和无线电设备之间的距离和角度有关。研究表明，电除颤在所有用于紧急医疗转运的旋翼飞机上都是安全的[65]。然而，进行电除颤时，救护员应该及时告知飞行员。此外，救护员应与飞行员沟通，确保飞机仪表免受电磁干扰。

第28节　植入式心脏复律除颤器

植入式心脏复律除颤器（ICD）通常用于有复发性、持续性室性心动过速或心室颤动风险的患者（图21-132）。在植入过程中，植入式心脏复律除颤器的各种导线通过血管（通常为锁骨下静脉）进入右心室或置于心外膜上。这些导线与双相除颤设备中脉冲发生器相连。ICD通过外科手术放置在患者腹部左上方（通常能够在患者皮肤下感觉到或看到发生器的轮廓）。当发生心动过缓时，导线通常用于传递电击、监测心律，如果出现心动过缓，有时可根据需要调整心脏搏动的速度。

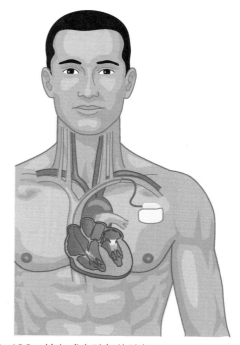

图21-132　植入式心脏复律除颤器

思考

植入式心脏复律除颤器适用于哪些患者？

植入式心脏复律除颤器通过监测患者的心律、心率和QRS波群的形态进行工作。当监测到的心室率超过预先设定的阈值时，植入式心脏复律除颤器会通过贴片产生6~30 J的电击以恢复正常的窦性心律。该装置需要10~30秒才能感知到室性心动过速或心室颤动，并在电击前给电容充电。如果除颤后仍未恢复到正常的窦性心律，植入式心脏复律除颤器再次充电，然后再次电击，最多可电击5次。

5次电击可能需要2分钟。如果5次电击后心动过速或心室颤动仍然存在，不会再进行电击。恢复较慢的心律（即窦性心律或室性自主心律）35秒以后，如果室性心动过速或心室颤动复发，植入式心脏复律除颤器能够再提供高达5次的电击。如果发生心动过缓，许多植入式心脏复律除颤器还提供紧急起搏。一种新型心脏复律除颤器有起搏导线，帮助严重心力衰竭患者同步心室收缩[66]。

思考

如果一位意识清醒的患者身上装有一种装置，该装置可根据心室节律反复放电，怎样才能减轻患者的不适与焦虑？

对于体内有植入式心脏复律除颤器的患者，救护员必须像他们没有这个装置一样进行治疗。如果患者出现心脏停搏或其他形式的不稳定病情，救护员都应该提供高级心脏生命支持。美国心脏协会针对救护有植入心脏复律除颤器的患者提出了4条建议[9]。

1. 如果救护员接触患者时正在放电，那么救护员也会感受到电击。然而，这种电击没有危险。被植入式心脏复律除颤器电击的感觉类似于接触到电流的感觉。

2. 植入式心脏复律除颤器能够避免传统的经胸部除颤电击造成的损伤。但是，在体外除颤后，应对心脏复律除颤器进行运行准备状态检查。

3. 如果患者体内有ICD，仍然存在心室颤动或室性心动过速，那么应该立即采取体外电击除颤，因为ICD很可能已经无法为心脏除颤。在初始的一系列电击完成后，只有出现一段时间非纤颤性心律复位时，植入式心脏复律除颤器才能重新开始工作。

4. 老式的植入式心脏复律除颤器使用电极贴片而非导线。这些电极覆盖了心外膜表面的一部分。它们可能会减少经胸电击传到心脏的电流量。因此，如果使用能量高达360 J的经胸电击仍无法对植入式心脏复律除颤器患者除颤，应立即改变胸部电极的位置。经胸电击应重复进行。不同的电极位置可能会增加经胸壁的电流，促进除颤。

因为使用磁体能够控制植入式心脏复律除颤器停用及启用，所以植入式心脏复律除颤器患者应远离强磁体，防止设备意外关闭或重启。当植入式心脏复律除颤器无法正常工作时，可利用磁体关闭和重启。但使用手持磁体关闭或重启植入式心脏复律除颤器只能在医师指导下进行。

第29节　可穿戴式心脏复律除颤器

如果尚不明确高风险患者是否需要植入式心脏复律除颤器或存在禁忌证时，可以使用可穿戴的体外心脏复律除颤器。体外心脏复律除颤器像背心一样，紧贴皮肤，仅在洗澡时才能卸下。背心中的电极持续监测心电活动。如果检测到威胁生命的心律，则发出听觉、视觉和触觉信号，提醒患者即将电击。有意识的患者可以按电池组上的2个按钮来延迟电击。如果患者失去知觉或没有延迟电击，则在治疗电极上释放蓝色导电凝胶，并在25~60秒用75~150 J能量进行双相电除颤。听到提示信号后，救护员必须远离患者，以免被电击。可穿戴式心脏复律除颤器最多可发出5次电击。据报道，植入式心脏复律除颤器除颤成功率为69%~99%[67]。与植入式心脏复律除颤器不同，可穿戴除颤器既不检测也不治疗心动过缓。它被批准用于儿童和成年人。

如果救护员到达，并且患者意识清醒并被电击（胸部会出现蓝色凝胶），可在不影响救护的情况下继续将背心穿在身上。如果需要使用带有监测部件的除颤器，请在电击前将电池组从监测部件中拉出。救护员应将体外除颤器、电池和充电器与患者一起运送到医院。

第30节　机械循环支持设备

机械循环支持设备现在通常用于治疗严重的心力衰竭，作为心脏移植的桥梁（桥接移植），作为非移植候选患者替代治疗方法。这些装置可支撑左心室或右心室或二者恢复组织血液循环，从而改善器官功能[68]。两种常见的机械循环支持装置是左心室辅助装置和全人工心脏。

左心室辅助装置

左心室辅助装置是一种由电池驱动的植入式

泵，越来越多地被用作不符合移植条件或等待移植的患者的替代治疗。该装置使左心室收缩增强而不是取代左心室收缩。这个装置是通过手术植入的。血泵用一根管子将血液从左心室抽出，然后导入主动脉。一根电缆从腹壁延伸到体外，在那里它与泵的电池和控制系统连接（图21-133）。

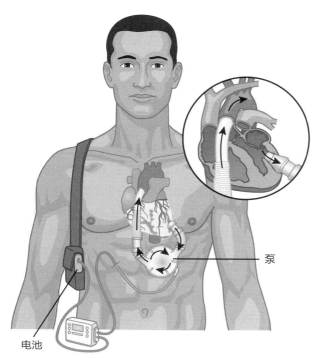

电池

泵

图21-133 左心室辅助装置

常见的并发症是电源断开和电缆故障。二者都会使泵停止工作。因此，患者需要备用控制器和电池。其他可能的并发症包括感染、内出血、血栓、快速性心律失常、卒中和心力衰竭（见第51章）。

注意事项

左心室辅助装置承担左心室的泵送功能，但因为提供持续的血流量，所以使用该设备的患者没有可触及的脉搏或可测量的血压。测量血压可能需要多普勒探测仪。由于提供持续血流的左心室辅助装置中的脉压降低，只有大约50%的患者可以获得无创血压读数[69]。皮肤颜色、呼气末二氧化碳、温度和毛细血管再灌注也可用于评估组织灌注。在这些患者中，如果脉搏血氧饱和度异常或无法检测到，则应认为是不可靠的。然而，如果血氧饱和度在正常范围内，则应认为是可靠的[69]。

尽管心室颤动或室性心动过速继续发展，但一些左心室辅助装置患者不会失去意识，因为血泵可维持足够的血流量使大脑灌注。是否进行心脏复律或除颤取决于患者的灌注能否维持意识和对其他组织的灌注。一些左心室辅助装置患者也植入了一个心脏复律除颤器，在心室颤动或室性心动过速时可以除颤。对无意识、左室肥厚、平均动脉压小于50 mmHg、呼气末二氧化碳水平低于20 mmHg（插管患者）且无脉搏的患者，应启动胸外心脏按压。美国心脏协会的专家共识指出："如果左心室辅助装置经受过训练的人明确确认，并且患者没有生命迹象，则应进行旁观者CPR，包括胸外心脏按压。"如果可行，超声心动图也可用于评估灌注。

患者和家属通常都很了解左心室辅助装置。救护携带左心室辅助装置患者应按照以下步骤操作[70]：

1. 检查电源，然后评估患者意识、呼吸道和呼吸水平。
2. 听诊心音。如果血流连续流动，会听到"呼呼"声。
3. 心电监测。
4. 评估设备发出的警报。
5. 电脑控制器（通常在患者腰部周围）有一个彩色标签，指示设备类型和紧急情况下呼叫的资源编号。有些机构会提供一个彩色编码的资源指南，以帮助进行故障排除。
6. 开始大口径静脉输液。
7. 尝试评估无创平均动脉压。多普勒超声（如果有）也可以用来估测平均动脉压。给血压袖带放气，多普勒超声听到第一个声音时是平均动脉压。通过平均动脉压评估灌注的充分性。可接受的平均动脉压因设备而异，范围为65~85 mmHg。
8. 将患者转运至最近的医疗机构。
9. 将左心室辅助装备随患者送到医院。
10. 请患者的重要同伴一同前往，以帮助排除途中设备的故障。

全人工心脏

全人工心脏取代了两个心室。植入全人工心室时，心室被切除。右泵连接右心房和肺动脉，左泵连接左心房和主动脉。外部气动驱动器驱动泵。目前，3 种可用的设备中只有 1 种适合患者出院后回家使用。全人工心脏用于终末期心力衰竭。全人工心脏与左心室辅助装置有几个不同之处。患者的心电图描记将是一条平坦的直线，因为没有心室；但是，应该有一个可触及的脉搏。听诊时应能感受到收缩压和舒张压，还会听到两个心音，而且声音通常足够大，不用听诊器就能听到。由于没有心电图描记，不建议对这些患者进行心电监测，以避免误认为是心脏停搏心律。图 21-134 显示了对这些患者的紧急救护方案。

第 31 节　同步电复律

同步电复律（或抗休克）用于终止除心室颤动、无脉性室性心动过速之外的心律失常。除颤（非同步电复律）可在任何时间电击。与此相反，同步电复律是在心动周期 R 波达到峰值后大约 10 毫秒时进行电击，以避开心室易损的相对不应期。同步电复律可以减少终止心律失常所需的能量，也可以降低引发心室颤动的可能性。

当除颤器处于同步模式时，心电图上会显示一个标记，表示能量在心动周期的何处被释放。这个标记应该出现在 R 波上；如果不是，救护员应该选择另一导联。如果标记没有出现，则可能需要调整心电图尺寸。同步电复律的步骤如下：

1. 考虑使用镇静药。
2. 打开除颤器（单相或双相）。
3. 将监测导联固定到患者身上（白色导联固定在右边，红色导联固定在肋骨，剩下的导联固定在左肩），并确保正确显示患者的心律。
4. 按下"同步"按钮进入同步模式。
5. 在 R 波上寻找指示同步模式的标记。
6. 如有必要，调整心电监测仪增益直到同步标记出现在每一个 R 波中。
7. 选择适当的能量。
8. 将电极贴片固定在患者身上（胸骨顶端）。
9. 告知复苏小组成员："给除颤器充电。"
10. 按下除颤器上的"充电"按钮。
11. 除颤器充满电后，在每次电击前，用强有力的声音坚定地说出下列指令：
    ▪ "我数到 3 时电击。"
    ▪ "请大家远离患者。"（环视四周，确保无人接触到患者或担架。尤其要注意正在提供通气的人员。该人员的手不应该接触通气辅助装置，包括气管导管。停止给氧或停止胸腔闭式引流。在按下"电击"按钮前，再检查一下自己）。
12. 按下"电击"按钮。
13. 检查心电监测仪。如果心动过速持续存在，根据电复律程序逐步增加电击能量。
14. 每次同步电复律之后重置同步模式，因为大多数除颤器默认恢复到非同步模式。如果心脏复律引起心室颤动，这种默认模式允许立即电击。

第 32 节　经皮起搏

经皮心脏起搏也称为体外心脏起搏，是治疗心动过缓的有效方法。经皮心脏起搏设备已被美国心脏协会批准用于紧急治疗心动过缓。

人工心脏起搏

人工心脏起搏器向心脏传递重复的电流脉冲（图 21-135）以替代人体自己的心脏起搏器。人体自己的心脏起搏器有可能堵塞或功能失调。对药物（如阿托品）治疗无效的不稳定心动过缓（小于 50 次 / 分），可采取经皮心脏起搏。但经皮心脏起搏在低温下禁用，也不建议用于治疗心肺停搏[7]。

经皮心脏起搏有 2 种模式：非按需（异步）起搏和按需起搏。大多数设备都提供这 2 种模式。异步起搏器以设定的速率定时提供电刺激，与患者自身的心脏活动无关。这类起搏装置没有按需起搏器常用，因为它们可能会在心动周期易损期放电（产生 R-on-T 现象）。异步模式只有当心电图上的伪差影响心电监测仪感知患者心搏时，作为最后的手段采用。异步起搏也可用于抑制心动过速（如尖端扭转型室性心动过速）。只有在控制心律失常的其他方式都无效时，才会尝试异步起搏。

按需起搏能够感知患者的 QRS 波群。该起搏器仅在需要时提供电刺激。按需起搏模式比异步起搏模式更安全。当起搏器感知到心脏的搏动时就会停止。如果没有感知到搏动时，起搏器就会以一定的

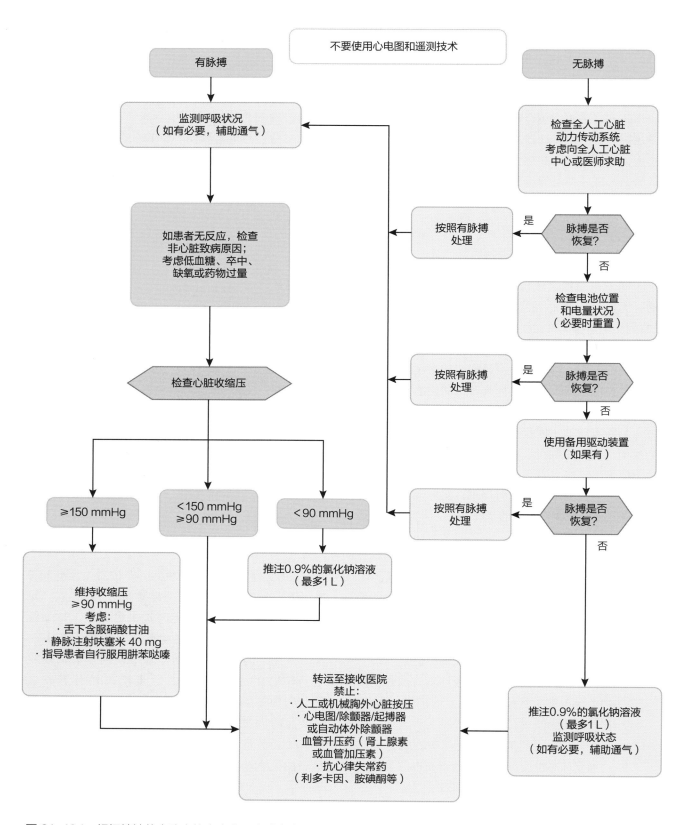

图 21-134 根据精神状态改变的完全人工心脏患者的反应实施救护

资料来源：*Circulation*. 2017；135：e1115-e1134.

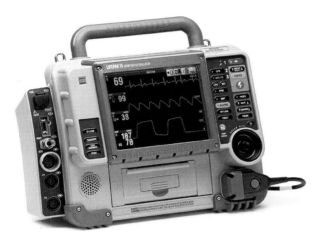

图 21-135 手提式监测除颤器

速率释放起搏刺激。该装置通常以 60~70 次 / 分的速度放电，速度可根据需要增加到 80 次 / 分或 90 次 / 分。电流按增量增加，从 0 mV 开始，直到出现电子夺获和机械夺获，一般不超过 50 mA。电流应比电子夺获、机械夺获时的值高 2 mA。通常情况下，此时患者的临床状况（血压、意识水平、皮肤颜色和体温）开始改善。

注意

电子夺获意味着每一次起搏刺激后都会产生一个大的 QRS 波群，这表明心室收缩。机械夺获则发生在电子捕获产生相关的冲动时。

救护员应该确保示波器上的每一个起搏尖峰都紧随着一个宽 QRS 波群和宽 T 波。如果没有，应逐渐增加电流，直到出现连续的夺获。可惜的是，运动伪差常常使通过心电图确认电子夺获非常困难。监测起搏装置产生的心脏机械功能的唯一准确的方法是每一个 QRS 波群都存在一次起搏脉冲。因此，救护员必须不断监测患者的脉搏。救护员应该在患者右侧评估患者的脉率和血压，以尽量减少肌电伪差造成的干扰。

经皮心脏起搏的步骤

经皮心脏起搏的步骤如下：

1. 考虑使用镇静药。
2. 准备所需的设备。
3. 向患者解释具体步骤。
4. 对患者进行心电图监测。

5. 获取患者的基本生命体征。
6. 连接肢体导联并采用起搏电极。当相同的垫片可同时用于除颤和起搏时，通常置于除颤的位置。垫片也可以置于前后位（左侧胸骨下和左肩胛下）。
7. 选择起搏模式。
8. 选择起搏频率（通常为 80 次 / 分），设置电流（以 0 mV 开始，然后增加电流直到获得心室夺获）。
9. 启动起搏器，观察患者及心电图。
10. 视情况输出心电图纸带。
11. 继续监测患者并提出进一步的治疗方案。

注意

和同步电复律一样，选择"起搏模式"应导致内在心搏波形上出现光标记。救护员应该确保发生这种情况，使他们知道按需模式已经被激活并能正常工作。

适应证和禁忌证

在院前环境下，经皮心脏起搏的主要适应证是不稳定的心动过缓，对阿托品无反应和起搏器无效。心脏起搏很少对心脏停搏起效。对于有开放性伤口或胸部烧伤的患者，或者身体潮湿的患者，不建议进行心脏起搏。

思考

为什么在经皮心脏起搏期间患者要尽量减少运动？

电极放置

电极的正确放置是有效进行体外起搏的关键之一。如前所述，当相同的垫片可同时用于除颤和起搏时，通常置于除颤的位置；或者，将负电极放置在胸骨左侧。电极应尽可能靠近心脏最强搏动点。正电极直接置于负电极背后，位于左肩胛下方。当电极不能后置时，正电极可以放置在患者乳头左侧、腋中线上（两电极均放置在身体前部可能会产生明显的胸部肌肉抽搐）。电极应放置在清洁、干燥且无局部创伤或感染的皮肤上。

意识清醒的患者在经皮心脏起搏过程中很可能会感到有一些疼痛和不适。这与肌肉收缩的强度和施加电流的大小有关。一般情况下，应给患者提供镇痛或镇静药物。

第33节　心脏停搏和心源性猝死

临床实践表明，如果患者在院前环境下未能复苏，那么他存活的概率很小。即使患者在急诊室暂时苏醒过来，情况也是这样（框21-23）。快速识别病症并在现场进行适当的治疗有助于提高患者存活率。心脏停搏时最优先的事项是有效的心肺复苏和快速除颤（如有必要）。相比之下，建立血管通路和高级人工气道处理是次要的，绝不能延误最优先事项。

框 21-23　复苏相关术语

- **复苏：** 通过努力，使处于完全心脏停搏状态的患者恢复自主脉搏和呼吸的技术。
- **存活：** 患者心肺复苏后能存活到出院。
- **自主循环恢复：** 恢复自发性的循环，不是偶尔出现的喘气声，或者偶然而短暂的心搏或动脉波形。恢复自主循环的患者可能生存也可能无法生存。

资料来源：Cummins RO, Chamberlain DA, Abramson NS, et al. Recommended guidelines for uniform reporting of data from out-of-hospital cardiac arrest: the Utstein Style. A statement for health professionals from a task force of the American Heart Association, the European Resuscitation Council, the Heart and Stroke Foundation of Canada, and the Australian Resuscitation Council. *Circulation.* 1991; 84: 960-975; and Perkins GD, Jacobs IG, Nadkarni VM, et al. ILCOR consensus statement. Cardiac arrest and cardiopulmonary resuscitation outcome reports: Update of the Utstein resuscitation registry templates for out-of-hospital cardiac arrest. *Circulation.* 2014.

在急症心脏监护领域，很多研究正在进行中。一些研究使用多种药物来改善复苏后心脏和神经系统的预后。相当大一部分患者恢复了心脏功能，但没有恢复意识。因此，心脏停搏后如何改善脑灌注引起了人们的兴趣。这类研究可能会研发出多种应用于复苏的新型药物。

自主循环恢复后的救护

一些患者在经历心搏骤停后存活且自主循环恢复（ROSC）。在这种情况下，救护的主要目的是重建器官和组织的有效灌注。理想情况是患者保持清醒、有意识的状态。患者也可能是昏迷的，但仍然有可能恢复良好的神经系统功能。美国心脏协会建议采取措施改善预后。具体方法包括低温治疗、改善血流动力学和通气、通过冠状动脉介入术实现冠状动脉再灌注[1]。

改善血流动力学和通气

为避免心搏骤停后恢复自主循环的患者发生缺氧，可使用最高氧气浓度，直到可以测量到动脉血氧饱和度或 PaO_2。美国心脏病协会建议以 10~12 次/分的频率开始通气，并进行滴定，使呼气末二氧化碳分压为 30~40 mmHg 或二氧化碳分压水平为 35~45 mmHg[9]。

注意

滴定吸入氧浓度分数（FiO_2）和监测血氧饱和度时，只要血氧饱和度可以达到 94% 或更高就可以。血氧饱和度为 100% 时可适当降低 FiO_2。自主循环恢复后不久，患者可能会出现外周血管收缩，使通过脉搏血氧仪测定血氧饱和度变得困难或不可靠。在这种情况下，确定滴定 FiO_2 之前可能需要在院内对动脉血进行采样。

资料来源：2015 American Heart Association Guidelines for Cardiopulmonary Resuscitation and Emergency Cardiovascular Care. *Circulation.* 2015; 132: S313–S314.

应静脉输液、血管活性药物和正性肌力药物，以调节血压、心输出量和全身灌注。在终末器官灌注不足（如意识水平降低）的情况下，如果心脏停搏后收缩压低于 90 mmHg，应考虑静脉推注 1~2 L 0.9% 的氯化钠溶液。如果输液无效，应使用去甲肾上腺素、肾上腺素或多巴胺等药物[10]。

通过冠状动脉介入术实现冠状动脉再灌注

如前所述，所有恢复自主循环的患者应被转送到可以提供有效复苏后救护的医疗机构中。应尽快获取十二导联心电图。这些救护手段包括通过冠状动脉介入术实现冠状动脉再灌注、低温治疗和其他提高心脏停搏后存活率的方法。

低温治疗

2015 年美国心脏协会的指南建议，对无法执行指令的心脏停搏幸存患者进行目标温度管理。对患者进行复苏后，再灌注会引发一系列化学反应。这些化学反应可持续长达 24 小时，可能导致大脑严重炎症。保持躯体温度在 32~36℃ 会降低颅内压，降低大脑新陈代谢的速度，以及降低大脑的耗氧量。此外，有观点认为，适度低温可以抑制许多与再灌注损伤相关的化学反应，包括自由基产生、兴奋性氨基酸释放和钙移位[71]。美国心脏协会特别建议不要在院前环境中对恢复自主循环的患者进行常规低温治疗并快速静脉输注冷液。在这种情况下，可能会发生肺水肿、心脏再次停搏。尚无保证患者院前安全降温的措施[10]。

第 34 节 终止复苏

卫生保健专业人员应提供基本生命支持和高级心脏生命支持，这是他们的职责，但下列情况例外：

- 当一个人已经死亡，并且具有显著的不可逆的死亡临床症状时；
- 当尝试进行心肺复苏会使救护员面临身体损伤的危险时；
- 当患者或其家属表示不再需要心肺复苏时。

在院前环境下，终止复苏应遵循当地 EMS 机构和医疗机构的规定。这些规定应该考虑到预先指示

证据显示

日本研究人员回顾了 2005—2012 年 25 万多例旁观者目击的心脏停搏病例，以确定复苏的持续时间。他们计算了 4 组神经系统功能恢复完好的患者（可电击复律或不可电击复律的心律，以及有无旁观者心肺复苏）的院前复苏时间。他们发现各组之间的统计学差异不大。然而，他们的主要发现是，在可电击复律心律组中，抢救复苏应持续 40 分钟。

资料来源：Nagao K, Nonogi H, Yonemoto N, et al. Duration of prehospital resuscitation efforts after out-of-hospital cardiac arrest. *Circulation*. 2016; 133（14）：1386–1396.

和终止心肺复苏的指令。在任何时候，如果提供一份预先声明（如书面声明、生前遗嘱或永久授权书等），表明患者放弃心肺复苏急救，则救护员应遵循既定的协议或立即与医疗机构协商（见第 6 章）。

对一些涉及成人患者，在院前环境下可适当地终止复苏。美国 EMS 医师协会支持这一做法，并发布官方立场声明，列出了现场终止复苏的标准和理由[72]。

美国心脏协会建议，符合下列所有标准时，可以考虑终止复苏[1]：

- EMS 人员没有发现心脏停搏；
- 没有进行任何电击；
- 转运前未恢复自主循环。

最后，异常的临床特征（如溺水、深低温、低龄、毒素、电解质紊乱、药物过量等）都能够表明应该持续进行复苏。在院前环境下，是否终止复苏应听从医疗机构的指导。

终止复苏的程序

急救现场终止复苏的程序因规定不同而异。救护员必须遵循医疗机构的指令。当终止复苏被认为是合适的选择时，救护员应联系医疗机构传递以下信息：

- 患者的病情；
- 从晕厥到实施心肺复苏术的时间；
- 从晕厥到首次除颤的时间；
- 最初的心律；
- 心脏停搏的原因；
- 对复苏术有无反应；
- 20 分钟的心肺复苏后呼气末二氧化碳水平低于 10 mmHg；
- 家属对病情的判断，对终止复苏表示抗拒或不确定。

在整理这些信息并告知医疗机构的同时，救护员应注意留存记录事件发展的相关文件（包括心电图纸带）。这些文件有助于总结急救过程及为改进 EMS 质量。

思考

你刚在患者家中终止了心肺复苏。你能够联系到什么资源来帮助家属？

注意事项

除了满足患者的需求外，救护员还必须考虑到家属的悲伤情绪，给予安慰和心理支持。

不同机构提供支持服务也不同。通常会指派一名救护员（或其他 EMS 人员）看护家属一段时间。

有时也会安排转诊至社区医院。

在现场，执法人员的职责包括现场确定是否需要法医检查患者。对死亡原因存疑时，或者当患者的私人医师拒绝或不愿签署死亡证明时，都可能会将患者交给法医。救护员必须熟悉当地和联邦政府关于在这种情况下报告院外死亡和患者遗体处置的法律。

你知道吗

安慰沉浸在悲痛中的人

在急救现场，向家属、朋友及亲人宣布患者死亡的消息是很艰难的。除了要确保家属的隐私，下列指南可能会对处理这种情况有所帮助。

应该说什么

· 坦白真实的情况（例如："很遗憾地通知您，（×××）已经去世了"）。

· 表达你的关心（例如："对此我感到很痛心"）。

· 提供实际的帮助（例如："告诉我，我能帮你做点什么"）。

不应该说什么

· "我了解你的感受。"

· "你应该感激你还拥有的。"

· "这都是上天的安排。"

· "他去了更好的地方。"

· "都结束了，都会过去的。"

心怀同情之心聆听

· 接受并理解失去亲人的悲痛。

· 愿意静静地坐下来陪伴。

· 让丧失亲人的家属谈谈他们的亲人是怎么去世的。

· 给予安慰而非尽可能减少损失。

提供实际的帮助

· 联系邻居或其他家属。

· 如有必要，确保丧失亲人的家属有合适的交通工具离开。

资料来源：Segal J，Smith M. Coping with grief and loss：understanding the grieving process. Helpguide.org website.https://www.helpguide.org/. Accessed April 5，2018.

总结

· 心血管疾病高风险因素包括高龄、男性、糖尿病、高血压、高胆固醇血症、高脂血症、肥胖症、久坐的生活方式和遗传因素。预防策略包括改变生活方式，如戒烟、锻炼、减体重、合理饮食，以及高血压和高胆固醇筛查。

· 左冠状动脉向心肌供给约 85% 的血液，右冠状动脉负责输运其余部分。心脏的泵血作用是心房和心室有节律的交替收缩和舒张的结果。每搏输出量是指一次心搏中由一侧心室射出的血流量。每搏输出量取决于前负荷、后负荷和心肌收缩力。心输出量是指每分钟一侧心室输出的血液量。

- 除了心脏本身，自主神经系统的副交感神经和交感神经是影响心率、传导性和收缩能力的主要因素。交感神经冲动使肾上腺髓质分泌肾上腺素和去甲肾上腺素进入血液循环。
- 影响心脏功能的主要电解质是钙离子、钾离子、钠离子和镁离子。细胞内外之间的电位差用 mV 表示。当细胞处于静息状态时，细胞内外电位差称为静息膜电位。钠钾泵将钠离子泵出细胞，同时将钾离子泵入细胞。细胞膜上有专门的通道，允许特定离子或离子组通过。
- 神经细胞和肌肉细胞能够产生动作电位。这种特性被称为兴奋性。细胞膜上任一点的动作电位都可以引发兴奋过程。这个过程沿着细胞膜传导给下一个细胞。
- 心脏传导系统由 2 个结和 1 个传导束组成。2 个结中，一个是窦房结，另一个是房室结。
- 迷走神经引起的副交感神经兴奋主要影响窦房结和房室结，使心动减缓。交感神经兴奋则能增加心率和心肌收缩力。
- 心电图是记录心脏电活动变形的图形，是由心房和心室的去极化和复极化产生的。
- 院前环境下，通常通过 II 导联或 V_1 导联常规监测心律。这些是监测心律失常最合适的导联，因为它们能够显示 P 波。记录心电图的图纸是标准化的，以便于对心电图波形进行比较分析。
- 正常心电图由 P 波、QRS 波群和 T 波组成。P 波是心电图上的第一个正向偏转。P 波代表心房去极化。PR 间期是电冲动通过心房和房室结传导直到心室去极化开始所需的时间。QRS 波群表示心室去极化的过程。ST 段代表右心室和左心室复极化的早期。T 波代表心室复极化。复极化发生在心室收缩末期。QT 间期是指从心室去极化开始（QRS 波群的起点）直到心室复极化结束（T 波终点）的时间。
- 心电图分析的步骤是依次分析心率、心律、QRS 波群、P 波和 PR 间期。
- 源自窦房结的心律失常包括窦性心动过缓、窦性心动过速、窦性心律不齐和窦性停搏。大多数窦性心律失常是迷走神经张力增加或减少的结果。
- 源自心房的心律失常包括游走心律、房性期前收缩、阵发性室上性心动过速、心房扑动和心房颤动。房性心律失常的常见原因包括心力衰竭或二尖瓣结构异常引起缺血、缺氧和心房扩张。
- 当窦房结和心房因缺氧、缺血、心肌梗死和药物毒性等因素而无法产生去极化所需的电冲动时，房室结或周围区域的组织可起到下级起搏点的作用。源于房室结的心律失常包括房室交界区性期前收缩、房室交界区性逸搏或逸搏心律，以及加速性房室交界区性心律。
- 室性心律失常可危及生命。室性心律失常通常是由心室自律性增强或折返机制造成的。源自心室的心律失常包括室性逸搏或逸搏心律、室性期前收缩、室性心动过速、心室颤动和人工心室起搏器心律。
- 十二导联心电图可用于识别与心肌缺血、损伤和心肌梗死有关的变化；区分室上性心动过速和室性心动过速；确定电轴和分支传导阻滞的存在；确定束支传导阻滞的存在。
- 电冲动在心脏传导系统的传导发生延迟或阻断称为心脏传导阻滞。心脏传导阻滞的原因包括房室交界区组织缺血、房室交界区组织坏死、传导系统的退行性疾病电解质紊乱和药物毒性。传导障碍导致的心律失常包括一度房室传导阻滞、二度 I 型房室传导阻滞、二度 II 型房室传导阻滞、三度房室传导阻滞、心室内传导阻滞、无脉性电活动、预激综合征。
- 心血管疾病患者常见的主诉有胸痛或不适，也包括肩部、手臂、颈部或颌部的疼痛或不适，呼吸困难，晕厥，心搏异常或心悸。救护员应询问疑似患有心血管疾病的患者是否有服用处方药，特别是心脏病药物。救护员也应该询问患者是否因重病正在接受治疗，患者是否有心肌梗死、心绞痛、心力衰竭、高血压、糖尿病或慢性肺部疾病的病史。此外，救护员还应询问患者是否有任何变态反应或心脏病的其他危险因素。

- 对心血管疾病患者进行初步评估后，救护员应视诊患者的皮肤、颈静脉扩张情况、是否存在水肿或提示心脏病的其他表征。救护员应听诊肺部呼吸音、心音和颈动脉杂音，还应触诊脉搏、皮肤温度及湿度。

- 动脉粥样硬化是一种以中、大动脉内膜脂类异常堆积，管腔逐渐变窄为特征的疾病过程。它对血管有两大影响。第一，破坏血管内膜，导致血管弹性丧失及血凝块形成增加；第二，粥样斑块减小了血管直径，进而减少了组织的血液供应。

- 心绞痛是心肌缺血、缺氧的一种症状。心绞痛是由心肌氧气供需失衡引起的。院前救护包括安排患者休息；如果血氧饱和度小于94%，给予吸氧；启动静脉注射治疗；给予硝酸甘油，也可能加用吗啡；监测患者心电活动，确认是否存在心律失常；送患者至医院进行评估。

- 当冠状动脉血管阻塞，血液不能到达心肌时，发生急性心肌梗死，导致由受累动脉供血的心肌区域缺血、坏死。心肌梗死导致的死亡通常由致死性心律失常（室性心动过速、心室颤动和心脏停搏）、泵衰竭（心源性休克和心力衰竭）或心肌组织破裂（心室、室间隔或乳头肌组织破裂）造成。一些急性心肌梗死患者，特别是老年人，只有呼吸困难、晕厥或意识混乱的症状。然而，70%~90% 的急性心肌梗死患者常出现胸骨下胸痛。2 个或以上相邻导联显示 ST 段抬高大于或等于 1 mV 提示急性心肌梗死。可是，一些患者梗死时没有产生 ST 段抬高。其他疾病也可导致 ST 段抬高。疑似心肌梗死患者的院前救护包括安排患者休息，选择舒适体位；如果血氧饱和度小于94%，给予吸氧；多次反复评估生命体征和呼吸音；启动 0.9% 的氯化钠溶液或乳酸盐林格液静脉输注以保持静脉通畅；监测心电活动，确认有无心律失常；给药，如硝酸甘油、吗啡和阿司匹林；进行纤维蛋白溶解治疗的筛查；将患者转运到合适的医院。

- 当左心室排出血量减少时，发生左心衰竭。这会导致血液反压进入肺循环，引起肺水肿。院前救护的目的是减少静脉回流到心脏、改善心肌收缩力、减少心肌耗氧量、改善通气和氧合，以及迅速将患者转运至医疗机构。收缩性心力衰竭和舒张性心力衰竭可能表现不同。

- 当右心衰竭时，发生右心衰竭，导致血液反压进入体循环静脉。右心衰竭本身通常不是急症，除非合并肺水肿或低血压。

- 心源性休克是心脏泵功能衰竭的极期表现。它通常是由广泛性心肌梗死引起的。即使进行积极治疗，心源性休克的病死率仍高达 70% 或更高。心源性休克患者应迅速转运到医疗机构。

- 心脏压塞是由于心包腔内液体过多引起心包腔内压力增加而导致的心室充盈缺损。

- 腹主动脉瘤通常无临床症状。如果血管出现裂口，出血初期可能被腹膜后组织填塞，因此 EMS 到达时患者血压可能是正常的。然而，如果破裂发展到腹腔，就可能发生大规模致死性出血。

- 急性主动脉夹层动脉瘤是最常见的主动脉重症。可发生在主动脉的任何区域。然而，大多数夹层动脉瘤都发生于升主动脉。体征和症状取决于内膜撕裂的部位，也取决于夹层形成的范围。在院前环境中，对疑似主动脉夹层动脉瘤患者，治疗目标是缓解疼痛及立即转运到医疗机构。

- 急性动脉闭塞是指动脉血流突然阻塞。闭塞最常见的原因是外伤、栓子或血栓形成。栓塞性闭塞最常见于腹主动脉、股总动脉、腘动脉、颈动脉、肱动脉和肠系膜动脉。缺血性疼痛的位置与闭塞的部位有关。

- 非关键性外周血管的情况包括静脉曲张、血栓性浅静脉炎和急性深静脉血栓形成。这些疾病中，深静脉血栓形成是唯一可能导致危及生命的肺栓塞的疾病。

- 高血压通常被定义为体循环动脉血压增高（收缩压大于 120 mmHg，舒张压大于 80 mmHg）。慢性高血压对心脏和血管功能有不良影响。高血压需要心脏比正常血压时承担更多的工作，导致心肌肥大和左心衰竭。慢性未受控制的高血压会导致脑出血、卒中、心肌梗死和肾衰竭。

- 高血压危象是指血压升高（收缩压大于180 mmHg，舒张压大于120 mmHg），如果不及时治疗，会在数小时内导致严重的、不可逆转的终末器官损伤。最有可能处于危险状态的器官是大脑、心脏和肾脏。一般来说，诊断的依据是终末器官功能的改变和血压上升速度，而不是血压水平。

- 心瓣膜疾病是指任何导致一个或多个瓣膜结构或功能异常的心脏疾病。当一个或多个瓣膜变小、变硬或增厚（狭窄的），瓣膜无法完全开放或关闭时，血液流动方向发生改变。

- 感染性心脏病包括心内膜炎、心包炎和心肌炎。并发症可能很严重，可能包括心力衰竭。

- 心肌病是以心肌形态、结构和功能异常为特征的疾病。心肌病分为3种主要的类型：扩张型心肌病、限制型心肌病和肥厚型心肌病。

- 心脏监测除颤器分为手动监测除颤器和自动体外除颤器。除颤通过胸壁向心脏传递电流脉冲，目的是终止心室颤动和无脉性室性心动过速。

- 植入式心脏复律除颤器监测患者的心律。当监测到的心室率超过预先设定的阈值，植入式心脏复律除颤器通过贴片产生约6~30 J的电击，试图恢复正常的窦性心律。

- 同步电复律是在心动周期的R波峰值后10毫秒进行电击，避开了心室相对不应期。同步电复律可以减少终止心律失常所需的能量，也可以减少引起心室颤动的可能性。

- 经皮心脏起搏是治疗心动过缓有效方法。正确放置电极是有效进行体外起搏的关键。

- 临床实践证明，如果患者在院前环境下未能复苏，那么他存活的概率很小。即使他们在急诊室暂时复苏了，情况也是如此。院前环境下终止复苏应符合医疗机构制定的标准。

参考文献

[1] National Center for Chronic Disease Prevention and Health Promotion, Division for Heart Disease and Stroke Prevention. Heart disease facts. Centers for Disease Control and Prevention website. https://www.cdc.gov/heartdisease/facts.htm. Updated November 28, 2017. Accessed April 5, 2018.

[2] Kleinman ME, Brennan EE, Goldberger ZD, et al. Part 5: Adult basic life support and cardiopulmonary resuscitation quality: 2015 American Heart Association Guidelines Update for Cardio-pulmonary Resuscitation and Emergency Cardiovascular Care. *Circulation*. 2015; 132（18）（suppl 2）: S414–S435.

[3] Dalen JE, Alpert JS, Goldberg RJ, Weinstein RS. The epidemic of the 20th century: coronary heart disease. *Am J Med*. 2014; 127: 807–812.

[4] CARES survival report: all agencies/national data. myCARES website. https://mycares.net/sitepages/uploads/2017/2013–2016%20 Non–Traumatic%20National%20Survival%20Report. pdf. Pub– lished April 18, 2017. Accessed April 5, 2018.

[5] Zive D, Koprowicz K, Schmidt T, et al. Variation in out–of–hospital cardiac arrest resuscitation and transport practices in the Resuscitation Outcomes Consortium: ROC Epistry – Cardiac Arrest. *Resuscitation*. 2011; 82（3）: 277–284.

[6] Understand your risks to prevent a heart attack. American Heart Association website. http://www.heart.org/HEARTORG / Conditions/HeartAttack/UnderstandYourRiskstoPreventa HeartAttack/Understand–Your–Risks–to–Prevent–a–Heart–Attack_UCM_002040_Article.jsp#.WbRhwq2ZPOQ. Accessed April 5, 2018.

[7] Phalen T, Aehlert B. *The 12-Lead ECG in AMI*. 3rd ed. St. Louis, MO: Elsevier; 2012.

[8] ECG Guidelines. Part 6: Advanced Cardiac Life Support: Section 7: Algorithm Approach to ACLS Emergencies. *Circulation*. 2000; 102（suppl I）: I–140 – I–141.

[9] 2015 American Heart Association Guidelines for Cardiopul–monary Resuscitation and Emergency Cardiovascular Care. *Circulation*. 2015; 132.

[10] American Heart Association. *Advanced Cardiac Life Support Provider Manual*. Dallas, TX: American Heart Association; 2016.

[11] Junqueira LF. Teaching cardiac autonomic function dynamics employing the Valsalva（Valsalva–Weber）maneuver. *Adv Physiol Educ*. 2008; 32（1）: 100–106.

[12] Smith G, Boyle MJ. The 10–mL syringe is useful in generating the recommended standard of 40 mmHg intrathoracic pressure for the Valsalva manoevre. *Emerg Med Australas*. 2009; 21(6): 449–454.

[13] Appelboam A, Reuben A, Mann C, et al. Postural modification

to the standard Valsalva manoeuvre for emergency treatment of supraventricular tachycardias (REVERT): a randomised controlled trial. *Lancet*. 2015; 386 (10005): 1747–1753.

[14] de Caen AR, Maconochie IK, Aickin R, et al. 2015 International Consensus on Cardiopulmonary Resuscitation and Emergency Cardiovascular Care Science With Treatment Recommendations. *Circulation*. 2015; 132 (16) (suppl 1): S177–S203.

[15] American Heart Association. *2015 Handbook of Emergency Cardiovascular Care for Healthcare Providers*. Dallas, TX: American Heart Association; 2015.

[16] What are directacting oral anticoagulants (DOACs)? American Heart Association website. https://www.heart.org/idc/groups/heart-public/@wcm/@hcm/documents/downloadable/ucm_494807.pdf. Accessed April 5, 2018.

[17] NOAC, DOAC, or TSOAC: What should we call novel oral anticoagulants? Pharmacy Times website. http://www.pharmacytimes.com/contributor/sean-kane-pharmd/2016/09/noac-doac-or-tsoac-what-should-we-call-novel-oral-anticoagulants. Published September 19, 2016. Accessed April 5, 2018.

[18] Scheuermeyer FX, Pourvali R, Rowe BH, et al. Emergency department patients with AF or flutter and an acute underlying medical illness may not benefit from attempts to control rate or rhythm. *Ann Emerg Med*. 2015; 65 (5): 511–522.

[19] Hine LK, Laird NM, Hewitt P, Chalmers TC. Meta-analysis of empirical long-term antiarrhythmic therapy after myocardial infarction. *JAMA*. 1989; 262 (21): 3037–3040.

[20] Ewy GA. Cardiocerebral and cardiopulmonary resuscitation—2017 update. *Acute Med Surg*. 2017; 4: 227–234.

[21] Mehta C, Brady W. Pulseless electrical activity in cardiac arrest: electrocardiographic presentations and management considerations based on the electrocardiogram. *Am J Emerg Med*. 2012; 1 (30): 236–239.

[22] Bolvardi E, Pouryaghobi SM, Farzane R, Chokan NM, Ahmadi K, Reihani H. The prognostic value of using ultrasonography in cardiac resuscitation of patients with cardiac arrest. *Int J Biomed Sci*. 2016; 12 (3): 110–114.

[23] Huszar RJ. *Basic Dysrhythmias: Interpretation and Management*. 4th ed. St. Louis, MO: Elsevier; 2012.

[24] January CT, Wann LS, Alpert JS, et al. 2014 AHA/ACC/HRS guideline for the management of patients with atrial fibrillation. *Am J Coll Cardiol*. 2014; 130 (23): 2071–2104.

[25] Safaie A. Management of dysrhythmia in emergency department. *Emergency*. 2014; 2 (3): 147–149.

[26] National Highway Traffic Safety Administration. *National EMS Education Standards*. Washington, DC: Department of Transportation; 2009. DOT HS 811 077A.

[27] Page B. *Twelve-Lead ECG for Acute and Critical Care Providers*. St. Louis, MO: Brady; 2005.

[28] O'Gara PT, Kushner FG, Ascheim DD, et al. ACCF/AHA guideline for the management of ST-elevation myocardial infarction: a report of the American College of Cardiology Foundation/ American Heart Association Task Force on Practice Guidelines. *Circulation*. 2013; 127 (4): e362–e425.

[29] Klabunde R. *Cardiovascular Physiology Concepts*. 2nd ed. Philadelphia, PA: Lippincott Williams & Wilkins; 2012.

[30] 2012 ENA Clinical Practice Committee. Right-sided and posterior electrocardiograms (ECGs). Emergency Nurses Association website. https://www.ena.org/docs/default-source/resource-library/practice-resources/tips/right-side-ecg.pdf?sfvrsn=836f00e6_8. Updated September 16, 2013. Accessed April 5, 2018.

[31] Whinnery T, Forster EM. The first sign of loss of consciousness. *Physiol Behav*. 2017; 179: 494–503.

[32] Shen WK, Sheldon RS, Benditt DG, et al. ACC/AHA/HRS guidelines for the evaluation and management of patients with syncope: a report of the American College of Cardiology/American Heart Association Task Force on Clinical Practice Guidelines and the Heart Rhythm Society. *Circulation*. 2017; 136 (5): e60–e122.

[33] Kalanuria AA, Nyquist P, Ling G. The prevention and regression of atherosclerotic plaques: emerging treatments. *Vasc Health Risk Manag*. 2012; 8: 549–561.

[34] Marcus GM, Cohen J, Varosy PD, et al. The utility of gestures in patients with chest discomfort. *Am J Med*. 2007 Jan; 120 (1): 83–89.

[35] O'Connor RE, Ali AS, Brady WJ, et al. Part 9: acute coronary syndromes. *Circulation*. 2015; 132: S483–S500.

[36] Roule V, Ardouin P, Blanchart K, et al. Prehospital fibrinolysis versus primary percutaneous coronary intervention in ST-elevation myocardial infarction: a systematic review and meta-analysis of randomized controlled trials. *Crit Care*. 2016; 20 (1): 359.

[37] Kolte D, Khera S, Aronow WS, et al. Trends in incidence, management, and outcomes of cardiogenic shock complicating ST-elevation myocardial infarction in the United States. *J Am Heart Assoc*. 2014; 3 (1): e000590.

[38] National Model EMS Clinical Guidelines Version 2.0. National Association of State EMS Officials website. www.nasemso.org. Revised September 18, 2017. Accessed April 5, 2018. Pg. 98.

[39] Rosen P, Barkin R. *Emergency Medicine: Concepts and Clinical Practice*. 8th ed. St. Louis, MO: Mosby; 2014.

[40] Rahimi SA. Abdominal aortic aneurysm. Medscape website. http://emedicine.medscape.com/article/1979501-overview. Updated August 16, 2017. Accessed April 5, 2018.

[41] Wiesenfarth JM. Acute aortic dissection. Medscape website. http://emedicine.medscape.com/article/756835-overview#a5. Updated December 28, 2017. Accessed April 5, 2018.

[42] Kim HJ, Lee H-K, Cho B. A case of acute aortic dissection presenting with chest pain relieved by sublingual nitroglycerin.

Korean J Fam Med. 2013; 34（6）: 429–433.

［43］ Risk factors for venous thromboembolism（VTE）. American Heart Association website. http://www.heart.org/HEARTORG/Conditions/VascularHealth/VenousThromboembolism/Risk-Factors-for-Venous-Thromboembolism-VTE_UCM_479059_Article.jsp#.WchbdkyZPOQ. Updated February 7, 2018. Accessed April 5, 2018.

［44］ National Center for Chronic Disease Prevention and Health Promotion, Division for Heart Disease and Stroke Prevention. High blood pressure. Centers for Disease Control and Prevention website. https://www.cdc.gov/bloodpressure/index.htm. Updated February 16, 2018. Accessed April 5, 2018.

［45］ The facts about high blood pressure. American Heart Association website. https://www.heart.org/HEARTORG/Conditions/HighBloodPressure/GettheFactsAboutHighBloodPressure/The-Facts-About-High-Blood-Pressure_UCM_002050_Article.jsp. Updated March 14, 2018. Accessed April 5, 2018.

［46］ Varounis C, Katsi V, Nihoyannopoulos P, Lekakis J, Tousoulis D. Cardiovascular hypertensive crisis: recent evidence and review of the literature. *Front Cardiovasc Med.* 2017; 3: 51.

［47］ Sexton DJ, Chu VH. Infective endocarditis in injection drug users. UpToDate website. https://www.uptodate.com/contents/infective-endocarditis-in-injection-drug-users. Updated August 28, 2017. Accessed April 5, 2018.

［48］ What is pericarditis? American Heart Association website. http://www.heart.org/HEARTORG/Conditions/More/What-is-Pericarditis_UCM_444931_Article.jsp#.Wcm7RkyZOgQ. Updated December 12, 2017. Accessed April 5, 2018.

［49］ Cardiomyopathy. National Heart, Lung, and Blood Institute website. https://www.nhlbi.nih.gov/health-topics/cardiomyopathy. Accessed April 5, 2018.

［50］ Sharma GK. Arrhythmogenic right ventricular dysplasia（ARVD）. Medscape website. https://emedicine.medscape.com/article/163856-overview. Updated September 23, 2014. Accessed April 5, 2018.

［51］ Hopkins CL, Burk C, Moser S, Meersman J, Baldwin C, Youngquist ST. Implementation of pit crew approach and cardiopulmonary resuscitation metrics for out-of-hospital cardiac arrest improves patient survival and neurological outcome. *J Am Heart Assoc.* 2016; 5（1）: pii: e002892.

［52］ Pearson DA, Darrell Nelson R, Monk L, et al. Comparison of team-focused CPR vs standard CPR in resuscitation from out-of-hospital cardiac arrest: results from a statewide quality improvement initiative. *Resuscitation.* 2016; 105: 165–172.

［53］ Statistical update: out-of-hospital cardiac arrest. CPR & First Aid, Emergency Cardiovascular Care website. http://cpr.heart.org/AHAECC/CPRAndECC/General/UCM_477263_Cardiac-Arrest-Statistics.jsp. Accessed April 5, 2018.

［54］ Bobrow BJ, Spaite DW, Berg RA, et al. Chest compression-only CPR by lay rescuers and survival from out-of-hospital cardiac arrest. *JAMA.* 2010; 304（13）: 1447–1454.

［55］ Sasson C, Rogers AM, Dahl J, Kellerman AL. Predictors of survival from out-of-hospital cardiac arrest. *Circulation Cardiovasc Qual Outcomes.* 2010; 3（1）: 63–81.

［56］ Bobrow BJ, Clark LL, Ewy GA. Minimally interrupted cardiac resuscitation by emergency medical services for out-of-hospital cardiac arrest. *JAMA.* 2008; 299（10）: 1158–1165.

［57］ Bobrow BJ, Ewy GA, Clark L, et al. Passive oxygen insufflation is superior to bag-valve-mask ventilation for witnessed ventricular fibrillation out-of-hospital cardiac arrest. *Ann Emerg Med.* 2009; 54（5）: 656–662.

［58］ Kellum MJ, Kennedy KW, Barney R, et al. Cardiocerebral resuscitation improves neurologically intact survival of patients with out-of-hospital cardiac arrest. *Ann Emerg Med.* 2008; 52（3）: 244–252.

［59］ Zhan L, Yang LJ, Huang Y, He Q, Liu GJ. Continuous chest compression versus interrupted chest compression for cardiopulmonary resuscitation of non-asphyxial out-of-hospital cardiac arrest. *Cochrane Database Syst Rev.* 2017; 3: CD010134.

［60］ Ashoor HM, Lillie E, Zarin W, et al. Effectiveness of different compression-to-ventilation methods for cardiopulmonary resuscitation: a systematic review. *Resuscitation.* 2017; 118: 112–125.

［61］ Georgiou M, Papathanassoglou E, Xanthos T. Systematic review of the mechanisms driving effective blood flow during adult CPR. *Resuscitation.* 2014; 85（11）: 1586–1593.

［62］ Brooks SC, Anderson ML, Bruder E, et al. Part 6: alternative techniques and ancillary devices for cardiopulmonary resuscitation. *Circulation.* 2015; 132（18）（suppl 2）: S436.

［63］ Phillips Medical Systems. HeartStart defibrillators: biphasic defibrillation. AED Brands website. https://www.aedbrands.com/philips-biphasic-energy.pdf. Accessed April 5, 2018.

［64］ de Caen AR, Berg MD, Chameides L, et al. Part 12: pediatric advanced life support. *Circulation.* 2015; 132（18）（suppl 2）: S526.

［65］ Daly S, Milne HJ, Holmes DP, Corfield AR. Defibrillation and external pacing in flight: incidence and implications. *Emerg Med J.* 2014; 31（1）: 69–71.

［66］ Knight BP. Patient education: implantable cardioverter-defibrillators（beyond the basics）. UpToDate website. https://www.uptodate.com/contents/implantable-cardioverter-defibrillators-beyond-the-basics. Updated September 22, 2017. Accessed April 5, 2018.

［67］ Piccini JP, Allen LA, Kudenchuk PJ, Page RL, Patel MR, Turakhia MP. Wearable cardioverter-defibrillator therapy for the preven-tion of sudden cardiac death. *Circulation.* 2016; 133（17）: 1715.

［68］ Sen A, Larson JS, Kashani KB, et al. Mechanical circulatory assist devices: a primer for critical care and emergency physicians. *Crit Care.* 2016; 20: 153.

［69］ Peberdy MA, Gluck JA, Ornato JP, et al. Cardiopulmonary resuscitation in adults and children with mechanical circulatory support: a scientific statement from the American Heart Association. *Circulation*. 2017; 135（24）: e1115-e1134.

［70］Mechanical Circulatory Support Organization. EMS guide: January 2016/17. MyLVAD website. https://www.mylvad.com/ems/field_guides/emergency-medical-services-field-guides-full-document. Accessed April 5, 2018.

［71］Vaity C, Al-Subaie N, Cecconi M. Cooling techniques for targeted temperature management post-cardiac arrest. *Crit Care*. 2015; 19（1）: 103.

［72］Millin MG, Galvagno SM, Khandker SR, et al. Withholding and termination of resuscitation of adult cardiopulmonary arrest secondary to trauma: resource document to the joint NAEMSP-ACSCOT position statements. *J Trauma Acute Care Surg*. 2013; 3（75）: 459-467.

推荐书目

Anile G, Pradeep AS, Figueredo VM. aVR—the forgotten lead. *Exp Clin Cardiol*. 2010; 15（2）: e36-e44.

Audebert H, Fassbender K, Hussain MS. The PRE-hospital Stroke Treatment Organization. *Int J Stroke*. 2017; 12（9）: 932-940.

Bosson N, Sanko S, Stickney RE, et al. Causes of prehospital misinterpretations of ST elevation myocardial infarction. *Prehosp Emerg Care*. 2017; 21（3）: 283-290.

DeSantis A, Landis P, Alrawashdeh M, Martin-Gill C, Callaway C, Al-Zaiti SA. Abstract 18641: predictors of emergency medical personnel's decision to transmit or not to transmit the prehospital 12-lead ECG of patients with suspected AMI. *Circulation*. 2017; 136: A18641.

Fakhri Y, Schoos MM, Sejersten M, et al. Prehospital electrocardiographic acuteness score of ischemia is inversely associated with neurohormonal activation in STEMI patients with severe ischemia. *J Electrocardiol*. 2017; 50（1）: 90-96.

Fassbender K, Grotta JC, Walter S, Grunwald IQ, Ragoschke-Schumm A, Saver JL. Mobile stroke units for prehospital thrombolysis, triage, and beyond: benefits and challenges. *Lancet Neurol*. 2017; 16（3）: 227-237.

Hansen R, Frydland M, Møller-Helgestad OK, et al. Data on association between QRS duration on prehospital ECG and mortality in patients with suspected STEMI. *Int J Cardiol*. 2017; 249: 55-60.

Johnson B, Runyon M, Weekes A, Pearson D. Team-focused cardiopulmonary resuscitation: prehospital principles adapted for emergency department cardiac arrest resuscitation. *J Emerg* Med. 2018 Jan; 54（1）: 54-63.

Kragholm DL, Chiswell K, Al-Khalidi HR, et al. Improvement in care and outcomes for emergency medical service-transported patients with ST elevation myocardial infarction（STEMI）with and without rehospital cardiac arrest: a mission: Lifeline STEMI Accelerator Study. *JAHA* website. http://jaha.ahajournals.org/content/6/10/e005717. Published October 11, 2017. Accessed April 5, 2018.

Nolte CH, Ebinger M, Scheitz JF, et al. Effects of prehospital thrombolysis in stroke patients with prestroke dependency. *Stroke*. 2018; 49: 646-651.

Sanello A, Gausche-Hill M, Mulkerin W, et al. Altered mental status: current evidence-based recommendations for prehospital care. est *J Emerg* Med *Integrat Emerg Care Popul Health*. eScholarship ebsite. Published March 8, 2018. Accessed April 5, 2018.

Vora N, Jung J, Govindarajan P. Abstract WP219: decision analysis tool for prehospital stroke triage in the era of endovascular therapy. *Stroke*. 2018; 49: AWP219.

Walker GB, Zhelev Z, Handler JF, Henschke N, Yip S. Abstract TP252: prehospital stroke scales as a tool for early identification of stroke and transient ischemic attacks: a Cochrane systematic review. Stroke. 2017; 48: ATP252.

（梅繁勃，宋欣，潘奕婷，杨勇，译）